Merck's Reagenzien-Verzeichnis

enthaltend die gebräuchlichen Reagenzien und Reaktionen,

geordnet nach Autorennamen.

Zum Gebrauch für chemische, pharmazeutische, physiologische und bakteriologische Laboratorien sowie für klinisch-diagnostische Zwecke.

Dritte Auflage.

Abgeschlossen im Februar 1913.

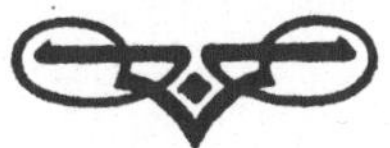

1913.

Springer-Verlag Berlin Heidelberg GmbH

ISBN 978-3-662-37518-1   ISBN 978-3-662-38287-5 (eBook)
DOI 10.1007/978-3-662-38287-5
Softcover reprint of the hardcover 3rd edition 1913

Vorwort zur ersten Auflage.

Auf Wunsch vieler Geschäftsfreunde unternahm ich die vorliegende Zusammenstellung von Reagenzien und Reaktionen, die um so mehr zum Bedürfnis geworden, als die bisher erschienenen Sammlungen nicht genügend kritisch abgefaßt waren und in bezug auf ihre Vollständigkeit und Brauchbarkeit viel zu wünschen übrig ließen. Wenn auch zugegeben werden muß, daß sich eine absolute Vollständigkeit einer solchen Sammlung nur sehr schwer erreichen läßt, weil hierzu ein jahrelanges eingehendes Studium der gesamten Fachliteratur nötig wäre, eine Arbeit, die in keinem Verhältnis stehen dürfte zu der geringen Zahl von wirklich charakteristischen Reagenzien, welche eventuell noch für das vorliegende Werkchen von Interesse gewesen wären, so sollte doch das Möglichste getan werden, um beim Gebrauch des letzteren keine allzufühlbaren Mängel aufkommen zu lassen. Es war deshalb mein Bestreben, der mir zur Verfügung stehenden Literatur alle auch nur einigermaßen wertvollen und wichtigen Daten zu entnehmen, sie in möglichst genauer und knapper Form wiederzugeben und mit vielen Literaturangaben zu versehen, um hierdurch ein etwa nötiges Nachschlagen zu erleichtern. Bei einigen Reaktionen, deren Beschreibung zu weitläufig ist und deren Wert mir zugleich von untergeordneterer Bedeutung erschien, habe ich nur die betreffende Literaturstelle angegeben. Chemische und mikroskopische Reagenzien sind alphabetisch nach den Namen ihrer Autoren aufgeführt, während das Inhaltsverzeichnis zur leichteren Orientierung die chemischen und mikroskopischen Reagenzien gesondert enthält. Auch sind im Inhaltsverzeichnis die Namen derjenigen Reaktionen enthalten, welche unter einer besonderen Bezeichnung bekannt sind. Zur Orientierung und Vermeidung von Verwechslungen sind ferner die wichtigsten synthetischen Reaktionen unter dem Namen ihrer Autoren mit aufgeführt worden. Bei den chemischen Reagenzien ist die Anwendungsweise immer angegeben, wenn sie nicht als allgemein bekannt vorausgesetzt werden durfte oder zu ihrer Beschreibung eine zu ausführliche Abhandlung nötig gewesen wäre, dagegen muß bezüglich der Verwendung der mikroskopischen Reagenzien auf die gebräuchlichen Handbücher der Mikroskopie oder auf die jeweils angegebene Literatur verwiesen werden, da solch weitläufige Ausführungen in den Rahmen des vorliegenden Werkchens, als eines kurzgefaßten Nachschlagebüchleins, nicht aufgenommen werden konnten. Der Hauptzweck dieser Sammlung soll ja in erster Linie der sein, daß man beim Lesen der Fachliteratur, in der oft statt der Beschreibung der Reaktion nur deren Autor angegeben ist, ein Hilfsmittel zur Hand hat, das ohne umständliches Suchen in Büchern und Literatur schnell den nötigen Aufschluß zu geben imstande ist. Aber auch in Fällen, wo es sich um den Nachweis irgendwelchen Stoffes handelt, mag man mit Hilfe des Inhaltsverzeichnisses sich Rats erholen. Dabei muß jedoch darauf hingewiesen werden, daß für die Richtigkeit der angeführten Reaktionen nur der betreffende Autor und nicht der Verfasser dieser Zusammenstellung verantwortlich sein kann, denn es ist doch wohl selbstverständlich, daß eine kritische Nachprüfung aller Reaktionen eine der Arbeitslast nicht entsprechende Entschädigung bieten könnte. Auch ist zu bedenken, daß besonders bei den vielen Farbenreaktionen die Beurteilung und Beschreibung der Farbenerscheinungen sehr oft eine schwierige, von individueller Anschauung abhängige Sache ist. Dafür sind solche Reaktionen, die sich schon von selbst als wertlos charakterisieren, nicht aufgenommen worden. Daß manche der aufgeführten Reaktionen gewissermaßen nur noch einen historischen Wert besitzen, kann den praktischen Wert der Sammlung wohl kaum nachteilig beeinflussen. Den Angaben über die Empfindlichkeitsgrenze der einzelnen Reagenzien und Reaktionen wurde die größte Sorgfalt gewidmet.

Darmstadt, im Juli 1903.

E. Merck.

Vorwort zur zweiten Auflage.

Die überaus freundliche Aufnahme, die meinem Reagenzien-Verzeichnis in Fachkreisen zuteil geworden ist, ist ein Beweis, daß die Voraussetzungen, die ich gelegentlich seines erstmaligen Erscheinens in bezug auf das Bedürfnis nach einem solchen Werke aufstellte, nach jeder Richtung hin zutreffen. Es wäre deshalb vielleicht erwünscht gewesen, jährliche Nachträge zu dem Verzeichnis zu liefern, allein davon hielten mich zweierlei Bedenken ab. Vor allem mußte das Buch erst eine gründliche Revision und Ergänzung, besonders in bezug auf seine Literaturangaben, erfahren, um Anspruch auf denkbare Vollkommenheit machen zu können, ein Anspruch, den die erste Auflage nicht stellen wollte und konnte. Es bedarf ja wohl keiner besonderer Überlegungen, um zu der Erkenntnis zu kommen, daß ein solches Werk, wenn man zu seiner Anlage auch viel Zeit und Fleiß verwendet, doch nur durch seinen ständigen Gebrauch zur Vollständigkeit gelangen kann, da sich bei letzterem seine Mängel erst offenbaren. Es war deshalb mein Hauptaugenmerk der Vervollständigung des Buches in den Grenzen, die ich ihm im Vorwort zur ersten Auflage gesteckt habe, zugewendet, mit der dann selbstverständlich eine Ergänzung aller wichtigen Neuerungen einherging. Der zweite Grund, weshalb ich von jährlichen Nachträgen absah, war der, daß mit solchen Ergänzungen erfahrungsgemäß Handlichkeit und Übersichtlichkeit verloren gehen. Je mehr Nachträge erscheinen, desto zeitraubender wird das Suchen und Nachschlagen in Text und Register der verschiedenen Nachträge. Demgegenüber dürfte eine Neuauflage, wie sie jetzt in diesem Werke vorliegt, unbestreitbare Vorzüge besitzen.

Eine nützliche Erweiterung hat das Reagenzien-Verzeichnis mit einem neuen Zusatzregister (Präparaten-Register) erfahren. Es ist dies ein umgekehrtes Register, aus dem man ersehen kann, wozu die verschiedenen chemischen Stoffe in der analytischen Technik verwendet werden. (Der Zweck und die Vorteile eines solchen Registers ergeben sich bei der Durchsicht desselben von selbst.) In dieser Hinsicht wurde auch das Register der Reagenzien für Mikroskopie erweitert.

Im übrigen bewegt sich die Neuauflage des Reagenzien-Verzeichnisses in dem Rahmen, der ihr im Vorwort zur ersten Auflage vorgezeichnet wurde.

An dieser Stelle mag für diejenigen Leser des Buches, die mit den nicht gerade selten vorkommenden Druckfehlern der Literatur noch nicht genügend vertraut sind, ein diesbezüglicher Hinweis gemacht werden, der bei Gebrauch des Buches von Nutzen sein kann. Bei der Anlage des Reagenzien-Verzeichnisses, das nach Autorennamen geordnet ist, spielt die Richtigschreibung der Autorennamen eine sehr wichtige Rolle. Besonders der Anfangsbuchstabe des Namens ist bei der alphabetischen Anordnung von Bedeutung, aber auch sonst kann ein unrichtig gedruckter Name zu Irrtümern Veranlassung geben. An einigen Beispielen sei dies klarer gestellt:

Statt C o t t o n (Répert. de Pharm. 1897. 390) liest man zuweilen G o t t o n (Pharm. Zentrh. 1897. 745 u. 1907. 43);

„ E d l e f s e n (Münch. med. Woch. 1904. 684) S o l e f s e n (Pharm. Zentrh. 1904. 745);

„ F e n d l e r (Ztschr. f. analyt. Chem. 1909. 310) T e n d l e r.

„ F r o m m e r (Berl. klin. Woch. 1905. 1008) P o m m e r (Münch. med. Woch. 1905. 628) oder T r o m m e r (Apoth. Ztg. 1905. 310);

„ C r i s m e r (Arch. Pharm. 1888. 1134) L e i s m e r (Altschul's Reag.-Verz. 1897. 17)

„ T r é t r ô p (Clinique 15. 403) P r e t r o p (Ztschr. f. analyt. Chem. 41. 393) und I n t r o n a (Klin. therap. Woch. 1904. 163. Med. Lit.).

Abgesehen von der letztgenannten Verstümmelung lassen sich diese Druckfehler leicht erklären, sie zeigen aber, daß es bei Aufstellung eines nach Namen geordneten Verzeichnisses mitunter nicht wenig Schwierigkeiten macht, solche Druckfehler zu erkennen und zu vermeiden. Ein so verstümmelter Name ist sonst an einer Stelle zu finden, wo man ihn nicht sucht, was mit seinem gänzlichen Fehlen so gut wie gleichbedeutend ist. Weniger ins Gewicht fallen die Verstümmelungen von Namen, die nicht auf der Änderung des Anfangsbuchstabens, sondern auf Verstellung oder Verwechslung anderer Buchstaben beruhen, wie z. B.:

Brand statt Brandes;

Christen statt Christensen;

Corlett statt Carletti (Pharm. Ztg. 1907. 1013);

Pinerna statt Piñerúa (Chem. Zentralbl. 1897 I. 488);

Helet oder Halet statt Helch (Journ. Soc. Chem. Ind. 1902. 1416 und Annal. de Pharm. 1906. 353);

Dusan statt Dufau (Grimbert-Dufau) (Südd. Apoth. Ztg. 1906. 714);

Tschuggern statt Tschugajeff (Ztschr. f. analyt. Chem. 1904. 724);

Verisenat statt Voisenet (Pharm. Ztg. 1906. 118);

Wechnirer und Wechnigen statt Weehuizen (Pharm. Post 1906. 40 und Pharm. Zentrh. 1907. 360);

Hein und Heine statt Haines (Deutsche med. Woch. 1906. 865 und Pharm. Ztg. 1912. 958);

Ballandier statt Battandier (Journ. Pharm. Chim. 1904. 151);

Steensmur statt Steensma (Pharm. Zentrh. 1907. 431);

Grimbat statt Grimbert (Südd. Apoth. Ztg. 1907. 343);

Bourget und Bouzoet statt Bourcet (Pharm. Nachricht. 1906. 45)

und andere mehr. Aber auch sie nach Möglichkeit zu vermeiden, war ich durchweg bedacht. Sollte sich aber doch hin und wieder ein Fehler in der Richtigschreibung eines Namens eingeschlichen haben, so muß ich die Quellen, aus denen ich geschöpft habe, dafür verantwortlich machen. Es ist unmöglich, alle Autoren und die Schreibweise ihres Namens zu kennen, ja, sie zu ergründen, da auch über den Originalarbeiten falsch geschriebene Autorennamen vorkommen, nicht immer also Referent oder Setzer an einer Verstümmelung des Namens schuld sind. Um aber alles zu vermeiden, was einer Veränderung des Namens gleichsehen könnte, habe ich auch bei der Genitivform der Namen mich nicht der jetzt üblichen Schreibweise bedient, d. h. ich habe die Schreibweise „Koch's Reag." der „Kochs Reag." vorgezogen. Nur in dem Falle, in dem der Autor z. B. Kochs heißt, schreibe ich „Kochs' Reag."

Die während der Drucklegung dieses Buches nötig gewordenen Ergänzungen sind am Schlusse des Textes (pag. 287) als Nachtrag eingefügt worden.

Darmstadt, im Oktober 1907.

E. Merck.

Vorwort zur dritten Auflage.

Die dritte Auflage meines Reagenzien-Verzeichnisses stellt eine revidierte und ergänzte Bearbeitung der zweiten Auflage dar. Die Anordnung des Stoffes ist dieselbe geblieben, nur der Umfang des Werkes hat wesentlich zugenommen. In bezug auf den Zweck und die Art der Bearbeitung des Reagenzien-Verzeichnisses sei auf das Vorwort zur ersten und zweiten Auflage verwiesen.

Haben die vorhergehenden Auflagen in Fachkreisen eine wohlwollende Aufnahme gefunden, so darf ich mich wohl der angenehmen Hoffnung hingeben, daß das Buch in seiner jetzigen Gestalt ebenfalls eine freundliche und nachsichtige Beurteilung finden wird. Ich gebe ihm den Wunsch mit auf den Weg, daß es dem Chemiker und Kliniker ein recht nützlicher und zuverlässiger Ratgeber bei seinen analytischen und mikroskopischen Arbeiten werden möchte.

Darmstadt, im März 1913.

E. Merck.

Übersicht.

Abbe's Reagenz *) für mikroskop. Zwecke ist α-Monobromnaphthalin mit einem Brechungsindex von 1,658. Gebraucht als Beobachtungs- und Einschlußmittel.

    Merck's Index 1910. 183.

    F l e s c h , Zoolog. Anzg. 1882. 135.

    K ü s t e r , Ber. d. deutsch. bot. Ges. 1897. 136 u. Botan. Zentralbl. 1897. 46.

    B e h r e n s' Tabellen 1892. 65.

    C z a p s k i , Ztschr. f. wiss. Mikroskop. 1889. 517.

Abderhalden's Reaktion auf Gallenfarbstoffe.

    Die zu prüfende Substanz oder Flüssigkeit schüttelt man mit Chloroform und schichtet dieses dann auf salpetrige Säure enthaltende Salpetersäure. Bei Gegenwart von Gallenfarbstoffen erhält man eine intensiv blaurote Färbung.

    Zentralbl. f. d. ges. Physiol. u. Path. d. Stoffw. 1909. Nr. 23.

    Chem. Zentralbl. 1910. I. 693.

    Pharm. Ztg. 1910. 291.

Abderhalden's Reaktion auf Karzinom, Tuberkulose und Schwangerschaft

    siehe: Abderhalden - Schmidt's Reagenz auf Eiweißstoffe.

Abderhalden-Bergell's Reagenz auf Amidosäuren im Harn ist β-Naphthalinsulfochlorid.

    Näheres siehe: Ztschr. f. physiol. Chem. **39.** 9 u. 464. — F i s c h e r - B e r g e l l , Berl. Ber. 1902. 3779; 1903. 2597. — E m d e n - R e e s e , Hofmeister's Beiträge 1905. 411. — I g n a t o w s k y , Ztschr. f. physiol. Chem. **42.** 471. — E r b e n , ebenda **46.** 323. — F o r s s n e r , ebenda **47.** 15. — B a u r - B a r s c h a l l , Arbeiten aus dem kais. Ges.-Amte 1906. No. 3. — H o w e l l , Americ. Journ. of Physiol. **17.** 273. — A b d e r h a l - d e n - G u g g e n h e i m , Ztschr. f. physiol. Chem. **59.** 29. — H i r s c h s t e i n , Arch. exp. Path. **59.** 401.

Abderhalden-Kempe's Reaktion auf Polypeptide

    siehe: Berl. Ber. 1907. **40.** 2737. — Chem. Zentralbl. 1907. II. 462.

Abderhalden-Schmidt's Reagenz auf Eiweißstoffe und deren Abbauprodukte

    ist Triketohydrindenhydrat (Ninhydrin), das mit Eiweißstoffen, Peptonen, Polypeptiden und α-Aminosäuren reagiert. Man benützt eine Lösung von 0,1 g Reagenz in 300 ccm Wasser. Davon gibt man 1—2 Tropfen zu der zu prüfenden Flüssigkeit und erhitzt zum Sieden. Die positive Reaktion kennzeichnet sich durch Blaufärbung. Aminoessigsäure und Alanin reagieren noch in einer Lösung 1 : 10 000, Tyrosin in einer Lösung 1 : 5000.

    Zur Schwangerschaftsdiagnose wird etwas Plazentagewebe nach der Mischung mit Blutserum dialysiert und 10 ccm des Dialysates mit 0,2 ccm einer 1 %igen wässerigen Nin-

hydrinlösung 1 Minute lang zum Sieden erhitzt. Wenn das Serum von einer Schwangeren stammt, so tritt Blaufärbung auf. In derselben Weise wird die Reaktion auf proteolytische und peptolytische Fermente vorgenommen. Bei der Prüfung auf Karzinom verwendet man anstelle von Plazenta Karzinomgewebe und bei der Prüfung auf Tuberkulose Eiweiß von Tuberkelbazillen.

    Ztschr. f. physiol. Chem. **72.** 37.

    Berliner klin. Woch. 1911. 1425.

    Merck's Bericht 1911. 466, 1912.

    Münchener med. Woch. 1912. 1940.

    Berl. tierärztl. Woch. 1912. 666.

    Pharm. Ztg. 1912. 827.

    Pharm. Zentrh. 1912. 1222.

    Südd. Apoth. Ztg. 1912. 680.

Abel-Drechsel's Reaktion auf Carbaminsäure im Harn

    beruht auf der Überführung derselben in das Kalksalz, dessen klare, wässerige Lösung sich beim Stehen unter Abscheidung von Calciumkarbonat trübt und beim Aufkochen Ammoniak entwickelt. Näheres siehe: Archiv f. Physiol. 1891. 236. — Ztschr. f. analyt. Chem. **32.** 513. — A b e l - M u i r h e a d , Archiv f. exper. Path. u. Pharm. **31.** 15.

Abeles' Reagenz zum Enteiweißen des Blutes ist eine alkoholische Lösung von Zinkacetat. Man setzt zu einem Volumen Blut ein gleiches Volumen absoluten Alkohols, worin 5% von dem Gewichte des Blutes an Zinkacetat enthalten ist. Näheres siehe: Ztschr. f. physiol. Chem. **15.** 495.

Abelin's Reaktion auf Salvarsan

    beruht auf der Diazotierung des Salvarsans. Man löst eine kleine Menge Salvarsan in 3 ccm Wasser und 4 Tropfen verd. Salzsäure, kühlt ab und gibt 0,5 %ige Natriumnitritlösung zu. Man erhält eine stark grünlichgelb fluoreszierende Flüssigkeit, die beim Eingießen in alkalische 10 %ige Resorcinlösung eine schöne rote Färbung liefert.

    Münchener med. Woch. 1910. 1002.

    Merck's Ber. 1911. 419.

    Répert. de Pharm. 1911. 417.

    B e i s e l e , ebenda 1911. 1313.

Abensour's Reaktion auf Chinin

    ist eine modifizierte Thalleiochin-Reaktion unter Verwendung von Bromwasser und alkoholischer Ammoniakflüssigkeit. Näheres siehe: Journ. de Pharm. et de Chim. 1907. II. 25. — Apoth. Ztg. 1907. 580. — Pharm. Ztg. 1907. 680. — Bullet. de Pharm. de Sud-Est 1907. 388. — Répert. de Pharm. 1907. 455.

Abram's Reaktion auf Blei im Harn.

    Auf 150 ccm Harn gibt man 1 g oxalsaures Ammon und nach dessen Lösung ein Stück Magnesiumblech. Nach 24 Stunden prüft man den Beschlag mit einem Jodsplitterchen (Jodblei). Empfindlichkeitsgrenze = 1 : 50 000.

    Fortschr. d. Med. 1897. 950.

    D a i b e r , Pharm. Zentrh. 1896. 759.

    W e i n h a r t , Pharm. Zentrh. 1896. 759.

Ackermann's Reagenz auf Guanidin.

Erwärmt man 3 Teile Guanidin mit 30 Teilen Wasser, 6 ccm Natronlauge (33 %) und 4 ccm Benzolsulfochlorid, so scheiden sich beim Abkühlen weiße Nadeln ab. Schmp. 212° (Benzolsulfoguanidin).
Ztschr. f. physiol. Chem. 1906. 366.
Ztschr. f. angew. Mikroskop. 1906. 43.

Ackermann's Reaktion auf Thioparatolyl-β-Naphthylamin.

Das Präparat löst sich in konz. Schwefelsäure mit violettblauer Farbe, die auf Zusatz von wenig Salpetersäure in Rotviolett übergeht.
Chem. Zentralbl. 1910. II. 608.

Acquisto's Reagenz zur Konservierung von Blutkörperchen.

Man mischt 10 g Chromsäurelösung (0,5:100), 10 g Pikrinschwefelsäurelösung, 10 g Sublimatlösung und 10 g einer Mischung von 33 g Eisessig und 67 g Alkohol. Nach dem Filtrieren gibt man 40 ccm Wasser zu.
Monitore zool. ital. 1894. 75.

Acree's Reaktion auf Proteide.

0,01 g eines Proteides mischt man mit 0,1 ccm Formaldehyd (1:5000) und schichtet über konzentr. Schwefelsäure. Es tritt ein violetter Ring auf.
Journ. of Biolog. Chem. 2. 145.
Americ. Chem. Journ. 37. 604.
Chem. Zentralbl. 1906. II. 1361; 1907. II. 429.
Vergl. auch Richmond-Boseley's Reaktion.

Adam's Lösung.

Man mischt 834 Teile Alkohol (90 %) mit 30 Teilen Ammoniakflüssigkeit (D. = 0,92) und gibt destilliertes Wasser zu bis zu 1000 ccm. Zu dieser Mischung gibt man 1100 ccm Äther.
Denigès, Précis de chimie analytique, p. 779.
Deutsche med. Woch. 1907. 91.

Adamkiewicz's Reaktion auf Eiweiß.

Eiweißstoffe, in Eisessig gelöst, geben mit konzentr. Schwefelsäure eine schöne violette Färbung und schwach grüne Fluoreszenz. Bei geeigneter Konzentration zeigt diese Mischung im Spektralapparate einen Absorptionsstreifen zwischen den Linien b und F.
Berl. Ber. 8. 161.
Chem. Zentralbl. 1875. 201.
Ztschr. f. analyt. Chem. 14. 196; 15. 467.
Zentralbl. f. d. mediz. Wissensch. 1875. 856.
Palm, Ztschr. f. analyt. Chem. 26. 35.
Udranszky, ebenda 28. 130 oder Ztschr. f. physiol. Chem. 12. 355 u. 377.
Krukenberg, Chem. Unters. 1886. 100.
Posner, Virchow's Archiv 104. 503.
Vergleiche Wurster's Reag.
Hopkins-Cole, Proc. Royal Soc. London 68. 21.
Osborne-Harris, Journ. Americ. Chem. Soc. 25. 853.
Chem. Zentralbl. 1901. I. 797; 1903. II. 910.
Rosenheim, Biochem. Ztschr. 1. 233.

Dakin, Journ. biol. Chem. 2. 289. — Chem. Zentralbl. 1907. I. 910.
Benedict, ebenda 1909. I. 1645.

Adler's Reagenz auf Blut.

Blutflecke weist man nach, indem man den betreffenden Fleck mit Leukomalachitgrün durchtränkt und hierauf 3%iges Wasserstoffsuperoxyd zugibt. Bei Anwesenheit von Blut wird der Fleck intensiv grün. Blut in Wasser weist man nach, indem man die betreffende Lösung nach dem Ansäuern mit Essigsäure mit Benzidinlösung versetzt. Wasserstoffsuperoxyd ruft bei Anwesenheit von Blut Grünfärbung hervor. (Auch Leukomalachitgrün oder Krystallviolettleukobase lassen sich verwenden.)
Ztschr. f. physiol. Chem. (1904). 41. 59.
Merck's Bericht 1906. 61.
Chem. Ztg. 1904. Rep. 109.
Münchener med. Woch. 1906. 334.
Pharm. Zentrh. 1904. 890.
Schlesinger-Holst, Deutsche med. Woch. 1906. 1444 u. Münchener med. Woch. 1907. 460.
Schumm u. Westphal, Ztschr. f. physiol. Chem. (1905). 46. 510. 50. 374.
Schumm, Münchener med. Woch. 1907. 258 u. Pharm. Ztg. 52. 604.
Gregor, Ztschr. österr. Apoth. Ver. 45. 477.
Utz, Chem. Ztg. 1907. 31. 737.
Vergl. Einhorn's Reagenz.
Merkel, Münchener med. Woch. 1909. 2358.

Adler's Reaktionen auf Glyoxylsäure
siehe: Arch. f. experim. Path. u. Pharm. 1907. 210.

Adler's Reaktionen auf Kohlehydrate
siehe: Pflügers Archiv 1905. 323. — Ztschr. f. physiol. Chem. 55. 242. — Chem. Zentralbl. 1905. I. 672.

Adler's Reaktion auf Melanin im Harn.

Zu 100 ccm Harn gibt man nach dem Ansäuern mit Essigsäure Bleiacetatlösung, sammelt den Niederschlag auf einem Filter, wäscht ihn mit verdünnter Bleiacetatlösung aus, befreit ihn in wässeriger Aufschwemmung mittels Schwefelwasserstoff von Blei und die erhaltene Lösung nach dem Filtrieren durch Einblasen von Luft vom überschüssigen Schwefelwasserstoff. Zu 2 ccm der Lösung gibt man 1 Tropfen Eisenchlorid, 3 ccm Eisessig und 2 ccm Schwefelsäure. Melanin bewirkt Violettfärbung und ein Absorptionsspektrum an der Linie D.
Münchener med. Woch. 1910. 724.
Deutsche med. Woch. 1910. 1590.

Adler's Reagenz auf freie Mineralsäuren
(Indikator) ist Carminogen, das wie Günzburgs Reagenz verwendet wird, sich aber auch in Form von Reagenzpapier gebrauchen läßt.
Journ. Americ. Med. Assoc. 1907. No. 5.
Deutsche med. Woch. 1907. 1467.

Adler's Reaktion auf Pentosen.

Erhitzt man eine Mischung gleicher Teile Eisessig und Anilin oder Toluidin mit Pentosen, so entsteht eine intensive rote Färbung (unter Bildung von Furfurolanilin bzw. Furfurol-Toluidin).

Pflüger's Arch. **106.** 323.
Chem. Zentralbl. 1905. I. 672.

Adrian's Reaktion auf Aldehyd im Äther.

Leitet man Ammoniakgas in aldehydhaltigen Äther ein, so scheidet sich Aldehydammoniak ab. Der zu prüfende Äther soll nicht sauer reagieren oder doch erst mit Soda neutralisiert werden.

Pharm. Zentrh. 1894. 673.
Monit. scient. 1894. 835.
W o b b e , Apoth. Ztg. 1903. 488.

Adrian's Reagenz auf salpetrige Säure

ist Guajakol, das mit salpetriger Säure eine orangegelbe Färbung hervorbringt.

Journ. de Pharm. et de Chim. (6) **5.** 174.
Vergl. Spiegel's Reagenz.

Adrian's Reaktion auf Weinöl im Äther.

Schüttelt man weinölhaltigen Äther mit Wasser, so wird letzteres getrübt.

Monit. scient. 1894. 835.
W o b b e , Apoth. Ztg. 1903. 490.

Agostini's Reaktion auf Glukose.

5 Tropfen der zu prüfenden Flüssigkeit, 5 Tropfen Goldchloridlösung (1 : 1000) und 2 Tropfen Kaliumhydratlösung (1 : 20) erhitzt man zum Sieden. Bei Anwesenheit von Glukose ist die Mischung nach dem Erkalten violett gefärbt. Empfindlichkeitsgrenze $=$ 1 : 10 000.

Journ. de Pharm. et de Chim. (5) **14.** 464.
Chem. Zentralbl. 1887. 99.
Ztschr. f. analyt. Chem. **26.** 746.
R o s e n f e l d , Deutsche med. Woch. 1888, 451 u. 479.

Agulhon-Thomas' Reagenzien auf Aminokörper.

1. Mischung von 5 Tropfen 2 %iger Kaliumdichromatlösung mit 3 ccm Schwefelsäure (Dichromatschwefelsäure).
2. Lösung von 0,5 Kaliumdichromat in 100 ccm Salpetersäure (50 %) (Dichromatsalpetersäure).

Eine große Anzahl von Amiden gibt mit diesen Reagenzien Farbenerscheinungen, die aber nicht als eindeutig betrachtet werden können. Näheres siehe: Bull. Soc. Chim. France 1912. I. 69. — Chem. Zentralbl. 1912. I. 857.

Albarran und Heitz-Boyer's Reagenz auf Blut im Harn.

Man entfärbt eine Lösung von 2 g Phenolphthalein und 20 g Natriumhydroxyd in 100 ccm Wasser in der Siedehitze mit 10 g Zinkstaub. 1 ccm. Reagenz und 2 ccm Harn versetzt man mit 4 Tropfen Wasserstoffsuperoxyd (3 %). Ist Blut vorhanden, so tritt in kurzer Zeit eine fuchsinrote Färbung auf. Empfindlichkeitsgrenze $=$ 1 : 100 000.

Gazette méd. de Paris 1909. 19.
Pharm. Zentrh. 1910. 569.

Alcock's Reaktion auf Borsäure (in Milch).

Man verdampft 25 ccm Milch mit 0,5 g Calciumkarbonat zur Trockene, glüht, gibt 1 ccm Salzsäure zu, dampft zur Trockene, gibt 10 ccm Methylalkohol und 2 ccm Schwefelsäure zu und erwärmt die Mischung in einem verschlossenen Reagenzrohr mit seitlichem Abflußrohr. An letzterem entzündet man die entweichenden Dämpfe, die bei Gegenwart von Borsäure eine grüne Flamme liefern.

Chem. and Drugg. 1907. 136.
Pharm. Ztg. 1907. 201.

Alcock's Reaktion auf Chromsalze.

Versetzt man Chromhydroxyd in alkalischer, wässeriger Lösung in der Kälte mit Natriumsuperoxyd, so bildet sich Chromat. Gibt man vor Beendigung der Oxydation einige Tropfen Essigsäure zu, so erhält man eine tiefviolette, blaue oder purpurrote Färbung.

Pharm. Journ. (4) **25.** 211.
Chem. Zentralbl. 1907. II. 845.

Alcock's Reaktion auf Formaldehyd in Milch.

Man mischt 2 ccm Milch mit 2 ccm Kalilauge (20 %) und fügt überschüssige Salzsäure zu. Erwärmt man gelinde, so färbt sich bei Anwesenheit von Formaldehyd zunächst das entstandene Koagulum und dann auch die Flüssigkeit violett.

Pharm. Journ. 1906. 1881.
Pharm. Ztg. 1906. 702.
Chem. Zentralbl. 1906. II. 825.
Annal. de Pharm. 1906. 351.

Alcock-Wilkins' Reaktion auf Phenacetin.

Erhitzt man 0,01 g Phenacetin mit 5 ccm konzentr. Schwefelsäure bis zur beginnenden Bräunung, verdünnt mit Wasser und gibt Ammoniak zu, so entsteht eine intensiv rote Färbung.

Pharm. Journ. 1902. 258.
Südd. Apoth. Ztg. 1902. 757.
Chem. Ztg. 1902. Rep. 254.
Pharm. Zentrh. 1902. 520.

v. Aldor's Reaktion auf Albumosen im Harn.

10 ccm. angesäuerten Harn versetzt man so lange mit 5 %iger Phosphorwolframsäure, bis kein Niederschlag mehr entsteht. Den mit absolutem Alkohol ausgewaschenen Niederschlag löst man in Natronlauge und gibt etwas Kupfersulfatlösung zu. Bei Gegenwart von Albumosen nimmt die Mischung eine charakteristische rosarote Färbung an (Biuretreaktion).

Berl. klin. Woch. 1899. 764.
Chem. Zentralbl. 1899. II. 728.

Alexander's Reaktion auf Eiweiß, Mucin und Harzsäuren im Harn.

1. Man versetzt 10 ccm Harn mit 2—3 Tropfen Salzsäure; eine Trübung zeigt Harzsäuren an. Beim Erhitzen und weiterem Zusatz von Salzsäure färbt sich die Mischung mehr oder weniger rot.

2. Man versetzt den Harn mit Essigsäure im Überschuß; eine Trübung zeigt Harnmucin an.

3. Man erhitzt 15 ccm Harn zum Sieden und gibt 5 ccm Salpetersäure zu; eine Trübung zeigt Eiweiß an.
Deutsche med. Woch. 1893. 323.
Ztschr. f. analyt. Chem. 33. 121.

Alférow's Reagenz zum Färben mikroskop. Präparate

ist eine Lösung von Silberpikrat in Wasser (1 : 800) mit einem Zusatz von etwas freier Pikrinsäure. Auch Lösungen von Silberacetat, Silberlaktat und Silbercitrat (1 : 800), mit der betreffenden Säure schwach angesäuert, sind vom Autor vorgeschlagen worden.
Arch. de Physiol. 1874. 137.

Alfraise's Reagenz auf Jod.

Zu 100 ccm 1%iger, wässeriger Stärkelösung gibt man 1 g Kaliumnitrat und 10 Tropfen Salzsäure und erhitzt zum Sieden. — Jodhaltige Flüssigkeiten geben mit diesem Reagenz eine blaue Färbung.
Merck's Report. 1900. 112.

Aliamet's Reagenz auf Kupfer.

Eine konzentr. Lösung von Natriumsulfit versetzt man mit etwas Pyrogallol. — Kupfersalzlösungen färben das Reagenz rotgelb bis rot. Empfindlichkeitsgrenze = 1 : 3 Million.
Ztschr. f. analyt. Chem. 27. 391.
Bull. Soc. Chim. 1887. 754.
Arch. de Pharm. 1887. 493.
Chem. Ztg. 1887. Rep. 144.
Buisine, Chem. Ztg. 1888. Rep. 321.

Allen's Reaktion auf Cholin im Blut.
Siehe: Ztschr. f. angew. Mikroskop. 1905. 318.
Südd. Apoth. Ztg. 1905. 324.

Allen's Reaktion auf Glukose im Harn.

8 ccm. Harn erhitzt man zum Sieden, gibt 5 ccm. Kupfersulfatlösung (69,28 g im Liter) und nach dem Abkühlen 2 ccm schwach saure, konzentr. Natriumacetatlösung zu. Die erhaltene Mischung wird filtriert und auf Zusatz von 5 ccm konzentr. Seignettesalzlösung zum Sieden erhitzt. Bei Anwesenheit von Glukose entsteht eine Abscheidung von Kupferoxydul. Empfindlichkeitsgrenze = 0,2 %.
The Analyst 19. 178.
Ztschr. f. analyt. Chem. 33. 770.

Allen's Reaktion auf Mono- und Dinitrophenol in Pikrinsäure.

Man stellt sich eine zirka 1%ige, wässerige Lösung von Brom her, deren Titer mit Jodkalium und $^1/_{10}$ Natriumthiosulfat genau bestimmt wird. Von dieser Lösung gibt man 10 ccm zu 10 ccm einer 1%igen, wässerigen Pikrinsäurelösung, läßt die Mischung 5 Minuten stehen, gibt 1 g Jodkalium zu und titriert das ausgeschiedene Jod mit $^1/_{10}$ Thiosulfatlösung. Auf diese Art erfährt man die von dem Untersuchungsobjekt aufgenommene Menge Brom, die einen Anhaltspunkt über die vorhandene Menge von Mono- und Dinitrophenol gibt.

Näheres siehe: Journ. of the Soc. of Chem. Industry 7. 592. — Journ. of the Soc. of Dyers and Colorists 4. 84. — Ztschr. f. analyt. Chem. 30. 645.

Allen's Reaktion auf Pflanzenfette

ist eine Elaïdinprobe mit Salpetersäure (D. = 1,4). Man schüttelt gleiche Teile Öl und Salpetersäure $^1/_2$ Minute lang und läßt dann $^1/_4$ Stunde stehen. Pflanzenfette (Cottonöl) geben eine braune Färbung.
Merck's Report. 1900. 112.
Vergl. Hager, Pharm. Prax. 1880. II. 576.

Allen's Reaktion auf Phenol.

Einige Tropfen der zu prüfenden Flüssigkeit mischt man mit Salzsäure und gibt einen Tropfen Salpetersäure zu. Bei Anwesenheit von Phenol entsteht eine karmoisinrote Färbung.
Pharm. Journ. Transact. 1878. 74.
Hager, Pharm. Prax. Erg.-Bd. 1883. 10.
Chem. Zentralbl. 1879. 559.
Enzyklop. d. gesamt. Pharm. 1886. I. 249.
Arch. der Pharm. 1879. (214.) 62.

Allen's Reaktion auf Phenol in Kreosot.

Reines Kreosot ist in der 3 fachen Menge Glycerin (D = 1,258) unlöslich, während sich Phenol löst. — Reines Kreosot mischt sich mit dem halben Volumen Collodium klar, nicht aber Phenol.
Pharm. Journ. Transact. 1878. 236.
Arch. der Pharm. 1879. 62.

Allen's Reaktion auf Strychnin.

Strychnin gibt mit konzentr. Schwefelsäure und Mangansuperoxyd eine intensiv violette Färbung.
Merck's Report 1900. 112.

Allen-Gaud's Reagenz siehe Gaud's Reagenz.

Allen u. Scott-Smith's Reaktion auf Emetin und Cephaëlin.

Emetin und Cephaëlin färben sich mit Eisenchloridlösung blau, dann grün. Emetin färbt sich mit Fröhde's Reagenz schmutziggrün, Cephaëlin purpurrot.
Pharm. Ztg. 1902. 988.
Chem. and. Drugg. 1902. Nr. 1190.

Allen u. Scott-Smith's Reaktion auf Morphin

beruht auf der Abscheidung desselben in seinen charakteristischen spießigen Krystallen. Näheres siehe: Pharm. Zentrh. 1903. 437. — Pharm. Journ. 1902. 524. — Vergl. auch Pharm. Ztg. 1902. 988. — Chem. Zentralbl. 1903. I. 205.

Allen-Tollens' Reaktion auf Pentosen.

Erwärmt man Pentosen mit einer Lösung von Orcin und Salzsäure (1 : 200), so entsteht eine rote bis rötlichblaue Färbung und ein flockiger Niederschlag, der sich in Alkohol mit grün-blauer Farbe löst. Die Lösung zeigt ein charakteristisches Absorptionsspektrum.
Landw. Versuchsstat. 39. 450.
Liebig's Annal. 260. 304.
Ztschr. f. analyt. Chem. 40. 544.

Allerhand's Reagenz zum Färben mikroskop. Präparate.

a) Eine 15%ige, wässerige Lösung von Eisenchlorid;

b) eine 20%ige, wässerige Lösung von Tannin, die durch längeres Stehen und unter Schimmelbildung braun geworden ist.

Neurolog. Zentralbl. 1897. 135.
Enzyklop. d. mikroskop. Techn. 1903. 944.

Almén's Reaktion auf Blausäure.

Versetzt man eine blausäurehaltige Lösung mit gelbem Schwefelammon, verdampft zur Trockene und gibt Salzsäure zu, so bewirkt Eisenchlorid eine orangerote bis blutrote Färbung. Empfindlichkeitsgrenze $= 1:4\,000\,000$.

Upsala Läkareför. Förhandl. **6.** 385.
Neues Jahrb. d. Pharm. **36.** 226; **37.** 220.
Vergl. Lockemann's Reaktion.

Almén's Reagenz auf Blut im Harn.

Gleiche Teile Guajaktinktur und Terpentinöl schüttelt man in einem Reagenzglase bis zur Emulsionsbildung und läßt den Harn vorsichtig zufließen. Bei Anwesenheit von Blut färbt sich das aus der Guajaktinktur sich abscheidende Harz intensiv blau.

Neues Jahrb. f. Pharm. **40.** 232.
Ztschr. f. analyt. Chem. **13.** 104.
B ö t t g e r, Pharm. Zentrh. 1875. 266. od. Ztschr. f. analyt. Chem. **15.** 116.
K o z i c z k o w s k y, Deutsche med. Woch. 1904. 1198.
M e y e r, Münchener med. Woch. 1904. 1578.
U t z, ebenda 1905. 1579.
L i e b e r m a n n, Pflüger's Arch. **104.** 207.
C a r l s o n, Ztschr. f. physiol. Chem. **48.** 69.
S c h u m m, Ztschr. f. physiol. Chem. **50.** 374.
Pharm. Ztg. **51.** 1042.
B o l l a n d, Chem. Zentralbl. 1907. II. 746. u. 2085.
L e s s e r, Biol. Ztschr. **49.** 571.
C a r l s o n, Ztschr. f. physiol. Chem. **55.** 260.
S c h r o e d e r, Berl. klin. Woch. 1907. 1379. — R o t h s c h i l d, ebenda 1908. 883. — Alsberg, Arch. exp. Path. 1908. 39 (Festschrift f. Schmiedeberg). — S c h u m m, Arch. der Pharm. **247.** 1.
W e i t b r e c h t, Schweiz. Woch. Chem. Pharm. 1910. 1169.
B a r d a c h, Ztschr. f. physiol. Chem. 1910. **65.** 511.
C s é p a i, Deutsche med. Woch. 1910. 311.

Almén's Reagenz auf Eiweiß.

Eine 2%ige Lösung von Tannin in schwachem Spiritus gibt mit der 6 fachen Menge eiweißhaltigen Urins eine Trübung oder Fällung.

Neues Jahrb. f. Pharm. **24.** 215.
Ztschr. f. analyt. Chem. **10.** 253.
Chem. Zentralbl. 1871. 487.

4 g Tannin löst man in 8 ccm Essigsäure (25 %) und 190 ccm Weingeist (ca. 40—50 %). Empfindlichkeitsgrenze $= 1:100\,000$.

Ztschr. f. analyt. Chem. **30.** 108. (van Nuys u. Lyons).
N e u m e i s t e r, Ztschr. f. analyt. Chem. **30.** 111.
O t t, Prager Ztschr. f. Heilkunde 1895. 177.
Vergl. Tognetti's Reagenzien.

Almén's Reagenz auf Glukose.

Man löst 10 g Wismutsubnitrat und 20 g Seignettesalz in 500 g Kalilauge (D $= 1,34$ od. 35 % KOH). Gebraucht wie Nylander's Reagenz.

Virchow-Hirsch, Jahresbericht 1869. 109.
Ztschr. f. analyt. Chem. **9.** 494.
Neues Jahrb. f. Pharm. **34.** 103.
H a m m a r s t e n, Physiol. Chem. 1899. 510 u. Ztschr. f. physiol. Chem. 1906. **(50).** 36.
R o n a, Biochem. Ztschr. **16.** 489.
B o h m a n s s o n, ebenda **19.** 281.

Almén's Reagenz auf Morphin ist Fröhde's Reagenz.

Neues Jahrb. f. Pharm. **30.** 87.
Ztschr. f. analyt. Chem. **8.** 77.

Almén's Reagenz auf Phenol und Salicylsäure.

Man löst 1 g Quecksilber in 1 g rauchender Salpetersäure und verdünnt mit 2 g Wasser. — 20 ccm der zu prüfenden Flüssigkeit erhitzt man mit 5—10 Tropfen Reagenz zum Sieden. Bei Anwesenheit von Phenol entsteht ein gelber Niederschlag, der sich in Salpetersäure mit roter Farbe löst.

Upsala Läkareför. Förhandl. **11.** 173.
Arch. der Pharm. (3). **10.** 44.
C a t t i n i, Boll. Chim. Farm. 1910. **49.** 641.

Almén's Reaktion auf Quecksilber im Harn.

Mit 8—10 % Salzsäure versetzter Harn wird mit einem Kupfer- oder Messingdraht $1^1/_2$ Stunden lang auf geringem Feuer erhitzt. Vorhandenes Quecksilber bildet an genanntem Draht einen weißen bis grauen, metallischen Beschlag.

Näheres siehe: Ztschr. f. analyt. Chem. **26.** 670. — S t i c h, Pharm. Ztg. 1909. 833. — Zentralbl. f. innere Med. 1910. 480.

Aloy's Reagenz auf Alkaloide

ist eine 5%ige, wässerige Lösung von Urannitrat, die mit neutralen Alkaloidlösungen einen gelben Niederschlag erzeugt.

Bull. Soc. Chim. Paris (3). **29.** 610.
Chem. Zentralbl. 1903. II. 397.

Aloy's Reaktion auf Morphin.

Morphinsalze geben mit genau (mit Ammoniak) neutralisiertem Urannitrat eine rote Färbung, die von keinem anderen Alkaloid hervorgerufen werden soll.

Bull. Soc. Chim. Paris (3). **29.** 610.
Chem. Ztg. 1903. 436.
Pharm. Ztg. 1903. 371.
Chem. Zentralbl. 1903. II. 396.

Aloy's Reaktion auf Uran oder Wasserstoffsuperoxyd.

Uranverbindungen geben mit Wasserstoffsuperoxyd und festem Kaliumkarbonat eine schön rotgefärbte Lösung, welche mit Alkohol einen roten Niederschlag gibt.

Zu einer Lösung von Urannitrat in 95%igem Alkohol gibt man einige Tropfen der zu prüfenden Flüssigkeit und etwas festes Kaliumkarbonat. Bei Anwesenheit von Wasserstoffsuperoxyd entsteht eine rote Lösung oder ein roter Niederschlag.

Bull. Soc. Chim. Paris (3) **27**. 734.
Apoth. Ztg. 1903. 118.

Aloy-Laprade's Reagenz auf Phenole.

10 g Uranylnitrat (oder — acetat) löst man in 60 ccm Wasser und gibt verdünnte Ammoniakfl. bis zur schwachen Trübung zu. Nach dem Filtrieren bringt man die Lösung mit Wasser auf 100 ccm. — Die zu prüfende Flüssigkeit wird neutralisiert und tropfenweise mit dem Reagenz versetzt. Phenole geben eine rote Färbung. Empfindlichkeitsgrenze je nach dem betreffenden Phenol = 1 : 1000 bis 1 : 10 000.

Bull. Soc. Chim. Paris (3) **33**. 860.
Chem. Zentralbl. 1905. II. 710.
Ztschr. f. analyt. Chem. 1906. 784.

Alpers' Reaktion auf Eiweiß im Harn.

Man säuert den zu prüfenden Harn mit Salzsäure an und gibt ein gleiches Volumen 1%ige Quecksilbersuccinimidlösung zu. Bei Anwesenheit von Eiweiß entsteht eine Trübung oder ein Niederschlag. Empfindlichkeitsgrenze = 1 : 150 000.

Ztschr. f. analyt. Chem. **38**. 206.
Pharm. Zentrh. 1898. 619.
Chem. Zentralbl. 1898. II. 685.

Alt's Reagenz zum Färben mikroskop. Präparate

ist eine konzentr. alkoholische Lösung von Congorot. Gebraucht zum Färben von Achsenzylindern etc.

Münchener med. Woch. 1892. Nr. 4.
Enzyklop. d. mikroskop. Techn. 1903. 158.

Altmann's Reagenz zum Fixieren mikroskop. Präparate

ist eine Lösung von 1 g Osmiumsäure u. 2,5 g Kaliumdichromat in 100 ccm Wasser. Vergleiche Flesch's Reagenz. Auch eine Lösung von 0,25 g Chromsäure und 2,5 g Ammonmolybdat in 100 ccm Wasser wurde vom Autor empfohlen.

Ztschr. f. wiss. Mikroskop. 1890. 199 u. 1892. 331.
Prjesmizky, ebenda 1895. 33.
Eberth - Friedländer, Mikroskop. Techn. 1894. 52.
Enzyklop. d. mikroskop. Techn. 1903. 1049.

Ferner wurde eine mit Ameisensäure versetzte Lösung von Merkurinitrat oder eine Lösung von Quecksilberoxyd in Pikrinsäure von Altmann in Vorschlag gebracht. Näheres siehe: Enzyklop. d. mikroskop. Techn. 1903. 26.

Altmann's Reagenz zum Färben mikroskop. Präparate.

a) Eine Lösung von 20 g Fuchsin S in 100 ccm Anilinwasser; b) eine Mischung von 50 ccm konzentr. alkoholischer Pikrinsäurelösung mit 100 ccm Wasser.

Altmann, Elementarorganismen, Leipzig 1890.
Metzner, Ztschr. f. wiss. Mikroskop. 1894. 372.
Zimmermann, ebenda 1890. 1.
Behrens' Tabellen 1892. 118.
Eberth - Friedländer, Mikroskop. Techn. 1894. 159.
Vergl. auch Enzyklop. d. mikroskop. Techn. 1903. 28.

Alvarez siehe **Piñerúa y Alvarez.**

Amann's Reagenz auf Eiweiß.

Man löst 10 g Quecksilberchlorid, 20 g Bernsteinsäure und 10 g Chlornatrium in 50 ccm Eisessig, 200 ccm Wasser und 250 ccm 90%igem Alkohol. Die Lösung wird mit Wasser auf 500 ccm ergänzt.

Pharm. Zentrh. 1900. 557.
Ztschr. für angew. Mikroskop. 1903. 162.
Vergl. Jolle's Reagenz.

Amann's Reaktion auf Indikan im Harn

ist eine Modifikation von Jaffé's, Hammarsten's etc. Reaktion, nach welcher statt Hypochlorit eine 10%ige Lösung von Natriumpersulfat verwendet wird, und zwar 5 ccm auf 20 ccm Harn, der vorher mit Schwefelsäure angesäuert wurde.

Rép. de Pharm. 1897. 437.
Chem. Zentralbl. 1898. I. 152.
Vergleiche die Reaktionen von Hammarsten, Jaffé, Loubiou, Mac Munn, Obermayer u. Weber.

Amann's Reaktion auf Phenol im Harn

beruht auf einer orangegelben bis roten Färbung des Harndestillates mit p-Diazobenzolsulfosäure.

Revue méd. Suisse romande **16**. 657.
Journ. de Pharm. et de Chim. 1897. II. 361.
Pharm. Zentrh. 1897. 781.

Amann's Reagenzien für mikroskopische Zwecke.

Chloralphenol: Man schmilzt 2 Teile krystallisiertes Chloralhydrat und 1 Teil krystallisiertes (wasserfreies) Phenol zusammen. Man erhält so eine Flüssigkeit von bestimmtem Brechungsverhältnis, die bei + 10° C. anfängt zu krystallisieren. Sie dient als Aufhellungs- und Einbettungsmittel. Näheres siehe: Ztschr. f. wiss. Mikroskopie 1896. 18 u. 1899. 38 od. Pharm. Zentrh. 1900. 275.

Chlorallactophenol: Man schmilzt 2 T. Chloralhydrat, 1 T. Phenol und 1 T. Milchsäure (D = 1,21) bei gelinder Wärme.

Lactochloral: Man löst 1 T. Chloral in 1 T. Milchsäure.

Chloralchlorphenol: Man löst 1 T. Chloral in 1 T. p-Monochlorphenol.

Chlorphenol: p-Monochlorphenol von bestimmtem Brechungsverhältnis, geeignet zur Isolierung des Polarisationsbildes organischer Präparate.

Lactochlorphenol: Man schmilzt 2 T. p-Monochlorphenol mit 1 T. Milchsäure.

Chlorallactochlorphenol: Man schmilzt gleiche Teile p-Monochlorphenol, Chloralhydrat und Milchsäure.

Lactophenol: Man mischt 20 g Phenol, 40 g Glycerin, 20 g Milchsäure (D. = 1,21) und 40 g Wasser.

Lactophenol-Kupferlösung: 2 g Kupferchlorid, 2 g Kupferacetat in 96 g Lactophenol. (Wird verdünnt angewendet.)

Jodkaliumquecksilberglycerin ist eine gesättigte Lösung von Merkurikaliumjodid in wasserfreiem Glycerin.

Ztschr. f. wiss. Mikroskop. 1896. 18.

Auch Chinolin wurde von Amann als Beobachtungsmittel empfohlen.

Ztschr. f. wiss. Mikroskop. 1899. 43.

Amann's Reagenz zur Bakterienfärbung

ist eine Lösung von 1 g Fuchsin und 5 g Phenol in 100 ccm Wasser.

Pharm. Zentrh. 1895. 431.

Amato's Reagenz zum Färben mikroskop. Präparate

siehe: Ztschr. f. wiss. Mikroskopie. 26. 486.

Ambronn's Reagenz zum Färben mikroskop. Präparate

ist eine Lösung von 10 g Zinkchlorid in 20 ccm Wasser, der 15 Tropfen konzentr. wässeriger Jodjodkaliumlösung zugegeben sind. Gebraucht zum Färben von Chitin.

Mitteilgn. d. zoolog. Stat. Neapel 1890.

Zander, Pflüger's Archiv 1897. 545.

Enzyklop. d. mikroskop. Techn. 1903. 124.

Ambühl's Reagenz auf Sesamöl

ist eine Lösung von 1—2 g weißen Zuckers in 200 ccm Salzsäure (D. = 1,18). 10 ccm Sesamöl mit 20 ccm Reagenz geschüttelt, färben letzteres sofort intensiv rot. Olivenöl mit 10 % Sesamöl gibt noch eine dunkelrosa Färbung. (Modifikation von Baudouin's Reaktion.)

Pharm. Zentrh. 1892. 596.

Ztschr. f. analyt. Chem. 32. 255.

Andeer's Reagenz zum Entkalken mikroskop. Präparate

ist eine gesättigte, wässerige Lösung von Phloroglucin, der je nach Art des Präparates 5—40 % Salzsäure zugesetzt werden.

Zentralbl. f. d. mediz. Wissensch. 1885. Nr. 12.

Behrens' Tabellen 1892. 87.

Ztschr. f. wiss. Mikroskop. 1885. 375, 539.

Enzyklop. d. mikroskop. Techn. 1903. 653.

Vergl. Haug's Reagenzien. 5.

Ebert-Friedländer, Mikroskop. Techn. 1894. 60.

Anderson's Reaktion auf Codeïn.

Dampft man Codeïn mit konzentr. Salpetersäure auf dem Wasserbade zur Trockene und erwärmt mit Natronlauge, so entwickelt sich Methylamin.

Liebig's Annal. 75. 80.

Chem. Zentralbl. 1850. 716.

Vergleiche Kippenberger, Nachw. v. Gift. 1896. 134.

Anderson's Reaktion auf Papaverin.

Versetzt man eine Lösung von Papaverin in verdünnter Salpetersäure mit konzentr. Salpetersäure, so entsteht eine dunkelrote Färbung und eine Abscheidung von gelben Krystallen.

Chemical Gaz. 1855. 21.

Liebig's Annal. 1855. 235.

Anderson's Reaktion auf Pyridinbasen

beruht auf der Umwandlung des Pyridinchloroplatinats beim Kochen mit Wasser in ein unlösliches gelbes Pulver unter Abspaltung von Salzsäure. Das Reaktionsprodukt bildet dann mit unzersetztem Pyridinchloroplatinat ein charakteristisches Zwischenprodukt, das in goldgelben Blättchen krystallisiert.

Liebig's Annal. 96. 199.

Enzyklop. d. gesamt. Pharm. 1886. I. 369.

Oechsner de Coninck, Bull. Soc. Chim. Paris. 40. 276.

Andersson's Reagenz zum Härten mikroskop. Präparate.

1. Eine Mischung von 100 ccm Müller's Reagenz und 4 ccm Formaldehyd (40 %).
2. Eine Mischung von 10 ccm Formaldehyd, 40 ccm Alkohol und 50 ccm Kaliumchromatlösung (5 %).

Enzyklop. d. mikroskop. Techn. 1903. 144. 148.

André's Reagenz auf Alkaloide

ist Kaliumdichromatlösung, die mit vielen Alkaloiden krystallinische Niederschläge gibt. (Brucin, Chinin, Cocaïn, Codeïn etc.)

Répert. de Chim. appl. 1862. 199.

Journ. de Pharm. et de Chim. 1862. 341.

Chem. Zentralbl. 1863. 205.

André's Reaktion auf Chinin.

Eine Lösung von Chinin wird durch Chlor und Ammoniak grün gefärbt. Neutralisiert man diese Lösung mit Säure, so geht die Farbe in Blau über; ein weiterer Säurezusatz bewirkt Rotfärbung. Ammoniak regeneriert die grüne Farbe.

Annal. Chim. Pharm. 1839. 195.

Chem. Zentralbl. 1839. 850.

Annal. Chim. Phys. (2) 71. 195.

Schweitzer, London Med. Gaz. 1837. 173.

Chem. Zentralbl. 1838. 18.

Léger, Chem. Zentralbl. 1904. I. 1180.

Journ. de Pharm. et de Chim. (6) 19. 281.

Guigner, ebenda (6) 20. 55.

Chem. Ztg. 1904. Rep. 233.

Andreasch's Reaktion auf Cysteïn (α-Amidosulfomilchsäure).

Eine Lösung von Cysteïnchlorhydrat wird auf Zusatz von Eisenchlorid und Ammoniak rotviolett gefärbt.

Jahresber. f. Tierchem. 1884. 76.

Wiener Anz. 1879. 133.

Chem. Zentralbl. 1879. 484.

Berl. Ber. 12. 1390.

Andrews' Reaktion auf Emetin siehe Snelling's Reaktion.

(Wie sich der Vorname des Autors in die Literatur eingeschmuggelt hat, ist schwer zu erklären.)

Andrews' Reaktion auf Jodsäure in Jodkalium siehe: Journ. Americ. Chem. Soc. 1909. 31. 1035. — Chem. Zentralbl. 1909. II. 1838.

Andriezen's Reagenz zum Fixieren mikroskop. Präparate.

a) Eine Lösung von 0,05 g Osmiumsäure und 1,9 g Kaliumdichromat in 100 ccm Wasser; b) eine Lösung von 0,1 g Osmiumsäure und 2,25 g Kaliumdichromat in 100 ccm Wasser; c) eine Lösung von 0,2 g Osmiumsäure und 2,4 g Kaliumdichromat in 100 ccm Wasser.
Enzyklop. d. mikroskop. Techn. 1903, 486.
Ztschr. f. wiss. Mikroskop. 1894. 78.

Andriezen's Reagenz zum Aufhellen mikroskop. Präparate

ist eine Mischung gleicher Teile Pyridin und Xylol. Gebraucht zum Aufhellen von Golgi-präparaten.
Internat. Monatsschr. f. Anat. und Physiol. 1893. 532.

Angeli's Reaktion auf Hydroxylamin.

Erwärmt man eine neutrale Hydroxylamin-lösung mit Nitroprussidnatrium und Natronlauge, so entsteht eine fuchsinrote Färbung. Diese Reaktion ist sehr empfindlich, wird aber durch Anwesenheit von viel Ammonsalzen geschwächt. Phenylhydrazin gibt in der Kälte eine Rotfärbung, die beim Erwärmen verschwindet.
Ztschr. d. öst. Apoth. Ver. 48. 226.
Ztschr. f. analyt. Chemie 34. 228.

Angeli's Reaktion auf Indol.

Schmilzt man eine Spur Indol oder dessen aliphatischen Homologen in einem Glasröhrchen mit entwässerter Oxalsäure, so entsteht ein rot gefärbtes Schmelzprodukt, das sich in Essigsäure löst. α-Phenylindol liefert bei dieser Behandlung eine violette Färbung.
Gazz. Chim. Ital. 23. 102.
Ztschr. f. analyt. Chem. 35. 212.
Granström, Hofmeisters Beitr. 11. 132.

Angelico's Reaktion auf Atractylsäure.

Erhitzt man Atractylsäure mit konz. Schwefelsäure, so entsteht ein Geruch nach Baldriansäure und die Mischung nimmt eine rotbraune bis violette Färbung an.
Gazz. Chim. Ital. 36. II. 636 u. 37. I. 446.
Chem. Zentralbl. 1907. I. 283 u. II. 562.

Angelico's Reagenz auf Atractylis-Glykosid (Masticognagift, das giftige Glykosid der Atractylis gummifera L. (Carlina gummifera Less., Acarna gummif. W., Carthamus gummif. Lam.)

ist Formaldehyd-Schwefelsäure, die mit dem Glykosid sofort den Geruch nach Baldriansäure erzeugt und auf Zusatz von Wasser eine azurblaue Färbung hervorruft.
Gazz. Chim. Ital. 1910. I. 406.
Vergl. Wiggers-Husemann, Jahresbericht der Pharm. 1869. 163.

Angelico's Reaktion auf Formaldehyd

ist die Umkehrung seiner Reaktion auf Atractylis-Glykosid. Versetzt man dieses mit eini-gen Tropfen konz. Schwefelsäure und dann mit einer Lösung, die Spuren Formaldehyd enthält, so entwickelt sich eine violettblaue Färbung. Empfindlichkeitsgrenze $=$ 3 Tropfen 40 %ig. Formaldehyd in 1000 ccm Wasser.
Gazz. Chim. Ital. 1910. I. 403.

Angelico's Reaktion auf aromatische Oxy-Aldehyde (Paraoxybenzaldehyd, Zimtaldehyd, Salicylaldehyd, Piperonal, Vanillin, Opiansäure.)

Genannte Oxyaldehyde geben in wässeriger Lösung mit konz. Schwefelsäure und Atractylis-Glykosid eine fuchsinrote Färbung.
Gazz. Chim. Ital. 1910. I. 408.

Anglade's Reagenz zum Härten mikroskop. Präparate

ist eine Lösung von 0,1 g Osmiumsäure, 0,12 g Chromsäure und 25 g Essigsäure in 450 g Wasser.
Enzyklop. d. mikroskop. Techn. 1903. 1019.
Neurol. Zentralbl. 1901. 591.

Anselmier's Reaktion auf Curcuma in Rhabarber.

0,1 g des zu prüfenden Pulvers schüttelt man 1 Minute lang mit 20 Tropfen Olivenöl und gibt dann einen Tropfen der Mischung auf weißes Filtrierpapier. Es entsteht ein charakteristischer gelber Ring, falls Curcuma zugegen ist.
Deutsch-Amerik. Apoth. Ztg. 26. 4.
Chem. Ztg. 1904. Rep. 80.
Schweizer Wochenschr. f. Chem. u. Pharm. 1904. 119.
Ztschr. f. analyt. Chem. 1906. 727.

Anstie's Reaktion auf Alkohol im Urin.

Versetzt man den zu prüfenden Urin tropfenweise mit einer Lösung von 1 g Kaliumdichromat in 300 g konzentr. Schwefelsäure, so entsteht bei Anwesenheit von Alkohol eine grüne Färbung.
Merck's Report 1900. 112.

Antonoff's Reaktion auf Indol.

Indollösung wird auf Zusatz von Nitroprussidnatrium und Natronlauge rubinrot und auf weiteren Zusatz von Essigsäure grün.
Zipfel, Zentralbl. f. Bakteriol. Orig. 1912. 64. 65.
Zentralbl. f. ges. innere Med. 1912. III. 55.

Apáthy's Celloidinlösung.

Man übergießt das zerkleinerte Celloidin mit einer zur Lösung nicht genügenden Menge von Äther und Alkohol (gleiche Teile) und gießt nach einigen Tagen die konzentr. Lösung ab, die dann mit der gleichen Menge Äther-Alkohol verdünnt wird.
Ztschr. f. wiss. Mikroskop. 1889. 164. 301.
Samassa, Arch. f. mikroskop. Anat. 1892. 157.

Apáthy's Reagenz (Einschlußmittel) für mikroskop. Präparate

ist eine Lösung von 10 g farblosem Gummi arabic. und 10 g Rohrzucker in 10 g Wasser,

der zur Konservierung 0,1 g Thymol zugesetzt ist.
Ztschr. f. wiss. Mikroskop. 1892. 36.
Eberth - Friedländer, Mikroskop. Techn. 1894. 132.

Apáthy's Reagenzien zum Färben mikroskop. Präparate.
1. a) Eine 0,5 %ige, alkoholische Lösung von Hämatoxylin.
   b) Eine filtrierte Mischung von 100 ccm 5 %iger, wässeriger Kaliumdichromatlösung mit 200—400 ccm Alkohol (80 %).
2. (Hämateïntinktur.) Eine 1 %ige Lösung von Hämatoxylin in 70 %igem Alkohol, die durch 8 wöchiges Reifenlassen gebrauchsfähig gemacht wird.
3. (Hämateïnlösung I A.) Man mischt 100 ccm Hämateïntinktur mit einer Lösung von 9 g Alaun, 3 g Eisessig und 0,1 g Salicylsäure in 95 ccm Wasser und gibt 100 g Glycerin zu.
Mitteilgn. d. zoolog. Stat. Neapel 1897. 715.
Enzyklop. d. mikroskop. Techn. 1903. 513.

Apéry's Reaktion auf Aloë.
Das Untersuchungsobjekt wird mit Alkohol extrahiert, der filtrierte Auszug zur Trockene verdampft, in Wasser aufgelöst und mit Bleiacetat gefällt. Das Filtrat hiervon wird eingedampft, mit kohlensaurem Natrium entbleit und die so erhaltene Flüssigkeit nach dem Neutralisieren mit Salpetersäure mit verdünnter Eisenchloridlösung versetzt. Aloë erkennt man an der entstehenden rotbraunen Färbung. Empfindlichkeitsgrenze = 1 : 3000 Wasser.
Ztschr. d. öst. Apoth. Ver. **50.** 766.
Ztschr. f. analyt. Chem. **37.** 276.

Arata's Reaktion auf künstliche Weinfarbstoffe.
100 ccm Wein mischt man mit 100 ccm Kaliumbisulfatlösung (10 %) und kocht 10 Minuten lang mit Wolle. Bei natürlichem Rotwein färbt sich die Wolle rosa und mit Ammoniak grün, bei Anwesenheit von Diazofarbstoffen und vielen anderen Teerfarbstoffen wird die Wolle stark gefärbt und durch Ammoniak nicht verändert oder nur gelb gefärbt.
Näheres siehe: Chem. Ztg. 1887. Rep. 149. — Pharm. Zentrh. 1889. 746. — Gazz. chimic. ital. **17.** 44. — S o s t e g n i , Chem. Ztg. 1894. Rep. 131.

Arcangeli's Reagenzien zum Färben mikroskop. Präparate.
1. Borsäurecarmin: Man löst 1 g Carmin und 8 g Borsäure in 200 ccm siedendem Wasser und filtriert heiß,
2. Borsäurealauncarmin: Man löst 1 g Carmin und 8 g Borsäure in einer heißen Lösung von 60 g Kalialaun und 400 ccm Wasser und filtriert. Gebraucht zum Färben von Zellkernen.
Proc. verb. soc. Toscana sc. nat. 1885. 283.
B e h r e n s' Tabellen 1892. 99.
Enzyklop. d. mikroskop. Techn. 1903. 97.
Ztschr. f. wiss. Mikroskop. 1885. 376.

Archetti's Reaktion auf Coffeïn.
Eine Lösung von Ferricyankalium in Salpetersäure versetzt man mit der zu prüfenden Substanz oder Flüssigkeit und erhitzt die Mischung zum Sieden. Bei Anwesenheit von Coffeïn (und Harnsäure) entsteht Berlinerblau.
Chem. Zentralbl. 1899. II. 453.
Pharm. Zentrh. 1901. 458.
Ztschr. f. analyt. Chem. **40.** 415.

Armani-Barboni's Reaktion auf Coffeïn.
Bei so kleinen Mengen, welche das Gelingen der Murexidprobe in Frage stellen, führt man das Coffeïn durch Erwärmen mit Kalilauge in Coffeïdin über. Die so erhaltene Lösung versetzt man nach dem Erkalten mit Phosphormolybdänsäure oder Phosphorwolframsäure, bis sich ein weißer Niederschlag bildet, worauf man tropfenweise 50 %ige Kalilauge zufügt, bis der Niederschlag wieder in Lösung gegangen ist. War Coffeïn vorhanden, so färbt sich die Mischung intensiv blau.
Chem. Ztg. 1910. 448.
Pharm. Zentrh. 1912. 62.
Répert. de Pharm. 1910. 514.
V e r d a , ebenda 1911. 69.

Armani-Barboni's Reaktion auf Gold und Silber
beruht auf der Abscheidung kolloidalen Metalles mittels alkalischer Formaldehydlösung (2 Vol.-Teile Formaldehyd und 1 Vol.-Teil 20 %iger Kalilauge), wobei abgeschiedenes Silber oder Gold eine intensive Färbung hervorruft.
Ztschr. chem. Industr. der Kolloid. 1910. 290.
Chem. Ztg. 1910. Rep. 378.

Armitage siehe Lister-Armitage.

Arnaud-Padé's Reaktion auf Salpetersäure.
Die Reaktion gründet sich auf die Unlöslichkeit des salpetersauren Cinchonamins.
Siehe Compt. rend. **98.** 1488 u. **99.** 190.
Ztschr. f. analyt. Chem. **25.** 223.
Pharm. Zentrh. 1885. 19 u. 309.

Arndt's quantit. Zuckerbestimmung
beruht auf der durch Gärung erzeugten Kohlensäuremenge.
Vergleiche Einhorn's Reaktion.

Arnold's Reagenz auf Acetessigsäure im Harn.
a) Eine Lösung von 1 g p-Amidoacetophenon in 2 g konzentr. Salzsäure und 100 ccm Wasser; b) eine Lösung von 1 g Natriumnitrit in 100 ccm Wasser. Zum Gebrauch mischt man 2 T. a mit 1 T. b. Mischt man dieses Reagenz mit gleichen Teilen Harn, der Acetessigsäure enthält, so gibt Ammoniak zunächst eine braunrote Färbung oder Fällung, die auf Zugabe von überschüssiger, konzentr. Salzsäure in eine purpurviolette Färbung übergeht.
Wiener klin. Woch. **12.** 541.
Chem. Zentralbl. 1899. II. 146.
Ztschr. f. analyt. Chem. 1900. 601.
Zentralbl. für innere Medizin 1900. 417 od.
Ztschr. f. angew. Chem. 1900. 598.
Merck's Index 1902. 261.

L i p l i a w s k y , Ztschr. f. analyt. Chem. **40.** 565.

R i e g l e r , Münchener med. Woch. 1906. 448.

B o n d i - S c h w a r z , Wiener med. Woch. 1906. 38.

Arnold's Reaktionen auf Alkaloide.

Erhitzt man etwas Alkaloid mit Phosphorsäure (Sirupkonsistenz) etwa 10 Minuten lang auf dem Wasserbade oder verdampft man diese Mischung über einer kleinen Flamme zur Trockene, so gibt C o n i i n eine grüne bis blaugrüne, N i c o t i n eine gelbe bis orangerote und A c o n i t i n eine violette Färbung.

Ebenso erhält man Farbenerscheinungen, wenn man Alkaloide mit konzentr. Schwefelsäure erwärmt und unter Umrühren tropfenweise konzentr. (30—40 %ige) alkoholische oder wässerige Kalilauge zugibt, bis letztere im Überschusse vorhanden ist. Näheres mit tabellarischer Zusammenstellung siehe: Ztschr. f. analyt. Chem. **23.** 229 od Arch. der Pharm. (3) **20.** 561. — Chem. Zentralbl. 1882. 647.

Arnold's Reaktion auf Eiweißstoffe.

1—2 ccm Eiweißlösung versetzt man mit 2—4 Tropfen einer 5 %igen Lösung von Nitroprussidnatrium und dann mit einigen Tropfen Ammoniakflüssigkeit. Die Mischung nimmt sofort eine purpurrote Färbung an.

Ztschr. f. physiol. Chem. **70.** 300.

Chem. Ztg. 1912. 332.

Pharm. Zentrh. 1912. 1100.

Arnold's Reaktion zum Nachweis von vorhergegangenem Fleischgenuß.

10—20 ccm Harn versetzt man bei möglichst kühler Temperatur mit 1 Tropfen einer 4 %igen Nitroprussidnatriumlösung und dann mit 5 bis 10 ccm 5 %iger Natronlauge. Es tritt eine vorübergehende Violettfärbung auf, die bald in Rot, Braunrot und Gelb übergeht. Die violette Lösung zeigt ein charakteristisches Absorptionsspektrum. Sie wird auf Zusatz von Essigsäure blau gefärbt (schnell wieder verschwindend).

Ztschr. f. physiol. Chem. **49.** 397; **70.** 300.

Apoth.-Ztg. 1906. 1065.

Chem. Zentralbl. 1907. I. 137.

H o l o b u t , Ztschr. f. physiol. Chem. **56.** 117.

H e r z f e l d - B u s s , Med. Klinik 1910. 785.

Arnold's Reaktion auf Formaldehyd
siehe Arnold-Mentzel's Reaktion.

Arnold's Reaktion auf Gewebeeiweißstoffe (Organpeptide).

Versetzt man 2 ccm Eiweißlösung mit 4 Tropfen Nitroprussidnatriumlösung (4 %) und dann mit einigen Tropfen Ammoniakfl., so entsteht eine purpurrote Färbung.

Anzeig. d. Akad. d. Wissensch. Krakau A. 1910. 56.

Chem. Zentralbl. 1910. I. 1888.

Chem. Ztg. 1910. 333.

Arnold's Reaktion auf Narceïn und Veratrin.

Erwärmt man eine Spur Narceïn mit einigen Tropfen konzentr. Schwefelsäure und Phenol, so entsteht eine kirschrote Färbung, die beim Verdünnen mit Wasser schmutzig gelblich wird. Veratrin verhält sich ähnlich, Codeïn wird schmutzig rotviolett bis braun.

Repert. d. analyt. Chem. **2.** 229.

Ztschr. f. analyt. Chem. **23.** 234.

Chem. Zentralbl. 1882. 647.

Vergleiche Wangerin's Reagenz.

Arnold's Reaktion auf Nephrorosein im Harn.

Man versetzt den zu prüfenden Harn mit einem Drittel seines Volumens konz. Salpetersäure oder Salzsäure (D. $=$ 1,19) und 1 Tropfen Natriumnitritlösung (1 %). Man schüttelt mit Amylalkohol aus und zerstört die etwa aufgetretene Emulsion mit Alkohol, je nach der Menge des vorhandenen Nephroroseins ist der Amylalkohol mattrot bis ziegelrot gefärbt. Die Lösung zeigt ein charakteristisches Absorptionsspektrum, das sich von b bis ein wenig über die Mitte zwischen b und F erstreckt.

Ztschr. f. physiol. Chem. **61.** 240.

Zentralbl. f. innere Med. 1910. 476.

Arnold's Reagenz zum Färben mikroskop. Präparate
ist eine Lösung von 0,05 g Goldchloridchlorkalium und 1 g Eisessig in 100 ccm Wasser. Gebraucht zur Darstellung der Spinalfasern der Ganglienzellen.

Virchow's Archiv 1867. 135.

B a s t i a n , Ztschr. f. wiss. Mikroskop. 1884. 62.

Enzyklop. der mikroskop. Techn. 1903. 450.

Arnold-Mentzel's Reaktion I auf Formaldehyd.

5 ccm der zu prüfenden Flüssigkeit versetzt man mit 0,03 g salzsaurem Phenylhydrazin, 4 Tropfen Eisenchlorid, 10 Tropfen konzentr. Schwefelsäure und soviel Alkohol oder Schwefelsäure, bis sich die trübe Flüssigkeit klärt. Bei Anwesenheit von Formaldehyd entsteht Rotfärbung. Empfindlichkeitsgrenze $=$ 1 : 4000.

Ztschr. f. Unters. Nahr.-Genussm. 1902. 353.

Pharm. Zentrh. 1902. 284.

S c h a f f e r , Chem. Zentralbl. 1909. I. 223.

Arnold-Mentzel's Reaktion II auf Formaldehyd.

In 5 ccm der zu prüfenden Flüssigkeit löst man ein erbsengroßes Stückchen Phenylhydrazinchlorhydrat, gibt 2—4 Tropfen einer 5—10 %igen Nitroprussidnatriumlösung und dann etwa 15 Tropfen Natronlauge (10—15 %) zu. Bei Anwesenheit von Formaldehyd entsteht sofort eine blaue bis blaugraue Färbung. Empfindlicher ist diese Reaktion, wenn man an Stelle von Nitroprussidnatrium Ferricyankalium verwendet. Es entsteht dann eine scharlachrote Färbung.

Chem. Ztg. 1902. 246.

Pharm. Zentrh. 1902. 284.

Vergleiche Rimini's Reaktion auf Aldehyde.

Ztschr. f. Unters. Nahr.-Genussm. 1902. 355.
S c h u c h , Chem. Zentralbl. 1906, I. 501.
Pharm. Ztg. 1906. 225.

Arnold-Mentzel's Reaktion auf Kresol und Phenol.

Eine 2 %ige, wässerige Lösung von Phenol (ca. 10 ccm) versetzt man zuerst mit einem Tropfen Anilin, dann mit 4 ccm Natronlauge und nach dem Umschütteln mit 5—6 Tropfen Wasserstoffsuperoxyd und 15 Tropfen Labarraque's Reagenz. Die Mischung färbt sich beständig rot, während die Kresole und Trikesol unter gleichen Bedingungen eine blaue Färbung verursachen.
Apoth. Ztg. 1903. 134.
Ztschr. f. angew. Mikroskop. 1903. 109.
Südd. Apoth. Ztg. 1903. 391.

Arnold-Mentzel's Reaktion auf gekochte und ungekochte Milch

ist eine Modifikation von Arnold-Weber's Reaktion. Man schichtet über die zu prüfende Milch eine 10 %ige Lösung von Guajakharz in Aceton. Bei Anwesenheit von ungekochter Milch entsteht ein blauer Ring.
Vergl. Arnold-Weber's Reagenz.

Arnold-Mentzel's Reagenz auf gekochte und ungekochte Milch oder auf Wasserstoffsuperoxyd in Milch

ist eine frisch bereitete 2—3 %ige, alkoholische Lösung von p-Diaethyl-p-phenylendiamin (I) oder von p-Diamidodiphenylaminchlorhydrat (II). — Versetzt man 10 ccm ungekochte Milch mit 1 Tropfen Wasserstoffsuperoxyd (4—5 %) und 6—8 Tropfen Reagenz I, so tritt Rotfärbung, bei Verwendung von Reagenz II dagegen eine blaugrüne Färbung ein. Treten diese Färbungen ohne Zusatz von Wasserstoffsuperoxyd in ungekochter Milch ein, so zeigen sie das Vorhandensein von Wasserstoffsuperoxyd an. Es läßt sich noch 3 % ungekochte in gekochter Milch nachweisen.
Ztschr. f. Unters. Nahr.-Genußm. 6. 548.
Chem. Zentralbl. 1903. II. 314.
Chem. Ztg. 1903. Rep. 191.

Arnold-Mentzel's Reagenz I auf Ozon im Wasser

ist eine gesättigte Lösung von Tetramethyldip-diamido-diphenylmethan (Tetrabase) in Methylalkohol. — Zu 1—2 ccm einer 2 %igen Silbernitrat- oder 10 %igen Manganosulfatlösung gibt man 1—2 Tropfen Reagenz und erst dann 25 bis 35 ccm des zu prüfenden Wassers. Ozon bewirkt eine deutliche blaue Färbung, die nach einiger Zeit verblaßt. Empfehlenswert ist ein Zusatz von Ferrosulfat zur Silber- oder Manganlösung, um eine störende Wirkung von Chlor, Brom, Permanganaten und Cerisulfat zu vermeiden. Auch mit dem Reagenz getränktes Papier kann Verwendung finden. Näheres siehe: Berl. Ber. 1902. 2902 bis 2905 oder Ztschr. f. angew. Chem. 1902. 1093. — Ztschr. für analyt. Chem. 1904. 50. —
F i s c h e r - M a r x , Berl. Ber. 1906. 2555. —
Vergl. Chlopin's Reagenz.

Arnold-Mentzel's Reagenz II auf Ozon

ist Benzidinpapier, das durch Tränken von Filtrierpapier mit einer gesättigten, alkoholischen Benzidinlösung hergestellt wird. Dieses Papier färbt sich nur mit Ozon braun. Salpetrige Säure und Brom färben es blau; Chlor blau, dann rotbraun.
Chem. Ztg. 1902. Rep. 130.
Pharm. Zentrh. 1903. 494.

Arnold-Mentzel's Reaktion auf Thiosulfat neben Sulfit.

Thiosulfate werden durch 0,5 % Natrium enthaltendes Amalgam in Sulfide verwandelt, nicht aber Sulfite. Sulfide lassen sich dann durch die Nitroprussid-Reaktion (vergl. Béchamp's Reagenz) identifizieren.
Ztschr. f. Unters. Nahr.-Genußm. 1903 550.
Chem. Ztg. 1903. Rep. 191.

Arnold-Mentzel's Reagenz auf Wasserstoffsuperoxyd

ist eine Lösung von 1 g Vanadinsäure in 100 g verd. Schwefelsäure. Wasserstoffsuperoxyd enthaltende Flüssigkeiten werden durch eine genügende Menge Reagenz dauernd rot gefärbt. Empfindlichkeitsgrenze = 0,0006 %.
Ztschr. f. Unters. Nahr.-Genußm. 6. 305.
Chem. Zentralbl. 1903. I. 1043.

Arnold-Vitali's Reagenz auf Alkaloide.

Das Alkaloid wird mit einem Tropfen Schwefelsäure versetzt und dann einige Kryställchen Natriumnitrit eingerührt. Es treten Farbenerscheinungen auf, welche durch wässerige oder alkoholische Kalilauge entsprechend verändert werden.
Tabellarische Zusammenstellung der Farbenreaktionen siehe:
Ztschr. f. analyt. Chem. 23. 232.

Arnold-Weber's Reagenz zur Unterscheidung von gekochter und ungekochter Milch

ist eine Guajakholztinktur, die in einem 100 ccm fassenden Fläschchen noch durchsichtig sein muß. Sie muß mindestens 3 Monate alt sein und auf ihre Brauchbarkeit mit ungekochter Milch geprüft sein. — In 2 ccm Milch läßt man 3 Tropfen Reagenz fallen. Ist die Milch ungekocht (oder doch nicht über 75 ° C. erhitzt worden), so tritt innerhalb 2 Minuten ein blauer bis blaugrüner Ring auf. Gekochte Milch gibt diese Reaktion nicht.
A r n o l d , Chem. Zentralbl. 1881. 709.
Chem. Zentralbl. 1902. II. 1344.
Milch-Ztg. 1902. 657.
Ztschr. f. angew. Mikroskop. 1904. 20.
K ü h n a u , Chem. Ztg. 1901. Rep. 184.
A r n o l d - M e n t z e l , Ztschr. f. Fleischu. Milchhygiene 12. Nr. 7.
O s t e r t a g , ebenda 7. Nr. 1.
G l a g e , ebenda 11. Nr. 6.
P o p p , Ztschr. f. angew. Mikroskop. 1903. 97.
S i e g f e l d , Milch-Ztg. 1901. Nr. 46.
W a e n t i g , Chem. Zentralbl. 1907. II. 1118.
S e l i g m a n n , Ztschr. f. angew. Chem. 1906. 1540.

Herholz, Chem. Zentralbl. 1908. II. 1540.
Galvagno, ebenda 1908. II. 1698.

Arnold-Werner's Reaktion auf Phenol und Kresole.

1. Eisenchlorid färbt o-Kresol blau, rasch in Grün übergehend; Phenol, m-Kresol und Trikresol violett, p-Kresol blau.
2. Die wässerige, schwach ammoniakalische, zum Sieden erhitzte Lösung von Phenol und o-Kresol färbt Bromwasser blau, die Lösung von m-Kresol und Trikresol grünlichblau, die Lösung von p-Kresol wird nicht gefärbt.
3. Man löst 2 Tropfen des zu prüfenden, eventuell geschmolzenen Präparates in 3 ccm konzentr. Schwefelsäure und gibt eine Spur Kaliumnitrit zu: Phenol = grün, später blau; o-, m- und Trikresol = grün; p-Kresol = rot. Nach dem Verdünnen mit Wasser und Zusatz von Ammoniak wird p-Kresol gelb, alle anderen grün. Weitere Reaktionen siehe: Apoth. Ztg. 1905. 925. — Pharm. Zentrh. 1906. 360. — Ztschr. f. angew. Chem. 1906. 578.

Vergl.: Ztschr. f. analyt. Chem. 1912. 388.
Raschig, Ztschr. f. angew. Chem. 1908. 2065.

Arnold-Werner's Reaktionen der drei Phosphorsäuren siehe:

Chem. Ztg. 1905. 1326.
Chem. Zentralbl. 1906. I. 398.

Arnstein's Reagenzien zum Färben mikroskop. Präparate.

1. Man löst 3 g Methylenblau in 100 ccm Wasser oder 0,6 %iger Kochsalzlösung. Gebraucht zum Färben von Achsenzylindern, Nervenfasern und von niederen Tieren.
2. a) eine Lösung von 3 g Methylenblau in 100 ccm Wasser; b) eine Mischung gleicher Raumteile Glycerin und konzentr. wässeriger Ammonpikratlösung. Gebraucht für Nervenfärbungen.

Behrens' Tabellen 1892. 111. 116.
Arch. f. mikroskop. Anat. 1893. 137.
Anat. Anzeiger 1887. 111.
Ztschr. f. wiss. Mikroskop. 1887. 84, 372; 1896. 239; 1910. 13.

Als Fixierungsflüssigkeit bei der Methylenblaufärbung gab Arnstein noch folgendes Reagenz an: 3 g Quecksilberjodid, 2 g Kaliumjodid und 30 g Wasser.

Aronson's Reagenz zum Färben mikroskop. Präparate.

1. a) eine Mischung von je 100 g gesättigter, wässeriger Lösung von Fuchsin S und Orange G mit 200 ccm Wasser; b) eine Mischung von 130 g gesättigter, wässeriger Lösung von Methylgrün, 100 ccm Wasser und 24 g Alkohol. Man mischt a und b und läßt es 14 Tage stehen. Zum Gebrauch verdünnt man 5 Tropfen Reagenz mit 100 ccm Wasser. Gebraucht zum Färben von Schnittpräparaten.

Enzyklop. d. mikroskop. Techn. 1903. 1030.

2. 3—4 ccm Gallein (liquidum) mischt man mit 100 ccm Wasser, 20 ccm Alkohol und 3 Tropfen Sodalösung.

Zentralbl. f. d. med. Wissensch. 1890. Nr. 31 u. 32.
Zentralbl. f. allgem. Path. u. path. Anat. 1902. 518.
Ztschr. f. wiss. Mikroskop. 1902. 513.
Schrötter. Neurol. Zentralbl. 1902. 338.

Arragon's Reaktion auf Petroleum.

Schüttelt man gleiche Teile Petroleum und Salpetersäure (1,4) längere Zeit miteinander, so färbt sich amerikanisches Petroleum violett und die Säure gelb, während sich österreichisches und russisches Petroleum gelb und die Säure braun färben.

Chem. Ztg. 1908. 20.
Südd. Apoth. Ztg. 1909. 275.
Chem. Zentralbl. 1909. I. 593.

Arragon's Reagenzien zur Bestimmung der Phosphorsäure (Gelatinelösung und Molybdänsäurelösung) siehe:

Schweizer Woch. f. Chem. u. Pharm. 1903. Nr. 24.
Répert. de Pharm. 1909. 226.
Pharm. Ztg. 1903. 541.
Chem. Zentralbl. 1903. I. 542.
Revue gén. Chim. pure et appl. 6. 9.—10. Jan.
Grete, Berl. Ber. 1888. II. 2762.

d'Arrigo-Stampacchia's Reagenz zum Fixieren von Tuberkelbazillen

ist eine frisch bereitete Lösung von 2 g Pyrogallol in 100 ccm Alkohol (95 %).

Zentralbl. f. Bakteriol. 1898. 64, 123.
Ztschr. f. wiss. Mikroskop. 1898. 118.
Enzyklop. d. mikroskop. Techn. 1903. 1307.

Arthaud-Butte's Reagenz auf Harnsäure.

Man löst 1,484 g. Kupfersulfat, 20 g Natriumthiosulfat und 40 g Natriumkaliumtartrat zu 1 Liter Wasser. 1 ccm des Reagenzes fällt 0,001 g Harnsäure.

Vergl. Babo's Reaktion.
Compt. rend. Soc. Biolog. 1889. 625.
Ztschr. f. analyt. Chem. 29. 378.

Artus' Reagenz auf Alkalien.

Euphorbium rivulare, parviflorum und hirsutum enthalten einen Farbstoff, mit dem man Papier tränkt. Letzteres ist blaßrosa und wird durch Alkalien grün gefärbt.

Journ. f. prakt. Chem. 15. 125.
Chem. Zentralbl. 1838. 926.

Artus' Reagenz auf Alkaloide, besonders auf Strychnin

ist Rhodankaliumlösung (wie Gmelin's Reagenz).

Journ. f. prakt. Chem. 3. 317; 8. 853.
Chem. Zentralbl. 1835. 223; 1836. 683.
Winckler, ebenda 1836. 31.

Artus' Reaktion auf Runkelrübenspiritus

beruht auf Entwickelung eines widerlichen Geruches beim Behandeln des Spiritus mit siedender, konzentr. Kalilauge.

Polytechn. Zentralbl. 1865. 895.

Arzberger's Reaktion auf Curcuma in Rhabarberpulver.

1. Das zu prüfende Pulver erwärmt man mit etwas Chloroform, befeuchtet mit dem abfiltrierten Chloroform einen Filtrierpapierstreifen, läßt letzteren trocknen und befeuchtet dann mit einer Lösung von Borsäure in Salzsäure. Curcuma bewirkt Rosafärbung.

2. Etwa 1 g des zu prüfenden Pulvers befeuchtet man auf Filtrierpapier mit Äther, läßt letzteren verdunsten und gibt auf die Rückseite des Papiers Borsalzsäure. Curcuma bewirkt Rosafärbung, die mit Ammoniak in Blau übergeht.

Ztschr. d. österr. Apoth. Ver. 1905. 271.
Apoth. Ztg. 1905. 238.
Ztschr. f. analyt. Chem. 1906. 727.
Pharm. Post. **28.** 159.

Arzberger's Reaktion auf α-Naphthol in β-Naphthol.

0,3 g β-Naphthol löst man in 3 ccm Alkohol, gibt 15 ccm Wasser zu und filtriert nach 10 Minuten langem Stehenlassen. Alsdann gibt man 10 Tropfen Kalilauge (10 %) und 1—4 Tropfen Jodjodkaliumlösung (1 g Jod.und 2 g Jodkalium in 60 ccm Wasser) zu. Bei Anwesenheit von α-Naphthol entsteht eine violette Färbung. Empfindlichkeitsgrenze = 0,2 % α-Naphthol.

Pharm. Ztg. 1903. 20.
Vergleiche Jorissen's Reaktion.
Ztschr. f. analyt. Chem. 1907. 186.
Pharm. Post. **35.** 753.
Journ. Soc. Chem. Ind. **22.** 653.

Arzberger's Reaktion auf Pfefferminzöl.

Erwärmt man 1 Tropfen Pfefferminzöl mit 5 ccm Formaldehyd, so entsteht eine rosarote Färbung. Auf Zusatz von Eisessig entsteht eine schöne rote Färbung, welche schnell in Violettrot und dann in Schmutzigbraun übergeht.

Merck's Report 1900. 214.
Pharm. Post 1898. Nr. 50.

Ascarelli's Reagenz auf Blut

ist eine Mischung von 2 ccm gesättigter, alkoholischer Benzidinlösung mit 2 ccm 3 %igem Wasserstoffsuperoxyd und 1—2 Tropfen Eisessig. Auch mit alkoholischer Benzidinlösung getränktes Filtrierpapier hat der Autor in Vorschlag gebracht. Die positive Reaktion (Blaufärbung) tritt mit diesem noch in einer Blutverdünnung 1 : 80 000 in zuverlässiger Weise ein.

Deutsche med. Woch. 1908. 2307.
Merck's Bericht 1908. 154.

Ascoli's Meiostagminreaktion

ist eine für die klinische Diagnostizierung verschiedener Erkrankungen wichtige Neuerung. Das Prinzip derselben ist folgendes: Gibt man zum Blutserum eines Typhuskranken oder eines mit bösartigen Neubildungen behafteten Patienten das entsprechende Antigen, so stellt sich nach 2 stündigem Erwärmen im Brutschrank bei 37 ⁰ eine Erniedrigung der Oberflächenspannung ein. Ebenso einfach gestaltet sich die Technik der Bestimmung der Oberflächenspannung. Sie erfolgt mit Traube'schen Stalagmometern zu ungefähr 56 Tropfen, welche bei einiger Übung Resultate von überraschender Genauigkeit ergeben sollen.

Münchener med. Woch. 1910. No. 2, 4, 7 und 8.
Izar, Münchener med. Woch. 1910. 842 u. 1912. 461.
d'Este, Berl. klin. Woch. 1910. 879. 401.
Berl. tierärztl. Woch. 1911. 389; 1912. 401.
Koehler, Wiener klin. Woch. 1912. 1114.
Königsfeld, Med. Klinik 1912. 1877.

Ashby's Reagenz auf freie Mineral- und Pflanzensäuren

ist ein wässeriger Auszug von Campecheholz, mit dem Papier getränkt oder Porzellan überzogen wird. Näheres siehe: The Analyst. 84. 96.

Assanelli's Reaktion auf Blut in Faeces

ist eine Modifikation von Adler's Blutprobe. Ein erbsengroßes Stück Faeces wird am Rande eines Filtrierpapierstreifens verteilt und über einem Bunsenbrenner getrocknet. Man läßt dann am Papier einen Tropfen Wasserstoffsuperoxyd und einen Tropfen Benzidinlösung herunterfließen. An den Stellen, wo bluthaltige Faeces hingekommen sind, entsteht eine blaue Färbung.

Il policlinico 1907, No. 24.
Wiener med. Ztg. 1907. 477.

Aufrecht's Reaktion auf Harnsäure in Harn, Blut etc.

beruht auf der Abscheidung der Harnsäure durch Ammoniumchlorid und Titration mit $^1/_{100}$ Normal-Kaliumpermanganat. (1 ccm = 0,74 mg Harnsäure.)

Berl. klin. Woch. 1911. 627.
Pharm. Ztg. 1912. 260.

Aufrecht's Reaktion auf Methylalkohol

beruht auf der Ueberführung des Methylalkohols in Formaldehyd durch Oxydation mit Chromsäure und der Behandlung des Destilats mit Dimethylanilin und Schwefelsäure, wobei Tetrabase entsteht. Diese wird durch Bleisuperoxyd blau gefärbt.

Der Apoth. im Drogenfach 1912, Nr. 2.
Pharm. Ztg. 1912. 33.
Merck's Bericht 1912. 111.
Vergl. Trillat's Reaktion auf Blei und Mangan.

Auld's Reaktion auf Acetaldehyd.

Einige Tropfen $^4/_{10}$ Norm-Sublimatlösg. versetzt man mit Kalilauge und gibt 2—3 ccm der zu prüfenden Flüssigkeit zu. Bei Gegenwart von Aldehyd wird das gebildete Quecksilberoxyd weiß.

Berl. Ber. 1905. 2677.
Chem. Zentralbl. 1905. II. 1084.

Aurelj's Reaktion auf Cocain

ist eine Modifikation von Biel's und Schärges' Reaktion. Man destilliert 250 ccm einer 1%-igen Lösung von Cocainhydrochlorid nach Zusatz von etwas Schwefelsäure. In den zuerst übergehenden Teilen des Destillates läßt sich Methylalkohol mittels Kaliumchromat und konzentr. Schwefelsäure nachweisen. Bei weiterer Destillation setzen sich im Kühler Krystalle von Benzoesäure an, die sich in bekannter Weise identifizieren lassen.

Giornale chimic. farmac. 53. 385.
Chem. Zentralbl. 1904. II. 1257.

Austen-Chamberlain's Reagenz auf Salpetersäure

ist eine Lösung von 20 g Ferroammonsulfat und 2 g Schwefelsäure in 100 ccm Wasser. Flüssigkeiten, die Salpetersäure enthalten, werden durch das Reagenz rosarot gefärbt.

Merck's Report 1900. 112.

Autenrieth's Indikator

ist Luteol ($\equiv$ Oxychlordiphenylchinoxalin). Man verwendet zur Alkalimetrie eine alkoholische Lösung 1:300. Der Indikator ist in saurer Lösung farblos, in alkalischer Lösung gelb.

Arch. der Pharm. 233. 43; 238. 102.
Chem. Ztg. 24. 453.
Chem. Zentralbl. 1895. I. 854; 1900. II. 63.

Autenrieth's Reaktion auf Colchicin.

(Modifikation von Zeisel's Reaktion.) Die zu prüfende Substanz (Rückstand der Extraktion etc.) löst man in 3 ccm konzentr. Salzsäure, gibt 2 Tropfen Eisenchlorid zu und kocht die Mischung 2—3 Minuten lang. Sie färbt sich dunkel und beim Verdünnen mit gleichen Teilen Wasser grün. Schüttelt man mit einigen Tropfen Chloroform aus, so färbt sich dieses gelbbraun bis granatrot, während die wässerige Lösung ihre grüne Farbe beibehält.

Autenrieth, Die Auffindung der Gifte 1909. 60 (Tübingen).
Gadamer, Lehrbuch der chem. Toxikologie 1909. 517 (Göttingen).
Fühner, Arch. f. exp. Path. u. Pharm. 63. 362.

Autenrieth-Hinsberg's Reaktion auf Phenacetin.

Beim Kochen mit 10—12%iger Salpetersäure wird Phenacetin in Mononitrophenacetin verwandelt, einem gelben Körper, der durch Umkrystallisieren aus Wasser in Nadeln vom Schmelzp. 103° C. erhalten werden kann.

Archiv der Pharm. 229. 456.

Auzinger's Alkoholprobe zur Milchuntersuchung siehe: Milchwirtsch. Zentralbl. 1909. 5. 293. — Chem. Zentralbl. 1909. II. 1700.

Aweng's Reaktion auf Methylalkohol

beruht auf der Oxydation des Methylalkohols zu Formaldehyd und der Ueberführung desselben in Hexamethylentetramin durch Eindampfen mit Ammoniak. Letzteres wird in wässeriger Lösung durch Quecksilberchlorid oder Quecksilberjodidjodkalium durch die charakteristischen Krystalle unter dem Mikroskop nachgewiesen. Näheres siehe: Apoth. Ztg. 1912. 159. — Zentralbl. d. ges. Arzneimittelkunde 1912. 126.

Axenfeld's Reagenz auf Eiweiß.

Gibt man zu einer mit Ameisensäure angesäuerten Eiweißlösung unter Erwärmen tropfenweise 0,1%ige Goldchloridlösung, so färbt sich die Lösung rosenrot bis purpurrot, auf weiteren Zusatz von Goldlösung blau. Charakteristisch ist nur die Purpurfärbung, da die Blaufärbung durch eine große Zahl anderer Stoffe ebenfalls hervorgerufen wird. (Vergleiche Pickering's Reaktion.)

Zentralbl. f. d. mediz. Wissensch. 1885. 209.
Ztschr. f. analyt. Chem. 24. 479.
Pickering, Journ. of Physiolog. 14. 376.

Axenfeld's Reagenz auf Propepton

ist Pyrogallussäure, welche mit Propepton einen in der Wärme löslichen Niederschlag gibt. Die Reaktion ist 10mal empfindlicher als mit Salpetersäure.

Annali di chim. e di farmacol. (4) 5. 193.

Aymonier's Reaktion auf α-Naphthol.

Man löst 1 g Kaliumdichromat und 1 g Salpetersäure in 100 ccm Wasser. Dieses Reagenz gibt mit Lösungen von α-Naphthol einen schwarzen Niederschlag. β-Naphthol, Salol, Benzonaphthol, Naphthalin und Thymol verhindern das Eintreten dieser Reaktion.

Ztschr. d. öst. Apoth. Ver. 47. 789.
Ztschr. f. analyt. Chem. 34. 228.
Pharm. Zentrh. 1894. 30.

Azzarello's Reaktion auf Alkohol in Äther, Chloroform und ätherischen Ölen.

10 ccm Äther schüttelt man mit 2 Tropfen einer Lösung von 0,2 g Cobaltnitrat und 0,4 g Ammoniumrhodanid in 30 ccm Wasser. — 15 ccm Chloroform schüttelt man mit 1 Tropfen einer Lösung von 6 g Cobaltnitrat und 12 g Ammoniumrhodanid in 100 ccm Wasser. — 5 ccm des ätherischen Öles schüttelt man mit 1 Tropfen der gen. Cobalt-Rhodanlösung. — Alkohol wird an einer mehr oder weniger intensiven Blaufärbung erkannt.

Südd. Apoth. Ztg. 1909. 115.
Lett. sanitar. 1908. 50.
Répert. de Pharm. 1908. 542.

Babes' Reagenz zur Bakterienfärbung

ist eine gesättigte Lösung von Safranin in 50%igem Alkohol.

Pharm. Zentrh. 1890. 718.
Behrens' Tabellen 1892. 113.

Babes' Reagenz zur Kernfärbung
ist eine gesättigte Lösung von Safranin in Wasser, welches 2% Anilin enthält.
Virchow's Archiv 1888.
Eberth - Friedländer, Mikroskop. Techn. 1894. **114.**
Ztschr. f. wiss. Mikroskop. 1887. 470.

Babo's Reaktion auf Harnsäure.
Kocht man ein Alkali-Urat mit verd. Fehling's Reagenz, so entsteht ein roter Niederschlag von Kupferoxydul. Ist freie Harnsäure vorhanden, so entsteht ein weißer Niederschlag von Couprourat, der beim Kochen mit Alkali in Kupferoxydul übergeht.
Merck's Report 1900. 164.

Bach's Butterprobe.
1 g Butterfett löst man in 20 g einer Mischung von 1 Vol. 95%igem Alkohol und 3 Vol. Äther. Reines Butterfett bleibt völlig gelöst. Schweinefett oder Talg läßt sich als Beimischung daran erkennen, daß sich das Fett nicht vollständig löst oder unter 20° C. teilweise abscheidet.
Koller's Neueste Erfindungen 1877. 135.
Polytechn. Notizbl. **32.** 134.
Hager, Pharm. Prax. Erg.-Bd. 1883. 165.
Pharm. Zentrh. 1877. 433.

Bach's Reagenz auf Kupfer und Nickel.
(Formaldoximchlorhydrat.) Man mischt gleichmolekulare Mengen einer 20%igen Formaldehydlösung und von Hydroxylaminchlorhydrat. — 15 ccm der zu prüfenden Lösung versetzt man mit 0,5 ccm Reagenz und 0,5 ccm Kalilauge (15%). Kupfersalze geben eine Violettfärbung (noch bei 1 g Kupfersulfat in 1000 Liter Wasser), Nickelsalze eine orangegelbe Färbung. (Eisensalze stören die Reaktion.)
Chem. Ztg. 1899. 279.
Pharm. Zentrh. 1899. 331.
Chem. Zentralbl. 1899. I. 639.
Compt. rend. 1899. 363.
Merck's Bericht 1899. 88.
Griggi, Bollet. chim. farm. **43.** 565. Vergl. Griggi's Indik.-Reagenz.

Bach's Reagenz auf Solanin.
Gibt man Solanin in eine Mischung aus gleichen Teilen Schwefelsäure und Alkohol, so entsteht eine rote Färbung, die 5—6 Stunden anhält.
Journ. f. prakt. Chem. (N. F.) **7.** 248.
Chem. Zentralbl. 1873. 616.

Bach's Reagenz auf Wasserstoffsuperoxyd.
Man löst 0,03 g Kaliumdichromat und 5 Tropfen Anilin in 1 Liter Wasser. 5 ccm dieser Lösung versetzt man mit 1—2 Tropfen einer 5%igen, wässerigen Oxalsäurelösung und gibt 5 ccm der zu prüfenden Flüssigkeit zu. Bei Anwesenheit von Wasserstoffsuperoxyd entsteht nach 10—30 Minuten eine rotviolette Färbung. Empfindlichkeitsgrenze=1:1400000.
Compt. rend. **119.** 1218.
Ztschr. f. analyt. Chem. **34.** 751.

Pharm. Zentrh. 1895. 342.
Wobbe, Apoth. Ztg. 1903. 490.

Bachmeyer's Reaktion auf kaustische Alkalien.
Ätzalkalien und Ammoniak geben mit Tanninlösung eine rote bis rotbraun Färbung, die nach längerer Zeit in ein schmutziges Grün übergeht. Empfindlichkeitsgrenze=1:1000000.
Ztschr. f. analyt. Chem. **20.** 234.

Bachmeyer's Reagenz auf freie Schwefelsäure neben organischen Säuren.
Man taucht Filtrierpapierstreifen in eine mäßig starke Sappanholzextraktlösung und trocknet dieselben. Hält man solche Streifen in eine Flüssigkeit, die nur 0,2 Vol. % freie Schwefelsäure enthält und trocknet sie dann vollständig, so färben sie sich ganz oder am Rande schön pfirsichblütenrot.
Ztschr. f. analyt. Chem. **22.** 228.

Bacovesco's Reaktion auf Cobalt.
In die zu prüfende Lösung gibt man vorsichtig konzentr. Salzsäure. Bei Anwesenheit von Cobalt entsteht ein blauer Ring. Empfindlichkeitsgrenze = 1:4000.
Südd. Apoth. Ztg. 1905. 598.
Bullet. Pharm. Chim. de Roumanie 1905. 14.
Répert. de Pharm. 1905. 212.

Bacovesco's Reaktion auf Hydroxyl-Verbindungen.
Man löst 15 g Molybdänsäure in 85 g konzentr., auf zirka 85° erwärmter Schwefelsäure. 1 ccm des Reagenzes überschichtet man mit 1 ccm des betreffenden Alkohols oder Phenols. An der Berührungsstelle entsteht sofort ein blauvioletter Ring. Mit Wasser verdünnte Alkohole und Phenole geben diese Reaktion besser als unverdünnte.
Pharm. Zentrh. 1904. 574.
Ztschr. f. analyt. Chem. 1905. 437.

Bacovesco's Reagenz auf Metallsalze
ist auf nassem Wege bereitetes Zinkoxyd. Näheres siehe: Ztschr. d. öst. Apoth. Ver. 1905. 925. — Répert. de Pharm. 1905. 212. — Bullet. Pharm. Chim. de Roumanie 1905. 11.

Baecchi's Reagenzien zum Färben von Spermatozoen (auf Zeugflecken)
siehe: Deutsche med. Woch. 1909. 1105. — Ztschr. f. analyt. Chem. 1910. 724.
Répert. de Pharm. 1910. 175. — Südd. Apoth. Ztg. 1910. 93.

Baemes' Reagenz auf Tannin
ist eine Lösung, welche in 100 ccm 10 g Natriumwolframat und 20 g Natriumacetat enthält. In saurer oder alkalischer Lösung gibt Tannin mit diesem Reagenz einen in Wasser unlöslichen, strohgelben Niederschlag.
Ztschr. d. öst. Apoth. Ver. **51.** 3.
Ztschr. f. analyt. Chem. **36.** 518.

Baeyer's Reaktion auf Eosin.
Behandelt man eine wässerige Lösung von Eosin mit Natriumamalgam, so tritt Entfärbung ein. Gibt man nun 1 Tropfen Kaliumperman-

ganatlösung zu, so entsteht eine grüne Fluoreszenz. Diese Reaktion kann zum Nachweise des Eosins auf Geweben benützt werden.

> Berl. Ber. 8. 146.
> Ztschr. f. analyt. Chem. 15. 494.
> Vergleiche Wagner's Reaktion auf Eosin.

Baeyer's Reaktion auf Glukose

beruht auf der Reduktion von alkalischer Kaliumpermanganatlösung durch Glukose. Näheres siehe: Liebig's Annal. 245. 149. — Dieselbe Erscheinung zeigt aber auch Phenol.

Baeyer's Reagenz auf Glukose.

Erhitzt man eine Lösung von o-Nitrophenylpropiolsäure in wässeriger Natriumkarbonatlösung mit Glukose zum Sieden, so scheidet sich Indigo ab.

> Berl. Ber. 13. 2260.
> Vergleiche Hoppe-Seyler's Reagenz.
> H e c k e n h a y n , Dissertation Erlangen 1887.
> Pharm. Zentrh. 1900. 77.
> W o l f s o n , Chem. Ztg. 1900. Rep. 291.
> A m r e i n , Schweiz. Woch. f. Pharm. 1905. 65.
> Chem. Zentralbl. 1905. I. 773.
> S t a n g e , Pharm. Woch. 1904. 294.
> L o e b , Deutsche Med. Ztg. 1905. 581.
> Weitbrecht, Chem. Zentralbl. 1909. I. 225.
> Bottu, ebenda 1909. II. 1280.

Baeyer's Reaktion auf Indol.

Eine mit Salzsäure versetzte Lösung von Indol in Alkohol färbt einen damit befeuchteten Fichtenspan kirschrot.

> Neubauer-Vogel, Analyse des Harns. 10. Aufl. 170.

Versetzt man eine Indollösung mit Salpetersäure und Kaliumnitritlösung, so färbt sich die Mischung rot und es entsteht ein roter krystallinischer Niederschlag (Nitrosoindol).

> Liebig's Annal. 7. 56.
> Berl. Ber. 22. 1976.
> M a c F a r l a n d , Zentralbl. f. Bakt. 41. Ref. 316.
> Vergleiche Nencki's Reaktion.

Baeyer-Villiger's Reagenz auf Aceton.

3 ccm Wasserstoffsuperoxyd (3 %) versetzt man unter Eiskühlung mit 10 ccm konzentr. Schwefelsäure. — 1 ccm dieses Reagenzes mit Eis gekühlt gibt mit 1 Tropfen Aceton sofort einen krystallinischen Niederschlag von Acetonsuperoxyd.

> Berl. Ber. 1900. 125.

Bailey's Reaktion auf künstlichen Kampfer.

Man löst ein kleines Stückchen Kampfer in Alkohol und läßt einen Tropfen dieser Lösung auf einem Objektglase verdunsten. Bei der Betrachtung mit polarisiertem Lichte zeigen die Krystalle von natürlichem Kampfer schöne Farben, die des künstlichen Kampfers nicht.

> Deutsche Industrie-Ztg. 1866. 428.

Bailey's Reaktion auf Salpetersäure.

Krystallisiertes Quecksilbercyanid-Jodkalium färbt sich mit Salpetersäuredämpfen (auch mit Brom und Chlor) schwarz, mit anderen Säuren rot (HgJ_2).

> Americ. Journ. of Pharm. 32. 85.
> Chem. Zentralbl. 1838. 189.

Bailey's Reaktion auf Schwefel

ist eine Modifikation von Béchamp's Reaktion. Schmilzt man Schwefel mit Natriumkarbonat, löst in Wasser und gibt Nitroprussidnatriumlösung zu, so entsteht eine blutrote Färbung.

> Merck's Report 1900. 113.

Balbiano's Reagenz

ist Mercuriacetat. Näheres siehe: Berl. Ber. 35. 2994. u. 36. 3575. — Atti reale accadem. dei Lincei Roma 12. II. 285.

Balint's Einschlußmittel für mikroskop. Zwecke.

40 g Gummi arab., 60 g Hutzucker, Wasser ad libitum; 10 ccm Glycerin, 10 g Kaliumacetat, 10 ccm Laktophenol und 10 ccm Eisessig.

> Ztschr. f. wiss. Mikroskop. 27. 245.

Ball's Reagenz auf Cäsium.

Man löst 50 g Natriumnitrit in 100 ccm Wasser, neutralisiert wenn nötig mit Salpetersäure und gibt 10—20 g gepulvertes Wismutnitrat zu. Das orangefarbige Reagenz wird vor dem Gebrauch mit Salpetersäure angesäuert. Rubidiumsalze geben mit dem Reagenz einen gelben, krystallinischen Niederschlag (Wismut-Cäsium-Natriumnitrit). Näheres siehe: Journ. Chem. Soc. 1909. 95. 2128.

Ball's Reagenz auf Natrium.

Man löst 50 g Kaliumnitrit (natriumfrei) in 100 ccm Wasser, neutralisiert, wenn nötig mit Salpetersäure und gibt 10 g gepulvertes Wismutnitrat zu. Nach dem Filtrieren fügt man 10 %ige Cäsiumnitratlösung zu (zirka 25 ccm) und läßt einige Stunden stehen. Das Reagenz wird filtriert und vor dem Gebrauch mit etwas Salpetersäure versetzt. Natriumlösungen geben mit dem Reagenz einen gelben, krystallinischen Niederschlag (Wismut-Cäsium-Natriumnitrit). Näheres siehe: Journ. Chem. Soc. 1909. 95. 2128; 1910. 97. 1408.

Ball's Reagenz auf Rubidium

ist des Autors Reagenz auf Cäsium. Es gibt mit Rubidiumsalzen einen gelben, krystallinischen Niederschlag (Wismut-Rubidium-Natriumnitrit). Näheres siehe: Journ. Chem. Soc. 1909. 95. 2127.

Ball's Reaktion auf Hydroxylamin.

Kocht man eine Hydroxylaminlösung mit 1—2 Tropfen gelbem Schwefelammon bis zur Schwefelabscheidung, gibt dann 3 ccm Ammoniakfl. (D. = 0,88) und zuletzt ein gleiches Volumen Alkohol zu, so entsteht eine purpurrote Lösung, welche ein charakteristisches Absorptionsspektrum aufweist. Empfindlichkeitsgrenze = 1 : 500 000. Näheres siehe: Chem. Ztg. 1902. 116. — Pharm. Zentrh. 1902. 123. — Ztschr. f. angew. Mikroskop. 1904. 20.

Ballard's Butterprobe

beruht auf der Beobachtung der Tropfenform oder -größe geschmolzener Butter auf heißem Wasser, der glatten oder körnigen Beschaffenheit erstarrter Butter, dem Geschmack auf Filtrierpapier getrockneter Butter und der Löslichkeit der Butter in Äther.

Ausführliche Beschreibung siehe Ztschr. f. analyt. Chem. **2.** 99.

Bamberger's Reaktion der Orthodiketone (Phenanthrenchinon, Retenchinon, Dibromretenchinon, Chrysochinon, Benzil etc.) — Benzilreaktion —.

Eine Spur eines (ortho-) Diketons löst man in Alkohol, erhitzt und gibt bei möglichster Vermeidung von Luftzutritt einen Tropfen Kalilauge zu. Es entsteht eine dunkelrote bis schwarze Färbung, welche beim Schütteln mit Luft wieder verschwindet.

Berl. Ber. **18.** 865.

Ztschr. f. analyt. Chem. **26.** 640.

L a u r e n t, Liebig's Annal. 1836. 91.

S c h o l l, Berl. Ber. 1899. 1809.

H a n t z s c h, ebenda 1907. 1519.

Bamberger-Hyde's Reagenz auf Aldehyde und Ketone

ist p-Nitrophenylhydrazinchlorhydrat in wässeriger Lösung. Das Reagenz gibt mit Aldehyden und Ketonen Niederschläge von charakteristischer Krystallform.

Berl. Ber. 1899. 1806, 1810.

Vergl. Behrens' Reagenz.

Banfi's Reaktion auf Santonin.

Gibt man Santonin in schmelzendes Ätzkali, so färbt sich die Masse intensiv rot. Bei weiterem Erhitzen der Schmelze färbt sich diese dunkler und es entwickelt sich ein brennbares Gas.

Liebig's Annal. **91.** 112.

Bang's Reaktionen auf Albumosen im Harn.

Die durch Kochen mit Ammonsulfat aus dem Harn abgeschiedenen Albumosen werden durch die Biuretreaktion identifiziert. Näheres siehe: Ztschr. f. analyt. Chem. **37.** 410 und Pharm. Zentrh. 1898. 93. — Vergl. H a m m a r s t e n, Physiol. Chem. 1899. 499.

Bang's Reagenz auf Glukose im Harn.

a) Man löst 500 g Kaliumkarbonat, 400 g Kaliumsulfocyanid u. 100 g Kaliumbikarbonat in 1200 ccm Wasser, gibt eine Lösung von (genau) 25 g Kupfersulfat ($CuSO_4$ + $5H_2O$) in 150 ccm Wasser zu und füllt auf 2 Liter auf.

b) Eine wässerige Lösung von 6,55 g Hydroxylaminsulfat und 200 g Kaliumsulfocyanid zu 2 Liter.

Diese beiden Lösungen sind so beschaffen, daß 1 ccm der Lösung b einen ccm der Lösung a entfärbt. Gebraucht zur quantitativen Glukosebestimmung.

Berliner klin. Woch. 1907. 216.

Biochem. Ztschr. 1907. **2.** 271, 1908. **11.** 538.

Merck's Bericht 1907. 145.

D i l g, Münchener med. Woch. 1908. 1279.

F u n k, Ztschr. f. physiol. Chem. **56.** 507.

J e s s e n - H a n s e n, Biochem. Ztschr. 1908. **10.** 247.

A n d e r s e n, Biochem. Ztschr. **15.** 76.

Autenrieth-Tesdorpf, Münchener med. Woch. 1910. 1780.

Barberio's Reagenz auf Indikan im Harn

ist eine wässerige Natriumnitritlösung 1 : 2000. Versetzt man 5 ccm indikanhaltigen Harn mit 3 Tropfen Reagenz und 5 ccm konz. Salzsäure, so färbt sich die Mischung blau. Die Farbe geht in Chloroform über, wenn es damit leicht geschüttelt wird.

Il Policlinico 1911. 23. April.

Merck's Bericht 1911. 419.

Münchener med. Woch. 1911. 1838.

Barberio's Reaktion auf Sperma

ist eine mikrochemische Reaktion mittels gesättigter, wässeriger oder alkoholischer Pikrinsäurelösung. Letztere erzeugt mit menschlichem Sperma nadelförmige Krystalle mit rhombischen Umrissen, die mehr lang als breit sind. Nach Cevidalli verwendet man am besten eine Lösung von Pikrinsäure in Glycerin-Alkoholmischung.

Rendic. R. Acad. delle scienze fis. e mat. Napoli 1905, No. 4.

Vierteljahresschr. f. gerichtl. Med. 1906, No. 1.

Berl. klin. Woch. 1906. Literat.-Ausz. 17.

Chem. Zentralbl. 1906. I. 1509.

Journ. de Pharm. et de Chim. 1907. 37.

L e v i n s o n, Berl. klin. Woch. 1906. 1337.

Semaine méd. 1906. 476.

Merck's Bericht 1906. 17.

P o s n e r, Deutsche med. Woch. 1907. 240.

L e c h a - M a r z o, Münchener med. Woch. 1907. 850.

B o k a r i u s, Vierteljahresschr. f. gerichtl. Med. 1907. 217.

S t o k v i s, Münchener med. Woch. 1908. 1605.

Barbet's Reaktionen auf Aldehyde und Phenole

beruhen auf Farbenerscheinungen, die bei der Kondensation genannter Stoffe bei Gegenwart von konzentr. Schwefelsäure entstehen. Näheres siehe: Annal. de chim. analyt. appl. **17.** 325. —The Analyst **21.** 295. — Ztschr. f. analyt. Chem. **37.** 47. — Iostrati, Pharm. Zentrh. 1900. 289.

Barbet's Reaktion auf Zitronensäure und Weinsäure.

Auf einer Glasplatte, die mit einer dünnen Schicht einer schwachen Ätzkalilösung überzogen ist, streut man die fraglichen Krystalle aus. Weinsäurekrystalle werden sofort weiß und undurchsichtig und verwandeln sich in Weinsteinkrystalle; Zitronensäure bleibt durchsichtig.

Arch. der Pharm. **148.** 216.

Chem. Zentralbl. 1859. 366.

Barbet's Permanganatprobe.

(Reaktion auf leicht oxydierbare Stoffe, auf Aldehyd, Furfurol etc. im Handelssprit.) 50 ccm des auf 95 Vol. % gestellten Alkohols versetzt man mit 1 ccm Kaliumpermanganatlösung (0,2 : 1000) und bestimmt die Zeit, welche bis zur Entfärbung des Gemisches vergeht. Die Methode beruht darauf, daß Alkohol nur sehr langsam auf Permanganat einwirkt, während verschiedene Verunreinigungen dasselbe rasch reduzieren. Mit Hilfe dieser Probe lassen sich die Handelssprite charakterisieren. Näheres siehe: Ztschr. f. analyt. Chem. **31.** 99. — L u n g e , Chem. Techn. Unters.-Meth. III. 581. — Merck's Prüf. d. chem. Reag. 1911. 58. — Vergl. Cazeneuve-Cotton's Reaktion auf Holzgeist im Alkohol.

Barbet-Jandrier's Reaktionen auf Aldehyde.

Gibt man Aldehyde zu einer Lösung von 0,05 g Phenol, Hydrochinon, Phloroglucin oder β-Naphthol in 2 ccm Alkohol und 1 ccm Schwefelsäure, so entstehen violette bis rotviolette Färbungen, so wird Phenol mit Benzaldehyd rot, mit fast allen anderen Aldehyden gelb mit grünlicher Fluoreszenz, Hydrochinon gibt mit Aldehyden orange Färbungen. Phloroglucin kann als Gruppenreagenz verwendet werden. Es gibt mit Acrolein rotviolette Färbung, während Phenol mit Acrolein eine Heliotropfärbung erzeugt. Näheres siehe: Annal. Chim. analyt. appl. 1896. I. 325. Ostrogovich, Pharm. Zentrh. 1912. 1225.

Barbier's Reaktion auf Alkohol in ätherischen Ölen.

Von dem zu prüfenden Öle destilliert man $^1/_{10}$ ab und gibt zu dem Destillate Kaliumacetat, welches mit dem vorhandenen Alkohol eine schwere Flüssigkeit bildet und deshalb leicht von dem überstehenden Öle getrennt werden kann. Durch Destillation kann der Alkohol daraus gewonnen werden.
New Remedies **9.** 174.
Ztschr. f. analyt. Chem. **20.** 583.

Barbot's Reaktion auf fette Öle

ist eine Elaïdinprobe mit rauchender Salpetersäure.
Enzyklop. der gesamt. Pharm. 1887. II. 145.

Barbsche's Reaktion auf Glycerin

beruht auf der Entfärbung von Phenollösung (1 : 4000) und Eisenchlorid durch Glycerin. Näheres siehe Berl. Ber. **14.** 1125. — Deutsch-Amerik. Apoth. Ztg. 1881. 6. — Polytechn. Notizbl. **36.** 77. — Chem. Zentralbl. 1881. 208.

Bardach's Reaktion auf Aceton.

5 ccm der zu prüfenden neutralisierten Flüssigkeit versetzt man mit 1 ccm einer 3 %igen Peptonlösung, dann mit Jodlösung (4 g Jod + 6 g Kaliumjodid + 100 g Wasser) bis zur intensiv rotbraunen Färbung und schließlich mit 3 ccm Ammoniakflüssigkeit. Es muß hierbei zuerst eine etwa 10 Minuten anhaltende schwarzbraune Färbung eintreten, da sonst zu wenig Jod vorhanden wäre. Nach etwa 1 Stunde wird abgegossen und der Niederschlag mit Salzsäure versetzt. Wird die Mischung ganz klar, so war kein Aceton vorhanden. Der bei Gegenwart von Aceton stets gebildete Niederschlag wird mikroskopisch betrachtet. Er zeigt charakteristische Krystallformen.
Chem. Ztg. 1909. 570.
Merck's Bericht 1909. 254.
Répert. de Pharm. 1909. 537.

Bardach's Reaktion auf Eiweiß.

5 ccm der nicht zu konzentrierten Lösung versetzt man mit 3 Tropfen einer 0,5 %igen Acetonlösung und 0,1—2 ccm Lugol's Jodlösung sowie mit 3 ccm Ammoniakflüssigkeit. Die Bildung von Jodoform bleibt bei Anwesenheit von Eiweißstoffen, wie Acidalbumin, Pepton und Caseïn aus. Nach einiger Zeit bilden sich gelbe Nädelchen.
Ztschr. f. physiol. Chem. **54.** 355.
Ztschr. f. angew. Mikroskop. **14** 38.
Südd. Apoth. Ztg. 1908. 440.
Pharm. Ztg. 1908. 380.
Ztschr. f. analyt. Chem. **48.** 438.
Chem. Zentralbl. 1908. I. 892; 1909. II. 657.
W o l p e , Pharm. Ztg. 1909. 357.

Bardach's Reaktion auf Quecksilber im Harn.

In 250—1000 ccm Harn löst man 0,8 g fein gepulvertes Eieralbumin, gibt auf 500 ccm 5—7 ccm 30 %iger Essigsäure zu, erhitzt $^1/_4$ Stunde im siedenden Wasserbade und filtriert. Den erhaltenen Niederschlag schüttelt man mit 10 ccm Salzsäure (D. $=$ 1,19), fügt eine blanke ca. 2 cm lange Kupferspirale aus 40 cm langem, dünnen Drahte zu und läßt in einem Erlenmeyerschen Kölbchen $^3/_4$ Stunden lang im siedenden Wasserbade stehen. Hierauf wäscht man die Spirale mit Wasser, Alkohol und Äther und erhitzt dieselbe nach Zusatz von etwas Jod in einem Glasrohre. Bei Anwesenheit von Quecksilber (0,025--0,25 mg) tritt ein roter Ring von Quecksilberjodid auf.
Münchener med. Woch. 1901. 718.
Chem. Ztg. 1909. 431.
Pharm. Zentrh. 1901. 336.
Ztschr. f. analyt. Chem. **40.** 534.
Boening, Chem. Ztg. 1909. 376.

Bardach-Silberstein's Reaktion auf Blut.

5 ccm der zu prüfenden Flüssigkeit versetzt man mit einigen Tropfen Guajaktinktur, fügt eine Messerspitze Natriumperoxyd zu, säuert mit 2 ccm Essigsäure (30 %) an und schichtet 1—2 ccm Alkohol über die Mischung. Noch bei 7 mg Blut im Liter tritt Blaufärbung auf. An Stelle von Natriumperoxyd verwendet man besser Natriumperborat, wenn die Empfindlichkeit der Reaktion dadurch auch etwas beeinträchtigt wird.
Ztschr. f. physiol. Chem. **65.** 511.
Chem. Ztg. **34.** 814.
Merck's Bericht 1910. 278.

Barff's Reagenz für mikroskop. Zwecke

ist eine heiß gesättigte Lösung von Borsäure in Glycerin, die beim Erkalten fest wird. Ge-

braucht als Konservierungs- u. Beobachtungsmittel wie Canadabalsam.
Merck's Index 1902. 269.
B e h r e n s' Tabellen 1892. 62.

Barfoed's Reagenz auf Glukose.

13,3 g krystallisiertes neutrales Kupferacetat löst man in 200 ccm 1 %iger Essigsäure. Die Versuchslösung läßt man mit einigen Tropfen dieses Reagenzes einen Augenblick aufkochen. Glukose bewirkt eine Abscheidung von Kupferoxydul.

Der Autor verwendete dieses Reagenz zum Nachweis von Glukose in Dextrin. Er konnte noch $^1/_{10}$ % Glukose in Dextrin nachweisen.
Ztschr. f. analyt. Chem. **12.** 27.
Journ. f. prakt. Chem. (2) 6. 334.
M ü l l e r, Pflüger's Archiv **16.** 551 od.
Ztschr. f. analyt. Chem. **18.** 601.
H i n k e l - S h e r m a n, Chem. Ztg. 1908, Rep. 143.

Barfoed's Reaktion auf Kieselsäure.

Die zu prüfende Substanz mischt man mit reinem, gepulvertem Kryolith und konzentr. Schwefelsäure und erwärmt. Hält man einen Tropfen Wasser mittels eines Glasstabes in die entweichenden Dämpfe, so überzieht sich derselbe mit einer undurchsichtigen Hülle.
Ztschr. f. analyt. Chem. **3.** 289.
Chem. Zentralbl. 1865. 368.

Barfurth's Reagenz zum Färben mikroskop. Präparate

(Jodlösung zum Glycogennachweis) besteht aus gleichen Teilen Glycerin und Lugol's Reagenz.
Arch. f. mikroskop. Anat. 1885.
Enzyklop. d. mikroskop. Techn. 1903. 442.
E b e r t h - F r i e d l ä n d e r, Mikroskop. Techn. 1894. 170.
B l e i b t r e u, Arch. f. ges. Physiol. **127.** 118.
K a t o, ebenda **127.** 125.

Barillot's Reaktion auf Colchicin.

Etwas Colchicin verreibt man mit 0,25 g Oxalsäure, gibt 1 ccm Schwefelsäure zu und erwärmt in einem geschlossenen Röhrchen im Ölbade 1 Stunde lang auf 120 ° C. Gibt man dann etwas Wasser zu, so entsteht eine gelbe, klare Lösung, die durch Alkali rot, durch Säuren wieder gelb wird. Chloroform entzieht der Flüssigkeit einen gelben Farbstoff, der nach dem Verdampfen des Chloroforms als harziger Rückstand hinterbleibt. Dieser Rückstand färbt sich mit Salpetersäure (D. = 1,4) rotviolett, mit konzentr. Schwefelsäure vorübergehend himbeerrot.
Bull. Soc. Chim. Paris (3) **11.** 514.
Chem. Ztg. **18.** Rep. 197.
Ztschr. f. analyt. Chem. **37.** 61.
Berl. Ber. 1894. IV. 763.

Barillot-Chastaing's Reaktion auf Morphin.

Trockenes Morphin mischt man mit entwässerter Oxalsäure und erhitzt dann die Mischung 1 Stunde lang in einem verschlossenen Glasröhrchen auf 120 ° C. Das Reaktionsprodukt gibt mit viel Wasser einen gelblich-weißen Niederschlag. Letzteren sammelt man, versetzt mit etwas Alkohol und Ätzkali und überläßt die Mischung 5 Stunden der Einwirkung der Luft. Verdünnt man alsdann mit Wasser und säuert mit Salzsäure an, so färbt sich die Flüssigkeit blau. Diese Lösung zeigt ein charakteristisches Absorptionsspektrum. Die blaue Farbe geht beim Schütteln mit Äther in diesen über und kann beim Verdunsten desselben krystallinisch erhalten werden (Morphinblau).
Compt. rend. **105.** 941.
Chem. Zentralbl. 1888. 44.
Arch. de Pharm. 1887. 530.
Pharm. Zentrh. 1888. 223.

Barral's Reaktion auf Abrastol.

Abrastol gibt mit Aymonier's Reagenz einen bräunlichen Niederschlag und eine orangegelbe Flüssigkeit, mit Berg's Reagenz eine blaue Färbung, die beim Erwärmen in Gelb übergeht, mit Fröhde's Reagenz eine schwärzlich braungelbe Färbung. Formaldehydschwefelsäure bewirkt grüneFluoreszenz, Natriumpersulfat in der Wärme eine grüngelbe Färbung und Molybdänschwefelsäure eine grünlichgelbe, später dunkelblaue Färbung.
Pharm. Ztg. 1903. 834.
Journ. de Pharm. et de Chim. (6) **18.** 206.
Chem. Zentralbl. 1903. II. 910.

Barral's Reaktionen auf Acetanilid, siehe:
Chem. Zentralbl. 1904. I. 1107.
Apoth. Ztg. 1904. 178.
Journ. de Pharm. et de Chim. 1904. 237.

Barral's Reagenz auf Dischwefelsäure in Schwefelsäure
ist das p-Dichlor-Hexachlorbenzol, welches sich in Schwefelsäure bei Anwesenheit von Dischwefelsäure mit rotvioletter Farbe löst.
Journ. de Pharm. et de Chim. 1897. 104.
Pharm. Zentrh. 1897. 642.

Barral's Reagenz auf Eiweiß u. Gallenfarbstoffe
ist eine 20 %ige Lösung von Aseptol (o-Phenolsulfosäure). Schichtet man über dieses Reagenz filtrierten Harn, so entsteht bei Anwesenheit von Gallenfarbstoff ein grüner Ring, bei Anwesenheit von Eiweiß ein weißer Ring (noch bei 5 mg im Liter).
Presse médicale 1897. 121.
Pharm. Ztschr. f. Rußland 1897. 961.
Pharm. Zentrh. 1898. 28.
Merck's Bericht 1897. 32.

Barral's Reaktion auf Hermophenyl.

Hermophenyl färbt konzentr. Schwefelsäure in der Wärme orangegelb; Berg's Reagenz in der Kälte amethystrot, in der Wärme orange (mit braunem Niederschlag); Fröhde's Reagenz beim Erhitzen gelb, orangegelb, braungelb, braun und zuletzt amethystrot, Mandelin's Reagenz grünlichblau, beim Erhitzen grün und Formaldehydschwefelsäure in der Wärme intensiv braunrot.

Journ. de Pharm. et de Chim. 1903. 207.
Chem. Ztg. 1903. Rep. 241.
Apoth. Ztg. 1903. 711.
Pharm. Ztg. 1903. 834.
Chem. Zentralbl. 1903. II. 909.

Barral's Reaktion auf Kryogenin (m-Benzamido-semicarbazid).

1. Marquis' Reagenz (Formaldehyd-Schwefel-säure) bewirkt eine rotviolette Färbung mit grüner Fluoreszenz. — 2. Eine Lösung von Kryogenin in rauchender Salpetersäure wird auf Zusatz von Wasser rot gefärbt. (Das Kryogenin ist in die Salpetersäure zu geben, nicht umgekehrt!) — 3. Eine Lösung von Kryogenin wird auf Zusatz einiger Tropfen Wasserstoffsuperoxyd durch konzentr. Schwefelsäure braunorange gefärbt. — 4. Natriumperoxyd bewirkt eine gelbe Färbung, die auf Zusatz von Salzsäure in Blutrot übergeht. — 5. Natriumpersulfat gibt eine rotorange bis blutrote Färbung. — 6. Mandelin's Reagenz bewirkt eine rotorange bis carminrote Färbung. — 7. Bromwasser erzeugt in einer wässerigen Lösung von Kryogenin einen gelben bis orangegelben Niederschlag. — 8. Fröhde's Reagenz färbt sich mit Kryogenin allmählich rosa, dann rot. — 9. Ehrlich's Diazoreagenz gibt mit einer Lösung von Kryogenin eine schöne rotorange Färbung. — 10. Phosphormolybdänsäurelösung färbt eine Lösung von Kryogenin blau; nach einiger Zeit entsteht ein brauner Niederschlag, während die Lösung blau bleibt.

Journ. de Pharm. et de Chim. 1903. (6) 18. 302.

Barral's Reaktionen auf Phenacetin,

siehe: Chem. Zentralbl. 1904. I. 1107.
Apoth. Ztg. 1904. 178.
Journ. de Pharm. et de Chim. 1904. 237.

Barral's Reagenzien auf Pilocarpin,

siehe: Journ. de Pharm. et de Chim. 1904. 188.
Apoth. Ztg. 1904. 133.
Chem. Ztg. 1904. Rep. 68.
Pharm. Zentrh. 1905. 410.
Ztschr. f. analyt. Chem. 47. 710.
Südd. Apoth. Ztg. 1908. 746.

Barral's Reaktion auf Pyramidon.

1. Versetzt man eine kleine Menge wässeriger Pyramidonlösung mit Natriumpersulfat, so färbt sich die Mischung blauviolett, dann violett, amethystrot, rosa und zuletzt gelb. — 2. Dieselben Farbenerscheinungen erzeugen Natriumperoxyd und Schwefelsäure. — 3. Ein Tropfen Bromwasser bewirkt eine violette Färbung, die schnell in Rosa und Gelb übergeht. — 4. Mandelin's Reagenz bewirkt eine braune Färbung, die in Olivgrün und Grün übergeht. — 5. Eine Lösung von 2 g Kaliumdichromat in 10 ccm Wasser und 10 ccm Schwefelsäure bewirkt mit Pyramidon braune, in Olivgrün übergehende Färbung.

Journ. de Pharm. et de Chim. (6) 18. 301.
Répert. de Pharm. 1903. 314.
Pharm. Zentrh. 1903. 616.

Barral's Reaktionen auf Salicylsäure.

Versetzt man 2 Tropfen einer 5 %igen Natriumsalicylatlösung mit 2 ccm Schwefelsäure und nach dem Abkühlen mit Natriumnitritlösung, so färbt sich die Mischung nacheinander orangegelb, orangerot und himbeerrot. Die rote Lösung zeigt ein charakteristisches Absorptionsspektrum. Dieselbe Reaktion gibt Salicylsäuremethylester, während Salol eine blaue, dann rote und schließlich violettschwarze Färbung verursacht.

Erhitzt man 3 ccm 0,1 %ige Salicyllösung mit einem erbsengroßen Stück Ammoniumpersulfat zum Sieden, so wird die Mischung nach und nach gelb, braun und schwarzbraun. Bei weiterem Erhitzen und weiterem Zusatz von Ammoniumpersulfat tritt Entfärbung ein. Läßt man auf einem Uhrglase einen Tropfen Salicylsäurelösung und einen Tropfen Mandelin's Reagenz zusammenfließen, so bilden sich blaue, bald in Grün übergehende Streifen.

Erhitzt man 3 Tropfen Salicylsäurelösung mit 2 ccm Schwefelsäure, läßt erkalten und fügt 3 Tropfen Mandelin's Reagenz zu, so entsteht eine indigoblaue Färbung.

Mit Schlagdenhauffen's Reagenz wird Salicyllösung in der Kälte gelb, beim Erhitzen orangegelb und unter Abscheidung von Selen zuletzt schwarz gefärbt.

Bullet. Soc. chim. de France (4) 11. 41.
Apoth. Ztg. 1912. 386.

Barral's Reaktionen auf Salicylsulfosäure.

Reines salicylsulfosaures Natrium gibt folgende Reaktionen: Ferrichlorid bewirkt bordeauxweinrote Färbung, die auf Zusatz von Salicylsäure in Violett übergeht. — Bromwasser bewirkt zum Unterschied von Salicylsäure keinen Niederschlag. — Mandelin's Reagenz bewirkt indigoblaue Färbung (Salicylsäure wird durch das Reagenz olivgrün gefärbt). — Chlorkalklösung färbt allmählich braun (Salicylsäure bleibt ungefärbt). — Ammoniumpersulfat bewirkt beim Kochen ebenfalls Braunfärbung. — Millon's Reagenz wird beim Erwärmen durch Sulfosalicylsäure rosa bis fuchsinrot, Salicylsäure rötlichorange gefärbt. — Neutrales Bleiacetat gibt mit Sulfosalicylsäure keine Fällung, wohl aber nach Zusatz von Ammoniak. Das Filtrat wird durch Bleisubacetat gefällt.

Bull. Soc. Chim. France (4) 11. 447.

Barreswil's Reaktion auf Chromsäure.

Gibt man zu angesäuertem Wasserstoffsuperoxyd (3 %) etwas Äther und eine chromsäurehaltige Flüssigkeit, so färbt sich die wässerige Lösung intensiv blau. Beim Schütteln geht die blaue Farbe in den Äther über.

Denigès, Répert. de Pharm. 1907. 158.

Barreswil's Reagenz auf Glukose

ist Fehling's Lösung, die an Stelle von Natronlauge Kalilauge und an Stelle von Seignettesalz Kaliumtartrat enthält.

Journ. de Pharm. et de Chim. 1844. 301.
Enzyklop. der gesamt. Pharm. 1889. VI. 179.

Michea-Reynoso, Compt. rend. 36. 230.

Barret's Reagenz zum Fixieren mikroskop. Präparate.

1. Eine Lösung von 0,2 g Osmiumsäure und 0,17 g Chromsäure in 100 ccm Wasser. 2. Eine Lösung von 0,1 g Osmiumsäure und 0,25 g Chromsäure in 100 ccm Wasser.
Quart. Journ. Microscop. Sc. 1886. 135.

Bartel's Reagenz zum Färben mikroskop. Präparate

ist eine Lösung von 0,2 g Anilinblau, 0,2 g Orange G. und 2 g Oxalsäure in 100 g Wasser.
Bartel-Stein, Archiv f. Anat. u. Physiol. 1905. 141.
Ztschr. f. wiss. Mikroskop. 1906. 568.

Barthel's Milchprobe.

Zur Beurteilung der einwandfreien hygienischen Beschaffenheit der Milch versetzt man diese (10 ccm) mit Methylenblaulösung (0,5 ccm). Man stellt sich dieses Reagenz her, indem man 5 ccm gesättigte, alkoholische Methylenblaulösung mit 195 ccm Wasser mischt. Die Mischung von Milch und Methylenblaureagenz überschichtet man zum Luftabschluß mit flüssigem Paraffin und stellt dann das Ganze in ein Wasserbad von 40—45 °. Als gute Milch kann nur solche angesehen werden, die zur Entfärbung des Reagenzes mehr als 3 Stunden braucht.
Ztschr. f. Unters. Nahr.-Genußm. 15. 385.
Chem. Zentralbl. 1908. II. 1741.

Bartley's Reaktion auf Galle im Harn.

Klar filtrierter Harn färbt sich nach dem Ansäuern mit Salzsäure auf Zusatz von Eisenchlorid grün, wenn Gallenbestandteile vorhanden sind. Eine eventuell durch Indikan erzeugte Blaufärbung kann durch Ausschütteln mit Chloroform entfernt werden, worauf die Grünfärbung deutlich hervortritt.
Pharm. Rundschau 1901. 239.
Pharm. Zentrh. 1901. 339.

Baselli's Reaktion auf künstlichen Kampfer

beruht auf dem Nachweis von Salzsäure mittels Silbernitrat nach dem Glühen eines Gemisches von Kampfer und Calciumhydroxyd.
Ztschr. d. österr. Apoth. Ver. 1907. 225.
Pharm. Zentrh. 1908. 48.
Vergl. Lunge's Chem. techn. Unters. Meth. 5. Aufl. 3. Bd. 829.

Basham's Reaktion auf Gallenfarbstoffe.

Die zu prüfende Flüssigkeit schüttelt man mit wenig Chloroform aus, verdampft letzteres und versetzt den Rückstand mit einem Tropfen Salpetersäure. Bei Anwesenheit von Gallenfarbstoffen nimmt der Rückstand verschiedene Farben an, um zuletzt rot zu werden.
Merck's Report 1900. 113.

Basoletto's Reagenz auf Sesamöl bezw. auf

Glukose ist identisch mit Baudouin's Reaktion. Das Reagenz auf Glukose besteht aus gleichen Teilen Sesamöl und Salzsäure (D. =

1,124). Es wird durch Zucker rot gefärbt. Ebenso wird eine 2 % Zucker enthaltende Salzsäure durch Sesamöl rot gefärbt.
Enzyklop. der gesamt. Pharm. 1887. II. 165.
Pharm. Zentrh. 1907. 42.

Bastian's Reagenz zum Imprägnieren mikroskop. Präparate.

a) Eine Mischung gleicher Teile Alkohol und Ameisensäure.
b) Eine Lösung von 0,05 g Goldchlorid in 100 ccm Wasser, mit 1 Tropfen Salzsäure versetzt.
Gierke, Ztschr. f. wiss. Mikroskop. 1884 62, 372.
Behrens' Tabellen 1892. 93.
Enzyklop. d. mikroskop. Techn. 1903. 450.

Bass-Watkin's Reaktion auf Typhus

ist eine Agglutinationsprobe. Näheres siehe: Arch. of intern. Med. 1910. 717. — Menville, Zentralbl. f. d. ges. innere Med. 1912. 3. 443.

Batka's Reagenz auf Cellulose

ist eine der vier üblichen Chinabasen (Chinin, Cinchonin, Chinidin oder Cinchonidin), die mit Cellulose (oder verwandten Stoffen, wie Stärke, Dextrin, Gummi etc.) beim trockenen Erhitzen die Grahe'sche Reaktion geben.
Chem. Zentralbl. 1859. 866.
Dillinger, Chem. Ztg. 1912. Rep. 339.

Battandier's Reaktion auf Chinin und Chinidin.

Läßt man in eine schwach saure Lösung von Chinin oder Chinidin Bromdämpfe einfließen und fügt dann Kupfersulfatlösung und tropfenweise Ammoniakfl. zu, so färbt sich die Mischung zunächst pfirsichblütenrot, dann violett und grün. Säurezusatz bewirkt dann Blau- oder Violettfärbung.
Journ. de Pharm. et de Chim. 1904. 151.
Chem. Ztg. 1904. Rep. 254.

Battandier's Reaktion auf Chelidonin und Narcein.

Gibt man etwas Chelidonin oder Narcein in eine Mischung von 1 Tropfen Guajakol und 0,5 ccm konzentr. Schwefelsäure, so bilden sich vom Chelidonin aus dunkel carminrote Streifen.
Compt. rend. 1895. I. 270.
Pharm. Zentrh. 1895. 258.
Tannin und Schwefelsäure geben mit den beiden Alkaloiden eine grüne Färbung.
Journ. de Pharm. et de Chim. 1904. 152.

Baubigny's Reagenz auf Brom.

Konzeptpapier taucht man in eine Lösung von Fluorescein in 40—50% iger Essigsäure und trocknet es. Das befeuchtete, gelbe Papier wird durch Spuren von Brom rosa gefärbt. Es läßt sich noch 1 mg Alkalibromid in 5—10 g Kochsalz nachweisen.
Compt. rend. 1897. 654.
Chem. Ztg. 1897. 963.
Ztschr. f. analyt. Chem. 37. 440.
Pibram, Ztschr. f. physiol. Chem. 49. 457.
Labat, Bull. Soc. Chim. France 1911. 9. 503.
Baubigny, ebenda 1912. 11. 12.

Baudisch's Reagenz zur quantitativen Bestimmung von Kupfer und Eisen. (Cupferron).

Die wässerige Lösung des Nitrosophenylhydroxylammoniums, des sog. Cupferrons, wird zur Fällung und zur Trennung von Kupfer- und Eisensalzen benützt. Näheres siehe: Merck's Bericht 1909. 186 u. 1910. 162. — Chem. Ztg. 1909. 1298. — B i l t z , Ztschr. f. anorg. Chem. 66. 426. — H a n u s - S o u k u p, ebenda 68. 52. — F r e s e n i u s , Ztschr. f. analyt. Chem. 50. 35. — W e b e r , ebenda 50. 50.

Baudouin's Reaktion auf Gallenfarbstoffe im Harn

beruht auf der Bildung eines orangefarbigen Rosanilinbilirubinats beim Vermischen von ikterischem Harn mit einigen Tropfen Fuchsinlösung (1 : 200 Wasser).

Semaine médicale 1902. 398.
Chem. Ztg. 1902. Rep. 347.

Baudouin's Reagenz auf Sesamöl.

1 g Zucker löst man in 100 ccm Salzsäure (D. = 1,18). Man schüttelt 10 ccm des zu prüfenden Öles mit 5 ccm Reagenz. Bei Anwesenheit von Sesamöl tritt eine intensiv rote Färbung auf.

Benedict, Analyse der Fette, 2. Aufl. 345.
M i l l i a n , Monit. scientif. de Quesneville 1888. 367.
D i e t e r i c h , Pharm. Zentrh. 1896. 393.
d a S i l v a , Pharm. Zentrh. 1900. 195.
U t z , Chem. Ztg. 1902. 309.
B ö m e r , Pharm. Zentrh. 1899. 360.
B r e i n l , Chem. Ztg. 1899. 647.
D o m e r g u e , Journ. de Pharm. et de Chim. 1891. 54.
Lauffs-Huisman, Chem. Ztg. 31. 1023.
Eck, Pharm. Weekbl. 44. 1282.
Hoton, Chem. Zentralbl. 1909. II. 756.
Marcille, ebenda 1909. II. 1084.
Güth, Pharm. Zentrh. 49. 999.
Fleig, Bull. Soc. Chim. France 1908. I. 992.
Behre, Pharm. Zentrh. 1907. 489.
Merl, Chem. Zentralbl. 1908. I. 2210.
Utz, ebenda 1908. I. 1908.
Sprinkmeyer, Ztschr. Unters. Nahr. Gen. Mittel 15. 20.
Soltsien, Seifensied. Ztg. 34. 1230.
Derlin, Apoth. Ztg. 1910. 210.
Zega, Chem. Ztg. 1909. 103.
Zampoli, Boll. Chim. Farm. 49. 9.
Vergl. C a r l i n f a n t i ' s Reaktion und V i l l a v e c c h i a - F a b r i s ' Reagenz.

Baudrimont's Reaktion auf Chloroform

ist identisch mit Reichardt's Reaktion.
Ztschr. f. analyt. Chem. 9. 269.

Bauer's Reaktion auf Berberin.

Gibt man auf einem Uhrglas Berberinsulfat mit Natronlauge (10 %) und nach dem Erwärmen mit Aceton zusammen, so bilden sich charakteristische Krystalle von Aceton-Berberin, die schon bei geringer Vergrößerung unter dem Mikroskop deutlich sichtbar sind.

Ztschr. d. allgem. österr. Apoth. Ver. 1908. 355.
Südd. Apoth. Ztg. 1908. 471.
Répert. de Pharm. 1909. 270.

Bauer's Reaktion auf Laktose und Galaktose im Harn

beruht auf der Oxydation der beiden Zucker mittels Salpetersäure, wobei sich die gebildete Schleimsäure abscheidet. Näheres siehe: Ztschr. f. physiol. Chem. 51. 158.

Bauer's Reagenz auf Solanin

ist eine Lösung von Tellursäure in mäßig verdünnter Schwefelsäure. — Das Reagenz färbt sich mit Solanin bei gelindem Erwärmen himbeerrot. Empfindlichkeitsgrenze = 0,02 g in 1 Kilo Kartoffeln.

Ztschr. f. angew. Chem. 1899. 99.
Pharm. Zentrh. 1899. 156.
Merck's Bericht 1899. 28.

Bauer's Reaktion auf Tabes und Paralyse

beruht auf dem Nachweis der erhöhten Trimethylaminmengen im Harn mittels Platinchlorid. Näheres siehe: Hofmeister's Beiträge 1908. 11. 502.

Baumann's Reagenz auf mehrwertige Alkohole

ist Benzoylchlorid. In verdünnter wässeriger Lösung werden die mehrwertigen Alkohole beim Schütteln mit Benzoylchlorid und Natronlauge als Benzoesäureester (unter Umständen quantitativ) abgeschieden.

D i e z , Ztschr. f. physiol. Chem. 11. 472.
B a u m a n n , Berl. Ber. 1886. 3218.
U d r a n s z k y , Berl. Ber. 1888. 2744.

Baumann's Reagenz auf Cystin, Kohlehydrate und Diamine ist Benzoylchlorid. — Näheres siehe: Ztschr. f. physiol. Chem. 12. 254; Ztschr. f. analyt. Chem. 28. 380; 32. 269; Berl. Ber. 1886. 3220. — v. F o d o r , Jahresber. f. Tierchemie 1891. 292. — L e h m a n n , Ztschr. f. physiol. Chemie 17. 405. — B r e n z i n g e r , Ztschr. f. physiol. Chem. 16. 572. — H a m m a r s t e n , Physiol. Chem. 1899. 525.

Baumann's Reaktion auf Maisstärke im Weizenmehl.

0,1 g Mehl schüttelt man mit 10 ccm 1,8 %-iger Kalilauge während 2 Minuten öfter durch. Dann gibt man 4—5 Tropfen 25 %iger Salzsäure zu und betrachtet die Mischung unter dem Mikroskop. Weizenstärke ist vollständig verquollen, Maisstärke ist unversehrt.

Ztschr. f. Unters. Nahr-Genußm. 2. 27.

Baumann's Reaktion auf freie Säuren im Magensaft.

Beim Destillieren von Magensaft mit phenylschwefelsaurem Kalium geht bei Anwesenheit von Salzsäure (auch von Milchsäure, wenn über 0,1 %) schon mit den ersten Tropfen Phenol über, das mit Bromwasser nachweisbar ist.

Ztschr. f. physiol. Chem. 1. 152.

Baumgarten's Reagenz I zum Färben mikroskop. Präparate.

a) Eine Lösung von 1 g Fuchsin in 100 ccm Alkohol; b) eine Lösung von 1 g Methylenblau in 100 ccm Wasser. Gebraucht zur Doppelfärbung.

Ztschr. f. wiss. Mikroskop. 1884. 415.
Eberth - Friedländer, Mikroskop. Techn. 1894. 159.

Baumgarten's Reagenz II zum Färben mikroskop. Präparate.

ist eine 0,2 %ige, alkoholische Lösung von Bleu de Lyon (Anilinblau, wasserlöslich).

Arch. f. mikroskop. Anat. 1892. 512.
Ztschr. f. wiss. Mikroskop. 1893. 105.
Behrens' Tabellen 1892. 116.
Enzyklop. d. mikroskop. Techn. 1903. 49. 81.

An anderer Stelle empfiehlt der Autor eine alkoholische Lösung von Mauveïn (Anilinviolett).

Bayer's Reaktion auf Adrenalin.

(Modifikation von Fränkel-Allers Reaktion.) 2 ccm Adrenalinlösung werden mit 1 ccm Sulfanilsäurelösung, 2 ccm Natriumbijodatlösung und 1 ccm Phosphorsäure (10 %) gemischt. War die Adrenalinlösung 1 : 50 000, so entsteht eine rötlich gelbe Färbung, war sie 1 : 625 000, so entsteht eine gelbe, war sie 1 : 830 000, eine gelbliche Färbung. Letztere ist noch bei 1 : 5 000 000 zu erkennen.

Biochem. Zeitschr. 20. 183.

Bayer's Reaktion auf Resorcin, Hydrochinon, Brenzkatechin, Proto-Katechualdehyd, Guajakol

siehe: Biochem. Ztschr. 20. 181.

Bayerl's Reagenz zum Entkalken mikroskop. Präparate

ist eine Lösung von 1,5 g Chromsäure und 0,5 g Salzsäure in 100 ccm Wasser.

Archiv f. mikroskop. Anat. 1884. 173.
Behrens' Tabellen 1892. 85.
Enzyklop. d. mikroskop. Techn. 1903. 650.

Bayerl's Reagenz zum Färben mikroskop. Präparate:

a) Eine Lösung von 1 g Carmin und 4 g Borax in 65 g Wasser; b) eine Lösung von 4 g Indigocarmin und 4 g Borax in 65 g Wasser. Zum Gebrauch mischt man gleiche Teile von a und b und filtriert. Gebraucht zum Färben von Ossifikationspräparaten etc.

Archiv f. mikroskop. Anat. 1885. 36.
Behrens' Tabellen 1892. 114.

Bayerlein's Reagenz auf Metazinnsäure in Beizen

ist eine Lösung von 1 g Arsenik in 15 Tropfen Salzsäure und 200 g Wasser. — Die zu prüfende Flüssigkeit wird mit dem Reagenz unterschichtet. Bei Gegenwart von Metazinnsäure bildet sich an der Berührungsstelle eine trübe Zone.

Färber-Ztg. 18. 241.
Chem. Zentralbl. 1907. II. 1660.
Heermann, ebenda 1908. II. 1469.

Beale's Reagenz zum Färben mikroskop. Präparate

ist eine Lösung von Ammoniumcarminat in einer Mischung von Wasser, Glycerin und Alkohol. Zur Darstellung löst man 1 g Carmin in 5 ccm Ammoniak (D. = 0,91) und mischt mit 110 ccm Wasser 80 ccm Glycerin und 30 ccm absolut. Alkohol. Ein anderes Mischungsverhältnis ist 1 g Carmin, 1,5 ccm Ammoniak, 80 ccm Glycerin, 25 ccm Wasser und 120 ccm Alkohol.

Frey, Das Mikroskop 1877. 95.
Straßburger, Botan. Prakt. 1893. 219.
Behrens' Tabellen 1892. 97.
Eberth - Friedländer, Mikroskop. Techn. 1894. 110.

Beale's Reagenzien zum Injizieren mikroskop. Präparate.

I. Blaue Injektionen:

1. Eine Lösung von 3,6 g Liquor ferri sesquichlorati in 30 g Wasser und 15 g Glycerin gibt man tropfenweise zu einer Lösung von 0,73 g Ferrocyankalium in 30 g Wasser und 15 g Glycerin, gibt 57 g Wasser und schließlich 30 g Alkohol zu.
2. Eine Lösung von 2 g Liquor ferri sesquichlorati in 30 g Wasser gibt man allmählich in eine Lösung von 0,95 g Ferrocyankalium in 30 g Wasser. Hierzu gibt man unter Umschwenken ein Gemisch, bestehend aus 30 g Glycerin, 60 g Wasser, 30 g Alkohol und 5 g Methylalkohol.
3. Eine Mischung von 10 Tropfen Eisenliquor in 15 g Wasser und 30 g Glycerin gibt man in eine Lösung von 0,18 g Ferrocyankalium in 15 g Wasser und 30 g Glycerin und gibt 3 Tropfen Salzsäure zu.

II. Rote Injektion: 0,12 g Carmin löst man in 5 Tropfen Wasser und ebensoviel Ammoniak, gibt 45 g Glycerin und 10 Tropfen Salzsäure und schließlich 22 g Wasser und 7 g Alkohol zu.

How to work with the Microscope, London 1880.
Robin, Traité du microscope 1871.

Beale-Frey's Reagenz zum Injizieren mikroskop. Präparate

ist eine Modifikation von Beale's Reagenz 3, bestehend aus 10 Tropfen Eisenchlorid, 0,18 g Ferrocyankalium, 30 g Glycerin und 15 g Wasser mit 3 Tropfen Salzsäure.

Frey, Das Mikroskop, Leipzig 1863.

Béchamp's Reaktion auf Nitrobenzol in Bittermandelöl.

Destilliert man Bittermandelöl mit Eisenacetat und versetzt das Destillat mit Chlorkalklösung, so entsteht bei Anwesenheit von Nitrobenzol eine blaue Färbung.

Merck's Report 1900. 113.

Béchamp's Reagenz auf Schwefelalkalien

ist eine 0,4 %ige, wässerige Lösung von Nitroprussidnatrium. Dieses Reagenz gibt mit verdünnten Lösungen von Schwefelalkalien eine purpurrote Färbung. Die Reaktion konnte in einer Lösung von 0,061 g Schwefelkalium in 1 Liter Wasser nicht mehr wahrgenommen werden.

Bei weitem empfindlicher ist das Reagenz, wenn die zu prüfende Lösung vorher mit Ätzkali versetzt wird.

Compt. rend. 1866. 1087.
Annal. de chim. et de phys. (IV.) **16.** 202.
Ztschr. f. analyt. Chem. **9.** 77.
S c h e e l e , ebenda **42.** 181.
R e i c h a r d , Ztschr. f. analyt. Chem. **43.** 222.

Bechi's Reaktion auf Cottonöl im Olivenöl.

Man löst 1 g Silbernitrat in 100 ccm 98 %-igen Alkohols. — 5 ccm des zu prüfenden Öles versetzt man mit 5 ccm Reagenz und 25 ccm 98 %igem Alkohol und erwärmt auf 84 ° C. Dunkelfärbung zeigt Cottonöl an.

Pharm. Ztg. **28.** 547.
Ztschr. f. analyt. Chem. **23.** 97.
T o l t m a n n , Chem. Ztg. 1902. Rep. 131.
M i l l i a u , Revue internat. des falsific. 1904, 145.

Bechi-Hehner's Reaktion auf Cottonöl.

Man löst 1 g Silbernitrat in 200 g Alkohol und gibt 40 g Äther und etwa 0,1 g Salpetersäure zu. 10 ccm des zu prüfenden Fettes oder Öles werden mit 5 ccm obiger Silberlösung unter öfterem Schütteln $^1/_4$ Stunde lang im Dampfbade erhitzt. Je nach dem Gehalte von Baumwollsamenöl nimmt die Masse eine rotbraune bis schwarze Farbe an. Reines Schweinefett, Mohnöl, Olivenöl und Sesamöl bleiben bei dieser Probe unverändert.

Pharm. Ztg. 1886. 470.
Ztschr. f. analyt. Chem. **29.** 722.
R a o u l B r u l l é. Compt. rend. **91.** 977; **92.** 105 od. Ztschr. f. analyt. Chem. **32.** 253.
G a n t t e r , Ztschr. f. analyt. Chem. **32.** 303.
d e N e g r i u. F a b r i s , ebenda **33.** 547.
W e s s o n , Chem. Ztg. 1890. Rep. 6.
S o l t s i e n , Seifensieder-Ztg. etc. 1903. Nr. 1—4.
E m e t t - G r i n d l e y , Journ. Americ. Chem. Soc. **27.** 263.

Becker's Reaktion auf Pikrotoxin

beruht auf der Reduktion von Fehling's Reagenz in der Wärme.

S c h m i d t , Pharm. Chem. 1896. II. 1504.
H a g e r , Pharm. Prax. 1880. I. 911.
O t t o , Ausmittelung der Gifte 5. Aufl. 60.

Beckmann's Reaktion

ist eine für die Synthese wichtige Reaktion. — Näheres siehe: B e c k m a n n , Berl. Ber. **22.** 431; **27.** 300. — H a n t z s c h u. W e r n e r , Berl. Ber. **23.** 1. — Ferner: Berl. Ber. **20.** 2581; **24.** 13. 3479. 4018; **25.** 1908. 2164.

Beckmann's Reaktion auf Veratrin.

Dampft man etwas Veratrin mit rauchender Salpetersäure auf dem Dampfbade zur Trockene,

so erhält man einen gelben Rückstand, der sich mit alkoholischer Kalilauge orangerot färbt. Vergl. Vitali's Reaktion auf Atropin und Daturin.

Beckurts' Reagenz auf Alkaloide

ist $^1/_{10}$ Normal-Kaliumpermanganat. Tropft man das Reagenz zu der betreffenden salzsauren Alkaloidlösung, so bewirken Aconitin, Brucin, Chinin, Cinchonidin, Cinchonin, Cinchonamin, Codeïn, Colchicin, Coniin, Nicotin, Physostigmin, Thebaïn und Veratrin eine sofortige Reduktion unter Braunsteinabscheidung; Rotfärbung und langsame Reduktion geben Atropin, Berberin, Hyoscyamin, Pilocarpin, Piperin und Strychnin. Aus Morphinlösung scheidet das Reagenz weißes Oxydimorphin aus; Apomorphinlösung wird grün gefärbt, Cocaïn, Narceïn, Narcotin und Papaverin geben krystallinische Niederschläge.

Jahresber. über Fortschr. der Pharm. etc. 1887. 244.

Becquerel's Reaktion auf Glukose

ist dieselbe wie Trommer's Reaktion. Siehe auch Annal. de Phys. et de Chim. (2) **47.** 15.

Bedson's Reaktion auf Apomorphin in Morphin.

Eine Apomorphin enthaltende Lösung von Morphin wird beim Kochen mit Kalilauge braun gefärbt.

Merck's Report. 1900. 164.

Beer's Reagenz zum Färben mikroskop. Präparate.

a) Eine Lösung von Eisenchlorid in Wasser oder verdünntem Spiritus (1: 4), b) eine gesättigte Lösung von Dinitrosoresorcin in 75 %-igem Spiritus.

Jahrb. d. Psychiatr. 1893. Nr. 1.
E b e r t h - F r i e d l ä n d e r , Mikroskop. Techn. 1894. 246.
P f e i f f e r - W e l l h e i m , Pringsheim's Jahrb. 1894.
Vergl. Platner's Reagenz.

Béhal's Reagenz auf Kohlenwasserstoffe der Acetylenreihe

ist eine gesättigte Lösung von Silbernitrat in 95 %igem Alkohol. Näheres siehe: Bull. Soc. Chim. Paris **49.** 335. od. Ztschr. f. analyt. Chem. **31.** 213.

Béhal-François' Reaktion auf Wasser und Alkohol im Chloroform.

Wasser weist man nach, indem man das Chloroform stark abkühlt, von den entstandenen Krystallen abgießt und an die Stellen, wo sich weiße Flecken gebildet haben, etwas gelbes Mercuriammoniumjodid gibt. Bei Anwesenheit von Wasser färbt sich letzteres rot.

Alkohol wird dem Chloroform durch konzentrierte Schwefelsäure entzogen und nach der Destillation mit Kaliumdichromatlösung (16,97 g im Liter) filtriert. Näheres siehe: Journ. de Pharm. et de Chim. (6) **5.** 417. — Ztschr. d. öst. Apoth. Ver. **51.** 397 od. Ztschr.

f. analyt. Chem. **40.** 116. — Chem. Zentralbl. 1897. I. 1258.

Behrend's Reaktion auf Holzstoff im Papier

beruht auf einer Braunfärbung der Holzfasern beim Befeuchten des Papiers mit Salpetersäure (D. = 1,3).

Ztschr. f. analyt. Chem. **5.** 240.
Deutsche Industrie-Ztg. 1866. 278.

Behrendt's Reagenz auf Glukose im Harn.

Man löst 32,747 g Wismutsubnitrat in 500 ccm Doppelnormal-Natronlauge unter Zugabe von 50 g Seignettesalz und füllt mit Wasser zum Liter auf. — 10 ccm Harn überschichtet man mit 10 ccm Reagenz und erhitzt $^1/_2$ Stunde lang im Wasserbade. Aus dem Volumen des abgeschiedenen Wismutoxyduls soll sich der Zuckergehalt des Harns berechnen lassen, indem 0,7 ccm = 1 % Glukose entsprechen.

Deutsche med. Woch. 1903. 625.
Apoth. Ztg. 1903. 626.
Ztschr d. öster. Apoth. Ver. 1903. 1003.
Chem. Ztg. 1903. Rep. 240.
Pharm. Rundschau 1903. 597.
Chem. Zentralbl. 1903. II. 1259.

Behrens' Reagenz auf Cellulose

ist eine Lösung von 25 g Chlorzink, 8 g Jodkalium und überschüssigem Jod in 8,5 g Wasser. Gebraucht zur mikroskop. Erkennung von Cellulose.

B e h r e n s ' Tabellen 1887. 54.
Enzyklop. d. mikroskop. Techn. 1903. 625.

Behrens' Reagenz auf fette Öle

ist eine Mischung von gleichen Teilen konzentrierter Schwefelsäure und Salpetersäure. Man schüttelt gleiche Teile des zu prüfenden Öles und des Reagenzes. Bei Anwesenheit von Sesamöl entsteht eine grüne Färbung, die rasch in Braun übergeht.

Vergl. Bellier's Reagenz. Répert. de Pharm. 1899. 435. oder
Chem. Zentralbl. 1899. II. 453.

Behrens' Reagenz für mikroskop. Zwecke

ist eine flüssige Mischung von gleichen Teilen Kampfer und Chloralhydrat. Gebraucht als Beobachtungsmittel. Auch eine Lösung von 25 g Hausenblase in 100 ccm Wasser und 100 ccm Glycerin ist vom Autor empfohlen worden. Dieselbe erstarrt beim Erkalten zu einer klaren Masse.

Merck's Index 1910. 291.
B e h r e n s ' Tabellen 1892. 62. 64.

Behrens' Quecksilberjodid-Reagenz für mikroskopische Zwecke

ist eine Lösung von 65 g Quecksilberjodid und 50 g Kaliumjodid in 25 g Wasser. (Einschluß- und Quellungsmittel.)

Vergl. Amann's Reagenz.

Behrens' mikrochemische Reaktionen und Reagenzien siehe

Annal. de l'Ecole polyt. de Delft, 1891.
Ztschr. f. analyt. Chem. **30.** 125. **41.** 269.

Behrens' Reagenz für mikrochemische Zwecke

ist eine wässerige Lösung von p-Nitrophenylhydrazinchlorhydrat, die eventuell durch Zusatz einiger Tropfen Essigsäure geklärt wird. Das Reagenz dient zum mikrochemischen Nachweis von Ketonen und Aldehyden, besonders von Acroleïn. Näheres siehe: Chem. Ztg. 1903. 1105. — Chem. Zentralbl. 1903. II. 1471.

Vergl. Bamberger-Hyde's Reagenz.

Behring's Reagenz (Verdauungsflüssigkeit) zum Lösen des Fibrins bei der Prüfung auf Tuberkelbazillen.

Man löst 1—2 g Pepsin und 3 g Fluornatrium in 1 Liter Wasser und gibt 10 ccm Glycerin und 10 ccm Salzsäure (40 %) zu.

Deutsche med. Woch. 1903. 691.

Beissenhirtz' Reaktion auf Anilin.

Versetzt man eine Lösung von Anilin in konzentr. Schwefelsäure mit 1—2 Tropfen Kaliumdichromatlösung (1 : 20), so färbt sich die Mischung vorübergehend blau.

Liebig's Annal. **2.** 87.
Enzyklop. d. gesamt. Pharm. 1887. II. 186.

Béla von Bittó's Reagenz auf einwertige Alkohole

ist eine Lösung von 0,5 g Methylviolett in 1 Liter Wasser. Zu der zu prüfenden Flüssigkeit gibt man 1—2 ccm dieses Reagenzes und 1 ccm einer Alkalipolysulfidlösung und schüttelt um. Bei Anwesenheit einwertiger Alkohole färbt sich die Mischung kirschrot bis violettrot und bleibt vollkommen klar. Näheres siehe: Chem. Ztg. **17,** 611 oder Ztschr. f. analyt. Chem. **34.** 225.

Béla von Bittó's Reaktion I auf Aldehyde und Ketone.

Fügt man zu einer Aldehyd- oder Ketonlösung 1 ccm einer frisch bereiteten 0,3 bis 0,5%igen, wässerigen Lösung von Nitroprussidnatrium und macht dann mit Kalilauge alkalisch, so entsteht eine Färbung, die für den betreffenden Aldehyd charakteristisch ist (rotgelb bis violettrot). Näheres siehe: Liebig's Annalen **267.** 376 oder Ztschr. f. analyt. Chem. **32.** 347. Vergl. auch Légal's und le Noble's Reagenz. — D e n i g è s, Bull. Soc. Chim. Paris (3) **15.** 1058. — Rothera, Apoth. Ztg. 1909. 110.

Béla von Bittó's Reaktion II auf Aldehyde und Ketone.

Löst man einige Krystalle von Meta-Dinitrobenzol in dem betreffenden flüssigen Aldehyd oder Keton oder in einer alkoholischen Lösung des letzteren, so entsteht nach Zugabe einiger Tropfen Kalilauge eine blaue Färbung, die durch Essigsäure in violettrot übergeht. Auch andere Dinitroverbindungen geben Farbenreaktionen. Näheres siehe: Liebig's Annalen **269.** 377. — C h a v a s s i e u - M o r e l, Compt. rend. 1906. II. 966. — Reitzenstein, Journ. prakt. Chem. 1910. 81. 167.

Béla von Bittó's Reagenz III auf Aldehyde und Ketone.

Eine Lösung von 0,5—1 g Metaphenylendiaminchlorhydrat in 100 ccm Wasser oder Alkohol (aldehyd- und ketonfrei).

Die zu prüfende Flüssigkeit versetzt man mit einigen ccm des Reagenzes. Nach einigen Minuten tritt intensive grünliche Fluoreszenz ein mit einer Farbenreaktion, die in längstens zwei Stunden ihren Höhepunkt erreicht. Betreffs Farbenreaktion der verschiedenen Aldehyde vergleiche:

Ztschr. f. analyt. Chem. 36. 371.
Pharm. Zentrh. 38. 569.

Bela-Haller's Reagenz zum Mazerieren mikroskop. Präparate

ist eine Mischung von 10 ccm Eisessig, 10 ccm Glycerin und 20 ccm Wasser.

Merck's Report 1900. 164.
Morphol. Jahrb. 1884. 321.
Enzyklop. d. mikroskop. Techn. 1903. 772.

Belar's Reaktion auf Teerfarbstoffe im Rotwein

beruht auf der Löslichkeit vieler Farbstoffe in Nitrobenzol. Näheres siehe: Ztschr. f. analyt. Chem. 35. 322. Chem. Zentralbl. 1896. II. 364.

Belfield's Reaktion auf Rindsstearin im Schweinefett siehe

Hehner, Chem. Zentralbl. 1902. II. 827.

Bell's Reaktion auf Arsen

beruht auf dem biologischen Nachweis desselben mittels gewisser Pilze, besonders des Penicillium brevicaule. Der Versuch wird folgendermaßen ausgeführt: Die zu prüfende Substanz wird auf eine Kartoffelscheibe gestreut und dann 30 Minuten lang bei 110 ° C. sterilisiert. Nach dem Erkalten gibt man auf die Scheibe eine Aufschwemmung von Sporen des gen. Pilzes und läßt das Ganze 24 Stunden bei 37 ° in einer verschlossenen Schale stehen.

Beim Öffnen der letzteren macht sich, falls Arsen vorhanden, ein starker Geruch nach Knoblauch bemerkbar.

Pharm. Journ. 1903. 484.
Deutsche Med.-Ztg. 1903. 1150.

Bell's Reagenz auf Curcuma in Drogenpulvern

ist eine Lösung von 1 g Diphenylamin in 20 ccm Alkohol und 25 ccm konzentr. Schwefelsäure. Näheres siehe: Chem. Ztg. 1902. Rep. 348. — Pharm. Journ. (4) 15. 551. — Pharm. Ztg. 1902. 1031.

Bellier's Reaktion auf Abrastol im Wein.

Mit Ammoniak alkalisch gemachten Wein schüttelt man mit Amylalkohol aus (auf 50 ccm Wein etwa 10 ccm Amylalkohol), verdampft letzteren, erwärmt mit verdünnter Salpetersäure, gibt Wasser und 0,2 g Eisenvitriol und hierauf soviel Ammoniak zu, bis ein bleibender Niederschlag entsteht und fügt dann etwas Alkohol und einige Tropfen Schwefelsäure zu. Bei Anwesenheit von Abrastol ist das Filtrat mehr oder weniger rot gefärbt. Empfindlichkeitsgrenze = 1 : 1 000 000.

Monit. scientifique 1895. 191.
Ztschr. f. analyt. Chem. 35. 399.
Journ. de Pharm. et de Chim. (1) 6. 298.

Bellier's Reagenz zur Butterprüfung

ist eine Lösung von 21,85 g kryst. Kupfersulfat und 50 g Natriumsulfat in 1 Liter Wasser. Nach dem Verseifen der Butter mit alkoholischer Norm. Kalilauge und der Neutralisation des Verseifungsproduktes wird eine bestimmte Menge des Reagenzes zugesetzt und bei 80 ° erwärmt. Das Filtrat wird auf Zusatz von weiterem Reagenz flockig getrübt, falls in der Butter Cocosfett vorhanden ist. Näheres siehe: Annal. Chim. analyt. appl. 11. 412. — Chem. Zentralbl. 1907. I. 135.

Bellier's Reaktion auf Erdnußöl im Olivenöl.

Man verseift 1 ccm des Öles mit 5 ccm einer genau 8,5 %igen, alkoholischen Kalilauge, erhitzt 1—2 Minuten zum Sieden und gibt 1,5 ccm Essigsäure zu, welche so eingestellt ist, daß damit 5 ccm der alkoholischen Kalilauge neutralisiert werden. Nach dem Abkühlen und Abscheiden der Fettsäuren gibt man 50 ccm Alkohol von 70 Vol. % zu und 1 ccm konzentr. Salzsäure. Die Mischung stellt man in ein Wasserbad von 17—19 ° C. Ist kein Erdnußöl vorhanden, so bleibt die Flüssigkeit klar, bei Anwesenheit von Erdnußöl beginnt nach einiger Zeit eine Ausscheidung von Arachinsäure (bei 10 % nach zirka 5 Minuten).

Bull. Soc. Chim. Paris (3) 23. 358.
Pharm. Zentrh. 1901. 475.
Ztschr. f. analyt. Chem. 42. 540.

Bellier's Reaktion auf Magnesium siehe Schlagdenhauffen's Reaktion.

Bellier's Reaktion auf Verfälschungen im Nußöl siehe:

Annal. Chim. analyt. appl. 1905. 52.
Oil, Paint and Drug. Rep. 17. Nr. 6.
Chem. Review 1905. 191.
Apoth. Ztg. 1905. 608.
Chem. Zentralbl. 1905. I. 965.
Balavoine, Chem. Zentralbl. 1906. I. 1677.

Bellier's Reaktion auf Sesamöl (Vanadinreaktion).

Man löst 2 g Ammoniumvanadat in 50 ccm Wasser und 100 ccm Schwefelsäure. Schüttelt man Sesamöl mit diesem Reagenz, so entsteht sofort eine grüne Färbung, die allmählich in Grünschwarz übergeht. Andere Öle geben erst später eine schwärzliche Färbung.

Répert. de Pharm. 1899. 437.
Annal. Chim. analyt. appl. 1899. 217.

Bellier's Reagenzien auf Sesamöl.

1. Man mischt 100 ccm Schwefelsäure mit 50 ccm Wasser und 10 ccm Formaldehyd (40 %). — Schüttelt man gleiche Teile des zu prüfenden Öles und Reagenzes, so entsteht bei Anwesenheit von Sesamöl eine graue bis blauschwarze Emulsion (bei 2 % Sesamöl noch eine tiefgraue Färbung.)

2. Schüttelt man 2 ccm Öl mit 2 ccm resorcingesättigtem Benzol und 2 ccm Salpetersäure (D. = 1,38), so entsteht bei Anwesenheit von Sesamöl eine violettblaue Mischung. Die sich abscheidende Säure ist **blaugrün** gefärbt. Letztere Färbung ist charakteristisch für Sesamöl.

3. (Modifikation von Behrens' Reagenz) ist eine Mischung von 100 ccm konzentr. Schwefelsäure, 50 ccm Wasser und 10 ccm Salpetersäure. Gleiche Teile Öl und Reagenz geben beim Schütteln eine Grünfärbung.

Répert. de Pharm. 1899. 436.
Chem. Ztg. 1899. Rep. 263.
Annal. chim. analyt. appl. 1899. 217.
Chem. Zentralbl. 1899. II. 453.
K r e i s , Chem. Ztg. 1902. 897.
U t z , Südd. Apoth. Ztg. 1903. 438.
S o l t s i e n , Chem. Zentralbl. 1908. I. 770.
O l i g - B r u s t , Ztschr. Unters. Nahr.- u. Genuß-M. 1909. 561.

Bellier's Reagenzien zur Prüfung des Weizenmehles.

1. Man löst 5 g Kaliumhydroxyd (61 % KOH) in 15 ccm Glycerin und 85 ccm Wasser. — 2. Mischung von 100 ccm der vorherigen Lösung mit 5 ccm Glycerin. — 3. Mischung von Reagenz 1 mit Wasser im Verhältnis 1 + 3.

Die verschiedenen Stärkearten verhalten sich gegenüber diesen Reagenzien verschieden in Bezug auf ihre Quellungsfähigkeit, womit eine Unterscheidungsmöglichkeit gegeben ist.
Annal. Chim. analyt. appl. **12.** 224.
Chem. Zentralbl. 1907. II. 430.

Bellost's Reagenz

ist eine mit Salpetersäure angesäuerte Lösung von Mercuronitrat. Nach Hagers' Handb. d. pharm. Praxis 1902. II. 52 besteht der sog. Liquor Bellosti aus 1 g kryst. Mercuronitrat, 2 g Salpetersäure (25 %) und 8,8 g Wasser. Das Reagenz ist zum Gebrauch stets frisch zu bereiten. (Es hat früher nur medizinische Anwendung gefunden.) Merck's Ber. 1910. 229.

Benario's Formolalkohol für mikroskop. Zwecke

ist eine Mischung von 1 Teil Formaldehyd mit 9 Teilen Wasser und 90 Teilen Alkohol.
Deutsche med. Woch. 1894. 572.
Enzyklop. d. mikroskop. Techn. 1903. 25. 401.

Benczur's Reagenz zum Färben mikroskop. Präparate

ist eine alkoholische Lösung von Alizarin. Gebraucht zum Färben des Zentralnervensystems.
Enzyklop. d. mikroskop. Techn. 1903. 12.

Benda's Reagenz zum Fixieren mikroskop. Präparate

ist eine kalt gesättigte, wässerige Lösung von Kaliumdichromat, die beim Gebrauch mit 1—3 Volum. Wasser verdünnt wird. Die Organe müssen vorher in verdünnter Salpetersäure 24—48 Stunden mazeriert werden.
Anat. Anzg. 1888. 137.
E b e r t h - F r i e d l ä n d e r , Mikroskop. Technik 1894. 52.

Benda's Reagenzien zum Färben mikroskop. Präparate.

1. a) 1%ige, wässerige Hämatoxylinlösung,
 b) konzentr., wässerige, neutrale Kupferacetatlösung,
 c) Salzsäure 1 : 500.
Vergleiche auch Benda's Eisenhämatoxylin-Säurefuchsin, Ztschr. f. wiss. Mikroskop. 1886. 410 und 1894. 70.

2. a) Eine Lösung von 1 g Safranin in 10 g Alkohol und 90 g Anilinwasser,
 b) eine Lösung von 0,5 g Lichtgrün (oder Säureviolett) in 200 g Alkohol.
Ztschr. f. wiss. Mikroskop. 1891. 516.
C o o k , Journ. Anat. Physiol. London 1879. 140.
L e e , Vade Mecum 1. Ed. 1885. 77.
W e i g e r t , Deutsche med. Woch. 1891. 1184.
F l e s c h , Ztschr. f. wiss. Mikroskop. 1886. 50.
V a s s a l e , ebenda 1891, 518.
R o s s i , ebenda 1889. 182.

3. a) Eine Lösung von 4 g Ferriammonsulfat (Eisenalaun) in 100 ccm Wasser,
 b) eine wässerige Lösung von Natrium alizarinsulfonicum. Gebraucht zur Neurogliafärbung.
Vergleiche auch Enzyklop. der mikroskop. Techn. 1903. 1027.

Benecke's Anilinölxylol

ist eine Mischung von 2 Teilen Anilin und 3 Teilen Xylol. Gebraucht als Differenzierungsflüssigkeit in der mikroskop. Färbungstechnik.
Verhandlungen der anatom. Gesellsch. Göttingen 1893. 165.
Enzyklop. d. mikroskop. Techn. 1903. 192.

van Beneden's Fixierungsflüssigkeit

ist eine Mischung gleicher Teile Alkohol und Eisessig.
Siehe Carnoy's Reagenz zum Fixieren.
B e h r e n s ' Tabellen 1892. 54.

van Beneden-Neyt's Reagenz zum Färben mikroskop. Präparate

ist eine 0,25 %ige, wässerige (mit Glycerin versetzte) Lösung von Malachitgrün.
Ztschr. f. wiss. Mikroskop. 1888. 367.

Benedict's Reaktion auf Acetate.

Als Reagenz benützt man eine mit Schwefelwasserstoff gesättigte Lösung von 20 ccm Norm. Cobaltnitratlösung, die mit Essigsäure angesäuert wurde (20—30 Tropfen). Die zu prüfende, von Schwermetallen befreite Lösung wird mit Natriumkarbonat neutralisiert bezw. schwach alkalisch gemacht, mit überschüssiger Silbernitratlösung versetzt und filtriert. Das neutrale Filtrat wird zur Entfernung des überschüssigen Silbers mit Natriumchlorid versetzt, filtriert und mit Schwefelwasserstoff gesättigt. Gibt man jetzt von obigem Reagenz zu, so entsteht ein schwarzer Niederschlag, wenn die zu prüfende Flüssigkeit Essigsäure bezw. Acetate enthält.
Americ. Chem. Journ. 1904. **32.** 480.

Benedict's Reagenz auf Baryum, Strontium und Calcium

ist eine gesättigte, wässerige Lösung von Kaliumjodat. Näheres siehe: Journ. Americ. Chem. Soc. **28.** 1596. — Chem. Zentralbl. 1907. I. 67.

Benedict's Reagenz auf Cyanide

ist eine mit Natronlauge alkalisch gemachte Lösung von Mercuro- oder Mercurinitrat. Es enthält Quecksilberoxydul bezw. Quecksilberoxyd, das von Cyaniden gelöst wird. Cyanide enthaltende Lösungen werden bei der Behandlung mit dem Reagenz Quecksilber aufnehmen, was im Filtrat nach dem Ansäuern mittels Schwefelwasserstoff nachgewiesen werden kann. Näheres siehe: Americ. Chem. Journ. **32.** 480.

Benedict's Reagenz auf Glukose.

Man löst 17,3 g kryst. Kupfersulfat, 173 g Natriumcitrat und 100 g wasserfreies Natriumkarbonat mit Wasser zu 1 Liter. Gebr. wie Fehling's Reagenz.

Journ. biolog. Chem. **5.** 485.
Deutsche med. Woch. 1909. 853.
Chem. Zentralbl. 1909. I. 1439.
Pharm. Ztg. 1912. 46.
Ztschr. f. analyt. Chem. 1910. 54, 1912 267.
S c h m i d t, Pharm. Zentrh. 1909. 700.

Benedict's Reaktion auf Lithium.

10 ccm der zu prüfenden Lösung versetzt man mit etwas Ammoniakflüssigkeit und 1 ccm $^1/_5$ Norm. Natriumphosphat. Die Mischung versetzt man mit so viel Alkohol, daß ein dicker, bleibender Niederschlag entsteht, und erwärmt dann bis zum Sieden. Bei Anwesenheit von Lithium wird die Mischung klar, da sich das Natriumphosphat in der Hitze im Alkohol löst. War Lithium vorhanden, so bleibt dasselbe als Lithiumphosphat ungelöst.

Americ. Chem. Journ. 1904. **32.** 480.
Chem. Zentralbl. 1905. I. 122.

Benedict's Reagenz auf Mangan, Zink und Cobalt

ist $^1/_{10}$ Normal-Kaliumjodatlösung.
Journ. Americ. Chem. Soc. **28.** 182.

Benedict's Reaktion auf Essigsäure siehe:

Americ. Chem. Journ. **32.** 480.
Chem. Ztg. 1904. Rep. 386.
Pharm. Zentrh. 1905. 90.
Chem. Zentralbl. 1905. I. 122.

Bensley's Reagenz zum Härten mikroskop. Präparate

ist eine Mischung gleicher Teile alkoholischer Sublimatlösung und wässeriger Kaliumdichromatlösung (2 %).
Ztschr. f. wiss. Mikroskop. 1897. 66.
Enzyklop. d. mikroskop. Techn. 1903. 1276.

Berestneff's Reagenz zum Färben der Hämosporidien.

a) 0,5 %ige Lösung von Methylenblau (med.) in Wasser;

b) 1 %ige, wässerige Lösung von Methylenblau erhitzt man nach Zusatz von 0,3 % Natriumkarbonat 3 Stunden im siedenden Wasserbade und filtriert;

c) 0,5 %ige Lösung von Eosin in Wasser.

Zum Gebrauche mischt man 4 Teile a mit 1 Teil b und gibt zu 5 ccm dieser Mischung 2,25 ccm von Lösung c.
Zentralbl. f. Bakteriologie etc. **34.** 296.

Berg's Reaktion auf Aldehydzucker

beruht auf der Überführung der Aldehydzucker in Alkoholsäuren durch Bromwasser und deren Nachweis durch Eisenchloridlösung, die mit Alkoholsäuren eine intensive Gelbfärbung hervorruft. Näheres siehe: Bull. Soc. Chim. Paris 1904. 1216. — Ztschr. f. angew. Chem. 1905. 738. — Ztschr. f. analyt. Chem. 1905. 458 und 1907. 200. — S c h o o r l - K a l m t h o u t, Berl. Ber. 1906. 280.

Berg's Reagenz

ist eine Lösung von 2 Tropfen Eisenchlorid und 2 Tropfen Salzsäure in 100 ccm Wasser.
Vierteljahres-Schrift für Pharmazie 1904. 29.

Bergé's Reagenz auf Lignin (Holzstoff)

ist eine Lösung von 0,2 g p-Nitranilin in 20 g konzentr. Schwefelsäure und 80 g Wasser. Das Reagenz färbt holzhaltiges Papier orange bis ziegelrot.

Bull. Soc. Chim. Belgique 1906. 158.
Chem. Zentralbl. 1906. II. 1088.
Merck's Bericht 1906. 198.
G r a n d m o u g i n, Ztschr. f. Farben- und Textilchemie 1906. 321.
W h e e l e r, Berl. Ber. **40.** 1888.
Ztschr. f. analyt. Chem. 1908. 174.

Bergh's Reagenz zum Färben mikroskop. Präparate

ist eine Lösung von 1 g Silbernitrat in 200 ccm 0,5 %iger Salpetersäure. Gebraucht zur Untersuchung des Systems der Blutgefäße.
Anat. Hefte 1899. 381.
Enzyklop. d. mikroskop. Techn. 1903. 1260, 1351.
Ztschr. f. wiss. Mikroskop. 1900. 466.

Bergonzini's Reagenz zum Färben mikroskop. Präparate.

a) Eine Lösung von 0,2 g Säurefuchsin in 100 ccm Wasser,
b) eine Lösung von 0,4 g Methylgrün in 200 ccm Wasser,
c) eine Lösung von 0,4 g Goldorange in 200 ccm Wasser.

Die 3 Lösungen werden gemischt und durch Baumwolle filtriert. Das Reagenz färbt das fibröse Bindegewebe und die elastischen Fasern rosa- bis purpurrot, die roten Blutkörperchen orangerot, die weißen Blutkörperchen rotbraun, die Muskelfasern und Nervenfasern dunkelgelb, die Kerne grün etc.
Anat. Anzg. 1891. 595.
Ztschr. f. wiss. Mikroskop. 1892. 95.

E b e r t h - F r i e d l ä n d e r , Mikroskop. Techn. 1894. 163.
Enzyklop. d. mikroskop. Techn. 1903. 464.

Beringer's Reaktion auf Acetanilid in Phenacetin.

0,1 g Phenacetin kocht man 1 Minute lang mit 3 ccm Natronlauge (50 %) und schüttelt die Reaktionsflüssigkeit nach dem Erkalten mit 5 ccm chlorhaltiger Sodalösung. Ist das Präparat rein, so erhält man eine klare, gelbe Flüssigkeit. Rote bis braunrote Färbung oder Fällung zeigt Acetanilid an.
Pharm. Zentralh. 1903. 896.
Chem. Ztg. 1903. 896.
Pharm. Praxis 1904. 61.

Beringer's Reaktion auf Antipyrin.

Kocht man etwas Antipyrin mit Eau de Javelle, so verschwindet der Chlorgeruch und es tritt ein Geruch nach Bittermandelöl auf. Schüttelt man Chlorwasser und Antipyrin, so verschwindet der Chlorgeruch und es entsteht ein weißer Niederschlag.
Americ. Journ. Pharm. 1903. 435.

Beringer's Reaktion auf Salophen.

Kocht man 0,1 g Salophen eine Minute lang mit 2 ccm Natronlauge (1:2), läßt erkalten und gibt 5 ccm Eau de Javelle zu, so entsteht sofort eine leuchtend tiefgrüne Färbung, die nach einiger Zeit in Mahagonibraun übergeht. Gibt man zu der grünen oder braunen Mischung einen Überschuß von konzentr. Salzsäure, so schlägt die Farbe in Scharlachrot um, allmählich bis orangerot erblassend.
Americ. Journ. Pharm. 1903. 435.
Ztschr. d. öster. Apoth. Ver. 1903. 1071.
Ztschr. f. analyt. Chem. 1907. 808.

Berkley's Reagenz zum Färben mikroskop. Präparate.
1. a) Eine gesättigte, wässerige Lösung von Pikrinsäure, mit einem gleichen Volumen Wasser verdünnt;
b) eine im Sonnenlicht gesättigte, wässerige Lösung von Kaliumdichromat, der man auf 100 ccm noch 16 ccm 2 %ige Osmiumsäurelösung zugibt;
c) 0,25 und 0,75 %ige, wässerige Silbernitratlösung.
Anat. Anzg. 1893. 769.
2. a) Gesättigte, wässerige Lösung von Kupferacetat;
b) Zu einer Mischung von 2 ccm gesättigter, wässeriger Lithiumkarbonatlösung mit 50 ccm Wasser gibt man 1,5—2 ccm 10 %ige, alkoholische Hämatoxylinlösung;
c) Weigert's Boraxblutlaugensalzlösung.
John Hopkins Hospital Bulletin 1891, No. 13.
Neurolog. Zentralbl. **11.** 270.
3. a) 100 ccm 3 %ige Kaliumdichromatlösung und 30 ccm 1 %ige Osmiumsäurelösung;
b) 2 Tropfen 10 %ige Phosphormolybdänsäure und 60 ccm 1 %ige Silbernitratlösung.

John Hopkins Hospital Bulletin 1897. 1.
Journ. Microscop. Soc. 1898. II. 242.
Ztschr. f. wiss. Mikroskop. 1899. 94.

Bernard's Reagenz zum Mazerieren mikroskop. Präparate.
1. Man löst 0,01 g Chromsäure und 5 g Eisessig in 210 ccm Wasser und gibt 10 g Alkohol (90 %) und 5 g Glycerin zu.
2. Dieselbe Mischung ohne Chromsäure.
3. Eine Lösung von Rutheniumsesquichlorid in Konzentrationen von orangegelber bis hellroter Färbung.
Annal. scienc. nat. zoolog. 1890. 173.
Enzyklop. d. mikroskop. Techn. 1903. 759. 768.

Bernbeck's Reaktion auf teerige Stoffe in Ammoniak (Salmiakgeist).

Schichtet man Ammoniak über rohe Salpetersäure, so entsteht bei Anwesenheit von Teerstoffen ein roter Ring.
Ztschr. f. analyt. Chem. **30.** 104; **42.** 465.
Pharm. Ztg. **35.** 446.

Bernéde's Reaktion auf Teerfarbstoffe im Wein.

Zum Nachweis von Fuchsin und Gentianaviolett dient eine Mischung von 12 g (durch $^1/_{10}$ Vol. Alkohol) verflüssigtem Phenol und 60 g Äther. Schüttelt man 10 ccm Wein mit 5 ccm Reagenz, so färbt sich die ätherische Schicht bei Anwesenheit von Fuchsin rot, von Violett rotviolett. Empfindlichkeitsgrenze bei Fuchsin = 1:10 000 Liter, bei Violett = 1:1000 Liter Wein.
Journ. de Pharm. et de Chim. (5) **15.** 29.

Bernhardt's Indikator zur Bestimmung des titrierbaren Alkalis im Blut

ist ein Gemisch von 2 Teilen einer 1 %igen, wässerigen Alizarinsulfazidlösung und 1 Teil einer 1 %igen, wässerigen Indigokarminlösung. Bei saurer und neutraler Reaktion dunkelgrün, bei alkalischer Reaktion rotviolett.
Wiener klin. Woch. 1911. No. 17.
Münchener med. Woch. 1911. 1028.
Deutsche med. Woch. 1911. 898.

Bernheim's Reagenz zum Färben mikroskop. Präparate.
a) 1—2 %ige Essigsäure, die auf 10 ccm einen Zusatz von 4 Tropfen Ameisensäure (25 %) erhält;
b) 1—1,5 %ige, wässerige Goldchloridlösung;
c) eine Mischung von 2,5 g Ameisensäure und 7,5 g Wasser, in der man ein Kryställchen Natriumbisulfit löst.
Archiv f. Anat. u. Physiol. 1892. Suppl. 29.

Bernouilly's Reaktion auf Alkohol in äther. Ölen.

Schüttelt man ein ätherisches Öl mit trockenem Kaliumacetat, so wird letzteres bei Anwesenheit von Alkohol feucht oder flüssig.
Merck's Report 1900. 164.
Vergl. Barbier's Reaktion.

Bernstein's Reaktion auf gekochte und ungekochte Milch.

Man mischt 50 ccm Milch mit 4,5 ccm Normal-Essigsäure und filtriert. Erhitzt man das klare Filtrat, so entsteht eine reichliche Abscheidung von Laktalbumin, wenn die Milch gar nicht oder nur kurze Zeit auf Temperaturen unter 70 ° C. erhitzt war.
Ztschr. f. Fleisch- u. Milchhygiene 1900. 135.
Ztschr. f. diätet. u. physiol. Therapie 4. 603.
Ztschr. f. analyt. Chem. 41. 579.
Vergl. Rubner's u. Soxhlet's Reaktion.

Berthelot's Reaktion auf Äthylalkohol.

Gibt man zu einer Alkohol enthaltenden Flüssigkeit einige Tropfen Benzoylchlorid, schüttelt gut durch und setzt dann Natronlauge zu, bis der Geruch des Benzoylchlorids verschwunden ist, so tritt der charakteristische Geruch des Benzoesäureäthylesters hervor. Alkohol läßt sich so noch 1: 1000 nachweisen.
Compt. rend. 73. 496.
Ztschr. f. analyt. Chem. 11. 93.
Chem. Zentralbl. 1871. 584.

Berthelot's Reaktion auf Äthylalkohol in Methylalkohol

beruht auf der Bildung von Methyläther beim Behandeln des Untersuchungsobjektes mit dem doppelten Volumen konzentr. Schwefelsäure, während aus Äthylalkohol Äthylen entsteht, das durch Brom gebunden und bestimmt werden kann. Näheres siehe: Journ. de Pharm. et de Chim. 21. 468. — Ztschr. f. analyt. Chem. 15. 342. — Chem. Zentralbl. 1875. 409; 1877. 72.

Berthelot's Reagenz auf Äthylperoxyd oder Wasserstoffsuperoxyd in Äther

ist Bleiammoniumjodid (Mosnier's Reagenz), das den Äther bei Anwesenheit von genannten Stoffen unter Jodabscheidung gelb färbt.
Compt. rend. 92. 895.
Ztschr. f. analyt. Chem. 38. 252.

Berthelot's Reagenz auf Kohlenoxyd in der Luft.

Eine verdünnte, wässerige Lösung von Silbernitrat versetzt man so lange tropfenweise mit Ammoniak, bis der anfangs entstandene Niederschlag sich wieder gelöst hat. Leitet man in dieses Reagenz Kohlenoxyd ein, so entsteht in der Kälte eine Braunfärbung, beim Erhitzen ein schwarzer Niederschlag. Auf diese Art lassen sich Spuren von Kohlenoxyd in Luft nachweisen.
Compt. rend. 112. 597.
Ztschr. f. analyt. Chem. 34. 95.

Berthelot's Reagenz auf Phenol

ist eine Lösung von Chlorkalk in Wasser (1: 20). Übersättigt man eine Phenollösung mit Ammoniak und gibt etwas Reagenz zu, so färbt sich die Mischung blau.
Chem. Zentralbl. 1859. 463.
Vergleiche Cotton's u. Jacquemin's Reaktion.

Bertrand's Reagenz auf Alkaloide

ist Siliciumwolframsäure, welche mit Alkaloiden unlösliche Niederschläge gibt. Die Empfindlichkeitsgrenze liegt bei verschiedenen Alkaloiden bei 1: 8000 bis 1: 500 000.
Compt. rend. 128. 742.
Bull. Soc. Chim. Paris (3) 21. 434.
Chem. Ztg. 1899. 287.
Pharm. Zentrh. 1899. 252.
Ztschr. f. analyt. Chem. 42. 527.
Merck's Bericht 1899. 27.

Bertrand's Reagenzien zur Glukosebestimmung.

a) Liqueur cuivrique: Wässerige Lösung von Kupfersulfat, 40 g im Liter enthaltend.
b) Liqueur alcaline: 200 g Seignettesalz und 150 g Natriumhydroxyd im Liter.
c) Liqueur ferrique: 50 g Ferrisulfat und 200 g Schwefelsäure im Liter.
d) Liqueur permanganique: 5 g Kaliumpermanganat im Liter.

Die Methode beruht darauf, daß das beim Kochen mit der alkalischen Kupferlösung (a + b) durch Glukose gebildete Kupferoxydul mit Ferrisulfat behandelt und das hierbei entstandene Ferrosulfat mittels Kaliumpermanganat titriert wird. Näheres siehe: Bull. Soc. Chim. Franc. 1906. 35. 1285. — R o s e n b l a t t, Biochem. Ztschr. 1912. 43. 478.

Bertrand-Javillier's Reaktion auf Zink.

Zu der Zinklösung gibt man Ammoniakfl. im Überschuß und eine genügende Menge Calciumhydrat. Die filtrierte Mischung wird zum Sieden erhitzt. Ist Zink vorhanden, so bildet sich ein krystallinischer Niederschlag von Calciumzinkat. Empfindlichkeitsgrenze = 1 :5 Millionen.
Pharm. Journ. 1907. 557.
Compt. rend. 1906. II. 900.
Chem. Zentralbl. 1907. I. 424.

Bertsch's Reaktion auf Vinylalkohol in Äther.

Schüttelt man Äther mit Quecksilberoxychlorid, so entsteht bei Anwesenheit von Vinylalkohol ein weißer Niederschlag, der durch Kalilauge in ein schwarzes (explosives) Pulver übergeführt werden kann.
Apoth. u. Drogist 1893. Nr. 12.

Berzelius' Reaktion auf Arsen.

Leitet man Wasserstoff durch eine rotglühende Röhre, in der sich Schwefelarsen (Sulfoarsenit) befindet, so erhält man einen Arsenspiegel wie bei dem Marsh'schen Verfahren. Näheres siehe: Poggend. Annal. 42. 159. — Liebig's Annal. 25. 239. — D r a g e n d o r f f, Ermittel. v. Giften 1888. 384.

Berzelius' Reagenz auf Eiweiß

ist Metaphosphorsäure.
Vergleiche Hindenlang's Reagenz.

Besta's Reagenz zum Färben mikroskop. Präparate.

a) Eine Lösung von 4 g Stanni-Ammoniumchlorid in 100 ccm Wasser und 25 ccm Formaldehyd (40 %).
b) Eine Mischung von 25 ccm Hämatoxylinlösung (1 %) mit 25 ccm Ammonmolybdatlösung (4 %) und 3 Tropfen Eisessig.
Neurol. Zentralbl. 1906. 174.

Besta's Reagenz zum Härten mikroskopischer Präparate

ist eine Mischung von 20 g Formaldehyd (40 %), 2 g Acetaldehyd (puriss. Merck) und 80 g Wasser.

Anatomischer Anzeiger 1910. **36.** 476.

Ztschr. f. wiss. Mikroskop. 1911. **28.** 106.

Best's Reagenz zum Färben mikroskop. Präparate

ist eine Lösung von 1 g Carmin, 2 g Ammoniumchlorid und 0,5 g Lithiumkarbonat in 50 g Wasser. Gebraucht zur Glykogenfärbung. Näheres siehe: Beiträge zur pathol. Anat. 1903. 585. — Ztschr. f. wiss. Mikroskop. 1903. 359. — Enzyklop. d. mikroskop. Techn. 1903. 445. Fränkel, Virchow's Arch. 1911. **204.** 197.

Bethe's Reagenz zum Färben mikroskop. Präparate.

a) Eine Lösung von 10 g Anilinchlorhydrat in 100 ccm Wasser und 10 Tropfen Salzsäure;

b) eine 10 %ige, wässerige Lösung von Kaliumdichromat. Gebraucht zum Färben von Chitin etc. Die färbende Kraft des Reagenzes beruht auf der Umwandlung des Anilins in Anilinschwarz durch **Chromsäure.**

Zoolog. Anzg. 1895. 544.

Ztschr. f. wiss. Mikroskop. 1895. 498; 1910. 16.

Bethe's Reagenz zum Fixieren für Methylenblaufärbung.

1. Man löst 1 g Ammonmolybdat in 10 ccm Wasser, gibt 1 g Wasserstoffsuperoxyd und dann 1 Tropfen Salzsäure zu.
2. Man löst 1 g Ammonmolybdat in 10 ccm Wasser und gibt 0,5 g Wasserstoffsuperoxyd zu.

1 wird für Wirbeltiere, 2 für wirbellose Tiere **empfohlen.**

Arch. f. mikroskop. Anat. 1895. 579.

Ztschr. f. wiss. Mikroskop. 1895. 230.

Enzyklop. d. mikroskop. Techn. 1903. 823.

Bettel's Reaktion auf Molybdän.

Eine schwach ammoniakalisch gemachte Lösung von Molybdänsäure wird durch Wasserstoffsuperoxyd rotbraun gefärbt.

Chem. News **97.** 40.

Chem. Zentralbl. 1908. I. 766.

Bettendorf's Reagenz auf Arsen

ist eine konzentr. Lösung von Zinnchlorür in rauchender Salzsäure. Mit diesem Reagenz lassen sich noch Spuren Arsen nachweisen. Arsenhaltige, farblose Lösungen geben je nach der vorhandenen Arsenmenge in der Kälte oder beim Erwärmen eine bräunliche Färbung bis zu einem braunen Niederschlag (von metall. As.).

Ztschr. f. Chem. **5.** 492.

Ztschr. f. analyt. Chem. **9.** 105.

Über Empfindlichkeit des Reagenzes siehe: Curtmann, Pharm. Rundschau **12.** 155.

Chem. Ztg. **18.** Rep. 195.

Ztschr. f. analyt. Chem. **36.** 245.

Flückiger, Apoth. Ztg. 1889. 726.

Moberger, Pharm. Zentrh. 1896. 199.

Geisler, Pharm. Zentrh. 1895. 591.

Dietze, Pharm. Zentrh. 1897. 209.

Enell, Ztschr. f. analyt. Chem. 39. 45.

Frerichs, ebenda.

Ferraro-Carobbio, Chem. Zentralbl. 1906. I. 398.

Lobello, ebenda 1905. II. 571.

Goldschmidt, Ztschr. d. österr. Apoth. Ver. **45.** 375.

Gadamer, Apoth. Ztg. 1907. 566.

Ferraro-Carobbio, Boll. Chim. Farm. **48.** 96.

Covelli, ebenda **47.** 635. — Carlson, Chem. Zentralbl. 1907. I. 191.

Bettink's Reaktion auf Mannit

beruht auf der Reduktion von Fehling's Reagenz durch das Reaktionsprodukt von Mannit und Chromsäure (d-Mannose). Näheres siehe: Neederl. Tijdschr. Pharm. 1901. 321. — Chem. Zentralbl. 1901. II. 1320. — Ztschr. f. analyt. Chem. **42.** 58. — Journ. of the Chem. Soc. **82.** II. 235.

Bettink siehe auch **Wefers Bettink.**

Betz' Ammoniak-Carmin.

Man bereitet eine konzentr. Lösung von Carmin in Wasser und Ammoniak, filtriert dieselbe und stellt sie in einer offenen, grünen Flasche ins Sonnenlicht. Der hierbei entstandene Niederschlag wird abfiltriert und das Filtrat abermals der Luft und dem Lichte ausgesetzt, bis kein Niederschlag mehr entsteht.

Merck's Report. 1900. 164.

Arch. f. mikroskop. Anat. 1873. 112.

Beyerinck's Reagenz auf Indikan in Pflanzenzellen

ist Isatinsalzsäure. (Siehe Bouma's Reagenz.) Verslag Kon. Akad. v. Wetensch. Amsterdam 1900. 579.

Beyerinck's Reagenz zur Trennung von Mineralgemischen

ist eine gesättigte Lösung von Jodoform in Bromoform mit dem spez. Gew. 2,97.

Chem. Ztg. **21.** 853.

Ztschr. f. analyt. Chem. **39.** 167.

Beythien-Friedrich's Reaktion auf Saccharose in Milchzucker.

Versetzt man 10 ccm einer 5—6 %igen Milchzuckerlösung mit 10 ccm verdünnter Salzsäure (1:10) und 0,5 g gepulvertem Ammonmolybdat und erhitzt auf dem Wasserbade allmählich auf 60—70 ° C., so entsteht bei Gegenwart von Saccharose eine deutliche blaue Färbung. Empfindlichkeitsgrenze $= 2\,\%$.

Pharm. Zentrh. 1907. 43.

Bial's Reagenz auf Pentosen im Harn.

(Pentosereagenz.) Man löst 1—1,5 g Orcin in 500 g Salzsäure (30 %) und gibt 25—30 Tropfen Eisenchloridlösung (10 %) zu. — 5 ccm Harn erwärmt man auf freier Flamme zum Sieden, nimmt das Reagenzglas vom Feuer weg und gibt einige Tropfen (höchstens 1 ccm) Reagenz zu. Bei Anwesenheit von Pentose entsteht ein grüner Farbstoff, der sich durch Amylalkohol ausschütteln läßt.

Vergl. Tollens' Reaktion u. Salkowski's Reaktion.

Deutsche med. Woch. 1902. 253.
Pharm. Zentrh. 1902. 292.
Pharm. Ztg. 1902. 826.
Biochem. Ztschr. 3. 323.
K r a f t, Chem. Ztg. 1902. Rep. 297.
B r a t, Zentralbl. f. Bakteriol. 33. 404.
Pharm. Zentrh. 1903. 479.
J o l l e s, Südd. Apoth. Ztg. 1907. 586.
Apoth. Ztg. 1903. 467.
Pharm. Praxis 1903. 294.
Chem. Zentralbl. 1903. II. 1021.
Merck's Bericht 1903. 142.
Münchener med. Woch. 1903. 2110.
Deutsche med. Woch. 1903. 477.
S c h w e i s s i n g e r, Münchener med. Woch. 1904. 1172.
J o l l e s, Chem. Ztg. 1905. 1028, Pharm. Zentrh. 1909. 837.
L e e r s u m, Chem. Zentralbl. 1904. II. 672.
K r a f t, Apoth. Ztg. 1906. 611.
S a c h s, Biochem. Ztschr. 1906. 383.
L e v e n e - M a n d e l, Ztschr. f. physiol. Chem. 47. 140.
Lefèvre-Tollens, Berl. Ber. 40. 4513.
Linnert, Biochem. Ztschr. 26. 41.
Pieraerts, Chem. Zentralbl. 1908. II. 1209.

Bianchi-Nola's Reaktion auf Nickel.

Man befeuchtet die zu prüfende Substanz mit Salzsäure oder Salpetersäure und bringt sie dann auf Filtrierpapier, auf dem sich die gebildete Lösung verteilt. Bringt man hierauf einen Tropfen alkoholische Dimethylglyoximlösung, so entsteht bei Anwesenheit von Nickel sofort eine rote Färbung.

Bollett. Chim. Farm. 1910. 517.
Chem. Zentralbl. 1910. II. 913.

Lo Bianco's Reagenzien zum Konservieren mikroskop. Präparate.

1. Lösung von 1 g Chromsäure in 100 ccm Wasser und 100 ccm Alkohol (70 %).
2. Lösung von 10 ccm Salpetersäure in 200 ccm 50 %igem Alkohol.
3. Mischung von 2,5 ccm Jodtinktur mit 35 ccm Alkohol und 65 ccm Wasser.
4. Lösung von 0,1 g Chromsäure in 10 ccm Wasser und 100 ccm Essigsäure.
5. Lösung von 1 g Chromsäure in 5 ccm Essigsäure und 100 ccm Wasser.
6. Lösung von 0,02 g Osmiumsäure und 1 g Chromsäure in 100 ccm Wasser.
7. Lösung von 7 g Quecksilberchlorid in 100 ccm Wasser und 50 ccm Essigsäure.
8. Lösung von 7 g Quecksilberchlorid und 0,5 g Chromsäure in 150 ccm Wasser.
9. Lösung von 0,7 g Quecksilberchlorid und 10 g Kupfersulfat in 100 ccm Wasser.

Mitteilgn. d. zoolog. Stat. Neapel 1890. 435.
Ztschr. f. wiss. Mikroskop. 1891. 54.
B e h r e n s' Tabellen 1892. 62. 63.

Enzyklop. d. mikroskop. Techn. 1903. 137. 138. 1276.

Bie's Reagenz zum Färben von Harnsedimenten
ist eine Lösung von 0,04 g Krystallviolett in 95 ccm Wasser und 5 ccm Eisessig.

Ugeskrift f. Laeger 1912. No. 26.
Zentralbl. f. innere Med. 1912. 985.
Münchener med. Woch. 1912. 2584.

Bieber's Reagenz zur Prüfung des Mandelöls.

Man mischt gleiche Teile Wasser, konzentr. Schwefelsäure und rauchende rote Salpetersäure und läßt erkalten. 5 Teile Mandelöl schüttelt man mit 1 Teil Reagenz. Reines Mandelöl gibt ein schwach gelblichweißes Liniment, andere Öle erkennt man an Färbungen, so das Pfirsichkernöl an einer pfirsichblütroten — orangegelben, das Sesamöl an einer gelbroten Färbung etc. Näheres siehe: Ztschr. f. analyt. Chem. 17. 265. — Pharm. Zentrh. 1877. 315. — Chem. Zentralbl. 1878. 14. — F e n d l e r, Ztschr. Unters. Nahr. Gen. Mittel 19. 369. — I d m a n n, Apoth. Ztg. 1910. 114.

Biehringer-Busch' Reaktion auf o- und p-Toluidin
beruht auf einer Farbenerscheinung beim Kochen der salzsauren Lösung genannter Stoffe mit Eisenchlorid: para-T. = bordeauxrote Färbung, ortho-T. = blaue Flocken. Näheres siehe: Chem. Ztg. 1902. 1128. — **Chem.** Zentralbl. 1903. I. 96.

Biel's Reaktion auf Cocaïn.

Man löst 0,03 g Cocaïn in 1 ccm konzentr. Schwefelsäure und erhitzt die Lösung 1—2 Minuten in siedendem Wasser. Verdünnt man das Reaktionsgemisch nach dem Erkalten mit 3 ccm Wasser, so scheiden sich innerhalb ½ Stunde Krystalle von Benzoesäure ab und es tritt der Geruch nach Benzoesäuremethylester auf.

Pharm. Ztg. 31. 132.
Chem. Ztg. 1886. Rep. 72.
Ztschr. f. analyt. Chem. 25. 452.
Vergleiche Deutsch. Arzneibuch V. 121.

Biel's Reaktion auf Pikrinsäure in Jodoform.

Schüttelt man Jodoform mit Wasser, so färbt sich letzteres bei Anwesenheit von Pikrinsäure gelb, das Filtrat auf Zusatz von Cyankalium nach einiger Zeit braunrot. Näheres siehe: Pharm. Zentrh. 1884. 568.

Biffi's Reaktion auf Gallenfarbstoffe
ist Tuz' Reaktion.

Gazz. degli ospedali 1901. No. 18.
Wiener klin. Woch. 1908. 895.

Bignami's Reagenz zum Fixieren mikroskop. Präparate
ist eine Lösung von 1 g Quecksilberchlorid, 0,75 g Chlornatrium und 1 g Eisessig in 100 ccm Wasser.

Zentralbl. f. Pathol. 1891. 137.
E b e r t h - F r i e d l ä n d e r, Mikroskop. Techn. 1894. 228.

Biilmann's Reagenz auf Kalium

ist eine Lösung von 0,5 g Natriumcobaltnitrit in 2—3 ccm Wasser.

> Ztschr. f. analyt. Chem. **39.** 284.
> Vergleiche Koninck's u. Fischer's Reagenz.

Bilinski's Reagenz zur Glukosebestimmung

ist Fehling's Reagenz, das unter Mitbenützung von Urannitratlösung verwendet wird. Näheres siehe: Monatsh. f. Chem. 1905. 133. — Merck's Bericht 1905. 223.

Bill's Reaktion auf Cinchonin.

Lösungen von neutralen Cinchoninsalzen geben mit Ferrocyankaliumlösung einen gelben, krystallinischen Niederschlag.

> Journ. f. prakt. Chem. **75.** 484.
> Ztschr. f. analyt. Chem. **1.** 89.
> Chem. Zentralbl. 1859. 464.

Bill-Seligsohn siehe **Bill's** Reaktion auf Cinchonin.

Billet's Reagenz zum Färben mikroskop. Präparate

ist eine Lösung von sog. Bleu-carbonaté, die dem Reagenz von Romanowsky bezw. Giemsa zugesetzt wird. Diese Lösung wird durch 3-stündiges Erhitzen einer 1%igen Methylenblaulösung mit 0,3%iger Natriumkarbonatlösung hergestellt.

> Compt. rend. biol. 1906. 753.
> Ztschr. f. wiss. Mikroskop. **24.** 432.

Billon's Reaktion auf Ceylon-Zimtöl.

Schüttelt man 1 Tropfen Ceylon-Zimtöl mit 10 ccm Wasser, filtriert durch ein angefeuchtetes Filter und gibt zum Filtrat einige Tropfen Kaliumarsenitlösung (Fowler'sche Lösung), so entsteht eine grüngelbe Färbung. Chinesisches Zimtöl gibt diese Reaktion nicht.

> Bull. Scienc. Pharmacol. 1903. Nr. 1.
> Pharm. Ztg. 1903. 185.
> Südd. Apoth. Ztg. 1903. 548.
> Nach S c h i m m e l ist gerade das Gegenteil der Fall.
> Vergleiche Pharm. Zentrh. 1904. 356.

Biltz' Reaktion auf Glukose.

Eine gesättigte Kochsalzlösung färbt man mit etwas Fehling's Lösung bläulich, erhitzt zum Kochen und schichtet die zu prüfende Flüssigkeit darüber. An der Berührungsstelle läßt sich die rote Farbenreaktion scharf erkennen.

> Pharm. Zentrh. **17.** 395.
> Ztschr. f. analyt. Chem. **16.** 247.

Biltz' Reagenz auf Natriumkarbonat in Bikarbonat

ist wässerige Quecksilberchloridlösung (1:20). 2 g Natriumbikarbonat löst man unter leichtem Umschwenken (ohne zu schütteln) in 30 ccm Wasser. Diese Lösung gibt man in 5 g Reagenz. Erscheint innerhalb 3 Minuten nur eine weißliche Opaleszenz, so enthält das Bikarbonat höchstens 4 % Monokarbonat, tritt aber eine rötliche bis bräunliche Trübung (oder Niederschlag) ein, so ist der Gehalt an Monokarbonat höher.

> Archiv der Pharm. **140.** 193.
> Ztschr. f. analyt. Chem. **9.** 527.

Biltz' Reagenz auf Wasser

ist Filtrierpapier, das mit einer Lösung von Kaliumbleijodid in Aceton getränkt und getrocknet wurde. Wasser (Feuchtigkeit) färbt dasselbe tiefgelb. (Abscheidung von Jodblei.)

> Berl. Ber. 1907. 2182.
> Chem. Ztg. 1907. Rep. 329.
> Journ. de Pharm. et de Chim. (6). **26.** 119.
> Vergl. Huxley-Brooks Reagenz.

Biltz' Reaktionen auf Ureabromin

sind die Reaktionen des Calciumbromids und des Harnstoffs. Näheres siehe: Pharm. Zentrh. 1912. 246.

Biltz-Mecklenburg's Reaktion auf Zirkon.

Säuert man eine zirkoniumhaltige Lösung mit Salpetersäure oder Salzsäure stark an, fügt einige Tropfen Natriumphosphatlösung hinzu und erwärmt, so fällt ein weißes Hydrogel, das Zirkon und Phosphorsäure enthält. Anwesenheit von Schwefelsäure verlangsamt den Eintritt der Reaktion.

> Ztschr. f. angew. Chem. 1912. **25.** 2110.

Binda's Reaktion auf Phosphor

beruht auf Phosphoreszenzerscheinungen, wenn phosphorhaltiges Material auf erwärmte Glasplatten ausgestrichen wird. Vergl. Filippi-Oberto, Arch. Farmacol. Speriment. 1909. **8.** 211. — Chem. Zentralbl. 1909. II. 1078.

Binder's Reaktion auf Salpetersäure im Wasser.

(Modifikation von Trommsdorf's Reaktion auf salpetrige Säure.) 30 ccm Wasser schüttelt man mit sehr wenig Zinkstaub (eine Stahlfederspitze voll), gibt einige Tropfen verdünnte Schwefelsäure zu und schüttelt abermals. Fügt man dann etwas Jodkaliumstärkekleister zu, so entsteht bei Anwesenheit von Salpetersäure (bezw. salpetriger Säure) sofort oder nach einiger Zeit eine Blaufärbung.

2 mg N_2O_5 in 1 Liter Wasser geben nach einigen Minuten noch starke Blaufärbung.

> Ztschr. f. analyt. Chem. **26.** 605.
> Pharm. Ztg. **51.** 765.

Bindo de Vecchi's Reagenz zum Einbetten mikroskop. Präparate

ist eine Lösung von Collodiumwolle in Methylalkohol.

> Ztschr. f. wiss. Mikroskop. 1906. 312.
> Chem. Zentralbl. 1907. I. 190.

Binz' Reaktion auf Digitalin

ist eine Modifikation von Dragendorff's Reaktion. Eine Lösung von Digitalin in 3 ccm konzentr. Schwefelsäure wird auf Zusatz von 3 Tropfen kalt gesättigtem Bromwasser rosarot bis violettrot gefärbt.

> Pharm. Zentrh. **45.** 154.
> Ztschr. f. analyt. Chem. **45.** 143 u. 785.

Binz' Reaktionen auf Nitroglycerin siehe:
Apoth. Ztg. 1906. 204.
Südd. Apoth. Ztg. 1906. 170.

Biondi's Diazoreaktion des Harns.

(Modifikation von Ehrlich's Reaktion.) Auf Filtrierpapier gibt man 1 Tropfen Harn und einen Tropfen Ammoniak und läßt an einem Glasstabe je einen Tropfen Sulfanilsäurelösung und Natriumnitrit (0,05: 100,0) zusammenfließen, welche Mischung (von Diazobenzolsulfosäure) man dann auf die befeuchtete Papierstelle gibt. Zeigt der Harn die Diazoreaktion, so entsteht ein roter Fleck, wenn nicht, nur eine gelbe Färbung.
Zentralbl. f. innere Medizin 1904. 671.

Biondi siehe **Strasburger's** Reagenz.

Biondi-Ehrlich's Reagenz zum Färben mikroskop. Präparate
siehe dessen Modifikation:
Biondi-Heidenhain's Reagenz u. Ehrlich-Biondi's Reagenz.

Biondi-Heidenhain's Triacidgemisch
ist eine Mischung gesättigter, wässeriger Lösungen von Fuchsin S, Orange G und Methylgrün (2: 10: 5). Gebraucht zur Schnittfärbung. Vergleiche Aronsohn' und Ehrlich-Biondi's Reagenz.
Das Reagenz ist auch in Pulverform gebräuchlich, von dem man nach Rosin 0,4 g in 100 ccm Wasser löst, für Paraffinschnitte und Celloidinschnitte noch 7 bezw. 30 ccm 0,5 %-iger Säurefuchsinlösung zugibt· (R o s i n ' s Triacidgemisch).
Pflüger's Archiv 1888. 111.
B e h r e n s ' Tabellen 1892. 117.
E b e r t h - F r i e d l ä n d e r , Mikroskop. Techn. 1894. 119.
Enzyklop. d. mikroskop. Techn. 1903. 1030.

Bittó siehe **Béla von Bittó.**

Birch-Hirschfeld's Reagenz zum Färben mikroskop. Präparate.
a) Eine Lösung von 2 g Bismarckbraun in 100 ccm Alkohol;
b) eine 0,5 %ige Lösung von Gentianaviolett in Wasser.
Festschr. f. E. L. Wagner, Leipzig. 1887.
Ztschr. f. wiss. Mikroskop. 1888. 255.
Enzyklop. d. mikroskop. Techn. 1903. 39.
E b e r t h - F r i e d l ä n d e r , Mikroskop. Techn. 1894. 169.

Bischoff's Butterprobe.
Reine Butter trennt sich beim Schmelzen im Luftbade in eine ölige, klare Schicht und einen mehr oder weniger großen Bodensatz von Nichtfettstoffen. Margarine, Milchzusatz etc. erkennt man an trüber Fettschicht. Näheres siehe: Pharm. Zentrh. 1896. 43.

Bischoff's Reaktion auf Gallensäuren
ist eine Modifikation von Pettenkofer's Reaktion: Erwärmt man 1 Tropfen Gallensäure-

lösung mit einer Spur Rohrzuckerlösung und 1 Tropfen verdünnter Schwefelsäure, so färbt sich die Mischung purpurrot.
Ztschr. f. rat. Mediz. **21.** 125.

Bishop's Reaktion auf Sesamöl.
Schüttelt man 8 ccm Sesamöl mit 12 ccm Salzsäure (21—22 ° Bé.), so tritt keine Veränderung ein. Nach einigen Tagen tritt unter Einwirkung von Luft und Licht eine Grünfärbung auf, die nach längerem Stehen intensiver wird. Schließlich scheiden sich blauviolette Flocken ab. Näheres siehe: Journ. de Pharm. et de Chim. **20.** 244. — Ztschr. f. analyt. Chem. **29.** 724. — Chem. Ztg. 1899. 802. — Répert. de Pharm. 1899. 436. — K r e i s , Chem. Ztg. 1902. 1014; 1903. 1030; 1908. 87.

Bishop-Kreis' Reaktion auf belichtete Fette und Öle.
Schüttelt man gleiche Volumina belichteter Fette und Öle mit unbelichtetem Sesamöl und Salzsäure (D. = 1,19), so tritt Grünfärbung ein.
Chem. Ztg. 1902. 1014; 1903. 316.
Verhandlungen der naturforsch. Gesellsch. Basel, Bd. XV, Heft 2.

Bitter's Reaktion auf freie Kohlensäure im Wasser.
Wasser, das freie Kohlensäure enthält, wird durch Phenolphthalein nicht gefärbt. Schüttelt man oder kocht man es aber nach Zusatz des Indikators, so färbt es sich rot.
Hygien. Rundschau **19.** 633.
Apoth. Ztg. 1909. 454.

Bitter's Chinablau-Malachitgrün-Agar.
30 g Stangenagar erhitzt man $^3/_4$ Stunden lang mit einer Mischung von 1 Liter Fleischwasser und 7 ccm Norm.-Salzsäure, gibt dann 1 % Pepton, 0,5 % Kochsalz und 2 % Milchzucker zu und neutralisiert das Gemisch nach einige Minuten anhaltendem Kochen unter Zuhilfenahme von Lackmus mit Norm.-Natronlauge. Auf 100 ccm dieses Nähragars gibt man 8 Tropfen gesättigte, wässerige Chinablaulösung und 2,5 ccm 0,1 %ige Malachitgrünlösung und sterilisiert. Kolibakterien bilden auf diesem Nährboden lebhaft blaue, Typhus- und Paratyphusbakterien farblose, durchscheinende Kolonien.
Münchener med. Woch. 1911. 709.
Merck's Bericht 1911. 358.

Bizzari's Reaktion auf Glukose im Harn.
Man tränkt Streifen von weißem Schafwollgewebe mit einer 10 %igen Zinnchloridlösung und trocknet dieselben bei mäßiger Wärme. Läßt man Harn auf solche Streifen tropfen und trocknet bei gelinder Wärme, so werden die betreffenden Stellen dunkel gefärbt, wenn Glukose vorhanden ist.
Gazz. del Farmacista 1884. Nr. 1.
Pharm. Post. 1894. 35.
Vergleiche Maumené's Reaktion.

Bizzozero's Reagenzien zum Färben mikroskop. Präparate.

1. Eine schwache, wässerige Lösung von Methylviolett 5 B oder eine Lösung von Methylviolett 5 B in physiologischer Kochsalzlösung. Gebraucht zur Blutuntersuchung.
2. Eine Lösung von 1 g Gentianaviolett in 15 ccm Alkohol und 100 ccm Anilinwasser.

Arch. Ital. Biolog. 1883. 137.
Ztschr. für wiss. Mikroskop. 1884. 589.
Virchow's Archiv 85. 102.
B e h r e n s ' Tabellen 1892. 110. 112.

Bizzozero's Pikrocarmin zur Kernfärbung.

Zu einer Lösung von 1 g Carmin in 6 ccm Ammoniak und 100 ccm Wasser gibt man unter Umschwenken eine Lösung von 1 g Pikrinsäure in 100 ccm Wasser und dampft auf dem Wasserbade auf 100 ccm ein. Nach dem Erkalten gibt man 20 ccm Alkohol zu.

Ztschr. f. wiss. Mikroskop. 1885. 539.
E b e r t h - F r i e d l ä n d e r , Mikroskop. Techn. 1894. 116.

Björklund's Reaktion

(Ätherprobe) auf Verfälschungen der Kakaobutter mit Rindstalg und Wachs ist eine Modifikation von Horsley's Butterprobe. Sie beruht auf der klaren Löslichkeit von Kakaoöl in Äther (1 : 8) bei 18° C. Näheres siehe: Ztschr. f. analyt. Chem. 3. 233 oder Pharm. Ztschr. f. Rußland 1864. 401.

Blachez' Reaktion auf Alkohol in Chloroform.

Zu einigen ccm Chloroform gibt man ein Stückchen geschmolzenes, trockenes Ätzkali und schwenkt einige Minuten um. Nach dem Abgießen setzt man dem Chloroform ein gleiches Volum Wasser zu, schüttelt gut um und versetzt die abgeschiedene, wässerige Lösung mit einigen Tropfen Kupfersulfatlösung. War das Chloroform alkoholhaltig, so entsteht eine Trübung von Kupferhydroxyd.

Journ. de Pharm. et de Chim. 1869. 289.
Ztschr. f. analyt. Chem. 8. 472.
Vergleiche auch Vogel's Reaktion.

Black's Reaktion auf β-Oxybuttersäure im Harn.

10 ccm Harn werden in einer Porzellanschale vorsichtig auf ein Drittel eingedampft, mit einigen Tropfen Salzsäure versetzt und mit Gips zu einem dünnen Brei verrührt. Nach dem Erhärten und Trocknen der Masse wird zerrieben und mit Äther 2 mal extrahiert. Nach dem Verdunsten des Äthers wird der Rückstand in etwas Wasser gelöst, mit Baryumkarbonat neutralisiert, einige Tropfen Wasserstoffsuperoxyd und einige Tropfen Eisenchloridlösung (5 %) zugegeben. Bei Anwesenheit von β-Oxybuttersäure, die bei der Oxydation in Acetessigsäure übergeht, wird durch das Eisenchlorid eine dunkelrote Färbung hervorgerufen.

Journ. biolog. Chem. 1907. 207.
Chem. Zentralbl. 1908. II. 1896.

Blaise's Reaktion auf Chinin

ist eine Kombination von Flückiger's und Vogel's Reaktion.

Répert. de Pharm. 1897. 173.
Pharm. Zentrh. 1897. 343.
Chem. Zentralbl. 1897. II. 225.

Blanc's Reagenz zum Färben mikroskop. Präparate

ist eine Mischung von 20 ccm gesättigter, alkoholischer Safraninlösung mit 60 ccm Alkohol oder eine Lösung 5 : 150 in absol. Alkohol. Gebraucht zum Färben von Protozoën.

Zoolog. Anzg. 1883. 135.
Ztschr. f. wiss. Mikroskop. 1884. 282.
B e h r e n s ' Tabellen 1892. 113.
Enzyklop. d. mikroskop. Techn. 1903. 1173.

Blanc-Rameau's Reaktionen auf albumoide Stoffe (Mucin, Nukleoalbumin, Albumin, Serin, Globulin, Pseudoalbumin, Pepton, Propepton, Pseudomucin)

siehe: Annal. Chim. analyt. appl. 1909. 14. 294. — Chem. Zentralbl. 1909. II. 1704.

Blarez' Reaktion auf Teerfarbstoffe im Wein.

10 ccm Wein und 10 Tropfen Essigsäure erhitzt man auf 100° C. und schüttelt mit 0,2 g gepulvertem Mercuriacetat. Nach dem Erkalten und Filtrieren ist die Flüssigkeit bei Anwesenheit von Teerfarben gefärbt. Die natürlichen Weinfarbstoffe schlagen sich auf dem Quecksilbersalz nieder.

Journ. of the Chem. Soc. 49. 1084.
Bull. Soc. Chim. Paris 46. 148.

Blarez' Reaktion auf Erdnußöl in Olivenöl.

Man verseift unter den nötigen Vorsichtsmaßregeln 1 ccm des zu prüfenden Öles mit 15 ccm alkoholischer Kalilauge (4—5 %) durch 20 Minuten langes Kochen (Rückflußkühler). Nach dem Abkühlen ist Olivenöl flüssig, bei Anwesenheit von Erdnußöl entsteht eine feste Ausscheidung. Empfindlichkeitsgrenze = 5 %.

Répert. de Pharm. 1897. 446.
Pharm. Zentrh. 1898. 32.
Chem. Ztg. 1897. Rep. 254.
Chem. Zentralbl. 1898. I. 477 u. 1907. I. 767.
Vasterling, Pharm. Ztg. 1909. 490.

Blarez' Reagenz auf Harnstoff

ist eine Lösung von Natriumhypobromit, die durch Mischen von 20 ccm Wasser, 10 ccm Natronlauge und 1 ccm Brom hergestellt wird. Näheres siehe: Schweizer Woch. f. Chem. u. Pharm. 1907. Nr. 22. — Pharm. Ztg. 1907. 581. — Vergl. Moreigne's Reagenz.

Blarez-Tourbou's Reaktion auf Sucramin siehe:

Bull. Soc. Pharm. Bordeaux 40. 361.
Ztschr. f. analyt. Chem. 42. 457.

Blaser's Reagenz auf Aldehyd im Äther

ist eine an der Sonne gebleichte, wässerige Lösung von Fuchsin (1 : 100 000). Näheres siehe: Pharm. Zentrh. 1899. 607. — Chem. Zentralbl. 1899. II. 848.

Blau's Reaktion auf Para-Phenylendiamin.

Lösungen von p-Phenylendiamin erzeugen auf Holz eine ziegelrote Färbung, welche durch Säuren verstärkt, durch Alkalien aber zerstört wird. Empfindlichkeitsgrenze $=$ 1:500000.
Ztschr. d. allg. österr. Apoth. Ver. 1906. 7.
Pharm. Praxis 1906. 14.
K o c h s , Apoth. Ztg. 1906. 284.

Blochmann's Reagenzien

sind die üblichen Lösungen derjenigen chemischen Stoffe, wie sie in der qualitativen Analyse Verwendung finden, aber nicht in willkürlichen Lösungsverhältnissen, sondern als Normal-, Halbnormal- oder Doppeltnormal-Lösungen.
B l o c h m a n n , Erste Anleitung zur qualitat. chem. Analyse, Königsberg 1890.
K ö n i g , Landwirtsch. Stoffe 1906. 972.

Bloxam's Reagenz I auf Alkaloide

ist Bromwasser, das mit verschiedenen Alkaloiden charakteristische Färbungen und Niederschläge gibt. Näheres siehe: Chem. News 47. 215 oder Ztschr. f. analyt. Chem. 25. 247. — E i l o a r t , Chem. News 50. 102 oder Ztschr. f. analyt. Chem. 25. 248.

Bloxam's Reagenz II auf Alkaloide.

(Euchlorin). Eine schwache, wässerige Kaliumchloratlösung wird mit konzentr. Salzsäure bis zur starken Gelbfärbung versetzt und dann mit Wasser bis zu einer hellgelben Färbung verdünnt. In die zu prüfende salzsaure, zum Kochen erhitzte Alkaloidlösung gibt man nach und nach von diesem Reagenz. Dabei geben verschiedene Alkaloide charakteristische Farbenreaktionen. Näheres siehe: Chem. News 55. 155. — Ztschr. f. analyt. Chem. 30. 263. — Pharm. Zentralh. 1888. 223. — Deutsche Med. Ztg. 1888. 352.

Bloxam's Reaktion auf Arsen

beruht auf der elektrolytischen Abscheidung von Arsenwasserstoff und dem Nachweis des letzteren als Arsenspiegel nach der Marshschen Methode. Näheres siehe: D r a g e n - d o r f f , Ermittel. von Giften 1888. 390. — Chem. Zentralbl. 1862. 638. — d e C l a u b r y , Journ. de Pharm. et de Chim. (3) 17. 125. — W o l f f , Pharm. Zentrh. 1886. 609.

Bloxam's Reaktion auf Harnstoff.

Man prüft, ob die wässerige Lösung, die auf Harnstoff untersucht werden soll, Salpetersäure enthält und gibt in diesem Falle einige Tropfen Salmiaklösung zu, wenn nicht, so säuert man mit Salzsäure an. Hierauf verdampft man die Lösung auf einem Porzellantiegeldeckel und erhitzt den Rückstand so lange, als er dicke, weiße Dämpfe entwickelt. Nach dem Erkalten löst man den Rückstand in 1—2 Tropfen Ammoniakfl., fügt 1 Tropfen Chlorbaryumlösung zu und rührt mit einem Glasstabe um. Bei Anwesenheit von Harnstoff entsteht ein krystallinischer Niederschlag (cyanursaures Baryum). Verwendet man statt Chlorbaryum einen Tropfen schwacher Kup-

fersulfatlösung, so entsteht ein violetter, krystallinischer Niederschlag (wahrscheinlich cyanursaures Kupferoxydammoniak).
Chem. News 47. 285.
Ztschr. f. analyt. Chem. 23. 73.

Bloxam's Reaktion auf Strychnin.

Löst man etwas Strychnin in einigen Tropfen verdünnter Salpetersäure und gibt nach gelindem Erwärmen eine Spur Kaliumchlorat zu, so entsteht eine intensive Scharlachfärbung, welche mit Ammoniak braun wird und dann nach dem Eindampfen eine grüne Färbung annimmt.
Chem. News 55. 155.
Ztschr. f. analyt. Chem. 30. 263.
Chem. and. Drugg. 1887. 636.
Vergleiche auch Kippenberger, Nachw. v. Gift 1897. 107.

Blum's Reagenz für mikroskopische Zwecke

ist Formaldehyd. Gebraucht als Konservierungs- und Härtungsmittel für pflanzliche und tierische Präparate, besonders in 4 %iger Lösung.
Zoolog. Anzg. 1893. 450.
Münchener med. Woch. 1893. Nr. 32.
Chem. Ztg. 17. Rep. 310.
Anat. Anzg. 1894. 1896.
Berliner klin. Woch. 1901. 178.
Ztschr. f. wiss. Mikroskop. 1894. 32.
B e r g o n z o l i , Ztschr. f. wiss. Mikroskop. 1894. 349.
W o r t m a n n , Botan. Ztg. 52. 65.
H o l f e r t , Chem. Ztg. 18. Rep. 135.
B r u n s , Ber. d. deutsch. botan. Ges. 1894. 178.
H o y e r , Anat. Anzg. 1894. 236. Ergänz.-Bd.
H e r m a n n , ebenda 1893. 112.
W a s i e l e w s k i , Ztschr. f. wiss. Mikroskop. 1899. 312.
Enzyklop. d. mikroskop. Techn. 1903. 393.

Blum's Reagenz auf Eiweiß.

Man löst 10 g Metaphosphorsäure in 95 ccm Wasser, gibt 2—3 g Bleisuperoxyd und eine Lösung von 0,05 g Manganchlorür in verdünnter Salzsäure zu und filtriert. Das Reagenz wird wie Hindenlang's Metaphosphorsäurelösung verwendet, ist aber haltbarer.
Chem. Zentralbl. 1887. 345.
Chem. Ztg. 1887. Rep. 24.

Blum's Reaktion auf Ferrosalze in Ferrisalzen

siehe: Ztschr. f. analyt. Chem. 1905. 10.
Chem. Zentralbl. 1905. I. 630.

Blumenthal's Reaktion auf Atoxyl im Harn.

Zu 10 ccm Harn gibt man einige Tropfen Salzsäure und 2 Tropfen 1 %ige Natriumnitritlösung. Dann fügt man eine Lösung von α-Naphthol in Natronlauge bis zur alkalischen Reaktion zu. Bei Anwesenheit von Atoxyl tritt eine himbeerrote Färbung auf.
Therap. d. Gegenwart 1911. 389.
Biochem. Ztschr. 10. 240.
Deutsche med. Woch. 1908. 2266.
L o c k e m a n n , ebenda 1908. 1460; 1909. 209.

Blumenthal's Reaktion auf Indol und Skatol
siehe: Biochem. Ztschr. 1909. **19.** 526. — Chem. Zentralbl. 1909. II. 865.

Blumenthal's Reaktion auf Pentosen im Harn.
(Modifikation von Bial's Reaktion). 3 ccm Harn werden mit zirka 5—6 ccm Salzsäure (1,19) und 1 Messerspitze voll Orcin versetzt und zum Sieden erhitzt. Schon nach kurzem Sieden tritt bei Gegenwart von Pentosen blaugrüne oder blauviolette Färbung ein. Bleibt sie aus, so enthält der Harn keine Pentosen. Hält man die Flüssigkeit noch einige Augenblicke im Sieden, so wird der Niederschlag dunkler und stärker. Nun hört man zu kochen auf. Scheiden sich grünblaue Flocken aus, so ist der Harn auf Pentosen dringend verdächtig.
Med. Klinik 1910. 551.
Zentralbl. f. innere Med. 1910. 1053.
Merck's Bericht 1910. 288.

Blumenthal-Neuberg's Reaktion auf Aceton.
10 ccm Harn versetzt man mit je einem Tropfen von Pyridin, 10 %iger Hydroxylaminlösung und 5 %iger Natronlauge. Hierauf gibt man 1 ccm Äther und Bromwasser bis zur Gelbfärbung des Äthers zu. Diese Gelbfärbung geht bei Anwesenheit von Aceton auf Zusatz von Wasserstoffsuperoxyd in Blau über.
Zum Nachweis von Aceton kann auch p-Nitrophenylhydrazon und die für alle Nitrophenylhydrazone charakteristische Rot- bis Violettfärbung mit alkoholischer Kalilauge verwendet werden.
Deutsche med. Woch. 1901. 6 u. 79.
Ztschr. f. analyt. Chem. **40.** 188.
S t o c k , Dissertation Berlin 1899.
T a y l o r , Journ. Americ. Med. Assoc. 1906. Nr. 11.

Blunt's Reaktion auf salpetrige Säure.
Die Reaktion beruht auf der Oxydation von Ferrocyankalium zu Ferricyankalium durch die salpetrige Säure, wobei eine gelbe Färbung eintritt. Ferricyankalium ist ja bekanntlich weit intensiver gefärbt als Ferrocyankalium.
The Analyst 1903. **28.** 313.
Chem. Ztg. 1903. Rep. 299.
Chem. Zentralbl. 1904. I. 51.
Ztschr. f. analyt. Chem. **49.** 384.
S c h ä f f e r , Annal. der Pharm. **80.** 357.
D e v e n t e r , Berl. Ber. **26.** 589, 932, 958.

Blunt's Reaktion auf Silber im Blei.
Man löst das Blei in Salpetersäure und gibt etwas gesättigte, wässerige Bleichloridlösung zu. Bei Anwesenheit von Silber entsteht eine Trübung.
Chem. News **61.** 11.

Blyth's Reagenz auf Blei im Trinkwasser
ist eine 1 %ige Cochenilletinktur. Bleihaltiges Wasser gibt mit dem Reagenz einen gefärbten Niederschlag.
Merck's Report 1900. 165.

Boas' Reaktion auf Adrenalin.
Versetzt man Adrenalin mit einer größeren Menge konzentr. Salzsäure, so tritt Violettfärbung auf.
Zentralbl. f. Physiol. **22.** 825.
Chem. Zentralbl. 1909. I. 1609.

Boas' Reagenz I auf Blut.
Zum Nachweis okkulter Blutanwesenheit im Mageninhalt und in den Faeces benützt der Autor das Storch'sche Reagenz (p-Phenylendiamin und H_2O_2).
Zentralbl. für innere Med. 1906. Nr. 24.
Deutsche med. Woch. 1906. 1050.

Boas' Reagenz II auf Blut
ist eine Modifikation von Meyer's Reagenz auf Oxydasen. Man stellt es her, indem man 1 g Phenolphthalein und 25 g Kaliumhydroxyd in 100 g Wasser löst und unter Erwärmen mit 10 g Zinkstaub reduziert.
Deutsche med. Woch. 1911. 62.
Merck's Bericht 1911. 420.
V a s , Deutsche med. Woch. 1912. 1412.

Boas' Reaktion auf Milchsäure im Magensaft.
Eine Mischung von 3 Tropfen offizin. Eisenchloridlösung mit 50 ccm Wasser wird bei Anwesenheit von freier Milchsäure oder von Laktaten gelb gefärbt. Salzsäure und Essigsäure bewirken keine Veränderung.
Pharm. Zentrh. 1888. 323.

Boas' Reagenz I auf freie Salzsäure im Magensaft
ist eine alkoholische Tropaeolinlösung (Trop. 00 = 1 : 1000). In dünner Schicht auf ein Porzellanschälchen verteilt und mit salzsäurehaltigem Magensafte auf freier Flamme vorsichtig erwärmt wird das Reagenz violett gefärbt. Näheres siehe: Pharm. Ztg. 1891. 392 oder Deutsche med. Woch. 1887. Nr. 39.
Auch mit Tropaeolinlösung getränktes Papier kann zum Salzsäurenachweis verwendet werden, eine Reaktion, die nach B r u n n e r nicht so scharf ist als die obige.

Boas' Reagenz II auf freie Salzsäure im Magensaft
ist eine Lösung von 10 g Resorcin, 3 g Rohrzucker und 3 ccm Alkohol in 100 ccm Wasser. 5—6 Tropfen Magensaft bringt man in einem Porzellanschälchen auf freier Flamme mit 2—3 Tropfen Reagenz vorsichtig zur Trockene. Bei Anwesenheit von Salzsäure erhält man einen rosa- bis zinnoberroten Spiegel, der sich beim Erkalten verfärbt. Empfindlichkeitsgrenze = 0,05 % Salzsäure.
Zentralbl. f. klin. Mediz. 1888. 817.
Ztschr. f. analyt. Chem. **28.** 648.
Pharm. Ztg. 1891. 392.
Ville-Derrien, Bull. Soc. Chim. France. (4) **1.** 965, **5.** 895.

Boas' Reagenz zum mikroskopischen Nachweis von Fett
ist eine 5%ige, alkoholische Lösung von fettfreiem Chlorophyll.

Berl. klin. Woch. 1911. 1282.
Merck's Bericht 1911. 230.
B e n d a , Berl. klin. Woch. 1911. 1246.

Bobierre's Reaktion auf Blei in Zinn.

Gibt man auf Zinn einen Tropfen Eisessig, erhitzt und gibt einen Tropfen Jodkaliumlösung zu, so entsteht bei Anwesenheit von Blei eine gelbe Färbung.

Merck's Report 1900. 165.
Compt. rend. 80. 961.
F o r d o s , ebenda 80. 794 oder
Ztschr. f. analyt. Chem. 14. 389.

Bocchi's Reaktion auf Filixsäure.

Erhitzt man eine ammoniakalische Lösung von Filixsäure nach Zusatz von Salzsäure und gibt Ferriferricyanidlösung zu, so entsteht eine blaue Färbung.

Bollett. chimico farmac. 1896. 609.
Apoth. Ztg. 1896. 837.
Chem. Zentralbl. 1896. II. 1137.

Bochichio's Reaktion auf Salicylsäure in Milch.

Eine Mischung von 5 ccm Milch und 5 ccm Wasser versetzt man mit 5 Tropfen Natriumnitritlösung (10 %) und 5 Tropfen Kupfersulfatlösung (10 %) und erwärmt die Mischung im Wasserbade. Bei Gegenwart von Salicylsäure ist das Serum nach Abscheidung des Kaseïns rot gefärbt. Empfindlichkeitsgrenze $= 1 : 20$ Liter.

Giornal. d. R. Soc. Ital. d'Igiene 1902. 291.
Ztschr. f. analyt. Chem. 42. 676.

Bodde's Reaktion zur Unterscheidung des Resorcins von Phenol und Salicylsäure.

Eine Lösung von Natriumhypochlorit erzeugt in Resorcinlösungen eine violette, rasch in Gelb übergehende Färbung. Durch einen Überschuß des Hypochlorites oder durch Erwärmen erhält man eine braune Färbung. Empfindlichkeitsgrenze $= 1 : 10\,000$. Phenol, Salicyl- und Benzoesäure geben diese Reaktion nicht.

The Analyst 14. 115.
Ztschr. f. analyt. Chem. 28. 712.
Chem. Ztg. 1889. Rep. 199.

Bödecker's Reagenz auf Eiweiß.

Eiweißhaltiger Harn wird nach dem Ansäuern mit Essigsäure durch Ferrocyankaliumlösung getrübt oder gefällt.

Arch. der Pharm. (3) 16. 370.
Chem. Zentralbl. 1880. 426.
H i l g e r , Arch. der Pharm. 206. 388.
H a g e r , Pharm. Prax. 1880. II. 1181.
W i n t e r n i t z , Ztschr. f. physiol. Chem.
16. 439.
B a r d a c h , Ztschr. f. analyt. Chem. 1904.
554.
S c h w e i s s i n g e r , München. med. Woch.
1904. 1172.
E n g e l s , Pharm. Ztg. 1909. 968.
Schmiedel, Wiener klin. Woch. 20. 229.

Bödecker's Reaktion auf schweflige Säure.

Die zu prüfende Flüssigkeit neutralisiert man mit Essigsäure oder Natriumbikarbonat und gibt sie in eine Mischung von viel Zinksulfatlösung mit wenig Nitroprussidnatrium. Es entsteht bei Anwesenheit von SO_2 eine rosenrote bis dunkelrote Färbung. Empfindlicher wird diese Reaktion durch Zugabe von Ferrocyankalium.

Liebig's Annal. 117. 193.
Chem. Zentralbl. 1861. 413.

Boehringer's Reaktion auf β-Chloromorphid in Apomorphin.

0,1 g Apomorphinhydrochlorid wird in 10 ccm Wasser gelöst, mit 20 ccm Äther überschichtet, mit 5 ccm einer kalt gesättigten Lösung von Natriumbikarbonat versetzt und bis zur Lösung des entstandenen Niederschlages geschüttelt. Die wässerige Lösung wird abgelassen, der Äther noch dreimal mit 20 ccm Wasser gewaschen und dann im Reagenzglas vollständig verdampft. Der abgekühlte Rückstand wird mit 5 ccm konzentr. Salpetersäure, die 0,5 % Silbernitrat enthält, übergossen und das Reagenzglas nach 10 Minuten 1 Stunde lang ins siedende Wasserbad gestellt. Nach dieser Zeit dürfen am Boden der klaren, unverdünnten, braunen Flüssigkeit keine oder höchstens nur eben wahrnehmbare Klümpchen von Chlorsilber vorhanden sein.

Chem.-Ztg. 1910, Rep. 410.
Merck's Bericht. 1910. 103.

Böeseken's Reagenz auf Aldehyde und Ketone ist eine 10 %ige, wässerige, mit schwefliger Säure gesättigte Lösung von Phenylhydrazin.

Chem. Weekblad 7. 934.
Chem. Zentralbl. 1910. II. 1836.

Bogomoloff's Reaktion auf Gallensäuren.

Die weingeistige Lösung der Gallensäure aus Galle (nach Plattner) oder aus Harn (nach Hoppe) dampft man in einer Porzellanschale auf dem Dampfbade ein, so dass der Rückstand die Schalenwand möglichst gleichmässig überzieht. Bringt man auf diese Schicht **vorsichtig** einen Tropfen Schwefelsäure und dann einige Tropfen Alkohol, so entsteht ein Farbenbogen. Das Zentrum der Säure ist gelb, dann folgt Orange, Rot, Rosenrot, Violett, Indigoviolett, Indigoblau und nach einigen Stunden wird die ganze Schicht gleichmässig indigoblau. Nach 2 Tagen geht die Farbe in ein schmutziges Grün über.

Zentralbl. f. die mediz. Wissensch. 1869. 489.
Ztschr. f. analyt. Chem. 9. 148; 7. 514.

Bogomoloff-Wasilieff's Reagenz auf Eiweiß ist eine Lösung von 1 g Carminsäure in 2 g Wasser. Eiweiß wird durch das Reagenz noch im Verhältnis 1 : 90 000 nachgewiesen. Die Deuteroalbumosen bewirken eine schwarze, die Protalbumosen eine dunkelorangerote Fällung. Näheres siehe: Merck's Bericht 1898. 25.

Petersburger med. Woch. 1897. 294.

Bogomoloff-Wasilieff's Reaktion auf Pepton im Harn.

Um Pepton neben Eiweiß nachzuweisen, fällt man das letztere durch Trichloressigsäure oder durch Aussalzen mit Ammonsulfat. Im ersteren Falle stellt man im Filtrate die Biuretreaktion an, im letzteren Falle weist man Pepton mit krystallisierter Salicylsulfosäure nach, welche in salzgesättigter Lösung mit Pepton einen Niederschlag gibt. Reines Pepton, auf dem Wasserbade mit Trichloressigsäure eingedampft, färbt sich nach einiger Zeit rosa bis violett.

Zentralbl. für die mediz. Wissensch. 1897. 49.
Ztschr. f. analyt. Chem. **36.** 738.

Bohlig's Reagenz auf freies Ammoniak und Ammonsalze.

1. Eine wässerige Lösung von Quecksilberchlorid 1 : 30.
2. Eine wässerige Lösung von Kaliumkarbonat 1 : 50.

Freies Ammon wird mit Lösung 1 durch Bildung eines weißen Niederschlages angezeigt. Ammonsalze geben diese Reaktion erst auf Zusatz von Lösung 2.

H a g e r , Pharm. Prax. 1880. I. 292.
Liebig's Annal. **125.** 23.
K o n i n c k , Ztschr. f. analyt. Chem. **32,** 188.
R e h s t e i n e r , Ztschr. f. analyt. Chem. **7.** 353.
S c h ö y e n , Ztschr. f. analyt. Chem. **2.** 330.

Böhm's Reagenz auf Alkaloide.

33,1 g Kaliumjodid löst man in 33 g Wasser und gibt 45,25 g Mercurijodid zu. Spez. Gew. des Reagenzes = 2,1694. Das Reagenz ist eine Modifikation von Mayer's Reagenz und soll verschiedene Vorzüge vor diesem haben.

Archiv f. exper. Pathol. u. Pharmakol. **19.** 70.

Böhm's Reaktion auf Bombay-Macis in Muskatblütenpulver.

Man kocht eine Probe mit Alkohol aus und filtriert den Auszug durch weißes Filtrierpapier. Ist die Macisprobe rein, so wird das Papier nur schwach gelb gefärbt, enthält sie Bombay-Macis, so wird das Filter besonders am Rande rosa gefärbt.

Ztschr. f. analyt. Chem. **30.** 378.
W a a g e , Pharm. Zentrh. 1892. 372.
T h o m s , Ber. d. pharm. Gesellsch. **2.** 229.

Böhme's Indolreaktion

ist eine Modifikation von Ehrlich's Indolreaktion. Lösung 1 = 4 g Paradimethylamidobenzaldehyd, 380 g Alkohol (96 %) und 80 g Salzsäure; Lösung 2 = gesättigte, wässerige Lösung von Kaliumpersulfat.

10 ccm der zu prüfenden Lösung versetzt man mit 5 ccm der Lösung 1 und 5 ccm der Lösung 2. Bei Anwesenheit von Indol tritt Rotfärbung ein.

Zentralbl. f. Bakt. 1905. (Orig.) 131.
Chem. Zentralbl. 1906. I. 403.

Böhmer's Hämatoxylintinktur für mikroskop. Zwecke

ist eine alkoholische Lösung von Hämatoxylin (1 : 10), die als Grundlage für andere Färbeflüssigkeiten dient.

Merck's Index 1902. 270.
Merck's Ber. 1905. 100, 1908. 233.

Böhmer's Reagenz zum Färben mikroskop. Präparate.

(Alaunhämatoxylin). Man mischt 10 ccm Böhmer's Hämatoxylintinktur mit einer filtrierten Lösung von 10 g Kalialaun in 200 ccm Wasser. Nach za. 8 tägigem Stehen an der Luft wird die Mischung filtriert.

Merck's Index 1902. 270.
Arch. f. mikroskop. Anat. 1868. 345.
H a n s e m a n n , Virchow's Archiv **123.** 356.
S t r a s s b u r g e r , Botan. Prakt. 1893. 221.
B e h r e n s' Tabellen 1892. 102.
E b e r t h - F r i e d l ä n d e r , Mikroskop. Techn. 1894. 104.
Enzyklop. d. mikroskop. Techn. 1903. 506.

Bohrisch's Reagenz auf Kampfer.

Erwärmt man 0,05 g Kampfer vorsichtig mit 1 ccm Vanillinsalzsäure, so erscheint zuerst eine rosarote, bei 75—100 ° eine blaugrüne Färbung. — 0,1 g Kampfer behandelt man in der Kälte mit 10 Tropfen eines erkalteten Gemisches von Schwefelsäure und Vanillinsalzsäure (1 g Vanillin in 100 g 25 %iger Salzsäure). Nach $^{1}/_{2}$ bis 1 Stunde zeigt natürlicher Kampfer eine schmutziggrüne Färbung, die nach einer weiteren Stunde in rein Dunkelgrün und nach 7—8 Stunden in Indigoblau übergeht. Synthetischer Kampfer zeigt diese Farbenerscheinungen nicht.

Pharm. Zentrh. 1907. 527, 777.
Apoth. Ztg. 1907. 568.
Pharm. Ztg. 1907. 565.
Répert. de Pharm. 1907. 362.
Chem. Techn. Unters. Meth. (Lunge-Berl.) 6. Aufl. III. 964.
Tunmann, Schweiz. Woch. Chem. Pharm. 1909. No. 34.
Pharm. Ztg. 1909. 692.
Répert. de Pharm. 1910. 24.

Bokarius' Reagenz auf Sperma.

1. Man löst 3 g Cadmiumjodid und 2 g arabischen Gummi in 25 g konzentr. wässeriger Pikrinsäurelösung.
2. Man sättigt 50 %ige Essigsäure mit Pikrinsäure.
3. Eine konzentr. eventuell mit Essigsäure versetzte wässerige Lösung von Phosphorwolframsäure.

Näheres siehe: Vierteljahresschr. f. gerichtl. Med. 1907. 217. — Apoth. Ztg. 1907. 302.

Bollenbach's Reagenz für analytische Zwecke

ist eine Lösung von Natriumhydrosulfit in Wasser, vor dem Gebrauch auf eine Ferrisalzlösung von bekanntem Gehalt eingestellt.

Als Indikatoren dienen Rhodankalium und Indigo. Näheres siehe: Chem. Ztg. 1908. 146. — Merck's Bericht 1908. 278.

Bollenbach's Reagenz auf Blei und Wismut.

Zur Trennung der Metalle der Schwefelwasserstoffgruppe verwendet man ammoniakalische Ammonpersulfatlösung, welche die beiden genannten Metalle als Superoxyde ausfällt. Näheres siehe: Ztschr. f. analyt. Chem. 1908. 47. 690.

Bolley's Reagenz auf Zinnober

ist ammoniakalische Silberlösung, die Zinnober schwarz färbt und so dessen Nachweis in Gemischen, wie Anstrichfarben, Siegellack etc. ermöglicht.

Schweizer Gewerbeblatt 9. 11.
Chem. Zentralbl. 1851. 29.

Bömer's Reagenz zur Bestimmung der Albumosen

ist eine gesättigte, wässerige Lösung von Zinksulfat, womit die Albumosen ebenso vollständig ausgefällt werden wie durch Ammonsulfat.

Ztschr. f. analyt. Chem. 34. 562.

Bömer's Phytosterinacetatprobe zum Nachweis von Pflanzenfetten

in Tierfetten (Butter) siehe: Ztschr. Unters. Nahr. Gen. Mittel 4. 865. 1070. — Chem. Zentralbl. 1901 II. 1043, 1902. I. 225. — H a r r i s, The Analyst 1906. 31. 353. — Chem. Zentralbl. 1907. I. 137.

Bonanno's Reagenz auf Gallenfarbstoffe

ist eine Mischung von Salpetersäure und Salzsäure.

Ricci, Presse méd. italienne 1911. 67.
Pharm. Zentrh. 1911. 551.

Bonastre's Reaktion auf echte Myrrhe.

Eine alkoholische Lösung von Myrrhe wird beim gelinden Erwärmen mit Salpetersäure violett gefärbt. Man kann die Reaktion auf Papier vornehmen, das mit der alkoholischen Myrrhelösung getränkt wurde. Eine ätherische Lösung von Myrrhe wird durch Bromdämpfe rotviolett gefärbt.

H a g e r, Pharm. Prax. 1880. II. 489.
Deutsch. Arzneibuch V. 341.
Enzyklop. d. gesamt. Pharm. 1887. II. 353.

Bondi-Schwarz' Reaktion auf Acetessigsäure im Harn

ist eine Modifikation von Riegler's Reaktion. Sie beruht auf der Entfärbung von Jodlösung (Lugol's Reagenz) durch Acetessigsäure und dem charakteristisch scharfen Geruch des Reaktionsproduktes.

Wiener klin. Woch. 1906. 37.
Med. Klinik 1906. 282.

Bonnans' Reagenz auf Glukose im Blut

besteht aus 3 Lösungen:

1. 35 g Kupfersulfat und 1 ccm Schwefelsäure werden mit Wasser zu 1 Liter gelöst.

2. 250 g Seignettesalz und 300 g Natronlauge werden mit Wasser zu 1 Liter gelöst.

3. Man löst 1 g Ferrocyankalium in 20 ccm Wasser. Eine Mischung von 10 ccm der Lösung 1, 10 ccm der Lösung 2 und 5 ccm der Lösung 3 wird zum Sieden erhitzt und tropfenweise die zu prüfende, von Eiweiß befreite Blutlösung zugegeben, bis die Mischung eine rotbraune Farbe angenommen hat.

Pharm. Zentrh. 1900. 312.
D e n i g è s - C h a s s a i g n e, Répert. de Pharm. 1900. 74.
S a l m, Pharm. Ztg. 1903. 982.
Chem. Zentralbl. 1903. II. 1150.
Maillard, Répert. de Pharm. 1909. 289, 337.

Bonnema's Reagenz auf Vanillin

ist Santelöl. Gibt man wenig Vanillin in einige ccm einer Mischung von 10 ccm Salzsäure (D. = 1,19) und 90 ccm Eisessig und setzt 2 Tropfen Santelöl zu, so entsteht sofort eine intensiv kirschrote Färbung, die beim Erhitzen blauviolett wird. In 24 Stunden färbt sich die Mischung grün.

Pharm. Weekblad 1897. Nr. 24.
Ztschr. f. analyt. Chem. 39. 60.
Pharm. Zentrh. 1898. 357.

Bonnet's Reaktion auf Formaldehyd.

1. Auf der zu prüfenden Flüssigkeit lässt **man** ein Uhrglas schwimmen, auf dem sich eine Lösung von Morphinsulfat in konzentr. Schwefelsäure (0,35 : 100) befindet. Das Ganze bedeckt man mit einer Glasglocke. Nach einiger Zeit färbt sich die Morphinlösung rosa bis dunkelblau. Empfindlichkeitsgrenze 1 : 250 000.

2. Die zu prüfende Flüssigkeit mischt man mit 1 ccm frisch bereiteter Morphinsulfatlösung (0,35 g in 100 ccm kalter, reiner, konzentr. Schwefelsäure). Formaldehyd bewirkt eine Färbung, die von Rosa in Blau übergeht.

Journal Americ. Chem. Society 1905. 601.
Vergl. Kobert's und Kenntmann's Reagenz auf Morphin.
Pharm. Zentrh. 1905. 912.

Bonnewyn's Reaktion auf Sublimat im Kalomel.

Bringt man Kalomel auf eine blanke Messerklinge und gibt etwas Alkohol zu, so entsteht bei Anwesenheit von Sublimat ein schwarzer Fleck.

Arch. der Pharm. 121. 52.
Chem. Zentralbl. 1865. 798.

Bonnewyn's Reaktionen auf Pikrotoxin siehe: Jahresber. f. Pharm. 1874. 507.

Bonney's Reagenz zum Färben mikrosk. Präparate.

a) Eine in der Wärme bereitete und filtrierte Lösung von 25 g Methylviolett und 1 g Pyronin in 74 g Wasser;

b) zu 100 g Aceton gibt man tropfenweise 2 %ige, wässerige Lösung von Orange G, bis ein Niederschlag entstanden und dieser wieder verschwunden ist.

Virchow's Archiv 193. No. 3.
Ztschr. f. wiss. Mikroskop. 1909. 126.
Merck's Bericht 1909. 279.

Borchardt's Reaktion auf Lävulose im Harn.

Einige Kubikzentimeter Harn werden im Reagenzglas mit der gleichen Menge 25 prozentiger Salzsäure und einigen Körnchen Resorcin einmal kurz aufgekocht. Tritt Rotfärbung ein, so kühlt man unter der Wasserleitung, gießt die Flüssigkeit in eine Schale oder ein Becherglas, macht mit Natriumkarbonat in Substanz alkalisch, gießt in das Reagenzglas zurück und schüttelt mit Essigäther aus. Bei Anwesenheit von Lävulose färbt sich der Essigäther gelb.

Ztschr. f. physiol. Chem. 55. 248.
Zentralbl. f. innere Med. 1910. 177.
V o i t, Chem. Zentralbl. 1909. I. 224.
J o l l e s, Ber. d. dtsch. pharm. Ges. 19. 484.

Bordas' Reaktion auf Blut.

Der zu prüfende Fleck wird mit Wasser durchtränkt und mit eisenfreiem Filtrierpapier abgetupft. Die feuchten Stellen des Papiers werden dann mit Benzidinlösung und Wasserstoffsuperoxyd behandelt. War der Fleck bluthaltig, so färbt sich das Papier blau.

Compt. rend. acad. scienc. 1910, I. 562.
Pharm. Ztg. 1910. 387.
Merck's Bericht 1910. 127.
Répert. de Pharm. 1910. 158.

Borde's Reagenz zur Jodzahlbestimmung.

a) Lösung von 18,8 g Antipyrin im Liter Alkohol (50—95 %);
b) Lösung von 5 g Jod in 100 ccm Alkohol (95 %) auf die Antipyrinlösung eingestellt;
c) Lösung von 6 g Quecksilberchlorid in 100 ccm Alkohol (80—95 %). 1 ccm Antipyrinlösung = 0,0254 g Jod.

B o r d e, Bull. Soc. Pharm. 1909. 16. 654.
Südd. Apoth. Ztg. 1910. 198.
B o u g a u l t, Journal de pharm. et de chim. (6), VII. 161, XI. 97, 100, 165.
Merck's Bericht 1910. 99.

Bordet-Gengou's Reaktion

ist eine Komplementablenkungsreaktion. Vergl. Deutsche med. Woch. 1906. 1180, 1908. 211, 1907. 1650, 1909. 1362 u. 1638.

Born's Einbettungsmittel

ist eine Schmelze von Wallrat und Rizinusöl.
Morphol. Jahrb. 1877. 135.

Börnstein's Reaktion auf Saccharin.

Erhitzt man sehr wenig Saccharin mit überschüssigem Resorcin und einigen Tropfen konzentr. Schwefelsäure, so färbt es sich gelb, rot und dann dunkelgrün. Verdünnt man das Reaktionsprodukt mit Wasser und übersättigt mit Alkali, so erhält man eine Lösung, die im durchfallenden Lichte rötlich ist und im auffallenden Lichte eine starke grüne Fluoreszenz zeigt. 0,001 g Saccharin lässt diese Fluoreszenz noch in 5—6 Liter Wasser erkennen.

Ztschr. f. analyt. Chem. 27. 165 u. 28. 352.
H o o k e r, Berl. Ber. 21. 3395.
H a a s, Chem. Ztg. 13. 96 oder
Ztschr. f. analyt. Chem. 28. 713.
R e m s e n, Americ. Chem. Journ. 1887. 372.
G a n t t e r, Ztschr. f. analyt. Chem. 32. 309.
H a s t e r l i k, Chem. Ztg. 1899. 267.
C o m a n d u c c i, Chem. Zentralbl. 1910. II. 1951.

Bornträger's Reaktion auf Acetal im Alkohol.

Den zu prüfenden Alkohol verdünnt man mit viel Wasser. Scheiden sich ölige Tropfen aus, so mischt man den Alkohol (unverdünnt) mit dem gleichen Volum. konzentr. Schwefelsäure und gibt dann konzentr. Kalilauge zu. Acetal gibt sich durch starken Geruch nach Acroleïn zu erkennen.

Chem. Ztg. 1899. Rep. 27.
Ztschr. f. analyt. Chem. 28. 61.

Bornträger's Reaktion auf Aloë.

1 g Aloë kocht man mit 10 ccm Wasser und filtriert nach dem Erkalten. Das Filtrat schüttelt man mit 10 ccm Äther oder Benzin und schüttelt letzteres mit 10 ccm 5 %igen Ammoniaks. Das Ammoniak färbt sich rot. Diese Reaktion geben deutlich Leberaloë, Curaçao- und Barbadosaloë, weniger deutlich Cap-, Zanzibar-, Uganda- und Socotraaloë, gar nicht Natalaloë.

Ztschr. f. analyt. Chem. 19. 166.
Chem. Zentralbl. 1880. 316.
H e u b e r g e r, Schweizer Woch. f. Chem. Pharm. 1899. 506 oder
Pharm. Zentrh. 1900. 33.

Bornträger's Reaktion auf Amylalkohol in Alkohol.

Den zu prüfenden Alkohol verdünnt man mit viel Wasser. Scheiden sich ölige Tropfen aus, so gibt man zu dem unverdünnten Alkohol 3 Tropfen konzentr. Salzsäure und 10 Tropfen Anilin (farblos). Bei Anwesenheit von Amylalkohol entsteht eine himbeerrote Färbung. Empfindlichkeitsgrenze = 0,05 %.

Chem. Ztg. 1889. Rep. 27.
Ztschr. f. analyt. Chem. 28. 61.

Bornträger's Reagenz auf Eisenoxydul

ist Chinosol (Oxychinolinschwefelsaures Kalium), das mit eisenoxydulsalzhaltigen Flüssigkeiten (Brunnenwasser) in alkalischer Lösung eine schwarzgrüne Färbung gibt, die mit Säuren zum Verschwinden kommt.

Allg. Chem. Ztg. 1904. Nr. 37.
Pharm. Ztg. 1904. 864.

Bornträger's Reaktion auf Resorcin und Thymol.

Gleiche Teile Natriumnitrit, Gips und Natriumbisulfat befeuchtet man mit Wasser, erwärmt und gibt die zu prüfende Lösung zu. Thymol bewirkt chromrote, Resorcin chromgrüne Färbung.

Ztschr. f. analyt. Chem. 29. 572.
Chem. Ztg. 1890. Rep. 340.

Borrel's Reagenz zum Fixieren.

Lösung von 2 g Platinchlorid, 2 g Osmiumsäure, 3 g Chromsäure und 20 g Essigsäure in 350 g Wasser.

Ztschr. f. wiss. Mikroskop. **23.** 463.

Borsarelli's Reaktion auf Alkohol in ätherischen Ölen.

Erwärmt man ein ätherisches Öl mit trockenem Chlorcalcium, so bildet sich bei Anwesenheit von Alkohol eine dicke Lösung.

Merck's Report 1900. 214.

Boswell's Reaktionen auf α- und β-Naphthochinon, Phthalonsäure und Phthalsäure

siehe: Journ. Americ. Chem. Soc. 1907. **29.** 230. — Chem. Zentralbl. 1907. I. 1154.

Böttcher's Reaktion auf Zimtsäure in Benzoesäure

beruht auf der Bildung von Benzaldehyd bei Einwirkung oxydierender Stoffe, wie z B. Kaliumpermanganat, Chromsäure, Bleisuperoxyd etc. auf Zimtsäure.

Ztschr. f. analyt. Chem. **5.** 253.
Pharm. Ztschr. f. Rußland **4.** 357.
Deutsches Arzneibuch V. 11.

Böttger's Reagenzien auf Alkalien.

1. Ein alkoholischer Auszug der Blätter von Coleus Verschaffelti, womit Filtrierpapier getränkt wird. Das rot gefärbte Papier wird durch Alkalien grün gefärbt.
2. Ein alkoholischer Auszug von Alkannawurzel, womit Filtrierpapier getränkt wird. Alkalien bewirken Blaufärbung des roten Papiers.

Jahresbericht d. phys. Ver. z. Frankfurt 1865—66. 51 u. 1867—68. 67.
Ztschr. f. analyt. Chem. **7.** 98 u. **8.** 449.
Journ. f. prakt. Chem. 1867. 290.
Chem. Zentralbl. 1868. 335.

Böttger's Reaktion auf Alkohol in ätherischen Ölen.

In einem engen, graduierten Glaszylinder schüttelt man 5 ccm Glycerin (D. = 1,25) mit dem ätherischen Öle. Anwesenheit von Alkohol erkennt man an der Zunahme des Glycerin-Volumens.

Chem. Zentralbl 1872. 742.
Ztschr. f. analyt. Chem. **12.** 96.

Böttger's Reagenz auf Chlorsäure.

Flüssigkeiten, die Chlorsäure oder Chlorate enthalten, werden auf Zusatz von Anilinsulfat und konzentr. Schwefelsäure blau gefärbt. (Vergl. Braun's Reaktion auf Salpetersäure.)

Jahresbericht des phys. Ver. zu Frankfurt 1866—67. 18.
Ztschr. f. analyt. Chem. **8.** 455.

Böttger's Reagenz auf Glukose.

Der zu prüfende Harn wird mit Natriumkarbonat und Wismutsubnitrat gekocht. Bei Anwesenheit von Glukose tritt eine Schwärzung des Wismutsalzes ein. Empfindlichkeitsgrenze = 1 : 10 000. An Stelle der genannten

Reagenzien kann man auch eine Lösung von Wismutsubnitrat und Weinsäure in überschüssiger Kalilauge (oder Natronlauge) verwenden, der man eventuell noch Glycerin zusetzt. Nach B r ü c k e muß bei diesem Verfahren des Glukosenachweises mit alkalischer Bleilösung ein Kontrollversuch auf Schwefelverbindungen gemacht werden.

Berichte der Wiener Akademie 1875. 1.
Vergl. Nylander's u. Brücke's Reagenzien.
Journ. f. prakt. Chem. **70.** 432.
Chem. Zentralbl. 1857. 704.
R o s e n f e l d , Deutsche med. Woch. 1888. 451 u. 479.

Böttger's Reagenz auf Kohlenoxydgas

ist Palladiumchlorürpapier, welches durch Kohlenoxyd geschwärzt wird.

Chem Zentralbl. 1859. 321.
Dingler's Polytechn. Journ. **152.** 76.

Böttger's Reaktion auf Mutterkorn im Roggenmehl.

Eine Mehlprobe erwärmt man nach Zugabe von etwas Oxalsäure in einem Reagenzglase mit Äther einige Minuten lang. Bei Anwesenheit von Mutterkorn färbt sich die über dem Mehle stehende Flüssigkeitsschicht beim Erkalten mehr oder weniger rötlich.

Fortschritt. **22.** 127.
Chem. Zentralbl. 1871. 624.
Ztschr. f. analyt. Chem. **13.** 80. **3.** 508 u. **7.** 387.
W o l f f , Pharm. Ztg. **23.** 532 oder
Ztschr. f. analyt. Chem. **18.** 119.

Böttger's Reagenz auf Ozon.

Mit säurefreiem Goldchlorid getränktes Filtrierpapier wird durch Ozon violett gefärbt.

Ztschr. f. analyt. Chem. **21.** 105.

Böttger's Reagenz auf salpetrige Säure.

Man löst 1 g Stärke in 200 ccm Wasser und 1 g Salzsäure, gibt 10 g Calciumkarbonat, dann 10 g Chlornatrium und 0,5 g Cadmiumjodid zu und ergänzt mit Wasser auf 250 ccm.

Merck's Report 1900. 165.
Polytechn. Notizbl. 1872. 336.

Böttger's Reagenz auf Wasserstoffsuperoxyd.

Eine Lösung von Silbernitrat-Ammoniak, die kein freies Ammoniak enthält, gibt mit wasserstoffsuperoxydhaltigen, wässerigen Flüssigkeiten beim Erwärmen eine Ausscheidung von fein verteiltem, metallischem Silber.

Jahresber. d. phys. Ver. z. Frankfurt 1871—72. 23.
Chem. Zentralbl. 1873. 586.

Böttger's Reagenz auf roten Weinfarbstoff.

30 ccm einer Mischung von 10 ccm Rotwein und 90 ccm Wasser versetzt man mit 10 ccm konzentr., wässeriger Kupfersulfatlösung. Echter Wein entfärbt sich, mit Malven gefärbter Wein färbt sich sehr schön violett.

Pharm. Ztschr. f. Rußland 1875. 309.
Ztschr. f. analyt. Chem. **15.** 107.

Calmberg, Archiv der Pharm. **211,** 47 oder
Ztschr. f. analyt. Chem. **17.** 110.
Stein, Dingler's Journ. **224.** 533 oder
Ztschr. f. analyt. Chem. **17.** 110.
Böttger, Ztschr. f. analyt. Chem. **3.** 229. 230.
Blume, Dingler's Journ. **170.** 155.

Böttger's Reaktion zur Unterscheidung von Baumwolle und Leinen

Den zu prüfenden Stoff legt man in eine 10 %ige, alkoholische Lösung von Fuchsin und behandelt ihn dann zwei Minuten lang mit Salmiakgeist. Leinen färbt sich rosarot, Baumwolle bleibt ungefärbt.
Polytechn. Notizbl. **20.** 1.
Chem. Zentralbl. 1865. 320.
Siehe auch: Hager, Pharm. Prax. 1880. II. 39.
Ztschr. f. analyt. Chem. **13.** 246.

Böttger's Reagenz auf Zucker in Glycerin.

5 Tropfen Glycerin, 100 Tropfen Wasser, 1 Tropfen Salpetersäure (D. = 1,3) und 3—4 Centigramm Ammonmolybdat erhitzt man zum Kochen. Bei Anwesenheit von Zucker färbt sich die Mischung intensiv blau.
Ztschr. f. analyt. Chem. **16.** 508.

Böttger-Almén's Reagenz auf Glukose
siehe: Almén's oder Nylander's Reagenz.

Böttinger's Reaktion auf Tannin und Gallussäure.

Eine kleine Menge der zu prüfenden Substanz erhitzt man mit der doppelten Menge Phenylhydrazin einige Minuten auf 100° C, gibt etwas Wasser zu und erhitzt zum Sieden. Von dieser Flüssigkeit gibt man 1—2 Tropfen in ein großes Becherglas voll Wasser, das mit Natronlauge alkalisch gemacht wurde. Bei Anwesenheit von Tannin entsteht eine blaue Färbung, die allmählich in Gelb übergeht; Gallussäure bewirkt eine gelbe bis orangegelbe Färbung.
Liebig's Annal. 256. 341.
Chem. Ztg. 1890. Rep. 152 u. 191.
Chem. Zentralbl. 1890. 979.

Böttinger's Reaktion auf Glyoxylsäure
beruht auf der Kondensation von Harnstoff und Glyoxylsäure zu Allantoin, wenn genannte Stoffe mit Salzsäure erwärmt werden. Näheres siehe: Berl. Ber. **11.** 1783. — Hofmeister's Beitr. z. chem. Phys. u. Path. 1905. 494.

Bottu's Reagenz auf Glukose.

Man löst 3,5 g o-Nitrophenylpropiolsäure in 50 ccm frisch bereiteter Natronlauge (10 %) und ergänzt mit Wasser auf 1 Liter. — 25 Tropfen Harn mischt man mit 8 ccm Reagenz, erhitzt nur den oberen Teil der Lösung zum Sieden und gibt nochmals etwa 1 ccm Harn tropfenweise zu. Bei Gegenwart von Glukose entsteht von oben nach unten eine indigoblaue Färbung. Empfindlichkeitsgrenze = 1:1000.
Bullet. sciences pharmacol. **16.** 399.
Ztschr. f. angew. Mikroskop. 1909. **15.** 93.
Répert. de Pharm. 1909. 394.

Bouchard-Cadier's Reagenz auf Alkaloide
ist eine mit Essigsäure stark angesäuerte, wässerige Lösung von Kaliumquecksilberjodid.
Med. Zentralbl. **15.** 142.
Chem. Zentralbl. 1877. 263.

Bouchardat's Reagenz auf Eiweiß.

Man löst 3,32 g Jodkalium und 1,35 g Quecksilberchlorid in 20 ccm Essigsäure und ergänzt mit Wasser auf 60 ccm. Eiweiß enthaltende Flüssigkeiten werden durch das Reagenz flockig gefällt.
Merck's Report 1900. 214.

Bouchardat's Reaktion auf Glukose im Harn.

Kocht man Urin mit Kalkmilch oder gepulvertem, frisch gelöschtem Kalk, so tritt bei Anwesenheit von Glukose eine gelbe bis braune Färbung ein.
Bouchardat, Diabète sucré, 1883. 11.

Bouchardat's Reagenz auf Alkaloide
ist eine wässerige Lösung von 1 Teil Jod und 2 Teilen Jodkalium in 50 Teilen Wasser. — Es fällt Alkaloide braun.
Merck's Index 1902. 261.
Gaz. med. Paris 1876. 46.
Compt. rend. **9.** 475.

Boucher-Girard's Reaktion auf Resorcin.
Vergl. Volcy-Boucher und Girards Reaktionen.

Boudard's Reagenz auf fette Öle
ist Salpetersäure (D. = 1,5). Elaidinprobe.
Journ. de Chim. méd. (3) **2.** 695.

Boudet's Reagenz zur Härtebestimmung des Wassers (Seifenlösung)
ist eine Lösung von 100 g reiner Kaliseife in 1600 g 90 %igem Alkohol und 1000 ccm Wasser. Näheres siehe: Ztschr. f. analyt. Chem. **8.** 332 u. **9.** 157. — Compt. rend. **40.** 682. — Chem. Zentralbl. 1855. 343.

Boudet's Reaktion auf fette Öle
ist eine Elaidinprobe mit rauchender Salpetersäure.
Journ. de Pharm. 1832. 469. 1838. 385.
Vergleiche auch Poutet's Reaktion.

Bougault's Reagenz auf Arsen in Glycerin
ist Engel-Bernard's Reagenz (Lösung von unterphosphoriger Säure) eventuell mit einem Zusatz von $^1/_{10}$ Norm. Jodlösung.
Vergleiche Chem. Ztg. 1902. Rep. 175 oder Journ. de Pharm. et de Chim (6) **15.** 527 u. **26.** 13.
Répert. de Pharm. 1902. 352, 1909. 138.

Bougault's Reagenz auf Kakodylsäure (Kakodylate) und Methylarsinsäure (Methylarsinate)
ist Engel-Bernard's Reagenz.

Versetzt man etwas Natriumkakodylat mit 10 ccm Reagenz, so entwickelt sich je nach der angewendeten Menge des Kakodylates nach kürzerer oder längerer Zeit ein deutlicher Kakodylgeruch. Ein Niederschlag von Arsen bildet sich nicht. Methylarsinate geben bei gleicher Behandlung keinen Kakodylgeruch, sondern einen Niederschlag von Arsen. Näheres siehe: Journ. de Pharm. et de Chim. (7) **17.** 97. — Chem. Zentralbl. 1903. I. 539. — Pharm. Ztg. 1903. 184.

Bougault's Reagenz auf Natrium.

Man löst 1 g Antimonchlorür unter Erwärmen in einer Mischung von 10 ccm Kaliumkarbonatlösung (33 %) und 45 ccm 3 %igem Wasserstoffsuperoxyd, läßt erkalten und filtriert von dem geringen amorphen Rückstand ab.

Anwendung dieser Kaliumpyroantimoniatlösung siehe:

Répert. de Pharm. 1905. 252.
Chem. Zentralbl. 1905. I. 1737.
Chem. Ztg. 1905. Rep. 164.
Journ. de Pharm. et de Chim. 1905. 437.
Vergl. Fremy's Reagenz.

Bouge's Reaktion auf Chlor in Jod.

2 g Jod läßt man unter öfterem Umschütteln 15 Minuten lang mit 25 g Benzol stehen, gießt die Flüssigkeit ab und schüttelt mit 5 ccm Wasser. Die wässerige Schicht wird abgelassen, 3 mal mit 5 ccm Benzol ausgeschüttelt (zur Entfernung vorhandenen Jods) und ein Teil mit Salpetersäure und Silbernitrat versetzt. Tritt nur eine Trübung ein, so kann man auf Abwesenheit von Chlor schließen, andernfalls destilliert man 2 ccm der wässerigen Flüssigkeit nach Zusatz von 0,1 g Kaliumpermanganat und 1—2 ccm Schwefelsäure aus einem Reagenzglas und fängt das Destillat in Natronlauge auf. Das erhaltene Gemisch färbt Denigès Reagenz (auf oxydierende Stoffe) beim Erhitzen blau.

Bull Scienc. Pharmacol **19.** 72.
Chem. Zentralbl. 1912. II. 60.

Bouillard's Reagenz für mikroskop. Zwecke.

Man mischt 100 ccm Hayem's Reagenz mit 200 ccm Malassez' Reagenz (Serum). Gebraucht zur mikroskop. Prüfung der Blutbestandteile.

E b e r t h - F r i e d l ä n d e r , Mikroskop. Techn. 1894. 284.

Bouin's Reagenz zum Fixieren mikroskop. Präparate (Pikroformol)

ist eine mit Pikrinsäure gesättigte Mischung von 30 Teilen Formaldehyd (40 %), 20 Teilen Wasser und 5 Teilen Essigsäure.

Anat. Anzg. 1901. 97.
M a i r e , Zentralbl. f. wiss. Mikroskop. 1904. 371.

Eine Lösung von 0,2 g Platinchlorid, 5 g Ameisensäure und 10 g Formaldehyd (40 %) in 20 g Wasser und 20 g gesättigter Pikrinsäurelösung.

Bibliogr. Anatom. 1898. 53.
Ztschr. f. wiss. Mikroskop. 1899. 357.

Boule's Reagenzien zur Neurofibrillenfärbung.

1. Reagenzien zum Fixieren:
   a) 5 ccm Eisessig, 25 ccm Formol und 100 ccm Wasser.
   b) 0,5 ccm Ammoniakfl., 5 ccm Eisessig, 25 ccm Formol und 100 ccm Wasser.
   c) 0,5 ccm Ammoniakfl., 5 ccm Eisessig, 25 ccm Formol und 100 ccm Alkohol.

2. Färbungs-Reagenz:
   a) Lösung von 3 g Silbernitrat in 100 ccm Wasser und 15 ccm Alkohol.
   b) Lösung von 1 g Hydrochinon in 100 ccm Wasser, 15 ccm Alkohol und 10 ccm Formol.

Ztschr. f. wiss. Mikroskop. 1909. **26.** 268.

Bouma's Reaktion auf Gallenfarbstoffe im Harn

ist eine Modifikation der Methode von Hammarsten unter Verwendung von Obermayer's Eisen-Salzsäure-Reagenz.

Deutsche med. Woch. 1902. 866.
S c h i p p e r s , Biochem. Ztschr. **9.** 241.
Vergl. Obermayer-Popper's Reagenz.

Bouma's Reagenz auf Indikan im Harn (Isatinsalzsäure)

ist eine Lösung von 0,02 g Isatin (Merck) in 1 Liter eisenfreier Salzsäure. Gebraucht zur quantitativen Bestimmung des Indikans. Näheres siehe: Ztschr. f. physiol. Chem. **32.** 82. — Ztschr. f. analyt. Chem. **41.** 714.

Bourceau's Reagenz auf Eiweiß

ist eine Lösung von 3 Teilen Phenolsulfosäure und 1 Teil Salicylsulfosäure in 20 Teilen Wasser. Zu 1 ccm Harn gibt man 1 Tropfen Reagenz. Bei Anwesenheit von Eiweiß entsteht ein weißer Niederschlag.

Bull. Soc. Chim. Paris. **17.** 671.
Pharm. Zentrh. 1897. 437.

Bourcet's Reaktion auf Antipyrin in Pyramidon.

0,02 g Pyramidon löst man in 4 ccm Wasser und gibt 2 Tropfen Schwefelsäure und etwas Natriumnitrit zu. Bei Gegenwart von Antipyrin entsteht eine blaugrünliche Färbung (noch bei 2 %), bei Abwesenheit von Antipyrin blauviolette Färbung, die sehr bald verschwindet.

Bull. Soc. Chim. Paris (3) **33.** 572.
Ztschr. f. angew. Chem. 1906. 390.
Ztschr. d. allg. österr. Apoth. Ver. 1906. 718.
Bullet. Scienc. Pharmacol. 1905. 218.
Pharm. Nachricht. 1906. 45.
Chem. Zentralbl. 1905. II. 76.
Apoth. Ztg. 1905. 410.
Répert. de Pharm. 1905. 194.
Chem. Ztg. 1905. Rep. 187.

Bourcet's Reaktion auf Milchsäure im Magensaft.

10 ccm Wasser versetzt man mit 2 Tropfen verdünnter Eisenchloridlösung (1:5), teilt diese Mischung in zwei Teile und gibt zu dem einen Teil 1—2 ccm Magensaft. Bei Anwesenheit von Milchsäure entsteht eine kanariengelbe Färbung.

Südd. Apoth. Ztg. 1906. 804.

Bourdier's Reaktionen auf Verbenalin.

Gesättigte, wässerige Lösung von Verbenalin bildet mit einer Lösung von essigsaurem Phenylhydrazin mikroskopisch kleine, rote Sphärokrystalle und mit Hydroxylamin einen Niederschlag von Krystallen vom Schmp. 155 °. Emulsin bewirkt Spaltung, wobei die Linksdrehung der Lösung in Rechtsdrehung übergeht. Näheres siehe: Arch. der Pharm. 1908. 246, 272.

Bourgoin's Reaktion auf Nitrobenzol im Bittermandelöl.

2 Teile des zu untersuchenden Öles mischt man mit 1 Teil Kalilauge. Bei Gegenwart von Nitrobenzol färbt sich die Mischung grün. Wasserzusatz teilt die Mischung in zwei Schichten, wovon die untere gelb, die obere grün ist. Nach längerem Stehen geht die grüne Farbe in Rot über.

Berl. Ber. **5.** 293.
Ztschr. f. analyt. Chem. **11.** 316.

Bourne's Borax-Carmin.

Man mischt gleiche Teile 70 %igen Alkohols mit gesättigter Carminlösung in 4 %iger, wässeriger Boraxlösung. Nach 8 tägigem Stehenlassen filtriert man.

Merck's Report 1900. 214.

Bourquelot's Reagenz auf Phenole.

Als Reagenz dient der wässerige Auszug von Russula delica, welche ein Ferment (Tyrosinase) enthält. Letzteres bewirkt unter dem Einflusse der Luft mit wässerigen Phenollösungen charakteristische Färbungen, so mit Guajakol eine orangerote Färbung und granatrote Fällung, mit Kreosol eine grüne Färbung und rötlich-braunen Niederschlag, mit α-Naphthol eine blaue, mit β-Naphthol eine weiße Fällung, mit Morphin eine gelbe Färbung und einen weißen Niederschlag.

Répert. de Pharm. 1906. 441.
Pharm. Zentrh. 1897. 136.
Ztschr. f. analyt. Chem. **38.** 252.
Journ. de Pharm. et de Chim. 1906. II. 165.

Bourquelot und **Bougault's** Reaktion auf Blausäure.

Eine Kupfersulfatlösung wird bei Anwesenheit von Cyanwasserstoff noch in sehr großer Verdünnung mit Guajakol rot, mit α-Naphthol blau, mit Veratrylamin violett gefärbt. Konzentrierte Kupfersulfatlösung gibt auch ohne Blausäure diese Reaktionen, aber nur bis zu einem bestimmten Grade der Verdünnung. Näheres siehe: Journ. de Pharm. et de Chim. 1897. 120. — Pharm. Zentrh. 1897. 893 oder Ztschr. f. analyt. Chem. 40. 489.

Boussingault's Reaktion auf Salpetersäure
beruht auf der Entfärbung von Indigo in schwefelsaurer Lösung.

Compt. rend. **95.** 1121.
M a r x , Ztschr. f. analyt. Chem. **7.** 412.
T r o m m s d o r f f , Ztschr. f. analyt. Chem. **9.** 168.
M e d i c u s , Massanalyse, Wasseruntersuchung.

Boutron-Boudet siehe **Boudet.**

Bouvier's Reaktion auf Fuselöl im Alkohol.

In einem langen Reagenzglase gibt man zu dem Alkohol etwas krystallisiertes Jodkalium und schüttelt leicht um. Bei Anwesenheit von Fuselöl färbt sich die Flüssigkeit gelb. Es läßt sich noch $^1/_5$ % Fuselöl nachweisen.

Bericht über d. 26. Generalversammlung des naturhist. Ver. der Rheinlande.
Polytechn. Notizbl. **20.** 110.
Chem. Zentralbl. 1871. 352.
B ö t t g e r , Ztschr. f. analyt. Chem. **11.** 843.

Boveri's Reagenzien zum Fixieren mikroskop. Präparate.

1. (Pikrinessigsäure) ist eine Lösung von 0,6 g Pikrinsäure und 1 g Essigsäure in 100 ccm Wasser.
2. (Formolsublimat) ist eine Mischung von 75 ccm gesättigter, wässeriger Quecksilberchloridlösung und 25 ccm Formaldehyd.

Jena. Zeit. f. Naturw. 1887. 423.
B e h r e n s ' Tabellen 1892. 59.
Enzyklop. d. mikroskop. Techn. 1903. 217. 1107.

Boveri's Reagenz zur mikroskop. Untersuchung von Geweben
ist eine Lösung von 1 g Osmiumsäure und 1 g Silbernitrat in 200 ccm Wasser.

Vergl. Kolossow's Reagenz.
Enzyklop. d. mikroskop. Techn. 1903. 1045.
B e h r e n s ' Tabellen 1892. 95.

Bowhill's Reagenz zum Färben von Bakterien.
a). Eine gesättigte, alkoholische Lösung von Orceïn;
b) eine heiß bereitete, 20 %ige, wässerige Lösung von Tannin.
Zum Gebrauch mischt man 15 ccm der Lösung a mit 10 ccm der Lösung b und 30 ccm Wasser (filtrieren!).

Hygien. Rundsch. 1898. 105.
Pharm. Zentrh. 1898. 138.
Merck's Bericht 1898. 100.
Ztschr. f. wiss. Mikroskop. 1898. 116.

Bowser's Reagenz zur Kaliumbestimmung.

Man löst 220 g Natriumnitrit in 400 ccm Wasser und 113 g Cobaltacetat in 300 ccm Wasser, mischt und gibt 100 ccm Eisessig zu. Die Mischung wird erwärmt, durch Evakuierung vom entwickelten Stickstoffdioxyd befreit, filtriert und mit Wasser auf 1 Liter gebracht. (Vergl. de Koninck's, Erdmann's und Burgess-Kamm's Reagenz.)

Journ. Ind. Engin. Chem. **1.** 791.
Chem. Ztg. 1910. Rep. 50.
Pharm. Zentrh. 1911. 381.
Chem. Zentralbl. 1910. I. 1990.
Répert. de Pharm. 1911. 545.
Salkowski, Journ. Americ. Chem. Soc. 1912. **34.** 822. — Chem. Ztg. 1912. 554. — Merck's Bericht 1912. 174.

Bradford's Reagenz auf Cottonöl im Olivenöl
ist Bleisubacetatlösung. Schüttelt man Olivenöl mit diesem Reagenz, so entsteht bei Anwesenheit von Cottonöl eine rötliche Färbung.

Merck's Report 1900. 214.

Bradley's Reaktion auf Kupfer.

Kupfersalzlösungen geben mit Haematoxylin noch bei einem Gehalte von 0,000 0001 % Kupfer eine blaue Färbung.

Merck's Report 1907. 78.
Chemical Abstracts 1. 150.
Moffatt-Spiro, Chem. Ztg. 31. 639.

Bradley's Reaktion auf Zink.

Versetzt man eine mäßig konzentr. Zinklösung mit Nitroprussidnatriumlösung, so entsteht lachsfarbiges Zinknitroprussiat, das sich in charakteristischen rechtwinkeligen Platten oder Prismen abscheidet, während andere Metalle nur amorphe Niederschläge bilden.
Merck's Report 1907. 78.
Chemical Abstracts 1. 150.
Americ. Journ. of Scienc. (4) 22. 326.
Chem. Zentralbl. 1906. II. 1873.

Bradshaw's Reaktion auf myelopathische Albumose im Harn.

Versetzt man den kalten Urin mit konz. Salpetersäure, so entsteht, wie bei Vorhandensein von Eiweiß, ein Niederschlag, wenn genannte Albumose (Proteid nach Bence Jones) anwesend ist. Zum Unterschiede von gewöhnlichem Eiweiß löst sich aber das Bence Jones'sche Proteid beim Erhitzen der Mischung auf und fällt beim Erkalten wieder aus. Die Reaktion stellt man am besten mit verdünntem Harn an.
Brit. Med. Journ. 1906. II. 1442.
Münchener med. Woch. 1907. 336.
Utz, Pharm. Praxis 1908. 16.

v. Branca's Reagenz zum Färben mikroskop. Präparate (Rotholzlösung)
siehe Flechsig's Reagenz.

Brand's Glycerin-Gelatine f. mikroskop. Zwecke
siehe Kaiser's Reagenz.
Behrens' Tabellen 1892. 64.

Brandberg's Reaktion auf Benzol und Benzin
beruht auf der Löslichkeit von Pech in Benzol und seiner Unlöslichkeit in Benzin.
Deutsche Industrie-Ztg. 1871. 28.
Chem. Zentralbl. 1871. 128.

Brandeis' Reagenz zur Kernfärbung.
a) Azorubin 1 g, Kalialaun 1 g, Wasser zu 50 ccm;
b) eine heißgesättigte, wässerige Lösung von Pikrinsäure;
c) 0,2%ige Lösung von Anilinblau (wasserlöslich).
Compt. rend. biolog. Paris 1906. 710.
Ztschr. f. wiss. Mikroskop. 1906. 454.

Branderhorst's Reaktion auf Paraffin in Cetaceum.

0,25 g des zu prüfenden Walrats verseift man durch 5 Minuten langes Kochen mit 5 ccm alkoholischer Kalilauge. Versetzt man das Gemisch jetzt mit 2—3 ccm Wasser, so tritt bei Anwesenheit von Paraffin Trübung auf.
Pharm. Weekblad 46. 1043.
Chem. Zentralbl. 1909. II. 1278.

Brandes' Reaktion auf Chinin (Chinidin).

(Thalleiochinreaktion). Chinin- und Chinidinlösungen geben nach Zusatz von Chlorwasser mit Ammoniak eine intensiv grüne Färbung. Modifikation des deutschen Arzneibuches: 5 ccm der wässerigen Lösung von Chininhydrochlorid 1 : 200 werden durch Zusatz von 1 ccm Chlorwasser und von Ammoniakflüssigkeit im Überschusse grün gefärbt.
(Vergl. Flückiger's Reaktion.)
Liebig's Annal. 32. 270.
Archiv der Pharm. 13. 65; 16 259.
Chem. Zentralbl. 1838. 193 u. 875.
Brandes u. Liebig, Arch. der Pharm. 15. 259.
Belohoubek u. Sedlecky, Apoth. Ztg. 10. 676 oder
Ztschr. f. analyt. Chem. 35. 236.
Ducommun, Ztschr. d. österr. Apoth. Ver. 49. 601 oder
Chem. Ztg. 1895. Rep. 214.
André, Annal. de Chim. et de Phys. (2) 71. 195.
Archiv der Pharm. 244. 602.
Fühner, Berl. Ber. 38. 2713.
Chem. Zentralbl. 1905. II. 1135 u. 1907. I. 673.
Dulière, Apoth. Ztg. 1907. 293.
Vondrasek, Chem. Zentralbl. 1908. II. 833.

Brandl-Mayr's Reaktion auf Sapogenin und Sapotoxin von Agrostemma Githago siehe:
Arch. f. experim. Path. u. Pharm. 54. (1906.) 245.
Chem. Zentralbl. 1906. I. 1350.

Brandt's Reagenz zum Färben mikroskop. Präparate
ist eine Lösung von 1 g Bismarckbraun in 3 Liter Wasser. Gebraucht zum Färben lebender Organismen.
Arch. Anat. Phys. 1878. 563.
Biolog. Zentralbl. 1881. Nr. 7.
Behrens' Tabellen 1892. 108.

Braß' Reagenz zum Färben mikroskop. Präparate.

Man erwärmt Carmin mit einer Mischung von 15 Tropfen Salzsäure und 100 ccm 70%-igem Alkohol und filtriert.
Ztschr. f. wiss. Mikroskop. 1885. 303.

v. Braun's Reagenz zur Charakterisierung von Aldehyden
ist Diphenylmethandimethyldihydrazin. Näheres siehe: Berl. Ber. 1908. 2169. — Chem. Zentralbl. 1908. II. 708. Da das genannte Hydrazin nicht haltbar ist, kommt an dessen Stelle das Dinitrosodimethyldiamidodiphenylmethan in den Handel, das vor Anstellung der Reaktion durch Reduktion in das Hydrazin übergeführt wird. Vergl. Berl. Ber. 1908. 2172.

v. Braun's Reagenz zur Charakterisierung von Basen (primären, sekundären, tertiären)
ist 1,5-Dibrom-pentan. Näheres siehe: Berl. Ber. 1908. 2156 — Chem. Zentralbl. 1908. II. 708.

Braun's Reagenz auf Blausäure
ist eine Lösung von Pikrinsäure in Wasser 1 : 250, welche beim Kochen mit Alkalicyaniden eine intensiv rote Färbung erzeugt.

Ztschr. f. analyt. Chem. **3.** 465.
H l a s i w e t z, Liebig's Annal. **110.** 289.
Nach Vogel ist die Empfindlichkeit dieser
  Reaktion = 1:3000.
Ztschr. f. analyt. Chem. **5.** 212.
Neues Repert. f. Pharm. **14.** 545.

Braun's Reaktion auf Cobalt
beruht auf einer roten bis orangeroten Färbung einer mit überschüssigem Cyankalium
versetzten Cobaltlösung durch Kaliumnitrit
und Essigsäure. Empfindlichkeitsgrenze =
1:10 000.
  Journ. f. prakt. Chem. **91.** 107.
  Ztschr. f. analyt. Chem. **3.** 452.
  Andere Reaktionen siehe ebenda **7.** 348.
  (Natriumpyrophosphat und Natriumhypochlorit).

Braun's Reagenz auf Glukose.
Erhitzt man eine alkalische Lösung von
Pikrinsäure (1:250) mit zuckerhaltigem Harn,
so entsteht eine rote Färbung.
  Ztschr. f. analyt. Chem. **4.** 185.
  Chem. Zentralbl. 1866. 219. 1874. 825.
  B ö t t g e r, Polytechn. Notizbl. **29.** 365.
  Pharm. Zentrh. 1901. 217.
  Journ. f. prakt. Chem. **96.** 412.
  Enzyklop. d. gesamt. Pharm. 1887. II. 369.
  Vergl. Johnson's Reaktion.

Braun's Reaktion auf Gold siehe:
Ztschr. f. analyt. Chem. **7.** 339.

Braun's Reaktion auf Molybdänsäure mittels
Kaliumrhodanid siehe:
  Journ. f. prakt. Chem. 1863. 125.
  Chem. Zentralbl. 1863. 784.

Braun's Reagenz auf Nickel
ist eine wässerige Lösung von Kaliumsulfokarbonat, welche noch mit Spuren von Nickelsalzlösungen eine rosenrote Färbung gibt.
Darstellung etc. siehe:
  Ztschr. f. analyt. Chem. **7.** 346.

Braun's Reaktion auf Pikrinsäure
beruht auf einer Rotfärbung alkalischer Pikrinsäurelösung beim Erwärmen mit Glukose, ist
also die umgekehrte Reaktion des Autors auf
Glukose (siehe diese). Empfindlichkeitsgrenze
= 1:70 000.
  R y m s z a, Ztschr. f. analyt. Chem. **36.** 813.
  Pharm. Zentrh. 1890. 306.

Braun's Reaktion auf Salpetersäure.
Versetzt man eine Lösung, die Salpetersäure
oder Nitrate enthält, mit wenig Anilinsulfat
und Schwefelsäure, so färbt sich die Mischung
blau bis blauviolett.
  Ztschr. f. analyt. Chem. **6.** 71; **23.** 209.
  B ö t t g e r, ebenda **8.** 455.
  L a a r, ebenda **23.** 211 oder
  Berl. Ber. **15.** 2086.

Braun's Reaktion auf salpetrige Säure.
Auf eine frisch bereitete, mit Essigsäure
versetzte Lösung von Kaliumcobaltcyanür

schichtet man die zu prüfende Flüssigkeit.
Bei Anwesenheit von Nitriten entsteht ein
orangeroter Ring.
  Ztschr. f. analyt. Chem. **3.** 468.

Braun's Reagenz auf Weinsäure.
Man löst 1 g Cobaltihexaminchlorid in 12 ccm
Wasser. Erhitzt man eine Lösung von Wein-
säure mit etwas Reagenz zum Sieden und gibt
Natronlauge zu, so verwandelt sich die gelbe
Färbung der Lösung in eine grüne und zuletzt
blauviolette. Apfelsäure, Ameisen-, Benzoe-,
Bernstein-, Citronen-, Essig- und Oxal-Säure
geben diese Reaktion nicht.
  Ztschr. f. analyt. Chem. **7.** 349.

Braun's Reagenz für petrographische und op-
tische Untersuchungen
ist Methylenjodid (D. = 3,33).
  Vergl. Retger's Reagenz.
  Neues Jahrb. f. Mineralogie 1886. II. 72.

Braungard's Reagenz auf Eiweiß
ist eine Lösung von 2 g Pikrinsäure und 2 g
Citronensäure in 100 ccm Wasser. Gebraucht
wie Esbach's Reagenz unter Zuhilfenahme
eines besonderen Apparates. Näheres siehe:
Chem. Ztg. 1909. 942. — Apoth. Ztg. 1909. 691.

Braus' Reagenz für mikroskop. Zwecke.
Man löst 0,1 g Chromsäure in 30 ccm Wasser
und gibt 10 g Formaldehyd zu. Gebraucht zur
Darstellung der Gallenkapillaren (Golgi).
  Jena. Zeit. f. Naturw. 1895. 435.
  Enzyklop. d. mikroskop. Techn. 1903. 137.

Bräutigam-Edelmann's Reaktion auf Pferde-
fleisch
gründet sich auf den Nachweis des Glykogens.
50 g Fleisch werden gehackt und mit 200 g
Wasser ausgekocht. Nach dem Erkalten wird
durch Zusatz von Salpetersäure (1:1) das Ei-
weiß abgeschieden, filtriert und diese Misch-
ung mit heiß bereiteter, möglichst gesättigter,
wässeriger Jodlösung überschichtet. Ein bur-
gunderroter bis violetter Ring zeigt (Glykogen)
Pferdefleisch an.
  Pharm. Zentrh. 1893. 557 u. 1894. 60.
  Ztschr. f. analyt. Chem. **33.** 98 u. **36.** 270.
  B e l l, Chem. News. **55.** 15.
  H u m b e r t, Répert. de Pharm. 1895. 60.
  N i e b e l, Pharm. Zentrh. 1895. 400.
  U h l e n h u t h, Deutsche med. Woch. 1901.
    261.
  R u p p i n, Zeitschr. Untersuchg. d. Nahr.-
    und Genußmittel 1902. 306.
  H a s t e r l i k, ebenda 1902. 157.
  B a s t i e n, Pharm. Zentrh. 1899, 43.
  J e a n, Chem. Ztg. 1899. Rep. 148.
  D r e c h s l e r, Zeitschrift für Fleisch- und
    Milchhygiene **5.** 110.
  T e l l e, Chem. Zentralbl. 1908. I. 1906.

Breccia's Reaktion auf Exsudate und Trans-
sudate.
Gibt man zu einer Lösung von Collargol
1:15 000 einige Tropfen eines Exsudats und
läßt einige Stunden im Brutofen bei 35—40°

stehen, so tritt keine Präzipitierung ein, während eine solche durch Transsudate fast immer verursacht wird.
Gazz. d. ospedali 1909. No. 135.
Zentralbl. f. ges. Therap. 1912. 471.

Breglia's Reagenz zum Färben mikroskop. Präparate
ist Campecheholztinktur, die aus 7—10 g zerkleinertem Holz und 100 ccm Alkohol (90 bis 95 %) dargestellt wird.
Giornale Assoc. Natural. Med. (Neapel) 1889. 169.

Breinl's Reagenz auf Sesamöl
ist eine Modifikation von Villavecchia-Fabri's resp. Baudouin's Reagenz. An Stelle einer alkoholischen Furfurollösung verwendet man eine Lösung von p-Oxybenzaldehyd, Vanillin oder Piperonal, welche eine größere Farbenintensität hervorrufen sollen als Furfurol.
Chem. Ztg. 1899. 647.
Pharm. Zentrh. 1899. 550.
U t z , Chem. Zentrbl. 1902. II. 293. 1905. I. 837.
W i n k e l , ebenda 696.
Seifensieder-Ztg. 1905. 114. 178. 214.

Bremer's Reagenz auf Glukose im Blute.
Man mischt gleiche Volumina gesättigter, wässeriger Lösungen von Eosin und Methylenblau, wäscht den hierbei entstandenen Niederschlag auf einem Filter aus und trocknet ihn. Alsdann mischt man den 24. Teil Eosin und den 6. Teil Methylenblau zu und verreibt zu einem feinen Pulver. Zur Ausführung der Probe verwendet man eine 0,5 % Lösung dieser Mischung in 33 %igem Alkohol. Näheres siehe: Pharm. Zentrh. 1896. 871 oder Journ. d. Pharm. f. Els.-Lothr. 1896. 221.

Bremer's Reagenz auf Sesamöl in Margarine
ist eine Modifikation von Baudouin's bezw. Villavecchia-Fabri's Reagenz. — Zu einer abgekühlten Mischung von 50 ccm konzentrierter Schwefelsäure und 50 ccm Alkohol gibt man 10 Tropfen Furfurol. — Mischt man Margarine mit einigen Tropfen des Reagenzes, so bewirkt vorhandenes Sesamöl eine kirschrote Färbung.
L e h n k e r i n g , Ztschr. f. öff. Chem. 1903. 436.

Brendel's Reaktion auf Syphilis
ist eine Modifikation von Wassermann's Reaktion. Vergl. Münchener med. Woch. 1912. 1754.

Brenstein's Reagenz auf Blei
ist Natriumphosphatlösung (1: 20), die in ammoniakalischen Lösungen eine weiße Trübung mit Bleisalzen hervorrufen soll. Das Reagenz soll empfindlicher sein als Schwefelsäure. Näheres siehe: Pharm. Ztg. 1890. 282.

Bréon's Reagenz zur Trennung von Mineralien, deren spec. Gew. größer ist als das des Quarzes
ist eine geschmolzene Mischung von Bleichlorid und Zinkchlorid.

Compt. rend. **90.** 626.
Bullet. Soc. mineral. de France 3. 1880. 46.

Bresgen's Einbettungsmittel.
24 ccm frisches Hühnereiweiß mischt man mit 2,5 ccm wässeriger, 10 %iger Natriumkarbonatlösung und schüttelt die Mischung mit 9 ccm geschmolzenem Talg.
Virchow's Archiv 1875. **137.**
F l e i s c h e r , ebenda 1876. 135.
B e h r e n s ' Tabellen 1892. 75.
Enzyklop. d. mikroskop. Techn. 1903. 1080.

Breteau-Woog's Indikator für Chloroformprüfung
ist eine mit Congorot gefärbte Hollundermarkscheibe, die, auf Chloroform schwimmend, dessen beginnende Zersetzung durch Änderung der Farbe von Rot in Blau zu erkennen gibt.
Compt. rend. 1906. II. 1193.
Répert. de Pharm. 1907. 60.
Pharm. Zentrh. 1907. 399.

Bretet's Reagenz auf Harnsäure
ist eine Lösung, die im Liter 170 g Ammoniumchlorid, 120 g Magnesiumchlorid und 200 ccm Ammoniakfl. (20 %) enthält. Anwendung siehe
Ztschr. f. angew. Mikroskop. 1904. (9) 104.

Breukeleveen's Reaktion auf Perchlorsäure in Chilisalpeter und Kaliumchlorat.
Die Lösung des zu prüfenden Salzes läßt man nach Zusatz von Rubidiumchlorid und einer Spur Kaliumpermanganat auf dem Objektträger verdunsten und betrachtet die Krystallisation unter dem Mikroskop. Bei Gegenwart von Perchlorsäure bilden sich Krystalle von Rubidiumperchlorat, die sich mit Kaliumpermanganat rot färben, während Nitrate und Chlorate ungefärbt bleiben. Näheres siehe: Rec. trav. chim. des Pays-Bas 1898. 94. — Chem. Zentralbl. 1898. I. 960. — F r e s e n i u s - B a y e r l e i n , Ztschr. f. analyt. Chem. 1898. 501. — S c h e r i n g a , Pharm. Weekblad 1911. 15. — Pharm. Zentrh. 1911. **599.** (Vergl. Bruekeleveen's Reakt.)

Briand's Reaktion auf Abrastol im Wein.
Wenn man 50 ccm Wein nach dem Ansäuern mit 1 ccm Schwefelsäure und Zusatz von 25 g Bleisuperoxyd schüttelt und filtriert und das Filtrat mit 1 ccm Chloroform ausschüttelt, so färbt sich letzteres bei Anwesenheit von Abrastol gelb. Der nach dem Verdunsten des Chloroforms verbleibende Rückstand färbt sich dann mit Schwefelsäure grün. Empfindlichkeitsgrenze = 1: 50 000.
Berl. Ber. 1894. Ref. 369.
Compt. rend. **118.** 925.
Journ. de Pharm. et de Chim. 1894. 514.
Chem. Zentralbl. 1894. I. 1098.

Brieger's Antitrypsinreaktion für die Krebsdiagnose
siehe: Berl. klin. Woch. 1908. 1041, 1349, 2260. — P i n k u ß , ebenda 1910. 2342.

Brieger's Reaktion zur Unterscheidung von Cholin und Neurin.

Cholin gibt mit Phosphorwolframsäure, aber nicht mit Gerbsäure einen Niederschlag. Neurin gibt mit Gerbsäure, aber nicht mit Phosphorwolframsäure einen Niederschlag.

Brieger, Über Ptomaine. 1885, Berlin.

Brieger's Reaktion auf Pyrokatechin im Harn.

Gibt man einen Tropfen Urin zu einem Tropfen stark verdünnter Eisenchloridlösung, so entsteht bei Anwesenheit von Pyrokatechin eine grüne Färbung. Gibt man verdünnte Ammonkarbonatlösung zu, so nimmt die Mischung eine violette Farbe an und geht dann mit Essigsäure in Grün zurück.

Merck's Report 1900. 215.
Du Bois-Reymond's Arch. 1879. Suppl.
Med. Zentralbl. 35. 303.

Brieger-Renz' Reaktion auf Syphilis

siehe: Deutsche med. Woch. 1909. No. 50. und 1910 No. 2.

Bringhetti's Reaktion auf Salpetersäure.

Die zu prüfende Flüssigkeit verdunstet man und gibt zum Rückstand etwas Salicin und konzentr. Schwefelsäure. Bei Anwesenheit von Salpetersäure entsteht eine blutrote Färbung, die beim Verdünnen mit Wasser violett wird.

Österreich. Chem. Ztg. 1. 330.
Ztschr. f. analyt. Chem. 38. 540.

Brissemoret's Reagenzien auf Alkaloide

sind 1. etwas Eisen enthaltende Schwefelsäure, 2. Salpetersäuredämpfe enthaltende Schwefelsäure und 3. reine Schwefelsäure. Diese Reagenzien geben mit den Opiumalkaloiden verschiedene Farbenerscheinungen.

Tabellarische Zusammenstellung siehe Bull. Sciences. Pharmacol. 1900. 121.

Pharm. Zentrh. 1900. 725.
G a r n i e r, Journ. de pharm. et de chim. 1908. I. 369.

Brissemoret's Reaktionen der Tannoide

siehe: Bullet. soc. chim. Paris 1907. 352. — Bull. scienc. pharmacol. 14. 504. — Chem. Zentralbl. 1907. II. 352, 1709.

Apoth. Ztg. 1907. 865.

Brissemoret-Combes' Reaktion auf Oxychinone

siehe Répert. de pharm. 1907. 42.

Journ. de Pharm. et de Chim. 1907. 53.
Chem. Zentralbl. 1907. I. 994.

Brissemoret-Derrien's Reagenz auf Digitalisglykoside

ist eine Lösung von Glyoxylsäure in Schwefelsäure. Man benützt nach Garnier konz. Schwefelsäure und eine Lösung von Glyoxylsäure, die man sich durch Reduktion einer 4%igen Oxalsäurelösung mittels Natriumamalgam hergestellt hat und mit Eisessig im Verhältnis 2+3 gemischt hat. In diesem Glyoxylsäurereagenz löst man das zu prü-

fende Glykosid und schichtet es über konz. Schwefelsäure. Digitoxin verursacht einen graugrünen bis schwarzgrünen Ring, amorphes Digitalin einen kirschroten Ring.

G a r n i e r, Journ. de pharm. et de chim. 1908. I. 369.
Bullet. général de thérap. 1907. 382.
Südd. Apoth. Ztg. 1907. 394.
Chem. Ztg. 1907. Rep. 198.

Broeksmit's Reaktion auf Citronensäure

ist eine Modifikation von Stahre's Reaktion. Erwärmt man Citronensäurelösung mit Kaliumpermanganat, gibt Ammoniak und dann Jodlösung zu, so entsteht Jodoform.

Pharm. Weekblad. 1904. 401. 611.
Apoth. Ztg. 1904. 346.
Chem. Zentralbl. 1904. I. 1671 u. II. 672.
Ztschr. f. analyt. Chem. 1906. 651.

Bronciner's Reagenz I auf Alkaloide (Kaliumsulforuthenat)

ist eine Lösung von 1 g Kaliumruthenat oder Kaliumperruthenat in 20 ccm konzentrierter Schwefelsäure. S o l a n i n gibt mit diesem Reagenz eine sich allmählich durch die ganze Flüssigkeit fortsetzende Rotfärbung, die beim Erwärmen verschwindet; O n o n i n gibt sofort braunrote Färbung; C h e l i d o n i n Grünfärbung; I m p e r a t o r i n blaue in Grün übergehende Färbung.

Pharm. Ztschr. f. Rußland 28. 778.

Bronciner's Reagenz II auf Alkaloide (Ammoniumsulfouranat)

ist eine Lösung von 1 g Ammoniumuranat in 20 ccm konzentr. Schwefelsäure. Mit diesem Reagenz gibt C o d e ï n bei gelindem Erwärmen Blaufärbung; I m p e r a t o r i n Blaufärbung, die beim Erwärmen verschwindet; M o r p h i n schmutziggrüne Färbung beim Erwärmen; C h e l i d o n i n langsam auftretende Grünfärbung.

Pharm. Ztschr. f. Rußland 28. 778.
Ztschr. f. analyt. Chem. 37. 62.

Bronciner's Reagenz III auf Alkaloide

ist mit Chlor gesättigte, konzentr. Schwefelsäure. N a r c o t i n gibt eine violette, in Weinrot und Gelb übergehende Färbung, N a r c e ï n eine olivgrüne und B r u c i n eine rote Färbung.

Auch Niobschwefelsäure ist vom Autor als Reagenz auf Alkaloide vorgeschlagen worden. Näheres siehe: Chem. Ztg. 1888. Rep. 251 oder Journ. de Pharm. et de Chim. (5) 18. 204.

Bronciner's Reagenz IV auf Alkaloide

ist eine Lösung von 1 g Ammontellurat in 20 ccm konzentr. Schwefelsäure — D i g i t a l i n = rotblau, N a r c e ï n = gelb, dann schmutzig grün und zuletzt violett, N a r c o t i n = vorübergehend rosa, A p o m o r p h i n = nach kurzer Zeit violett, C h e l i d o n i n = nach 3—4 Minuten grün.

Chem. Ztg. 1890. Rep. 137.
Journ. de Pharm. et de Chim. (5) 21. 468.

Brönsted's Reagenz auf Weinsäure

ist eine Lösung von l-Weinsäure. Eine 0,1%ige Lösung von Weinsäure (in Wasser) gibt auf Zusatz von Calciumacetatlösung erst nach 2—3 Stunden einen Niederschlag (Calciumtartrat), gibt man aber einen Tropfen l-Weinsäurelösung zu, so entsteht sofort ein Niederschlag (traubensaures Calcium). Näheres siehe Ztschr. f. analyt. Chem. **42.** 15 oder Chem. Ztg. 1903. Rep. 36. — Apoth. Ztg. 1903. 659. — Chem. Zentralbl. 1903. I. 363.

Brouardel-Boutmy's Reaktion zur Differenzierung von Ptomaïnen und Alkaloiden

beruht auf der reduzierenden Wirkung der Ptomaïne auf eine Lösung von Eisenchlorid und Ferricyankalium. Diese Reaktion gibt aber auch Morphin. Ebenso sollen Alkaloide auf Bromsilbergelatinepapier reduzierend einwirken.

Compt. rend. **92.** 1056.
Pharm. Zentrh. 1896. 432.
Vergl. Enzyklop. d. gesamt. Pharm. 1887. II. 403 u. 450.
T a n r e t , Compt. rend. **92.** 1163.
B e c k u r t s , Arch. der Pharm. (3) **20.** 104.

Brown's Reagenz auf reduzierende Gase

ist ein mit Ferrichlorid und Ferricyankalium getränktes Papier, das durch genannte Gase blau gefärbt wird.
Chem. Zentralbl. 1888. 1396.

Browne's Reaktion auf Kunsthonig.

5 ccm einer Mischung von 80 g Honig und 160 ccm Wasser überschichtet man mit 2 ccm einer Mischung von 5 ccm Anilin, 5 ccm Wasser und 2 ccm Eisessig. Kunsthonig bewirkt an der Berührungsfläche eine rote Zone.
Ztschr. d. Ver. dtsch. Zucker-Ind. 1908. **45.** 751.
Ztschr. Unters. Nahr. Gen. Mittel **17.** 469.
Chem. Zentralbl. 1908. II. 1130.

Browning-Palmer's Reaktionen auf Ferrocyanide, Ferricyanide und Rhodanide.

Die zu prüfende Lösung säuert man schwach an und versetzt mit Thoriumnitrat. (Durch das Thorsalz wird die Ferrocyanwasserstoffsäure vollständig ausgefällt.) Im Filtrat des Thorniederschlages wird die Ferricyanwasserstoffsäure mit Cadmiumnitrat gefällt und im Filtrat vom Cadmiumniederschlag Rhodanwasserstoff mit Eisenchlorid nachgewiesen. Thorferrocyanid und Cadmiumferricyanid können mit Säure behandelt und die Ferro- bezw. Ferricyanwasserstoffsäure mit Ferri- bezw. Ferrosalzen identifiziert werden.
Ztschr. f. anorgan. Chem. 1907. **54.** 315.
Chem. News 1907. **96.** 7.
Chem. Zentralbl. 1907. II. 849.
Americ. Journ. Sciences (4) **23.** 448.

Bruce Warren's Reagenz auf fette Öle

ist eine Mischung von gleichen Teilen Chlorschwefel und Schwefelkohlenstoff. Trocknende Öle geben mit dem Reagenz unlösliche Massen, nicht trocknende Öle bleiben gelöst.

Chem. News 1887. 134; 1888. 113.
Chem. Zentralbl. 1888. 1107.
H e n r i q u e s , Chem. Ztg. 1893. 636.

Brücke's Reaktion auf Blut und Eiter im Harn mittels Terpentinöl und Guajaktinktur

siehe. Ztschr. f. analyt. Chem. **28.** 757, Wiener Monatshefte 1889. 10. 129. oder Sitzungsbericht d. k. Akadem. d. Wissensch. in Wien; math.-naturw. Klasse, 98, III. März 1889.

Sie ist eine Modifikation von Vitali's und van Deen's Reaktion.

Brücke's Reaktion auf Eiweiß.

(B i u r e t r e a k t i o n.) Koaguliertes Eiweiß übergießt man mit einer sehr verdünnten Kupfersulfatlösung, entfernt letztere, sobald das Koagulum damit durchtränkt ist und bringt das Gerinnsel in mäßig verdünnte Natronlauge. Es nimmt dabei eine veilchenblaue Färbung an.

Wiener Sitzungsber. **61.** 250.
Vergl. Rose's Reaktion.
N e u m e i s t e r , Ztschr. f. analyt. Chem. **30.** 110.
S c h a e r , Ztschr. f. analyt. Chem. **42.** 1.
L i d o f , ebenda 1904. 713.
Cowie-Dickson, Chem. Zentralbl. 1906. I. 1118, 1907. I. 1226.
Tschugajeff, Berl. Ber. **40.** 1973.
Schiff, Liebig's Annal. **299.** 236, **352, 73.**

Brücke's Reaktion auf Gallenfarbstoffe

ist eine Modifikation von Gmelin's Reaktion, die darin besteht, daß statt untersalpetersäurehaltiger Salpetersäure ausgekochte Salpetersäure verwendet wird, und daß man nach dem Mischen der Flüssigkeiten vorsichtig konzentr. Schwefelsäure unterschichtet. Auf diese Art kann man von der Berührungsstelle aus die sich übereinander bildenden Farbenerscheinungen schön beobachten.

Ztschr. f. analyt. Chem. **15.** 502.

Brücke's Reagenz auf Glukose.

Frisch gefälltes Wismutsubnitrat löst man unter Zugabe von Salzsäure in heißer Jodkaliumlösung. Den zu prüfenden Harn oder sonstige Flüssigkeit säuert man mit so viel Salzsäure an, daß zugegebenes Reagenz nicht durch Ausscheidung basischer Wismutsalze getrübt wird. (Siehe Originalabhandlung.) Enthält der Harn Eiweiß, so muß dasselbe erst mit dem Reagenz ausgefällt und filtriert werden. Alsdann macht man die Lösung mit Kali alkalisch und kocht. Bei Anwesenheit von Glukose tritt Schwärzung des ausgeschiedenen Wismuthydroxyds ein.

Berichte der Wiener Akademie 1875, 1.
Chem. Zentralbl. 1858. 705.
Ztschr. f. analyt. Chem. **15.** 101.
Fron, Chem. Zentralbl. 1875. 263.
Maschke, Ztschr. f. analyt. Chem. **16.** 425.
B e n c e J o n e s , Ztschr. f. analyt. Chem. **1.** 127.

Brücke's Reaktion auf Harnstoff.

Harnstoff wird in alkoholischer Lösung durch eine ätherische Lösung von Oxalsäure krystallinisch gefällt (Harnstoffoxalat). Empfindlicher ist die Reaktion mit amylalkoholischer Lösung von Harnstoff und Oxalsäure.

Monatshefte f. Chem. 3. 195.
Ztschr. f. analyt. Chem. 22. 139.

Brücke's Reagenz auf Proteïnstoffe.

Man sättigt eine siedende 10 %ige Jodkaliumlösung mit frisch gefälltem Quecksilberjodid und filtriert die Lösung nach dem Erkalten. Proteïnstoffe geben in angesäuerter Lösung mit diesem Reagenz einen Niederschlag.

Merck's Report 1900. 215.
Wiener Sitzungsbericht 61. 250.

Brückner's Reagenz auf Glykogen.

Eine heiße, 10 %ige Kaliumjodidlösung sättigt man mit Quecksilberjodid, gießt nach dem Erkalten von den ausgeschiedenen Krystallen ab und gibt noch etwas Kaliumjodid zu. (Vor Licht geschützt aufzubewahren!)

Vergl. Goldstein's Reaktion.
Pharm. Ztg. 1904, 71.
Apoth. Ztg. 1904. 142.
Ztschr. d. öst. Apoth. Ver. 1904. 301.

Bruckner's Reagenz zum Färben mikroskop. Präparate

ist eine Modifikation von Romanowsky's Reagenz.

Compt. rend. biol. 1908. 968.
Ztschr. f. wiss. Mikroskop. 25. 472.

Bruekeleveen's Reaktion auf Perchlorat in Kaliumchlorat.

Trocknet man einen Tropfen Kaliumchloratlösung mit einer Spur Kaliumpermanganatlösung ein, so färben sich die Chloratkrystalle bei Anwesenheit von Perchlorat rosarot.

S c h e r i n g a, Pharm. Weekblad 1911. 15.
Pharm. Zentrh. 1911. 599.

Bruère's Reagenz auf gekochte Milch.

a) Tabletten, die aus 0,05 g Guajakol und 0,2 g Milchzucker bestehen;
b) Tabletten à 0,25 g Natriumperborat.

Zu 10 ccm Milch gibt man eine in 5 ccm Wasser zerdrückte Tablette a und nach dem Umschütteln eine zerdrückte Tablette b. Ungekochte Milch wird lachsfarbig bis rot, gekochte Milch färbt sich nicht.

Journ. de Pharm. et de Chim. 1906. 488.
Pharm. Zentrh. 1907. 604.
Südd. Apoth. Ztg. 1907. 548.

Brugnatelli's Reaktion auf Quecksilber.

Die zu prüfende Flüssigkeit (50—100 ccm) säuert man mit Salzsäure an, erwärmt auf dem Dampfbade mit im Wasserstoffstrom ausgeglühtem Kupferdraht oder Kupferpulver auf 50 bis 60 ° C. und schüttelt dann 5 Minuten lang damit. Alsdann wäscht man das Kupfer mit Wasser und bringt es nebst einem mit 1 %iger Goldchloridlösung benetzten Porzellanscher-

ben in ein Glasschälchen, das man mit einem Uhrglase bedeckt und auf dem Dampfbade erwärmt. Bei Anwesenheit von Quecksilber entstehen auf dem Porzellan rote, violette oder goldglänzende Flecke. Empfindlichkeitsgrenze = 0,1 mg in 1 Liter.

La Riforma medica 1889. 824.
Ztschr. f. analyt. Chem. 28. 752.
B a r f o e d, Journ. f. prakt. Chem. (2) 21. 441.

Brugsch's Reaktion auf Bilirubin in Blut.

Man versetzt das Blut oder das Blutserum mit Alkohol im Verhältnis 2 : 3 und filtriert. Das Filtrat säuert man mit Salzsäure an und gibt Natriumnitritlösung zu. Grünfärbung zeigt Bilirubin an.

Klin. Unters. Methoden 390.
Med. Klinik 1910. 1417.
Pharm. Zentrh. 1911. 1029.

Brullé's Reagenz auf Verfälschungen des Olivenöles

ist eine alkoholische Lösung von Silbernitrat (25 %ig). — Man erwärmt 10 ccm Olivenöl mit 5 ccm Reagenz $^1/_2$ Stunde lang im Wasserbade. Reines Olivenöl bleibt durchsichtig und färbt sich grün, Erdnußöl färbt sich braunrötlich, Sesamöl gelbbraun, Leinöl dunkelrötlich, Mohnöl schwarzgrünlich, Colzaöl, Cottonöl und Leindotteröl schwarz.

Compt. rend. 111. 977.

Brullé's Reaktion auf fremde Öle im Olivenöl.

Kocht man 10 ccm reines Olivenöl mit 0,1 g Albumin und 20 ccm Salpetersäure, so ist das Öl nach dem Lösen des Albumins fast farblos, nach dem Erkalten trübe strohgelb und wird nach 24 Stunden fest. Bei Anwesenheit von Cottonöl tritt eine orange- bis braunrote Färbung auf.

Compt. rend. 106. 1017.
Chem. Ztg. 12. Rep. 107.
Chem. Zentralbl. 1888. 692.
d e N e g r i und F a b r i s, Ztschr. f. analyt. Chem. 33. 547.

Brunner's Diazoreaktion des Harns.

a) 0,5 g p-Amidoacetophenon löst man in 50 g Salzsäure und 1000 g Wasser.
b) 0,5 g Natriumnitrit löst man in 100 g Wasser.

Zum Gebrauche mischt man 100 g der Lösung a mit 2 g der Lösung b. — 10 g Harn mischt man mit 10 g Reagenz und 2,5 ccm Ammoniak und schüttelt um. Der Harn von Fieberkranken bei Unterleibstyphus und Flecktyphus bewirkt eine rubinrote Färbung.

Chem. Ztg. 1899. Rep. 304.
Pharm. Zentrh. 1900. 19.

Brunner's Reaktion auf Atropin.

Der für das Atropin charakteristische Blumenduft tritt sicher ein, wenn man in folgender Weise verfährt: Auf einige Krystalle Chromsäure in einer kleinen Porzellanschale gibt man eine Spur Atropin und erwärmt gelinde, bis die Chromsäure anfängt, sich grün zu färben.

> Berl. Ber. **6.** 96.
> Ztschr. f. analyt. Chem. **12.** 346.
> Chem. Zentralbl. 1873. 186.

Brunner's Reagenz auf Ätzalkalien und alkalische Erden.

Eine Lösung von Nitroprussidnatrium erzeugt mit genannten Stoffen eine intensiv gelbe Färbung, reagiert aber auf lösliche Karbonate und Bikarbonate nicht.

> Schweizer Woch. f. Pharm. 1889. 237.
> Ztschr. f. analyt. Chem. **34.** 451.

Brunner's Reagenz auf Glykoside.

(Umgekehrte Pettenkofer'sche Reaktion.) Versetzt man eine Lösung, die eine Spur Digitalin enthält, mit einer wässerigen Lösung von Galle, so verursacht konzentr. Schwefelsäure bis zu einer Temperatur von 70 ⁰ C eine schöne rote Färbung. Schichtet man die wässerige Mischung auf die Schwefelsäure, so erhält man einen roten Ring. Dieselbe Reaktion geben Amygdalin, Äsculin, Glycyrrhizin, Phlorhizin, Quercitrin, Salicin etc.

> Berl. Ber. **6.** 96.
> Ztschr. f. analyt. Chem. **12.** 345.
> A l m q v i s t, Chem. Zentralbl. 1875. 55.

Brunner's Reaktion auf Schwefel bezw. Nitrobenzol.

Die auf Schwefel zu prüfende Substanz mischt man mit starker Kalilauge, einigen Tropfen Nitrobenzol und Alkohol. Nach einiger Zeit kommt bei Anwesenheit von Schwefel eine rötliche Färbung zum Vorschein. Auf diese Art läßt sich freier Schwefel wie auch der Schwefelgehalt des Eiweißes, Brotes, der Wolle etc. nachweisen. In ihrer Umkehrung kann diese Reaktion zum Nachweis des Nitrobenzols dienen.

> Ztschr. f. analyt. Chem. **20.** 390.
> Chem. Zentralbl. 1881. 709.

Brunner-Strzyzowski's Reaktionen auf Alkaloide

beruhen auf Farbenerscheinungen der Alkaloide bei der Einwirkung von Schwefelsäure mit Chloral, Bromal, Paraldehyd, Furfurol oder o-Nitrophenylpropiolsäure.

> Tabellar. Zusammenstellung siehe Pharm. Zentrh. 1898. 430 od. Ztschr. f. analyt. Chem. **38.** 459.

Bruylants' Reagenz zur Differenzierung von Aldehyden und Ketonen

ist eine 4 %ige, wässerige Lösung von defibriniertem Blut, die das charakteristische Sauerstoffhämoglobin - Absorptionsspektrum aufweist. Ein Zusatz von Aceton und Schwefelammon gibt das reduzierte Hämoglobinspektrum. Aldehyde und Schwefelammon geben hingegen ein ganz besonderes spektroskopisches Bild. Näheres siehe: Annal. de pharm. de Louvain 1907, Nr. 8. — Répert. de pharm. 1907. 462.

Bruylants' Reagenz auf Eiweiß

ist eine f r i s c h bereitete Lösung von Metaphosphorsäure in Wasser. (Identisch mit Hindenlang's Reagenz.)

> Ztschr. d. öst. Apoth. Ver. 1902. 473.
> Pharm. Zentrh. 1902. 369.
> Merck's Bericht 1901. 39.
> B e c k u r t s' Jahresber. 1882. 546.

Bruylants' Reaktionen auf Morphin

sind Modifikationen von bekannten Reaktionen.

> Siehe Ztschr. f. analyt. Chem. **37.** 62 oder Pharm. Zentrh. 1895. 284.
> Annal. de Pharm. **1.** 65.

Buard's Reaktion auf Indol in Bakterienkulturen.

10 ccm der Kulturflüssigkeit versetzt man mit 6 ccm absolutem Alkohol, 1 ccm 0,02 %iger, alkoholischer Vanillinlösung und 3 ccm konz. Salzsäure. Bei Anwesenheit von Indol entsteht eine rosarote Färbung.

> Compt. rend. biol. 1908. **65.** 158.

Buchner's Reaktion auf Glukose im Harn.

Man kocht 20 ccm Harn mit etwas Kupfersulfat, filtriert nach dem Erkalten von dem entstandenen Niederschlag ab und kocht das Filtrat nach Zusatz von Seignettesalz und Kalilauge. Bei Anwesenheit von Glukose entsteht eine Ausscheidung von Kupferoxydul.

> Berl. Ber. **17.** Ref. 188.
> Chem. Ztg. 1884. 945.
> F o c k e, Apoth. Ztg. **9.** 559.
> A l l e n, The Analyst **19.** 178.

Buchner's Reaktion auf Paraffin oder Ceresin im Bienenwachs.

Kocht man Wachs mit alkoholischer Kalilauge (1 g KOH in 3 g Alkohol 90 %) und läßt dann im Wasserbade stehen, so bleibt die erhaltene Lösung bei reinem Wachs klar, bei Anwesenheit von Paraffin scheidet sich über der Seifenlösung eine ölige Schicht ab.

> Dingler's Journ. **231.** 272 od. Ztschr. f. analyt. Chem. **19.** 241.

Büchner's Reagenz auf Alkalien.

Reines Ferrigallat trägt man solange in heiße verdünnte Salzsäure ein, bis sich nichts mehr davon löst. Alsdann verdünnt man mit Wasser und filtriert. Alkalien färben das gelbe Reagenz sofort violett oder blau.

> Chem. Zentralbl. 1833. 685.

Büchner's Reaktion auf Gallussäure und Tannin.

Wässerige Lösungen von Tannin geben mit Bleiacetat und Kalilauge eine rot gefärbte Lösung; Gallussäure gibt mit Bleiacetat einen carminroten Niederschlag, der sich in Kalilauge mit himbeerroter Farbe löst.

> Liebig's Annalen **53.** 357.
> H a r n a c k, Archiv der Pharm. **234.** 537 oder Ztschr. f. analyt. Chem. **39.** 239.

Buckingham's Reagenz auf Alkaloide

ist eine Lösung von 1 Teil Ammoniummolybdat in 16 Teilen konzentrierter Schwefelsäure.

Gibt mit einer großen Anzahl von Alkaloiden und anderen organischen Stoffen charakteristische Färbungen. Keine Färbung, sondern erst spätere Veränderung in Hellblau geben mit dem Reagenz Asparagin, Atropin, Chinin, Chinidin, Cinchonin, Coffeïn, Strychnin. Charakteristische Färbungen, die mit Ausnahme von M e c o n i n in Dunkelblau übergehen, liefern: V e r a t r i n gelbgrün, dunkelbraun, dunkelblau; M e c o n i n hellgrün, hellblau; C o d e i n grün; S a l i c i n rot; D i g i t a l i n carmoisinrot; B r u c i n ziegelrot; A c o n i t i n hellgelbbraun, rot, dunkelblau etc.

Americ. Journ. Pharm. 1873. 149.
Neues Jahrb. d. Pharm. **39.** 334.
Polytechn. Notizbl. 1874. 77.
Ztschr. f. analyt. Chem. **13.** 234.
H a g e r ' s Pharm. Prax. 1880, I. 204.

Budge's Reagenz zum Injizieren für mikroskop. Präparate

ist eine Lösung von Asphalt in Chloroform, Terpentin oder Benzol.

Arbeit. d. phys. Anst. Leipzig 1875. 137.
Arch. f. mikroskop. Anat. 1877. 111.
B e h r e n s ' Tabellen 1892. 89.

Bufalini's Reaktion auf Blut (Blutflecke)

beruht auf der Gewinnung von Häminkrystallen und ist eine Modifikation von Teichmann's Reaktion.

Ztschr. f. analyt. Chem. **25.** 146.
Annali di chim. med. farm. 1885. 291.

Bufalini's Reaktion auf Krötengift

ist Ehrlich's Diazoreaktion. Besonders charakteristisch soll ferner eine indigoblaue Färbung sein, die man erhält, wenn man etwas Gift mit einigen ccm einer Lösung von 2 g p-Dimethylamidobenzaldehyd in 50 g Salpetersäure und 50 g Wasser versetzt. Die blaue Farbe geht nicht in Chloroform, Äther, Benzol, Benzin, Schwefelkohlenstoff über.

Arch. de farmacol. sperim. e scienze affini 1910. 9. 559.

Bühler's Reagenz zum Färben mikroskop. Präparate.

a) Eine Mischung von 10 ccm 1 %iger, wässeriger Anilinblaulösung mit 10 ccm 1 %iger, wässeriger Vesuvinlösung;

b) eine Mischung von 10 ccm Rubin S und 10 ccm Safranin in 1 %iger, wässeriger Lösung.

Zum Gebrauch mischt man a und b. (Zum Färben von Nervenzellen.)

Verhandlgn. d. phys. med. Ges. Würzburg 1898. 285.
Enzyklop. d. mikroskop. Techn. 1903. 42.
Ztschr. f. wiss. Mikroskop. **15.** 351.

Buignet's Reagenz zur Bestimmung der Blausäure

ist eine Lösung von 12,468 g Kupfersulfat in 1 Liter Wasser. 1 ccm entspricht 0,0054 g Blausäure (HCN). Näheres siehe: H a g e r, Pharm. Prax. 1880. I. 67.

Bujwid's Cholerareaktion.

Eine mit Cholerabazillen geimpfte Gelatine wird bei Anwesenheit von Jodoformdämpfen nicht flüssig, während sich bei Abwesenheit derselben die Gelatine in einigen Tagen verflüssigt. Näheres sieh: Zentralbl. f. Bakteriol. u. Parasit.-K. 1892. 595.

Bujwid's Reaktion auf Cholerabakterien

gründet sich auf eine rosaviolette Färbung, welche die Kulturen auf Zusatz von 5—10 % Salzsäure annehmen. Näheres siehe: Ztschr. f. Hygiene **2.** 52. — Ztschr. f. analyt. Chem. **26.** 651 u. **27.** 106. — D u n h a m, Ztschr. f. analyt. Chem. **26.** 651 oder Ztschr. f. Hygiene **2.** 337. — J a d a s s o h n, Breslauer ärztl. Ztschr. **9.** 181. — Chem. Zentralbl. **58.** 1300. — C a h e n, Ztschr. f. Hygiene **2.** 386. — Tobey, Journ. Med. Res. **15.** 305. — Wölfel, Münch. med. Woch. 1912. 659.

Bujwid's Reagenz auf salpetrige Säure

ist eine Umkehrung von Baeyer's und Kitasato-Salkowski's Reaktion auf Indol. Man verdünnt eine alkoholische Lösung von Indol (1—2 : 10 000) mit Wasser. — 10 ccm der zu prüfenden Flüssigkeit versetzt man mit einigen Tropfen Salzsäure und Reagenz und erwärmt auf 70—80 ° C. Bei Anwesenheit von salpetriger Säure entsteht eine rote Färbung.

Merck's Report 1900. 215.
Chem. Ztg. 1894. 364.
Chem. Zentralbl. 1894. I. 843.

Bukowski's Reaktion auf Methylalkohol

beruht auf der Oxydation des Methylalkohols durch Kaliumpermanganat und dem Nachweis des hierbei entstandenen Formaldehyds mit Kenntmann's Reagenz.

Pharm. Post 1910. 43. 129.
Ztschr. f. analyt. Chem. 1912. **51.** 386.

Bulir's Reaktion auf Colibakterien

siehe: Arch. f. Hygiene **62.** Nr. 1.
Deutsche med. Woch. 1907. 1346.

Bulling's Reaktion auf Natriumphenylpropiolat. bezw. Phenylpropiolsäure.

1. Eine ammoniakalische Lösung von Phenylpropiolsäure gibt mit ammoniakalischer Silberlösung einen weißen Niederschlag, der sich auf Zusatz von verdünnter Schwefelsäure löst. Die saure Flüssigkeit riecht nach Phenylacetylen.

2. Eine Lösung von Phenylpropiolsäure in einigen Tropfen Salpetersäure verdünnt man mit 1—2 ccm Wasser und gibt Natronlauge bis zur alkalischen Reaktion zu. Die Flüssigkeit wird gelbrot und riecht schwach nach Benzaldehyd.

3. Erwärmt man Phenylpropiolsäure mit verdünnter Schwefelsäure, so tritt ein Geruch nach Acetophenon (Hypnon) auf.

Münchener med. Woch. 1904. 1613.

Bülow's Reaktion auf Phenylhydrazide.

Phenylhydrazide geben in konzentrierter Schwefelsäure gelöst auf Zusatz von Eisenchlorid, salpetriger Säure oder Kaliumdichromat eine intensive rote bis blauviolette Färbung.

Liebig's Annal. **236.** 195.
Ztschr. f. analyt. Chem. **33.** 81.
Berl. Ber. **43.** 2647.
T a f e l. Berl. Ber. **25.** 412.

Nach Neufville und Pechmann geben auch die Phenylhydrazone und Phenylosazone diese Reaktion.

Berl. Ber. **23.** 3384.

Bunger's Reagenz zum Härten mikroskop. Präparate

ist eine Lösung von 0,5 g Chromsäure, 0,2 g Osmiumsäure und 0,4 g Essigsäure in 200 ccm Wasser.

Ztschr. f. wiss. Mikroskop. 1893. 392.

Buoma's Reagenz zum Färben mikroskop. Präparate

ist eine Lösung von 0,05 g Safranin in 100 ccm Wasser. Gebraucht zur Knochenuntersuchung.

B e h r e n s' Tabellen 1892. 113.

Burchard's Reaktion auf Cholesterin.

Versetzt man eine Lösung von Cholesterin in Chloroform mit Essigsäureanhydrid und gibt einige Tropfen Schwefelsäure zu, so entsteht eine violette bis grüne Färbung.

Merck's Report 1900. 215.
Dissert. Rostock 1889.
Chem. Zentralbl. 1890. I. 25.

Burchardt's Chinolinwasser für mikroskop. Zwecke.

Man schüttelt 10 Tropfen reines Chinolin mit 100 ccm Wasser und filtriert durch ein angefeuchtetes Filter. Es zeichnet sich vor dem Anilinwasser durch seine größere farbenfixierende Kraft aus.

Ztschr. f. wiss. Mikroskop. 1895. 218.
Zentralbl. f. allgem. Pathol. 1894. 706.

Burchardt's Holzessigfarben zu mikroskop. Zwecken.

1. Holzessig-Hämatoxylin ist eine Lösung von 0,5 g Hämatoxylin und 2 g Kalialaun in 130 g gereinigtem Holzessig.
2. Holzessig-Carmin Xr. ist eine Lösung von 2 g Carmin in 100 g Holzessig, die auf kleiner Flamme auf die Hälfte ihres Volumens eingedampft wird.
3. Holzessig-Carmin Pr. ist eine Lösung von 3 g Carmin und 0,5 g Kalialaun in 100 g Holzessig, die auf die Hälfte eingedampft wird.
4. Doppel-Carmin ist eine Mischung von Carmin Xr. und Pr. zu gleichen Teilen.
5. Holzessig-Cochenille: 4 g Cochenille und 0,5 g Kalialaun werden mit 100 g Holzessig auf die Hälfte eingedampft (und filtriert).

Arch. f. mikroskop. Anat. 1898. 232.
Ztschr. f. wiss. Mikroskop. 1898. 453.
Enzyklop. d. mikroskop. Techn. 1903. 540.

Burchardt's Reagenz zum Färben mikroskop. Präparate

(Thallinbraun) ist eine 5—10 %ige Lösung von Thallinsulfat oder Thallintartrat in Wasser. Gebraucht zur Kernfärbung.

Zentralbl. f. allg. Pathol. u. Anat. 1894. 706.
Ztschr. f. wiss. Mikroskop. 1895. 216.

Burckhardt's Reagenz zum Härten mikroskop. Präparate

ist eine Lösung von 3 g Chromsäure in 300 ccm Wasser, der 10 g 2 %ige Osmiumsäure und 10 g konzentr. Salpetersäure zugesetzt werden.

Ztschr. f. wiss. Mikroskop. 1892. 347.

Burckhardt's Reagenz zum Färben mikroskop. Präparate.

a) Grenacher's Boraxcarmin.
b) Eine Lösung von 1 g Bleu de Lyon in 1 Liter stark verdünntem Alkohol.

Ztschr. f. wiss. Mikroskop. 1892. 347.

Burgess-Kamm's Reaktion auf Kalium.

Versetzt man 100 ccm einer Kalisalzlösung mit 1 Tropfen einer frisch hergestellten Natriumkobaltnitritlösung (25 %) und etwas $^1/_{100}$ Norm. Silbernitratlösung, so erhält man eine sehr fein verteilte Fällung (amorph, gelb bis orangegelb). Der Zusatz von Silberlösung erhöht die Empfindlichkeit der Reaktion auf 1 : 1 Million.

Journ. Americ. Chem. Soc. 1912. **34.** 652.
Chem. Ztg. 1912. 553.

Burian's Reaktion auf Guanin

ist eine Diazorektion mit Natriumnitrit und Sulfanilsäure (Rotfärbung.) Vergl. Ztschr. f. wiss. Mikroskop. 1910. **27.** 257.

Bürker's Reaktion auf Blut.

Zur Gewinnung der Hämochromogenkrystalle wird die Blutlösung auf dem Objektträger mit Pyridin und Schwefelammonium zusammengebracht. Man beobachtet dann bei aufgelegtem Deckglas die charakteristischen Krystallformen des Hämochromogens.

Münchener med. Woch. 1909. 127.
M e t h l i n g, ebenda 1910. 2285.

Burnam's Reaktion auf Formaldehyd.

10 ccm des zu prüfenden Harns versetzt man mit 3 Tropfen einer 0,5%igen Lösung von Phenylhydrazinchlorhydrat und 3 Tropfen einer 5%igen Lösung von Nitroprussidnatrium und läßt dann an der Glaswand des Reagenzglases einige Tropfen gesättigter Natronlauge zufließen. Bei Gegenwart von Formaldehyd entsteht eine dunkelrote Färbung, die über Dunkelgrün in Hellgelb übergeht.

L'Esperance, Boston Med. and Surg. Journal 1912, No. 17.
Berl. klin. Woch. 1912. 2372.

Burri's flüssige Tusche zum Spirochaeten-Nachweis

ist eine sterile mit Wasser verdünnte käufliche Tusche, womit das zu prüfende Material auf einem Objektträger verstrichen wird. Bei sehr dünner Schicht sind die vorhandenen Bakterien etc. als durchsichtige Körper bemerkbar. Näheres siehe: Zentralbl. f. Bakteriolog. 1907. Abt. 2. 95. — Ztschr. f. wiss. Mikroskop. 24. 454. — Merck's Bericht 1910. 388. — Scholtz, Deutsche med. Woch. 1910. 215. — Berg, ebenda 1910. 933. — Petersen, Russkij Wratsch 1910, No. 32.

Buscalioni's Reagenz zum Färben mikroskop. Präparate

ist eine Lösung von Sudan III in Alkohol und Glycerin. Gebraucht zum Färben von Korkgewebe.

Botan. Zentralbl. 1898. 398.
S t r a ß b u r g e r, Botan. Prakt. 1902. 275.
S o n n t a g, Ztschr. f. wiss. Mikroskop. 1907. (24.) 21.

Busch's Reagenz auf Salpetersäure

(Nitron) ist eine 10 %ige Lösung von Nitron (Diphenyl-endanilo-dihydrotriazol) in 5 %iger Essigsäure. 5—6 ccm der zu prüfenden Flüssigkeit werden mit 1 Tropfen verdünnter Schwefelsäure angesäuert und 5—6 Tropfen Nitronreagenz zugegeben. Bei Gegenwart von Salpetersäure entsteht sofort ein voluminöser weißer Niederschlag oder bei sehr geringen Mengen nach mehrstündigem Stehen flimmernde Nädelchen. Empfindlichkeitsgrenze bei $0°=1:80\,000$, bei gewöhnlicher Temperatur $1:60\,000$. Das Reagenz wird auch zur quantitativen Bestimmung von Nitraten verwendet.

Berl. Ber. 1905. 862.
Ztschr. f. angew. Chem. 1908. 355.
Merck's Bericht 1905. 158; 1906. 201; 1908. 288.
Gutbier, Ztschr. f. angew. Chem. 1905. 494.
Litzendorff, Ztschr. f. angew. Chem. 1907. 2209.
Collins, The Analyst 32. 349.
Busch, Ztschr. f. angew. Chem. 1906. 1329.
Ztschr. ges. Schieß-Sprengst. Wes. 1906. 232.
Adam, Bull. Soc. Chim. Belg. **21.** 229.
Leffmann, Journ. Franklin Instit. **162.** 371.
Visser, Chem. Weekbl. **3.** 743.
Paal-Mertens, Chem. Zentralbl. 1906. II. 1530.
Hes, Ztschr. f. analyt. Chem. **48.** 81.
Fransen-Löhrmann, Journ. prakt. Chem. **79,** 330.
Paal-Ganghofer, Ztschr. f. analyt. Chem. **48.** 545.
Chem. Zentralbl. 1910. I. 1550.
Pooth, Ztschr. f. analyt. Chem. **48.** 375.
Radlberger, Chem. Zentralbl. 1910. II. 685.

Busch's Reagenz zum Entkalken mikroskop. Präparate

ist eine Mischung von 1—10 Vol. Salpetersäure (D. $=1,25$) mit 100 Vol. Wasser, eventuell mit einem Zusatz von Chromsäure oder Kaliumdichromat.

Arch. f. mikroskop. Anat. 1877. 481.
B e h r e n s' Tabellen 1892. 87.
Enzyklop. d. mikrosk. Techn. 1903. 650. 652.

Busch's Reagenz zum Färben mikroskop. Präparate.

Man löst 1 g Osmiumsäure und 3 g Natriumjodat $(NaJO_3)$ in 300 g Wasser.

Neurolog. Zentralbl. 1898. 476.
Ztschr. f. wiss. Mikroskop. 1898. 373.

Busch-Blume's Reagenz auf Pikrinsäure

ist eine Lösung von 10 g Nitron in 90 g 5%iger Essigsäure. Die zu prüfende Lösung wird mit dem Reagenz versetzt, wobei noch bei einer Verdünnung von $1:250\,000$ Pikrinsäure ein Niederschlag entsteht (Nitronpikrat).

Die Reaktion wird zur quantitativen Bestimmung von Pikrinsäure verwendet.

Ztschr. f. angew. Chem. **21.** 354.
Ztschr. f. analyt. Chem. **51.** 517.
Merck's Bericht 1908. 288.
Répert. de Pharm. 1909. 538.

Buschi's Reaktion auf Quecksilbercyanid.

Erhitzt man eine Lösung von Quecksilbercyanid mit einigen Tropfen Kaliumnitritlösung und gibt dann Salzsäure zu, so entsteht eine schöne rote Färbung. (Charakteristisch für das Q u e c k s i l b e r cyanid.)

Pharm. Zentrh. 1897. 135.
Ztschr. f. analyt. Chem. **37.** 344.

Busse's Reaktion auf Bombay-Macis.

Mit alkoholischem Macisauszug getränkte und getrocknete Filtrierpapierstreifen taucht man rasch in siedendes, gesättigtes Barytwasser und trocknet sie auf Filtrierpapier. Bei Anwesenheit von Bombay-Macis sind die Streifen ziegelrot gefärbt (außerdem bräunlichgelb). Näheres siehe: Arbeiten d. k. Gesundh.-Amtes, Berlin 1896. — Pharm. Zentrh. 1896. 874 u. 1904. 596. — Ztschr. f. Unters. Nahr.-Genußm. 1904. 590.

Bütschli's Alaunhämatoxylin zur Kernfärbung (auch saures Hämatoxylin genannt)

ist ein mit Wasser verdünntes Delafield's Reagenz, dem so viel Essigsäure zugesetzt ist, daß es rot geworden ist.

Ztschr. f. wiss. Mikroskop. 1892. 197.

Butenko's Reaktion auf progressive Paralyse.

Zu 5—10 ccm des zu prüfenden Harns gibt man 5—10 ccm Bellost's Reagenz und erhitzt zum Sieden. Normaler Harn wird weiß gefällt, Paralytikerharn gibt einen blau bis schwarz gefärbten Niederschlag.

Rivista critica di clinica medica **11.** 31.
L'Italia Sanitaria 1910. 303.
Russkij Wratsch 1910. No. 2.
Merck's Bericht 1910. 228.
B e i s e l e, Münch. med. Woch. 1911. 26.
S t e r n, Münch. med. Woch. 1911. 467.
B o v e r i, Schweiz. Woch. Chem. Pharm. 1912. 395.
T i t u s, Med. Klinik 1912. 1329.

Bychowsk's Reaktion auf Eiweiß im Harn

ist eine modifizierte Kochprobe. Läßt man eiweißhaltigen Urin in heißes Wasser tropfen, so entsteht eine wolkige Trübung, die besonders auf schwarzem Hintergrunde leicht erkennbar ist.

Deutsche med. Woch. 1902. 33.

Cabasse's Reaktion auf Runkelrübenspiritus
beruht auf einer Rosafärbung desselben durch
konzentr. Schwefelsäure.
> Journ. de Pharm. et de Chim. 42. 403.
> Ztschr. f. analyt. Chem. 2. 99. 4. 240.

Cadet's Reaktion auf Arsen.
Erhitzt man Arsenik mit Natriumacetat, so
entwickelt sich der Geruch des Kakodyls.
> Merck's Report. 1900. 254.
> Chem. Zentralbl. 1837. 293.

Cahen's Reaktion auf Cholerabazillen.
Von einer Plattenkultur bringt man die ver-
dächtigen Kolonien in alkalische Nährbouillon,
gibt Lackmuslösung zu und läßt die Mischung
12—24 Stunden bei 37° C. stehen. Bei Anwesenheit von Choleraspirillen wird die Lösung in dieser Zeit entfärbt.
> Ztschr. f. Hygiene. 2. 386.
> Ztschr. f. analyt. Chem. 27. 106.

Cahours' Reaktion auf Pikrinsäure
ist identisch mit Gerhardt's Reaktion.
> Traité de Chim. génér. élément. 1871.

Cailletet's Reaktion auf Kupfer in Ölen.
10 ccm des zu prüfenden Öles schüttelt man
mit einer Lösung von 0,1 g Pyrogallol in 5 ccm
Äther. Bei Anwesenheit von Kupfer färbt sich
die Mischung braun und scheidet Pyrogallol-
kupfer aus.
> Ztschr. d. öst. Apoth. Ver. 15. 474.
> Ztschr. f. analyt. Chem. 18. 628.

Cailletet's Reagenz für fette Öle.
Zur Anstellung einer Elaïdinprobe ist eine
mit salpetriger Säure gesättigte konzentr. Salpetersäure oder eine Mischung von 20 ccm
konzentr. Schwefelsäure, 35 ccm 60%iger
Phosphorsäure und 30 ccm Salpetersäure von
D. $\rightleftharpoons$ 1,4 zu verwenden.
> Enzyklop. d. gesamt. Pharm. 1887. II. 458.

Cailletet's Reaktion auf Weinsäure in Citronensäure.
Zu 10 ccm gesättigter Kaliumdichromatlösung gibt man 1 g der zu prüfenden Citronensäure. Ist keine Weinsäure vorhanden, so tritt
innerhalb 10 Minuten keine Farbenänderung
ein. Bei 1% Weinsäure ist die Lösung kaffee-
braun, bei 5% schwarzbraun geworden.
> Journ. de Pharm. d'Anvers. 33. 449.
> Arch. der Pharm. 1878. 468.
> Polytechn. Notizbl. 23. 95.
> Ztschr. f. analyt. Chem. 17. 499.
> Chem. Zentralbl. 1879. 14.

Cajal siehe **Ramón y Cajal.**

Calberla's Reagenzien zum Färben mikroskop.
Präparate.
1. Man löst 5 g Methylgrün in 200 ccm 1%-
iger Essigsäure.
> Vergl. Erlicki's Reagenz.
2. Eine Lösung von 3 g Methylgrün und
0,05 g Eosin in 70 ccm Wasser und 30 ccm
Alkohol. Gebraucht zur Doppelfärbung.

3. Eine Lösung von Indulin in Wasser (1 Vol.
gesättigte, wässerige Lösung und 6 Vol.
Wasser).
> Morphol. Jahrb. 1877. 625. 627.
> Enzyklop. d. mikroskop. Techn. 1903. 546.

Calberla's Reagenz zum Konservieren mikroskop.
Präparate
ist eine Mischung von Glycerin und Alkohol.
> B e h r e n s' Tabellen 1892. 63.

Calberla's Einbettungsmittel (Natronalbuminatlösung)
ist eine Lösung von 1 g Natriumkarbonat in
15 ccm Eiweiß (mit Dotter).
> Morphol. Jahrb. 1876. 135.
> Vergl. Bresgen's Einbettungsmittel.
> Enzyklop. d. mikroskop. Techn. 1903. 186.
> 1080.
> B e h r e n s' Tabellen 1892. 75.

Calberla's Macerationsflüssigkeit
(Künstlicher Speichel) ist eine Lösung von
0,4 g Kaliumchlorid, 0,4 g Natriumphosphat,
0,3 g Natriumchlorid und 0,3 g Calciumchlorid
in 100 ccm Wasser. Diese Lösung wird mit
Kohlensäure gesättigt, mit 100 ccm Wasser
verdünnt und mit 50 ccm 2,5%iger Ammonium-
chromatlösung oder ebensoviel Müller's Reagenz versetzt.
> Arch. f. mikroskop. Anat. 1875. 173.
> B e h r e n s' Tabellen 1892. 84.
> Enzyklop. d. mikroskop. Techn. 1903. 767.

Calmel's Reaktion auf Cocaïn
ist identisch mit Biel's Reaktion.
> Compt. rend. 100. 1143.

Calmette's Cobragift-Reaktion auf Tuberkulose
siehe: Compt. rend. 1902. 134. 1446, 1908.
146. 676, 1909. 149. 191. — Ztschr. f. experim.
Pathol. 1911. 9. 238. — Deutsche med. Woch.
1911. 1362. — E. Kraus, Dissertation Würzburg 1911.

Calmette's Ophthalmoreaktion auf Tuberkulose
ist Wolff-Eisner's Reaktion.

Calmette-Massol-Breton's Nährlösung für Tuberkelbazillen
ist eine Lösung von 1 g Natriumkarbonat,
0,04 g Ferrosulfat, 0,05 g Magnesiumsulfat, 1 g
Dikaliumphosphat und 8,5 g Natriumchlorid
in 1 Liter Wasser, der noch 2,5 g Asparagin
als Stickstoffquelle zugesetzt wird. Auch Zusätze von Traubenzucker, Glycerin oder
Rohrzucker können gemacht werden.
> Compt. rend. biol. 1909. 67. 580.

Calvert's Reaktion zur Unterscheidung fetter
Öle
siehe: Heydenreich's Reaktion.

Calvert's Reaktionen auf Chinin und Cinchonin.
Cinchoninlösungen werden durch Chlorkalklösung sowie durch Kalilauge oder Kalkwasser gefällt. Die Niederschläge lösen sich
im Überschuß der Reagenzien nicht auf. Die
in Chininlösungen entstandenen Niederschläge

lösen sich dagegen im Überschuß der Reagenzien.

> Journ. de Pharm. et de Chim. 1842. II. 388.
> Chem. Zentralbl. 1843. 107.

Camilla's Reaktion auf Phenole.

Phenole bildeten beim Zusammentreffen mit einer alkalischen Lösung von Azonitrobenzol (Nitrazol) einen roten Farbstoff.

> Vergl. M a l a c a r n e , Giorn. Farm. Chim. 56. 49. — Chem. Zentralbl. 1907. I. 994.

Camilla-Pertusi's Reaktion auf Xanthinbasen.

Die isolierte basische Substanz wird mit einigen Tropfen höchst konzentrierter Kalilauge und dann mit gesättigter Kaliumpermanganatlösung versetzt. Bei Gegenwart von Xanthinbasen tritt Reduktion des Permanganats, Gasentwicklung und Geruch nach Carbylamin auf.

> Giorn. Farm. Chim. 1912. 61. 337.
> Chem. Zentralbl. 1912. II. 1581.

Cammidge's Pankreas-Reaktion zum klinischen Nachweis vorhandener Pankreaserkrankung

> siehe: Lancet 1904. I. 329.
> Brit. Med. Journ. 1906. 1150.
> Münchener med. Woch. 1907. 1193.
> Berl. klin. Woch. 1907. 770.
> Edinburgh Med. Journ. 21. 129.
> Pharm. Zentrh. 1907. 644.
> Chem. Zentralbl. 1909. II. 2030.
> E l ö s s e r , Mitteil. aus d. Grenzgebiet d. Med. u. Chir. 18. No. 2.
> Deutsche med. Woch. 1907. 2012.
> E i c h l e r , Berl. klin. Woch. 1907. 769.
> Merck's Berichte 1907. 214.
> W a t s o n , Deutsche med. Woch. 1908. 754.
> K l a u b e r , Med. Klinik 1909. 395.
> R ó t h , Ztschr. f. klin. Med. 67. No. 1—3.
> K i n n i k u t t , Medical Record 1909. 10. April.
> S c h m i d t , Zentralbl. f. innere Med. 1910. 424.
> Bernier-Grimbert,Répert. de Pharm. 1910. 55.
> Haldane, Münchener med. Woch. 1907. 337.
> Smolenski, Ztschr. f. physiol. Chem. 1909. 60. 119.
> E l l e n b e c k , Biochem. Ztschr. 24. 22.
> S c h u m m , Münchener med. Woch. 1909. 1878.

Camoin's Reagenz auf Sesamöl

ist eine Lösung von 2 g Zucker in 100 g konzentr. Salzsäure. Sesamöl gibt mit dem Reagenz eine johannisbeerrote Färbung.

> Vergl. Baudouin's Reaktion.

Campana's Reaktion auf Syphilis.

In zwei Reagenzgläser gibt man je 10 ccm des zu prüfenden Harns und eines Kontrollharns, der nicht von einem Syphilitiker stammt; in jedes Glas gibt man 20 Tropfen einer 1 %igen Lezithinlösung und 3 ccm einer Äther-Alkoholmischung (gleiche Teile). Nach dem Mischen mit dem Glasstab läßt man stehen. Nach 15—30 Minuten steigt der Äther an die Oberfläche. Der Syphilitikerharn soll jetzt klar oder wenig opalisierend sein, während der Kontrollharn trübe bleibt. Nach H ü g e l und R u e t e hat diese Reaktion keinen Wert.

> Münchener med. Woch. 1910. 80.

Campanella's Indikator

ist der Saft der Maulbeeren. Er ist rot und wird nach Angabe des Autors durch Säuren mehr oder weniger tief magentarot, durch Alkalien violett gefärbt.

> Gazzetta degli ospedali 1907, No. 141.
> Nouv. remèdes 1908. 397.

Campani's Reagenz auf Kalium.

Das Reagenz ist eine Mischung von

> a) Wismutsubnitrat in möglichst wenig Salzsäure und
> b) von Natriumthiosulfat in möglichst wenig Wasser. Es gibt mit Kaliumsalzen eine citronengelbe, in Alkohol unlösliche Verbindung.

Siehe Pauly's Reagenz.

> Ztschr. f. analyt. Chem. 23. 60.
> Archiv der Pharm. 1883. 67.

Campani's Reagenz auf Glukose

ist eine Mischung von konzentr. Bleiessig mit einer verdünnten Lösung von krystallisiertem Kupferacetat. Zu etwa 5 ccm dieses Reagenzes gibt man die zu prüfende Lösung und erhitzt zum Sieden. Anwesenheit von Glukose erkennt man an einer Gelbfärbung der Lösung und einem gelben Niederschlag. Gegen Rohrzucker ist das Reagenz indifferent.

> Arch. der Pharm. 198. 51.
> Ztschr. f. analyt. Chem. 11. 321.

Campbell's Reagenz zur kolorimetr. Eisenbestimmung

ist Stannoborat, das durch Fällen von Zinnchlorür mit Boraxlösung dargestellt wird. Näheres siehe: Chem. Ztg. 1888. Rep. 250, Chem. Zentralbl. 1888. 1396 oder The Journ. Anal. Chem. 2. 289.

Campbell-Stark's Reaktion auf Wasserstoffsuperoxyd.

Die zu prüfende Flüssigkeit überschichtet man mit einem gleichen Volumen Äther und gibt einige Tropfen 10 %ige Chromsäurelösung zu. Schüttelt man um, so färbt sich der Äther bei Gegenwart von $H_2 O_2$ blau.

> Pharm. Journ. (3) 23. 757.

Campo-Cerdan's Reaktion auf Zink.

Versetzt man eine schwach ammoniakalische Zinklösung mit 1 ccm einer alkoholischen Resorcinlösung, so färbt sich die Mischung blau und zeigt ein charakteristisches Spektrum. Empfindlichkeitsgrenze $=$ 0,01 g Zink im Liter. Andere Metalle stören die Reaktion. Mit einer ätherischen Resorcinlösung läßt sich eine Schichtreaktion ausführen. Durch Erhitzen kann der Eintritt der Reaktion beschleunigt werden.

> Rev. real. academ. cienc. 1908. 7. 224.
> Annal. chim. analyt. appl. 14. 205.

Anal. soc. espan. fisica y quimica 1910. **8.** 279.
Répert. de Pharm. 1910. **4.**
Chem. Ztg. 1909. Rep. 133 u. 1910. Rep. 437.

Candussio's Reaktion auf Chinin und Morphin mittelst Lysidinlösung

beruht auf der Gelbfärbung, die in einer gesättigten, wässerigen Lösung von Chinin- (und Chinidin-) sulfat durch Chlorwasser und 2%-ige Lysidinlösung hervorgebracht wird. Andere Alkaloide geben diese Reaktion nicht. Eine durch Chlorwasser gelb gefärbte Morphinlösung wird durch Lysidin braun, durch Ammoniak rot gefärbt. Näheres siehe: Chem. Ztg. 1898. 738. — Jahresber. d. Pharm. 1898. 429.

Candussio's Reaktion auf α- und β-Eucain.

Jodjodkaliumlösung erzeugt in β-Eucainlösung eine braune Färbung und nach 1—2 Stunden einen geringen Niederschlag, während die Lösung selbst klar wird. In einer α-Eucainlösung entsteht ein rotbrauner Niederschlag, der nach dem Absetzen zitronengelb erscheint.

Boll. Chim. Farm. **48.** 630.
Pharm. Post 1908. 825.
Pharm. Zentrh. 1909. 219.
Apoth. Ztg. 1908. 778.
Ztschr. f. analyt. Chem. 1912. 332.
Vergl. Saporetti's Reaktion.

Candussio's Reagenz auf Phenole

ist eine 1%ige, wässerige Lösung von Ferricyankalium, die 10—20% reines Ammoniak enthält. Näheres siehe: Chem. Ztg. **24.** 299, Ztschr. f. analyt. Chem. **41.** 51, Pharm. Zentrh. 1900. 355.

Cannizzaro's Reaktion.

Unter der Einwirkung von Natriumaethylat oder Alkali auf Benzaldehyd entsteht in alkoholischer Lösung Benzoesäure und Benzylalkohol.

Vergl. Claisen, Berl. Ber. 1887. **20.** 646. — Tischtschenko, Journ. f. prakt. Chem. 1912. **86.** 322.

Canter White's Reagenz

ist eine Lösung von 1 Teil Cobaltnitrat in 30 Teilen Wasser. Näheres siehe: Ztschr. f. analyt. Chem. 1905. 709. — Ztschr. d. allgem. öst. Apoth. Ver. **42.** 1328.

Capezzuoli's Reaktion auf Zucker.

Die zu prüfende Lösung versetzt man bei gewöhnlicher Temperatur mit etwas Kupferchlorid und überschüssiger Natronlauge und läßt den entstandenen Niederschlag absetzen. Nach längerem Stehen bildet sich bei Anwesenheit von Zucker über dem Niederschlage ein rotgelber Ring.

Gazette toscane et Revue médicale 1843 et 1844.
Journ. de Pharm. et de Chim. 1844. II. 65.
Pharm. Zentralbl. 1844. II. 703.

Capranika's Reagenz auf Gallenfarbstoffe.

5%ige, alkoholische Bromlösung, Chlorsäure oder Jodsäure bringen in der Chloroformausschüttelung eines ikterischen Harns dieselben Farbenerscheinungen wie bei Gmelin's Reaktion hervor: Grün, indigoblau, violett und gelbrot. Besonders empfindlich ist die Reaktion, wenn man Bromlösung bis zur Grünfärbung zusetzt und dann Salzsäure zugibt. Der grüne Farbstoff geht beim Schütteln in die Salzsäure über und ist darin noch wahrnehmbar, wenn der ursprüngliche Gallenfarbstoffgehalt 1:200 000 betrug.

Ztschr. f. analyt. Chem. **22.** 626.
Jahresber. f. Tierchem. 1882. 302.
Gaz. chim. ital. **11.** 430.

Capranika's Reaktion auf Guanin.

Warme (konzentr.) Lösungen von Guanin geben mit gesättigter Pikrinsäurelösung einen orangegelben, krystallinischen Niederschlag, mit Kaliumchromat beim Erkalten orangerote Prismen und mit Ferricyankalium mikroskopisch kleine, braune Prismen. Näheres siehe: Ztschr. f. physiol. Chem. **4.** 233.—Ztschr. f. analyt. Chem. **20.** 160.

Caraves Gil's Reaktion auf freien Schwefel

beruht auf einer Blaufärbung, die beim Kochen von 95%igem Alkohol mit Mehrfach-Schwefelalkalien eintritt. Näheres siehe: Ztschr. f. analyt. Chem. **33.** 54. — Pharm. Zentrh. 1894. 115.

Carazzi's Reagenz zum Färben mikroskop. Präparate

ist eine Lösung von 0,5 g Hämatoxylin, 0,01 g Kaliumjodat und 25 g Alaun in 400 g Wasser und 100 g Glycerin. Zur Schnittfärbung. Näheres siehe: Ztschr. f. wiss. Mikroskop. **28.** 273.

Carcano's Reaktion auf gekochte und ungekochte Milch.

Zu einigen ccm Milch gibt man einige Tropfen reines Terpentinöl, erwärmt in einem Porzellanschälchen und gibt etwas Guajaktinktur zu. Gekochte Milch färbt sich nicht, ungekochte färbt sich blau.

Merck's Report. 1900. 254.
Bollett. chim. farm. 1896. 486.

Carl's Reaktion auf Naturhonig

beruht auf einer Komplementablenkungsmethode, da sich mit natürlichem Honig ein Antiserum herstellen lassen soll. Näheres siehe: Ztschr. f. Immunit. Forsch. **1.** IV. 700. — Chem. Zentralbl. 1910. I. 1057. — L a n g e r, Arch. f. Hygiene **71.** 308. — Chem. Zentralbl. 1910. I. 687. — F l u r y, Pharm. Praxis 1910. 386.

Carles' Reaktion auf Alkohol in ätherischen Ölen.

1. Schüttelt man gleiche Teile des ätherischen Öles und Olivenöl, so tritt bei Anwesenheit von Alkohol eine Trübung ein.

2. Beim Schütteln mit Wasser darf das Volumen des ätherischen Öles nicht abnehmen.
3. Beim Schütteln mit trockenem Chlorcalcium wird letzteres bei Anwesenheit von Alkohol weich oder flüssig.

Arch. der Pharm. 1886. 224.
Journ. de Pharm. et de Chim. (5) **12.** 529.

Carletti's Reaktion auf Abrastol.

Erwärmt man eine Lösung von Abrastol in konzentr. Schwefelsäure nach Zusatz von einigen Tropfen alkoholischer oder wässeriger Weinsäurelösung vorsichtig, so färbt sich die Mischung grün. Empfindlichkeitsgrenze = 0,00005 g.

Boll. Chim. Farm. 1909. **48.** 72.
Chem. Zentralbl. 1909. II. 72.

Carletti's Reaktion auf fremde Kohlehydrate im Mannit.

3 ccm konzentr. Schwefelsäure mischt man mit 5 Tropfen einer 1 %igen, alkoholischen Lösung von α-Naphthol, wobei die Mischung eine gelblichgrüne Färbung annimmt. Über diese schichtet man eine Lösung von 0,1 g Mannit in 5 ccm Wasser. Spuren von Kohlehydraten lassen sich an einem blauvioletten Ring erkennen. An Stelle von α-Naphthol kann auch Thymol oder Menthol verwendet werden, die einen rosaroten Ring erzeugen.

Bollett. chim. farm. 1907. 5.
Apoth. Ztg. 1907. 119.

Carletti's Reagenz auf Mineralsäuren neben organ. Säuren.

a) Eine Lösung von 5 g Anilin in 20 g konzentr. Essigsäure und 75 ccm Wasser;
b) eine Lösung von 1 g Furfurol in 100 ccm Alkohol (95 %).

50 ccm Wein oder Essig mischt man mit 25 ccm Alkohol, entfärbt mit Tierkohle und gibt zu 10 ccm dieser Mischung 5 Tropfen der Lösung a und nach dem Umschütteln 5 Tropfen der Lösung b. Sind freie Mineralsäuren vorhanden, so tritt keine Farbenänderung ein, fehlen aber solche, so erhält man eine deutliche Rosafärbung.

Bollett. chim. farm. 1906. 449.
Chem. Zentralbl. 1906. II. 825.
Ztschr. f. analyt. Chem. 1909. 310.

Carletti's Reaktion auf Phenol in Salicylsäure.

Zu einer Anreibung von 0,25 g Salicylsäure mit 5 ccm Wasser gibt man 2 Tropfen einer 2 %igen, alkoholischen Furfurollösung und läßt vorsichtig 2—3 ccm konzentr. Schwefelsäure zufließen. Spuren von Phenol bewirken einen gelben Ring, größere Mengen eine dunkelblaue Färbung.

Bollett. Chim. Farm. 1907. **46.** 421.
Pharm. Ztg. 1907. 565, 1013.
Apoth. Ztg. 1907. 544.
Südd. Apoth. Ztg. 1908. 213.

Carletti's Reaktion auf Pyrogallol.

Pyrogallol gibt mit Schwefelsäure und alkoholischer Weinsäurelösung eine violette Färbung, die auf Zusatz von Wasser verschwindet. Milchsäure (an Stelle von Weinsäure) liefert unter gleichen Bedingungen eine orangerote Färbung, die auf Zusatz von Wasser nicht verschwindet.

Bollett. chim. farm. **48.** 441.
Journ. Chem. Soc. 96. II. 769.
Ztschr. f. analyt. Chem. 1911. 305.

Carlinfanti's Reaktion auf Sesamöl.

Schüttelt man Sesamöl mit Baudouin's Reagenz (vergleiche dieses), so färbt sich dasselbe intensiv rot. Diese Färbung bleibt auch bestehen, wenn man mit der dreifachen Menge Wasser verdünnt. Dagegen verschwinden hierbei solche Rotfärbungen, die Baudouin's Reagenz mit Olivenölen zuweilen hervorbringt.

L'Orosi 1895. 87.
Chem. Ztg. 1895. Rep. 215.

Carlson's Reaktion auf Arsen im Harn

beruht auf der elektrolytischen Abscheidung des Arsens. Näheres siehe: Ztschr. f. physiol. Chem. 1906. 49. 410.

Carney's Reagenz auf Gold und Ammoniak

ist eine Lösung von 2,5 g Tetramethyldiamidodiphenylmethan und 5 g Citronensäure in 5 ccm Wasser, die mit Wasser auf 500 ccm aufgefüllt wird. — Goldlösungen geben je nach der vorhandenen Goldmenge eine purpurne bis blaue Färbung. — Ammoniak verursacht mit dem Reagenz Purpurfärbung.

Journ. Americ. Chem. Soc. 34. 32.
Chem. Zentralbl. 1912. I. 854.

Carnot's Reagenz auf Gold

ist eine wässerige Lösung von Phosphorwasserstoff, die in Goldlösungen eine rosarote Färbung hervorruft. Die Reaktion wird auch zur quantitativen, kolorimetrischen Goldbestimmung benützt.

Muspratt, Handb. d. techn. Chem. III. 1727.

Carnot's Reagenz auf Kalium

ist identisch mit Pauly's Reagenz.

Berl. Ber. 9. 1434.
Compt. rend. 83. 338.
Chem. Zentralbl. 1876. 658.

Carnoy's Reagenz zum Härten mikroskop. Präparate

ist eine Lösung von 1 g Chromsäure, 0,3 g Osmiumsäure und 3 g Essigsäure in 65 ccm Wasser.

La Cellule 1885. 211.

Carnoy's Reagenz zum Fixieren mikroskop. Präparate

ist eine Mischung von 10 ccm Eisessig und 30 ccm absolut. Alkohol oder eine Mischung von 10 ccm Eisessig, 60 ccm Alkohol und 30 ccm Chloroform oder eine Mischung von Schwefelsäure und Alkohol.

Ztschr. f. wiss. Mikroskop. 1890. 47; 1899. 340.
van B e n e d e n , Bull. Acad. Sc. Bruxelles 1887. 137.

K o l s t e r , Anat. Anzg. 1900. 172.
M ü l l e r , Arch. f. mikroskop. Anat. 1899. 11.
B e h r e n s' Tabellen 1892. 54.

Auch eine Lösung von Schwefeldioxyd in Alkohol ist vom Autor als Kernfixationsmittel empfohlen worden. (Cellule 1885.)

O v e r t o n , Ztschr. f. wiss. Mikroskop. 1890. 9.
Vergl. M a i r e , ebenda 1904. 371.

Caro's Persulfatreaktion.

Versetzt man eine Persulfatlösung mit einer neutralen Lösung von Anilin (2 %), so tritt nach einigem Stehen oder beim Erhitzen sofort ein orangebrauner Niederschlag oder, wenn die Lösung sehr verdünnt ist, eine braune Färbung auf. Aus dem Niederschlag läßt sich durch Auskochen mit Benzol ein Körper extrahieren, der sich in Salzsäure mit gelber Farbe löst. Diese Lösung wird beim Erwärmen dauernd violett.

Ztschr. f. angew. Chem. 1898. 845.
Pharm. Zentrh. 1900. 433.
Chem. Zentralbl. 1899. II. 190.

Caro's Reagenz (Sulfomonopersäure)

ist eine gesättigte Lösung von Kaliumpersulfat in konzentr. Schwefelsäure. Mit diesem Reagenz kann Anilin direkt in Nitrosobenzol verwandelt werden (Umkehrung von Zinin's Reaktion, also der Umwandlung der Nitro- in die Amidogruppe).

Ztschr. f. angew. Chem. 1898. 845.
Pharm. Zentrh. 1900. 433; 1901. 555.
B a e y e r u. V i l l i g e r , Berl. Ber. 1899. III. 3625; 1900. 124 u. 1901. 853.

Caro's Reagenz auf Schwefelwasserstoff.

Die zu prüfende Lösung versetzt man mit $^1/_{50}$ Volumen rauchender Salzsäure, löst darin einige Körnchen p-Amidodimethylanilinsulfat und gibt dann 1—2 Tropfen verdünnter Eisenchloridlösung zu. Bei Anwesenheit von Schwefelwasserstoff färbt sich die Lösung nach einiger Zeit rein blau (Methylenblau).

F i s c h e r , Berl. Ber. **16.** 2234.
Ztschr. f. analyt. Chem. **23.** 225.
W e l d e r t , Chem. Zentralbl. 1908. II. 1956.
F e n d l e r , ebenda 1909. II. 748.
Vergl. Lauth's Reaktion.

Carobbio's Reaktionen auf Fuchsin im Wein.

1 ccm Wein versetzt man mit 4—5 Tropfen konzentr. Kaliumjodidlösung (1 + 1) und schüttelt dann mit 2 ccm Paraldehyd. Dieser färbt sich bei Anwesenheit von Fuchsin rot. Empfindlichkeitsgrenze = 1 : 1 000 000.

Bollett. chim. farm. 1907. **46.** 535.
Apoth. Ztg. 1907. 795.
Chem. Zentralbl. 1907. II. 946.
Südd. Apoth. Ztg. 1907. 752.

Carobbio's Reagenz auf Resorcin

ist eine gesättigte Lösung von Zinkchlorid in Ammoniakfl. Auf dieses Reagenz schichtet man die ätherische Lösung des zu prüfenden Stoffes. Bei Gegenwart von Resorcin bildet sich ein gelber Ring, der schnell in Grün und dann in Blau übergeht.

Bollett. chim. farm. 1906. 365.
Apoth. Ztg. 1906. 612.
Chem. Zentralbl. 1906. II. 632.
Annal. chim. analyt. appl. 1906. 468.

Carobbio's Reaktion auf Zink

ist die umgekehrte Reaktion des Autors auf Resorcin.
(Siehe diese.)
Vergl. Campo-Cerdan's Reaktion.

Caron's Reagenz auf Salpetersäure.

Man löst einige Milligramme Diphenylamin in 100 ccm konz. Schwefelsäure und gibt 40 ccm Wasser und 2—3 ccm $^1/_{10}$ Norm. Salzsäure zu. 5 ccm dieser Mischung versetzt man mit 0,5 ccm der zu prüfenden Flüssigkeit. Die bekannte Blaufärbung zeigt Salpetersäure an. Das Reagenz soll besonders bei Anwesenheit von Salzsäure in der Versuchsflüssigkeit gute Dienste leisten. Auch bei Gegenwart von Alkohol, Äther, Glycerin, Phenol, Salicylsäure und Kohlehydraten ist das Reagenz dem Hofmann'schen Reagenz vorzuziehen.

Annales de Chim. analyt. 1911. **16.** 211.
Merck's Bericht 1911. 255.

Caron-Raquet's Sulfosalicylsäure-Reagenz auf Salpetersäure.

10 ccm des auf Nitrate zu prüfenden Wassers verdampft man mit 1 ccm einer 1 %igen wässerigen Natriumsalicylatlösung zur Trockene, mischt 1 ccm Schwefelsäure zu und versetzt dann nach einigen Minuten mit 10 ccm Wasser und dann mit 10 ccm Ammoniakflüssigkeit. Bei Gegenwart von Nitraten entsteht eine gelbe Färbung.

Bullet. Soc. Chim. de France (4), **7.** 1025.
Répert. de Pharm. 1911. 245.
Apoth. Ztg. 1911. 66.
Pharm. Ztg. 1911. 556.
Merck's Bericht 1911. 418.

Carpené's Reagenz auf Alkaloide

ist identisch mit Mayer's Reagenz.

Carpené's Reaktion auf Abrastol

beruht auf einer grünblauen Farbenerscheinung bei der Einwirkung von Eisenchlorid auf Abrastollösung.

L'Enotecnico 1893. 214.

Carpené's Reagenz auf Gerbstoffe im Wein

ist eine ammoniakalische Zinkacetatlösung. Dieses Reagenz gibt mit Gerbsäuren einen in Wasser, Ammoniak und Zinkacetat unlöslichen Niederschlag von Zinktannat. Es reagiert mit Gallussäure nicht.

Dingler's Journ. **216.** 452.
Ztschr. f. analyt. Chem. **15.** 112.
Berl. Ber. **8.** 822.
Chem. Zentralbl. 1876. 200.

Nach H a g e r , Pharm. Prax. 1880. II. 1250, sättigt man eine 5 %ige Ätzammonlösung mit Zinkacetat.

Carpené's Reaktion auf Glukose

beruht auf der Bildung eines baryumhaltigen Niederschlages beim Zusammentreffen einer alkoholischen Lösung von Glukose mit einer Lösung von Baryumhydroxyd. Näheres siehe: Répert. de Pharm. 1897. 319 oder Pharm. Zentrh. 1897. 514 u. 757. — Chem. Zentralbl. 1897. II. 645.

Carrasco's Reagenz auf Zucker in Abwässern

ist eine Lösung von 4 g α-Naphthol in 1200 g Schwefelsäure, mit der Farbenreaktionen angestellt werden. Näheres siehe: Chem. Ztg. 1907. 846. — Chem. Zentralbl. 1907. II. 1014.

Carrez' Reagenz auf Eiweiß

ist eine Lösung von Resorcin (33 %). Beim Überschichten dieses Reagenzes mit eiweißhaltigem Harn entsteht ein weißer Ring.

Répert. de Pharm. 1895. 214.

Carrez' Reagenz auf Glukose.

(Réactif cupro-lactique.) Eine Mischung von 180 g Milchsäure (D = 1,21), 200 ccm Wasser und 200 ccm Kalilauge (D = 1,332) kocht man einige Minuten lang und neutralisiert dann mit Kalilauge bezw. Milchsäure. Zu der erkalteten Mischung gibt man eine Lösung von 34,65 g kryst. Kupfersulfat in 250 ccm Wasser und ergänzt die Mischung mit Wasser zu 1 Liter.

Répert. de Pharm. 1909. 193.
Annal. chim. analyt. appl. 1909. 14. 332.
Ztschr. f. analyt. Chem. 1912. 394.

Carrez' Reagenzien zur Klärung des Harns.

a) eine Lösung von 150 g Kaliumferrocyanid im Liter Wasser,
b) eine Lösung von 300 g Zinkacetat im Liter Wasser. — Zu 50 ccm Harn werden von jeder Lösung je 5 ccm zugesetzt und filtriert. Der bei der Polarisation gefundene Zuckerwert wird dementsprechend mit 1,2 multipliziert.

Annal. chim. analyt. appl. 1908. 97.
Répert. de Pharm. 1908. 49.

Carter's Reaktion auf Indikan im Harn

beruht auf der Bildung eines blauen bis purpurroten Niederschlages, wenn man indikanhaltigen Harn mit Salpetersäure und dann mit Schwefelsäure versetzt.

Merck's Report. 1900. 254.

Casali's Reaktionen der Gallensäuren.

Gallensäuren zeigen mit Schwefelsäure und einer oxydierenden Substanz wie Bleisuperoxyd, Zinnchlorid etc. schöne Farbenerscheinungen. Näheres siehe: Zentralbl. f. d. mediz. Wissensch. 1878. 583. — Ztschr. f. analyt. Chem. 18. 128.

Casanova's Reaktion auf Lecithin.

Schüttelt man ätherische Lecithinlösung mit 10 %iger, wässeriger Ammoniummolybdatlösung und schichtet die Mischung über Schwefelsäure, so entsteht ein rötlicher, dann grüner und schließlich intensiv blauer Ring.

Bollett. chim. farm. 1911. 309.
Merck's Bericht 1911. 334.
Pharm. Zentrh. 1911. 880.
Südd. Apoth. Ztg. 1911. 630.
S i e d l e r, Apoth. Ztg. 1911. 912.

Cassal-Gorraus' Reaktion auf Borsäure.

Beim Eindampfen von Borsäurelösung mit Kurkumin und Oxalsäure erhält man eine Magentarotfärbung. Der Farbstoff ist in Alkohol und Äther löslich. Durch Wasser wird er zerstört, wenig Alkali führt ihn in Blau über.

Ztschr. f. Unters. Nahr.-Genußm. 1904. 315.
Pharm. Zentrh. 1904. 574.

Casselmann's Reaktion auf Weinsäure

beruht auf der Reduktion von ammoniakalischer Silberlösung.

Chem. Zentralbl. 1855. 613.
Arch. der Pharm. 83. 148.

Castaigne-Rathery's Reagenz zum Färben mikroskop. Präparate.

a) 100 ccm wässerige, 0,5 %ige Hämatoxylinlösung versetzt man mit 1 ccm einer frisch bereiteten, 1 %igen Kaliumpermanganatlösung.
b) Eine Mischung von 2—3 Tropfen Säurefuchsinlösung mit 15 ccm Alkohol (absolut).

Arch. d. méd. expérim. et d'anatom. pathol. 1902. 599.

Castaigne-Rathery's Reagenz zum Fixieren mikroskop. Präparate

ist eine Mischung von 1 Teil Essigsäure, 3 Teilen Chloroform und 6 Teilen Alkohol (absolut).

Arch. de med. etc. 1902. 599.

Castellana's Reaktion auf Borsäure.

Die zu prüfende Substanz erhitzt man in einem Röhrchen mit einem Überschuß von Kaliumäthylsulfat, bis die ersten Dämpfe auftreten. Letztere brennen bei Anwesenheit von Borsäure mit grüngesäumter Flamme.

Atti R. Accadem. dei lincei Roma. (5) 14. I. 465.
Chem. Zentralbl. 1905. I. 1619; 1906. I. 1187 u. II. 165.
Ztschr. f. angew. Chem. 1906. 764.
Gaz. chim. ital. 1905. 108; 1906. 232.
Velardi, ebenda 1906. 230.
B r a n d, Ztschr. f. d. ges. Brauwesen. 15. 426.

Auch zum Nachweis verschiedener organischer Säuren, wie Ameisensäure, Essigsäure, Buttersäure, Baldriansäure, Oxalsäure, Benzoesäure, Zimtsäure etc. soll sich obige Reaktion verwenden lassen. Als Erkennungsmittel dient der auftretende Geruch nach dem betreffenden Ester.

Castellana's Reaktion auf Stickstoff in organischen Stoffen

ist eine Modifikation von Lassaigne's Reaktion, die darauf beruht, daß an Stelle von metallischem Natrium metallisches Magnesium und Natrium- oder Kaliumkarbonat verwendet wird. Näheres siehe: Gazzett. Chim. Ital. **34**, II. 357. — Chem. Zentralbl. 1905. I. 45. — E l l i s , Chem. News **102**, 187.

Castle's siehe **Kastle's** Reagenz.

Cauquil's Reagenz auf Gallenfarbstoffe im Harn

ist eine Lösung von 2 g Jodtinktur und 2 g Jodkalium in 100 ccm Wasser. Gallenfarbstoffe geben bei der Schichtprobe einen grünen Ring.
> Journ. der Pharm. v. Elsaß-Lothrg. 1903, 66.
> Schweiz. Woch. f. Chem. u. Pharm. 1903, 364.
> Südd. Apoth. Ztg. 1903. 198.
> Vergl. Maréchal's u. Smith's Reaktion.

Causse's Reagenz auf Cystin im Wasser

ist das Chloromercurat des p-diazobenzolsulfosauren Natriums, welches mit Cystin enthaltendem Wasser eine gelbe Färbung gibt.
> Chem. Ztg. 1900. 302.
> Compt. rend. **130**. 785.
> Chem. Zentralbl. 1900. I. 877.
> M o l i n i é , Chem. Ztg. 1900. **1000**, od. Pharm. Zentrh. 1901. 616.

Causse's Reagenz auf Glukose

ist Fehling's Reagenz mit einem Zusatz von Ferrocyankalium, welches die Bildung eines Kupferoxydulniederschlages verhindert. Den Endpunkt der Titration erkennt man am Verschwinden der Blaufärbung.
> Bull. Soc. Chim. Paris **50**. 625.
> Ztschr. f. analyt. Chem. **31**. 715.
> Vergl. Gerrard's Reagenz.

Causse's Reagenz auf verseuchte Wässer.

Man löst 0,25 g Krystallviolett (Hexamethyltriamidotriphenylcarbinol) in 250 g kaltem, mit Schwefeldioxyd gesättigtem Wasser. Man kann auch eine Lösung von 1 g des Farbstoffes in 800 ccm Wasser mit 50 ccm Norm-Schwefelsäure und 25 g Natriumbisulfit entfärben und mit Wasser auf 1 Liter ergänzen. — 100 ccm des zu prüfenden Wassers versetzt man mit 1 ccm Reagenz. Ist das Wasser rein, so erscheint die ursprüngliche Violettfärbung wieder, ist es durch menschliche oder tierische Dejektionen verunreinigt, so wird die Mischung nicht mehr violett.
> Pharm. Zentrh. 1902. 459.
> Bull. Soc. Chim. Paris (3) **23**. 489 u. **29**. 766.
> Compt. rend. **134**. 481.
> Revue internation. falsif. **15**. 16.
> Chem. Zentralbl. 1902. I. 778. 1903. II. 149. 639.
> Südd. Apoth. Ztg. 1908. 538.

Cavalli's Reagenz auf Alkalität des Wassers

ist eine Lösung von Toluylenrot (Neutralrot) in Wasser 1 : 100. Alkalisches Wasser wird durch einige Tropfen dieses Reagenzes gelb gefärbt.
> Revue internat. falsif. 1898. 98.
> Chem. Zentralbl. 1898. II. 309.
> Chem. Ztg. 1897. Rep. 288.

Cavalli's Reagenz auf Cottonöl.

Man löst 2 g Resorcin in 20 ccm Wasser und 15 ccm konzentr. Schwefelsäure. — 5 ccm des zu prüfenden Olivenöles schüttelt man mit 5 ccm Reagenz und erwärmt dann auf 50° C. Reines Olivenöl wird entfärbt und erst nach 15 Minuten grau gefärbt, Cottonöl wird sofort rosa gefärbt, dann grünlich und nach 15 Minuten blau. Mischungen von beiden Ölen werden mehr oder weniger violett gefärbt.
> Ztschr. f. Nahr.-Genußm. 1898. 119.
> Pharm. Zentrh. 1898. 535.

Cavalli's Reaktion auf Sesamöl.

Man schichtet 5 g Öl über eine Mischung von 3 g Salzsäure und 2 g Salpetersäure. Bei Anwesenheit von Sesamöl tritt Rotfärbung ein. Empfindlichkeitsgrenze = 10 : 100.
> Giorn. Farm. Chim. **46**. 57.
> Chem. Zentralbl. 1897. I. 521.
> Pharm. Zentrh. 1902. 167.

Cavazza's Reagenzien auf Gerbstoffe

sind Goldchloridlösung oder Eisenchloridlösung oder Ammoniummetavanadatlösung. Tabellarische Zusammenstellung der Farbenreaktionen siehe: Ztschr. f. wiss. Mikroskop. 26. 59. oder Chem. Zentralbl. 1909. II. 1386.

Cayaux' Reaktion auf Rohrzucker in Milch oder Milchzucker.

Man taucht einen Streifen Filtrierpapier in die zu prüfende Lösung (Milch) und läßt letztere durch das Papier aufsaugen. Nach dem Trocknen des Papiers betupft man die Papierstellen, welche sich in der Lösung befanden und diejenigen, die von der Lösung aufgesogen hatten, mit konzentr. Schwefelsäure. Bei Anwesenheit von 0,5 % Rohrzucker entsteht noch ein roter Fleck.
> Indisch. Milit. Tijdschr. 1903. 1234.
> Pharm. Weekblad 1905. Nr. 9.
> Apoth. Ztg. 1905. 226.
> Pharm. Ztg. 1905. 283.
> A n d e r s o n , The Analyst **32**. 87.

Cazeneuve's Reagenz auf Metallsalze

ist Diphenylcarbazid (Diphenylcarbohydrazid). Letzteres gibt mit gewissen Metallsalzen, in Benzin gelöst, unter Bildung von Diphenylcarbazon intensive Farbenerscheinungen. Es färbt sich mit Kupfersalzen violett, mit Quecksilbersalzen veilchenblau und mit Eisensalzen pfirsichblütenrot. Mit Salzsäure angesäuerte Chromsäurelösung wird mit pulverisiertem Diphenylcarbazid prachtvoll violett gefärbt. Empfindlichkeitsgrenze bei den Metallsalzen = 1 : 100 000, bei Chromsäure 1 : 1 000 000.
> Merck's Bericht 1900. 85.
> Compt. rend. **131**. 346.
> Pharm. Zentrh. 1900. 656.
> Bull. Soc. Chim. Paris (3) **23**. 701.
> Ztschr. f. analyt. Chem. **41**. 568.
> B r a n d t , ebenda 1906. 96.
> Merck's Bericht 1906. 106.

Cazeneuve's Reagenz auf Sauerstoff
ist eine Lösung von 1 g m-Phenylendiamin in
100 g Alkohol. Näheres siehe: Berl. Ber. **24.**
Ref. 866. — Bull. Soc. Chim. Paris (3) **5.** 855.

Cazeneuve's Reaktion auf Teerfarbstoffe im Wein.

Man schüttelt 10 ccm Wein in der Wärme
mit 0,2 g Quecksilberoxyd. Während die
natürlichen Weinfarbstoffe von Quecksilberoxyd gebunden werden, bleiben Teerfarbstoffe in Lösung.

Compt. rend. **102.** 52.
Annal. Chim. Phys. (6) **7.** 533.
Vergl. Blarez' Reaktion.

Cazeneuve-Breteau's Reaktion auf Solanin.

Gibt man zu Solanin ein noch warmes Gemisch von 6 Teilen Schwefelsäure und 9 Teilen
absolut. Alkohol, so nehmen die Krystalle eine
grüne Farbe an, während die umgebende
Flüssigkeit schwach rosa erscheint.

Journ. de Pharm. et de Chim. 1899. 665.
The Analyst **24.** 216.
Ztschr. f. analyt. Chem. 1905. 226.
Compt. rend. **128.** 887.
Bull. Soc. Chim. Paris (3) **21.** 428.
Chem. Zentralbl. 1899. I. 1042. 1244.

Cazeneuve-Cotton's Reaktion auf Gärungsessig.

Versetzt man 10 ccm Gärungsessig mit
100 ccm einer 0,1 %igen Kaliumpermanganatlösung, so tritt in kurzer Zeit Entfärbung ein
(zum Unterschied von einer wässerigen Lösung
von Essigsäure).

Rothenbach, Ztschr. f. Unters. Nahr.-
Genußm. 1902. 817.
Schmidt, Ztschr. f. angew. Chem. 1906.
1610.

Cazeneuve-Cotton's Reaktion auf Holzgeist im Alkohol.

10 ccm Alkohol versetzt man bei 20 ° C. mit
1 ccm Kaliumpermanganat (1 : 1000). Bei Anwesenheit von Holzgeist tritt sofort Entfärbung ein. Reiner Alkohol entfärbt erst nach
20 Minuten.

Journ. de Pharm. et de Chim. (5) **2.** 361.
Ztschr. f. analyt. Chem. **20.** 585.

Cazeneuve-Défournel's Reaktion auf Salpeter-säure.

1 Liter des zu prüfenden Wassers wird zur
Trockene eingedampft und dann nach Zusatz
von 20 ccm Wasser und 0,05 g Brucin nochmals zur Trockene gebracht. Gibt man dann
einige Tropfen Ameisensäure (100%) und hierauf einige Tropfen Wasser und etwas Wasserstoffsuperoxyd zu, so tritt bei Gegenwart von
Salpetersäure in $^1/_4$ Stunde Rosafärbung auf.
Empfindlichkeitsgrenze $=$ 1 mg in 10 Liter.

Bullet. soc. chim. de France (3) **25.** 639.
Ztschr. f. analyt. Chem. **49.** 382.

Cerrito's Reagenz zum Färben mikroskop. Prä-parate.

Man mischt 20 ccm wässerige Tanninlösung
(25 %) mit 10 ccm Eisenalaunlösung (50 %) und

1 ccm gesättigter, alkohol. Fuchsinlösung.
Gebraucht zur Färbung von Bakteriengeißeln.

Annal. d'igiene sperim. **12.** 288.
Ztschr. f. angew. Mikroskop. 1906. 147.

Della Cella's Reaktion auf Acetanilid.

Erwärmt man einige cg Acetanilid mit
3 Tropfen Mercurinitrat und gibt nach erfolgter Lösung 3 Tropfen konzentr. Schwefelsäure zu, so färbt sich die Mischung intensiv
blutrot. (Dieselbe Reaktion geben Phenole,
Thymol, Gallus- und Gerbsäure.)

Journ. de Pharm. et de Chim. (5) **15.** 162.
Chem. Ztg. 1887. Rep. 130.

Certes' Reagenz zum Färben mikroskop. Prä-parate
ist eine Lösung von 1 g Chinolinblau in
10 Liter Wasser. Gebraucht zum Färben
lebender Organismen.

Compt. rend. Soc. Biolog. 1885. 197.
Americ. Microscop. Journ. 1882. 173.
Behrens' Tabellen 1892. 108.
Enzyklop. d. mikroskop. Techn. 1903. 123.

Cervello's Reaktion auf Harnsäure.

Alkalische Harnsäurelösung wird durch Natriumphosphowolframat blau gefärbt. — Die
Reaktion ist nicht eindeutig, da sie durch alle
reduzierenden Stoffe verursacht wird. Beim
Stehen an der Luft geht die Farbe durch Oxydation des Wolframs in Grün und dann in Rot
über.

Südd. Apoth. Ztg. 1912. 360.

Cevidalli's Reagenz auf Sperma
siehe Barberio's Reaktion.
Merck's Bericht 1906. 17.

Chace's Reaktionen auf Citral und Terpentinöl in Citronenöl
siehe: Journ. Americ. Chem. Soc. **28.** 1472, **30.**
1475. — Chem. Zentralbl. 1896. II. 977; 1908.
II. 1643. — Parry, Chem. and Drugg. **78.** 159.

Chamberlain's Reagenz zum Fixieren mikro-skopischer Präparate
ist eine Lösung von 5 g Quecksilberchlorid und
5 ccm Eisessig in 100 ccm konzentr. Pikrinsäurelösung (in 50 %igem Alkohol). Näheres
siehe: Saxton, Botan. Gazette 1909. **48.** 161. —
Ztschr. f. wiss. Mikroskop. 1909. **26.** 582.

Chamot-Pratt-Redfield's Reagenz auf Salpeter-säure in Wasser.

(Trikaliumnitrophenoldisulfonat.) Man löst
25 g Phenol in 150 ccm konzentr. Schwefelsäure, gibt 75 ccm rauchende Schwefelsäure
(mit 13 % SO_3) zu und erhitzt die Mischung
2 Stunden lang bei 100 °. Nach dem Abkühlen
gibt man pro ccm Flüssigkeit 0,1076 g Kaliumnitrat zu, verdünnt mit Wasser, neutralisiert
mit Baryumkarbonat, filtriert und löst das
entstandene Baryumsalz in siedendem Wasser.
Die Lösung wird mit Kaliumkarbonat gefällt
und das Filtrat zur Krystallisation gebracht.
Das Präparat wird zur kolorimetrischen Bestimmung der Nitrate verwandt. Näheres

siehe: Journ. Americ. Chem. Soc. 1911. **33.**
381. — Chem. Ztg. 1911. Rep. 255. — Pharm.
Zentrh. 1912. 1223.

Chancel's Reaktion auf sekundäre Alkohole.

1 ccm des zu prüfenden Alkohols erwärmt
man mit 1 ccm Salpetersäure (D. $= 1{,}35$), verdünnt mit Wasser, schüttelt mit Äther aus
und läßt letzteren auf einem Uhrglase verdunsten. Den Rückstand löst man in wenig
Alkohol und gibt einige Tropfen alkoholische
Kalilauge zu. Primäre Alkohole geben keine
Reaktion, sekundäre Alkohole geben gelbe
Prismen. Näheres siehe: Compt. rend. **100.**
601. — Ztschr. f. analyt. Chem. **27.** 221. —
Chem. Zentralbl. 1885. 263.

Chapin's Reagenz auf Cobalt

ist eine Lösung von 8 g Nitroso-β-Naphthol
in 300 ccm Eisessig und 300 ccm Wasser. Es
dient zur qualitativen Trennung von Cobalt
und Nickel, da es nur Cobaltsalze fällt.
Journ. Americ. Chem. Soc. **29.** 1029.
Chem. Zentralbl. 1907. II. 1017.

Chapman's Reagenz auf Blausäure

ist eine Mischung von 20 ccm gesättigter,
wässeriger Pikrinsäurelösung mit 10 ccm
Natronlauge (10 %). Erwärmt man diese mit
Blausäure auf 40—50 ^{0}, so tritt Rotfärbung ein.
Vergl. auch Waller's Reagenz.
The Analyst **35.** 469.
Chem. Zentralbl. 1911. II. 393.

Chapman's Reaktion auf Eugenol und Isoeugenol.

Man löst 1 ccm Eugenol oder Isoeugenol in
5 ccm Essigsäureanhydrid und gibt 1 Tropfen
konzentr. Schwefelsäure oder ein Stückchen
geschmolzenes Zinkchlorid zu. Eugenol färbt
sich mit Schwefelsäure braun, rasch purpur-
und dann weinrot, mit Zinkchlorid blaßgelb.
Isoeugenol färbt sich mit Schwefelsäure vorübergehend rosenrot, dann hellbraun, mit
Zinkchlorid rosenrot.
The Analyst 1900. 313.
Ztschr. f. analyt. Chem. **42.** 659.

Chapman's Reaktion auf Safrol und Isosafrol.

Eine Lösung von Safrol in Essigsäureanhydrid (1 + 5) wird durch 1 Tropfen konzentr.
Schwefelsäure smaragdgrün, dann bräunlich,
durch ein Stückchen geschmolzenes Chlorzink
blaßblau, dann hellbraun gefärbt. Isosafrol
färbt sich unter denselben Bedingungen durch
Schwefelsäure rosa bis rötlich, durch Chlorzink rosa, dann braun.
The Analyst. 1900. 313.
Ztschr. f. analyt. Chem. **42.** 659.

Chapman-Smith's Reaktion auf Wein- und
Citronensäure.

Eine zum Sieden erhitzte, stark alkalische
Lösung von Kaliumpermanganat wird durch
Citronensäure grün gefärbt, durch Weinsäure
aber unter Abscheidung von Manganperoxyd
zersetzt.
The Laboratory 1867. 39.
Journ. f. prakt. Chem. **102.** 320.

Ztschr. f. Chem. **10.** 413.
Ztschr. f. analyt. Chem. **7.** 264.
Chem. Zentralbl. 1868. 864.
W i m m e l , ebenda **7.** 411.

Charaux' Reaktion auf Chlorogeninsäure.

Wässerige Chlorogeninsäurelösung wird
durch Eisenchlorid grün und dann auf Zusatz
von Sodalösung blau gefärbt. — Natronlauge
bewirkt mit Chlorogeninsäurelösung eine rosarote bis rote Färbung, die auf Zusatz von
Säure in Gelb übergeht.
Journ. de Pharm. et de Chim. 1910. II. 292.

Charitschkoff's Reagenz auf Eisenoxydul

ist eine konzentr. Lösung von Naphthensäure
in Benzin oder Petroleumäther. Mit dieser
kann man Ferrosalze aus neutraler oder
schwach saurer Lösung extrahieren, wobei
Ferrisalze nicht in Lösung gehen. Das Reagenz
färbt sich bei Anwesenheit von Ferrosalzen
intensiv schokoladebraun.
Chem. Ztg. 1911. 463. 1405.
Apoth. Ztg. 1911. 357.
Répert. de Pharm. 1911. 360.

Charitschkoff's Reaktion auf Naphthensäuren

beruht auf der Löslichkeit ihrer Salze in Ben-
zin und deren grüner Farbe. Näheres siehe:
Chem. Revue d. Fett- u. Harz-Ind. **16.** 110. —
Chem. Zentralbl. 1909. I. 1947. Vergl. des
Autors Reaktion auf organische Basen und
Chem. Ztg. 1912. 1378.

Charitschkoff's Reagenz auf organische Basen.

Man benützt als Reagenz eine Lösung von
inaktiver Naphthensäure in Benzin oder Äther
und eine 3 %ige Kupfersulfatlösung. Schüttelt
man 2 Volumina Naphthen-Lösung mit 1 Volumen Kupfersulfatlösung, so bleibt die Benzin-
bezw. Ätherschicht ungefärbt, gibt man aber
Spuren organischer Basen (Anilin, Pyridin,
Chinolin, Coniin, Nikotin, Chinin, Codein etc.)
zu, so färbt sie sich beim Schütteln grün. (An
Stelle der Naphthensäure kann man auch Ölsäure verwenden.)
Chem. Ztg. 1912. 581.

Charitschkoff's Reagenz auf Kupfer und Cobalt

ist eine konzentr. Lösung von Naphthensäure
in Benzin oder Benzol. Kupfersalze werden
hierdurch in neutraler oder schwach saurer
Lösung abgeschieden, Cobaltsalzlösungen färben sich eosinrot und das Reagenz wird auf
Zusatz von Wasserstoffsuperoxyd grünlichbraun gefärbt, wenn Cobalt vorhanden ist.
Chem. Ztg. 1910. 479.
Apoth. Ztg. 1910. 347.

Charitschkoff's Reagenz auf Wasserstoffsuperoxyd

ist eine Ausschüttelung einer neutralen Cobaltlösung mit einer Lösung von Naphthensäure in Benzin oder Benzol. Die rosarote
Farbe dieses Reagenzes wird durch Wasserstoffsuperoxyd grünlichbraun gefärbt. Man
tränkt Filtrierpapier mit dem Reagenz und

trocknet es. Feuchtet man dieses mit Wasserstoffsuperoxyd an, so geht seine rosarote Farbe sofort in Olivgrün über. Empfindlichkeitsgrenze = 0,03 %. Ozon reagiert nicht.

Journ. d. russ. phys. chem. Ges. **42.** 904.
Chem. Ztg. 1910. 50.
Pharm. Ztg. 1910. 78.
Pharm. Zentrh. 1911. 551.
Répert. de Pharm. 1910. 224.

Chautard's Reagenz auf Aceton im Harn

ist Fuchsinschwefligesäure.

Arch. der Pharm. 1886. 366.
Bull. Soc. Chim. Paris **45.** 83.
Chem. Ztg. 1886. Rep. 40.

Chavassieu-Morel's Reagenz auf Glukose

ist eine Lösung von 1 g m-Dinitrobenzol in 100 ccm Alkohol, der man 100 ccm Natronlauge (33 %) zufügt. Zu 20 ccm dieser Lösung gibt man 1 ccm der zu prüfenden Flüssigkeit. Glukose bewirkt nach einiger Zeit eine violette Färbung. Auch Maltose, Laktose, Laevulose, Galaktose und Arabinose geben nach kürzerer oder längerer Zeit diese Reaktion, nicht aber Saccharose.

Compt. rend. Soc. Biol. **61.** Nr. 36.
Compt. rend. 1906. II. 966.
Nouveaux Remèd. 1907. 174.
Vergl. Béla von Bittó's Reagenz II auf Aldehyde u. Ketone.

Chavastelon's Reagenz auf Acetylen und Acetylenkohlenwasserstoffe

ist eine wässerige oder alkoholische Lösung von Silbernitrat, welche durch Acetylen in Acetylensilbernitrat und freie Salpetersäure zerlegt wird. Letztere läßt sich titrimetrisch bestimmen und daraus kann die Acetylenmenge berechnet werden. Näheres siehe: Compt. rend. **125.** 245 oder Ztschr. f. analyt. Chem. **38.** 369. — D e n a e y e r , Pharm. Zentrh. 1897. 606 oder Ztschr. f. analyt. Chem. **38.** 674.

Chenzinsky-Plehn's Reagenz zum Färben mikroskop. Blutpräparate.

Eine Lösung von 0,25 g Eosin in 50 g verd. Spiritus mischt man mit 100 ccm Wasser und 100 g konzentr., wässeriger Methylenblaulösung. Gebraucht zur Blutuntersuchung.

Vergl. auch Plehn's Reagenz.
R e i n b a c h , Ztschr. f. wiss. Mikroskop. 1892. 260.
E b e r t h - F r i e d l ä n d e r , Mikroskop. Techn. 1894. 228. 274.
Enzyklop. d. mikroskop. Techn. 1903. 86.

Chéron's (künstliches) Serum

ist eine Lösung von 2 g Natriumchlorid, 8 g Natriumsulfat und 4 g Natriumphosphat in 1 Liter Wasser.

Schweiz. Woch. Chem. Pharm. 1912. 378.

Chester B. Curtis' Reagenz auf Wasser in Alkohol

ist Toluol. 10 ccm des zu prüfenden Alkohols versetzt man mit 1 ccm Wasser und dann mit so viel Toluol, bis eine bleibende Trübung

eintritt. Aus der verbrauchten Toluolmenge läßt sich die im Alkohol enthaltene Menge Wasser bestimmen. Näheres siehe: Ztschr. f. analyt. Chem. **42.** 62 oder Journ. of the Chem. Soc. **76.** II. 184. — Journ. of physic. Chem. **2.** 371. — Chem. Zentralbl. 1898. II. 512.

Chiozza's Reaktion auf Santonin

ist Banfi's Reaktion.

Liebig's Annal. **91.** 112.

Chlopin's Reagenz auf Ozon.

Man tränkt Filtrierpapier mit einer alkoholischen Lösung von Ursol D oder T. Das Ursolpapier ist vor dem Gebrauch mit Wasser anzufeuchten. Es wird durch Ozon (nicht aber durch Wasserstoffsuperoxyd, salpetrige Säure oder Kohlensäure in der Luft) blau gefärbt.

Ztschr. f. Unters. Nahr.-Genußm. 1902. 504.
Chem. Zentralbl. 1902. II. 157.
Pharm. Zentrh. 1902. 353.
Nach Arnold-Mentzel ist das Ursol als Spezialreagenz auf Ozon nicht empfehlenswert.
Berl. Ber. 1902. 2907 und
Ztschr. f. analyt. Chem. 1904. 53.
Siehe auch Arnold-Mentzel's Reagenz auf Ozon.

Chorezki's Reaktion auf Methylalkohol.

Der durch Destillation von anderen Stoffen befreite Methylalkohol wird auf einem flachen Teller angezündet und ein Glastrichter darüber gestellt. Bei dieser unvollständigen Verbrennung entsteht Formaldehyd, der an seinem charakteristischen Geruch erkannt werden kann

Chem. Ztg. **28.** Rep. 270.

Christel's Reaktionen auf Pikrinsäure.

Die wichtigsten sind folgende:

1. Eine wässerige Lösung von Pikrinsäure wird durch Bleiacetat oder Kupfersulfat nicht verändert, aber auf Zusatz von Ammoniak bringt Bleiacetat einen rötlichen, Kupfersulfat einen grünlichen Niederschlag hervor.
2. Gibt man zu einer wässerigen Lösung von Pikrinsäure eine wässerige Lösung von Methylgrün, so entsteht ein grüner Niederschlag (löslich in viel Wasser mit blaugrüner Farbe).
3. Alkalische Zinnchlorürlösung wird durch Pikrinsäure rot gefärbt; ebenso wird die Säure durch Schwefelammon rot gefärbt.
4. Behandelt man etwas Pikrinsäure mit Zink und verdünnter Schwefelsäure, so entsteht eine gelbrötliche, trübe Flüssigkeit, die nach dem Mischen mit dem vielfachen Volumen Alkohol und nach einigem Stehen (filtrieren!) grünlich, dann blauviolett und schließlich rotviolett wird.

Weitere Reaktionen siehe: Ztschr. f. analyt. Chem. **23.** 91.
Arch. der Pharm. **221.** 190.

Christensen's Herapathitreagenz auf Chinin.

Man löst 1 g Jod in 1 g Jodwasserstoffsäure (50 %). 0,8 g Schwefelsäure und 50 g Alkohol (70 %). Versetzt man eine alkoholische Lösung von Chinin mit diesem Reagenz, so entstehen in kurzer Zeit die charakteristischen Krystalle.

Ber. d. deutsch. pharm. Ges. Berlin 1906. 442.
Pharm. Zentrh. 1907. 431.

Christensen's Reaktion auf Eiweiß

ist eine verdünnte Gerbsäurelösung, welche in eiweißhaltigen Flüssigkeiten einen Niederschlag hervorbringt. Näheres siehe: Ztschr. f. analyt. Chem. 30. 109. — Vergl. Almén's Reagenz und Merck's Bericht 1906. 20.

Christomanos' Reaktion auf Sauerstoff

beruht auf der Einwirkung von Phosphorbromid (PBr_3) auf krystallisiertes oder gelöstes Kupfernitrat. Es entsteht eine rosa bis purpurrote Färbung unter Entbindung von Stickoxyden. Nach dem Abkühlen wird mit Äther geschüttelt. Bei Luftabschluß entfärbt sich die Mischung. Die schwere Schicht wird bei Zutritt von Sauerstoff rotviolett, die Ätherschicht grün.

Verhandl. d. Ges. deutsch. Naturforscher, Meran 1905. II. 76 u.
Merck's Bericht 1906. 222.
Ztschr. f. angew. Mikroskop. 1906. 225.
Pharm. Zentrh. 1906. 582.
Chem. Ztg. 1906. 450.
Chem. Zentralbl. 1906. II. 1139.

Christopher-Crofton's Reagenz auf Glukose.

Eine Modifikation von Crismer's Reagenz. Eine Mischung von 1 ccm Harn, 1 ccm Sodalösung und 1 ccm Safraninlösung (0,1 : 100) entfärbt sich bei Anwesenheit von Glukose.

Medical Record 1903. 29. Aug.
Pharm. Praxis 1904. 19.
Ztschr. f. angew. Mikroskop. 1904. 334.
Kellas-Wethered, Münchener med. Woch. 1907. 39.
Mac Lean, Biochem. Journ. 2. 431.

Chrzonszczewski's Reagenz für mikroskopische Zwecke

ist Natriumindigosulfonat in gesättigter, wässeriger Lösung. Gebraucht zu physiologischen Injektionen für die Darstellung der Nieren- und Leberkanäle etc.

Virchow's Archiv 30. 187; 35. 158.
Natrium indigosulfuricum siehe Merck's Index 1910. 190.
Eberth - Friedländer, Mikroskop. Techn. 1894. 66.
Enzyklop. d. mikroskop. Techn. 1903. 614.

Chwolles' Reaktion auf Pfirsichkernöl im Mandelöl

siehe: Kreis-Chwolles' Reaktion.
Chem. Ztg. 27. 33.
Chem. Zentralbl. 1903. I. 422.

Ciaccio's Reagenz zum Fixieren mikroskop. Präparate.

Zu einer Lösung von 4 g Kaliumbichromat in 100 ccm Wasser gibt man 10 ccm Formaldehyd (40 %) und 3—4 Tropfen reine Ameisensäure.

Ztschr. f. wiss. Mikroskop. 1904. 475.
Anat. Anzg. 1903. 95.

Ciamician-Magnanini's Reaktion auf Skatol.

Skatol löst sich beim Erwärmen in konzentr. Schwefelsäure mit purpurroter Farbe.
Berl. Ber. 21. 1928.

Cimmino's Reaktion auf Salpetersäure im Wasser.

(Modifikation von Hofmann's Reaktion.) Eine Lösung von Schwefelsäure und Diphenylamin in 5—10 %iger Salzsäure dient als Reagenz. Zu 1 ccm Wasser gibt man 3—4 Tropfen dieses Reagenzes und mischt mit 2 ccm konzentr. Schwefelsäure. Bei Anwesenheit von Salpetersäure färbt sich die Mischung blau. Empfindlichkeitsgrenze $= 1 : 1\,000\,000$.

Ztschr. f. analyt. Chem. 38. 431.
Chem. Zentralbl. 1899. II. 791.

Cipollina's Reagenz auf freie Salzsäure im Magensaft

ist eine Mischung von Anilinwasser mit Natriumhypochloritlösung, die bei Zusatz von Salzsäure ihre violette Färbung ändert. Salzsäure über 0,25 : 1000 färbt violettrot, solche über 2 : 1000 amethystblau.

Riforma medica 1904. No. 49.
Pharm. Zentrh. 1905. 555, 1908. 833.

Citron's Indikator

ist eine Lösung von 1 g Phenolphthalein und 1 g Dimethylamidoazobenzol in 100 g Alkohol.
Pharm. Zentrh. 1910. 288.
Pharm. Ztg. 1910. 149.

Citron's Reaktion auf Blut in Faeces.

Die zu prüfenden Faeces extrahiert man mit Essigsäure, schüttelt diese dann mit Tetrachlorkohlenstoff, verdampft denselben und gibt zum Rückstand Benzidinlösung in Eisessig und Wasserstoffsuperoxyd. Blaufärbung zeigt Blut an.

Deutsche med. Woch. 1908. 190.
Berl. klin. Woch. 1910. 1001.

Ciupercesco's Reaktion auf Sesamöl und Lebertran.

Schüttelt man 4 ccm Öl mit 8 ccm einer erkalteten Mischung von 9 ccm Wasser, 15 ccm Schwefelsäure (D. $= 1,84$) und 3 ccm Salpetersäure (D. $= 1,37$) etwa 30 Sekunden lang kräftig durch, so tritt bei Gegenwart von Sesamöl eine grüne Färbung ein, die zirka eine Minute lang anhält. Lebertran gibt bei dieser Behandlung eine kirschrote Färbung, die allmählich in Wachsgelb übergeht.

Bulet. Asociat. farmac. 1903. 5.
Pharm. Zentrh. 1903. 915.

Claësson's Reaktionen der Sulfhydrate.

Versetzt man Sulfhydrate mit etwas Ammoniak und einigen Tropfen stark verdünnter Eisenchloridlösung, so treten folgende Färbungen ein: Dunkelrotbraun: Methyl-, Äthyl-, Amyl-, Benzol-, Toluol- und Toluoldisulfhydrat und Thiacetsäure; dunkelrotviolett: Thioglykolsäure und Thiomilchsäure; grün: die Sulfhydrate der Alkalien und Erdalkalien.

Berl. Ber. **14.** 411.
Ztschr. f. analyt. Chem. **21.** 575.
Chem. Zentralbl. 1881. 390.

Claissen's Reaktion auf Thiophen im Benzol.

Schüttelt man 10 ccm thiophenhaltiges Benzol mit einigen Tropfen Isoamylnitrit und etwas konzentr. Schwefelsäure, so färbt sich letztere braunrot und später violett.

Berl. Ber. **20.** 2197.

Clarens' Reagenz auf Harnstoff (Hypobromitlösung)

ist eine frisch bereitete Lösung von 1 g Kaliumbromid in 20 ccm Eau de Javelle (vergl. Labarraque's Reagenz).

Répert. de Pharm. 1909. 398.

Clark's Reaktion auf Phenol und Kreosot.

Erwärmt man Phenol mit konzentr. Salpetersäure, bis die Entwickelung roter Dämpfe aufgehört hat, so entstehen gelbe Krystalle. Kreosot gibt diese Reaktion nicht.

Merck's Report 1900. 254.

Clark's Reagenz zur Härtebestimmung des Wassers

ist eine Lösung von Seife in 48 %igem Alkohol. 45 ccm Reagenz entsprechen 0,012 g Calciumoxyd.

Repert. of Patent Invent. 1841. 137.
Chem. Zentralbl. 1852. 513.
F e h l i n g , Gewerbebl. aus Württemberg 1852. 193.
M o h r , Titriermeth. 1896. 693.
F a i s t , Jahresber. Liebig u. Kopp 1850. 610.
R e i c h a r d t , Ztschr. f. analyt. Chem. **10.** 284.
K o c h e n h a u s e n , König's Landwirtschaftl. Stoffe. 1906. 969.
M a y e r - K l e i n e r , Journ. f. Gasbeleuchtg. 1907. (50) 321.

Clarus' Reagenz auf Solanin.

Solanin gibt mit wässeriger Chromsäurelösung eine blaue Färbung.

Claubry's Reaktion auf Arsen

ist identisch mit **Bloxam's Reaktion.**

Claudius' Reagenz auf Eiweiß

ist eine Lösung von Trichloressigsäure, Gerbsäure und Säure-Fuchsin (Verhältnis im Original nicht angegeben). Sie dient zur kolorimetrischen Bestimmung des Albumins im Harn. Die Methode beruht darauf, daß das Eiweiß durch die Säuren gefällt und gleichzeitig durch das Fuchsin gefärbt wird. Dadurch wird dem Reagenz eine der Eiweißmenge genau entsprechende Menge Farbstoff entzogen. Nach dem Abfiltrieren des Niederschlages wird die Abnahme der Farbenintensität in geeigneter Weise bestimmt. Näheres siehe: Münchener med. Woch. 1912. 2218. — Pharm Ztg. 1913. 27.

Claus' Reagenz auf Brechweinstein

ist Eisenchlorid, das mit Brechweinstein-Lösung einen gelben Niederschlag verursacht. Näheres siehe: Wittstein's Vierteljahresschr. 1864. 427. — Chem. Zentralbl. 1865. 78.

Claus' Reaktion auf Wasser im Alkohol.

In einem Reagenzglase übergießt man 1 mg Anthrachinon und etwas Natriumamalgam mit dem zu prüfenden Alkohol. Bei Abwesenheit von Wasser tritt nach kurzer Zeit an der Berührungsstelle von Amalgam und Alkohol eine dunkelgrüne Zone auf und beim Umschwenken färbt sich die ganze Flüssigkeit prachtvoll grün. Enthält der Alkohol aber nur eine Spur Wasser, so entsteht an der Berührungsstelle eine rote Zone, die beim Schütteln (mit Luft) verschwindet, um bald wieder zu erscheinen.

Berl. Ber. **10.** 927.
Ztschr. f. analyt. Chem. **17.** 103.

Clemens' Diazoreaktion des Harns.

Als Reagenz dient:

a) eine Lösung von 1 g Natriumnitrit in 100 ccm Wasser,
b) eine Lösung von 5 g α-Naphthol in 100 ccm Alkohol.

Frischen Harn versetzt man mit einigen Tropfen Salzsäure, dann mit 2 Tropfen der Lösung a und 3 Tropfen der Lösung b und macht mit Ammoniak alkalisch. Rotfärbung zeigt die Anwesenheit von diazotierbaren, primären, aromatischen Aminen an, die in pathologischem Harn (bei Phthise, Typhus, Masern etc.) vorkommen.

Ztschr. f. analyt. Chem. **39.** 734.
Deutsches Archiv f. kl. Mediz. **63.** 74.
Chem. Zentralbl. 1899. II. 1028.
Vergl. Ehrlich's u. Friedenwald-Ehrlich's Reaktion.

Clemens' Reaktion auf Gallenfarbstoff (Bilirubin).

Man mischt 5 Teile einer 1 %igen, wässerigen Sulfanilsäurelösung mit 2 Teilen einer 1 %igen Natriumnitrit!lösung. Versetzt man Harn, der Bilirubin enthält, tropfenweise mit diesem Reagenz, so entsteht eine Rotfärbung, die auf Zusatz von Salzsäure in ein dunkleres Rotviolett umschlägt. Empfindlichkeitsgrenze ⟹ 1 : 10 000.

Ztschr. f. analyt. Chem. **39.** 735.

Clerici's Reagenz zur Trennung von Mineralgemischen.

1. Man löst 200 g krystall. Baryumchlorid und 300 g Quecksilberbromid in 90 ccm Wasser unter gelindem Erwärmen. Die Lösung hat eine D. = 3,137.

2. Eine Lösung von 5 g Thalliumformiat in 1 ccm Wasser. D. = 3,17 — 3,54.

3. Eine Lösung von 7 g Thalliumformiat und 7 g Thalliummalonat in 2 ccm Wasser.
Atti. R. Acad. dei Lincei (Roma) 1907. I. 187.
Chem. Zentralbl. 1907. I. 1350.

Clermont's Reaktion auf Trichloressigsäure.

Mischt man 3,5 g Trichloressigsäure mit 1 g Alkohol und 2 g Schwefelsäure (-monohydrat), so bildet sich sofort der Äthylester der Trichloressigsäure. Letzterer scheidet sich beim Verdünnen mit 25 ccm Wasser als farbloses Öl ab. Versetzt man den erhaltenen Ester nach dem Entfernen des Wassers mit dem gleichen Volumen konzentr. Ammoniak, so bildet sich das bei 135° C. schmelzende Trichloracetamid (seidenglänzende Krystalle, die bei 240° C. unzersetzt sublimieren).
Compt. rend. 133. 737.
Chem. Zentralbl. 1901. II. 1333.

Cockcroft's Reagenz auf Ammoniak

ist mit 7 %iger Kupfersulfatlösung getränktes Filtrierpapier, das durch Ammoniak dunkelblau gefärbt wird.
Ztschr. d. öst. Apoth. Ver. 1902. 86.

Codet-Boisse's Reagenz zur Konservierung anatomischer Präparate.

a) Lösung von 40 g Natriumnitrat, 85 g Kaliumacetat, 1 Liter Glycerin und 800 ccm Formaldehyd in 5 Liter Wasser.

b) Lösung von 1 Kilo Kaliumacetat und 3 Liter Glycerin in 9 Liter Wasser.
Répert. de Pharm. 1906. 139.
Apoth. Ztg. 1906. 234.

Cohen's Reagenz auf Eiweiß.

Man löst 1 g Jod und 2 g Jodkalium in 300 g 50 %iger Essigsäure. Eiweiß bewirkt eine Trübung oder einen Niederschlag.
Med. Chirurg. Rundschau 1889. 582.
Jahresber. f. Tierchem. 1888. 116.
Vergl. Tanret's Reagenz.

Cohn's Reaktionen auf Kairin und Antipyrin.

Eine verdünnte, wässerige Lösung von Kairin wird durch einen Tropfen Eisenchlorid vorübergehend violett, dann braun gefärbt. Ein Überschuß von Eisenchlorid bewirkt in konzentr. Lösung einen braunschwarzen Niederschlag. — Kaliumdichromat verursacht eine violette Ausscheidung, die eine mauveïnfarbige, alkoholische Lösung gibt. Antipyrin gibt mit Eisenchlorid eine rote Färbung (noch 1 : 100 000), mit salpetriger Säure je nach Konzentration der Lösung eine blaugrüne Färbung oder grüne Krystalle (Empfindlichkeitsgrenze = 1 : 10 000).
Journ. Soc. of Chem. Industr. 1886. 580.
S p e r l i n g, Ztschr. d. österr. Apoth. Ver. 1906. 51.

Cohnheim's Reagenzien für mikroskop. Zwecke.

Eine Lösung von 1 g Anilinblau und 3 g Chlornatrium in 600 ccm Wasser. Gebraucht

als Injektionsflüssigkeit. Zum Imprägnieren gibt der Autor folgendes Reagenz an:

a) Eine Lösung von 0,1 g Chlorgold und 3 Tropfen Salzsäure in 200 ccm Wasser;

b) eine Mischung gleicher Raumteile Ameisensäure und Alkohol.

Auch eine Lösung von 0,5 g Chlorgold in 100 ccm Wasser, mit Essigsäure angesäuert, ist vom Autor zum Färben der sensiblen Nerven in der Hornhaut empfohlen worden.
Virchow's Archiv 1866. 346.
B e h r e n s' Tabellen 1892. 93.
Enzyklop. d. mikroskop. Techn. 1903. 450.
E b e r t h - F r i e d l ä n d e r, Mikroskop. Techn. 1894. 62.

Cohn-Mering's Reaktion auf freie Salzsäure im Magensaft

beruht auf der Bildung von Cinchoninhydrochlorid nach Zugabe von Cinchonin und Bestimmung der Salzsäure aus dem gebildeten Hydrochlorid. Näheres siehe: Deutsch. Archiv f. klin. Med. 39. 233.

Nach Mering kann die freie Salzsäure auch nach Abdestillieren der flüchtigen Säuren und nach Extraktion etwa vorhandener Milchsäure mittels Äther im Rückstand durch Titration mit Normallauge bestimmt werden.
G r a f f e n b e r g e r, Pharm. Ztg. 1891. 393.

Colasanti's Reaktion auf Rhodanverbindungen und Senföle.

Gibt man zu einer stark verdünnten Lösung genannter Stoffe eine 20 %ige, alkoholische α-Naphthollösung und ohne zu schütteln das doppelte Volumen konzentr. Schwefelsäure, so entsteht an der Berührungsfläche ein smaragdgrüner Ring. Beim Schütteln färbt sich die Mischung violett.
Bull. Soc. Chim. Paris 10. 330.
Ztschr. f. analyt. Chem. 34. 96.
Chem. Ztg. 1892. Rep. 154.
Zentralbl. f. d. mediz. Wissensch. 30. 211.

Colasanti's Reaktion auf Rhodanwasserstoffsäure.

1. Diese Säure oder ihre Salze geben noch in einer Lösung von 1 : 4000 auf Zusatz von Kupfersulfatlösung eine beständige grüne Färbung.
Gaz. chimic. ital. 18. 397.
Chem. Zentralbl. 1889. I. 230.
Ztschr. f. analyt. Chem. 29. 206.

2. Eine mit Natriumkarbonat schwach alkalisch gemachte Lösung von Goldchlorid in Wasser (1 : 1000) wird durch Rhodanwasserstoff intensiv violett gefärbt.
Pharm. Zentrh. 1890. 687.

Cole's Reagenz zur mikroskop. Blutfärbung.

a) Eine Lösung von 3,25 g Eosin in 68 g Wasser, der 68 g Alkohol zugegeben werden;

b) eine Lösung von 1,3 g Methylgrün in 300 g Wasser. Gebraucht zur Doppelfärbung von Blutpräparaten.

E b e r t h - F r i e d l ä n d e r, Mikroskop.
Techn. 1894. 270.
Ztschr. f. wiss. Mikroskop. 1884. 584.

Collo's Reaktion auf Aceton im Harn
beruht auf der Überführung desselben in
Essigsäure durch Oxydation mittels Wasser-
stoffsuperoxyd und Identifizierung der Essig-
säure durch die Überführung in Essigester.
Revista Farmaciei 1905, Nr. 2.
Münchener med. Woch. 1905. 667.
Pharm. Praxis 1905. 183.

Colombo's Reagenz zum Fixieren mikroskop.
Präparate.
2 ccm einer mit Sublimat gesättigten, 1 %-
igen Kochsalzlösung versetzt man mit 2 ccm
1 %iger Osmiumsäurelösung und gibt 1 ccm
1 %ige Essigsäure zu.
Ztschr. f. wiss. Mikroskop. 1904. 284.

Comanducci's Reagenz auf Ameisensäure
ist eine 50 %ige Lösung von Natriumbisulfit.
Erwärmt man eine Ameisensäure enthaltende
Flüssigkeit (5 ccm) mit 15 Tropfen Reagenz,
so entsteht eine gelbrote Färbung.
Bollett. chim. farm. 1904. 856.
Gazz. chim. ital. 36. II. 793.
Chem. Zentralbl. 1904. II. 1168.
Chem. Ztg. 1904. 1231.
Allg. Chem. Ztg. 1905. 81.
Pharm. Ztg. 1904. 1114.
D e n i g è s, Répert. de Pharm. 1911. 250.
Diese Reaktion wird wohl infolge eines Ver-
sehens an verschiedenen Literaturstellen auch
Cannizzaro's Reaktion genannt.

Combes' Reaktion auf Lignin.
Man bringt die Schnitte etwa $^1/_4$ Stunde
lang in Javellewasser, wäscht sie mit destill.
Wasser, legt sie 12—14 Stunden in Bleiessig.
wäscht sie wieder und behandelt sie 10—15
Minuten mit Schwefelwasserstoffwasser. Als-
dann werden die verholzten Teile der Schnitte
durch konzentr. Schwefelsäure prächtig rot
gefärbt.
Bull. scienc. pharmacol. 1906. 293, 470.
Chem. Zentralbl. 1907. I. 132.
Botan. Zentralbl. 1907. 408.
Ztschr. f. wiss. Mikroskop. 24. 461.

Comessatti's Reaktion auf Adrenalin.
Verdünnt man eine frische 0,1 %ige Adre-
nalinlösung mit 6—8 ccm Wasser, fügt einige
Tropfen Quecksilberchloridlösung (1—2 : 1000)
hinzu und schüttelt etwas um, so färbt sich
die Lösung nach 1—3 Minuten rötlich. Emp-
findlichkeitsgrenze: 0,025 : 100.
Münchener med. Woch. 1908. 1926.
Pharm. Ztg. 1908. 786.
Répert. de Pharm. 1909. 123.
Ewins, Journal of Physiol. 1910, No. 4.
B o a s, Chem. Zentralbl. 1909. I. 1609.
Zentralbl. f. Physiol. 22. 825, 23. 252.

Cone's Reaktion auf natürliche und künstliche
Salicylsäure.
Verseift man natürliches Wintergreenöl mit
Natronlauge und scheidet die Salicylsäure mit
Salzsäure ab, so soll sich die Salicylsäure in
ihrer Krystallform von der auf gleiche Weise
aus synthetischem Methylsalicylat abgeschiedenen Säure unterscheiden (?). Die natürliche Salicylsäure soll große, undurchsichtige,
rechtwinklige, prismatische Blättchen, die
künstliche Säure hingegen nadelförmige Krystalle liefern.
Americ. Journ. of Pharm. 1903. 75. 401.

Conradi-Troch's Nährboden zum Nachweis von
Diphtheriebazillen.
Man löst 10 g Fleischextrakt, 20 g trockenes
Pepton, 5 g Kochsalz und 6 g Calciumbimalat
in 1000 ccm Wasser, bringt die Mischung ½
Stunde in den Dampftopf, filtriert und gibt
1 % Traubenzucker hinzu. 1 Teil des Gemisches wird mit 3 Teilen Rinderserum gemischt und dann auf 100 Teile 2 ccm einer
1 %igen Lösung von Kalium telluricum zugemischt. Diphtheriebazillen werden in diesem Nährboden schwarz, andere Mundbak-
terien sterben ab.
Wiener klin. Rundschau 1912. 504.

Conrady's Reaktion auf Rohrzucker in Milch-
zucker.
1 g Milchzucker löst man in 10 ccm Wasser,
gibt 0,1 g Resorcin und 1 ccm Salzsäure zu
und kocht diese Mischung 5 Minuten lang.
Bei Gegenwart von Rohrzucker (Glukose und
Lävulose) färbt sich die Mischung rot. (Vergl.
Seliwanoff's Reaktion.)
Apoth. Ztg. 1894. 984.
Ztschr. d. öst. Apoth. Ver. 49. 62.
Chem. Zentralbl. 1895. I. 362.
Ztschr. f. analyt. Chem. 35. 588.
Journ. de Pharm. 1895. 101.
C a r l s o n, Pharm. Zentrh. 1903. 133.
R o s i n, Chem. Ztg. 1903. Rep. 217.
D e k k e r, Apoth. Ztg. 1905. 225.
Pharm. Zentrh. 1905. 396.
P i n o f f, Ztschr. f. Unters. Nahr.-Genußm.
1906. 667.
B e y t h i e n - F r i e d r i c h, Pharm. Zentrh.
1907. 39.

Conrady's Reaktion auf Santelöl.
Echtes, unverfälschtes, ostindisches Santelöl
mischt man mit 9 Teilen Eisessig und 1 Teil
Salzsäure. Es bleibt die Mischung 15 Minuten
lang farblos. Bei Gegenwart der üblichen
Verfälschungsmittel tritt eine rosarote bis
violettrote Färbung auf.
Pharm. Zentrh. 38. 297.
Chem. Zentralbl. 1897. I. 1253.
Pharm. Ztg. 1904. 26.

Conroy's Reaktion auf Cottonöl im Olivenöl.
Man rührt 9 Teile Öl und 1 Teil Salpetersäure (D. = 1,42) bis zur Beendigung der Reaktion zusammen. Reines Olivenöl erstarrt
nach dem Abkühlen in 1 bis 2 Stunden zu
einer gelblichen, festen Masse, Baumwollsamenöl bleibt flüssig und färbt sich orangerot. An der Färbung soll man noch 5 %
Baumwollsamenöl erkennen können.

Dingler's Journ. **243**. 324.
Ztschr. d. öst. Apoth. Ver. **20**. 20.
Ztschr. f. analyt. Chem. **22**. 289.

Contejean's Reaktion auf freie Salzsäure im Magensaft

beruht auf der Lösung von frisch gefälltem Cobaltkarbonat, welches die Lösung rötlich, beim Eindampfen blau färbt.

Pharm. Zentrh. 1896. 302.
K w i a t n o w s k i , Courr. medic. Monit. de Pharm. 1895. 1936.

Conti's Reaktion auf Teerfarben im Wein.

100 ccm Wein befreit man durch Kochen vom Alkohol und ergänzt mit Wasser zu 100 ccm. Bei 40—50 ° gibt man dann so lange 2 %ige Jodlösung zu, bis Stärkepapier gebläut wird. Nach 3—4 Stunden filtriert man und beseitigt das überschüssige Jod durch Natriumthiosulfat. Sind Teerfarben vorhanden, so ist die Mischung rot gefärbt, andernfalls blaßgelb.

Boll. Chim. Farm. 1909. 48. 297.

Cornelison's Reaktion auf Anilinfarben in Butter.

Die geschmolzene, klare Butter (10 g) wird mit 10—20 ccm Eisessig geschüttelt und dieser nach dem Ablassen mit einigen Tropfen Salpetersäure versetzt. War die Butter ungefärbt, so ist der Eisessig ungefärbt, war sie mit vegetabilischen Mitteln gefärbt, ist sie gelb, war sie mit Anilinfarbe gefärbt, ist sie rosarot.

Journ. Americ. Chem. Soc. 1908. 30. 1478.
Chem. Zentralbl. 1908. II. 1699.

Cornette's Reaktion auf Harzöl in Ölen

beruht auf der Löslichkeit der Natriumresinate in gesättigter Kochsalzlösung, in welcher die Natriumsalze der höheren Fettsäuren nicht löslich sind. Näheres siehe: Annal. de Pharm. 2. 240. — Revue internat. falsif. 9. 122. — Chem. Ztg. 1896. Rep. 192. — Chem. Zentralbl. 1896. II. 564.

Corning's Reagenz zum Färben mikroskop. Präparate

ist eine gesättigte, wässerige Lösung von ameisensaurem Blei. Die Farbe wird durch Schwefelwasserstoff hervorgerufen.

Anat. Anzg. 1900. 108.
K r o n t h a l , Ztschr. f. wiss. Mikroskop. 1899. 235.

Cornu's Reaktion auf Calcit und Dolomit.

Calcit gibt beim Schütteln mit Wasser, dem etwas Phenolphthalein zugesetzt ist, eine dunkelrote Färbung. Dolomit dagegen unter gleichen Bedingungen nur eine schwach rötliche Färbung.

Zentralbl. f. Mineral. u. Geolog. 1906. 550.
Chem. Zentralbl. 1906. II. 1213.

Corren's Reagenz zum Färben mikroskop. Präparate

ist eine frisch bereitete, möglichst konzentr. alkoholische Lösung von Chlorophyll. Gebraucht zum Färben verkorkter Zellen.

Sitz.-Ber. d. Akad. d. Wiss. Wien 1888. 658.
Z i m m e r m a n n , Botan. Mikrotechnik 1892. 149.
S t r a s b u r g e r , Kl. Botan. Prakt. 1893. 102.

Corzo's Reagenz auf Eiweiß im Harn

ist eine Lösung von 1 g Ammoniummolybdai und 4 g Weinsäure in 40 g Wasser. Das Reagenz gibt mit Eiweiß und mit Peptonen oder Globulinen einen Niederschlag. Ist letzterer durch Eiweiß hervorgerufen, so löst er sich beim Erwärmen der Mischung nicht auf. Dagegen löst sich der durch Peptone und Globuline erzeugte Niederschlag beim Erwärmen.

Apoth. Ztg. 1907. 6.
Répert de Pharm. 1907. 275.
Revista cientif. prof. 1906. No. 95.

Cossa's Reagenz auf Alkaloide

ist identisch mit Mayer's Reagenz.

Gazz. med. di Lombardia 1863. 17.

Cottini-Fantogini's Reaktion auf künstlich gefärbten Rotwein.

50 ccm Wein werden mit 6 ccm Salpetersäure (42 ° Bé.) auf 90 bis 95 ° C. erhitzt. Der natürliche Wein zeigt selbst nach einer Stunde keine Veränderung, der künstlich gefärbte verliert innerhalb 5 Minuten seine Farbe.

Berl. Ber. 3. 914.
Nach S e s t i n i ist diese Reaktion nicht brauchbar.
Ztschr. f. analyt. Chem. 11. 231.

Cotton's Reaktion auf Brucin.

Versetzt man eine auf 40—50 ° C. erwärmte Lösung von Brucin in Salpetersäure mit einem Überschuß einer konzentr. Lösung von Schwefelwasserstoff - Schwefelnatrium, so nimmt die Mischung zunächst eine violette Färbung an, die später in Grün umschlägt. Nach dem Autor sollen 0,002 g Brucin hinreichen, um bei richtiger Ausführung der Reaktion noch einen Liter Wasser deutlich zu färben.

Journ. de Pharm. et de Chim. 1869. 18.
Ztschr. f. analyt. Chem. 9. 111.

Cotton's Reaktion auf Orseille im Wein.

Der zu prüfende Wein wird mit überschüssigem Bleiessig versetzt und der entstandene Niederschlag nach dem Trocknen mit ammoniakhaltigem Alkohol geschüttelt. Bei Anwesenheit von Orseille färbt sich der Alkohol violett.

Pharm. Zentrh. 1884. 358.
Ztschr. f. analyt. Chem. 24. 286.

Cotton's Reaktion auf Phenol.

Versetzt man eine ammoniakalische Lösung von Phenol mit Bromwasser, so färbt sich die Mischung in der Kälte grün, beim Erwärmen blau.

Bull. Soc. Chim. Paris (2) 21. 8.
Vergl. Berthelot' u. Lex' Reaktion.

Cotton's Reaktion auf Saccharose in Milch

beruht auf der Blaufärbung der Milch beim Erwärmen auf 80° C. nach Zusatz von Ammonmolybdat und Salzsäure. 1 % Saccharose soll noch nachgewiesen werden können.

> Lyon médical 1897. 22. Aug.
> Répert. de Pharm. 1897. 390.
> Pharm. Zentrh. 1897. 745 u. 1907. 43.
> Vergl. Beythien-Friedrich's Reaktion.
> Baier-Neumann, Chem. Zentralbl. 1908. II. 907.

Couerbe's Reagenz auf Salpetersäure

ist Narcotin, das in konzentr. Schwefelsäure bei Gegenwart von Salpetersäure eine rote Färbung erzeugt.

> Annal. de chim. et de phys. 55. 136.
> Chem. Zentralbl. 1835. 773.
> M i a l h e , ebenda 1837. 33.

Couquet's Reagenz ist eine Lösung von Chromsäure in konzentr. Schwefelsäure.

Es wird zum mikrochemischen Nachweis von Yttrium, Erbium und Didym von Pozzi-Escot und Couquet empfohlen.

> Compt. rend. 130. 1136.
> Pharm. Zentrh. 1900. 348.
> Chem. Ztg. 1900. 387.
> Vergl. Pozzi-Escot's Reaktion auf Yttrium.

Courand's Reagenz auf Kryogenin im Harn

ist Phosphormolybdänsäurelösung. Versetzt man 10 ccm Harn mit 2—4 Tropfen Reagenz, so entsteht bei Anwesenheit von Kryogenin eine blaue Färbung, die je nach der Farbe des Harns ins Grüne spielt.

> Journ. de Pharm. et de Chim. 1904. (19.) 344.
> Südd. Apoth. Ztg. 1904. 441.
> Chem. Zentralbl. 1904. I. 1451.
> Vergl. Seiler-Verda's Reagenz.

Covelli's Reaktion auf Abrastol.

1. Versetzt man eine Abrastollösung mit Natriumnitrit und schichtet sie über Schwefelsäure, so bildet sich ein rubinroter Ring.

2. Eine konzentr. Abrastollösung wird nach Zusatz von salzsaurem p-Phenylendiamin auf Zusatz von Eisenchlorid erst blau, dann rot. Mineralsäuren führen das Blau sofort in Rot über. Empfindlichkeitsgrenze = 1 : 150 000. Versetzt man eine verdünnte Abrastollösung, die mit Eisenchloridlösung nicht mehr reagiert, mit einer schwachen Lösung von p-Phenylendiaminchlorhydrat, so färbt sich die Mischung violett.

> Bollett. chim. farm. 1909. 48. 53.
> Apoth. Ztg. 1909. 275.
> Chem. Zentralbl. 1909. I. 1672.

Covelli's Reagenz auf Arsen

ist eine Lösung von 0,5 g Calcium- oder Baryumhypophosphit in 5 ccm rauchender Salzsäure. Gebraucht wie Bettendorf's Reagenz.

> Bollett. chim. farm. 47. 635.
> Merck's Bericht 1908. 175.

> Répert. de Pharm. 1908. 542.
> Apoth. Ztg. 1908. 873.
> Chem. Zentralbl. 1909. I. 1041.

Covelli's Reaktion auf Arsensäure und arsenige Säure.

Während arsenige Säure in alkalischer Lösung durch den elektrischen Strom reduziert wird, ist dies bei Arsensäure nicht der Fall. Da bei der Reduktion der arsenigen Säure Arsenwasserstoff auftritt, der leicht nachzuweisen ist, kann diese elektrolytische Methode zum Nachweis von arseniger Säure neben Arsensäure verwendet werden. Der Nachweis des Arsenwasserstoffes wird mit Silbernitratpapier (Schwarzfärbung) in geeigneter Weise vorgenommen. Näheres siehe: Chem. Ztg. 1909. 1209. — Chem. Zentralbl. 1910. I. 302.

Covelli's Reaktion auf Atoxyl im Harn

ist eine Diazoreaktion. Versetzt man atoxylhaltigen Harn mit Natriumnitritlösung und verd. Schwefelsäure, so bewirken:

> α-Naphthylamin eine purpurrote Färbung,
> Acetaldehyd und Natronlauge eine karmoisinrote Färbung,
> β-Naphthol, Abrastol, Resorcin u. a. Phenole und genügend Natronlauge eine purpurrote Färbung.

> Chem. Ztg. 1908. 1006.

Covelli's Reaktion auf Chloral.

1 ccm Rizinusöl erwärmt man 10 Minuten lang auf dem Wasserbade in einer Porzellanschale und gibt dann genau in die Mitte des Öles ein erbsengroßes Stück Antimontrichlorid. Es bildet sich eine orangegelbe harzige Masse. Läßt man auf letztere eine Spur Chloralhydrat fallen, so bildet sich bei weiterem Erwärmen ein blaugrüner Punkt oder Fleck.

> Chem. Ztg. 1907. 342.
> Südd. Apoth. Ztg. 1907. 255. 330.
> Chem. Zentralbl. 1907. I. 1461.
> Nouv. Remèd. 1907. 198.

Covelli's Reaktion zur Differenzierung von organischen Derivaten der Arsensäure und der arsenigen Säure.

> siehe: Bollett. chim. farm. 49. 50. — Journ. Chem. Soc. 28. 1012. — Ztschr. f. analyt. Chem. 50. 768. — Südd. Apoth. Ztg. 1910. 493. — Chem. Zentralbl. 1909. II. 1896 u. 1910 II. 23.

Cowie-Dickson's Reaktion auf Pepsin

ist eine Biuretreaktion mit Natronlauge und Kupfersulfat, deren Farbenintensität mit einer Kaliumpermanganatlösung von bestimmtem Gehalt verglichen wird. Näheres siehe: Pharm. Journ. 1906. 22. 221, 1907. 24. 198. —

> Chem. Zentralbl. 1906. I. 1118. 1907. I. 1226.

Cowles' Reaktion auf Tomatenschalen.

Zum Nachweis von Tomatenschalenextrakt in Saucen gibt man zu der wässerigen Mischung einige Tropfen Bleisubacetatlösung.

Entsteht kein Niederschlag, so sind zur Herstellung der Sauce Tomatenschalen verwendet worden. Sind ganze Tomaten bezw. das Fruchtfleisch verwendet worden, so entsteht ein dicker, weißer Niederschlag.

Journ. Ind. Eng. Chem. 1909. 1. 44.
Chem. Zentralbl. 1909. I. 676.

Craandijk's Reagenz zum Färben von Eiterkokken (der Milch).

a) Eine Mischung von 10 Tropfen einer gesättigten, Methylenblaulösung mit 15 ccm Wasser. — b) Eine verdünnte, wässerige Lösung von Eosin. — Die Leukozyten färben sich blaßrosa, die Kerne blau und die Streptokokken dunkelblau.

Milchwirtsch. Zentralbl. 1907. 269.
Apoth. Ztg. 1907. 510.

Crace-Calvert's Reaktion der fetten Öle

siehe: Benedikt, Anal. d. Fette 3. Aufl. 411. und Heydenreich's Reaktion.

Crampton-Simons' Reaktion auf Palmöl in Margarine und Fetten.

Eine Lösung von 100 g Margarinefett in 300 ccm Petroläther schüttelt man mit 50 ccm einer 0,5 %igen Kalilauge, versetzt dann die abgeschiedene, wässerige Lösung mit Säure in geringem Überschuß und 10 ccm Tetrachlorkohlenstoff. Man versetzt einen Teil dieser Mischung mit 2 ccm eines Gemisches von 1 g Phenol in 2 g Tetrachlorkohlenstoff und mit 5 ccm Bromwasserstoff (1,19). Bei Anwesenheit von Palmöl entsteht eine bläulichgrüne Färbung. Eine ähnliche Färbung erhält man, wenn man palmölhaltiges Margarinefett mit einem gleichen Volumen Essigsäureanhydrid schüttelt und 1 Tropfen Schwefelsäure (1,53) zugibt.

Journal Americ. Chem. Society 1905. (27.
270.
Apoth. Ztg. 1905. 361.
Chem. Zentralbl. 1905. I. 1191.

Cresti's Reaktion auf Kupfer

siehe: Denigè's Reaktion oder Berl. Ber. 10. 1099 und Ztschr. f. analyt. Chem. 16. 474.

Chem. Zentralbl. 1877. 504.

Creuse's Reaktion auf Salicin (in Chinin)

beruht auf der Bildung von Salicylaldehyd (am Geruch erkenntlich), wenn man Salicin mit Chromsäure behandelt.

Enzyklop. d. gesamt. Pharm. 1887. II. 667.

Cripp's u. Dymont's Reaktion auf Aloë.

0,05 g der zu prüfenden Substanz reibt man mit 15 Tropfen konzentr. Schwefelsäure an, gibt 4 Tropfen Salpetersäure (D. $=$ 1,42) und dann 30 ccm Wasser zu. Bei Anwesenheit von Aloë ist die Mischung orangerot bis carmoisinrot gefärbt. Ammoniak bewirkt blutrote Färbung.

Arch. der Pharm. 223. 444.
Ztschr. f. analyt. Chem. 28. 119.

Crismer's Reagenz auf Aldehyde

ist eine Lösung von Jodkalium und Quecksilberchlorid, der Kali-, Natronlauge oder Barytwasser zugesetzt ist. An Stelle dieser Lösung kann auch Neßler's Reagenz verwendet werden. Das Reagenz gibt mit aldehydhaltigen Flüssigkeiten gefärbte Niederschläge. Näheres siehe: Chem. Ztg. 13. Rep. 198 oder Ztschr. f. analyt. Chem. 29. 350. — Journ. de Pharm. Anvers. 1891. 89.

Crismer's Reaktion auf Chloroform (und Chloral).

Erhitzt man die zu prüfende Flüssigkeit mit alkoholischer Resorcinlösung und Natronlauge zum Sieden, so tritt eine violettrote bis gelblichrote Färbung ein. (Brenzkatechin und Hydrochinon geben diese Reaktion nicht.)

Vergl. Schwarz' und Reuter's Reaktion.
Pharm. Ztg. 1888. 651.
Chem. Ztg. 1888. Rep. 307.
Chem. Zentralbl. 1888. 1510.

Crismer's Reagenz auf Glukose im Harn.

Man löst 0,1 g Safranin in 100 ccm Wasser und gibt 40 ccm Natronlauge zu. Erhitzt man 1 ccm Harn mit 7 ccm Reagenz zum Sieden, so tritt bei Anwesenheit von Glukose Entfärbung ein. Empfindlichkeitsgrenze $=$ 0,1 %.

Arch. der Pharm. 226. 1134 u. 227. 35.
Ztschr. f. analyt. Chem. 28. 756.
Chem. Zentralbl. 1888. 1510.
Annales Soc. med. chir. Liège 1888. Okt.
Pharm. Ztg. 1888. 651.

Crismer's Reagenz auf Wasser im Alkohol (Chloroform oder Äther)

ist Paraffinum liquidum. Das Reagenz löst sich nur in wasserfreiem Alkohol klar auf. $^1/_{500}$ Vol. Wasser bewirkt schon trübe Löslichkeit.

Berl. Ber. 17. 649.
Ztschr. f. analyt. Chem. 25. 549.

Crismer's Reaktion auf Wasserstoffsuperoxyd

ist eine Modifikation von Denigès' Reaktion. Die zu prüfende Flüssigkeit versetzt man mit 3—4 ccm einer 10 %igen Ammonmolybdatlösung und gibt einige Tropfen Citronensäure zu. Gelbfärbung zeigt H_2O_2 an.

Bull. Soc. Chim. Paris (3) 6. 22.
Pharm. Journ. (3) 23. 757.

Crismer's Reaktion auf Weinsäure in Citronensäure.

1 g gepulverte Citronensäure versetzt man mit 1 ccm wässeriger Ammonmolybdatlösung (1 + 4), gibt 2—3 Tropfen 0,25 %iges Wasserstoffsuperoxyd zu und erwärmt unter Umschütteln 3 Minuten lang auf dem Wasserbade. Reine Citronensäure färbt sich hierbei rein gelb, Weinsäure bewirkt Blaufärbung. Es läßt sich so 1 mg Weinsäure in 1 g Citronensäure noch nachweisen. Diese Reaktion kann selbstverständlich auch als Identitätsreaktion für Weinsäure benützt werden.

Ztschr. f. analyt. Chem. 32. 96.
Bull. Soc. Chim. Paris (3) 6. 23.

Criswell's Reagenz auf Glukose
ist eine Lösung von 35 g Kupfersulfat in 100 ccm Wasser und 200 g Glycerin, der 450 ccm Natronlauge (20 %) zugegeben werden. Diese Mischung läßt man $^1/_4$ Stunde lang kochen und verdünnt nach dem Erkalten mit Wasser auf 1 Liter.

> Virchow-Hirsch, Jahresber. 1886. I. 158.

Crolas-Ducker's Reagenz auf Uran
ist eine Alaun enthaltende Cochenilletinktur (1 : 10), welche durch Uransalze grün gefärbt wird.

> Chem. Zentralbl. 58. 873.
> Arch. der Pharm. 2. 246.

Croner's Reaktionen auf Atoxyl und aromatische Amine
siehe: Chem. Ztg. 1907. 948. — Chem. Zentralbl. 1907. II. 1500.

Croner-Cronheim's Reagenz auf Milchsäure
ist eine Lösung von 2 g Kaliumjodid und 1 g Jod in 50 ccm Wasser, der noch 5 g Anilin zugefügt werden. Die zu prüfende Flüssigkeit kocht man mit Kalilauge und gibt dann von dem Reagenz zu. Milchsäure bewirkt das Auftreten von Isonitrilgeruch. Empfindlichkeitsgrenze = 1 : 4000.

> Berl. klin. Woch. 1905. 1080.
> Chem. Zentralbl. 1905. II. 988.
> Thomas, Ztschr. f. physiol. Chem. 50. 540.

Cross-Bevan's Reagenz auf Cellulose
ist eine 30 %ige Lösung von Zinkchlorid in Salzsäure (D. = 1,19). Das Reagenz löst Cellulose auf.

> Chem. News 42. 77.

Crouch's Reagenz zum Färben mikroskop. Präparate
ist eine Mischung von 5 Teilen Methylgrünlösung (1 %), 1 Teil Dahliaviolettlösung (1 %) und 4 Teilen wässeriger Dahliaviolettlösung (1 %). Gebraucht zur Diphtheriediagnose.

> Ztschr. f. wiss. Mikroskop. 1906. (23.) 68.

Crouzel's Reaktion auf Eisen in Kupfersulfat
siehe: Journ. de Pharm. et de Chim. 1904. 203.

> Pharm. Zentrh. 1905. 450.
> Südd. Apoth. Ztg. 1904. 698.
> Chem. Ztg. 1904. Rep. 225.
> Chem. Zentralbl. 1904. II. 1342.

Crouzel's Reaktion auf Gallenfarbstoffe im Harn.
Schichtet man Harn auf ein Gemisch von 3 Vol. Schwefelsäure und 1 Vol. Salpetersäure, so färbt sich der Harn grün, die Berührungsfläche der beiden Flüssigkeiten orangerot und das Reagenz selbst bleibt farblos.

> Annal. chim. analyt. appl. 1912. 17. 58.

Crouzel's Reagenz auf vegetabilische und tierische Fette im Vaselin
ist Kaliumpermanganatlösung, die durch Pflanzen- und Tierfette unter Abscheidung von Braunstein zersetzt wird. Gegen Vaselin ist das Reagenz indifferent.

> Union pharm. 1894. 357.
> Répert. de Pharm. 1894. 453.

Crouzel's Reaktion auf Santonin im Harn.
Versetzt man Harn mit konzentr. Kalkhydrat, so entsteht eine carminrote Färbung. Man verwendet am besten Calciumkarbid zu dieser Reaktion, da Kalkhydrat in statu nascendi eine intensive Färbung hervorbringt.

> Annal. Chim. analyt. appl. 7. 219.
> Répert. de Pharm. 1902. 149.
> Pharm. Zentrh. 1902. 268.

Crum's Reaktion auf Mangan
ist identisch mit Volhard's Reaktion. (Vergl. Hafner-Krist, Ztschr. österr. Apoth. Ver. 1907. 388.)

Csépai Károly's Reaktion auf Blut in Faeces.
Man extrahiert die Faeces mit Essigsäure-Alkohol-Äther und gibt zu der erhaltenen Ausschüttelung 1—2 ccm Pyridin und dann 1—3 Tropfen Ammoniumsulfid. Bei Gegenwart von Blut zeigt die Mischung das Hämochromogenspektrum.

> Deutsche med. Woch. 1909. 1191.
> Deutsches Arch. f. klin. Med. 103. 459.
> Zentralbl. f. innere Med. 1911. 1011.

Cuccati's Reagenzien zum Färben mikroskop. Präparate.

1. Man löst 5 g Carmin in einer heißen Lösung von 20 g Natriumkarbonat in 100 ccm Wasser, gibt 30 g Alkohol zu und läßt 24 Stunden stehen. Alsdann filtriert man und gibt 300 ccm Wasser und 1,6 g Eisessig zu. In der erhaltenen Mischung löst man 2 g Chloralhydrat. Gebraucht für Kerntinktionen.

> Kühne, Nachw. d. Bakterien 1888. 44.
> Ztschr. f. wiss. Mikroskop. 1887. 50, 1888. 237.
> Behrens' Tabellen 1892. 101. 105.

2. Man reibt 0,75 g Haematoxylin und 6 g Alaun zu Pulver und dann mit einer Lösung von 25 g Jodkalium in 100 ccm 75 %igem Alkohol an. Nach 12 Stunden filtriert man. Gebraucht zum Färben von Kernen und von ganzen Stücken.

> Ztschr. f. wiss. Mikroskop. 1888. 55.

Cuerbe's Reaktion auf Narcotin.
Gibt man zu einer Lösung von Narcotin in konzentr. Schwefelsäure nach mehrstündigem Stehen einen Tropfen Salpetersäure, so entsteht eine rote Färbung.

Cuerbe's Reaktion auf Thebaïn.
Thebaïn löst sich in konzentr. Schwefelsäure mit blutroter Farbe, die allmählich in Gelbrot übergeht.

> Vergl. Kippenberger, Nachw. v. Gift 1897. 131. 136.

Cuniasse's Reaktion auf Absinthöl

siehe: Journ. de Pharm. et de Chim. 1907. I. 180. — B o e s , Pharm. Ztg. **52.** 1032.

Cuniasse's Reagenz auf Meta- und Para-Phenylendiamin.

Man löst 1 g Acetaldehyd in 100 g 50 %-igem Alkohol und säuert mit Essigsäure an. Gibt man zu einer Lösung von Metaphenylendiaminchlorhydrat in Wasser einige Tropfen Reagenz und erwärmt, so entsteht nach dem Erkalten eine intensive Gelbfärbung mit grüner Fluoreszenz; Paraphenylendiaminchlorhydrat gibt unter denselben Bedingungen eine orangerote Färbung ohne Fluoreszenz.

Chem. Zentralbl. 1899. I. 1297.
Ztschr. f. analyt. Chem. **41.** 249.
Pharm. Zentrh. 1899. 549.
Chem. Ztg. 1899. Rep. 189.

Cunisset's Reaktion auf Gallenfarbstoffe.

Schüttelt man Urin mit Chloroform, so färbt sich letzteres bei Anwesenheit von Gallenfarbstoffen gelb.

Merck's Report 1900. 255.

Curtis' Reagenzien zum Färben mikroskop. Präparate.

1. (Pikro-Ponceau.) Man mischt 0,5 ccm einer 2 %igen, wässerigen Lösung von Ponceau S extra mit 9,5 ccm gesättigter, wässeriger Pikrinsäurelösung und 5 Tropfen 2 %iger Essigsäure.
2. (Pikro-Bleu.) Eine Lösung von 1 g Diaminblau 2 B oder Naphtholschwarz B in 20 ccm Glycerin und 80 ccm Wasser.
3. Man mischt 2 ccm einer gesättigten, alkoholischen Lösung von Kern-Safranin mit 8 ccm folgender Mischung: 1 Tropfen kohlensaures Ammon, 270 ccm Wasser und 30 ccm Formaldehyd (40 %).

Compt. rend. Soc. Biolog. Paris 1905. 1038.
Ztschr. f. wiss. Mikroskop. 1906. 349.
Ztschr. f. angew. Mikroskop. 1907. 270.

Curtman's Reagenz auf Ammoniak und Schwefelwasserstoff

ist eine wässerige Lösung von Chloralhydrat. Diese Lösung mit Ammoniak versetzt, gibt mit Schwefelwasserstoff eine rotbraune Färbung oder Fällung. Das Reagenz mit Schwefelwasserstoff versetzt, gibt mit Ammoniak in starker Verdünnung noch eine gelbe Färbung.

Pharm. Zentrh. 1883. 416.
New Remedies 1883. 205.

Curtman's Reagenz auf Kalium

ist de Koninck's Reagenz (Natriumcobaltnitrit).
Berl. Ber. 1881. 1951.
Ztschr. f. analyt. Chem. **39.** 285.
Chem. Zentralbl. 1881. 706.

Curtman's Reagenz auf Salpetersäure

ist eine Lösung von Pyrogallol in Schwefelsäure. Das Reagenz wird durch Salpetersäure gelb gefärbt. Empfindlichkeitsgrenze = 1 : 500 000.

Deutsch-Amerik. Apoth. Ztg. 1885. 269.

Curtman's Reaktion auf salpetrige Säure

beruht auf einer Grünfärbung, die entsteht, wenn Antipyrin mit salpetriger Säure zusammentrifft.

Pharm. Zentrh. 1888. 600.
Ztschr. f. analyt. Chem. **24.** 470 u. **29.** 194.

Cusson's Reaktion auf Schwefelkohlenstoff in Ölen.

Das betr. Öl wird nach Zusatz von ¹/₄ Volumen Alkohol destilliert und das Destillat in Kalilauge aufgefangen. Bei Anwesenheit von Schwefelkohlenstoff wird nach dem Ansäuern mit Essigsäure durch Kupferacetatlösung eine gelbe Färbung oder ein gelber Niederschlag erzeugt.

Annal. des falsific. **2.** 409.
Chem. Zentralbl. 1910. I. 1296.

Cutolo's Reagenz auf Cellulose

ist rauchende Jod-Jodwasserstoffsäure (zirka 50 %), womit sich Cellulose blau färbt. Näheres siehe: Pharm. Zentrh. 1898. 533. — L'Orosi 1897. 303. — Enzyklop. d. mikroskop. Techn. 1903. 1386.

Czapek's Reaktionen auf Holzstoff (Lignin).

Bei Gegenwart von konzentr. Salzsäure gibt Holzstoff mit alkoholischer oder wässeriger Lösung nachstehender Phenole intensive Farbenreaktionen:

Anethol = grünlichgelb, Anisol = grünlichgelb; Brenzkatechin = grünlichblau; Carbazol = kirschrot; Guajakol = gelbgrün; Indol = kirschrot; Kresol = grünlich; α-Naphthol = grünlich; Orcin = rotviolett; Phenol = blaugrün; Phloroglucin = violettrot; Pyrogallol = blaugrün; Pyrrol = rot; Resorcin = violett; Skatol = kirschrot; Thymol = grün.

Gelb bis orangegelb färben Holzstoff bei Gegenwart oder Abwesenheit von Säuren:. Die Salze von Anilin, Dimethylparaphenylendiamin, Metaphenylendiamin, α- und β-Naphthylamin, Paratoluidin, Thallin und Xylidin.

Ztschr. f. physiol. Chem. **27.** 141.
Ztschr. f. analyt. Chem. **38.** 715.

Czaplewski's Reagenz zur Bazillenfärbung.

1. Eine konzentr., alkoholische Lösung von Fluoresceïn sättigt man mit Methylenblau.
2. Eine konzentr., alkoholische Lösung von Methylenblau.
3. Eine Lösung von 1 g Fuchsin und 5 g Phenol in 100 ccm Wasser und 50 g Glycerin.

Ztschr. f. wiss. Mikroskop. 1890. 527.
Zentralbl. f. Bakt.- u. Parasit.-K. 1890. 685.
E b e r t h - F r i e d l ä n d e r , Mikroskop. Techn. 1894. 216.
Enzyklop. d. mikroskop. Techn. 1903. 500. 1309.

Czerkis' Reaktionen auf Cannabinol.

Erwärmt man eine Lösung von Cannabinol in Eisessig, so färbt sie sich im durchfallenden Licht grün und im auffallenden Licht rot. —

Die alkoholische Lösung des Cannabinols wird durch Kalilauge rot gefärbt und durch Salzsäure wieder entfärbt.

Liebig's Annalen 1907. **351**. 467.
Pharm. Post 1907. 49, 1909. 794.
Chem. Zentralbl. 1907. I. 1274, 1909. II. 1880.
Pharm. Zentrh. 1908. 68.
Ztschr. d. österr. Apoth. Ver. 1909. 458.
Apoth. Ztg. 1909. 742.

Czerniewski's Reaktion auf Aspidospermin.

Erwärmt man etwas Aspidospermin mit verdünnter Schwefelsäure (1 : 8) und sehr wenig Kaliumchlorat bis zur beginnenden Rötung, so erhält man nach einigem Stehenlassen bei gewöhnlicher Temperatur eine charakteristische, rote Färbung. Empfindlichkeitsgrenze = 0,2 mg.
Nachweis der Quebrachoalkaloide; Dissertation Dorpat 1882.

D r a g e n d o r f f, Pharm. Ztschr. f. Rußland 1882. 556.
F r a u d e, Berl. Ber. 1879. 1558.

Czokor's Reagenz für mikroskop. Zwecke

ist eine mit Carbolsäure versetzte Lösung von 1 g Carmin und 1 g Kalialaun in 100 ccm Wasser. Gebraucht zu Kerntinktionen etc.
Nach anderer Lesart werden 1 g Cochenille mit 100 ccm 1 %iger Alaunlösung auf die Hälfte des Volumens eingedampft, eine Spur Carbolsäure zugegeben und filtriert (Czokor-Partsch).

Arch. f. mikroskop. Anat. 1877. 100 u. 1880. 413.
M a y e r, Mitteil. d. zoolog. Stat. Neapel, 1892. 496.
B e h r e n s' Tabellen 1892. 97.
E b e r t h - F r i e d l ä n d e r, Mikroskop. Techn. 1894. 112. 242.
Enzyklop. d. mikroskop. Techn. 1903. 152.

Czumpelitz' Reagenz auf Alkaloide.

1 g geschmolzenes Zinkchlorid löst man in 30 ccm konzentr. Salzsäure und 30 ccm Wasser — Die zu prüfende Substanz wird nach dem Trocknen mit einigen Tropfen Reagenz befeuchtet und im Wasserbade getrocknet. Es färbt sich: Berberin = gelb; Chinin = blaßgelb; Cubebin = carminrot; Delphinin = rotbraun; Digitalin = kastanienbraun; Narceïn = olivengrün; Salicin = rotviolett; Santonin = blauviolett; Strychnin = rosenrot; Thebaïn = gelb.

Pharm. Post **14**. 47.
Arch. der Pharm. (3) **19**. 63.
Chem. Zentralbl. 1881. 710.

Daclin's Reagenz auf echtes Bittermandelwasser.

Echtes, destilliertes Bittermandelwasser scheidet auf Zusatz von Cocaïn einen krystallinischen Niederschlag von Cocaïncyanid ab, während Kunstprodukte (hergestellt durch Verreiben von Magnesia, Blausäure und Wasser) keinen Niederschlag geben.

Pharm. Zentrh. 1897. 165.
Ztschr. f. analyt. Chem. **40**. 822.

Dahlmann's Reagenz auf Holzstoff im Papier

ist eine wässerige Lösung von Aurinatriumchlorid (1 : 1000). Holzstoff färbt sich mit dem Reagenz gelb, während gebleichter Strohstoff nicht gefärbt wird. Sulfit- und Natroncellulose färben sich mit dem Reagenz rotbraun.

Dahnon's Reaktion auf Arbutin.

Kocht man Arbutin nach Befeuchten mit konzentr. Salpetersäure mit einer Mischung von 1 Volumen Schwefelsäure und 8 Volumen Alkohol und gibt überschüssige Kaliumkarbonatlösung zu, so entsteht eine violette Färbung.

Pharm. Zentrh. 1885. 248.

Dakin's Reaktionen auf aliphatische Aldehyde und Ketone mit p-Nitrophenylhydrazin siehe:

Journ. of biolog. Chem. **4**. 235.
Chem. Zentralbl. 1908. I. 1259.

Dané's Reaktion auf α-Naphthol.

Löst man α-Naphthol in wenig Natronlauge und gibt einige Tropfen Formaldehyd zu, so tritt nach einiger Zeit (beim Erwärmen sofort) zunächst eine grüne, dann dunkelblaue Färbung ein. β-Naphthol gibt diese Färbung nicht.

Union pharm. 1909. No. 1.
Pharm. Ztg. 1909. 106.
Répert. de Pharm. 1909. 65.

Dané's Reaktion auf Formaldehyd

ist die umgekehrte Reaktion des Autors auf α-Naphthol. Sie ist für Formaldehyd charakteristisch und wird von Acetaldehyd nicht ausgelöst.

Dané's Reaktion auf Colibakterien bezw. Indol in Wasser.

Die mittels des zu prüfenden Wassers auf Pankreaspeptonnährböden gezüchtete Kultur wird mit Äther extrahiert, der Äther verdunstet und der Rückstand mit p-Dimethylamidobenzaldehyd und Salzsäure geprüft. Rotfärbung zeigt Indol an. Vergl. Steensma's Reagenz I.

Chem. Ztg. 1910. 1057.

Dané's Reagenz auf salpetrige Säure in Wasser.

Versetzt man das zu prüfende Wasser mit einer alkoholischen Lösung von Indol (0,01 %) und 5—10 ccm verdünnter Schwefelsäure (1 + 1), so färbt sich die Mischung bei Anwesenheit von Nitriten sofort rosarot. Empfindlichkeitsgrenze = 1 : 2 500 000.

Chem. Ztg. 1910. 1057.
Apoth. Ztg. 1911. 446.
Bull. Soc. Chim. France (4) **9**. 352.

Danielopolu's Taurocholnatriumreaktion auf Meningitiden.

Die Reaktion wird mit einer 1 %igen Lösung von Natriumtaurocholat in physiologischer

Kochsalzlösung (0,95 : 100) und einer von Blutserum befreiten Aufschwemmung von Hundeblutzellen (2 : 100) angestellt. Sie beruht auf einer antihämolytischen Wirkung der Cerebrospinalflüssigkeit, zufolge der die hämolytische Wirkung des Natriumtaurocholats gehemmt wird. Näheres siehe: Wiener klin. Woch. 1912. 1478. — Merck's Bericht 1912.

Danilewski's Reagenz auf freie Salzsäure im Magensaft ist Tropäolin 00. Näheres siehe: Zentralbl. f. med. Wissensch. 1880. Nr. 51. — Vergl. Boas' Reagenz.

Danilewski's Reaktion.

Nach Danilewski können Labfermentpräparate in Pepton eigentümliche Eiweißniederschläge (Plastein) erzeugen, es werden also aus den Produkten der peptischen Verdauung Eiweißstoffe zurückgebildet. Diesen Vorgang nennt man die Danilewski'sche Reaktion.

O k u n e w , Dissertation Petersburg 1895. Ztschr. f. physiol. Chem. 51. 1.
S a w j a l o w , Ztschr. f. physiol. Chem. 54. 119.

Dannenberg's Reaktion auf Colchicin

siehe: Archiv der Pharm. (3).10. 97. 238. Ztschr. f. analyt. Chem. 16. 116; 18. 129. Chem. Zentralbl. 1876. 249. 360.

Danziger's Reaktion auf Cobalt.

5 ccm einer stark verdünnten Cobaltlösung werden mit Salzsäure angesäuert, mit festem Ammoniumthioacetat versetzt und nach Zugabe von einigen Tropfen Zinnchlorürlösung mit 5 ccm Amylalkohol geschüttelt. Bei Anwesenheit von Cobalt färbt sich der Amylalkohol blau. Empfindlichkeitsgrenze $=$ 1 : 500 000.

Ztschr. f. anorg. Chem. 32. 78. Chem. Ztg. 26. Rep. 215.

Das' Oxalatreaktionen

siehe: Chem News 99. 302. — Chem. Zentralbl. 1909. II. 561.

Dauvé's Reaktion auf Goldchlorid.

Hängt man in Goldlösung ein Stückchen metallisches Aluminium, so färbt sich die Lösung infolge Abscheidung kolloidalen Goldes nach einiger Zeit im durchfallenden Licht purpurrot und im auffallenden Licht gelb.

Journ. de Pharm. et de Chim. 1909. I. 241.

Davalos' Reagenz zum Färben von Bakterien

ist eine Lösung von 1 g Fuchsin und 20 g Phenol in 40 g Alkohol und 400 g Wasser. Vergl. Ziehl-Neelsen's Reagenz.

Zentralbl. f. Bakt. u. Parasit.-K. 1893. 173.

David's Reaktion auf Gallussäure und Tannin.

Eine Lösung von Chlorbaryum und Kalilauge gibt mit Tanninlösungen einen roten Niederschlag, dessen Farbenintensität allmählich zunimmt. Gallussäurelösung gibt einen blauen Niederschlag.

Ztschr. f. analyt. Chem. 40. 812.
T o d e s c h i n i , l'Orosi 21. 328.

David's Reagenz zur (Fettuntersuchung) Trennung von Ölsäure von der Stearinsäure

ist eine Mischung von Essigsäure (50 %) und Alkohol (95 %) in einem Verhältnis von 22:30, die auf Ölsäure noch nach bestimmter Vorschrift eingestellt werden muß. Näheres siehe: Dingler's Journ. 231. 64. — Ztschr. f. analyt. Chem. 18. 622. — Compt. rend. 86. 1416.

Davidsohn's Reagenz zur Spirochaetenfärbung

ist eine Lösung von Kresylviolett R extra (eine Messerspitze voll auf 100 ccm Wasser).

Berl. klin. Woch. 1905. 985.
Zentralbl. f. Bakt. u. Parasit.-K. 1906. (Ref.) 1—3. p. 50.

Davy's Reagenz auf Alkohol

ist eine Lösung von Molybdänsäure in konzentr. Schwefelsäure, die durch Alkohol blau gefärbt wird. Selbstredend ist diese Reaktion nicht eindeutig.

Chem. Zentralbl. 1876. 713; 1877. 392.
Vergl. Davy's Reagenz auf Phenol.
H a g e r , Pharm. Zentrh. 18. 153.

Davy's Reaktion auf Arsen

ist eine Modifikation von Marsh' Reaktion. Der Wasserstoff wird mit Natriumamalgam entwickelt, um das gleichzeitige Entstehen von Antimonwasserstoff zu verhindern.

Chem. Zentralbl. 1876. 618.

Davy's Reagenz auf Harnstoff

ist Natriumhypobromitlösung. Vergl. Knop's Reagenz auf Harnstoff. Journ. f. prakt. Chem. 63. 188.

Davy's Reaktion auf Phenol.

Zu einigen Tropfen der zu prüfenden Flüssigkeit (z. B. Kreosot) gibt man einige Tropfen einer Lösung von Molybdänsäure in konzentr. Schwefelsäure (1:10—100). Bei Anwesenheit von Phenol entsteht sofort eine gelbe bis gelblichbraune Färbung, welche über Rotbraun in Purpurrot übergeht. Ist das vorliegende Phenol verdünnt, so entsteht eine olivengrüne, in Dunkelblau übergehende Färbung.

Chem. News 38. 195.
Polytechn. Notizbl. 1878. 300.
Ztschr. f. analyt. Chem. 18. 292.
Enzyklop. d. gesamt. Pharm. 1891. X. 670.
Ztschr. d. österr. Apoth. Ver. 1878. 434.
Chem. Zentralbl. 1878. 757.

Davy's Reaktion auf Salpetersäure.

Die zu prüfende Flüssigkeit versetzt man mit Ferrocyankalium und Salzsäure, erhitzt auf 70 °, neutralisiert mit Natriumkarbonat und gibt einige Tropfen Schwefelammon zu. Bei Gegenwart von Salpetersäure entsteht eine vorübergehende violette oder purpurne Färbung. Näheres siehe: Chem. Zentralbl. 1853. 350.

Davy's Reaktion auf Strychnin.

Löst man Strychnin in konzentr. Schwefelsäure und gibt etwas gepulvertes Ferricyankalium zu, so entsteht eine intensiv violette Färbung.

Merck's Report. 1900. 324.

Dawzard's Reaktion auf Eisen in Glycerin.

Man versetzt 75 ccm Glycerin mit 23 ccm Wasser und 2 ccm einer 5%igen Tanninlösung. Bei Gegenwart von Eisen färbt sich die Mischung mehr oder weniger tintenartig.

Chem. and Drugg. 1903. 1061.

Pharm. Zentrh. 1904. 224.

Deacon's Reaktion auf Amygdalin.

Amygdalin gibt mit einigen Tropfen konzentr. Schwefelsäure eine hellcarminrote Färbung, welche mit viel Wasser wieder verschwindet.

Chem. Ztg. 1901. Rep. 193.

Pharm. Zentrh. 1901. 582.

Chem. News 83. 271.

Chem. Zentralbl. 1901. II. 236.

Debrun's Reagenz auf Teerfarbstoffe im Rotwein

ist eine Mischung von 1 Teil Zinkoxyd und 2 Teilen Quecksilberacetat. 10 ccm Wein kocht man 1 Minute lang mit 0,1 g genannter Mischung. Bei Anwesenheit von Teerfarbstoffen ist die Lösung rosarot gefärbt, außerdem ist sie entfärbt.

Pharm. Zentrh. 1896. 30.

Pharm. Ztschr. f. Rußland 1895. 760.

van Deen's Reaktion auf Blut.

Eine verdünnte Blutlösung wird auf Zusatz von einigen Tropfen Guajakharztinktur und altem (ozonisiertem) Terpentinöl blau gefärbt.

Archiv f. d. holländ. Beitrg. z. Naturwiss. u. Heilkunde 1861. 4.

Ztschr. f. analyt. Chem. 2. 459.

Chem. Zentralbl. 1864. 523.

Chem. Ztg. 1902. Rep. 252.

H a g e r , Pharm. Prax. 1880. II. 880.

L i m a n , Chem. Zentralbl. 1864. 524.

V i t a l i , Boll. chim. farmac. 42. 177, 43. 81, Pharm. Zentrh. 1902. 533 u. Apoth. Ztg. 1903. 242.

Chem. Zentralbl. 1904. I. 1106.

Ztschr. f. angew. Mikroskop. 1904. 21.

T a r u g i , Gaz. chim. ital. 32. II. 505.

Chem. Ztg. 1903. Rep. 217.

W e h u i z e n , Pharm. Weekbl. 1907. 194. u. Pharm. Ztg. 1907. 201.

S c h u m m , Ztschr. f. physiol. Chem. 50. 374.

B o l l a n d , Ztschr. f. analyt. Chem. 1907. 621.

K r a t t e r , Münchener med. Woch. 1908. 2504, 1910. 1085.

Deér's Reaktionen auf Jalappenharz und dessen Verfälschungen

siehe: Apoth. Ztg. 1907. 863.

Degener's Reagenz auf Glukose

ist eine modifizierte Fehling'sche Lösung, welche durch Digestion überschüssigen Cupriacetats mit Natronlauge bis zum Aufhören der alkalischen Reaktion und entsprechende

Verdünnung mit Wasser erhalten wird. Näheres siehe: Ztschr. f. analyt. Chem. 22. 445.

— Ztschr. f. Rübenzuckerindustrie 18. 349. — Chem. Zentralbl. 1881. 470.

Degener's Indikator für Alkalimetrie (Phenacetolin)

siehe: Ztschr. f. Rübenzuckerindustrie 1881. 357.

G l a s e r , Indikatoren.

Merck's Index 1910. 213.

Chem. Zentralbl. 1881. 411.

B e c k u r t s , ebenda 1883. 425.

M e ß n e r , Ztschr. f. angew. Chem. 1903. 446.

Dehn's Reagenz auf Hippursäure neben Harnstoff

ist eine Lösung von Natriumhypobromit (Brom in Natronlauge). Versetzt man einige ccm Harn mit einem Überschuß des Reagenzes, so wird der Harnstoff zersetzt und bei nachfolgendem Erhitzen der Mischung entsteht bei Anwesenheit von Hippursäure je nach der Menge derselben eine rauchige, schwach rote Färbung oder ein orangefarbiger bis braunroter Niederschlag.

Journ. Americ. Chem. Soc. 1908. 1418.

Merck's Bericht 1908. 279.

Vergl. Moreigne's Reagenz.

Dehn-Scott's Reagenz (Natriumhypobromit) zum Nachweis und zur Differenzierung von Phenolen, aromatischen Basen, Alkaloiden etc.

siehe: Journ. Americ. Chem. Soc. 30. 1418.

— Chem. Zentralbl. 1908. II. 1638.

Deiss' Reaktion auf Cottonöl im Olivenöl.

Eine Lösung von 10 ccm Olivenöl in 100 ccm Äther schüttelt man mit 5 ccm einer gesättigten, wässerigen Lösung von Bleiacetat. Gibt man zu dieser Mischung unter erneutem Schütteln 5 ccm Ammoniakflüssigkeit, so tritt bei Anwesenheit von Cottonöl eine mehr oder weniger intensive gelbrote Färbung auf.

Seifen-, Öl- u. Fettindustrie 1891. 556.

Chem. Ztg. 1888. Rep. 191.

D i e t e r i c h , Helfenberger Annal. 1890. 80.

Deiss' Reagenz zur Prüfung von Glycerin

ist eine 5%ige, wässerige Phenollösung. — Zu einer Lösung von 6 g krystallisiertem Phenol in 10 ccm des zu prüfenden Glycerins läßt man bei 11°C. so lange von dem Reagenz zufließen, bis die Lösung bleibend getrübt wird. Wasserfreies Glycerin verbraucht 21,4 ccm Reagenz, für je 1% Glycerin beträgt der Unterschied 0,28 ccm Reagenz.

Les corps gras industr. 16. 293.

Näheres siehe: Chem. Ztg. 14. Rep. 130. — Ztschr. f. analyt. Chem. 29. 628. — Chem. Zentralbl. 1890. I. 1034.

Dejust's Reagenz auf Kohlenoxyd in Luft

ist eine ammoniakalische Silberlösung, welche beim Durchleiten von kohlenoxydhaltiger Luft dunkel gefärbt bezw. unter Abscheidung von metallischem Silber geschwärzt wird.

Compt. rend. 140. 1250.

Chem. Zentralbl. 1905. II. 21.

Dekhuyzen's Reagenz zum Färben mikroskop. Präparate
ist eine wässerige, 3 %ige Silbernitratlösung, die außerdem 3 % Salpetersäure enthält. Gebraucht zum Imprägnieren lebender Gewebe.
Anatom. Anzg. 1889. 789.
Eberth - Friedländer, Mikroskop. Techn. 1894. 123.
Enzyklop. d. mikroskop. Techn. 1903. 1260.
Ztschr. f. wiss. Mikroskop. 1890. 351.

Delafield's Reagenz zum Färben mikroskop. Präparate (Alaunhämatoxylin)
ist eine Mischung von alkoholischer Hämatoxylinlösung (4 + 25) und gesättigter, wässeriger Ammoniakalaunlösung (400 ccm). Nach mehrtägigem Reifen an Licht und Luft wird filtriert und je 100 ccm Methylalkohol und Glycerin zugemischt. Das Reagenz färbt Kerne intensiv blau, Protoplasma blaßblau.
Ztschr. f. wiss. Mikroskop. 1885. 288.
Kühne, Nachw. d. Bakterien 1888. 43.
Harris, Ztschr. f. wiss. Mikroskop. 1901. 36.
Strasburger, Kl. Botan. Prakt. 1893. 221.
Behrens' Tabellen 1892. 103.
Eberth - Friedländer, Mikroskop. Techn. 1894. 105.
Enzyklop. d. mikroskop. Techn. 1903. 507.

Deleard-Benoit's Reagenz auf Blut
ist eine Lösung von Phenolphthalin, die sich mit Blut bei Zusatz von Wasserstoffsuperoxyd rot färbt. Vergl. Boas' Reagenz.
Slowzow, Rußkij Wratsch 1909. 641.
Pharm. Ztg. 1909. 632.
Merck's Bericht 1909. 309.

Delépine's Reaktionen auf Kupfer und Eisen
siehe: Bull. Soc. Chim. France 1908. I. 652. — Chem. Zentralbl. 1908. II. 261.

Delffs' Reagenz I auf Alkaloide
ist identisch mit Planta's Reagenz (Quecksilberjodid-Jodkalium).
Neues Jahrb. f. Pharm. 2. 31.

Delffs' Reagenz II auf Alkaloide
ist Kaliumplatincyanür, welches wässerige Alkaloidlösungen fällt. Zu den fällbaren Alkaloiden gehört das Cinchonin, Chinidin und Brucin. Näheres siehe: Ztschr. f. analyt. Chem. 3. 152. — Neues Jahrb. f. Pharm. 1864. 31. — Chem. Zentralbl. 1864. 607. — Schwarzenbach, Wittstein's Viertelj.-Schr. f. Pharm. 1857. 422. — van der Burg, Ztschr. f. analyt. Chem. 4. 296.

Delffs' Reaktion auf Coffeïn.
Gibt man zur Lösung des Coffeïns eine Lösung von Kaliumquecksilberjodid, so entsteht ein Niederschlag, der in kurzer Zeit ein Haufwerk von glänzenden weißen Krystallnadeln bildet. Alkaloide geben nur amorphe Niederschläge.
Neues Jahrb. d. Pharm. 2. 31.
Chem. Zentralbl. 1854. 895.

Delffs' Reaktion auf Fumarsäure.
Nicht zu verdünnte wässerige Lösungen werden durch Cadmiumsulfat erst beim Erwärmen in glänzenden Krystallblättern gefällt.
Neues Jahrb. f. Pharm. 2. 31.
Chem. Zentralbl. 1854. 880.

Delffs-Schwarzenbach's Reagenz auf Alkaloide
besteht aus Salpetersäure und Ammoniak. Es gibt mit einigen Alkaloiden charakteristische Farbenreaktionen.
Merck's Index 1902. 261.

Demarbaix' Reagenz zum Fixieren mikroskop. Präparate.
Man löst 0,7 g Chromsäure in 160 ccm Wasser und gibt 5 ccm Eisessig zu.
Vergl. Ztschr. f. wiss. Mikroskop. 1890. 73.
La Cellule 1889. 27.
Behrens' Tabellen 1892. 55.
Enzyklop. d. mikroskop. Techn. 1903. 139.

Demski-Morawski's Reaktion auf Harz und Harzöle in Mineralölen
beruht auf der Löslichkeit der Öle in Aceton und der Polarisation dieser Lösungen. Näheres siehe: Ztschr. f. analyt. Chem. 28. 124. — Dingler's Journ. 258. 82.

Denaeyer's Reaktionen auf Acetylen.
Quecksilberchloridlösung wird durch Acetylen weiß gefällt, Quecksilberoxydulnitrat gibt schwarze Fällung, Kupferchlorür-Ammoniak einen kastanienbraunen Niederschlag, Silbernitrat einen weißen Niederschlag (vergl. Chavastelon's Reagenz). Kaliumpermanganat und Jodlösung werden entfärbt. Neßler's Reagenz wird durch Acetylen weiß gefällt.
Pharm. Zentrh. 1897. 606.
Ztschr. f. analyt. Chem. 38. 674.
Chem. Zentralbl. 1897. II. 914.

Denigès' Reaktion auf Acetessigsäure.
Versetzt man eine Acetessigsäure enthaltende Flüssigkeit (Harn) mit Nitroprussidnatrium, so färbt sie sich rubinrot. Vergl. Légal's Reaktion.
Bull. Soc. Chim. Paris (3) 15. 1058.
Egeling, Neederl. Tijdschr. v. Pharm. 6. 217.

Denigès' Reagenz auf Aceton. (Pinakolin und Pinakon.)
Man löst 5 g Quecksilberoxyd in einer warmen Mischung von 20 ccm konzentr. Schwefelsäure und 100 ccm Wasser. Eine Mischung von gleichen Teilen Reagenz und der zu prüfenden Flüssigkeit wird im Wasserbade erwärmt. Bei Anwesenheit von Aceton entsteht eine Trübung oder ein Niederschlag. Näheres siehe: Ztschr. f. analyt. Chem. 40. 416 oder Compt. rend. 126. 1868; 127. 963. — Journ. de Pharm. et de Chim. 1899. I. 7. — Bull. Soc. Chim. Paris (3) 29. 597. — Chem. Zentralbl. 1903. II. 396. — Glücksmann, Ztschr. d. öst. Apoth. Ver. 1900. 1085 oder Ztschr. f. analyt. Chem. 42. 451. — Vergl. Oppenheimer's Reagenz. — Merck's Index

1902. 261. — Z e t s c h e , Pharm. Zentrh. 1903.
505. — T a y l o r , Journ. Americ. Med. Assoc.
1906. No. 11. — M o n i m a r t , Journ. de
Pharm. et de Chim. 1907. — Delange, Bull.
Soc. Chim. France 1908. II. 910.

Denigès' Reaktion auf Aceton.

Man erhitzt 0,1 ccm Aceton mit 10 ccm
Bromwasser etwa 20 Minuten lang, kocht dann
bis zur Entfärbung und Verjagung des überschüssigen Broms, wobei sich Bromaceton bildet, und kocht dann 5 ccm der erhaltenen Lösung von Bromaceton mit Natriumkarbonatlösung (1 : 100), wobei das Bromaceton in
Acetylcarbinol übergeführt wird. 0,4 ccm
dieses Reaktionsproduktes versetzt man mit
0,1 ccm Kaliumbromidlösung (1 : 10), 2 ccm
Schwefelsäure (1,84) und dann mit 0,1 ccm
alkoholischer Salicylsäurelösung. Es entsteht
bei gewöhnlicher Temperatur eine violette
bis rotviolette Färbung. Verwendet man an
Stelle von Salicylsäure Guajakol, so erhält
man eine blaue Färbung.

Répert. de Pharm. 1910. 51.

Denigès' Reaktion auf Allylalkohol.

0,1 g Allylalkohol versetzt man mit Bromwasser, bis eine schwachgelbe Mischung entstanden ist, erhitzt zum Sieden und gibt nach
dem Erkalten zu 0,4 ccm des Reaktionsproduktes 0.1 ccm einer 5 %igen Lösung von Codein, Resorcin, Thymol oder β-Naphthol. Nach
Zugabe von 2 ccm Schwefelsäure erhitzt man
im Dampfbade. Thymol und Codein bewirken
eine violettrote, Resorcin eine weinrote und
β-Naphthol eine grün fluoreszierende, gelbe
Färbung.

Bull. Soc. Chim. France 1909. I. 878.
Chem. Zentralbl. 1909. II. 1697.

Denigès' Reagenz für analytische Zwecke

ist Methylglyoxal. Man bereitet das Reagenz,
indem man 20 g 5 %ige Glycerinlösung mit
0,6 ccm Brom und 100 ccm Wasser 20 Minuten
lang im siedenden Wasserbade erhitzt, dann
zur Verjagung des überschüssigen Broms
5 Minuten lang kocht, auf 100 ccm eindampft,
nach dem Erkalten 20 ccm Schwefelsäure zufügt und 50 ccm davon abdestilliert. Vom
Destillat versetzt man 0,4 ccm mit 2 ccm
Schwefelsäure und gibt die zu prüfende Substanz zu. Durch Kondensation entstehen mit
einer Reihe von Stoffen charakteristische
Farben.

Bull. Soc. Pharm. Bordeaux 49. 196.
Chem. Zentralbl. 1909. II. 237.
Bull Soc. Chim. de France (4) 5. 649.
Ztschr. f. analyt. Chem. 1911. 188.

Denigès' Reagenz auf Anilide.

Acetanilid und andere Anilide geben beim
Kochen mit alkoholischer Natriumhypobromitlösung einen gelbroten Niederschlag, wobei
der Geruch nach Methylcyanür auftritt.

Chem. Ztg. 13. Rep. 11.
Ztschr. f. analyt. Chem. 28. 711.

Denigès' Reagenz auf Arsen

ist eine Lösung von 10 g Quecksilberoxydulnitrat in 10 ccm Salpetersäure (1,4) und 100
ccm Wasser. Dient zum mikrochemischen
Nachweis des Arsens. Näheres siehe: Répert.
de pharm. 1909. 106. — Ztschr. f. analyt. Chem.
1909. 395. — Apoth. Ztg. 1908. 794, 841. —
Compt. rend. **147.** 596. 744.

Denigès' Reagenz auf Arsenflecke (zur Unterscheidung von Antimonflecken), wie man sie
bei der Prüfung nach Marsh erhält,

ist eine Lösung von molybdänsaurem Ammon.
10 g Ammonmolybdat und 25 g Ammonnitrat
löst man unter Erwärmen in 100 ccm Wasser.
Nach dem Erkalten gibt man 100 ccm Salpetersäure (D.$=$ 1,20) zu und erwärmt 10 Minuten lang auf dem Dampfbade. Nach 48 Stunden wird die Lösung filtriert.

Die zu prüfenden Flecke löst man in
einigen Tropfen Salpetersäure, erwärmt und
gibt 5 Tropfen Reagenz zu. Arsen (noch $^1/_{100}$
mg) gibt den charakteristischen, gelben
Niederschlag von Arsenammoniummolybdat.

Compt. rend. **111.** 824.
Journ. d. Pharm. et de Chim. 1891. I. 25.
Ztschr. f. analyt. Chem. **30.** 263.
S t r u v e , Journ. f. prakt. Chem. 58. 493.
Chem. Zentralbl. 1854. 97.

**Denigè's Reaktion auf Äthylalkohol in Methyl-
alkohol**

beruht auf der reichlichen Bildung von Acetaldehyd bei der Einwirkung von Brom auf
Äthylalkohol, während Methylalkohol nur
Spuren Formaldehyd produziert. Man versetzt 0,2 ccm des fraglichen Methylalkohols
mit 5 ccm Bromwasser (0,6 ccm Br: 100 H_2O),
erhitzt im siedenden Wasserbade bis zur Entfärbung, aber nicht länger als 6 Minuten, kühlt
ab und gibt Fuchsin-Schweflige Säure zu. Bei
Gegenwart von Äthylalkohol im verwendeten
Methylalkohol tritt innerhalb 5—8 Minuten
eine rote bis violettrote Färbung auf.

Bull. Soc. Chim. France 1910. I. 951.
Répert. de Pharm. 1910. 535.

**Denigès' Reagenz auf Äthylenkohlenwasser-
stoffe und tertiäre Alkohole** ist eine Lösung
von 500 g Quecksilberoxyd in 200 ccm
Schwefelsäure und 1 Liter Wasser. Näheres
siehe: Pharm. Zentrh. 1898. 908. — Bull. Soc.
Chim. Paris (3) 19. 494. — Compt. rend. **126.**
I. 1145. — Chem. Zentralbl. 1898. I. 1166.

Denigès' Reaktion auf Benzoesäure.

Erhitzt man wässerige Benzoesäurelösung
in geeigneten Verhältnissen mit Eisenchloridlösung, Essigsäure und Wasserstoffsuperoxyd,
so erhält man eine violette Färbung. Näheres
siehe: Répert. de Pharm. 1911. 349.

**Denigès' Reagenz zum Nachweis des Benzoyl-
radikals**

ist Formaldehydschwefelsäure bestehend aus
2 ccm Formaldehyd (40%) und 100 ccm konzentr. Schwefelsäure. Eine geringe Menge der

zu prüfenden Substanz erhitzt man im Reagenzglase mit 3 ccm Reagenz auf 120 ° C. Körper mit dem Radikal $C_6 H_5 CO$ geben eine braunrote Färbung, die Flüssigkeit zeigt einen Absorptionsstreifen im Grün. Andere Stoffe wie Benzol, Phenol etc. geben die Farbenreaktionen schon bei gewöhnlicher Temperatur oder doch unter 100 ° C.

Chem. News **79**. 206.
Ztschr. f. analyt. Chem. **40**. 44.

Denigès' Reagenz auf Blausäure

ist eine Mischung von 2 ccm ·Ammoniakflüssigkeit, 1 Tropfen 5 %iger Jodkaliumlösung und 20 ccm Wasser, der man noch 1 Tropfen 2 %iger Silbernitratlösung zugibt. — Die zu prüfende Flüssigkeit befreit man durch Quecksilberchlorid von eventuell vorhandenen Schwefelverbindungen, filtriert, erhitzt das Filtrat mit etwas Zink und Schwefelsäure und leitet das entwickelte Gas in verdünnte Natronlauge. Von dieser Natronlauge gibt man etwas in das opalisierende Reagenz. Bei Anwesenheit von Blausäure löst sich das suspendierte Jodsilber auf.

Répert. de Pharm. 1897. 56.
Pharm. Zentrh. 1897. 323.

Denigès' Reagenz auf Brom.

(Hydrostrychninreagenz.) 5 ccm einer 1 %igen Strychninsulfatlösung versetzt man mit 5 ccm Salzsäure (1,4) und 5 g amalgamiertem Zink, erhitzt zum Sieden, läßt abkühlen und gießt ab. Mischt man 1 ccm dieses Reagenzes mit 5 ccm einer 0,1 %igen Bromlösung, so entsteht eine purpurrote Färbung mit charakteristischem Absorptionsspektrum. Empfindlichkeitsgrenze = 1 : 100 000.

Bull. soc. chim. de France (4) **9**. 542.
Répert. de pharm. 1911. 299.
Apoth. Ztg. 1911. 581.
Merck's Bericht 1911. 455.

Denigès' Reaktion auf Chinaalkaloide. ·

Versetzt man eine Lösung von 0,2 g Chinin, Cinchonin, Cinchonidin oder Cuprein in 2 g Eisessig mit 2 ccm Schwefelsäure, so zeigt sich eine deutliche, besonders im Magnesiumlich wahrnehmbare Fluoreszenz. Gibt man 2 ccm Formaldehyd zu, so zeigen Chinin und Cuprein eine blaugrüne, Cinchonin eine blaue und Cinchonidin eine blauviolette Fluoreszenz. Auf weiteren Zusatz von 3—4 ccm Wasser verschwindet die Fluoreszenz nur bei Cuprein.

Répert. de pharm. 1909. 486.
Pharm. Ztg. 1909. 957.

Denigès' Reaktion auf Chinin (in Harn, Blut, Milch etc.)

beruht auf der blauen Fluoreszenz des Chinins in schwefelsaurer Lösung, die im Sonnenlicht, Magnesiumlicht und elektrischen Licht beobachtet werden kann. Näheres siehe: Répert. de Pharm. 1903. 308. — Journ. de Pharm. et de Chim. 1903. I. 505. — Pharm. Zentrh. 1903. 618.

Denigès' Reagenz auf Chlorate

ist eine Lösung von Resorcin und Schwefelsäure in Wasser (siehe dessen Reagenz auf Weinsäure). Es gibt mit Chloraten in der Kälte eine grüne Färbung.

Journ. de Pharm. et de Chim. 1895. II. 400.
Pharm. Zentrh. 1896. 225.

Denigès' Reaktion auf Chloreton (Acetonchloroform)

beruht auf dem Nachweis des Acetons, das beim Kochen von 5 ccm einer 5 %igen, alkoholischen Chloretonlösung mit 1—2 ccm Natronlauge entsteht. Näheres siehe: Répert. de Pharm. 1905. 490. — Pharm. Ztg. 1905. 1009. — Pharm. Praxis 1906. 61.

Denigès' Reaktion auf Cholesterin.

Gibt man zu einer Lösung von Cholesterin in Chloroform das halbe Volumen Schwefelsäure (D. = 1,76), so zeigt letztere grüne Fluoreszenz, während das Chloroform eine blut- bis purpurrote Färbung annimmt. Gibt man zu der Chloroformschicht 1—5 Tropfen Essigsäureanhydrid, so nimmt dieselbe eine carminrote, die Schwefelsäure eine blutrote Färbung an.

Bull. Soc. Pharm. Bordeaux 1903. Febr.
Journ. de Pharm. et de Chim. 1903. I. 382.
Répert. de Pharm. 1903. 207.
Ztschr. f. analyt. Chem. 1904. 724.

Denigès' Reaktion auf Chromsäure.

Versetzt man eine neutrale Chromatlösung mit Wasserstoffsuperoxyd und säuert mit Essigsäure an, so färbt sich die Mischung braun, rötlich und zuletzt rotviolett. Gibt man ein gleiches Volumen 100 %ige Essigsäure zu, so entsteht eine blaue Färbung.

Répert. de Pharm. 1907. 158.

Denigès' Reaktion auf Citronensäure.

Man löst 5 g Quecksilberoxyd in 20 ccm konzentr. Schwefelsäure und 100 ccm Wasser. 5 ccm der 1—2 % Citronensäure enthaltenden Flüssigkeit erhitzt man mit 1 ccm Reagenz, zum Sieden und gibt dann einige Tropfen 2 % Kaliumpermanganatlösung zu. Die Flüssigkeit wird entfärbt und gibt noch bei Anwesenheit von 0,5 mg Citronensäure einen weißen Niederschlag.

Bull. Soc. Pharm. Bordeaux 1898. 33.
Ztschr. f. analyt. Chem. **38**. 718.
Pharm. Zentrh. 1901. 93.
The Analyst **23**. 161.
W ö h l k , Ztschr. f. analyt. Chem. **41**. 94.
S p i n d l e r , Chem. Ztg. 1904. 15.

Denigès' Reaktion auf Cuprein.

Versetzt man 10 ccm einer 0,2 %igen Cupreinlösung mit 1 ccm Ammoniakflüssigkeit und 1 ccm Wasserstoffsuperoxyd (1 Vol.%), schüttelt und gibt 0,1 ccm Kupfersulfatlösung (3 %) zu, so erhält man eine schön grün gefärbte Lösung, die auf Zusatz von viel Schwefelsäure oder Salzsäure in Gelblichrot übergeht.

Compt. rend. **151.** 1354.
Répert. de pharm. 1911. 51.
Apoth. Ztg. 1911. 126.
Chem. Zentralbl. 1911. I. 691.

Denigès' Reaktionen auf Dioxyaceton.

0,1 ccm Kaliumbromidlösung (4 %) mischt man mit 0,4 ccm einer höchstens 0,1 %-igen, wässerigen Lösung von Dioxyaceton, 2 ccm Schwefelsäure und 0,1 ccm alkoholischer Guajakollösung (5 %) und erwärmt auf dem Dampfbade. Man erhält eine blauviolette Lösung, die ein Absorptionsspektrum im Orange aufweist. Salicylsäure an Stelle von Guajakol verursacht eine rosarote Färbung und ein Absorptionsspektrum im Gelb und Blau. Gallussäure gibt eine ähnliche Farbenreaktion wie Guajakol.

Compt. rend. **148.** 172, 282, 422.
Bull. trav. soc. pharm. Bordeaux **49.** 105.
Ztschr. f. analyt. Chem. 1911. 305.
Chem. Zentralbl. 1909. I. 946, 1042, 1198.

Denigès' Reaktionen und Reagenzien zur Differenzierung der Dioxy- und Trioxybenzole

siehe: Répert. de Pharm. 1898. 454.
Pharm. Zentrh. 1898. 798.
Ztschr. f. analyt. Chem. **39.** 56.
Chem. Zentralbl. 1898. II. 1282.

Denigès' Reagenz auf Eisenoxydul (Zink, Magnesium, Cadmium etc.) ist eine Lösung von Alloxan.

Zur Darstellung des Reagenzes behandelt man 2 g Harnsäure mit 2 ccm Salpetersäure (D. = 1,4), gibt nach beendeter Reaktion 2 ccm Wasser zu, erhitzt, um das Gemisch zu klären und verdünnt dann mit Wasser auf 100 ccm. — Versetzt man das Reagenz mit Eisenoxydulsalzlösungen und etwas Natronlauge, so entsteht eine blaue Färbung. Erwärmt man das Reagenz mit folgenden Metallen, so treten die angegebenen Färbungen ein: Zink = gelborangegelb, Magnesium = carminrot, Cadmium = granatapfelrot, Eisen = gelbbraun, Cobalt und Nickel = orangegelb, Mangan = carminrot. Gibt man zu den erhaltenen Lösungen einige Tropfen Natronlauge, so wird die Zink- und Cadmiumlösung = carminrot, die Magnesiumlösung = violett, die Manganlösung = blauviolett, die Eisenlösung = blau, die Cobaltlösung = bordeauxrot, die Nickellösung = lederfarbig und dann dunkelrot.

Bull. Soc. Pharm. Bordeaux 1901. 161.
Journ. de Pharm. et de Chim. 1901. II. 530.
Ztschr. f. analyt. Chem. **42.** 180.
Ztschr. d. öst. Apoth. Ver. **55.** 752.

Denigès' Reaktion auf Formaldehyd.

Versetzt man 5 ccm einer wässerigen (unter 0,2 %igen) Acetaldehydlösung mit 1,2 ccm Schwefelsäure (1,66) und 5 ccm Fuchsindisulfit, so ist kaum eine Färbung zu bemerken, während Formaldehyd sofort eine blaue Färbung verursacht.

Compt. rend. **150.** 529.
Répert. de pharm. 1910. 156.

Apoth. Ztg. 1910. 263.
Ztschr. f. analyt. Chem. 1911. 452.

Denigès' Reaktion auf Gallenfarbstoffe im Harn.

Harn, der Gallenfarbstoffe enthält, wird nach Zusatz von Essigsäure durch Natriumnitritlösung grün — blau — violett gefärbt. Wasserstoffsuperoxyd bewirkt nur Grünfärbung.

Répert. de Pharm. 1908. 200.
Bull. trav. soc. pharm. Bordeaux 1908. 33.
Ztschr. allg. österr. Apoth. Ver. 1908. 305.

Denigès' Reaktion auf Glycerin

beruht auf der Überführung des Glycerins in Dioxyaceton durch Oxydation mittels Bromwasser und Nachweis des Dioxyacetons durch Codein, Resorcin, Thymol, α-Naphthol, Salicylsäure oder Guajakol, welche charakteristische Farbenreaktionen und Absorptionsspektra liefern. (Vergl. des Autors Reaktionen auf Dioxyaceton.)

Compt. rend. **148.** 570.
Bull. soc. chim. de France (4) **5.** 421.
Bull. trav. soc. pharm. Bordeaux **49.** 161.
Répert. de pharm. 1909. 204.
Pharm. Ztg. 1909. 662.
Apoth. Ztg. 1909. 230.
Ztschr. f. analyt. Chem. 1910. 699, 1911. 305.
Chem. Zentralbl. 1909. I. 1269.

Denigès' Reaktion auf Glykokoll.

Erhitzt man 0,1 g Benzamid mit 0,05 g Glykokoll bis zum Aufkochen, so färbt sich die Mischung rot und dann braun und es entwickelt sich zuerst der Geruch nach Ammoniak und dann nach Benzoësäure, Blausäure und zuletzt nach Benzonitril.

Bull. Soc. Pharm. Bordeaux 1906. Juli.
Répert. de Pharm. 1906. 533.
Apoth. Ztg. 1906. 1087.

Denigès' Reaktion auf Harnsäure.

Eine Spur Harnsäure mit etwas Bromwasser zur Trockene eingedampft, mit einigen ccm konzentr. Schwefelsäure und einigen Tropfen thiophenhaltigem Benzol versetzt und gemischt, gibt eine schöne blaue Färbung.

Journ. de Pharm. et de Chim. 1888. 161.
Compt. rend. **104.** 789, 1847.
Chem. Zentralbl. 1888. 1243.

Denigès' Reaktion auf Hippursäure (neben Benzoësäure).

Kocht man Hippursäure mit Natronlauge und Brom, so entsteht ein kermesbrauner Niederschlag. Benzoësäure gibt diese Reaktion nicht.

Compt. rend. **107.** 662.

Denigès' Reaktion auf Homogentisinsäure

beruht auf einer braunroten Färbung ihrer alkalischen Lösungen (Harn) durch Ammonpersulfat, Bleisuperoxyd oder Braunstein.

Bull. Soc. Pharm. Bordeaux 1899. Juni.
Journ. de Pharm. et de Chim. 1899. II. 131.

Denigès' Reaktionen auf Hordenin

siehe: Bull. soc. chim. de France 1908. **3.** 786.
— Chem. Zentralbl. 1908. II. 832.

Denigès' Reaktionen auf Indol.

5 ccm der zu prüfenden alkoholischen Lösung versetzt man mit 0,5 ccm einer 0,2 %igen, alkoholischen Lösung von Vanillin oder Zimtaldehyd und gibt 3 ccm Salzsäure (1,17) zu. Vanillin bewirkt mit Indol eine eosin- bis granatrote Färbung und ein charakteristisches Absorptionsspektrum im Grün und Blau. Zimtaldehyd bewirkt bei Gegenwart von Indol eine mehr oder weniger starke Gelbfärbung. Das Handelsbenzol enthält nach Denigès einen Stoff, der dieselbe Reaktion liefert wie Vanillin oder Zimtaldehyd bezw. das von Ehrlich in Vorschlag gebrachte Dimethylamidobenzaldehyd.

Bull. Soc. Pharm. Bordeaux 1908, Répert. de Pharm. 1908. 161.

Denigès' Reaktion auf Inosit.

Raucht man etwas Inosit mit Salpetersäure ab und fügt Natronlauge zum Rückstand, so entsteht eine gelbe Färbung, die auf Zusatz von Nitroprussidnatrium und Essigsäure in Blau umschlägt.

Journ. de Pharm. et de Chim. 1907. I. 219.
Pharm. Zentrh. 1907. 360.
Nouv. Remèd. 1907. 204.
Répert. de Pharm. 1908. 62.

Denigès' Reaktionen auf Kresole

siehe: Bull. Soc. Pharm. Bordeaux 1908. — Répert. de Pharm. 1908. 298. — Ztschr. f. analyt. Chem. 1912. 315.

Denigès' Reaktion auf Kryogenin.

Kryogeninhaltiger Harn färbt sich auf Zusatz von Alkali und Wasserstoffsuperoxyd braun. Auch andere Oxydationsmittel bewirken eine ähnliche Reaktion. Versetzt man z. B. 10 ccm Harn mit 2 g Bleisuperoxyd oder Braunstein und 5 Tropfen Natronlauge und filtriert, so ist das Filtrat bei Gegenwart von Kryogenin chromatgelb bis orangegelb gefärbt.

Répert. de Pharm. 1910. 441.

Denigès' Reaktion auf Kupfer.

Gibt man zu einer Kupferlösung Bromkalium im Überschuß und dann konzentr. Schwefelsäure, so entsteht eine rotviolette Färbung.

Compt. rend. **108.** 568.
Répert. de Pharm. 1909. 206.
C r e s t i , Berl. Ber. **10.** 1099 oder
Ztschr. f. analyt. Chem. **16.** 474.
E n d e m a n n und P r o c h a z k a , Berl. Ber. **13.** 1144 oder
Ztschr. f. analyt. Chem. **21.** 265.

Denigès' Reagenz auf Mangan.

Natriumhypobromitlösung gibt mit stark verdünnten Mangansalzlösungen einen braunschwarzen Niederschlag, welcher beim Kochen in Natriumpermanganat übergeht und so die Lösung rot färbt.

Bull. Soc. Pharm. Bordeaux 1890. Mai.
Journ. de Pharm. et de Chim. 1892. I. 55.
Ztschr. f. analyt. Chem. **31.** 316.

Denigès' Reagenz auf Mercaptane

(Isatinschwefelsäure) ist eine Lösung von 1 g Isatin in 100 g konzentr. Schwefelsäure. Bringt man in eine Mischung dieses Reagenzes mit dem mehrfachen Volumen konzentr. Schwefelsäure eine alkoholische Lösung von Mercaptan, so entsteht eine schöne grüne Färbung. Bei Anwesenheit von Aldehyden und höheren Alkoholen verfährt man wie folgt: Die zu prüfende Flüssigkeit schüttelt man mit Natronlauge, verdünnt mit Wasser und gibt Nitroprussidnatrium zu. Mercaptane bewirken eine Rotfärbung.

Compt. rend. **108.** 350.
Journ. de Pharm. et de Chim. 1889. I. 276.
Ztschr. f. analyt. Chem. **29.** 206.
B é l a , Liebig's Annal. 1892. 379.

Denigès' Reaktion auf Methylalkohol in Äthylalkohol

beruht auf der Oxydation des Methylalkohols und dem Nachweis des hierbei gebildeten Formaldehyde. — Man mischt 0,1 ccm des zu prüfenden Alkohols mit 5 ccm Kaliumpermanganatlösung (1 %) und 0,2 ccm Schwefelsäure und gibt zur Entfärbung nach 2—3 Minuten 1 ccm wässerige, 8 %ige Oxalsäurelösung zu. Die Mischung entfärbt sich nach Zusatz von 1 ccm Schwefelsäure vollständig und wird jetzt mit 5 ccm Fuchsin-Schwefliger Säure versetzt. Nach kurzer Zeit färbt sich die Mischung (wenn Methylalkohol vorhanden) violett.

Compt. rend. **150.** 832.
Répert. de Pharm. 1910. 202.
S i m m o n d s , The Analyst **37.** 16.
Chem. Zentralbl. 1912. I. 754.

Denigès' Reaktion auf Milchsäure und Glykolsäure

beruht auf der Bildung von Acetaldehyd bezw. Formaldehyd beim Erhitzen der genannten Säuren mit Schwefelsäure und dem Nachweis dieser Aldehyde mittels Farbenreaktionen. Näheres siehe: Bull. trav. soc. pharm. Bordeaux **49.** 193. — Répert. de pharm. 1909. 301. — Bull. soc. chim. de France (4) **5.** 647. — Ztschr. f. analyt. Chem. 1911. 189. — Chem. Zentralbl. 1909. II. 236.

Denigès' Reaktion auf Morphin.

10 ccm Morphinlösung (mindestens 0,003 %) mischt man mit 1 ccm Wasserstoffsuperoxyd, 1 ccm Ammoniakflüssigkeit und 1 Tropfen Kupfersulfatlösung (4 %). Es entsteht eine mehr oder weniger rosa bis rot gefärbte Mischung.

Compt. rend. **151.** 1062.
Répert. de pharm. 1911. 10.
Apoth. Ztg. 1911. 66.
Pharm. Ztg. 1911. 106.

Denigès' Reagenz auf Nitrite in Wasser

ist sein Hydrostrychninreagenz (vergl. sein Reagenz auf Brom). Versetzt man 10 ccm Wasser mit 0,5 ccm Reagenz, so färbt sich die Mischung bei Gegenwart von Nitriten rot.

Nitrate reagieren nicht, wenn man nicht vorher Schwefelsäure zugesetzt hat.
Bull. soc. chim. de France (4) **9.** 544.
Répert. de pharm. 1911. 301.
Merck's Bericht 1911. 456.

Denigès' Reagenz auf Opiumalkaloide
ist Glyoxal oder Methylglyoxal, die mit genannten Alkaloiden und Schwefelsäure Farbenreaktionen liefern.
Chem. Ztg. 1909. 614.

Denigès' Reaktionen auf Opiumalkaloide mittelst Acetaldehyd- und Formaldehyd-Schwefelsäure
siehe: Bull. Soc. Pharm. Bordeaux 1900. 27.
Ztschr. f. Unters. Nahr.-Genußm. **5.** 324.
Ztschr. f. analyt. Chem. 1904. 457.

Denigès' Reagenz auf oxydierende Stoffe
ist eine Lösung von 1 g Benzidin in 10 ccm Essigsäure und 30—35 ccm Wasser. Das Reagenz wird durch oxydierende Stoffe blau gefärbt.
Bull. Soc. Pharm. Bordeaux 1906. Dez.
Répert. de pharm. 1907. 114.
Südd. Apoth. Ztg. 1907. 298.

Denigès' Reaktion auf Pental (Trimethylaethylen).
Erhitzt man eine Lösung von 5 g Quecksilberoxyd in 20 ccm Schwefelsäure und 100 ccm Wasser zum Sieden und gibt etwas von dem Kohlenwasserstoff zu, so entsteht ein gelber Niederschlag. Dieser Niederschlag verschwindet wieder, wenn das Pental Amylalkohol enthält, und es bildet sich dann ein weißer bis grauer Niederschlag.
Ztschr. d. öst. Apoth. Ver. **52.** 795.
Ztschr. f. analyt. Chem. **41.** 327.

Denigès' Reagenz auf Phosphorsäure
(Ammonium strychno-molybdänicum) ist eine Mischung von einer Lösung von 0,5 g Strychninsulfat in 80 ccm Wasser mit 10 ccm Salpetersäure (1,4) und 10 ccm Sonnenschein's Reagenz (Ammoniumnitromolybdatlösung). Ruft mit Phosphaten Niederschläge hervor.
Journ. der Pharm. f. Elsaß-Lothringen 1911. 200.
Merck's Bericht 1911. 455.

Denigès' Reaktion auf Pyrrol.
Mischt man 5 ccm (0,01 %ige) Pyrrollösung mit 0,3 ccm 5 %iger Nitroprussidnatriumlösung und 1 ccm Natronlauge, so färbt sich die Mischung grünlichgelb und (rascher beim Erwärmen) grün. Kocht man kurz auf und gibt dann 1 ccm Eisessig zu, so tritt Blaufärbung ein. — Kocht man das Gemisch von Pyrrol, Nitroprussidnatrium und Lauge nach Zusatz von 2 ccm Salzsäure, so erhält man eine charakteristische Rotfärbung. Weitere Reaktionen siehe: Bull. trav. soc. pharm. Bordeaux 48. 65. — Nouv. remèdes 1908. 447. — Ztschr. f. analyt. Chem. 1910. 317.

Denigès' Reagenz I auf salpetrige Säure.
a) Eine Lösung von 1 g Phenol und 4 ccm Schwefelsäure in 100 ccm Wasser.

b) Eine filtrierte Lösung von 3,5 g Quecksilberoxyd, 20 ccm Eisessig und 0,5 ccm Schwefelsäure in 100 ccm Wasser.
Zum Gebrauch mischt man gleiche Volumina von a und b. Setzt man dieser Mischung einige Tropfen einer Lösung zu, die salpetrige Säure enthält, so tritt Rotfärbung ein. (Siehe Plugge's Reagenz auf Phenol.)
Journ. de Pharm. et de Chim. 1895. II. 289 u. 1896. I. 40.
Chem. News **73.** 27.
Pharm. Zentrh. **37.** 254.
Ztschr. f. analyt. Chem. **36.** 310.
P l u g g e, ebenda **11.** 173 u. **14.** 130; ferner Pharm. Zentrh. **37.** 280.

Denigès' Reagenz II auf salpetrige Säure
ist eine Lösung von 2 ccm Anilin und 40 ccm Eisessig in 60 ccm Wasser. Beim Kochen dieses Reagenzes mit einer Flüssigkeit, die salpetrige Säure (Nitrite) enthält, entsteht eine gelbe Färbung. Chlor und Salpetersäure (Chlorate und Nitrate) geben keine Gelbfärbung.
Journ. de Pharm. et de Chim. 1895. II. 291.
Chem. News **73.** 27.
Pharm. Zentrh. **37.** 254.
Ztschr. f. analyt. Chem. **36.** 310.

Denigès' Reagenz III auf salpetrige Säure
ist eine Lösung von 1 g Resorcin und 10 Tropfen Schwefelsäure in 100 ccm Wasser. 10 Tropfen der zu prüfenden Flüssigkeit mischt man mit 2 ccm konzentr. Schwefelsäure und gibt 5 Tropfen Reagenz zu. Salpetrige Säure (Nitrite) erzeugt eine carminrote bis violettblaue Färbung.
Journ. de Pharm. et de Chim. 1895. II. 292.
Chem. News **73.** 27.
Pharm. Zentrh. **37.** 254.
Ztschr. f. analyt. Chem. **36.** 310.
Chem. Ztg. 1895. Rep. 328.

Denigès' Reagenz IV auf salpetrige Säure und Salpetersäure
ist des Autors Hydrostrychninreagenz (siehe Denigès' Reagenz auf Brom). Näheres siehe: Bull. Soc. Chim. France (4) **9.** 544. — Répert. de Pharm. 1911. 301. — Merck's Bericht 1911. 456. — Chem. Zentralbl. 1911. II. 234.

Denigès' Reagenz V auf salpetrige Säure und Salpetersäure.
Als Reagenz dient eine 5 %ige, wässerige Lösung von Antipyrin. — 1 ccm der zu prüfenden Lösung versetzt man mit 3—4 Tropfen Schwefelsäure, erhitzt und gibt nach dem Erkalten 0,5 ccm Reagenz zu. Bei Anwesenheit von salpetriger Säure entsteht eine grünlichblaue bis grüngelbe Färbung. Gibt man zu dieser Mischung noch 3 ccm Schwefelsäure, so wird die Färbung bei Anwesenheit von Salpetersäure orange- und auf Zusatz von Wasser carminrot.
Bull. Soc. Pharm. Bordeaux 1899. Sept.
Journ. de Pharm. et de Chim. 1899. II. 512.
Répert. de Pharm. 1899. 537.
Pharm. Zentrh. 1900. 163.

Denigès' Reaktion auf denaturierten Spiritus in Jodtinktur

beruht auf dem Nachweis des Methylalkohols, der durch Oxydation mit Kaliumpermanganat in Formaldehyd verwandelt und mit Fuchsin-Schwefliger Säure nachgewiesen wird. Näheres siehe: Bull. Soc. Pharm. Bordeaux 1910. 149. — Chem. Ztg. 1910. Rep. 360. — Répert. de Pharm. 1910. 245. — K ü h l , Südd. Apoth. Ztg. 1912. 318.

Denigès' Reaktion I auf Strychnin.

Trocknet man ein kleines Tröpfchen einer 0,1%igen Strychninsalzlösung auf einem Objekt_ träger ein und setzt ebensoviel Norm. Natronlauge zu, so kann man unter dem Mikroskop charakteristische, prismatische Krystalle beobachten. Ptomaine, die bei forensischen Untersuchungen noch in Betracht kämen, geben diese Reaktion nicht.

Répert. de Pharm. 1903. 249.
Pharm. Ztg. 1903. 534.

Denigès' Reaktion II auf Strychnin

ist eine Modifikation von Malaquin's Reaktion.
Bull. soc. chim. de France (4) **9**. 537.
Chem. Zentralbl. 1911. II. 233.

Denigès' Reagenz auf Thiophen im Benzol.

Man löst 5 g Quecksilberoxyd in 20 ccm konzentr. Schwefelsäure und ergänzt auf 100 ccm. 10 ccm dieser Lösung mischt man mit 30 ccm Methylalkohol (acetonfrei). Gibt man zu 10 ccm dieser Mischung 1 ccm Benzol, so entsteht bei Anwesenheit von Thiophen nach einigen Sekunden eine Fällung oder Trübung. Empfindlichkeitsgrenze $= 0,001\,\%$.

Compt. rend. **120**. 781.
Ztschr. f. analyt. Chem. **35**. 96.
Journ. de Pharm. et de Chim. 1889. I. 273;
1895. I. 572.

Denigès' Reaktion auf Trimethylamin.

Die eventuell destillierte Lösung des Trimthylamins säuert man mit Salzsäure, Schwefelsäure, Salpetersäure oder Essigsäure an und bringt davon einige Tropfen auf einem Objektträger mit 1 Tröpfchen Jodlösung (6 g Jod, 8 g Kaliumjodid, 150 g Wasser) zusammen. Es bilden sich jodfarbig glänzende Krystalle (Oktaeder, Tafeln oder sternförmig gruppierte Krystalle).

Bull. Soc. Pharm. Bordeaux 48. 97.
Ztschr. f. analyt. Chem. 1912. 314.

Denigès' Reaktion auf Tyrosin.

Tyrosin bildet mit einer Lösung von Acetaldehyd in konzentr. Schwefelsäure ein Kondensationsprodukt von carminroter Farbe, welches im Spektrum das Grün und den größten Teil von Gelb auslöscht. Zu 2 ccm Schwefelsäure gibt man 3—5 Tropfen einer alkoholischen (33%) Aldehydlösung. Gibt man zu diesem Reagenz 1—2 Tropfen einer Tyrosinlösung, so tritt Rotfärbung ein, und zwar noch mit einer Lösung von 1:10 000.

Journ. de Pharm. et de Chim. 1900. I. 550.
Chem. Ztg. 1900. 215.
Pharm. Zentrh. 1900. 300 u. 659.
Répert. de Pharm. 1900. 167.

Denigès' Reagenz I auf Wasserstoffsuperoxyd.

(Molybdänschwefelsäure.) Man löst 5 g Ammonmolybdat in 50 ccm Wasser und gibt 50 ccm konzentr. Schwefelsäure zu. Das Reagenz wird durch Wasserstoffsuperoxyd gelb gefärbt, und zwar noch mit 1 mg.

Compt. rend. 1890. 1007.
Journ. de Pharm. et de Chim. 1890. II. 62 u.
1893. I. 523.
Bull. Soc. Chim. Paris 1891. 293.
Répert. de Pharm. 1890. 267.
Pharm. Prax. 1907. 61.
C r i s m e r , Bull. Soc. Chim. Paris 1891. 22.
Vergl. Richardson's Reagenz (Titanschwefelsäure).
Zum Nachweis von H_2O_2 schlägt Denigès auch essigsaures Benzidin vor. (Vergl. seine Reaktion auf oxydierende Stoffe.)
Répert. de Pharm. 1907. 157.

Denigès' Reagenz II auf Wasserstoffsuperoxyd

ist eine 10%ige Lösung von Meta-Phenylendiaminchlorhydrat. Beim Erhitzen mit diesem Reagenz färbt sich $H_2 O_2$ carminrot. Empfindlichkeitsgrenze $= 0,005$ mg $H_2 O_2$.

Man kocht einige Tropfen $H_2 O_2$, 1—2 Tropfen Reagenz und 1 ccm Ammoniakfl. Je mehr $H_2 O_2$ zugegen ist, desto intensiver wird die entstehende Blaufärbung, die auf Zusatz von Natronlauge in Rot übergeht.

Bull. Soc. Chim. Paris (3) **5**. 293.
Chem. Ztg. 1891. Rep. 81.

Denigès' Reagenz auf Weinsäure.

(Modifikation von Mohler's Reagenz.) Man löst 2 g weißes Resorcin in 100 ccm Wasser und gibt 0,5 ccm konzentr. Schwefelsäure zu. Die Probe wird wie mit Mohler's Reagenz ausgeführt. Enthält das zu prüfende Objekt oxydierende Stoffe, so reduziert man vorher mit Zink und Schwefelsäure.

Bull. Soc. Chim. Paris (3) **4**. 728.
Journ. de Pharm. et de Chim. 1895. I. 586.
Ztschr. d. öst. Apoth. Ver. **49**. 626.

Denigès' Reagenz auf Zinn.

Eine Lösung von 1 g Brucin in 10 ccm kalter Salpetersäure und 500 ccm Wasser erhitzt man $^1/_4$ Stunde lang zum Sieden. — Dieses gelbe Reagenz wird durch Zinnoxydulsalze rotviolett gefärbt.

Revue internat. falsific. 1895. 98.
Pharm. Ztg. 1911. 557.

Denigès-Chelle's Reagenz auf Chlor und Brom.

Man trägt 10 ccm einer 0,1%igen Fuchsinlösung in 100 ccm 5%ige Schwefelsäure ein und läßt die Mischung stehen, bis sie sich entfärbt hat. 25 ccm des Reagenzes mischt man mit 25 ccm Eisessig und 1 ccm Schwefelsäure. Von dieser Mischung versetzt man 5 ccm mit 1 Tropfen der zu prüfenden Flüssigkeit und schüttelt um. Bei Anwesenheit von freiem Chlor färbt sich die Mischung gelb, bei Gegenwart von Brom violettrot. Die Farben können mit Chloroform ausgeschüttelt werden. (Merck's Ber. 1912. 224.)

Compt. rend. 1912. **155.** 1010.

Denigès-Labat's Reaktionen auf Salvarsan.

Versetzt man 5 ccm einer Lösung von Salvarsan (1 : 1000) mit 0,5 ccm Wasserstoffsuperoxyd, 0,5 ccm Ammoniakflüssigkeit und 1 Tropfen Kupfersulfatlösung (4 %), so entsteht eine intensiv blaugrüne Färbung. Auf Zusatz von Salzsäure geht die Farbe in Rot über. Empfindlichkeitsgrenze $= 0,2$ mg.

Versetzt man eine Salvarsanlösung mit 1 Tropfen Eisenchloridlösung, so erhält man eine rotviolette Färbung, die auf Zusatz von Säuren unverändert bleibt. Dieselbe Farbenerscheinung erzeugt Bromwasser.

Répert. de Pharm. 1911. 251.

Pharm. Ztg. 1911. 557.

Denigès-Labat's Reaktion auf Urotropin im Harn.

Man bringt 1 Tropfen einer Jod-Jodkaliumlösung (6 g Jod, 8 g Kaliumjodid, 136 ccm Wasser) auf einen Objektträger und hierauf 1 Tropfen Urin. Unter dem Mikroskop beobachtet man bei Anwesenheit von Hexamethylentetramin charakteristische Krystalle. Näheres siehe: Répert. de Pharm. 1909. 61.

Dennemark's Nährboden für mikroskopische Zwecke.

3 %iger Nähragar erhält einen Zusatz von 1 % Pepton, 1 % Nutrose, 0,5 % Kochsalz und 1 % Milchzucker, wird unter Zuhilfenahme von Phenolphthalein genau neutralisiert und dann mit 5 % entfärbter Reinblaulösung gemischt. Man erhält diese, indem man 1 %ige Reinblaulösung mit 2,5 %iger Natronlauge kocht. Gebraucht zur Typhusdiagnose.

Deutsche med. Woch. 1911. 1023.

Merck's Bericht 1911. 357.

Dennis-Browne's Reaktion auf Stickstoffwasserstoff.

Stickstoffwasserstoff oder stickstoffwasserstoffsaures Silber geben mit Eisenchlorid eine charakteristische Rotfärbung, welche auf Zusatz einiger Tropfen Doppel-Normal-Salzsäure verschwindet. Einige Tropfen Mercurichlorid (2 %) bewirken keine Entfärbung.

Journ. Americ. Chem. Soc. **26.** 577.

Desaga's Reaktion auf echten Kirschbranntwein.

6—8 g Branntwein versetzt man mit einer Messerspitze voll geraspelten Guajakholzes. Ist der Branntwein echt, so färbt er sich indigoblau, welche Färbung beim Schütteln oder längeren Stehen verschwindet. Künstlicher Kirschbranntwein gibt nur eine schwach gelbliche Färbung.

Neues Jahrb. f. Pharm. **26.** 216.

Ztschr. f. analyt. Chem. **6.** 275.

L e u b e , Vierteljahresschr. f. prakt. Pharm. **18.** 440 od. Ztschr. f. analyt. Chem. **9.** 119.

S c h a e r , Schweizer Woch. f. Pharm. 1868. **125** od. Ztschr. f. analyt. Chem. **9.** 120.

Desbassins de Richemont's Reaktion auf Salpetersäure.

Man löst 1 Teil Ferrosulfat in einer Mischung von 1 Teil Wasser und 1 Teil verdünnter Schwefelsäure (15 %). Die mit konzentr. Schwefelsäure gemischte oder gelöste Substanz gibt bei Anwesenheit von Salpetersäure oder Nitraten beim Überschichten mit dem Reagenz eine braune Zone. (Salpetersäurenachweis des Deutschen Arzneibuches.)

Journ. de Chim. méd. 1835. 505.

Chem. Zentralbl. 1835. 782.

S p r e n g e l , Ztschr. f. analyt. Chem. **3.** 115.

B r a n d e s - W e s s e l , Chem. Zentralbl. 1836. 143.

M a n c h o t , Berl. Ber. **39.** 3510, Annal. der Pharm. **350.** 368, 372, 153, 179.

Desesquelles' Reaktion auf Phenole im Harn.

50 ccm Harn schwenkt man mit 2 ccm Chloroform um, ohne zu schütteln, und läßt nach dem Absetzen das Chloroform in ein Reagenzglas abfließen. Erwärmt man das Chloroform leicht mit einer Kaliperle, so zeigt diese charakteristisch gefärbte Flecke, je nach dem vorhandenen Phenol. β-Naphthol gibt eine grünblaue Färbung.

Compt. rend. Soc. Biolog. 1890. 101.

Répert. de Pharm. 1890. 46.

Ztschr. f. analyt. Chem. **30.** 261.

Vergl. Lustgarten's Reaktion auf Naphthol etc.

Desfourniaux' Reaktion auf salpetrige Säure im Wasser.

10 ccm des zu prüfenden Wassers versetzt man mit einigen Tropfen Jodkaliumlösung (10 %) und Stärkelösung und überschichtet diese Mischung mit 5 ccm alkoholischer (6%) Salicylsäurelösung. Bei Anwesenheit von salpetriger Säure entsteht eine violettblaue Zone.

Pharm. Ztg. 1903. 835.

L'Union pharm. 1903. Nr. 8.

Desgrez' Reaktion auf Chloroform, Bromoform und Chloral

beruht auf der Bildung von Kohlenoxyd unter der Einwirkung von Kalilauge. Näheres siehe: The Analyst **23.** 76 oder Ztschr. f. analyt. Chem. **38.** 457. — R i c h a u d , Chem. Zentralbl. 1899. I. 860.

Deubner's Reaktion auf Gallenfarbstoffe

siehe Ztschr. f. analyt. Chem. **25.** 458 und dessen Dissertation, die über die Empfindlichkeit und Brauchbarkeit der bekannten Reaktionen auf Gallenfarbstoffe berichtet. Eine Original-Reaktion findet sich dort nicht.

Devarda's Reagenzien auf Citronensäure im Wein.

1. Eine etwa 10 %ige Lösung von Äpfelsäure.
2. Gelbes Quecksilberoxyd.
3. 95 %iger Alkohol.
4. Eine Lösung von 16 g Mercurinitrat in 2 ccm Eisessig und Wasser bis zu 100 ccm ergänzt.

5. Eine Mischung von 20 ccm Eisessig und 280 ccm Wasser.

6. Eine Mischung von 4 Raumteilen kalt gesättigter Bleiacetatlösung mit 1 Raumteil Eisessig.

Ausführung der Reaktion siehe Chem. Ztg. 1904. Rep. 38.
Ztschr. landw. Versuchsw. in Österreich 1904. (7.) 1.
Chem. Zentralbl. 1904. I. 760.

Devoto's Reaktion auf Pepton (und Eiweiß)

beruht auf der Biuretreaktion des mit Ammonsulfat aus dem Harn in der Siedehitze abgeschiedenen Peptons. Näheres siehe: Ztschr. f. physiol. Chem. **15.** 465. — Ztschr. f. analyt. Chem. **30.** 649. — Chem. Ztg. 1891. Rep. 196. — Pharm. Zentrh. 1891. 460. — v. J a k s c h , Ztschr. f. physiol. Chem. **16.** 243. — B a n g , Deutsche med. Woch. 1898. 17 oder Ztschr. f. analyt. Chem. **37.** 410. — C e r n y , Ztschr. f. analyt. Chem. **40.** 592.

de Vrij siehe **Vrij.**

Dickert's Reagenz zur Schwefelbestimmung im Leuchtgas

ist eine Mischung von 10 ccm Perhydrol mit 75 ccm Natronlauge (30 ° Bé = 25 % NaOH). Beim Durchleiten des Gases wird der Gesamtgehalt des Gases an Schwefel oxydiert und kann dann titrimetrisch oder gravimetrisch (als Baryumsulfat) bestimmt werden.
Journ. f. Gasbeleuchtung 1911. **54.** 182.
Merck's Bericht 1911. 400.
Chem. Zentralbl. 1911. I. 1154.

Dieterich's Reaktion auf Gambirkatechu.

Eine Mischung von 3 g Gambirkatechu, 25 ccm Normal-Kalilauge und 100 ccm Wasser schüttelt man mit 50 ccm Benzin (D. = 0,700). Nach der Trennung der Schichten zeigt das Benzin im auffallenden Lichte eine intensiv grüne Fluoreszenz. Pegu-Katechusorten geben diese Reaktion nicht.
Helfenberger Annalen 1896. 131.
Ztschr. f. analyt. Chem. **37.** 721.
Chem. Zentralbl. 1897. I. 245.

Dieterich's Reaktion auf Japanwachs in Rindertalg.

1. Löst man 25 g Rindertalg unter Erwärmen in 75 g Petroläther, so erhält man bei Gegenwart von Japanwachs eine undurchsichtige, emulsionsartige Lösung (bei Abwesenheit desselben eine klare Lösung). Empfindlichkeitsgrenze = 1 %.

2. Man kocht 0,5 g Rindertalg mit 20 ccm gesättigter Boraxlösung und läßt erkalten. Bei Anwesenheit von Japanwachs tritt weder Klärung noch Trennung der Fettschicht und der wässerigen Lösung ein, sondern Fett und Lösung bleiben als undurchsichtige Emulsion gemischt. Reiner Talg gibt hingegen eine klare, wässerige Schicht und eine darauf schwimmende Fettschicht. Empfindlichkeitsgrenze = 5 %.

Pharm. Zentrh. 1896. 468.
Ztschr. f. analyt. Chem. **42.** 539.

Dieterich's Reaktion auf Perubalsam und Perugen.

Löst man 0,5 g Perugen in Äther, filtriert, schüttelt mit Natronlauge und säuert dann letztere mit Salzsäure an, extrahiert mit Äther und unterschichtet diesen vorsichtig nacheinander mit Schwefelsäure und Salzsäure, so erhält man an der Berührungsstelle der beiden Säuren eine rote, an der von Säure und Äther eine grüne Zone.
Berichte d. deutsch. pharm. Ges. 1908. **18.** 135, 251.
Pharm. Ztg. 1908. 279.
Chem. Zentralbl. 1908. I. 1861.

Dieterich's Reaktionen auf Tolubalsam.

Gibt man zur siedend heißen Lösung von 0,1 g Tolubalsam in 5 ccm Eisessig tropfenweise konz. Schwefelsäure, so entsteht sofort eine blauviolette Färbung. (Perubalsam grünlichviolett und dann schmutzigbraun.)

Löst man Tolubalsam enthaltende Präparate (Perugen) mit Äther, schüttelt die ätherische Lösung mit Natronlauge (2%), säuert diese mit Salzsäure an, schüttelt mit Äther aus und unterschichtet diesen nacheinander mit Schwefelsäure und Salzsäure, so entsteht an der Berührungfläche von Salz- und Schwefelsäure eine rote, an der Berührungsstelle von Salzsäure und Äther eine grüne Zone.
Ber. d. deutsch. pharm. Gesellsch. **18.** 135, 251.
Chem. Zentralbl. 1908. I. 1861, 2067.

Dietrich's Reaktionen auf Aloë (Aloïn).

1. Verdampft man wenig Aloë mit einigen Tropfen Salpetersäure auf dem Dampfbade zur Trockene, löst in Alkohol (tiefrote Lösung) und gibt alkoholische Cyankaliumlösung zu, so entsteht eine rosarote Färbung.

2. Löst man den Verdampfungsrückstand in Wasser und gibt Chlorgoldlösung zu, so gibt Barbaloïn eine himbeerrote, später violette Färbung, ähnlich Cap- und Socotra-aloïn, bei denen die Violettfärbung schneller eintritt; Nataloïn = rotviolett bis violett; Curaçaoaloïn = ziegelrot.

3. Die wässerige Lösung des Verdampfungsrückstandes gibt mit Tanninlösung nur bei Barbaloïn eine Trübung, dagegen gibt dieselbe Lösung eine Trübung mit Brombromkalium bei Anwesenheit von Barbaloïn, Curaçao- und Socotra-aloïn, nicht aber mit Nataloïn.

Pharm. Zentrh. 1885. 548.
Amer. Journ. of Pharm. 1885. 404.
Dissertation Dorpat 1885.
Dragendorff, Ermittelg. v. Giften 1888. 335.

Dietrich's Reagenz zum Färben der Bakteriengranula.

a) 1 %ige Lösung von Dimethylparaphenylendiamin;

b) 1 %ige Lösung von α-Naphthol in 1 %iger Sodalösung.

Zentralbl. f. Bakt. u. Parasiten.-K. 1902. 858.
Merck's Bericht 1903. 132.
M e y e r , Ztschr. f. wiss. Mikroskop. 1904. 484.

Dietrich's Reagenz auf Harnsäure

ist bromhaltige Natriumhypochloritlösung. Das Reagenz wird durch Harnsäure rosenrot gefärbt.

Ztschr. f. analyt. Chem. 4. 176.
Chem. Zentralbl. 1866. 286.

Dietze's Reagenz auf Aldehyd im Äther

ist fuchsinschweflige Säure. Vergl. Schönheimer's Reagenz.

Südd. Apoth. Ztg. 1898. 229.

Dietzsch's Reaktion auf Zuckercouleur und künstliche Farbstoffe.

Schüttelt man Wein mit Eiweiß, so wird der natürliche Farbstoff des Weines ausgefällt, der künstliche nicht.

H a g e r , Pharm. Prax. 1880. II. 1251.

Dieudonné's Blutagar (Choleraelektivnährboden)

siehe: Münchener med. Woch. 1912. 1752. — Zentralbl. ges. innere Med. 1912. III. 673.

Dilling's Reaktionen auf Coniin, Conhydrin, Conicein etc.

siehe: Pharm. Journ. 1909. 83. 34.

Dimmock-Branson's Reaktion auf Harnsäure im Urin.

In alkalischem Urin erzeugt Ammoniumchlorid mit Harnsäure einen Niederschlag von Ammoniumurat.

Lancet. 1907, Nr. 4349. 14.

Dippel's Reagenz für mikroskop. Zwecke

ist eine 33 %ige, wässerige Lösung von Calciumchlorid. Gebraucht als Konservierungsmittel.

B e h r e n s ' Tabellen 1892. 63.

Dippel's Hämatoxylin.

Eine gesättigte, alkoholische Chlorcalciumlösung verdünnt man mit 6—8 Raumteilen Alkohol (70 %) und gibt tropfenweise eine alkoholische Hämatoxylinlösung zu, bis die Mischung eine intensive blauviolette Färbung angenommen hat.

Handb. d. allg. Mikroskop. 1882. 720.

Dippel's Glycerin-Gummi für mikroskop. Zwecke

ist eine Mischung von 10 g arabischem Gummi, 10 g Wasser und 40—50 Tropfen Glycerin.

Handb. d. allg. Mikroskop. 2. Aufl. 773.
S t r a s b u r g e r , Kl. Botan. Prakt. 1893. 221.

Dissel siehe **Wefers Bettink.**

Ditte's Reaktion auf Silbernitrat.

Versetzt man eine Lösung von Silbernitrat mit einer Lösung von Stannonitrat, so färbt sich die Mischung rot (Silberpurpur?).

Annal. de Chim. et de Phys. (5) **27.** 171.
W ö h l e r , Chem. Zentralbl. 1910. II. 1870.

Dittmar's Reagenz auf Alkaloide

ist Chlorjodlösung, die durch Lösen von Jodkalium und Natriumnitrit in Salzsäure oder durch Einwirkung von Chlor auf Jod in Wasser erhalten werden kann. Diese beiden Produkte unterscheiden sich in Farbe und Reaktionsfähigkeit nicht unwesentlich von einander. Das Reagenz gibt mit Alkaloiden gelbe oder braune Niederschläge.

Berl. Ber. **18.** 1612.
Ztschr. f. analyt. Chem. **34.** 648.

Ditz' Reaktion auf Formaldehyd mit Fluoren, Phenanthren, Anthracen, Reten, Chrysen, Carbazol etc. und konzentr. Schwefelsäure siehe: Chem. Ztg. 1907. 445 u. 486.

Dobbin's Reagenz auf ätzende Alkalien in Karbonaten

ist eine Lösung von Kaliumquecksilberjodid und Chlorammonium. Man löst 1 g Jodkalium in 50 ccm Wasser und gibt so lange eine wässerige Lösung von Quecksilberchlorid (1:20) zu, bis ein bleibender Niederschlag entsteht. Man filtriert, löst im Filtrat 0,2 g Chlorammonium und gibt so viel Natronlauge zu, bis eben ein Niederschlag entsteht. Nach dem Filtrieren ergänzt man mit Wasser auf 200 ccm. — Alkalikarbonatlösungen, die Spuren von Ätzalkali enthalten, färben sich mit dem Reagenz gelb.

Merck's Index 1902. 261.
Ztschr. f. angew. Chem. 1890. 417.
Chem. Zentralbl. 1890. II. 473.

Dodge-Olcott's Reaktion auf Gurjun in Copaivabalsam.

Löst man 4 Tropfen Copaivabalsam in 15 ccm Eisessig und gibt 6 Tropfen konzentr. Salpetersäure (D. $=$ 1,4) zu, so entsteht bei Anwesenheit von Gurjun eine rosa- bis purpurrote Färbung.

Americ. Drugg. 1895. 137.
Merck's Report. 1900. 324.
Merck's Bericht 1900. 23.
L y m a n , Americ. Journ. Pharm. 1897. 394.
Brit. Pharmacop. 1898. 89.
M u l f o r d , Pharm. Zentrh. 1907. 424.
U t z , Chem. Zentralbl. 1908. II. 1212.

Doebner's Reagenz auf Blut, Blausäure und Wasserstoffsuperoxyd

ist eine Lösung von 1 g Guajakonsäure in 200 g Alkohol und 200 g Wasser. Sie ist immer frisch zu bereiten. Man kann sie an Stelle der Guajaktinktur zur Ausführung der bekannten Reaktionen verwenden.

Archiv der Pharm. **234.** 619.

Dogiel's Reagenz zum Färben mikroskop. Präparate.

    a) 4 g Methylenblau löst man in 100 ccm Kochsalzlösung (0,75 %).

    b) Eine konzentr. wässerige Lösung von pikrinsaurem Ammon.

    Arch. f. mikroskop. Anat. 1889. 440; 1890. 305.

    B e h r e n s' Tabellen 1892. 94.

    Enzyklop. d. mikroskop. Techn. 1903. 923.

Dogiel's Reagenz zum Fixieren mikroskop. Präparate

ist eine gesättigte, wässerige Lösung von Ammoniumpikrat. Gebraucht zum Fixieren bei Methylenblaufärbung. Näheres siehe: Ztschr. f. wiss. Mikroskop. 1890. 509 oder Arch. f. mikroskop. Anat. 1890. 305; 1891. 15.

Dokkum's Reaktion auf Orlean.

Die verdünnte Lösung des zu untersuchenden Farbstoffes schichtet man vorsichtig über verdünnte Salpetersäure. Bei Anwesenheit von Orleanfarbstoff entsteht an der Berührungsstelle der beiden Flüssigkeiten sofort ein tiefblauer Ring. Die Färbung teilt sich der Salpetersäure mit und geht schnell in Grün über.

    Pharm. Weekblad **41.** 271.

    Chem. Zentralbl. 1904. I. 1232.

    Pharm. Zentrh. 1905. 450.

    Pharm. Ztg. 1904. 298.

de Dominicis' Reaktion auf Blut bei Gegenwart von Eisenrost.

Bluthaltigen Rost trocknet man mit etwas frischem Eiweiß auf dem Objektträger unter gelindem Erwärmen ein und gibt dann 1 Tropfen Pyridin und 1 Tropfen gesättigte, wässerige Hydrazinsulfatlösung und Kaliumhydroxyd zu. Bei der Betrachtung unter dem Mikroskop beobachtet man eine purpurrote Färbung und bei Betrachtung unter dem Mikrospektroskop das Hämochromogenspektrum.

    Boll. Chim. Farm. 1912. **51.** 181.

de Dominicis' Reaktion auf Kohlenoxyd im Blut.

(Hämochromogenprobe.) 2 ccm normales und 2 ccm zu prüfendes Blut verdünnt man mit 10 ccm Wasser und 10 ccm wässeriger Tanninlösung (3 %) und betrachtet die Mischungen nebeneinander spektroskopisch. — Das normale Blut zeigt einen Streifen im Rot, das Hämoglobinspektrum ist fast ganz verschwunden. — Das Kohlenoxydblut zeigt deutliches Hämoglobinspektrum und keinen Streifen im Rot, oder doch nur einen sehr schwachen.

    Vierteljahr.-Schr. gerichtl. Med. **38.** 326.

    Ztschr. f. analyt. Chem. **49.** 390.

    M i t a , Münchener med. Woch. 1910. 1085.

de Dominicis' Reagenz zum Färben mikroskop. Präparate.

    a) Eine Lösung von 1 g Eosin und 1 g Orange G in 200 ccm Wasser.

    b) Eine Lösung von 1—2 g Toluidinblau in 100 ccm Wasser.

H u i s m a n , Méthodes de coloration (vergl. Huisman's Reagenz).

M a x i m o w , Ztschr. f. angew. Mikroskopie **14.** 121.

de Dominicis' Reaktion auf Sperma.

Versetzt man eine Spur Sperma auf einem Objektträger mit 1 Tropfen gesättigter, wässeriger Goldtribromidlösung und erhitzt vorsichtig zum Sieden, so beobachtet man bei 3—400 facher Vergrößerung längliche, spitze und viereckige, vereinzelt auch rechteckige oder kreuzförmige, hemitrope Krystalle von granatartiger Färbung.

    Bollett. Chim. Farm. **49.** 677.

    Viertelj. Schr. f. gerichtl. Med. 1912. **44.** 294.

    P e s e t , Ztschr. f. analyt. Chem. **51.** 473.

de Dominicis' Reagenz zum Färben von Spermatozoen

ist eine Lösung von 0,01 g Eosin in 6 ccm Ammoniakflüssigkeit.

    Berl. klin. Woch. 1909. 1121.

    Ztschr. f. analyt. Chem. 1910. 1429.

    Wiener klin. Woch. 1910. 1429.

    Deutsch-amerikan. Apoth. Ztg. **30.** 67.

Donath's Reaktion auf Chinolin.

    Siehe Berl. Ber. **14.** 1771.

    Ztschr. f. analyt. Chem. **22.** 265.

Donath's Reaktion auf Chromsäure.

Schüttelt man eine Lösung von Chromsäure mit Schwefelkohlenstoff und Jodkaliumlösung, so färbt sich der Schwefelkohlenstoff violett.

    Merck's Report 1900. 325.

    Ztschr. f. analyt. Chem. 1879. 78.

    Chem. Zentralbl. 1879. 182.

Donath's Reaktion auf Cobalt.

Gibt man zu konzentr. Kali- oder Natronlauge (30 %) einige Tropfen Cobaltlösung, so entsteht sofort eine intensiv blaue Färbung (stärker beim Erwärmen).

    Ztschr. f. analyt. Chem. **40.** 138.

    D o n a t h - M a y r h o f e r , ebenda **20.** 386.

    Chem. Zentralbl. 1881. 708.

    Piñerúa y Alvarez, Chem. News **94.** 306. —

    Annal. Chim. analyt. appl. **11.** 445.

Donath's Reaktion auf Harz im Wachs.

(Donath-Schmidt's Nitroprobe.) Man kocht 5 g Wachs mit 20—25 g Salpetersäure (D. = 1,33) etwa 1 Minute lang, gibt dann 20 ccm Wasser zu und hierauf einen Überschuß von Ammoniak. Bei Anwesenheit von Fichtenharz ist die Flüssigkeit rotbraun gefärbt. Reines Wachs liefert so eine gelbe Flüssigkeit.

    Polytechn. Journ. **205.** 131.

    Pharm. Zentrh. 1901. 132.

Donath's Reaktion auf Morphin.

    1. Erwärmt man etwas Morphin mit konzentr. Schwefelsäure und Natriumarseniat bis zur Bildung weißer Dämpfe, so tritt Violettfärbung ein.

    Vergl. Vulpius' Reaktion.

2. Reibt man etwas Morphin mit 8 Tropfen konzentr. Schwefelsäure an und gibt 1 Tropfen einer 2 %igen Lösung von Kaliumchlorat in konzentr. Schwefelsäure zu, so färbt sich die Mischung grün und vom Rande her rötlich.

> Journ. f. prakt. Chem. **33.** 563.
> Chem. Ztg. 1886. Rep. 153.

Donath's Reaktion auf Stickstoff in organischen Stoffen.

0,05 g der zu prüfenden Substanz kocht man mit 20 ccm konzentr. Kalilauge unter Zugabe von 1 g Kaliumpermanganat. Die so erhaltene Reaktionsflüssigkeit entfärbt man, wenn nötig, mit Alkohol und prüft mit bekannten Reagenzien auf Salpetersäure und salpetrige Säure. Anwesenheit derselben zeigt einen Stickstoffgehalt der untersuchten Substanz an.

> Monatshefte f. Chem. **11.** 15.
> Ztschr. f. analyt. Chem. **29.** 457.
> W a g n e r , Chem. Ztg. **14.** 269 oder Ztschr. f. analyt. Chem. **29.** 458.

Donath's Reaktion auf Teersubstanzen in Ammoniak.

Übersättigt man Ammoniakflüssigkeit mit Schwefelsäure und gibt etwas verdünnte Kaliumpermanganatlösung zu, so tritt bei Anwesenheit von teerigen Stoffen Entfärbung ein.

> Polytechn. Journ. **229.** 351.

Donau's Reaktion auf Gold.

Ein von einem Kokon gewonnener Seidenfaden wird mit einer Mischung von Pyrogallol- und Zinnchlorürlösung präpariert. Befeuchtet man denselben mit einer Lösung, die Goldsalz enthält (Tonbad), so färbt er sich rot.

> Photogr. Wochenbl. 1905. 197.
> Chem. Ztg. 1905. Rep. 176.

Donau's Reaktionen auf Gold, Platin und Silber.

Erhitzt man einen mit Goldchlorid getränkten Asbestfaden zum Glühen, so nimmt er eine beständige Purpurfarbe an. — Die Phosphorsalzperle färbt sich durch Goldsalz rot — violett — blau — grünlich und entfärbt sich dann. Silber färbt die Perle nach dem Erkalten gelb, Platin rehbraun. Näheres siehe: Ztschr. Chem. Ind. der Kolloide 1908. **2.** 273. — Chem. Zentralbl. 1908. I. 1575.

Donné's Reaktion auf Eiter im Harn.

Das Sediment des zu prüfenden Harns (6 bis 10 g) versetzt man mit 2 g festem Ätzkali und rührt um. Eiter gerinnt zu einem durchscheinenden Klumpen, während sich Schleim zu einer dünnen Flüssigkeit löst.

> Pharm. Zentrh. 1867. 70.
> Vergl. auch H a m m a r s t e n , Physiol.Chem. 1899. 506 u. Müller's Reaktion auf Eiter. G o l d b e r g , Zentralbl. f. innere Med. 1905, Nr. 20 u. Deutsche Medizinal-Ztg. 1905. 752.
> Pharm. Zentrh. 1907. 355.

Donogány's Reaktion auf Blut im Harn.

10 ccm Harn versetzt man mit 1 ccm Schwefelammon und 1 ccm Pyridin. Bei Anwesenheit von Blut färbt sich die Flüssigkeit orangerot. Die Mischung zeigt ein charakteristisches Absorptionsspektrum. Hat man das Material mit 20 %iger Natronlauge extrahiert, so mischt man 1 Tropfen davon auf einem Objektträger mit 1 Tropfen Pyridin. Nach einigen Stunden kann man die charakteristischen Krystalle des Hämochromogens (orangegelbe bis bräunliche, sternförmig angeordnete Nadeln) erkennen.

> Archiv f. patholog. Anatomie **148.** 234.
> Chem. Ztg. 1897. Rep. 133.
> Pharm. Zentrh. 1897. 473.
> K a l m u s , Chem. Zentralbl. 1910. I. 1458.

Doumer's Reaktion

(Longitudinale Reaktion) beruht auf einem besonderen Verhalten der Muskeln (bei Muskelatrophie) gegenüber dem elektrischen Strom. Näheres siehe: Forli, Med. Klinik 1912. 1866.

Dowzard's Reaktion auf schweflige Säure in Citronensaft.

Man destilliert den Saft mit Phosphorsäure und fängt das Destillat in 1 %iger Natriumbikarbonatlösung auf. Versetzt man es mit Zink und Salzsäure, so entwickelt sich Schwefelwasserstoff, der an der Bräunung von darüber gehaltenem Bleipapier erkannt werden kann. Näheres siehe: Americ. Journ. of Pharm. **81.** 561. — Chem. Zentralbl. 1910. I. 864.

Dragendorff's Reaktion auf Aconitin.

Löst man Aconitin bei gewöhnlicher Temperatur in konzentr. Schwefelsäure, so entsteht eine gelbe Lösung, die im Laufe von 2—4 Stunden über Braun u. Rotbraun eine violette Farbe annimmt.

> O t t o , Ausmittelg. d. Gifte, 5. Aufl. 56.

Dragendorff's Reagenz auf Alkaloide.

Man löst 8 g Wismutsubnitrat in 20 ccm Salpetersäure (D. $=$ 1,18) und gibt diese Lösung allmählich in eine konzentr., wässerige Lösung von 22,7 g Jodkalium. Nach dem Abkühlen und erfolgten Abscheiden des gebildeten Salpeters gießt man die Flüssigkeit von letzterem ab und verdünnt mit Wasser auf 100 ccm. Das Reagenz gibt mit den meisten Alkaloiden einen rotgelben, flockigen Niederschlag.

> Ermittlg. v. Giften 1872.
> H a g e r , Pharm. Prax. 1880. I. 206.
> Pharm. Ztschr. f. Rußland **5.** 82.
> Chem. Zentralbl. 1867. 86.
> Ztschr. f. analyt. Chem. **5.** 407 (ebenda 408, Iridium-Ammonchlorid u.Rhodium-Kaliumchlorid als Reagenz auf Strychnin u. Brucin).
> Ztschr. f. Chem. 1866. 137.
> Bull. Soc. Chim. Paris. **7.** 165.
> Chem. Zentralbl. 1867. 87.

K r a u t , Liebig's Annal. **210.** 310.
J a h n s , Berl. Ber. **18.** 2518, **21.** 3404, **26.**
1493, **29.** 2065.
T h o m s , Ber. d. deutsch. pharm. Ges. 1905.
85.

Dragendorff's Reaktion auf Alkohol in ätherischen Ölen.

Gibt man zu 10—12 Tropfen Öl etwas metallisches Natrium (von Linsengröße), so entsteht bei Anwesenheit von Alkohol eine Entwickelung von Wasserstoff und allmählich eine bräunliche Färbung.
Neues Jahrb. d. Pharm. 1863. 228.
Chem. Zentralbl. 1864. 592.
Ztschr. d. öst. Apoth. Ver. 1863. 369.
H a g e r , Pharm. Prax. 1880. II. 563.

Dragendorff's Reagenz I auf ätherische Öle

ist eine Lösung von 1 g Brom in 20 g Äther. — Das Reagenz färbt A n i s ö l allmählich rot, C o p a i v a ö l tiefblau, C u b e b e n ö l allmählich blau und blauviolett, K r a u s e m i n z ö l allmählich grünlichblau, N e l k e n ö l nach einiger Zeit gelbgrün, P f e f f e r m i n z ö l violett, R o s m a r i n ö l allmählich grünlich und W a c h o l d e r ö l schnell grünblau. Citronen-, Kümmel-, Rauten-, Sabina- und Terpentinöl zeigen keine Farbenerscheinung.

Dragendorff's Reagenz II auf ätherische Öle.

Man leitet Chlor in absoluten Alkohol bis zur Sättigung, erwärmt zum Entfernen der gebildeten Salzsäure, fällt das Metachloral mit konzentr. Schwefelsäure und destilliert es. Mit diesem Reagenz färbt sich A n i s ö l allmählich gelblich und bräunlich, C i t r o n e n ö l allmählich gelblich und rötlich, C o p a i v a ö l allmählich dunkelgrün, C u b e b e n ö l allmählich blau, K r a u s e m i n z ö l bläulich und mißfarbig, N e l k e n ö l allmählich blaugrün und beim Erwärmen rot, P f e f f e r m i n z ö l johannisbeerrot, R o s m a r i n ö l allmählich vorübergehend blaßviolett, T e r p e n t i n ö l allmählich rötlich und W a c h o l d e r ö l allmählich dunkelgrün. Kümmel- und Sabinaöl bleiben farblos.

Dragendorff's Reagenz III auf ätherische Öle

ist alkoholische Salzsäure. — Das Reagenz färbt A n i s ö l grün, dann violett, C i t r o n e n ö l gelb, dann kirschrot, C o p a i v a ö l violettrot, C u b e b e n ö l violett und kirschrot, K r a u s e m i n z ö l violett- bis kirschrot, K ü m m e l ö l allmählich tief braunrot unter Krystallabscheidung, N e l k e n ö l bräunlich, P f e f f e r m i n z ö l olivengrün, dann violett, R o s m a r i n ö l rotbraun, dann kirschrot, S a b i n a ö l blaßrot und violett und W a c h o l d e r ö l kirschrot.

Dragendorff's Reagenz IV auf ätherische Öle

ist reine Schwefelsäure. Das Reagenz färbt A n i s ö l gelbbraun, dann kirschrot, C i t r o n e n ö l gelbbraun bis braun, C o p a i v a ö l gelbbraun, C u b e b e n ö l guttigelb, K r a u s e m i n z ö l gelbbraun, K ü m m e l ö l guttigelb,

später carmin- bis kirschrot, N e l k e n ö l rotbraun, P f e f f e r m i n z ö l braun, R a u t e n ö l orange, R o s m a r i n ö l gelbbraun bis rotbraun, S a b i n a ö l orangebraun, T e r p e n t i n ö l rotbraun und W a c h o l d e r ö l braun.

Dragendorff's Reagenz V auf ätherische Öle

ist eine Lösung von 1 g Natriummolybdat in 100 ccm konzentr. Schwefelsäure (Fröhde's Reagenz.) — Das Reagenz färbt A n i s ö l gelbbraun, C i t r o n e n ö l dunkelorangebraun, C o p a i v a ö l gelbbraun, C u b e b e n ö l guttigelb, dann johannisbeerrot, K r a u s e m i n z ö l dunkelorange, dann hellbraun, K ü m m e l ö l dunkelgelb und carminrot, N e l k e n ö l dunkelblutrot, dann kirschrot, P f e f f e r m i n z ö l braun und nach 24 Stunden kirschrot, R a u t e n ö l gelbbraun, R o s m a r i n ö l gelbbraun, S a b i n a ö l gelbbraun, T e r p e n t i n ö l rotbraun und W a c h o l d e r ö l braun, dann kirschrot.

Dragendorff's Reagenz VI auf ätherische Öle

ist rauchende Salpetersäure. — Das Reagenz färbt A n i s ö l unter Zischen braun, C i t r o n e n ö l unter Zischen rot, C o p a i v a ö l braun, dann rot und blauviolett, C u b e b e n ö l allmählich grün, K r a u s e m i n z ö l gelbbraun, K ü m m e l ö l unter Zischen rot, dann braun, N e l k e n ö l rotbraun, P f e f f e r m i n z ö l braun bis rot, R o s m a r i n ö l rot und braun, S a b i n a ö l gelbbraun, T e r p e n t i n - und W a c h o l d e r ö l unter Zischen rot.

Dragendorff's Reagenz VII auf ätherische Öle

ist Pikrinsäure. — Das Reagenz löst sich in A n i s ö l leicht mit orangegelber Farbe, in C i t r o n e n -, C o p a i v a -, C u b e b e n -, T e r p e n t i n - und W a c h o l d e r ö l nur in der Wärme leicht (bei verharztem Öl zuweilen mit rotbrauner Farbe), in K r a u s e m i n z ö l beim Erwärmen olivengrün, in K ü m m e l -, N e l k e n - und R o s m a r i n ö l schon in der Kälte leicht, in P f e f f e r m i n z ö l beim Erwärmen tiefgrün, in S a b i n a ö l beim Erwärmen mit gelbbräunlicher Farbe. R a u t e n ö l färbt sich beim Stehen mit dem Reagenz rosa bis rot, welche Färbung beim Erwärmen verschwindet.

Dragendorff's Reagenz VIII auf ätherische Öle

ist eine Mischung von 6 ccm konzentr. Schwefelsäure und 1 ccm 5 %iger, wässeriger Eisenchloridlösung. — Das Reagenz färbt A n i s ö l gelbbraun, dann kirschrot, C i t r o n e n ö l und T e r p e n t i n ö l braun mit rotem Saum, C o p a i v a - und C u b e b e n ö l zuletzt blau, K r a u s e m i n z ö l gelbbraun, dann kirschrot, K ü m m e l ö l gelb bis kirschrot, N e l k e n ö l rotbraun, dann blutrot, später blau und kirschrot, S a b i n a ö l zuletzt kirschrot, W a c h o l d e r ö l braun, dann kirschrot.
Arch. f. Pharm. 1878. 289.
Pharm. Journ. **5.** 681. 721.

Dragendorff's Reaktion auf Benzol in Benzin
beruht auf der Bildung von Nitrobenzol unter Einwirkung von rauchender Salpetersäure auf Benzol.

> Wittstein's Viertelj.-Schr. f. Pharm. **14.** 102.
> Chem. Zentralbl. 1865. 669.

Dragendorff's Reaktion auf Brucin.
Löst man Brucin in einer Mischung von 1 Volumen Schwefelsäure und 9 Volumen Wasser, so wird diese farblose Lösung auf Zusatz von sehr wenig stark verdünnter Kaliumdichromatlösung, die man mit einem Glasstabe zugibt, vorübergehend himbeerrot, dann rotorange und braunorange gefärbt. Empfindlichkeitsgrenze $= 1 : 10\,000$.

> Archiv der Pharm. (3) **12.** 209.
> Ztschr. f. analyt. Chem. **18.** 108.
> Chem. Zentralbl. 1878. 391.
> Vergl. auch Hager, Pharm. Prax. Erg.-Bd. 1883. 162.

Dragendorff's Reaktion auf Curarin.
1. Verdampft man die Lösung von Curarin in 2%iger Schwefelsäure bei 40° C., so entsteht eine schöne rote Färbung, die 1—2 Stunden anhält.
2. Gibt man zu einer Lösung von Curarin in konzentr. Schwefelsäure ein Kryställchen Kaliumdichromat, so entsteht eine blaue Färbung, die in ein beständiges Rot übergeht (bei Strychnin verschwindet die Rotfärbung wieder).

Dragendorff's Reaktion auf Digitalin.
Mit Chloral färbt sich Digitalin gelblich, dann grün, beim Erwärmen auf 60—70° C. violett und bei höherer Temperatur schwarzgrün.

> Merck's Report 1900. 325.

Dragendorff's Reagenz auf Digitalin
ist eine Lösung von Brom in Kalilauge (1:8). Eine Lösung von Digitalin in konzentr. Schwefelsäure wird durch das Reagenz hellpurpurn gefärbt.

> Ermittelg. v. Giften 1888. 134.

Dragendorff's Reaktion auf Elaterin.
Mit konzentr. Schwefelsäure gibt Elaterin erst eine gelbe, dann schön rote Färbung.

> Merck's Report 1900. 325.

Dragendorff's Reaktion auf Gallensäuren im Harn.
Zur Entfernung von Farbstoffen wird der Harn mit Benzin ausgeschüttelt und hierauf mit Amylalkohol die Gallensäuren extrahiert. Man verwendet für einen Versuch 25 ccm mit Schwefelsäure angesäuerten Harn. Da der Amylalkohol auch etwas Schwefelsäure aufnimmt, so neutralisiert man ihn mit Ammoniak und verdunstet diese Lösung zur Trockene. Den Trockenrückstand behandelt man mit wenig Wasser. Die so erhaltene Lösung schichtet man auf Zusatz von einem Körnchen Zucker über Schwefelsäure. An der Berührungsfläche tritt bald eine charakteristische Rotfärbung auf.

> Rep. f. Pharm. **17.** 657.
> Ztschr. f. analyt. Chem. **8.** 102.
> Pharm. Ztschr. f. Rußland 1868. 173.
> Jolles, Ztschr. f. analyt. Chem. **29.** 403.

Dragendorff's Reaktion auf Narceïn.
Narceïn färbt sich mit Jodwasser intensiv blau.

> Otto, Ausmittelg. d. Gifte, 5. Aufl. 45.
> Kippenberger, Nachw. v. Gift. 1897. 138.

Dragendorff's Reaktion auf Nitrobenzol im Bittermandelöl.
Zu 10—15 Tropfen Bittermandelöl gibt man 5 Tropfen Alkohol und eine Spur metallisches Natrium. Bei Anwesenheit von Nitrobenzol entsteht eine braune Färbung.

> Pharm. Ztschr. f. Rußland 1863. 232.
> Wittstein's Viertelj.-Schr. f. Pharm. **14.** 102.
> Chem. Zentralbl. 1865. 669.
> Ztschr. f. analyt. Chem. **3.** 479.

Dragendorff's Reaktion auf Pfefferminzöl.
Erwärmt man etwas Pfefferminzöl mit Eisessig und konzentr. Schwefelsäure, so tritt eine blaue Färbung auf.

> Welmans, Pharm. Ztg. 1901. 532.
> Südd. Apoth. Ztg. 1902. 932.

Dragendorff's Reaktion auf Thymol.
1. Erwärmt man etwas Thymol mit Essigsäure und konzentr. Schwefelsäure, so färbt sich die Mischung schön rot. Empfindlichkeitsgrenze $= 1 : 1$ Million.
2. Löst man 0,3 g Thymol in 2 ccm Alkohol und gibt eine Spur Zucker und 4 ccm konzentr. Schwefelsäure zu, so färbt sich die Mischung schön rot.

Dragendorff-Husemann's Reaktion auf Narcotin.
Eine Lösung von Narcotin in 20%iger Schwefelsäure wird beim langsamen Verdunsten orangerot, dann vom Rande her blauviolett und zuletzt bei der Siedetemperatur der Schwefelsäure rotviolett.

> Liebig's Annal. 1863. 305.
> Chem. Zentralbl. 1864. 734.

Draper's Reaktion auf Rizinusöl in ätherischen Ölen.
Man erhitzt 20 Tropfen des zu prüfenden Öles, bis das ätherische Öl verflüchtigt ist und behandelt den eventuellen Rückstand mit 5—6 Tropfen Salpetersäure. Nach beendigter Reaktion gibt man etwas Natriumkarbonatlösung zu. Bei Anwesenheit von Rizinusöl tritt der Geruch nach Önanthylsäure hervor.

> Chem. News 1861. 42.
> Ztschr. f. Chem. u. Pharm. 1861. 152.

Drechsel's Reaktion auf Gallensäuren
ist eine Modifikation von Pettenkofer's Reaktion. An Stelle von Schwefelsäure wird Phosphorsäure von Sirupkonsistenz verwendet.

Journ. f. prakt. Chem. **24.** 44; **27.** 424.
Ztschr. f. analyt. Chem. **21.** 150.
Chem. Zentralbl. 1881. 571.

Drechsel's Reaktion auf Glukose im Harn.

Zu 10 Tropfen des mit Natronlauge alkalisch gemachten und filtrierten Harns gibt man 20 Tropfen Fehling's Reagenz und 10 ccm Wasser. Hierauf erhitzt man 5 Minuten lang zum Sieden. Ist während dieser Zeit kein Niederschlag entstanden, so ist der Harn frei von Glukose, da in der angegebenen Verdünnung Kreatinin und Glykuronsäure nicht reduzierend wirken.

Schweizer Woch. f. Chem. u. Pharm. 1901. 227.

Drechsler's Reagenz auf Alkohol in ätherischen Ölen.

Eine Lösung von 1 Teil Kaliumdichromat in 10 Teilen Salpetersäure (D. = 1,3). Dieses Reagenz gibt mit alkoholhaltigen Ölen einen stechenden Geruch und eine dem betreffenden Öle entsprechende Farbenreaktion.

Arch. d. Pharm. (3) **14.** 61.
Ztschr. f. analyt. Chem. **19.** 356.
Vergl. Fleischmann's Reaktion.

Dreschfeld's Reagenz zum Färben mikroskop. Präparate

ist eine Lösung von 1 g Eosin (-Natrium) in 1 Liter Wasser. Gebraucht zum Färben von Kernen, Achsenzylindern etc.

Drewsen's Reaktion auf Aceton
siehe: Berl. Ber. **15.** 2856.

Dreysel-Oppler's Pikrocarmin.

Man löst 1 g Carmin in 1 g Ammoniak und 200 ccm Wasser und gibt 1 g gesättigte, wässerige Pikrinsäurelösung zu.

Arch. f. Dermatol. 1895. 63.
Ztschr. f. wiss. Mikroskop. 1895. 361.
Enzyklop. d. mikroskop. Techn. 1903. 525.

Drouot's (Salvatori's) Reaktion auf Margarine in Butter

siehe: „Ricerche sui metodi d'analisi del burro" aus Le Stazioni sperimentali agrarie italiane 1888. **14.** 516.

Chem. Zentralbl. 1888. 1443.

Dublanc-Pelouze's Reagenz auf Alkaloide ist Pelouze's Reagenz. (Siehe dieses.)

Duboin's Reagenzien zur Trennung von Mineralgemischen

sind gesättigte Lösungen von Quecksilberjodid in Kalium-, Natrium-, Lithium- und Ammoniumjodid. Näheres siehe: Compt. rend. (1905). **141.** 385. — Chem. Zentralbl. 1905. II. 882.

Ducco's Reaktion auf salpetrige Säure im Harn.

5—10 ccm Harn versetzt man mit einigen Tropfen Sulfanilsäurelösung und macht mit Ammoniak alkalisch. Bei Gegenwart von Nitriten entsteht eine gelbe bis orangegelbe Färbung, die sich auch zur kolorimetrischen Bestimmung benützen läßt.

Répert. de Pharm. 1911. 78.

Ducommun's Reaktion auf Arsen
siehe: Schweizer Woch. f. Chem. u. Pharm. 1898. 133.

Pharm. Zentrh. 1898. 766.
Chem. Zentralbl. 1898. II. 1218.

Dudley's Reaktion auf Gallussäure.

Eine verdünnte, wässerige, mit überschüssigem Ammoniak versetzte Lösung von Pikrinsäure färbt sich mit Gallussäure erst rot und dann grün.

Americ. Chem. Journ. **2.** 48.
Ztschr. f. analyt. Chem. **19.** 484.

Dudley's Reagenz auf Glukose.

Man löst Wismutsubnitrat in möglichst wenig Salpetersäure und dem gleichen Volumen Essigsäure, verdünnt mit dem acht- bis zehnfachen Volumen Wasser und filtriert, wenn nötig. Die zu prüfende Flüssigkeit wird mit Natronlauge stark alkalisch gemacht, mit einigen Tropfen Reagenz versetzt und einige Minuten gekocht. Grau- bis Schwarzfärbung zeigt Glukose an.

Americ. Chem. Journ. **2.** 47.
Ztschr. f. analyt. Chem. **20.** 118.
Merck's Index 1902. 261.

Dufau's Reagenz auf Eiweiß im Harn

ist eine Lösung von 250 g Natriumcitrat und 50 g Alkohol (90 %) in Wasser, mit Wasser zu 1 Liter ergänzt. Dieselbe wird bei der Kochprobe in Mengen von 0,1 ccm dem Harn zugesetzt, wenn derselbe an und für sich sauer reagiert.

Nouveaux Remèdes 1904. 158.
Chem. Ztg. 1904. Rep. 125.
Journ. de Pharm. et de Chim. 1903. 389.
Chem. Zentralbl. 1904. I. 123.

Duflos' Reaktion auf Anilin

beruht auf einer Grünfärbung der Anilinlösung in verdünnter Schwefelsäure durch Bleisuperoxyd.

H a g e r , Pharm. Prax. 1880. I. 361.
Enzyklop. d. gesamt. Pharm. 1887. III. 561.
D u f l o s' Handbuch 1871.

Duflos' Reaktion auf Pikrotoxin.

Pikrotoxin gibt mit Kaliumdichromatlösung eine grüne Färbung.

Merck's Report 1900. 376.
D u f l o s' Handbuch 1871.

Duflos-Hirsch's Reaktion auf Arsen

ist eine Modifikation von Berzelius' Reaktion (siehe diese).

D u f l o s' Handbuch der angew. pharm. u. techn.-chem. Analyse, 4. Aufl. 1871.

Dulière's Reaktion auf Strophanthustinktur.

Mit gleichen Teilen Wasser oder Äther gemischt, trübt sich die Tinktur. Dampft man einige Tropfen Tinktur mit 1 Tropfen Eisenchlorid zur Trockene und gibt 5 Tropfen Schwefelsäure zu, so erhält man eine braunrote Flüssigkeit, die mit einigen Tropfen

Wasser violettbraun gefärbt, durch mehr Wasser grün gefällt wird.
Journ. pharm. d'Anvers 1908. No. 4.
Pharm. Ztg. 1908. 278.

Dumont's Reaktion auf künstlichen Kampfer.
Eine Lösung von künstlichem Kampfer oder damit verfälschtem, natürlichem Kampfer wird auf Zusatz von Ammoniak bleibend getrübt oder gefällt.
Schweizer Ztschr. f. Pharm. 6. 174.
Ztschr. f. analyt. Chem. 1. 117.

Dumontpallier's (-Trousseau's) Reaktion auf Gallenfarbstoffe ist identisch mit Smith's Reaktion.
L'Union med. 1863. 39.

Duncan's Reaktion auf Nebenalkaloide in Chininsulfat
siehe Pharm. Ztg. 1905. 271.
Pharm. Journ. 1905. 438.
Chem. Zentralbl. 1905. I. 1342.

Dunger's Reagenz zur Leukozytenfärbung
(Zählflüssigkeit) ist eine Lösung von 0,1 g Eosin in 110 g Wasser und 10 g Aceton.
Münchener med. Woch. 1910. 1942.
Gelbart, Schweiz. Korresp. Bl. 1912. No. 29.

v. Dungern's Reaktion auf Karzinom (Tumorreaktion)
ist eine Komplementablenkungsreaktion. Näheres siehe: Münchener med. Woch. 1912. 1093. — Wolfsohn, Deutsche med. Woch. 1912. 1935.

v. Dungern's Reaktion auf Syphilis
ist eine Modifikation von Wassermann's Reaktion. Näheres siehe: Münchener med. Woch. 1910. No. 10, 1912, No. 2. — Merck's Bericht 1910. 366 u. 1911. 450. — Dungern-Hirschfeld, Münchener med. Woch. 1910. No. 21. — Kepinow, Münchener med. Woch. 1910. No. 41. — Spiegel, ebenda 1910. No. 45. — Steinitz, ebenda 1910. No. 47. — Münz, Deutsche med. Woch. 1910. No. 37. — Schereschewsky, ebenda 1911. No. 18. — Frühwald-Weiler, Berl. klin. Woch. 1910. No. 44. — Kahn, ebenda 1911. No. 16. — Schultz-Zehden, Med. Klinik 1910. No. 27. — Knick, Monatsschr. f. Ohrenheilk. 1911. No. 7. — Wehrli, Schweiz. Rundsch. f. Med. 1911. No. 12. — Zilz, Wiener $^1/_4$ Jahres-Fachbl. f. Stomatol. 1911. No. 2. — Lang, Schweiz. Woch. Chem. Pharm. 1910, No. 53. — Steyerthal, Fortschr. d. Med. 1911. No. 6. — Roth, Korresp. Bl. Schweiz. Ärzte 1911. No. 8. — Gali, Budapest Orvosi Ujsag 1911. No. 11. — Taussig, Csasopis lek. cesk. 1911. No. 44. — Stiner, Korresp. Bl. f. Schweiz. Ärzte 1911. No. 33. — Guisan, Schweiz. Rundsch. f. Med. 1911. No. 47. — Emmert, Dermatol. Zentralbl. 1912. 15. 323.

Dunlop's Reaktion auf Ferrisalze
beruht auf einer Gelbfärbung stark verdünnter Eisenlösungen durch Glycerin. Näheres siehe: Pharm. Journ. 1905. 323. — Pharm. Ztg. 1905. 282. — Chem. Zentralbl. 1905. I. 1117.

Dunlop's Reaktion auf Paraffin in Fett.
10 Tropfen des geschmolzenen Fettes verseift man mit 5 ccm alkoholischer $^1/_2$ Norm. Kalilauge und gibt zu der heißen Lösung 5 ccm Wasser in 5 Dosen à 1 ccm. Bei Anwesenheit von Paraffinwachs entsteht eine Trübung. Näheres siehe: The Analyst 34, 524. — Chem. Zentralbl. 1910. I. 690.

Dunstans' (-Carr's) Reagenz auf Aconitin
ist eine konzentr. Kaliumpermanganatlösung, die mit Lösungen von Aconitinsalzen einen purpurfarbigen, krystallinischen Niederschlag ($C_{33} H_{45} NO_{12} HMn O_4$) gibt. Letzterer wird durch einen Tropfen Bromwasser nicht verändert (Unterschied von Cocaïn und Hydrastin).
Pharm. Zeitschr. f. Rußland 35. 283.
Ztschr. f. analyt. Chem. 36. 211.
Pharm. Journ. and Trans. 1896. 122.

Dupare-Monnier's Reaktion auf Thujon in Likören.
Man löst etwas der Essenz in 10 ccm 60-grädigem Alkohol und gibt 2 ccm Zinksulfatlösung (1+9) und 0,5 ccm Nitroprussidnatriumlösung (1+9) zu. Nach dem Umschütteln setzt man 4 ccm (kohlensäurefreie) Natronlauge (5 %) und nach einer Minute 3 ccm Eisessig zu. Bei Gegenwart von Thujon erhält man eine rote Färbung und einen himbeerroten Niederschlag. Entsteht beim Zusatz der Essigsäure eine störende granatrote Färbung, so kann man diese durch Äther ausschütteln. Empfindlichkeitsgrenze $= 1:50\,000$.
Annal. chim. analyt. appl. 1908. 13. 378.
Chem. Zentralbl. 1908. II. 1748.

Dupasquier's Reagenz auf organische Stoffe im Wasser
ist eine wässerige Lösung von Goldchlorid.
Das Reagenz fällt beim Kochen die organischen Stoffe unter Abscheidung von Gold und unter Blaufärbung.
Compt. rend. 24. 626.
Chem. Zentralbl. 1847. 447.
H a g e r , Pharm. Prax. Erg.-Bd. 1883. 102.
Enzyklop. d. gesamt. Pharm. 1887. III. 563 u. 1891. X. 679.

Duples' Reaktion auf Anilin.
Anilin und dessen Salze geben mit verdünnter Schwefelsäure und Bleisuperoxyd eine grüne Färbung.

Dupouy's Reaktion auf Chloroform, Bromoform und Jodoform.
Erhitzt man 0,5 ccm einer alkoholischen Thymollösung mit einem Tropfen Chloroform und etwas trockenem Kaliumkarbonat $^1/_2$ Minute lang zum Sieden, so entsteht eine rötlichgelbe Färbung. Auf Zusatz von 1 ccm Schwefelsäure und nach erneutem Kochen entsteht eine prachtvolle Violettfärbung. Verdünnt man diese Flüssigkeit mit Essigsäure, so zeigt sie ein dem Oxyhämoglobin ähnliches Absorptionsspektrum. Nach dem Mischen mit Wasser wird die Lösung blau und zeigt ein

Absorptionsspektrum zwischen D und Rot. (Vergl. Vitali's Reaktion auf Jodoform.)
Bull. Soc. Pharm. Bordeaux 1903. 140.
Chem. News 88. 37.
Chem. Zentralbl. 1903. II. 603.
Ztschr. f. analyt. Chem. 1904. 120.
Pharm. Prax. 1903. 358.

Dupouy's Reagenz auf gekochte und ungekochte Milch.

Ungekochte Milch wird auf Zusatz von Wasserstoffsuperoxyd durch Guajakol orangegelb, durch Hydrochinon rosa (unter Bildung von krystallinischem Chinhydron), durch Brenzkatechin gelbbraun, durch α-Naphthol blauviolett und durch Paraphenylendiamin dunkelviolett gefärbt. Näheres siehe: Répert. de Pharm. 1897. 206. — Pharm. Zentrh. 1897. 392; 1898. 498; 1903. 514. — L e f f m a n n , Schweizer Woch. f. Chem. u. Pharm. 1898. 201. — S t o r c h , Pharm. Zentrh. 1898. 617. — U t z , Chem. Zentralbl. 1903. II. 968. — K o l l o , Pharm. Zentrh. 1904. 270. — K o h n , Chem. Zentralbl. 1910. I. 481. — l a W a l l , Americ. Journ. of Pharm. 81. 57.

Duppa-Perkin's Reaktion auf Glyoxylsäure.
1. Versetzt man das Kalksalz der Glyoxylsäure in wässeriger Lösung mit oxalsaurem Anilin, so entsteht ein Niederschlag von Calciumoxalat, der sich leicht abfiltrieren läßt. Im Filtrat bildet sich nach längerem Stehen oder nach gelindem Kochen ein hellorangefarbiger Niederschlag.
2. Durch Kochen von Glyoxylsäurelösung mit Kalk wird Oxalsäure abgespalten.
Berl. Ber. 19. 595.

Dusart-Blondlot's Reaktion auf Phosphor.
Entwickelt man aus einer Flüssigkeit, die Phosphor, phosphorige Säure, Phosphorsilber etc. enthält, Wasserstoffgas, so färbt sich das angezündete, aus einer Platinspitze ausströmende Gas (besonders der innere Kegel) grün.
Compt. rend. 1856. 1126.
Journ. de Pharm. et de Chim. (3) 40. 25.
O t t o , Ausmittel. d. Gifte 5. Aufl. 18.
Ztschr. f. analyt. Chem. 15. 505.
Journ. méd. de Bruxelles 1876. 137.
K i p p e n b e r g e r , Nachw. v. Gift. 1897. 11.
D a l m o n , Journ. de Chim. méd. 1870. 123.
N e u b a u e r , Ztschr. f. analyt. Chem. 10. 132.
F i s c h e r , Chem. Ztg. 1903. Rep. 298.

Duval's Reagenz für mikroskop. Zwecke
ist Merkel-Schiefferdecker's Reagenz (Einbettungsmittel).
Journ. de l'Anat. 1879. 185.
Enzyklop. d. mikroskop. Techn. 1903. 105.

Duval's Reagenz zum Färben mikroskop. Präparate
ist Carminlösung und eine Lösung von Anilinblau in Alkohol oder Wasser.
Précis Techn. Microsc. 1878. 223.
Journ. de l'Anat. 1876. 11.

Duyk's Indikator
(Perezol) ist ein aus der Perezia adnata gewonnener Farbstoff, der als 5%ige, alkoholische Lösung verwendet wird. 1 Tropfen ruft in Wasser eine schwache Opaleszenz hervor. Spuren von Alkali bewirken eine malvenrosa Färbung.
Annal. Chim. analyt. appl. 4. 372.
Chem. Zentralbl. 1900. I. 60.

Duyk's Reaktion auf ätherische Öle
beruht auf der Temperaturerhöhung beim Mischen der ätherischen Öle mit konzentr. Schwefelsäure. Siehe Maumené's Reaktion.
Pharm. Zentrh. 1898. 59 u. 929.
Chem. Zentralbl. 1898. I. 860.
D i e t z e , Südd. Apoth.-Ztg. 1898. 767.
Ztschr. f. analyt. Chem. 38. 524.

Duyk's Reagenz auf Glukose.
25 ccm einer 20%igen Nickelsulfatlösung mischt man mit 20 ccm Natronlauge (D. = 1,33) und 50 ccm 6%iger Weinsäurelösung. Das Reagenz ist eine schwach grünlich gefärbte Lösung, die beim Kochen mit Glukose (Harn) braun oder schwarz wird.
Journ. d. Pharm. v. Els.-Lothr. 1901. 238.
Journ. of the Chem. Soc. 82. II. 54.
Chem. Zentralbl. 1901. II. 1217.
S o l l m a n n , Chem. Ztg. 1901. Rep. 209.
Zentralbl. f. Physiol. 15. 34. 129.
Ztschr. f. analyt. Chem. 41. 132. 630.

Duyk's Reaktion auf Mangan.
Kocht man eine Spur Mangansalz mit einer schwach alkalischen Lösung von Natrium- oder Kaliumhypochlorit und gibt 1 Tropfen Kupfersulfatlösung zu, so fällt Kupferoxyd aus und beim weiteren Erhitzen färbt sich die Mischung rot (Permanganat).
Annal. chim. analyt. appl. 12. 465.
Chem. Zentralbl. 1908. I. 297.

Dyson-Perrin's Reaktion auf Berberin.
Versetzt man eine erwärmte, alkoholische Lösung von Berberin mit Jodjodkaliumlösung, so bilden sich beim Erkalten grün glänzende Krystalle.
Journ. of the Chem. Soc. 15. 339.
Chem. Zentralbl. 1862. 894.
Ztschr. f. analyt. Chem. 2. 79.

Eber's Reaktion auf Eserin.
Bringt man in einem Porzellanschälchen einen Tropfen einer Eserinlösung mit einem Tropfen 5%iger Kali- oder Natronlauge zusammen, so entsteht an der Berührungsstelle eine Rotfärbung, die im Laufe einiger Minuten noch zunimmt. Nach dem Austrocknen bleibt eine orangegelbe Masse, die sich in Wasser wieder mit roter Farbe löst.
Annal. Chim. Farm. 1888. 66.
Pharm. Ztg. 33. 483.
Ztschr. f. analyt. Chem. 28. 136.
Pharm. Zentrh. 29. 339.

Eber's Reagenz zur Prüfung der Wurst

ist eine Mischung von 10 g Salzsäure (1,19), 10 g Äther und 30 g Alkohol. Verdorbene Wurst bildet, nahe an das Reagenz herangebracht, weiße Nebel.

Merck's Index 1902. 261.

Arch. f. Tierheilkd. **17**. 222.

Chem. Zentralbl. 1891. I. 841.

Eberhard's Reaktion auf Schwefelsäure in Milchsäure.

Man löst 2 g Milchsäure in 10 g Alkohol (95 %) und filtriert nach $^1/_4$ Stunde. Das Filtrat versetzt man mit einer etwas freie Salzsäure enthaltenden, 10 %igen Lösung von Calciumchlorid. Bei Anwesenheit von Schwefelsäure entsteht sofort eine Trübung.

Gerber-Ztg. 1903. Nr. 11.

Chem. Ztg. 1903. Rep. 85.

Ebert's Reaktion auf Kupfer (in Wasser).

Minimale Mengen von Kupfer lassen sich in dem mit Ammoniak versetzten Wasser nachweisen, wenn man letzteres durch Watte filtriert. Diese nimmt bei Gegenwart von Kupfer eine grünliche Färbung an.

Apoth. Ztg. 1905. 908.

Ebner's Reagenz zum Entkalken mikroskop. Präparate.

1. 100 ccm kaltgesättigter Kochsalzlösung mischt man mit 100 ccm Wasser und 4 ccm konzentr. Salzsäure.
2. Man löst 2,5 g Chlornatrium und 2,5 g Salzsäure in 100 ccm Wasser und mischt mit 500 ccm Alkohol.

Vergl. H a u g , Ztschr. f. wiss. Mikroskop. 1891. 6.

Sitz.-Ber. d. Akad. d. Wiss. Wien 1875.

B e h r e n s ' Tabellen 1892. 88.

Enzyklop. d. mikroskop. Techn. 1903. 654.

E b e r t h - F r i e d l ä n d e r , Mikroskop. Techn. 1894. 58.

Ebner's Reagenz zum Färben mikroskop. Präparate

ist identisch mit Hermann's Reagenz.

Eboli's Reaktion auf Cantharidin.

Beim Erhitzen von reinem Cantharidin mit konz. Schwefelsäure tritt Grünfärbung ein.

Arch. der Pharm. **135**. 186.

Chem. Zentralbl. 1856. 339.

D i e t e r i c h , Helfenberger Geschäftsber. 1886.

V u l p i u s , Pharm. Zentrh. 1886. 179.

Enzyklop. d. gesamt. Pharm. 1887. III. 574.

Ebstein-Müller's Reaktion auf Pyrokatechin im Harn.

Mischt man einige Tropfen Harn mit einigen Tropfen stark verdünnter Eisenchloridlösung, so entsteht bei Anwesenheit von Pyrokatechin eine grüne Farbe, die durch Ammoniakdämpfe in Violett übergeht.

Tageblatt d. 47. Naturforsch.-Vers. 1874. 214.

Chem. Zentralbl. 1874. 808; 1875. 518. 788; 1876. 358; 1877. 56.

Eden's Reagenz zum Färben von Amyloidpräparaten.

a) Mischung von 1 g Salzsäure und 300 g Wasser.

b) Gesättigte und filtrierte Lösung von Methylviolett 5 B in absolutem Alkohol.

Zu 300 g der Mischung a gibt man 10 g der Lösung b.

Virchow's Archiv 1905. 346.

Ztschr. f. wiss. Mikroskop. 1906. 558.

Edlefsen's Reaktion des Naphthalinharns

siehe Münchener med. Woch. 1904. 233.

Edlefsen's Reaktion auf Naphtholschwefelsäure und Phenolschwefelsäure

siehe: Münchener med. Woch. 1904. 684.

Arch. f. experim. Pathol. u. Pharmakol. **52**. 429.

Chem. Zentralbl. 1888. 1007; 1905. I. 1341.

Edlefsen's Reaktion auf Resorcin (oder β-Naphthochinon).

Resorcinlösung wird durch β-Naphthochinonlösung (in Wasser) nach Zusatz von Ammoniak blaugrün gefärbt. Salpetersäure, bis zur sauren Reaktion zugegeben, bewirkt alsdann Rotfärbung. Äther nimmt den roten, nicht aber den grünen Farbstoff auf. α-Naphthochinon gibt die Reaktion nicht.

Münchener med. Woch. 1904. 684.

Edlefsen's Reaktion auf Thallin.

Thallinlösungen geben mit einer verdünnten Lösung von β-Naphthochinon und 2 Tropfen Natronlauge eine kirschrote Färbung, die durch Salpetersäure nur langsam entfärbt wird.

Chem. Ztg. 1886. 1257.

W a t s o n S m i t h , Chem. Ztg. 1887. Rep. 4.

Egger's Reaktion auf freie Mineralsäuren (in Aluminiumsulfat).

Erwärmt man eine Flüssigkeit, welche freie Mineralsäuren enthält, mit etwas Cholsäure und Furfurol, so entsteht eine rote Färbung. (Umkehrung der Pettenkofer'schen Reaktion.)

Näheres siehe: Ztschr. f. analyt. Chem. **27**. 725. — Pharm. Zentrh. 1889. 199.

Ehler's Reagenz zum Fixieren mikroskop. Präparate

ist eine Lösung von 1 g Chromsäure und 1—5 Tropfen Eisessig in 100 ccm Wasser.

Merck's Report 1900. 376.

Lee-Mayer, Grundzüge d. mikroskop. Techn. 1901. 34.

Ehrenbaum's Einbettungsmittel für mikroskop. Zwecke

ist eine Schmelze aus 100 g Colophonium und 10 g gewöhnlichem Wachs.

Ztschr. f. wiss. Mikroskop. 1884. 414.

B e h r e n s ' Tabellen 1892. 75.

Enzyklop. d. mikroskop. Techn. 1903. 659.

Ehrlich's Diazoreagenz.

1. Eine Lösung von 30—50 ccm Salpetersäure in 500 ccm Wasser sättigt man durch Schütteln mit Sulfanilsäure und gibt die

Lösung von einigen Körnchen Natrium-nitrit in etwas Wasser zu. Schüttelt man pathologischen Harn (Phthise, Abdominal-typhus, Masern) mit gleichen Teilen Rea-genz und etwas Ammoniak, so färbt sich die Mischung und der Schaum rot.

Ztschr. f. klin. Med. 5. 285.

Vergl. Clemens' u. Friedenwald-Ehrlich's Reaktion.

Ztschr. f. analyt. Chem. 22. 301 u. 466; 23. 276; 24. 152 u. 205; 39. 733.

P r ö s c h e r , Chem. Ztg. 1901. Rep. 71.
B u r g h a r t , Chem. Ztg. 1901. Rep. 108.
M i c h a e l i s , Berl. klin. Woch. 1900. 274.
G e b a u e r , Viertelj.-Schr. f. gerichtl. Med. 1903. 355.
G i e s e , Pharm. Ztg. 1904. 598.
W e i s z , Wiener klin. Woch. 1906. 1307.
Pharm. Zentrh. 1907. 355.
J u n k e r , Münchener med. Woch. 1906. 47.
N i c k e l , Die Farbenreakt. d. Kohlenst.-Verb. 1890. 21.

2. a) = eine Lösung von 2,5 g Sulfanilsäure in 25 ccm Salzsäure und 100 ccm Wasser.

b) = eine Lösung von 0,5 g Natriumnitrit in 100 ccm Wasser. Als Reagenz dient eine Mischung von 1 ccm der Lösung b mit 49 ccm der Lösung a.

Merck's Index 1902. 261.

3. Nach Ztschr. f. analyt. Chem. 23. 276 ent-hält das Reagenz zufolge neuester Vor-schrift auf 1 Liter = 1 g Sulfanilsäure, 15 ccm Salzsäure und 0,1 g Natriumnitrit.

Vergl. auch Biondi's Diazoreaktion.

U t z , Pharm. Zentrh. 1905. 895.
D u n g e r , Deutsche med. Woch. 1906. 1582.
W e i s z , Wiener klin. Woch. 1907. 985.
Münchener med. Woch. 1907. 1746.
W e i s z , Med. Klinik 1910. 867. — Bioch. Ztschr. 30. 333.
E n g e l a n d , Münchener med. Woch. 1908. 1643.
V a r g a s , Berl. klin. Woch. 1908. 880.
G w e r d e r , Pharm. Zentrh. 1909. 568.
F e r i , Wiener klin. Woch. 1912. 919.

Ehrlich's Reagenz auf (Gallenfarbstoffe) Bilirubin.

Bilirubin enthaltender Harn wird nach dem Mischen mit gleichen Teilen verdünnter Essig-säure auf Zusatz von Ehrlich's Diazoreagenz dunkler und dann auf Säurezusatz violett ge-färbt. Der Chloroformauszug eines solchen Harns wird auf Zusatz eines gleichen Volumens Diazoreagenz und konzentr. Salzsäure violett, dann blauviolett und zuletzt blau.

Ztschr. f. analyt. Chem. 23. 275.
Pharm. Zentrh. 1883. 545.
Zentralbl. f. klin. Mediz. 1883. 721.
P r ö s c h e r , Ztschr. f. physiol. Chem. 29. 411.
K r o k i e w i z u. B a t k o , Pharm. Zentrh. 1898. 338.

Ehrlich's Eigelb-Reaktion.

Diese wohl selten vorkommende Bezeich-nung der Ehrlich'schen Diazoreaktion ist auf die eigelbe (orangegelbe) Färbung zurückzu-führen, die normale Harne mit Ehrlich's Rea-genz geben können.

G u a l d i , Riforma medica 1903. Nr. 27.
T h o m a s , Dissertation Freiburg 1907.
Münchener med. Woch. 1907. 2399.

Ehrlich's Reagenz auf Indikan im Harn

ist eine Lösung von 0,33 g p-Dimethylamido-benzaldehyd in 50 ccm Wasser und 50 ccm rauchender Salzsäure. — Gleiche Teile (1--1,5 ccm) des zu prüfenden Harns und Reagenzes erhitzt man zum Sieden. Nach dem Abkühlen gibt man einen Überschuß von Ammoniak oder schwacher Kalilauge zu. Bei Anwesen-heit von Indikan entsteht eine prächtige Rot-färbung, deren Stärke als Maßstab für die vorhandene Indikanmenge dient.

Merck's Bericht 1902. 53.
Pharm. Zentrh. 1905. 89.
S i m o n e n a , Münchner med. Woch. 1905. 331.
N e u b a u e r , Sitzungsber. d. Ges. f. Mor-phologie u. Physiologie in München. 1903. 32.
R o h d e , Ztschr. f. physiol. Chem. 1905. 161.
S t e e n s m a , Ztschr. f. physiol. Chem. 1906. (47.) 25 u. Merck's Bericht 1906. 102.
M ü n z e r , Fortschr. d. Med. 1910, No. 2.
P o r c h e r , Compt. rend. 147. 214.
C r o s s o n i n i , Münchener med. Woch. 1910. 654.
B e r g h a u s e n , Pharm. Zentrh. 1911. 382.
M o e w e s , Ztschr. f. exper. Path. u. Therap. 1912. 11. 555.

Ehrlich's acidophiles Gemisch

ist eine Lösung von 1 g Eosin, 1 g Indulin und 1 g Aurantia in 15 g Glycerin.

L e e - M a y e r , Mikroskop. Techn. 1898. 197.
N i k i f o r o f f , Ztschr. f. wiss. Mikroskop. 1891. 189, 1894. 246.
I s r a ë l , Prakt. path. Hist. 1893. 68.
Enzyklop. d. mikroskop. Techn. 1903. 88.

Ehrlich's Reagenz I zur Bakterienfärbung.

1. Eine wässerige Lösung von Anilinöl (5 : 100, filtriert).
2. Eine konzentr., alkoholische Fuchsin-lösung.
3. Eine konzentr., alkoholische Gentiana-violettlösung.
4. Eine konzentr. alkoholische Methyl-violettlösung.

100 ccm von Lösung 1 werden mit 11 ccm von Lösung 2 oder 3 oder 4 gemischt. Das Reagenz dient zur Färbung von Tuberkel-bazillen, frisch bereitet zur Färbung von Deck-glaspräparaten. Zur Tinktion von Schnitten sind die Mischungen erst nach vollkommener Klärung (nach 24 Stdn.) brauchbar.

Merck's Index 1902. 269.
E b e r t h - F r i e d l ä n d e r , Mikroskop. Techn. 1894. 178. 184. 213.

Ehrlich's Reagenz II zur Bakterienfärbung (Triacidlösung).

Das Reagenz ist eine Mischung von 125 g gesättigter, wässeriger Methylorangelösung (G), 150 g gesättigter, wässeriger Fuchsinlösung, 125 g gesättigter, wässeriger Methylgrünlösung, 100 g Glycerin, 200 g absolutem Alkohol und 300 g Wasser.

Charité-Annal. 1884. 110.

Arch. f. exper. Pathol. 28. 83.

Nach R e i n b a c h, Ztschr. f. wiss. Mikroskop. 1894, 359, ist das Reagenz zusammengesetzt aus: 120 g gesättigte, wässerige Lösung von Orange G, desgl. Säurefuchsin 80 g, desgl. Methylgrün 100 g, Wasser 300 g, Alkohol 180 g und Glycerin 50 g.

Vergl. Aronsohn's Reagenz.

E b e r t h - F r i e d l ä n d e r, Mikroskop. Techn. 1894. 273.

Ehrlich's Reagenz III zur Bakterienfärbung

ist eine konzentr., wässerige Lösung von Methylenblau (3 : 100).

Ehrlich's Reagenzien zum Färben mikroskop. Präparate.

1. (Alaunhämatoxylin.) Zu einer Lösung von 3 g Hämatoxylin in 90 g Alkohol gibt man eine mit Alaun gesättigte Mischung von 6 g Eisessig, 120 g Glycerin und 120 ccm Wasser. Gebraucht zum Färben von Kernen und Schizomyceten.

(Vergl. auch Ztschr. f. wiss. Mikroskop. 1886. 150.)

B e h r e n s' Tabellen 1892. 104.

E b e r t h - F r i e d l ä n d e r, Mikroskop. Techn. 1894. 104.

Enzyklop. d. mikroskop. Techn. 1903. 507.

2. Eine gesättigte Lösung von Dahliaviolett in 100 ccm Wasser, 50 ccm Alkohol und 12 ccm Essigsäure. Gebraucht zur Färbung von Kernen, Achsenzylindern, Plasmazellen etc.

3. Eine Lösung von 1 g Gentianaviolett in 15 ccm Alkohol und 100 ccm Anilinwasser.

Arch. f. mikroskop. Anat. 1876. 263.

Ehrlich's Indikator

ist Carvacrolphthalein. Bei 246° schmelzende, farblose Krystalle, in Alkalien mit blauer Farbe löslich.

Apoth. Ztg. 1910, 862.

Pharm. Zentrh. 1910. 1125.

Ehrlich's Jodgummilösung

ist eine Mischung von 1 g Lugol's Reagenz mit 100 g dickem Gummischleim. Gebraucht zum mikroskop. Nachweis von Glykogen.

Ztschr. f. klin. Mediz. 1883. 135.

E b e r t h - F r i e d l ä n d e r, Mikroskop. Techn. 1894. 170.

Ehrlich's saure Hämatoxylin-Eosinlösung für mikroskop. Blutpräparate.

Man löst 0,5 g Eosin und 2 g Hämatoxylin in 100 g Alkohol, gibt 100 g Wasser, 100 g Glycerin und 10 g Eisessig zu und sättigt diese Lösung mit Alaun. Die Lösung muß behufs Reifung erst einige Wochen stehen.

E b e r t h - F r i e d l ä n d e r, Mikroskop. Techn. 1894. 270.

Ehrlich's Reagenz für mikroskop. Zwecke

ist eine Lösung von Methylenblau (2—4 %) in physiologischer Kochsalzlösung. Gebraucht als Injektionsflüssigkeit zur Darstellung der Nervenausbreitungen und der Spinalfasern der sympathischen Ganglien etc.

Nature, 1885. 547.

Zeitschr. f. wiss. Mikroskop. 1886. 97.

E b e r t h - F r i e d l ä n d e r, Mikroskop. Techn. 1894. 67.

Ehrlich's Reagenz (Neutralrot)

ist eine Lösung von Neutralrot (1 : 100) in sehr verdünnter, wässeriger Kochsalzlösung. Das Reagenz färbt sich in schwach alkalischen Medien gelborange. Es dient zu biologischen Untersuchungen und zu vitalen Färbungen.

Merck's Index 1902. 269.

Allgem. med. Zentral-Anz. 1894. 20.

Ztschr. f. wiss. Mikroskop. 1894. 250.

G a l e o t t i, ebenda 1894. 193.

Enzyklop. d. mikroskop. Techn. 1903. 1034.

Ehrlich-Biondi's Reagenz zum Färben mikroskop. Präparate.

(Triacidgemisch). Gesättigte, wässerige Lösungen von Orange G, Säurefuchsin und Methylgrün mischt man im Verhältnis 10:3:5. Es dient zur Doppel- und Mehrfachfärbung von Schnitten, besonders bei pathologisch-anatomischen Untersuchungen des Darmes.

Charité Annal. 1882.

Vergl. Strasburger's Reagenz.

Merck's Index 1902. 269.

P f l ü g e r's Archiv 1888. 43. Suppl. 40.

Ehrlich-Biondi-Heidenhain's Reagenz

siehe Strasburger's Reagenz und Ehrlich-Biondi's Reagenz.

Ehrlich-Herter's Reagenz zum Nachweis der verschiedensten aromatischen Amidokörper und deren Derivate als auch deren Verteilung im Organismus ist Naphthochinonsulfosäure (bezw. deren Natriumsalz). Näheres siehe: Ztschr. f. physiol. Chem. 41. 379. — Deutsche med. Woch. 1904. 929. — Chem. Zentralbl. 1904. II. 112.

Ehrlich-Koziczkowsky's Reagenz zum Nachweis gewisser infektiös-toxischer Krankheiten

ist eine mit Salzsäure angesäuerte, 2 %ige Lösung von Dimethylamidobenzaldehyd in Wasser. Die Reaktion wird vorgenommen, indem man gleiche Volumina Harn in 2 Reagenzgläser gibt und dem einen 8—10 Tropfen Reagenz zusetzt, während der zweite Harn einen Zusatz von 8—10 Tropfen Reagenz und einigen Tropfen Formaldehyd erhält. Letzterer behält seine ursprüngliche Farbe bei, während ersterer nach wenigen Sekunden eine Rotfärbung zeigt. Über Ursache und klinische Bedeutung dieser Reaktion siehe:

Koziczkowsky, Berl. klin. Woch. 1902.
1029.
Merck's Bericht 1902. 52.
Pröscher, Ztschr. f. physiol. Chem. 31.
520.
Clemens, Arch. f. klin. Med. 1901. 74.
Neubauer, Klin. therap. Woch. 1903.
1205.
Pappenheim, Berliner klin. Woch.
1903, 42 und Münchener mediz. Woch.
1903. 440.

Ehrlich-Weigert's Reagenz zum Färben mikroskop. Präparate

ist eine gesättigte Lösung von Gentianaviolett in Anilinwasser.
Fortschr. d. Mediz. 1887. 228.

Ehrmann's Pankreasfunktionsprüfung.

Nach einem Palmin enthaltenden Probefrühstück wird der Magen des Kranken ausgehebert und ein kleiner Teil davon mit einer Mischung von 10 g Benzol und 90 g Petroläther geschüttelt. Die ätherische Ausschüttlung wird mit einer Lösung von 3 g Kupfersulfat in 100 ccm Wasser geschüttelt. Bei Fehlen von Pankreasferment bleibt sie farblos, wird aber je nach dem Vorhandensein von mehr oder weniger fettsaurem Kupfer grün gefärbt.
Berl. klin. Woch. 1912. 1363.
Zentralbl. f. innere Med. 1912. 1030.

Eigel's Reaktionen zur Unterscheidung von Cocain, α-Eucain und β-Eucain.

1 Tropfen einer 1 %igen Lösung des Hydrochlorids versetzt man mit Sublimatlösung (1 : 20): Es entsteht kein Niederschlag $=$ β-Eucain, es entsteht ein Niederschlag $=$ α-Eucain oder Cocain.

1 Tropfen der 1 %igen Lösung versetzt man mit Jodkaliumlösung (1 : 10): Es entstehen Krystalle $=$ α-Eucain, es entstehen keine Krystalle $=$ Cocain. Näheres siehe: Apoth. Ztg. 1903. 603. — Ztschr. d. öster. Apoth. Ver. 1903. 1003. — Pharm. Praxis 1903. 291. — Chem. Zentralbl. 1903. II. 900.

Eiger's Reagenz auf Glukose

ist eine Modifikation von Pavy's und Sahli's Reagenz.
1. Lösung von 4,158 g Kupfersulfat zu 500 ccm Wasser.
2. Lösung von 20,4 g Seignettesalz, 25 g Kalihydrat in 300 ccm Salmiakgeist (D. $=$ 0,88) und Wasser zu 500 ccm.
Deutsche med. Woch. 1906. 261.

Eiloart's Reaktion auf Chinin.

Gibt man zu einer wässerigen Lösung von Chinin etwas Bromwasser, dann Quecksilbercyanidlösung und hierauf Calciumkarbonat, so tritt Rotfärbung ein. Empfindlichkeitsgrenze $=$ 1 : 500 000. Narcotin und Morphin geben eine ähnliche Reaktion.

Kocht man eine neutrale Chininlösung mit Brom, bis letzteres verdampft ist, so entsteht nach dem Abkühlen der Lösung eine schön

grüne Fluoreszenz. Empfindlichkeitsgrenze $=$ 1 : 50 000.
Chem. News 50. 102.
Ztschr. f. analyt. Chem. 25. 248.
Chem. Zentralbl. 1884. 850.

Eimbrodt's Reagenz auf Ammonsalze

ist eine mit Alkalikarbonat alkalisch gemachte, wässerige Lösung von Quecksilberchlorid. Es bewirkt mit Ammoniak und Ammonsalzen eine weiße Trübung oder Fällung.
Vergl. Bohlig's Reagenz.
Merck's Index 1910. 282.
Enzyklop. d. gesamt. Pharm. 1887. III. 596.

Eimer's Reagenz zum Härten mikroskop. Präparate

ist identisch mit Hertwig's Reagenz.
Behrens' Tabellen 1892. 58.
Enzyklop. d. mikroskop. Techn. 1903. 1045.

Einar Biilmann's Reaktion siehe Biilmann.

Einhorn's Reagenz auf Blut

ist Benzidinpapier, das durch Tränkung von Filtrierpapier mit einer gesättigten Lösung von Benzidin in Eisessig dargestellt wird. Die Ausführung der Reaktion ist eine Modifikation von Adler's Blutprobe.
Deutsche med. Woch. 1907. 1089.
Klin.-therap. Woch. 1907. 791.
Schumann, Arch. der Pharm. 247. 1.

Einhorn's Reaktion auf Cocaïn

ist identisch mit Biel's Reaktion.

Einhorn's Reagenzien zur Bestimmung pankreatischer Fermente.

1. Stärkeröhrchen. Man reibt 5 g Stärke und 2,5 g Agarpulver in einem Mörser mit etwas Wasser zu einer dünnen Paste an, gibt 2 g Jodtinktur (7 g Jod, 5 g Kaliumjodid und 95 Vol.%iger Alkohol ad 100 ccm) und so viel Wasser zu, daß das Gesamtgewicht 100 g beträgt. Man erhitzt bis zum Siedepunkt und füllt die Mischung in Glaskapillaren von 1—1,5 mm innerem Durchmesser. Nach dem Abkühlen werden die Enden der in 3 cm lange Stücke geschnittenen Kapillaren mit Paraffin verschlossen.

2. Olivenölröhrchen. 1 g Olivenöl verreibt man mit 2,5 g Agarpulver und etwas Wasser zu einer dünnen Paste zusammen, fügt 1 g Phenolphthaleinlösung (1 g Phenolphthalein, 50 ccm Alkohol und 50 ccm Wasser) und 0,5 g wässerige, 5 %ige Kalilauge zu und ergänzt mit Wasser auf 100 g. Die weitere Behandlung wie unter 1.

3. Hämoglobinröhrchen. Man reibt 1 g Hämoglobin mit 10 ccm Wasser zu einer homogenen Masse an, gibt 2,5 g Agarpulver hinzu und ergänzt mit Wasser zu 100 g. Weitere Behandlung wie bei 1. Näheres über die Methode selbst siehe: Berl. klin. Woch. 1912. 2079. — Merck's Bericht 1912. 101.

Einhorn's Reaktion auf Zucker im Harn

beruht auf der Bildung von Kohlensäure bei der Gärung des Harns. Die Reaktion dient

hauptsächlich zur quantitativen Bestimmung der Glukose, die nach dem Autor in einem U-förmig konstruierten „Saccharimeter" ausgeführt wird.
Deutsche med. Woch. 1888. 620.
Berl. klin. Woch. 1898. 1050.
Vergl. auch H a m m a r s t e n, Physiol. Chem. 1899. 510.
L a v e s, Pharm. Ztg. 1903. 494. 506.
L o h n s t e i n, ebenda 1903. 573.
S c h u m m, Münchener med. Woch. 1907. 1235.

Eiselt's Reaktion auf Melanin im Harn.

Mit Chromsäure oder mit Kaliumdichromat und Salpetersäure wird melaninhaltiger Harn braun bis schwarz gefärbt.
Prager Vierteljahres-Schrift 70. 107 u. 76. 16.
Z e l l e r, Arch. f. klin. Chir. 1883. 245.

Eisen's Reagenz zum Färben mikroskop. Präparate.

a) Eine Lösung von 1 g Thionin in 100 g 10 %igem Alkohol.
b) Eine Lösung von Rutheniumsesquichlorid (Ruthenium oxychloratum ammoniacale) in einer Mischung von 10 Teilen Alkohol, 10 Teilen Glycerin und 80 Teilen Wasser.
Ztschr. f. wiss. Mikroskop. 1897. 200.
Vergl. Merck's Index 1910. 229.

Eisen's Reagenz zum Fixieren mikroskop. Präparate

ist eine Lösung von 0,2 oder 0,5 g Iridiumchlorid in 100 ccm 1 %iger Essigsäure.
Ztschr. f. wiss. Mikroskop. 1897. 193.
Merck's Bericht 1897. 84.

Eisenberg's Reagenz zum Bakteriennachweis

ist eine Mischung von Chinablau und Cyanosin, die wie die Burri'sche Tusche verwendet wird.
Klin. therap. Woch. 1912. 1151.

Eissler's Reaktion auf Physostigmin.

Physostigmin gibt mit diazotierter Sulfanilsäure in alkalischer Lösung einen roten Farbstoff.
Biochem. Ztschr. 1912. 46. 502.

Eitner-Meerkatz' Reaktion (Schwefelammoniumreaktion) auf Gerbstoffe

siehe: Philip, Collegium 1909. 249. — Chem. Zentralbl. 1909. II. 872.

Ekehorn's Reagenz zur Chloridbestimmung im Harn.

a) Man löst 0,332 g Kaliumsulfocyanid in 40 g Wasser und mischt mit konzentr. Eisenalaunlösung bis zu 100 ccm.
b) Man löst 5,815 g Silbernitrat und 50 ccm Salpetersäure in Wasser zu 1000 ccm.
Arch. f. klin. Chir. 79. Nr. 1.
Presse médicale 1906. 363.

Ellermann's Reaktion auf Spermatozoen

Von dem zu prüfenden Stoff isoliert man eine Faser, behandelt sie zuerst mit Erythrosinammoniak und dann mit Eisenhäma-

toxylin. Unter dem Mikroskop findet man dann die Spermatozoen tief schwarz gefärbt.
Hospitalstidende 1911. 1353.

Ellram's Reaktion auf Aceton im Harn.

50 ccm Harn säuert man mit 5 ccm 30 %iger Essigsäure an und destilliert einen Teil ab. 2—3 ccm des Destillates versetzt man mit 1 Tropfen wässeriger Furfurollösung (1:20) und schichtet diese Mischung über 2 ccm konzentr. Schwefelsäure. Nach einigen Minuten oder sofort beim Erwärmen entsteht an der Berührungsfläche eine rosa oder rote Färbung, wenn Aceton vorhanden ist, und zwar noch im Verhältnis von 5:10 000.
Chem. Ztg. 1899. Rep. 171.
Pharm. Zentrh. 1899. 461.

Ellram's Reagenz auf Alkaloide, Harze und ätherische Öle

ist eine Lösung von 1 g Vanillin in 100 g Schwefelsäure. Näheres siehe: Chem. Ztg. 1899. Rep. 171.

Ellram's Reaktion auf Rhodanwasserstoff.

Gibt man zu einer Rhodanlösung etwas Ammonvanadat (Pulver) und Schwefelsäure, so entsteht eine blaue Färbung. Empfindlichkeitsgrenze = 1:12 000.
Molybdate geben mit Rhodanlösungen und Schwefelsäure eine gelbe bis blutrote Färbung. Empfindlichkeitsgrenze = 1:1 000 000.
Umgekehrt kann Vanadinsäure und Molybdänsäure mit Rhodankalium nachgewiesen werden. Näheres siehe: Chem. Ztg. 1896. Rep. 153.

Elsner's Reagenz auf Leinen- und Baumwollfaser

ist Krappwurzeltinktur (1:5 Spir. dil.). Das Reagenz färbt Leinenfaser orangerot, Baumwolle gelb.
Siehe auch: H a g e r, Pharm. Prax. 1880 II. 39 u. 828.

Elzholz' Reagenz für mikroskop. Zwecke

ist eine Mischung von 7 g Eosinlösung (2 %) mit 55 g Wasser und 45 g Glycerin. Gebraucht zum Verdünnen des Blutes wie Gower's Reagenz.
Wiener klin. Woch. 1894. 587.

Emde's Reaktion zur Unterscheidung von Methylanilin und Dimethylanilin

beruht auf dem verschiedenen Verhalten der betreffenden Platinchloriddoppelsalze beim Umkrystallisieren aus heißem Wasser, wobei das Doppelsalz des Dimethylanilins zerfällt, während das des Methylanilins unzersetzt bleibt. Näheres siehe: Arch. der Pharm. 247. 77.

Endemann's Reaktionen auf Phenole.

Etwas von dem zu prüfenden Phenol löst man in Formaldehyd und verdampft diese Lösung fast zur Trockene. Konzentr. Schwefelsäure färbt dann Phenol fuchsinrot, Salicylsäure rot, Eugenol braun, Guajakol violett,

Pyrogallol rot, Hydrochinon braun, Resorcin scharlachrot, α- und β-Naphthol grün.
> Ztschr. d. öst. Apoth. Ver. **51.** 599.
> Ztschr. f. analyt. Chem. **40.** 667.

Endemann-Prochazka's Reaktion auf Kupfer

siehe Denigès' Reaktion oder:
> Berl. Ber. **13.** 1144.
> Arch. der Pharm. (3) **17.** 395.
> Ztchr. f. analyt. Chem. **21.** 265.
> Chem. Zentralbl. 1880. 536.

Enell's Reaktion auf Gurjun im Copaivabalsam.

Gibt man zu einer Mischung von 4 ccm Essigäther und 2 Tropfen Schwefelsäure 6—8 Tropfen Copaivabalsam, so tritt bei Anwesenheit von Gurjun innerhalb $^1/_4$ Stunde eine rosa bis violette Färbung auf.
> Pharm. Zentrh. 1895. 460.
> Vergl. Merck's Bericht 1900. 23.

Engel's Reaktion auf Glykokoll.

Glykokoll gibt mit Eisenchlorid eine intensiv rote Färbung, die auf Säurezusatz verschwindet. — Versetzt man Glykokollösung mit 1 Tropfen Phenol und dann mit Natriumhypochlorit, so erhält man nach kurzer Zeit eine schöne blaue Färbung.
> Compt. rend. **80.** No. 17.
> Jahresber. ges. Med. 1875. I. 180.

Engel-Bernard's Reagenz auf Arsen

ist eine Lösung von 20 g Natriumhypophosphit in 20 ccm Wasser, der 200 ccm Salzsäure (D. = 1,17) zugegeben werden. Der entstandene Niederschlag von Chlornatrium wird von der Lösung getrennt, indem man durch Glaswolle filtriert. Das Reagenz wird wie Bettendorf's Reagenz verwendet.
> Compt. rend. **122.** 390.
> B o u g a u l t , Chem. Ztg. 1902. Rep. 175.
> Vergl. Loof's Reagenz.
> Ztschr. f. analyt. Chem. **36.** 42.

Engel-Turnau's Reaktion zur Unterscheidung der Urine von Brust- und Flaschenkindern.

Zu etwa 5 ccm des zu prüfenden Harns werden ohne vorheriges Ansäuern 15—20 Tropfen einer 2 %igen Silbernitratlösung hinzugefügt. Man läßt nun zirka 10 Minuten ruhig stehen. Tritt eine schnelle Schwarzfärbung des entstandenen Niederschlages ein, so hat man es bestimmt mit dem Urin eines Brustkindes zu tun. Will man sich rascher orientieren, so koche man nach Zusatz des Silbernitrates auf. Bleibt der Niederschlag (Chlorsilber) weiß oder nur schwach gefärbt, so stammt der Urin nicht von einem Brustkinde.
> Berl. klin. Woch. 1911. 18.
> Merck's Bericht 1911. 185.

Engel-Ville's Reagenz auf freies Alkali neben Karbonat.

1. Eine mit Calciumkarbonat neutralisierte Lösung von Indigoschwefelsäure. Kaustische Alkalien färben das Reagenz gelb, nicht aber kohlensaure Alkalien.

2. Eine Lösung von Poirrier's Blau C4B (2 : 1000). Dieselbe wird nur durch kaustische Alkalien rot gefärbt.
> Compt. rend. **100.** 1073; **102.** 214.
> Chem. Zentralbl. 1885. 758; 1886. 169.
> M e ß n e r , Ztschr. f. angew. Chem. 1903. 469.

Engelhardt-Jones' Reaktion auf Methylalkohol in Äthylalkohol

beruht auf der Oxydation des Methylalkohols mittels Ammoniumpersulfat und Prüfung des Destillats mit Morphium und Schwefelsäure (Violettfärbung). Näheres siehe: Répert. de Pharm. 1910. 512. — Pharm. Journ. 1910. II. 299.

Engels' Reaktion auf Eiweiß im Harn

ist eine Kochprobe. Der Harn wird in einem Reagenzglase nur in dem oberen Teile zum Sieden erhitzt und dann etwas Essigsäure zugegeben.
> Deutsche med. Woch. 1909. 2064.
> Med. Klinik 1910. 557.

Engler-Wild's Reagenz auf Ozon

ist mit konzentr. Manganchlorürlösung getränktes Papier, das durch Ozon unter Bildung von Braunstein gebräunt wird.
> Berl. Ber. 1896. 1940.
> Chem. Zentralbl. 1896. II. 465.

Enz' Reaktion auf Thujon

siehe: Schweizer. Woch. f. Chem. Pharm. 1911. 337. — Pharm. Zentrh. 1911. 1031. — Chem. Zentralbl. 1911. II. 557. — Philippe, ebenda 1911. II. 797.

Ephraim's Reagenz auf Thallosalze

ist eine Lösung von Antimontrioxyd in verdünnter Salzsäure, die bis zur beginnenden Trübung mit Wasser und dann mit Kaliumjodid versetzt wird. Saure und neutrale Thallosalze geben mit diesem Reagenz einen voluminösen, orange- bis zinnoberroten Niederschlag.
> Ztschr. f. anorg. Chem. **58.** 353.

Eppinger's Reaktion auf Glyoxylsäure.

Versetzt man Glyoxylsäurelösung mit 0,1 %iger Indollösung und schichtet diese Mischung auf konzentr. Schwefelsäure, so entsteht ein roter Ring. Empfindlichkeitsgrenze = 1 : 20 000. An Stelle von Indol kann auch Skatol verwendet werden.
> Hofmeister's Beitr. z. chem. Phys. u. Path. 1905 **(6.)** 495.
> Ztschr. f. analyt. Chem. 1907. 270.
> Merck's Bericht 1906. 154.
> Vergl. Schloß' Reaktion.
> G r a n s t r ö m , Hofmeister's Beitr. 1907, 132.

Erb'sche Reaktion.

(Entartungsreaktion.) Die Reaktion beruht auf Zuckungen der in Entartung begriffenen Muskeln unter der Einwirkung elektrischer (galvanischer) Reize. Näheres siehe: Forli, Med. Klinik 1912. 1865.

Erck's Reaktion auf Perchlorsäure im Chilisalpeter.

Das im Salpeter enthaltene Chlorid wird in konzentr., wässeriger Lösung durch Kochen mit Salpetersäure und Alkohol zerstört, die erhaltene chloridfreie Mischung mit Natriumkarbonat neutralisiert und zur Trockene eingedampft. Nach dem Glühen des Rückstandes enthält derselbe bei Gegenwart von Perchlorsäure wieder Chlorid, was in wässeriger Lösung durch Silbernitrat nachgewiesen wird.

Chem. Ztg. **21.** 10.
Ztschr. f. analyt. Chem. **37.** 45.
W i n t e l e r , Chem. Ztg. **21.** 75.
Vergl. Rabuteau's Reaktion.
A n d e n - F o w l e r , Chem. News. **72.** 163.
B l a t t n e r , Chem. Ztg. **22.** 589; **24.** 767.

Erdmann's Reagenz auf Alkaloide

ist eine Mischung von verdünnter Salpetersäure mit konzentr. Schwefelsäure (10 Tropfen auf 20 ccm). Das Reagenz gibt mit verschiedenen Alkaloiden Farbenerscheinungen; so färbt sich Brucin rot, dann gelb, Digitalin braun, später rot, Morphin rötlich, später braungrün, Papaverin violett, dann blau, Thebain blutrot etc.

H a g e r , Pharm. Prax. 1880. I. 208—210.
Liebig's Annal. **120.** 188.
Ztschr. f. analyt. Chem. **1.** 224—228.
Répert. de. Chim. pur. 1862. 205.
H u s e m a n n , Ztschr. f. analyt. Chem. **3.** 149.

Erdmann benutzt auch eine Mischung von Schwefelsäure und Braunstein als Reagenz und beschreibt die Einwirkung von Ammoniak auf die Reaktionsprodukte dieser Reagenzien auf die Alkaloide.

Chem. Zentrbl. 1862. 236.

Erdmann's Reagenz auf Kalium und Rubidium.

Zu einer Lösung von 30 g Cobaltnitrat in 60 ccm Wasser gibt man 100 ccm wässerige, 50 %ige Natriumnitritlösung und 10 ccm Eisessig. Das Reagenz gibt mit Kalium- und Rubidiumsalzen einen gelben Niederschlag. Empfindlichkeitsgrenze = 1 : 10 000.

E r d m a n n , Anorgan. Chem. 1900. 613.
Ztschr. f. analyt. Chem. **3.** 161.
Journ. f. prakt. Chem. **97.** 385.
Vergl. Fischer's Reaktion auf Cobalt.
A u t e n r i e t h - K e r n h e i m , Chem. Ztg. 1903. Rep. 5.
S a i n t - E v r e , Compt. rend. **35.** 552.

Erdmann's Reaktion auf Nitrite im Wasser.

(Bagdad-Reagenz.) 50 ccm Wasser versetzt man mit 5 ccm einer salzsauren Sulfanilsäurelösung (2 g sulfanilsaures Natrium im Liter) und nach 10 Minuten mit etwa 0,5 g (1,8 Amidonaphthol- 4,6 disulfosäure) Amidonaphtholdisulfosäure in fester Form. Bei Anwesenheit von salpetriger Säure entsteht eine leuchtend bordeauxrote Färbung. Empfindlichkeitsgrenze = 1 : 300 Millionen auf Natriumnitrit bezogen.

Ztschr. f. angew. Chem. 1900. 35.
Pharm. Zentrh. 1900. 78. 237. 558; 1901. 503.
Ztschr. f. analyt. Chem. 41. 703.
M e n n i c k e , Ztschr. f. angew. Chem. 1900. 255. 771, verwendet an Stelle von Sulfanilsäure den schneller diazotierbaren p-Amidobenzoesäureester.
R o m i j n , Chem. Ztg. **24.** 145. 241.
F e r n a u , Ztschr. f. analyt. Chem. **41.** 705.
S p i e g e l , Berl. Ber. **33.** 639.

Erdmann's Reaktion auf p-Phenylendiamin.

1. Die Lösung von p-Ph. in wenig verdünnter Salzsäure mit Natriumhypochlorit versetzt, gibt einen weißen Niederschlag von Chinondichlordiimin, der aus verdünntem Alkohol in langen Nadeln vom Schmelzp. 124 ° krystallisiert.
2. Mit Schwefelwasserstoff und Eisenchlorid gelinde erwärmt, färbt sich die salzsaure Lösung violett.
3. Wird eine sehr verdünnte, schwach saure Lösung von p-Ph. und Anilin mit Eisenchlorid versetzt, so entsteht eine blaue Färbung (Indaminreaktion).
4. Fichtenholz und Holzpapier werden durch p-Ph.-Lösung rot gefärbt (Ligninreaktion).

Schweizer Woch. f. Chem. u. Pharm. 1904. Nr. 50.
Pharm. Ztg. 1904. 1105.
Ztschr. f. angew. Chem. 1905. 1378; 1906. 1053.
Merck's Bericht 1906. 113.

Erdmann-Winternitz' Tryptophan-Reaktion

beruht auf einer rosa bis rotvioletten Farbenerscheinung, wenn frisch bereitetes Chlor- oder Bromwasser mit Magensaft zusammengebracht wird, der aus einem mit Krebs behafteten Magen stammt. Die Möglichkeit, mit dieser Reaktion Magen - Karzinom nachzuweisen, wird von Sigel bestritten.

Münchener med. Woch. 1903. 982.
G l ä ß n e r , Berliner klin. Woch. 1903. 599.
V o l h a r d , Münchener med. Woch. 1903. 2129.
S i g e l , Berliner klin. Woch. 1904. 299.
G e r m o n i g , Wiener klin. Woch. 1907. 284.
A b d e r h a l d e n , Ztschr. f. physiol. Chem. **66.** 137.

Erlenmeyer-Lewinstein's Reagenz auf freie Säure in Aluminiumsulfat

ist Ammonium-Magnesiumphosphat, das sich mit neutralem Aluminiumsulfat zu einer neutral reagierenden Flüssigkeit umsetzt.

S t e i n , Chem. Zentralbl. 1868. 126.

Erlicki's Reagenz zum Färben mikroskop. Präparate

ist eine Lösung von 5 g Methylgrün in 200 ccm 1 %iger Essigsäure. Gebraucht zur Gewebe- und Kernfärbung, für Zentralnervensystem etc.

B e h r e n s ' Tabellen 1892. 111.

Erlicki's Reagenz zum Härten mikroskop. Präparate

ist eine Lösung von 5—10 g Kupfersulfat und 25 g Kaliumbichromat in 1 Liter Wasser.

Warschauer Med. Zeit. **23.** Nr. 15 u. 18.
Vergl. Müller's Reagenz.
P l e s s e n, Ztschr. f. wiss. Mikroskop. 1891. 390.
B e h r e n s' Tabellen 1892. 56.
E b e r t h - F r i e d l ä n d e r, Mikroskop. Techn. 1894. 31. 55.
Enzyklop. d. mikroskop. Techn. 1903. 146.

Erlwein-Weyl's Reagenz zur Unterscheidung des Ozons von salpetriger Säure und Wasserstoffsuperoxyd.

Man löst 0,1—0,2 g Metaphenylendiaminchlorhydrat in 90 ccm Wasser und 10 ccm 5 %-iger Natronlauge. Zu 25 ccm dieses Reagenzes gibt man etwas von der zu prüfenden Flüssigkeit. Bei Anwesenheit von Ozon tritt Rotfärbung auf. Salpetrige Säure und Wasserstoffsuperoxyd wirken auf das Reagenz (in alkalischer Lösung) nicht ein.

Berl. Ber. **31.** 3158.
D e n i g è s, Bull. Soc. Chim. Paris 1891. 293.
Ztschr. f. analyt. Chem. **40.** 113.
A r n o l d - M e n t z e l, Berl. Ber. **35.** 1324.

van Ermengem's Reagenz zur Bakterienfärbung.

Fixierungsflüssigkeit: Man löst 1 g Osmiumsäure und 20 g Gerbsäure in 150 ccm Wasser und gibt 8 Tropfen Essigsäure zu.

Sensibilisierungsflüssigkeit: Man löst 6 g Gerbsäure, 1 g Gallussäure und 20 g geschmolzenes Natriumacetat in 700 ccm Wasser.

Journ. Roy. Microsc. Soc. 1893. 405.
Ztschr. f. wiss. Mikroskop. 1894. 98.
Vergl. Enzyklop. d. mikroskop. Techn. 1903. 428.

Esbach's Reagenz auf Eiweiß im Harn.

Man löst 1 g Pikrinsäure und 2 g Citronensäure in 100 ccm Wasser. Das Reagenz gibt mit eiweißhaltigem Harn nach dem Ansäuern mit Essigsäure einen gelben Niederschlag. (Die quantitative Eiweißbestimmung mit diesem Reagenz ist nicht zuverlässig.)

Gaz. méd. de Paris 1874. 61.
Zentralbl. f. d. mediz. Wissensch. 1880. 430.
J a f f é, Ztschr. f. physiol. Chem. **10.** 391.
N e u b a u e r und V o g e l, Analyse des Harns 10 Aufl. (1898) 437 u. 844.
C h r i s t e n s e n, Virchow's Archiv **115.** 128 oder
Ztschr. f. analyt. Chem. **30.** 109.
G r u t t e r i n k, Neederl. Tijdschr. v. Pharm. **6.** 75.
R ö ß l e r, Apoth.-Ztg. **14.** 293.
D u f a u, Journ. de Pharm. et de Chim. 1903. 253.
Chem. Ztg. 1903. Rep. 252.
I t a l l i e, Pharm. Ztg. 1905. 283.
S c h w e i s s i n g e r, Münchener med. Woch. 1904. 1172.

H ä u s s e r m a n n, Nouv. Remèd. 1907. 183.
C a l v e r t, Münchener med. Woch. 1907. 1386.
M o e w e s, Deutsche med. Woch. 1912. 1035.
A u f r e c h t, Apoth. Ztg. 1909. 912.
W e i t b r e c h t, .Schweiz. Woch. Chem. Pharm. 1910. 32. 209.
C o u r t i n, ebenda 1912. 388.
P f e i f f e r, Berl. klin. Woch. 1912. 114.

Esbach-Gawalowski's Reagenz auf Eiweiß.

Man löst 10 g Pikrinsäure und 20 g Citronensäure in 500 ccm Wasser, gibt 300 ccm 95 %igen Alkohol zu und bringt die Mischung mit Wasser auf 1 Liter. Führt man die Reaktion im Esbach'schen Albumimeter bei 40—60° C. aus, so kann man das Resultat schon nach der halben Zeit ablesen, als dies bei gewöhnlicher Temperatur der Fall ist.

Pharm. Post 1900. 33.
Pharm. Zentrh. 1900. 365.

Eschbaum's Reagenz auf aktivierten Sauerstoff im Wasser.

Man löst 1 g Tetramethylparaphenylendiamin in 100 ccm heißem Wasser und 20 Tropfen Eisessig und entfärbt diese Lösung mit Zinkstaub. — Ozonhaltiges, d. h. aktivierten Luftsauerstoff enthaltendes Wasser färbt sich mit dem Reagenz sofort tiefblau. Wasserstoffsuperoxyd gibt diese Reaktion erst nach Zusatz von Ferrosulfat sofort.

Pharm. Ztg. 1897. 77.
Pharm. Zentrh. 1897. 133.

Étard's Reaktion

ist eine für die Synthese von Aldehyden und gewissen Ketonen wichtige Reaktion, die unter der Einwirkung von Chromylchlorid auf Kohlenwasserstoffe vor sich geht.

Berl. Ber. **17.** 1462 u. 1700.
W e i l e r, ebenda **32.** 1050.

Eugling's Alizarinreaktion (Milchprobe)

siehe: Stohmann, Die Milch und Molkereiprodukte 328. — Höft, Milchwirtsch. Zentralbl. 1912. **41.** 213. Chem. Zentralbl. 1912, I. 1864.

Eulenberg's Reaktion auf Kohlenoxydblut.

Mischt man 1 ccm Blut mit 2 ccm Natronlauge (D. = 1,3) und gibt 2,5 ccm Chlorkalklösung zu, so färbt sich die Mischung bei Anwesenheit von Kohlenoxyd carminrot.

Eury's Reaktion auf Formaldehyd in Milch.

Erwärmt man eine Mischung von 5 ccm Milch, 5 ccm Schwefelsäure und 5 Tropfen $^1/_{100}$ Normal-Eisenchloridlösung bis zum Sieden, so entsteht bei Anwesenheit von Formaldehyd eine violette Färbung.

Bull. Scienc. Pharmacol. 1904. 85.
Südd. Apoth. Ztg. 1906. 187.
Chem. Zentralbl. 1904. II. 737.
Pharm. Ztg. 1904. 771.
Vergl. Lindet's u. Leach's Reaktion.

Everard-Demoor-Massart's Reagenz zum Färben mikroskop. Präparate.

Man löst 20 g Alaun in 200 ccm heißem Wasser, filtriert und läßt 24 Stunden stehen. Alsdann gibt man eine Lösung von 1 g Hämatoxylin in 10 g Alkohol zu, filtriert nach 8tägigem Stehen und gibt dann ein gleiches Volumen einer Lösung von 1 g Eosin in 100 ccm 25 %igem Alkohol und 50 g Glycerin zu.

Annal. Instit. Pasteur 1893. 166.
Merck's Report 1900. 377.

Ewald's Reagenz auf Salzsäure im Magensaft
ist eine Lösung von Ferriacetat und Rhodankalium.

Tagebl. d. Naturf.-Vers. zu Eisenach. 1882. 251.
Vergl. Mohr's Reagenz.

Ewins' Reaktion auf Adrenalin.
1. Man gibt zu 1 ccm Adrenalinlösung (1:100 000) 1 ccm 1 %ige Natriumacetatlösung, 4—5 Tropfen Quecksilberchloridlösung (1:1000) und erwärmt auf 40—50 °. Es entsteht sofort eine rosarote Färbung. Bei 15 ° entsteht letztere erst im Laufe von 4—5 Minuten.
2. Adrenalin gibt mit Kaliumpersulfatlösung beim Erwärmen eine rote Färbung. Empfindlichkeitsgrenze = 1:5 000 000.

Journal of Physiol. 1910. **40.** 323.
Merck's Bericht 1910. 80.
Pharm. Zentrh. 1911. 1033.

Eykmann's Reaktion auf Phenol.
Versetzt man verdünnte Phenollösung mit einigen Tropfen Äthylnitrit in Alkohol (Spirit. aetheris nitrosi) und dem gleichen Volumen konzentr. Schwefelsäure, so färbt sich die Mischung rot. (Event. Schichtprobe.) Empfindlichkeitsgrenze = 1:2 Millionen.

New Remedies. **11.** 340.
Ztschr. f. analyt. Chem. **22.** 576.

Eykmann's Reaktion auf Thymol in Menthol.
Man löst eine kleine Menge Menthol in 1 ccm Eisessig und gibt 5 Tropfen Schwefelsäure und 1 Tropfen Salpetersäure zu. Bei Anwesenheit von Thymol entsteht eine blaue Färbung.

Merck's Report 1900. 377.
Enzyklop. d. gesamt. Pharm. 1888. IV. 221.

Facen's Reaktion auf künstliche Weinfarbstoffe.
Versetzt man echten Rotwein mit gleichen Teilen grob gepulvertem Braunstein und rührt fleißig durch, so tritt in etwa $^{1}/_{4}$ Stunde Entfärbung ein. Künstlich gefärbter Wein bleibt dagegen mehr oder weniger gefärbt.

Journ. méd. de Bruxelles 1868. 151.
Ztschr. f. analyt. Chem. **9.** 121.
W i t t s t e i n , Vierteljahresschr. f. prakt. Pharm. **18.** 211. od. Ztschr. f. analyt. Chem. **9.** 121.

Fagès' Reaktion auf Zinnoxydulsalze.
Eine verdünnte, alkalische Lösung von Stannosalzen gibt mit einigen Tropfen Nitroprussidnatrium eine graurote Färbung, die durch wenig Salzsäure in Blau übergeht, durch viel Salzsäure entfärbt wird. Die entfärbte Lösung gibt mit Ferricyankalium einen Niederschlag von Turnbull's Blau.

Ann. Chim. analyt. appl. **7.** 442.
Chem. Zentralbl. 1903. I. 252.

Fairbank's Reagenz zur Bestimmung der Phosphorsäure
ist eine Molybdänsäurelösung. Man löst 100 g Molybdänsäure in 80 ccm Ammoniakflüssigkeit und 400 ccm Wasser, filtriert und gießt unter Umschwenken in eine Mischung von 300 ccm Salpetersäure (D. = 1,42) und 700 ccm Wasser (oder in 1 Liter Salpetersäure 1,185). Näheres siehe: Chem. Ztg. 1897. Rep. 92. — R e i c h a r d , Chem. Ztg. 1903. 833.

Fairley's Reaktion auf Uran
beruht auf der Bildung von UO_4, wenn Uranlösungen mit Wasserstoffsuperoxyd versetzt werden. Noch bei 0,5 mg Uran oder 0,05 mg H_2O_2 entsteht der Niederschlag von UO_4.

Chem. News **62.** 227.
Ztschr. f. analyt. Chem. 1905. 433.
Vergl. Aloy's Reaktion auf Uran.

Falck's Reagenz für mikroskop. Zwecke
ist eine Lösung von 2 ccm Anilin, 4 ccm Essigsäure und 194 ccm 50 %igem Alkohol. Dient als Aufhellungsmittel in der botanischen Mikroskopie zur Anfertigung von Dauerpräparaten, die aus oxalathaltigen Drogen hergestellt werden.

Archiv der Pharm. 1912. 49.

Falk's Reagenz auf Blut
ist eine Modifikation von Almén's Reaktion.

Siehe: Pharm. Zentrh. 1897. 567.
Merck's Report. 1900. 377.
Viertelj.-Schr. f. ger. Med. 1893. 60.
Zentralbl. f. Physiol. 1894. 723.

Farrant's Reagenz zur Konservierung mikroskop. Präparate
ist eine Lösung von arabischem Gummi in Wasser und Glycerin, der arsenige Säure zugesetzt ist. (Einschlußmittel.) Zur Darstellung mischt man gleiche Teile Glycerin, gesättigter Arseniklösung und Gummilösung; nach anderer Lesart besteht das Reagenz aus 2 g Arsenik, 50 g arab. Gummi, 50 ccm Wasser und 50 ccm Glycerin.

Merck's Index 1902. 270.
B e h r e n s ' Tabellen 1892. 64.
E b e r t h - F r i e d l ä n d e r , Mikroskop. Techn. 1894. 132.

Faßbender's Reagenz zur Bestimmung der Eiweißstoffe siehe Stutzer's Reagenz.

Berl. Ber. **13.** 1821.

Faure's Reaktion auf echten Weinfarbstoff.

10 ccm Rotwein versetzt man mit 2—3 ccm 2%iger Tanninlösung und ebensoviel 2%iger Gelatinelösung. Wenn der Wein genügend Gerbsäure enthält, genügt der Zusatz von Gelatinelösung allein. Echter Weinfarbstoff wird bei dieser Behandlung gefällt, künstliche Farbstoffe bleiben in Lösung.

Ztschr. f. analyt. Chem. 9. 122; 15. 485.

Fauré-Fremiet's Reagenz zum Färben mikroskopischer Präparate

ist eine Lösung von 0,5 g Anilinblau (wasserlöslich), 2 g Orange G und 2 g Oxalsäure in 100 ccm Wasser. Näheres siehe: Ztschr. f. wiss. Mikroskop. 1911. 28. 90.

Feder's Reagenz auf Formaldehyd (und Aldehyde).

Zu 100 ccm 2%iger Quecksilberchloridlösung gibt man eine Lösung von 10 g Natriumthiosulfat und 8 g Natriumhydroxyd in 100 ccm Wasser. Diese Lösung wird durch Formaldehyd sofort unter Abscheidung von Quecksilber getrübt. Dieses Reagenz ist wenig stabil, weshalb sich folgende getrennte Lösungen empfehlen: a) Eine Lösung von 20 g Quecksilberchlorid im Liter Wasser; b) eine Lösung von 80 g Ätznatron und 100 g Natriumsulfit zum Liter. Zum Gebrauch gibt man gleiche Teile von a und b zusammen.

Arch. der Pharm. 1907. 25.
Merck's Report 1907. 139.
Chem. Zentralbl. 1907. I. 1355.
Südd. Apoth.-Ztg. 1907. 288.

Feder's Reaktion auf Wasserstoffsuperoxyd in Milch.

Erwärmt man 5 ccm Milch, 5 ccm Salzsäure (1,19) und einige Tropfen Formaldehyd 3—4 Minuten auf 60°, so entsteht bei Anwesenheit von Wasserstoffsuperoxyd eine blauviolette Färbung. Empfindlichkeitsgrenze = 0,006: 100.

Ztschr. f. Unters. Nahr.-Genußm. 1908. 234.
Chem. Ztg. 1908. Rep. 211.
Wilkinson, Ztschr. f. Unters. Nahr.-Genußm. 16. 515.

Fehling's Reagenz auf Glukose.

1. Eine wässerige Lösung von Kupfersulfat in Wasser 34,64 g : 500 ccm.
2. 173 g Seignettesalz und 150 ccm Kalilauge (D. = 1,14) mit Wasser zu 500 ccm gelöst.

Zum Gebrauch mischt man gleiche Teile 1 und 2. Das Reagenz wird beim Kochen mit Glukoselösung unter Abscheidung von rotem Kupferoxydul entfärbt. 1 ccm Reagenz = 0,005 g Glukose. Empfindlichkeitsgrenze = 1:500.

Liebig's Annal. 72. 106, 106. 75.
Arch. f. physiol. Heilkunde 1848. 64.
Chem. Zentralbl. 1850. 244; 1858. 527.
Hager, Pharm. Prax. 1880. I. 976.
Schmidt, Pharm. Chem. 1896. II. 828.
Mohr, Titriermethode 1896. 537.
Ztschr. f. analyt. Chem. 20. 425—451; 22. 215.

Horton, Ztschr. f. analyt. Chem. 31. 713. oder Journ. of analyt. chem. 4. 370.
Bornträger, Ztschr. f. angew. Chem. 1893. 600.
Woy, Ztschr. f. analyt. Chem. 37. 254.
Eury, Pharm. Zentrh. 1900. 274.
Bull. Soc. Chim. Paris (3) 23. 41.
Schaer, Ztschr. f. analyt. Chem. 42. 4.
Gaud, Compt. rend. 119. 650.
Naunyn, Diabetes mellitus; Wien 1898. 436.
Neumayer, Arch. f. klin. Mediz. 67. 195.
Schweißinger, Münchener med. Woch. 1904. 1172.
Kröger, Pharm. Ztg. 1905. 272.
Lavalle, Chem. News 1905. 209; Chem. Ztg. 1906. 17.
Bilinski, Merck's Bericht 1905. 223.
Grube, Pharm. Ztg. 1907. 477.
Maclean, Lancet 1907, No. 4402.
Deutsche med. Woch. 1908. 162.

Fehling's Reaktion auf Stearinsäure in Wachs.

2 g Wachs kocht man mit 40 g Alkohol 45 Minuten lang, läßt dann erkalten und filtriert nach mehreren Stunden. Ist Stearinsäure vorhanden, so wird das Filtrat durch Wasser gefällt oder milchig getrübt.

Ztschr. f. analyt. Chem. 12. 326.

Fendler's Reaktion auf Eigelb in Margarine

beruht auf der Löslichkeit des Vitellins in 1%iger Kochsalzlösung und seiner Unlöslichkeit in Wasser. Es wird deshalb bei der Dialyse seiner Lösung in Kochsalzlösung abgeschieden. Näheres siehe: Pharm. Zentrh. 1903. 371. — Pharm. Ztg. 1903. 542. — Apoth. Ztg. 1903. 483.

Fendler's Reaktion auf Methylalkohol in Äthylalkohol

beruht auf der Oxydation des Methylalkohols durch Kaliumpermanganat und Nachweis des gebildeten Formaldehyds mittels Kentmann's Reagenz. Näheres siehe: Ztschr. f. angew. Chem. 1905. 1607. — Arbeit. a. d. pharm. Instit. Berlin 3. 1. — Ztschr. f. analyt. Chem. 1909. 310. — Chem. Zentralbl. 1906. II. 821.

Fendler-Mannich's Reaktion auf Methylalkohol siehe: Fendler's Reaktion.

Fenton's Indikator für Acidimetrie

ist Methylfuril (des Autors Reagenz auf Harnstoff) in wässerig-alkoholischer Lösung, mit welchem Papier getränkt wird. Dieses Reagenz-Papier wird durch primäre Amine in essigsaurer Lösung grün gefärbt. Harnstoff und starke Salzsäure färben es blau, Alkalien violett.

Die durch Zusammenschmelzen von Methylfuril und Harnstoff entstehende Base ist farblos und wird durch Säuren blau gefärbt.

Durch Kochen von alkoholischer Methylfurillösung mit β-Naphthylamin erhält man einen Indikator, der durch Säuren intensiv grün gefärbt wird.

Chem. Zentralbl. 1906. II. 276.
Proc. Cambridge Phil. Soc. 13. 298.
Journ. Chem. Soc. 83. 187.

Fenton's Reagenz auf Harnstoff
ist Methylfuril $C_4 H_3 O . CO . CO . C_4 H_2 O . CH_3$ oder der Ketoaldehyd $CHO. C_4 H_2 O. CO. C_4 H_2 O. CH_3$. Mischt man diesen Körper mit etwas Harnstoff und gibt eine Spur Phosphoroxychlorid oder Acetylchlorid zu, so entsteht eine schöne blaue Färbung. Empfindlichkeitsgrenze = 0,01 mg Harnstoff.
>   Chem. News 87. 18.
>   Chem. Zentralbl. 1903. I. 421.
>   Proc. Chem. Soc. 18. 243.
>   Journ. Chem. Soc. 83. 187.
>   Ztschr. f. angew. Chem. 1903. 991.
>   Ztschr. f. analyt. Chem. 1904. 120.

Fenton's Reagenz auf Ketohexosen
ist Para-Phenylhydrazinsulfosäure. Näheres siehe: Chem. News 90. 182. — Ztschr. f. analyt. Chem. 45. 650. — Merck's Report 1907. 80.

Fenton's Reagenz auf Natrium.
Dihydroxyweinsäure gibt mit Natriumsalzen einen fast unlöslichen Niederschlag. Ammon- und Kaliumsalze sollen die Reaktion nicht beeinträchtigen.
>   Chem. News 70. 302.
>   Journ. Chem. Soc. 65. 899.
>   Chem. Zentralbl. 1898. I. 688.
>   Ztschr. f. analyt. Chem. 36. 694.

Fenton's Reaktion auf Weinsäure.
Gibt man zu einer Lösung von freier Weinsäure oder von Alkalitartrat etwas Ferrochlorid oder Ferrosulfat, 2 Tropfen Wasserstoffsuperoxyd und einen Überschuß von Alkali, so entsteht eine schöne Violettfärbung.
>   Chem. News 43. 110.
>   Ztschr. f. analyt. Chem. 21. 123.
>   Proc. Chem. Soc. 1897. 119.

Fenton's Reaktion auf Zucker (Hexosen).
4 ccm Urin versetzt man mit wasserfreiem Calciumchlorid, bis eine Paste entstanden ist, und kocht letztere mit 10 ccm Toluol (Vorsicht, weil feuergefährlich!) und einigen Tropfen Phosphortrichlorid einige Minuten lang. Man gießt das Toluol ab, läßt erkalten und gibt zuerst 1 ccm Malonsäureaethylester und etwas Alkohol und dann tropfenweise alkoholische Kalilauge zu, wobei eine charakteristische Rosafärbung auftritt. Diese Mischung zeigt nach dem Verdünnen mit Alkohol und Wasser bei Gegenwart von Zucker eine blaue Fluoreszenz. (Diese Reaktion geben nur die Hexosen und höheren Homologen, nicht aber die Pentosen.)
>   Proceed. Cambridge Phil. Soc. 1907. (14.) 24.
>   Lancet. 1907. 215.
>   Münchener med. Woch. 1907. 688.
>   Apoth. Ztg. 1907. 423.
>   Chem. Zentralbl. 1907. II. 850.

Fenton-Barr's Reaktionen auf organische Säuren.
Ameisensäure, Oxalsäure, Dioxyweinsäure, Brenztraubensäure, Dimethylglutarsäure, Zuckersäure, Milchsäure, Lävulinsäure und Oxalessigsäure geben bei gewöhnlicher Temperatur und bei Anwesenheit von konz. Schwefelsäure

mit Phenolen (Phenol, Resorcin, Pyrogallol und o-Kresol) Farbenreaktionen. Näheres siehe: Proceed. of the Cambridge Philos. Soc. 14. 386.

Fenton-Millington's Reaktion auf Methylfurfurol.
Methylfurfurol (ferner Chlor-, Brom-, Jod- und Acetoxymethylfurfurol) liefert beim Erhitzen mit Dimethylanilin und wasserentziehenden Mitteln (Zinkchlorid, Phosphoroxychlorid, wasserfreier Oxalsäure etc.) eine intensiv blau gefärbte Mischung.
>   Chem. News 90. 182.
>   Ztschr. f. analyt. Chem. 45. 650.

Fermi's Reagenz auf proteolytische und gelatinolytische Enzyme
ist eine 2—30 %ige Gelatinelösung, die mit 1 $^o/_{oo}$ Thymol oder 5 $^o/_{oo}$ Phenol versetzt ist, eventuell mit 1—2 $^o/_{oo}$ Natriumkarbonat alkalisiert oder mit 1—5 $^o/_{oo}$ Mineralsäuren (oder 5—10 $^o/_{oo}$ organ. Säuren) angesäuert wird. Näheres siehe: Arch. f. Hygiene 55. 140. — Chem. Zentralbl. 1906. I. 1512.

Fernau's Reaktion auf Mutterkorn im Mehl
beruht auf der Sklererythrinreaktion. Näheres siehe: Pharm. Post 1907. 133. — Pharm. Zentrh. 1907. 470. Südd. Apoth. Ztg. 1907. 612.

Ferrari Lelli's Reaktion auf Natriumkarbonat in Milch.
Man mischt 10 ccm Milch und 10 ccm Wasser, gibt 0,1 g Aspirin zu und erhitzt die Mischung 10—20 Minuten lang auf dem Dampfbade allmählich auf 60 ° C. Bei Gegenwart von $Na H CO_3$ ist die Flüssigkeit nach Abscheidung des Kaseïns trüb und gibt mit Eisenchloridlösung einen reichlichen Niederschlag.
>   Archivio di farm. sperim. 1906. 645.
>   Répert. de Pharm. 1907. 40.
>   Chem. Zentralbl. 1907. I. 909.
>   Südd. Apoth. Ztg. 1907. 324.

Ferraro's Reagenz auf Fette in Vaselin
ist mit Ammoniak entfärbte Fuchsinlösung. Verrührt man 20 g Vaselin mit 5 ccm Reagenz, so färbt sich die Mischung bei Gegenwart von Fetten rosarot.
>   Boll. Chim. Farm. 1909. 48. 439.
>   Nouv. Remèdes 1910. 136.
>   Chem. Zentralbl. 1909. II. 941.
>   Répert. de Pharm. 1909. 504.

Ferraro-Carobbio's Reaktion auf Arsen
ist eine Modifikation von Bettendorf's Reaktion unter Verwendung von metallischem Zinn und Salzsäure.
>   Siehe: Bollet. chim. farm. 1905. 805.
>   Chem. Zentralbl. 1906. I. 398.
>   Südd. Apoth. Ztg. 1906. 196.

Ferreira da Silva siehe **Silva.**

Fick's Reagenz zur Leprafärbung.
a) Eine konzentr. Lösung von Fuchsin in 2 %igem Carbolwasser; b) eine 1 %ige Lösung von Jodgrün in 2 %igem Carbolwasser.
>   Petersburger med. Woch. 1907. 261.

Ficker's Reagenz auf Typhus

(Typhus-Diagnostikum) ist eine besonders vor-
behandelte und abgetötete Typhuskultur, die
zur Anstellung der Gruber-Widal'schen Reaktion dient.

Merck's Bericht 1903. 183. 1904. 199; 1905.
220.

Berl. klin. Woch. 1903. 1021.

Fiehe's Reagenz auf Kunsthonig

ist Resorcin-Salzsäure (1 g Resorcin in
100 g Salzsäure 1,19). Der Honig wird mit
Äther verrieben, der Äther abgegossen, bei gewöhnlicher Temperatur verdampft und der
Rückstand mit dem Reagenz versetzt. Eine
violettrote Färbung zeigt Kunsthonig (Invertzucker) an. (Mit 25 %iger Salzsäure soll das
Reagenz empfindlicher sein.)

Ztschr. f. Unters. Nahr.-Genußm. **16.** 75.

Chem. Ztg. 1908. 1090.

Ztschr. f. öffentl. Chem. 1909. 352.

Chem. Zentrbl. 1908. II. 906.

Répert. de Pharm. 1908. 369.

D r a w e , Chem. Ztg. 1908. Rep. 523.

W e r n e r , Apoth. Ztg. 1908. 841.

N y m a n - W i c h m a n n , Pharm. Zentrh.
1910. 815.

B a u m e r , Ztschr. f. Unters. Nahr.-Genuß-
Mittel **20.** 583.

H a l p h e n , Chem. Zentralbl. 1912. I. 1504.

S t o e c k l i n , ebenda 1912. I. 1505.

W i t t e , Ztschr. f. öffentl. Chem. 1912. 371.

Field's Reagenz auf organische Stoffe im Wasser

ist eine stark verdünnte, wässerige Lösung
von Platinchlorid und Jodkalium, die durch
gewisse organische Stoffe rosarot gefärbt wird.
Näheres siehe: Pharm. Zentrh. 1883. 525. —
New Remedies 1883. 309. — Chem. News **43.**
75.

Fillinger's Reagenz auf Glukose.

a) Eine Lösung von 250 g Kaliumrhodanid,
250 g Kaliumkarbonat und 25 g Kaliumbikarbonat im Liter Wasser; b) eine Lösung von
4,278 g Kupfersulfat im Liter; c) eine Lösung
von 200 g Kaliumrhodanid, 250 g Kaliumkarbonat, 50 g Kaliumbikarbonat, 10,42 g Kupfersulfat im Liter. Näheres siehe: Ztschr. Unters.
Nahr. Gen. Mittel 1911. **22.** 605. — Apoth. Ztg.
1911. 1020.

**Filomusi Guelfi's Reagenz auf Menschen- und
Tierblut**

ist eine 2 %ige Lösung von Natriumfluorid.
Das Reagenz gibt mit Tierblut charakteristische Krystalle, z. B. mit Hundeblut nadelförmige Hämoglobinkrystalle und mit Kanin-
chenblut tetraedrische Krystalle. Menschenblut gibt diese Krystalle nicht.

Siehe: Ztschr. f. Unters. Nahr.-Genußm. **2.**
509.

Filsinger's Butterprobe

beruht auf der klaren Löslichkeit des geschmolzenen Butterfettes im dreifachen Volumen Äther (D. = 0,725) oder in einer Mischung von 1 Volumen Alkohol (D. = 0,805) und
4 Volumen Äther bei 18—19 ° C. Näheres
siehe: Ztschr. f. analyt. Chem. **19.** 236. —
Pharm. Zentrh. 1878. 260.

Filsinger's Reaktion auf Reinheit des Cacaoöles.

2 g geschmolzenes Cacaoöl löst man in 6 ccm
einer Mischung von 4 g Äther (D. = 0,725)
und 1 g Alkohol (D. = 0,810). Ist das Öl rein,
so bleibt die Lösung auch nach längerem
Stehen klar.

Ztschr. f. analyt. Chem. **19.** 247.

Pharm. Zentrh. 1878. 452.

Ztschr. f. öffentl. Chemie. **3.** 34.

Chem. Zentralbl. 1897. I. 722.

B j ö r k l u n d , Ztschr. f. analyt. Chem. **3.**
233.

Finkener's Reaktion auf Mineralöl in Harzöl

beruht auf der Löslichkeit des Harzöles in
dem 10fachen Volumen einer Mischung von
1 Volumen Chloroform und 10 Volumen Alkohol (D. = 0,8182) bei 23 ° C., während sich
Mineralöle von höherem Siedepunkt in dem
hundertfachen Volumen nicht lösen. Näheres
siehe: Seifenfabrikant 1886. 129. — Pharm.
Zentrh. 1886. 161. — Polytechn. Notizbl. **42.** 33.

Finkener's Reaktion auf fremde Öle in Rizinusöl.

1 Teil Rizinusöl löst sich in 5 Teilen Alkohol
(D. = 0,829) bei gewöhnlicher Temperatur klar
auf. Andere fette Öle wie Oliven-, Sesam-,
Lein-, Rüböl etc. geben bei Anwesenheit von
nur 10 % eine trübe Lösung, die sich auch
oberhalb 20 ° C. nicht klärt, sondern das
fremde Öl abscheidet, das sich am Boden des
Gefäßes ansammelt.

Chem. Ztg. **10.** 1500.

Ztschr. f. analyt. Chem. **26.** 261.

Polytechn. Notizbl. **42.** 33.

**Finzelberg's Reaktion auf Valeraldehyd in Vale-
riansäure.**

Man mischt 2 g Valeriansäure mit 3 g Ammoniak und gibt 150—200 ccm Wasser zu.
Bei Abwesenheit von Valeraldehyd entsteht
eine klare Lösung, bei Anwesenheit genannten Stoffes eine opalisierende Lösung.

Merck's Report 1900. 377.

Fiori's Reaktion auf Atoxyl.

Atoxyllösungen färben sich auf Zusatz von
einigen Tropfen Chlorkalklösung orangerot.
Ein Überschuß des Reagenzes bewirkt eine
kanariengelbe Fällung. Natriumkakodylat und
Methyldinatriumarseniat geben diese Reaktion
nicht.

Bollett. Chim. Farm. 1910. 99.

Répert. de Pharm. 1910. 265.

Südd. Apoth. Ztg. 1910. 486.

Chem. Ztg. 1911. Rep. 91.

Apoth. Ztg. 1911. 168.

Firbas' Reaktion auf Condurangin.

Versetzt man eine Lösung von Condurangin
in Chloroform mit einer Mischung aus gleichen
Teilen konzentr. Schwefelsäure (oder Salzsäure) und Alkohol, so tritt bei gelindem Erwärmen Grünfärbung ein. Eine Spur Eisenchlorid bewirkt eine grünblaue Färbung.

Ztschr. d. öst. Apoth. Ver. 1903. 57.
Chem. Zentralbl. 1903. I. 538.

Firbas' Reaktion auf Quebrachoextrakt
siehe: Pharm. Post 1904. 221.
Chem. Zentralbl. 1904. I. 1581.

Fischel's Reagenz zur Nervenfärbung
ist Alizarin oder eine in der Siedehitze dargestellte und dann filtrierte Lösung von Alizarin. (Es lösen sich nur etwa 0,01:250.)
Ztschr. f. wiss. Mikroskop. 25. 154.

Fischel's Reagenz auf Peroxydase.
Eine Lösung von 2 g benzidinmonosulfosaurem Natrium in 100 ccm Wasser, der vor dem Gebrauch etwas Wasserstoffsuperoxyd zugesetzt wird. Gebraucht zum mikroskopischen Nachweis von Peroxydasen, die Blaufärbung verursachen.
Wiener klin. Woch. 1910. 1557.
Chem. Zentralbl. 1910. II. 1837.

Fischel's Reagenz für mikroskop. Zwecke
ist eine Mischung von 25 g Ameisensäure, 25 g Wasser und 50 g einer 1%igen, wässerigen Silbernitratlösung. Gebraucht zum Färben der Elemente des Nervensystems.
Arch. f. mikroskop. Anat. 42. 383.
Enzyklop. d. mikroskop. Techn. 1903. 1351.
Ztschr. f. wiss. Mikroskop. 1894. 48.

Fischer's Reaktion auf Aldosen.
Sättigt man 5 ccm der verdünnten Zuckerlösung bei 10° C. nach Zugabe von zirka 0,5 g Resorcin mit gasförmiger Salzsäure und erwärmt dann mit überschüssiger Natronlauge und Fehling's Reagenz, so tritt eine rotviolette Färbung ein. Näheres siehe: F i s c h e r und J e n n i n g, Berl. Ber. 27. 1355.

Fischer's Reagenz auf Aldehyde und Ketone
ist Phenylhydrazin.
Siehe: Berl. Ber. 17. 572.
Ztschr. f. analyt. Chem. 25. 228.
Vergl. F i s c h e r ' s Reagenz auf Glukose.
J o l l e s, Wiener med. Woch. 1892. XVII und XVIII oder Ztschr. f. analyt. Chem. 30. 260.

Fischer's Reaktion auf Cobalt.
Eine wässerige Lösung von Kaliumnitrit und Essigsäure gibt mit Lösungen von Cobaltsalzen einen gelben Niederschlag.
Poggendorff's Annalen 1849. 124.
Ztschr. f. analyt. Chem. 30. 340.
Vergl. de Koninck's Reagenz auf Kalium.
B e n e d i k t, Journ. Americ. Chem. Soc. 27. 1360.
Pharm. Praxis 1906. 52.

Fischer's Reagenz auf Glukose.
Man löst 10 g salzsaures Phenylhydrazin und 15 g Natriumacetat in 80—100 ccm Wasser. 50 ccm Harn erwärmt man mit 20 ccm Reagenz etwa 1 Stunde lang auf dem Dampfbade. Bei Anwesenheit von Glukose bildet sich ein gelber, krystallinischer Niederschlag von Phenylglukosazon (nach dem Umkrystal-
lisieren aus Alkohol bei za. 205° C. schmelzend). Empfindlichkeitsgrenze = 0,02 % Glukose.
F i s c h e r, Berl. Ber. 17. 572; 23. 2118.
J o l l e s, Ztschr. f. analyt. Chem. 30. 260.
S a l k o w s k i, Ztschr. f. physiolog. Chem. 17. 329.
K i s t e r m a n n, Ztschr. f. analyt. Chem. 32. 633.
F r a n k, Berl. klin. Woch. 1893. 255 oder Ztschr. f. analyt. Chem. 32. 634.
L a v e s, Arch. d. Pharm. 231. 366.
F i s c h e r, Berl. Ber. 20. 821, 2569; 21. 2631; 22. 87 oder Ztschr. f. analyt. Chem. 33. 224.
E s c h b a u m, Apoth. Ztg. 1902. 281 und Pharm. Ztg. 1900. 288.

Fischer's Reaktion auf Hemibilirubin im Harn.
1 Liter Harn wird mit 50 ccm Chloroform ausgeschüttelt, das Chloroformextrakt filtriert, mit 3—5 ccm $^1/_{10}$ Norm. Natronlauge geschüttelt und diese nach dem Filtrieren mit 1—2 Tropfen einer 10%igen Kupfersulfatlösung versetzt. Nach Zusatz von 8—10 Tropfen 33%iger Natronlauge entsteht eine hell-lila Färbung, die nachdunkelt und nach spätestens zwei Minuten ein charakteristisches spektroskopisches Bild zeigt (Streifen im Rot, Gelb und Blau).
Münchener med. Woch. 1912. 2555.
Merck's Bericht 1912. 180.

Fischer's Reaktion auf Indol und Skatol.
Taucht man einen Fichtenspan in eine alkoholische Lösung von Skatol und dann in konzentr. Salzsäure, so färbt er sich erst rot und dann violett.
Liebig's Annal. 236. 140.

Fischer's Reaktion auf Tuberkulose.
Symmetrische Stellen des Thorax benetzt man mit Wattetampons die zuerst mit 0,05 %-iger Ferri-Ferrocyankaliumlösung und dann mit 0,1 %iger Eisenchloridlösung gleichmäßig getränkt wurden. Bei normalem Lungenbefund färben sich beide Tampons gleich stark blau, ist die eine Lunge aber tuberkulös infiziert, so ist an dem betreffenden Tampon eine schwächere Reaktion zu bemerken. Bei vorhandenem Fieber wird die Reaktion undeutlich.
Münchener med. Woch. 1912. 1813.
Zentralbl. ges. innere Med. 1912. 3. 378.

Fischer's Reagenz zur Bakterienfärbung.
Man löst 20 g Gerbsäure und 20 g Ferrosulfat in 250 ccm Wasser und gibt 10 ccm gesättigte, alkoholische Fuchsinlösung zu.
Jahrb. f. wiss. Botan. 1894. 188.

Fischer's Reagenz zum Färben mikroskop. Präparate.
Eine wässerige Lösung von Eosin (Tetrabromfluoresceïn-Natrium) versetzt man mit Salzsäure im Überschuß, sammelt den erhaltenen Niederschlag, wäscht mit Wasser und trocknet. Das so erhaltene Tetrabromfluoresceïn löst man in Alkohol (1:20).

Arch. f. mikroskop. Anat. 1875. 349.
B e h r e n s ' Tabellen 1892. 109.

Fischer's Reagenz zur Negativfärbung von Bakterien

ist eine gesättigte Lösung von Congorot oder Nigrosin, die wie die Burri'sche Tusche verwendet werden. Näheres siehe: Ztschr. f. wiss. Mikroskop. 1911. 475. — Merck's Bericht 1911. 357.

Fish's Reagenz zum Fixieren mikroskop. Präparate

ist eine Lösung von 15 g Chlorzink, 100 g Chlornatrium und 50 ccm Formaldehyd (40 %) in 200 ccm Wasser oder eine Lösung von 1 g Pikrinsäure, 5 g Sublimat und 10 g Eisessig in 1000 ccm Wasser.

    Americ. Microscop. Soc. Trans. 1896. 143. 293.

    Enzyklop. d. mikroskop. Techn. 1903. 402.

Fish's Formolalkohol für mikroskop. Zwecke

ist eine Mischung von 10 Teilen Formaldehyd (40 %) und 100 Teilen Alkohol (95 %).

    Americ. Microscop. Soc. Trans. 1896. 319.

    Ztschr. f. wiss. Mikroskop. 1896. 491.

Fittig's Reaktion

ist eine für die Synthese wichtige Reaktion, in deren Verlauf durch Einwirkung von Natrium in ätherischer Lösung auf gebromtes Benzol und Jod- oder Bromalkyl Benzolkohlenwasserstoffe entstehen.

    Siehe: Liebig's Annalen 131. 303 und Lehrbücher der Chemie.

Fittipaldi's Reaktion auf Albumosen.

10—20 ccm Harn mischt man mit der sechsfachen Menge Alkohol und läßt einen Tag lang stehen. Nach dem Abgießen des Alkohols wird der entstandene Niederschlag in Natronlauge (31 %) gelöst und mit einer Lösung von Nickelsulfat in Ammoniak (2,5 g Nickelsulfat in 50 g Wasser und 50 g Ammoniakflüssigkeit) versetzt. Einige Tropfen verursachen bei Anwesenheit von Albumosen und Peptonen sofort oder nach einigen Sekunden eine rotorange Färbung. (Vergl. Gnezda's Reaktion.)

    Riforma medica 21. No. 35.

    Deutsche med. Woch. 1911. 1890.

    Merck's Bericht 1911. 375.

Flechsig's Reagenz zum Färben mikroskop. Präparate.

Man löst 3 g Weinsäure und 2,4 g Natriumsulfat in 900 ccm Wasser und gibt eine Lösung von 1 g japanischem Rotholzextrakt (Sappanholzextrakt) in 10 ccm Wasser und 10 ccm Alkohol zu. Gebraucht für Präparate des Zentralnervensystems. Das Reagenz stammt von W. v. Branca.

    Arch. f. Anat. u. Physiol. 1889. 537.

    Ztschr. f. wiss. Mikroskop. 1890. 71.

    B e h r e n s ' Tabellen 1892. 107.

    E b e r t h - F r i e d l ä n d e r, Mikroskop. Techn. 1894. 252.

    Enzyklop. d. mikroskop. Techn. 1903. 361.

Fleck's Reaktion auf Pikrinsäure und Dinitrokresol.

Löst man etwas Pikrinsäure in verdünnter Salzsäure (10 %) und gibt metallisches Zink zu, so erhält man innerhalb einiger Stunden eine schöne Blaufärbung. Dinitrokresol gibt eine hellblutrote Färbung.

    Korrespond.-Blatt d. Ver. analyt. Chem. 3. 77.

    Repert. d. analyt. Chem. 6. 649.

    Chem. Zentralbl. 1887. 99.

Fleig's Reaktion auf Blut im Harn.

Man löst 0,25 g Fluorescein in 100 ccm Wasser und 20 g Kaliumhydroxyd, gibt 10 g fein gepulvertes Zink zu und erhitzt etwa 1 Minute lang zum Sieden. Die Lösung wird filtriert und nach Zusatz von etwas Zinkpulver im Dunkeln aufbewahrt. Wird sie beim Stehen fluoreszierend, so braucht man sie nur umzuschütteln. Zur Ausführung der Reaktion bringt man in ein Reagenzglas 2 ccm Harn, 0,25 ccm Reagenz und 3 Tropfen Wasserstoffsuperoxyd. Bei Gegenwart von Blut entsteht unter Bildung von Fluorescein eine intensive Fluoreszenz.

    Presse médicale d'Egypte 1910, No. 15, p. 281.

    Merck's Bericht 1910. 204.

    Répert. de Pharm. 1910. 429.

Fleig's Reaktion auf Gallensäuren

siehe: Bullet. Soc. Chim. de France (4) 3. 992. — Apoth. Ztg. 1908. 819.

Fleig's Reaktionen auf Kohlehydrate.

1. Erhitzt man 0,5 ccm verd. Zuckerlösung mit 4 ccm Salzsäure und gibt 4 Tropfen (0,1 %ige) alkoholische Indollösung zu, so entsteht eine gelbe bis orangerote Färbung. Die Reaktion wird von den meisten Zuckerarten, Dextrin, Stärke, Zellulose, Mannit, Gummi und Glykosiden ausgelöst. Inosit und rein alkoholartige Zucker geben sie nicht.

2. Versetzt man 0,5 ccm Zuckerlösung mit 2 Tropfen einer gesättigten, alkoholischen Carbazollösung und 1 ccm Schwefelsäure, so entsteht eine violettrote Färbung.

    Journ. de pharm. et de chim. (6) 28. 385.

    Merck's Bericht 1911. 308.

    Ztschr. f. analyt. Chem. 50. 769.

    Répert. de pharm. 1909. 112.

    Ztschr. Unters. Nahr.-Gen.-Mittel. 18. 320.

Fleig's Reaktion auf Sesamöl.

10 ccm des zu prüfenden Öles mischt man mit 10 ccm Salzsäure und 0,4 ccm einer 2—4 %igen alkoholischen Lösung eines aromatischen Aldehyds (p-Oxybenzaldehyd, Anisaldehyd, Zimtaldehyd, Protocatechualdehyd, Vanillin, Piperonal). Bei Gegenwart von Sesamöl entstehen himbeerrote, pfirsichrote bis violette Färbungen.

    Bullet. Soc. Chim. de France (4) 3. 984.

    Répert. de Pharm. 1910. 147.

    Apoth. Ztg. 1908. 818.

Fleischl's Reaktion auf Gallenfarbstoffe

ist eine Modifikation der Brücke'schen Reaktion. Statt Salpetersäure wird eine konzentr., wässerige Lösung von Natriumnitrat verwendet.

Zentralbl. f. d. med. Wissensch. 1875. 561.
Chem. Zentralbl. 1875. 568.
Ztschr. f. analyt. Chem. 15. 502.
D e u b n e r, ebenda 25. 458.

Fleischmann's Reaktion auf Alkohol in ätherischen Ölen.

Das zu prüfende Öl schüttelt man mit Wasser aus, gießt letzteres ab und versetzt es mit Kaliumdichromatlösung und konzentr. Schwefelsäure. Grünfärbung zeigt Alkohol an.

Polytechn. Notizbl. 34. 47.
Ztschr. f. analyt. Chem. 18. 479.
T r e s h, Chem. News 38. 251 od. Ztschr. f. analyt. Chem. 18. 487.
F r i e d, Ztschr. d. öst. Apoth. Ver. 16. 563.
D r e c h s l e r, Pharm. Ztschr. f. Rußland 1878. 586 oder
Ztschr. f. analyt. Chem. 19. 121.

Fleitmann's Reaktion auf Arsen

ist eine Modifikation der Marsh'schen Probe unter Verwendung von Zink und Natron- oder Kalilauge. Ein Entweichen von Antimonwasserstoff wird hierdurch verhindert.

Enzyklop. d. gesamt. Pharm. 1888. IV. 405.

Fleitmann's Reaktion auf Arsenwasserstoff mittels Silbernitratpapier (Schwärzung) ist nach Dilling unzuverlässig, da auch Purin und Oxypurin bei der Fleitmannschen Methode eine Schwärzung des Silberpapiers verursachen. Näheres siehe: Pharm. Journ. 1911. 33. 811.

Flemming's Reagenz zum Konservieren mikroskop. Präparate.

Eine bei gewöhnlicher Temperatur bewirkte Lösung von gepulvertem Dammarharz in einer Mischung gleicher Teile Terpentinöl und Benzol wird nach dem Filtrieren zu einer dickflüssigen Masse eingedampft.

Arch. f. mikroskop. Anat. 1881. 322.
Morphol. Jahrb. 1880. 469.
B e h r e n s' Tabellen 1892. 63.

Flemming's Einbettungsmittel (Transparentseife)

ist eine heiß bereitete und filtrierte Lösung von käuflicher Transparentseife in 90 %igem Alkohol. Näheres siehe: Behrens' Tabellen 1892. 76.

Enzyklop. d. mikroskop. Techn. 1903. 439.
Vergl. Kadyi's Reagenz.
E b e r t h - F r i e d l ä n d e r, Mikroskop. Techn. 1894. 70.

Flemming's Reagenzien zum Fixieren mikroskop. Präparate.

1. Man mischt 30 ccm 1 %iger, wässeriger Chromsäurelösung mit 8 ccm 2 %iger Osmiumsäurelösung und 2 ccm Eisessig (s t a r k e Lösung).

2. Man mischt 50 ccm 1 %iger Chromsäurelösung mit 20 ccm 1 %iger Essigsäure und 20 ccm 1 %iger Osmiumsäurelösung und gibt 110 ccm Wasser zu (s c h w a c h e Lösung).

3. Zum Fixieren von Kernstrukturen löst man 0,2—5 g Ameisensäure in 100 ccm Wasser.

4. Chromessigsäure ist eine Lösung von 1 g Eisessig und 2 g Chromsäure in 1000 ccm Wasser.

5. Pikrinessigsäure ist vorhergehende Lösung, die an Stelle von Chromsäure Pikrinsäure enthält.

F l e m m i n g, Zellsubstanz, Kern- u. Zellteilung 1882. 381. 382.
S t r a s b u r g e r, Kl. Botan. Prakt. 1893. 220.
B e h r e n s' Tabellen 1892. 54—56.
E b e r t h - F r i e d l ä n d e r, Mikroskop. Techn. 1894. 51.
Enzyklop. d. mikroskop. Techn. 1903. 388.

Flemming's Reagenz zum Färben mikroskop. Präparate.

1. Man löst 1 g Gentianaviolett in 15 g Alkohol und 100 ccm Anilinwasser.

2. Man löst 1—2 g Magdalarot in 50 ccm Wasser und 50 ccm Alkohol.

3. Eine konzentr. Lösung von Safranin in Anilinwasser mit oder ohne Zusatz von Alkohol. Gebraucht zu Kernfärbungen.

4. a) Safraninlösung, siehe oben 3; b) Gentianaviolettlösung nach Ehrlich, siehe dieses; c) eine konzentr. wässerige Lösung von Orange.

F l e m m i n g, Zellsubst. 1882. 384.
Arch. f. mikroskop. Anat. 1881. 317—324 u. 1891. 295. 685.
B e h r e n s' Tabellen 1892. 110. 113. 119.
Enzyklop. d. mikroskop. Techn. 1903. 386.

Flesch's Reagenz zum Fixieren mikroskop. Präparate.

1. Chromessigsäure: Man löst 0,25 g Chromsäure und 1 g Eisessig in 100 ccm Wasser.

2. Chromosmiumsäure: Man löst 0,1 g Osmiumsäure und 0,25 g Chromsäure in 100 ccm Wasser.

Arch. f. mikroskop. Anat. 1879. 300.
Merck's Index 1902. 269.
E b e r t h - F r i e d l ä n d e r, Mikroskop. Techn. 1894. 51.
Enzyklop. d. mikroskop. Techn. 1903. 650.

Fleury's Reaktion auf Morphin.

Eine kleine Menge der zu prüfenden Substanz versetzt man mit 1 Tropfen zirka $^1/_{20}$ Normal-Schwefelsäure und rührt mit einem Glasstäbchen um, bis das Alkaloid gelöst ist. Dann gibt man etwas Bleisuperoxyd zu und rührt 6—8 Minuten lang. Nach 3—4 Minuten langem Stehen gießt man die klare Flüssigkeit ab und gibt zu dieser 1 Tropfen Ammoniak. Bei Anwesenheit von Morphin entsteht sofort eine Braunfärbung.

Chem. Zentralbl. 1901. II. 1370.
Chem. Ztg. 1901. Rep. 276.
Pharm. Zentrh. 1901. 787.
Pharm. Ztg. 1902. 100.

Florence's Reaktion auf Spermaflüssigkeit.

Man löst 1,65 g Jodkalium und 2,54 g Jod in 30 ccm Wasser. Dieses Reagenz gibt mit Spermaflüssigkeit einen krystallinischen Niederschlag, der aus mikroskopisch kleinen, braunen, rhomboidischen Blättchen besteht.

Arch. d'Anthrop. criminelle 1896.
Répert. de Pharm. 1897. 388.
L e c c o , Wiener klin. Woch. 1897. 820 od.
Ztschr. f. analyt. Chem. 37. 341.
S t r u v e , Ztschr. f. analyt. Chem. 39. 1.
R i c h t e r , Wiener klin. Woch. 1897. 569
B e u m e r , Deutsche med. Woch. 24. 782.
B u c a r i u s , Chem. Ztg. 1901. Rep. 194 u.
1902. Rep. 61.
D a w y d o w , Pharm. Zentrh. 1900. 257.

Florence's Reagenz auf Urobilin, Urobilinogen und Blut.

Lösung von 7,5 g Zinkacetat in 50 g Alkohol, 50 g Chloroform und 50 g Pyridin. 2—3 ccm Harn schüttelt man mit der doppelten Menge Reagenz. Bei Abwesenheit der genannten Stoffe ist die untere Schicht der Mischung nach der Schichtenbildung farblos, ist Urobilin vorhanden, so ist sie grün fluoreszierend, ist Urobilinogen vorhanden, so wird sie nach und nach fluoreszierend, sie ist grünlich bei Gegenwart von Biliverdin, sie ist rosa bis kirschrot bei Anwesenheit von Blut.

Journal de pharm. et de chim. 1910. II. 160.
Répert. de Pharm. 1910. 447.

Flückiger's Reagenz auf Alkaloide

ist wässerige Lösung von Pikrinsäure (1:10). (Bei gewöhnlicher Temperatur ist die Säure in diesem Verhältnis nicht löslich.)

F l ü c k i g e r , Pharm. Chem. 1879. 364.
Vergl. Hager's Reagenz.

Flückiger's Reaktion auf Antipyrin.

Man löst 1 mg Antipyrin in 1 Tropfen Alkohol, gibt ebensoviel Äther zu und taucht einen mit Eisenchlorid benetzten Glasstab in diese Lösung. Letztere erstarrt zu einem roten Krystallbrei (Ferripyrin), der sich in Wasser und Alkohol mit blutroter Farbe löst.

Bull. Soc. Chim. Paris 1886. 235.
Pharm. Zentrh. 1895. 59.

Flückiger's Reaktion auf Apocodeïn.

Schüttelt man Apocodeïn mit Braunstein und Wasser und gibt Essigsäure zu, so entsteht eine grüne Färbung. Filtriert man und schüttelt das Filtrat mit Chloroform, so färbt sich letzteres blau.

Vergl. Guareschi, Alkaloide 1896. 376.

Flückiger's Reaktion auf Arsen.

Man verfährt wie bei Gutzeit's Reaktion, verwendet aber Filtrierpapier, das mit einer wässerigen Lösung von Sublimat betupft ist.

Bei Anwesenheit von Arsen färbt sich die betupfte Stelle gelb, bei längerer Einwirkung braun.

Ztschr. f. analyt. Chem. 30. 116 od.
Arch. der Pharm. 227. 1.
Vergl. Gutzeit's Reaktion.
L o h m a n n , Pharm. Ztg. 36. 748.
R i t s e r t , ebenda 34. 368.
C o n r a d s o n , Ztschr. f. analyt. Chem. 39.
655.
L o c h m a n n , Pharm. Ztg. 1903. 185.

Flückiger's Reaktion auf Atropin.

Erhitzt man Atropin mit gleichen Teilen Eisessig und konzentr. Schwefelsäure, so tritt eine grüngelbe Fluoreszenz und nach dem Erkalten ein angenehmer aromatischer Geruch auf.

Arch. der Pharm. (3) 24. 459.
Chem. Zentralbl. 1886. 504.

Flückiger's Reagenz auf Brucin.

1. Eine Lösung von Quecksilberoxydulnitrat gibt mit Brucinlösungen keine Färbung. Erwärmt man aber eine solche Mischung gelinde auf dem Dampfbade, so tritt eine intensive, carminrote Färbung auf, die sehr beständig ist.

Arch. der Pharm. 206. 403.
Ztschr. f. analyt. Chem. 15. 342.
Chem. Zentralbl. 1875. 455.
R e i c h a r d , Chem. Ztg. 1904. 912.

2. Löst man Brucin in verdünnter Schwefelsäure und gibt ein Tröpfchen verd. Kaliumdichromatlösung zu, so färbt sich die Mischung himbeerrot, orangerot und braun.

L u d w i g , Med. Chemie 1895. 279.

Flückiger's Reaktion auf Chinin.

Ein Reagenzglas füllt man zu $^1/_5$ mit der zu prüfenden Lösung und läßt aus einer Bromflasche die Dämpfe auf die Lösung herabsinken ohne zu schütteln. Die oberste Flüssigkeitsschicht muß so viel Brom aufgenommen haben, daß sie nach leichtem Bewegen gelblich erscheint, dann läßt man an der Glaswandung einen Tropfen Ammoniak herunterfließen und neigt die Lösung hin und her. Man erhält so eine grüne bis blaugrüne Schicht. Diese Reaktion ist empfindlicher als die mit Chlorwasser (Brandes' Reaktion) und gelingt noch in einer Lösung von Chinin 1:20 000.

Neues Jahrb. d. Pharm. 37. 136.
Ztschr. f. analyt. Chem. 11. 317.
Chem. Zentralbl. 1872. 379; 1873. 9.

Flückiger's Reaktion auf Cocaïn.

Eine Mischung von Cocaïnhydrochlorid und Kalomel schwärzt sich beim Befeuchten mit verdünntem Alkohol.

Ztschr. f. analyt. Chem. 30. 264.
Deutsches Arzneibuch V. 121.
Vergl. Schell's Reaktion.

Flückiger's Reaktion auf Colchicin.

Eine stark verdünnte Lösung von Colchicin wird durch Schwefelsäure gelb, durch Salpetersäure blauviolett gefärbt.

Neues Repert. d. Pharm. **25.** 18.
Chem. Zentralbl. 1876. 206. 240.

Flückiger's Reaktion auf Curarin.

Versetzt man den in einer Lösung von Curarin durch Kaliumdichromat erhaltenen Niederschlag nach dem Trocknen mit konzentr. Schwefelsäure, so entsteht eine dunkelblaue Färbung.
Neues Repert. d. Pharm. **22.** 65.
Chem. Zentralbl. 1873. 186.

Flückiger's Reaktion auf Digitalin.

Gibt man in heiße, konzentr. Phosphorsäure Digitalin (Nativelle), so färbt es sich grün und die Säure selbst gelb.
N. Jahrb. d. Pharm. **39.** 129.
Merck's Bericht 1911. 51.

Flückiger's Reaktion auf Gallussäure.

Gibt man zu Gallussäure eine frisch bereitete Lösung von Ferrosulfat (1 : 100) und Natriumacetat, so entsteht eine violette Färbung, die durch Mineralsäuren verschwindet.
Pharm. Chem. 1879. 305.

Flückiger's Reaktion auf Gurjun im Copaivabalsam.

Man löst 15 Tropfen Balsam in 20 g Schwefelkohlenstoff und mischt mit einem Tropfen eines erkalteten Gemisches von gleichen Teilen konzentr. Schwefelsäure und Salpetersäure. Gurjun erkennt man an der eintretenden Violettfärbung, welche über eine Stunde anhält.
Pharm. Zentrh. 1876. 234.
Ztschr. f. analyt. Chem. **15.** 495.

Flückiger's Reaktion auf Morphin.

(Modifikation des Deutschen Arzneibuches:) Beim Einstreuen von Wismutsubnitrat in eine Lösung von Morphin in konzentr. Schwefelsäure entsteht eine dunkelbraune Färbung.
Pharm. Chem. II. Aufl. 1888. 493.
Chem. Zentralbl. 1873. 9.

Flückiger's Reagenz zur Unterscheidung von α- und β-Naphthol

ist eine Eisenchloridlösung (D. = 1,28). Eine Lösung von β-Naphthol wird durch einige Tropfen Reagenz grünlich gefärbt und nach einiger Zeit weißlich getrübt; eine Lösung von α-Naphthol wird durch das Reagenz weiß gefällt und allmählich violett gefärbt.
B e c k u r t s , Pharm. Zentrh. 1885. 484.

Flückiger's Reaktion auf Phenol.

(Modifikation von Lex' Reaktion.) Die zu prüfende Flüssigkeit versetzt man mit Ammoniak, erwärmt, breitet sie auf einer Porzellanschale aus und läßt Bromdämpfe darauf einwirken. Bei Anwesenheit von Phenol tritt Blaufärbung ein.
Arch. der Pharm. **203.** 30.

Flückiger's Reaktion auf Rizinusöl in Copaivabalsam.

Siehe: Neues Jahrb. f. Pharm. **28.** 129.
Ztschr. f. analyt. Chem. **6.** 489.

Flückiger's Reagenz auf Strychnin

ist eine Lösung von 0,01 g Kaliumdichromat (oder Kaliumpermanganat) in 5 ccm Wasser und 15 g konzentr. Schwefelsäure. Näheres siehe: Pharm. Zentrh. 1886. 135 und Pharm. Ztg. 1902. 248. — Chem. Zentralbl. 1886. 411. — E n e l l , Ztschr. f. analyt. Chem. 1904. 593.

Flückiger's Reaktion auf echten Weinfarbstoff und Fuchsin.

Läßt man auf Rotwein etwas Bromdampf fließen, so wird er hellgelb, während Fuchsin weit dunklere Färbungen als die ursprüngliche Farbe veranlaßt. An Stelle von Bromdampf kann man auch Chlorwasser verwenden.
Ztschr. d. öst. Apoth. Ver. **15.** 363.
Ztschr. f. analyt. Chem. **17.** 108.
S c h a e r , Schweizer Woch. f. Pharm. **15.** 99 oder Ztschr. f. analyt. Chem. **18.** 617.

Flückiger's Reagenzien

in der von dem Autor in seinen „Reaktionen" angegebenen Konzentration sind:
Ammoniak 10% NH_3.
Kalkwasser 0,1% Ca O.
Natronlauge 15% Na OH.
Jodwasser 0,025% J.
Jodlösung 3 g J u. 8 g KJ in 1180 ccm H_2 O.
Bromwasser 3,3% Br.
Kaliumquecksilberjodidlösung 22,7 g Hg J_2 und 16,6 g KJ im Liter.
Quecksilberbromid 1 : 215.
Quecksilberchlorid 5% Hg Cl_2.
Quecksilbercyanid 14,5% Hg Cy_2.
Ferrocyankalium 5% K_4 Fe Cy_6. 3 H_2 O.
Ferricyankalium 5% K_3 Fe Cy_6.
Schwefelsäure 97% H_2 SO_4.
Salzsäure 25% H Cl.
Salpetersäure 30% H NO_3.
Kaliumdichromat 5% K_2 Cr_2 O_7.
Pikrinsäure 10%.
Gerbsäure 5%.
Permanganat-Schwefelsäure. 0,02 g Kaliumpermanganat, 10 ccm Wasser und 30 g Schwefelsäure.
Chromschwefelsäure 0,02 g K_2 Cr_2 O_7 und 10 ccm H_2 O in 30 g SO_4 H_2.
Eisenchlorid 29% Fe_2 Cl_6.

Flückiger's Reaktionen.

Flückiger hat ein kleines Werkchen herausgegeben, in dem er die Reaktionen einer Auswahl von Arzneimitteln beschreibt. Die letzte Ausgabe ist im Verlag von R. Gärtner, Berlin 1892, erschienen. Es enthält eine Zusammenstellung von Reaktionen folgender Stoffe: Acetanilid, Amygdalin, Anilin, Anthrarobin, Antipyrin, Apocodein, Apomorphin, Arbutin, Aristol, Atropin, Berberin, Betol, Brucin, Coffein, Cantharidin, Chinidin, Chinin, Chinolin, Chloralhydrat, Chrysarobin, Cinchonidin, Cinchonin, Cocain, Codein, Colchicin, Coniin, Cotoin, Cryptopin, Cumarin, Diuretin, Ecgonin, Emetin, Eseridin, Eserin, Europhen, Exalgin, Gallussäure, Gerbsäure, Guajakol, Homatropin, Hydrastin, Hyoscin, Hyoscyamin, Jodol, Laudanin, Laudanosin, Menthol, Methacetin, Morphin, Naphthalin, Naphthol, Narcein, Narcotin, Nicotin, Orexin, Papaverin, Paracotoin, Pelletierin, Phenacetin, Phenocoll, Phenol, Pikrotoxin, Pilocarpin, Piperin, Piperazin, Pyridin, Pyrogallol,, Resorcin, Saccharin, Salicin, Salicylsäure, Salipyrin, Salol, Santonin, Sozojodol, Spartein, Strychnin, Sulfonal, Terpinhydrat, Thallin, Thebain, Theobromin, Thymol, Tritopin, Urethan, Vanillin, Veratrin. — Das Werkchen ist nicht etwa eine Sammlung Flückiger'scher Spezialreaktionen, sondern eine Kombination eigener Erfahrungen mit solchen anderer Forscher. Es kann deshalb nur darauf verwiesen werden.

Flückiger-Behrens' Reagenz auf Sesamöl

ist eine abgekühlte Mischung von Salpetersäure und Schwefelsäure (neben Schwefelkohlenstoff). Auf 5 Tropfen Reagenz gibt man 5 Tropfen Sesamöl und bringt durch Neigen des Reagenzglases die beiden Flüssigkeiten in Berührung, so daß eine grüne Zone entsteht. Sodann gibt man 5 Tropfen Schwefelkohlenstoff zu und schüttelt um. Es entsteht eine schön grüne, obere Schicht.

> Schweizer Woch. f. Pharm. 1866. 286 u. 1870. 261.
> Ztschr. f. analyt. Chem. **10.** 235.

Foà's Reagenz zum Färben mikroskop. Präparate

ist eine Mischung von 25 g Böhmer's Hämatoxylinlösung mit 100 ccm Wasser und 20 g 1%iger, wässerig-alkoholischer Safraninlösung.

> Ztschr. f. wiss. Mikroskop. 1892. 227.
> Enzyklop. d. mikroskop. Techn. 1903. 516.

Foà's Reagenz zum Fixieren mikroskop. Präparate

ist eine Mischung gleicher Teile 5%iger Kaliumdichromatlösung und gesättigter Quecksilberchloridlösung in 0,75%iger Kochsalzlösung.

> Quart. Journ. Microsc. Sc. 1895. 287.
> Enzyklop. d. mikroskop. Techn. 1903. 1276.

Focke's Reaktion auf Glukose im Harn.

Man erhitzt 10 ccm Harn mit 5 ccm wässeriger, 10 %iger Kupfersulfatlösung zum Sieden, filtriert die Mischung und gibt zum Filtrate nach dem Erkalten 2 ccm 10 %ige Sodalösung. Von dem entstandenen Niederschlag wird abfiltriert und zum Sieden erhitzt. Abscheidung von Kupferoxydul zeigt Glukose an.

> Apoth. Ztg. 1894. 559.
> Ztschr. f. analyt. Chem. **33.** 770.

Fodor's Reaktion auf Kohlenoxyd in der Luft oder im Blute

beruht auf der Reduktion von säurefreier Palladiumchlorürlösung durch Kohlenoxyd. (Palladiumchlorürpapier mit einer Lösung 0,0002: 100 getränkt.) Näheres siehe: Pharm. Zentrh. 1883. 517 oder Dragendorff, Ermittel. von Giften 1888. 78. — Chem. Zentralbl. 1880. 669. — Gruber, Arch. f. Hygiene **1.** 145. — Gaglio, Arch. f. exper. Pathol. **22.** 244. — Schneider, Repert. d. analyt. Chem. **1.** 54. Chem. Zentralbl. 1881. 201. — Vergl. Böttger's Reagenz.

Foges' Reagenz auf chlorsaure und bromsaure Salze.

Man löst 0,8 g Strychnin in 24 ccm Salpetersäure (D. $=$ 1,334). Zu 1 ccm dieses Reagenzes gibt man einige Tropfen der zu prüfenden Flüssigkeit. Bei Anwesenheit von Chloraten oder Bromaten entsteht sofort oder nach einiger Zeit eine Rotfärbung. Jodate und Perchlorate geben diese Reaktion nicht. Letztere wird aber beeinträchtigt durch Hypochlorite, Chlor und Salzsäure.

> Chem. Ztg. 1901. Rep. 19.
> Pharm. Zentrh. 1901. 181.

Föhring's Reaktion auf freie Mineralsäuren im Essig.

Erhitzt man Schwefelzink mit Essig, so tritt nur bei Anwesenheit von Mineralsäuren Geruch nach Schwefelwasserstoff auf.

> Chem. techn. Zentral-Anzg. **4.** 507.

Fokker's Reaktion auf Harnsäure.

Man macht 100 ccm Harn mit Natriumkarbonat stark alkalisch und filtriert nach 1—2 Stunden. Alsdann gibt man zum Filtrat 10 ccm gesättigte Lösung von Chlorammon und läßt 24 Stunden stehen. Das ausgeschiedene Ammonurat wird einige Zeit mit 5 %iger Salzsäure bei 15—20 ° C. behandelt, gewaschen, getrocknet und gewogen. Näheres siehe: Hager, Pharm. Prax. 1880. **II.** 1190. — Ztschr. f. analyt. Chem. **14.** 206. — Pflüger's Archiv **10.** 155 u. 161. — Liebig u. Wöhler, Annal. **26.** 342.

Fol's Reagenz zum Entkalken mikroskop. Präparate

ist eine Lösung von 0,7 g Chromsäure und 3 g Salpetersäure in 270 ccm Wasser.

> Behrens' Tabellen 1892. 85.

Fol's Reagenz zum Fixieren mikroskop. Präparate

ist 2,8 %ige Eisenchloridlösung (siehe Platner's Reagenz) oder eine Lösung von 0,15 g Chromsäure und 1 g Eisessig in 90 ccm Wasser.

> Vergl. Fol's Lehrbuch 1884. 102.
> Ztschr. f. wiss. Zoolog. 1883. 111.
> Behrens' Tabellen 1892. 56.
> Enzyklop. d. mikroskop. Techn. 1903. 138. 184.

Fol's Reagenz zum Härten mikroskop. Präparate

ist eine Lösung von 0,1 g Osmiumsäure, 0,12 g Chromsäure und 25 g Essigsäure in 450 ccm Wasser.

> Vergl. Fol's Lehrbuch 1884. 100.

Fol's Gelatineinjektionsmassen.

1. Rote Masse: Eine Lösung von 100 g Gelatine in 200 g Wasser erhitzt man auf dem Dampfbade, gibt eine konzentr. Lösung von Carmin in Wasser und Ammoniak zu und neutralisiert letzteres mit Essigsäure. Die Masse wird heiß durch Flanell gepreßt.

2. **Purpurrote Masse** ist eine nach besonderem Verfahren mit fein verteiltem Silber gefärbte Gelatine. Ebenso die
3. **Braune Masse.**
Näheres siehe: Fol's Lehrbuch 1896. — Fol, Ztschr. f. wiss. Zoolog. 1883. 113. — Behrens' Tabellen 1892. 90. 91. — Enzyklop. d. mikroskop. Techn. 1903. 589. 590. 591. 593. 594.

Fol's Glycerin-Gelatine für mikroskop. Zwecke
siehe: Kaisers' Reagenz und Fol's Lehrbuch 1884. 138.
Behrens' Tabellen 1892. 64.
Enzyklop. d. mikroskop. Techn. 1903. 589.
Strasburger, Botan. Prakt. 1902. 678.

Folin-Denis' Reagenz auf Harnsäure.
100 g Natriumwolframat erhitzt man mit 80 ccm Phosphorsäure (85 %) und 750 ccm Wasser 2 Stunden lang am Rückflußkühler und verdünnt nach dem Erkalten mit Wasser auf 1 Liter. — 2 ccm Harnsäurelösung, 2 ccm Reagenz und 5—10 ccm gesättigte Natriumkarbonatlösung bilden eine blau gefärbte Mischung.
Journ. biolog. Chemistry 1912. **12.** 239.

Folin-Denis' Reagenz auf Phenole.
100 g Natriumwolframat, 20 g Phosphormolybdänsäure, 50 ccm Phosphorsäure (85 %) und 750 ccm Wasser werden 2 Stunden lang am Rückflußkühler erhitzt und nach dem Erkalten mit Wasser auf 1 Liter ergänzt. Das Reagenz wird durch Phenole blau gefärbt.
Journ. biolog. Chemistry 1912. **12.** 239.

Folin-Denis' Reagenz zur kolorimetrischen Bestimmung von Tyrosin
ist des Autors Reagenz auf Phenole. Es wird zur Bestimmung von Tyrosin in Eiweißstoffen verwendet. Zu diesem Zweck stellt man sich eine Vergleichsflüssigkeit her, die man sich aus 0,001 g Tyrosin, 25 ccm Natriumkarbonatlösung und 5 ccm Reagenz bereitet. Dann erhitzt man 1 g des zu prüfenden Eiweißstoffes 12 Stunden lang mit 25 ccm Salzsäure (20 %), verdünnt mit Wasser auf 100 ccm und versetzt 2 ccm hiervon mit 5 ccm Reagenz und 25 ccm Natriumkarbonatlösung. Die entstandene blaue Färbung wird mit der Färbung der Vergleichsflüssigkeit kolorimetrisch bestimmt.
Journ. biolog. Chemistry 1912. **12.** 245.
Merck's Bericht 1912. 84.

Forbes' Indikator
ist eine 0,1 %ige, alkoholische Lösung von 2,5-Dinitrohydrochinon. Die gelbe Lösung wird durch Säuren grüngelb, durch Alkalien purpurrot gefärbt.
Journ. Americ. Chem. Soc. **32.** 687.
Ztschr. f. analyt. Chem. 1911. 45.

Fordos' Reaktion auf Blei im Zinn
ist eine Modifikation der Reaktion von Bobierre unter Verwendung von Salpetersäure an Stelle von Essigsäure.
Vergl. Bobierre's Reaktion.
Bull. Soc. Chim. Paris (N. S.) **23.** 346.
Pürckhauer, Ztschr. f. analyt. Chem. **15.** 487.

Formánek's Reaktion auf Alkaloide und Glykoside.
Aloïn löst sich in Salpetersäure rot, schnell gelb werdend. Verdampft man Aloïn mit Salpetersäure zur Trockene, so löst sich der Rückstand in Alkohol mit roter Farbe, die auf Zusatz von alkoholischer Cyankaliumlösung in Violett und dann in Rosenrot übergeht. Durch Ammoniak wird der Trockenrückstand braun, durch kalte Kalilauge gelb gefärbt.
Amygdalin hinterläßt nach dem Eindampfen mit Salpetersäure einen gelblich gefärbten Rückstand, der durch Ammoniak rosenrot, durch alkoholische Kalilauge rosaviolett gefärbt wird.
Brucin löst sich in Salpetersäure rot, der Verdampfungsrückstand ist gelb. Letzterer wird durch Ammoniakdämpfe grasgrün, durch Schwefelwasserstoffwasser violett.
Cotoïn löst sich in Salpetersäure schmutzig grün, beim Erwärmen rosenrot.
Paracotoïn löst sich in Salpetersäure rot, rasch gelb werdend. Der gelbe Verdampfungsrückstand wird durch Ammoniak hellrot, in Braungelb umschlagend.
Emodin. Die gelbe Lösung hinterläßt nach dem Verdampfen einen braunzinnoberroten Rückstand, der durch Ammoniak vorübergehend violett, dann braun gefärbt wird.
Narcotin löst sich in Salpetersäure gelbgrün, der Verdampfungsrückstand ist gelbgrün und wird durch Ammoniak schmutzig grün.
Eserin löst sich in Salpetersäure gelb, der Verdampfungsrückstand ist zinnoberrot, bei längerem Erwärmen grün. Letzterer löst sich in Wasser mit grüner Farbe.
Salicin. Der Verdampfungsrückstand der Lösung in Salpetersäure ist gelb, er wird durch Ammoniak dunkler, beim Erwärmen mit Cyankalium blutrot.
Pharm. Post 18. 179.
Pharm. Zentrh. 1895. 600.
Ztschr. f. analyt. Chem. **36.** 409.
Chem. Ztg. 1895. Rep. 259.
Chem. Zentralbl. 1895. I. 1148.

Fornaca's Reaktion auf Blutserum
beruht auf der Entfärbung von Gentianaviolett durch Serum. Die entfärbende Kraft ist bei dem Blute Gesunder schwach, stärker bei dem Blute Typhuskranker und solcher, die an Infektionskrankheiten leiden.
Riforma med. 1908. No. 20.
Deutsche med. Woch. 1908. 1402.

Förster's Reaktion auf Colophonium.
a) Lösung von 1 Vol. Phenol in 2 Vol. Tetrachlorkohlenstoff,
b) Mischung von 1 Teil Brom und 2 Teilen Tetrachlorkohlenstoff,
Löst man Colophonium in 2 ccm der Lösung a und bringt das Gefäß an die Lösung b, so erzeugen die Bromdämpfe eine blaue Färbung, die allmählich in Violett übergeht.
Chem. Revue d. Fett- u. Harzindustr. 1909. 88.
Pharm. Zentrh. 1909. 346.

Forster-Riechelmann's Reaktion auf Phytosterin (Cholesterin)

siehe: Ztschr. f. öffentl. Chem. 1897. 10.
Pharm. Zentrh. 1897. 435.
Chem. Zentralbl. 1897. I. 563.
Vergl. Salkowski's Reaktion.

Fortini's Reagenz auf Nickel.

(Modifikation von Tschugajeff's Reagenz.) Mischt man eine Lösung von 0,5 g Dimethylgloxim in 5 ccm Alkohol (98 %) mit 5 ccm konzentrierter Ammoniakflüssigkeit, so erhält man eine klare, kaum gelblich gefärbte Flüssigkeit. Einen Tropfen davon bringt man auf das zu prüfende, vorher mit Äther entfettete Metall. Bei Anwesenheit von Nickel entsteht ein rosa Fleck. Empfindlicher wird die Reaktion, wenn man die betreffende Stelle vor der Behandlung mit dem Reagenz der Einwirkung der oxydierenden Flamme aussetzt.
Chem. Ztg. 1912. 1461.
Merck's Bericht 1912.

Fox' Reaktion auf Gallenfarbstoffe.

Man extrahiert den Harn mit Chloroform, verdampft dasselbe und gibt zum Rückstand Salpetersäure. Bei Gegenwart von Galle bilden sich konzentrische Farbenringe.
Rivist. crit. clin. med. 1909. Dez.
Pharm. Zentrh. 1911. 779.

Fragner's Reaktionen auf Imperialin.

Imperialin färbt sich mit Schwefelsäure schwach gelb, mit Zucker und Schwefelsäure gelbgrün, dann blaßbraun, fleischfarbig, kirschrot und zuletzt schmutzig violett, mit Fröhde's Reagenz grüngelb, mit Mandelin's Reagenz olivengrün und dann rotbraun, mit Schwefelsäure und Salpeter dunkelrotgelb, mit Salpetersäure gelb, und mit konz. Salzsäure liefert es eine starke Fluoreszenz.
Pharm. Post 1889. 7.

Francis' Reagenz auf Gallensäuren im Harn.

Man löst 2 g gut getrocknete Glukose in 15 ccm Schwefelsäure. Überschichtet man 5 ccm Reagenz mit 5 ccm Harn, so entsteht bei Anwesenheit von Gallensäuren ein roter Ring.
Merck's Report 1900. 424.

Franchimont siehe Unverdorben - Franchimont.

François' Reagenz auf Ammoniak in Methylamin

ist eine Lösung von 22,7 g Quecksilberjodid, 33 g Kaliumjodid und 35 g Natriumhydroxyd in 1 Liter Wasser. — Eine Lösung von 0,1 g Methylaminchlorhydrat in 15 ccm Wasser erhitzt man mit 5 ccm Reagenz langsam, bis kleine Gasblasen auftreten. Bei Gegenwart von 0,2 % NH_4Cl entsteht ein braunroter Niederschlag. Größere Mengen von Chlorammonium bewirken den Niederschlag schon in der Kälte.
Compt. rend. **144**. 857.
Chem. Zentralbl. 1907. II. 94.
Bull. Soc. Chim. Paris 1907. 648.
Ztschr. f. analyt. Chem. 1909. 317.

Frank's Reagenz auf Magnesium (in Brunnenwasser).

10 ccm des zu prüfenden Wassers versetzt man mit 2—3 Tropfen einer Lösung von 0,02 g p-Nitrobenzolazoresorcin in 100 ccm Natronlauge und gibt konzentr. Natronlauge zu, bis die ursprüngliche, oft gelb erscheinende Flüssigkeit deutlich violett oder rosa gefärbt erscheint. Bei Anwesenheit von Magnesium tritt nach dem Schütteln sofort Abscheidung blaugefärbten Magnesiumhydroxyds auf, die durch Filtrieren auf weißem Papier deutlicher gemacht werden kann.
Revista de la Seccion agronomia de la Universidad de Montevideo No. I. Juli 1907.

Fränkel's Reagenz zum Fixieren mikroskop. Präparate

ist eine Mischung von 15 ccm 1%iger Palladiumchlorürlösung und 5 ccm 2%iger Osmiumsäurelösung, der einige Tropfen Essigsäure zugesetzt sind.
Anat. Anzg. 1893. 538.

Fränkel's Reagenz zur Bakterienfärbung.

1. a) Mit Anilin gesättigtes Wasser und konzentr. alkoholische Fuchsinlösung mischt man zu gleichen Teilen.
   b) Eine gesättigte Lösung von Methylenblau in einer Mischung von 50 Teilen Wasser, 30 Teilen Alkohol und 20 Teilen Salpetersäure (25 %).
   Berl. klin. Woch. 1884. 246.
   Pharm. Zentrh. 1890. 718.
2. a) Pikrocarminlösung (siehe Mayer's Pikrocarmin);
   b) Gentianaviolettlösung ist eine Mischung von 10 g gesättigter, alkoholischer Gentianaviolettlösung mit 90 g 2,5%igem Carbolwasser.
   B e h r e n s' Tabellen 1892. 120.
   E b e r t h - F r i e d l ä n d e r, Mikroskop. Techn. 1894. 215.
   Enzyklop. d. mikroskop. Techn. 1903. 500. 1309.

Fränkel-Allers' Reaktion auf Adrenalin.

Versetzt man eine Adrenalinlösung mit Jodsäure oder mit Kaliumbijodat und Phosphorsäure, so entsteht allmählich, rascher beim Erwärmen eine rosarote bis eosinrote Färbung. Empfindlichkeitsgrenze: 1 : 300 000. Ammoniak verändert die rote Farbe in Rostbraun.
Biochem. Ztschr. **18**. 40.
Chem. Zentralbl. 1909. II. 478.
Ewins, Journal of Physiol. 1910. No. 4.
Répert. de Pharm. 1909. 463.
Vergl. Comessatti's und Vulpian's Reaktion.

Frankland's Reagenz auf salpetrige Säure

ist ein von Zambelli angegebenes Reagenz zur kolorimetrischen Bestimmung von salpetriger Säure. Es besteht aus einer gesättigten, wässerigen Lösung von Sulfanilsäure und einer wässerigen Phenollösung. — Zu der zu prüfenden Lösung gibt man 1 Tropfen Sulfanilsäure und 1 Tropfen Phenol und dann Ammoniak. Bei Anwesenheit von salpetriger Säure färbt sich die Mischung blaßgelb bis rotgelb. Empfindlichkeitsgrenze = 1 : 40 Millionen.

Journ. of the Chem. Soc. **52**, 533 und **53**, 364.

Ztschr. f. analyt. Chem. **30**. 713.

Franzen's Reagenz auf Sauerstoff
ist eine Lösung von 10 g Natriumhydrosulfit in 50 ccm Wasser und 50 ccm Natronlauge (10 %). Gebraucht in der Gasanalyse zur Absorption des Sauerstoffs.

Berl. Ber. 1906. 2069.

Ztschr. f. angew. Chem. 1907. 1107.

Fraude's Reagenz auf Alkaloide
ist eine wässerige Lösung von Überchlorsäure (zirka 20 %). Aspidospermin gibt beim Kochen mit diesem Reagenz eine rote, Brucin eine madeirafarbige, Strychnin eine rötlichgelbe Lösung. Keine Farbenerscheinung geben Coffeïn, Coniin, Atropin, Nicotin, Veratrin, die China- und Opiumbasen.

Berl. Ber. **12**. 1558.

Ztschr. f. analyt. Chem. **19**. 86.

H a g e r , Pharm. Prax. Erg.-Bd. 1883. 63.

H ä u s s e r m a n n und S i g e l , Chem. Ztg. 1901. Rep. 32.

Frederking's Reaktion auf Alkohol im Äther.
Schüttelt man Äther mit einem gleichen Volumen Glycerin, so nimmt das Volumen des letzteren bei Anwesenheit von Alkohol (und Wasser) zu.

Polytechn. Notizbl. **26**. 48.

Chem. Zentralbl. 1871. 127.

Frehse's Reaktion auf Auramin in Speiseölen.
1 ccm des zu prüfenden Öles erhitzt man mit 20 ccm 8 %iger alkoholischer Kalilauge und etwas Zinkstaub ½ Stunde lang am Rückflußkühler, schüttelt nach dem Erkalten mit 20 ccm Benzol und 50 ccm Wasser, hebt das Benzol ab, filtriert und dampft es zur Trockne. Der Rückstand färbt sich mit Essigsäure blau. Näheres siehe: Annal. des Falsific. **3**. 293. — Pharm. Zentrh. 1912. 1224.

Frémy's Reagenz auf Natrium
ist pyroantimonsaures Kalium, das mit Natriumsalzlösungen einen schwer löslichen Niederschlag von Natriumpyroantimoniat gibt.

Chem. Zentralbl. 1843. 143.

W a c k e n r o d e r , Arch. der Pharm. **34**. 275 und **35**. 19.

Chem. Zentralbl. 1843. 791.

B u c h n e r , Chem. Zentralbl. 1845. 224.

B o u g a u l t , Répert. de Pharm. 1905. 252.

Journ. de Pharm. et de Chim. (6) **21**. 437.

Vergl. Bougault's Reagenz.

Frenzel's Reagenz zum Fixieren mikroskop. Präparate
ist eine gesättigte, wässerige oder eine halbgesättigte, alkoholische Lösung von Quecksilberchlorid, der pro 1 ccm 1 Tropfen Salpetersäure zugesetzt ist. Gebraucht zum Fixieren von Nervenzellen.

Arch. f. mikroskop. Anat. 1886. 232.

Frerichs' Reaktion auf fremde Alkaloide im Apomorphin.
0,1 g Apomorphinhydrochlorid wird auf einem kleinen trockenen Filter mit 5 ccm einer Mischung von einem Teil Salzsäure und vier Teilen Wasser übergossen. Das Filtrat wird mit Kaliumquecksilberjodidlösung versetzt. Reines Apomorphinhydrochlorid gibt höchstens eine opalisierende Trübung, enthält das Präparat aber andere Alkaloide (Morphin, Chloromorphid etc.), so erzeugt das genannte Reagenz einen Niederschlag.

Apoth. Ztg. 1909. 928.

Merck's Bericht 1910. 103.

Frerichs' Reaktion auf Blei im Wasser
beruht auf der Eigenschaft der Watte, die im Wasser enthaltenen Schwermetallverbindungen bei der Filtration zurückzuhalten und so den Nachweis (mit Schwefelwasserstoff) zu erleichtern. Näheres siehe: Apoth. Ztg. 1902. 884.

Fresenius' Reaktion auf Antimon.
Gibt man eine mit Salzsäure versetzte Antimonlösung auf Platin und legt ein Stück metallisches Zink hinzu, so beschlägt sich das Platin mit einer braunen bis schwarzen Schicht von Antimon.

R. Fresenius, Anleitung z. qualit. chem. Anal. 9. Aufl.

Chem. Zentralbl. 1863. 861.

Ztschr. f. analyt. Chem. 1862. 444.

Fresenius' Reaktion auf Phenol
ist identisch mit Plugge's Reaktion.

Enzyklop. d. gesamt. Pharm. 1891. X. 702.

Fresenius' Reaktion auf salpetrige Säure.
In Flüssigkeiten, die sehr geringe Mengen salpetriger Säure enthalten, läßt sich letztere mit großer Sicherheit erkennen, wenn man dieselben (z. B. Brunnenwasser) mit Essigsäure angesäuert der Destillation unterwirft und die übergehenden Tropfen in mit Schwefelsäure angesäuertem Jodkaliumstärkekleister auffängt. Man erhält sofort eine starke Blaufärbung, da die Hauptmenge der vorhandenen salpetrigen Säure mit den ersten Teilen überdestilliert.

Ztschr. f. analyt. Chem. **12**. 427; **15**. 230.

Fresenius-Babo's Reaktion auf Arsen
siehe: Fresenius, Qualitat. Analyse 13. Aufl. 192.

Ztschr. f. analyt. Chem. **20**. 522.

Chem. Zentralbl. 1844. 529. 535.

B l o m q v i s t , Ztschr. f. analyt. Chem. **34**. 128.

Apoth. Ztg. **9**. 257.

Freser's Reagenz auf Arsen
ist Ammoniumthioacetat (Schiff's Reagenz).

Chem. Repert. 1902. 18.

Freud's Reagenz zum Färben mikroskop. Präparate.
Man löst 0,5 g Chlorgold in 50 ccm Wasser und gibt 50 ccm Alkohol zu. Gebraucht zum Färben von Achsenzylindern.

Arch. f. Anat. und Phys. 1884. 453.

E b e r t h - F r i e d l ä n d e r , Mikroskop. Techn. 1894. 243.

Enzyklop. d. mikroskop. Techn. 1903. 455.

Freund-Kaminer's Reaktion
ist eine für die Diagnose maligner Tumoren in Betracht kommende serolytische Reaktion. Näheres siehe: Wiener klin. Woch. 1910. 378. — Biochem. Ztschr. 1910. **26.** 312. — K r a u s , Wiener klin. Woch. 1911. 1003.

Frey's Reaktion auf Petroleum in Terpentinöl.
In einem graduierten Glascylinder versetzt man 10 ccm Terpentinöl mit 30 ccm Anilin und schüttelt gut um. Ist Petroleum vorhanden, so sammelt sich dieses auf der Anilin-Terpentinölschicht an und kann mittels der Graduierung seiner Menge nach abgelesen werden.
Répert. de Pharm. 1908. 366.
Pharm. Zentrh. 1908. 473.

Frey's Reagenzien zur Färbung mikroskopischer Präparate.
1. Eine Lösung von 1 g Fuchsin in 100 ccm Alkohol und 1,5 Liter Wasser.
2. a) Eine Lösung von 1 g Hämatoxylin in 30 ccm Alkohol;
   b) eine Lösung von 1 g Kalialaun in 30 ccm Wasser.
3. Eine Lösung von 0,1 g Anilinblau in 125 ccm Wasser und 75 ccm Alkohol.
B e h r e n s ' Tabellen 1892. 102. 108.

Frey's Ammoniak-Carmin.
Man löst 0,3 g Carmin in 30 ccm Wasser und der nötigen Menge Ammoniak, filtriert und gibt 30 g Glycerin und 8—12 g Alkohol zu.
F r e y , Das Mikroskop 1877. 94.

Frey's Glycerin-Gummilösung für mikroskop. Zwecke
siehe: Farrant's Reagenz.
B e h r e n s ' Tabellen 1892. 64.

Frey's Reagenz für mikroskop. Zwecke (Jodserum)
ist eine Lösung von 5 g Chlornatrium und 60 ccm Eiweiß in 540 ccm Wasser mit einem Zusatz von Jodtinktur (zirka 5 g).
B e h r e n s ' Tabellen 1892. 65.
E b e r t h , Mikroskop. Techn. 1894. 35.
Enzyklop. d. mikroskop. Techn. 1903. 627.

Frey-Schneider's Reagenz (Färbungs- und Fixierungsmittel)
ist eine Lösung von Carmin in 45 %iger Essigsäure.
Merck's Index 1902. 270.
Enzyklop. d. mikroskop. Techn. 1903. 636.

Friedel-Craft's Reaktion
ist eine für die Synthese von Benzolkohlenwasserstoffen wichtige Reaktion, die unter der Einwirkung von Aluminiumchlorid auf gechlorte Kohlenwasserstoffe und Benzol vor sich geht.
Siehe: Lehrbücher der Chemie.

Friedenwald-Ehrlich's Diazoreaktion des Harns.
Als Reagenz dient:
1. Eine Lösung von 0,5 g Natriumnitrit in 100 ccm Wasser.
2. Eine Lösung von 0,5 g p-Amidoacetophenon in 50 g Salzsäure und 1000 g Wasser.

Zum Gebrauch mischt man 1 ccm von Lösung 1 mit 50 ccm von Lösung 2. Dieses Reagenz mischt man mit gleichen Teilen Harn und gibt einen Überschuß von Ammoniak zu. Eine rote Färbung der Flüssigkeit oder des Schüttelschaumes zeigt pathologischen Harn an (Phthise, Typhus etc.).
Ztschr. f. analyt. Chem. 39. 734.

Friediger's Reagenz auf Fett im Magen- und Darminhalt.
Man mischt 2 ccm konzentr. alkoholische Dimethylamidoazobenzollösung mit 2 ccm absolut. Alkohol, 2 ccm 0,5 %iger alkoholischer Eosinlösung, 2 ccm Eisessig, 20 Tropfen Lugols Reagenz und 20 Tropfen konzentr. wässerigem Mucicarmin.
Münchener med. Woch. 1912. 2865.
Merck's Bericht 1912. 190.

Friedländer's Reagenz zur Bakterienfärbung.
1. Eine Mischung von 50 g konzentr. alkoholischer Gentianaviolettlösung, 10 g Eisessig und 100 ccm Wasser.
2. Eine Lösung von 1 g Fuchsin in 5 ccm Alkohol und 100 ccm 2 %iger Essigsäure.
3. Gram's Reagenz.
B e h r e n s ' Tabellen 1892. 121.

Friedländer's Reagenz zum Fixieren
ist eine Lösung von je 125 g Kupfersulfat und Zinksulfat in 1000 ccm Wasser.
Biolog. Zentralbl. 1890. 483.
Enzyklop. d. mikroskop. Techn. 1903. 703.

Friedländer's Reagenz zum Färben mikroskop. Präparate (Alaunhämatoxylin).
Eine Lösung von 2 g Hämatoxylin in 100 g Alkohol mischt man mit einer Lösung von 2 g Alaun in 100 g Glycerin und 100 ccm Wasser. Gebraucht zur Schnitt- und Stückfärbung.
Merck's Index 1902. 270.
B e h r e n s ' Tabellen 1892. 104.
E b e r t h - F r i e d l ä n d e r , Mikroskop. Techn. 1894. 104.
Enzyklop. d. mikroskop. Techn. 1903. 507.

Friedländer's Pikrocarmin.
Eine Lösung von 1 g Carmin in 1 g Ammoniak und 50 ccm Wasser versetzt man so lange unter. Umschwenken mit gesättigter, wässeriger Pikrinsäurelösung, bis ein bleibender Niederschlag entstanden ist. Nach dem Filtrieren gibt man 2 Tropfen Carbolsäure zu. Gebraucht zur Doppelfärbung wie Bizzozero's und Ranvier's Pikrocarmin.
Merck's Index 1902. 271.
E b e r t h - F r i e d l ä n d e r , Mikroskop. Techn. 1894. 116.

Friese's Reaktion auf Formaldehyd in Milch.
Schüttelt man 5 ccm Milch mit 10 ccm Salzsäure (1,19), in der man einige Körnchen Phloroglucin (0,1 : 500) gelöst hat, und gibt 4 Tropfen einer 1 %igen, alkoholischen Vanillinlösung zu, so entsteht bei Gegenwart von Formaldehyd eine rote bis dunkelviolettblaue Färbung.
Südd. Apoth. Ztg. 1907. 752.

Frisch's Reaktion auf Phenol und Kreosot.

Eine stark verdünnte, alkoholische Lösung von Eisenchlorid färbt eine alkoholische Lösung von Kreosot grün, eine solche von Phenol violettblau.

Merck's Report. 1900. 425.

Fritsch's Reaktion auf Aceton.

Mischt man gleiche Teile der zu prüfenden Lösung und konzentr. Salzsäure, die 5 % Rhamnose enthält, und erhitzt, so entsteht eine fuchsinrote Färbung. Die Reaktion gelingt noch bei 0,01 g Aceton im ccm.

Ztschr. f. analyt. Chem. 1910. 94.
Pharm. Post 1912. 807.

Fritsche's Reaktion auf Anilin.

Versetzt man eine Lösung von Anilin in verdünnter Schwefelsäure mit 1—2 Tropfen Kaliumdichromatlösung (1:20), so entsteht je nach der Menge des vorhandenen Anilins eine grüne, blaue oder schwarze Färbung. Bromwasser bewirkt einen rötlichweißen, krystallinischen Niederschlag.

Vergl. K i p p e n b e r g e r, Nachw. v. Gift. 1897. 30.
Chem. Zentralbl. 1862. 845.

Fröhde's Reagenz auf Alkaloide.

Eine frisch bereitete Lösung von Natriummolybdat in reiner, konzentr. Schwefelsäure (0,1 g : 100 ccm). Alkaloide geben mit diesem Reagenz Färbungen: A c o n i t i n = gelbbraun, später farblos; A t r o p i n = farblos; B r u c i n = rot, später gelb; C h i n i n = farblos bis grünlich; C h i n i d i n wie das vorige; C i n c h o n i n = farblos; C o d e ï n = schmutziggrün, dann blau, später blaßgelb; C o l c h i c i n = gelb, dann gelbgrünlich; C o n i i n = strohgelb; M o r p h i n = violett, dann grün, braungrün, gelb, später blauvioleft; N a r c e i n = gelbbraun, gelblich, farblos; N a r c o t i n = grün, braungrün, gelb, rötlich; N i c o t i n = gelblich bis rötlich; P a p a v e r i n = violett, blau, gelblich, farblos; S t r y c h n i n = farblos; T h e b a ï n = rot, rotgelb, farblos; V e r a t r i n = gelb, dann kirschrot.

Die Diureïde, Coffeïn und Theobromin werden durch das Reagenz nicht gefärbt, dagegen geben einige Glykoside Farbenerscheinungen: C o l o c y n t h i n = kirschrot, dann nußfarbig; D i g i t a l i n = dunkelorange, kirschrot, später braunschwarz, zuletzt (nach 24 Stunden) grüngelb mit schwarzen Flocken.

Ztschr. f. analyt. Chem. **5.** 214.
H a g e r, Pharm. Prax. 1880. I. 207.
Arch. der Pharm. (2) **126.** 54.
S c h m i d t, Pharm. Chem. 1896. II. 1261.
H o c k, Ztschr. f. analyt. Chem. **23.** 228 od.
Arch. der Pharm. (3) **19.** 358.
M a i - R a t h, Arch. der Pharm. **244.** 300.

Fröhde's Reaktion auf Blausäure.

Man erhitzt etwas Natriumthiosulfat am Platindraht bis zum Aufblähen und gibt auf diesen Rückstand etwas von der zu prüfenden Substanz. Alsdann erhitzt man kurze Zeit in der Bunsenflamme und taucht die Schmelze in eine stark verdünnte Eisenchloridlösung. Bei Anwesenheit von Blausäure entsteht eine blutrote Färbung.

P o g g e n d o r f f 's Annal. 1863. 317.
Chem. Zentralbl. 1863. 698.
H a g e r, Pharm. Prax. 1880. I. 66.
Vergl. Liebig's Reaktion.

Fröhde's Reaktion auf Eiweiß.

Eiweiß in Substanz gibt mit einer Lösung von Molybdänsäure in konzentr. Schwefelsäure eine blaue Färbung.

Liebig's Annal. 1868. 376.
Chem. Zentralbl. 1868. 640.

Fröhde-Buckingham's Reagenz auf Alkaloide

ist eine Lösung von 1 g Ammoniummolybdat in 10 ccm konzentr. Schwefelsäure. Näheres siehe: Bruylants, Ztschr. f. analyt. Chem. 37. 62 u. 63. — Polytechn. Notizbl. 1874. 77. — Vergl. Buckingham's Reagenz.

Fröhner's Reaktion auf Aceton im Harn

ist eine Modifikation von Stock's Reaktion. Von 500 ccm Harn destilliert man nach dem Ansäuern mit Essigsäure etwa 5 ccm ab. In diesem Destillat löst man einen Krystall salzsaures Hydroxylamin, gibt etwas Chlorkalklösung und Äther zu und schüttelt gut um. Der Äther färbt sich bei Anwesenheit von Aceton blau, wenn noch 0,001 g Aceton im Destillat vorhanden ist.

Deutsche med. Woch. 1901. 79.
W e s t e r, Pharm. Zentrh. 1907. 620.
Pharm. Journ. 1907. 315.

Frommer-Emilewicz's Reaktion auf Aceton im Harn.

Etwa 10 ccm des zu prüfenden Urins versetzt man mit 1 g Kalihydrat und gibt dann 8—10 Tropfen einer alkoholischen Salicylaldehydlösung (1:10) zu. Bei Anwesenheit von Aceton entsteht beim Erwärmen auf 70° eine dunkelrote Färbung.

Münchener med. Woch. 1905. 628.
Deutsche Medizinal-Ztg. 1905. 278.
Med. Klinik 1905. 424.
Apoth. Ztg. 1905. 629.
Berl. klin. Woch. 1905. 1008.
Merck's Bericht 1905. 10.
B o h r i s c h, Pharm. Zentrh. 1907. 251. 398.

Frommherz' Reagenz auf Glukose

ist eine Lösung von Kupfersulfat (41,76 g), Kaliumtartrat (20,88 g) und Kaliumhydroxyd (10,44 g) in 1 Liter Wasser.

Realenzyklopädie der ges. Pharm. 1888. IV. 432.
Vergl. Fehling's Reagenz.

Fron's Reagenz auf Alkaloide und Eiweiß.

Man löst 3 g Wismutsubnitrat und 14 g Jodkalium in 40 ccm heißen Wassers und gibt 2 ccm Salzsäure zu. Durch dieses Reagenz werden sowohl Alkaloide als auch Eiweiß in saurer Lösung gefällt.

Chem. Zentralbl. 1875. 263.
Répert. de Pharm. **2.** 335.

Frühling's Reaktion auf Bombay-Macis.

2,5 g Macis schüttelt man mit 10 ccm absolutem Alkohol einige Minuten lang und filtriert. Ist Bombay-Macis (wilde Muskatblüte) vorhanden, so ist das Filtrierpapier gelb gefärbt, und mit Kalilauge betupft tritt Rotfärbung ein. Echte Macis färbt das Papier nicht.

Chem. Ztg. 10. 525.
Ztschr. f. analyt. Chem. 26. 652.

Fuchs' Reagenz auf Eiweiß

ist eine Mischung gleicher Teile Glycerin und Phenol. Eiweißhaltiger Harn wird durch dieses Reagenz getrübt oder gefällt. Empfindlichkeitsgrenze $= 1:1000$.

Pharm. Zentrh. 1903. 400.
Südd. Apoth. Ztg. 1903. 473.
H ä u s e r m a n n , ebenda 1903. 482.

Fuchs-Lintz' Reaktion auf Karzinom.

Färbt man den zu prüfenden Harn mit Methylenblau eben blau, so verschwindet bei positivem Ausfall der Reaktion diese Färbung im Laufe von 12—24 Stunden. Die Reaktion soll auch bei Sarkomen, bei vorgerückter Schwangerschaft, Nierenaffektionen, tuberkulöser Meningitis, Endokarditis, Rheumatismus, Abortus etc. beobachtet werden. Näheres siehe: Journ. Americ. Med. Assoc. 1911. 56. 1882. — Merck's Bericht 1911. 356.

Fuld's Indikator für Alkalimetrie

ist ein wässeriger Auszug des Rotkohls.

Münchener med. Woch. 1905. 1197.
K r e b i t z , Chem. Zentralbl. 1905. II. 1192.
H a r t i n g , ebenda 1841. 93. (!)
K o r c z i n s k y , Chem. Ztg. 1905. 1164.
F r e r i c h s , ebenda 1905. 1182.
R o g g e , ebenda.
P e t r o w , Pharm. Zentrh. 1906. 362; Pharm. Ztg. 1905. 990.
Ztschr. f. analyt. Chem. 1907. 171.

Fuld-Levison-Wolff's Edestinprobe zur Bestimmung des Pepsins im Magensaft.

Eine Lösung von Edestin in Salzsäure wird durch Kochsalz gefällt. Nach der Einwirkung von Pepsin, d. h. nach der Verdauung bewirkt Kochsalz keine Trübung mehr. Hierauf beruht die Methode. Näheres siehe: Merck's Bericht 1908. 203. — Biochem. Ztschr. 1907. 6. 473. — Berl. klin. Woch. 1908. 1051. — Wiener klin. Woch. 1907. 1510.

Fulmer's Reaktion auf Acetanilid in Phenacetin.

0,1 g der Substanz kocht man eine Minute lang mit 1 ccm konzentr. Salzsäure, verdünnt mit 10 ccm Wasser, filtriert und gibt zum Filtrat 3 Tropfen einer 3%igen Chromsäurelösung. Bei Gegenwart von Acetanilid entsteht eine dunkelgrüne Färbung und bald darauf ein Niederschlag. Bei Abwesenheit von Acetanilid entsteht eine bleibende rubinrote Färbung.

L'Union pharm. 1905. 484.
Apoth. Ztg. 1905. 964.
Merck's Report. 1906. 35.
Journ. Americ. Chem. Assoc. 26. 175.

Funck's Reagenz auf Eiweiß und Glukose

sind bekannte in Tablettenform gebrachte Reagenzien, die unter der Bezeichnung A l b u r i t und I n d i g u r i t in den Handel kommen.

Neue Erfindungen u. Erfahrungen 33. 468.
Med. Klinik 1906. 580.
Pharm. Zentrh. 1906. 505.

Fürbringer's Reagenz auf Eiweiß

ist eine Mischung von Mercurinatriumchlorid, Chlornatrium und Citronensäure. Das Reagenz bewirkt in eiweißhaltigem Harn eine flockige Ausscheidung.

Deutsche med. Woch. 1885. 467.
Ztschr. f. analyt. Chem. 25. 285.
Vergl. Mayer's Reagenz auf Eiweiß.

Fürbringer's Reaktion auf Quecksilber mittels Messingwolle siehe:

Berl. klin. Woch. 1878. 332.
Ztschr. f. analyt. Chem. 17. 526, 21. 472, 22. 295, 24. 300.
Chem. Zentralbl. 1878. 726.
Vergl. Almén's u. Ludwig's Reaktion.

v. Fürth's Reaktion auf Blut.

Der zu prüfende Stoff wird mit Kalilauge und Pyridin extrahiert und das Hämoglobin darin mit einer Lösung von 1 g Leukomalachitgrünbase in 50 ccm Eisessig nachgewiesen. Hierzu gibt man die Blutlösung auf Filtrierpapier und hierauf das Reagenz, worauf sich das Papier grün färbt. Näheres siehe: Ztschr. f. angew. Chem. 1911. 1625. — Merck's Bericht 1911. 422.

Gabbet's Reagenz zur Bakterienfärbung.

2 g Methylenblau löst man in einer Mischung von 35 g konzentr. Schwefelsäure und 65 ccm Wasser. Diese Lösung dient zur Kontrastfärbung. Die Tuberkelbazillen müssen vorher mit Ziehl's Reagenz gefärbt sein.

Pharm. Zentrh. 1891. 245.
E b e r t h - F r i e d l ä n d e r , Mikroskop. Techn. 1894. 215.
E r n s t , Ztschr. f. wiss. Mikroskop. 1888. 106.

Gabritschewsky's Glykogenreaktion.

Das Reagenz ist eine Lösung von 1 g Jod und 3 g Jodkalium in 100 ccm Wasser, der ein Überschuß von arabischem Gummi zugegeben wird. Mit diesem Reagenz färben sich einzelne Blutzellen braun.

Arch. f. experim. Path. u. Pharm. 1891. 272.
E b e r t h - F r i e d l ä n d e r , Mikroskop. Techn. 1894. 274.

Gabutti's Reagenz auf Chloralhydrat und Butylchloralhydrat

ist eine Lösung von Pyrogallol in konzentr. Schwefelsäure. Chloralhydrat liefert beim Erwärmen mit dem Reagenz eine blaue Lösung, Butylchloralhydrat eine weinrote Färbung. Erstere geht beim Verdünnen mit viel Wasser in Gelbbraun, letztere in ein mehr oder weniger intensives Violett über.

Bollet. Chim. Farm. 1903. 777.
Ztschr. f. analyt. Chem. 1905. 252.
Pharm. Ztg. 1904. 91.
Chem. Zentralbl. 1904. I. 480.

Gabutti's Reaktion auf Coniin.

Versetzt man eine wässerige Lösung von Coniin mit einer verdünnten Lösung von Natriumnitroprussiat, so färbt sich die Mischung johannisbeerrot und dann allmählich gelb. Erhitzt man die rote Lösung, so verschwindet die Färbung, um nach dem Erkalten wieder zu erscheinen. Ebenso verschwindet die rote Farbe auf Zusatz von Säuren.

Journ. de Pharm. et de Chim. 1906. 424.
Bollet. Chim. Farm. 1906. 289.
Chem. Zentralbl. 1906. II. 74.

Gabutti's Reaktion auf Formaldehyd.

Eine Lösung von Diphenylimid (Carbazol) in konzentr. Schwefelsäure färbt sich beim Erhitzen violettrot, bei Gegenwart von Formaldehyd in der Kälte und beim Erwärmen blau. Mehr Formaldehyd bewirkt einen grünblauen Niederschlag. Empfindlichkeitsgrenze = 1 : 10 000.

Bollet. Chim. Farm. 1907. 349.
Apoth. Ztg. 1907. 435.

Gabutti's Reagenz auf Morphin und Codein

ist Chloral- oder Bromal-Schwefelsäure. Eine e r w ä r m t e Lösung von Morphin in konzentrierter Schwefelsäure wird auf Zusatz von Chloral oder Bromal violett gefärbt, während Codein unter denselben Bedingungen eine grünblaue Färbung bewirkt. Dionin verhält sich wie Codein, Heroin bewirkt nur eine braunrötliche Färbung und die anderen Opiumalkaloide geben keine Reaktion.

L'Orosi 26. 1.
Bollet. Chim. Farm. 42. 481.
Apoth. Ztg. 1903. 666.
Chem. Zentralbl. 1903. II. 807.
Journ. d. Pharm. et de Chim. 1904. 160.
Pharm. Ztg. 1903. 833.
Pharm. Zentrh. 1903. 748.
Chem. Ztg. 1903. Rep. 268.

Gadd's Reaktion auf Nebenalkaloide im Chininsulfat.

Eine Lösung von 3,6 g Chininsulfat in 120 g siedendem Wasser kühlt man unter Umrühren rasch auf 50 ° C. ab und filtriert. Das Filtrat dampft man auf 10 ccm ein und mischt es dann mit 10 ccm Äther und 5 ccm Ammoniakflüssigkeit. Man schüttelt gut durch, läßt 24 Stunden an einem kühlen Ort stehen und sammelt dann die ausgeschiedenen Krystalle, die nicht mehr als 0,12 wiegen sollen (3,3 %).

Pharm. Journ. 1905. 901.
Pharm. Ztg. 1906. 108.

Gaebel's Reaktion auf Salvarsan.

Man säuert die Salvarsanlösung mit Salzsäure an, kühlt auf 0 ° ab und setzt Natriumnitrit im Überschuß zu. Dieser Überschuß wird durch Harnstoff zerstört, bis Jodkaliumstärkepapier nicht mehr gebläut wird.

Dann gibt man gesättigte, mit Salzsäure angesäuerte α-Naphthylaminlösung zu. Nach einiger Zeit entsteht eine rubinrote bis violettrote Färbung. — Zum Nachweis des Arsens wird der gebildete Azofarbstoff mit Kochsalz ausgefällt und Arsen nach Gutzeit oder Reinsch nachgewiesen.

Arch. d. Pharmazie 1911. 49.
Pharm. Ztg. 1911. 293.
Chem. Zentralbl. 1911. I. 1155.
Apoth. Ztg. 1911. 215.

Gage's Reagenz zum Fixieren mikroskop. Präparate

ist eine Lösung von 1 g Pikrinsäure in 250 g Alkohol und 250 (750 g) Wasser.

Proc. Americ. Soc. Microscop. 1890. 120; 1892. 121.
Ztschr. f. wiss. Mikroskop. 1892. 87; 1893. 103.

Gage's Reagenz zum Entkalken mikr. Präparate

ist eine Mischung von gleichen Teilen gesättigter, wässeriger Alaunlösung und Wasser, der auf 100 ccm 5 ccm Salpetersäure zugesetzt werden, oder 67 %iger Alkohol mit 3 % Salpetersäure.

Proc. Americ. Soc. Microscop. 1892. 121.
Enzyklop. d. mikroskop. Techn. 1903. 653.
Vergl. Thoma's Reagenz.

Gage's Reagenz zum Konservieren mikroskop. Präparate

ist eine Mischung von 2 g Formaldehyd mit 1000 ccm 0,75 %iger Kochsalzlösung oder eine Lösung von 15 ccm Eiereiweiß, 0,5 g Quecksilberchlorid und 4 g Chlornatrium in 200 ccm Wasser.

Gage's Reagenz zum Aufhellen mikroskop. Präparate

ist eine Mischung von 40 ccm geschmolzenem Phenol und 60 ccm Terpentinöl.

Journ. Roy. Microscop. Soc. 1891. 418.
Proc. Americ. Soc. Microscop. 1890. 120; 1896. 328.

Gage's Reagenz zum Färben mikroskop. Präparate.

a) Eine Lösung von 0,1 g Hämatoxylin, 4 g Chloralhydrat und 7,5 g Alaun in 200 ccm Wasser;
b) eine Lösung von 0,1 g Eosin in 100 ccm 48 Vol. %igem Alkohol.

Proc. Americ. Soc. Microscop. 1891. 79. 1892. 124.
Gage's Pikrocarmin siehe Journ. Roy. Microscop. Soc. 1880. 501.

Gaglio's Reagenz auf Quecksilberdämpfe in der Luft

ist eine wässerige Lösung von Palladiumchlorür (0,2 : 100), die durch Quecksilberdämpfe schwarz getrübt oder gefällt wird.

Arch. Farm. Terap. 93. 289.
Chem. Zentralbl. 1894. II. 452.

Găleşescu's Reagenz zur Bakterienfärbung.

a) Eine 1%ige, wässerige Lösung von Gentianaviolett.
b) Eine 0,2%ige, wässerige Lösung von Bismarckbraun.

Gebraucht zur Diphtheriediagnose.
Ztschr. f. wiss. Mikroskop. 1906 (23.) 67.

Galippe's Reagenz auf Eiweiß im Harn

ist eine gesättigte Lösung von Pikrinsäure in Wasser. Zu diesem Reagenz läßt man den zu prüfenden Harn zutropfen. Bei Anwesenheit von Eiweiß verursacht jeder Tropfen eine Trübung.
Gaz. méd. Paris 1873. 122.
Arch. der Pharm. (3) 6. 268.
Chem. Zentralbl. 1875. 232.

Gallois' Reaktion auf Inosit im Harn.

Der zu prüfende Harn (der weder Zucker noch Eiweiß enthalten darf) wird möglichst durch Eindampfen konzentriert und dann mit 1 Tropfen Quecksilbernitrat versetzt. Der hierbei entstandene, gelbe Niederschlag wird auf einem Porzellanschälchen ausgebreitet und erwärmt. Bei Anwesenheit von Inosit färbt sich der Rückstand rot. Beim Erkalten verschwindet die Färbung.
Ztschr. f. analyt. Chem. 4. 264.
Enzyklop. d. gesamt. Pharm. 1888. V. 460 u. 1891. X. 703.
M e i l l è r e , Nouv. Remèd. 1906. 443.

Ganassini's Reaktion auf Blausäure
siehe Bollet. Soc. med. chirurg. Pavia 1904. 29.
Chem. Zentralbl. 1904. II. 718.
Ztschr. f. analyt. Chem. 1905. 256.

Ganassini's Reagenz auf Blut.

2 ccm alkoholische Eosinhydratlösung versetzt man mit 4—5 Tropfen Kalilauge (20 %) und einigen Tropfen Wasserstoffsuperoxyd. Das blaue Reagenz wird nach Zusatz von bluthaltigem Material im Laufe von 30 Sekunden gelb gefärbt.
Chem. Zentralbl. 1911. I. 174.
Ztschr. f. analyt. Chem. 1912. 269.

Ganassini's Reaktion auf Harnsäure.

Versetzt man die Lösung eines harnsauren Alkalis mit Zinksulfatlösung, so entsteht ein Niederschlag von basischem Zinkurat, der sich an der Luft allmählich grünlich bis blau färbt. Die Reaktion kann zum Nachweis der Harnsäure im Blute dienen.
Gazz. degli osped. e delle clin. 1908. 679.
Nouv. remèdes 1909. 39.
Revue pharmaceutique des Flandres 1909. 361.
Apoth. Ztg. 1910. 38.
Pharm. Zentrh. 1910. 751.
Merck's Bericht 1910. 400.
Pharm. Ztg. 1909. 281.
Répert. de Pharm. 1909. 83. 127.
V i t a l i , Apoth. Ztg. 1912. 93.

Ganassini's Reaktion auf Mineralsäuren im Essig.

1. Man mischt 1 ccm Essig mit 1 ccm Rhodankaliumlösung (20 %), 1 Tropfen Schwefelammonium und 1 Tropfen Ammonmolybdatlösung (5%). Bei Gegenwart von freien Mineralsäuren entsteht eine violette Färbung, andernfalls eine braungelbe Färbung.

2. Etwas Essig sättigt man mit Antipyrin, filtriert und gibt zum Filtrat einige Tropfen Rhodankaliumlösung. Bei Anwesenheit freier Mineralsäuren entsteht eine Trübung oder ein weiß-rötlicher Niederschlag, während sich die Flüssigkeit gelblich färbt.
Bollet. Chim. Farm. 1903. 271.
Apoth. Ztg. 1903. 305.
Südd. Apoth. Ztg. 1903. 546.

Ganassini's Reaktion auf Mineralsäuren und Weinsäure im Essig.

1 ccm Essig mischt man mit 1 ccm Rhodankaliumlösung (20 %) und 1 Tropfen Schwefelammonium und gibt dann 1 Tropfen einer (5 %) wässerigen Ammonmolybdatlösung zu. Freie Mineralsäuren (von 0,4 % an) bewirken Violettfärbung. Weinsäure färbt sich bei dieser Operation hellrot. In diesem Falle verwendet man statt Schwefelammonium Zinksulfid, nachdem man vorher mittels Natriumacetats die Weinsäure in Natriumtartrat verwandelt hat. Man erhält dann ebenfalls eine Violettfärbung.
Bollet. Chim. 42. 241.
Chem. Zentralbl. 1903. I. 1278.
Ztschr. f. analyt. Chem. 1904 322.

Ganassini's Reaktion auf Rhodanwasserstoff
siehe Bollet. Chim. Farm. 42. 417.
Chem. Zentralbl. 1903. II. 466.

Ganassini's Reagenz auf Schwefelwasserstoff.

Man mischt eine Lösung von 1,25 g Ammonmolybdat in 50 ccm Wasser mit einer Lösung von 2,5 g Kaliumrhodanid in 45 ccm Wasser, gibt 5 ccm Salzsäure (D. = 1,19) und, falls die Lösung rot gefärbt sein sollte, eine kleine Menge Oxalsäure zu, so daß die Lösung eine gelbgrüne Farbe besitzt. Mit dieser Lösung befeuchtet man Filtrierpapier. Letzteres wird durch Schwefelwasserstoff intensiv violett gefärbt.
Bollet. Chim. Farm. 41. 417.
Ztschr. d. öst. Apoth. Ver. 1902. 821.
Südd. Apoth. Ztg. 1903. 136.
Chem. Zentralbl. 1902. II. 477.

Ganassini's Reaktion auf Weinsäure.

Eine Lösung, die freie Weinsäure (aber keine freien Mineralsäuren) enthält, erhitzt man zum Sieden, gibt nach und nach so viel Mennige zu, als man Weinsäure vermutet, filtriert und gibt zum Filtrat ein gleiches Volumen Rhodankaliumlösung (20 %). Erhitzt man diese Mischung zum Sieden und läßt absetzen, so entsteht ein schwärzlicher Niederschlag (Schwefelblei). Empfindlichkeitsgrenze = 1 %.
Bollet. Chim. Farm. 1903. 513.
Apoth. Ztg. 1903. 666.
Ztschr. d. öst. Apoth. Ver. 1903. 1071.
Pharm. Ztg. 1903. 834.
Chem. Zentralbl. 1903. II. 1476.

Gantter's Reaktion auf Blut.

Blutsubstanz, Blutflecke auf Eisen etc. lassen sich mit Wasserstoffsuperoxyd nachweisen, das Schaumbildung hervorruft.

Ztschr. f. angew. Chem. 1895. 370.
Chem. Zentralbl. 1895. II. 258. 323.
Ztschr. f. analyt. Chem. 34. 159.
S c h m e l c k, ebenda 39. 199; Pharm.
Zentrh. 1899. 155; Chem. Ztg. 1595. Rep.
165.

Gantter's Reaktion auf Cottonöl im Schweinefett.

1 ccm geschmolzenes, wasserfreies Schweinefett löst man in 10 ccm Petroleumäther, gibt einen Tropfen konzentr. Schwefelsäure zu und schüttelt stark um. Reines Fett gibt nur eine strohgelbe bis rötlichgelbe Färbung, Cottonöl enthaltendes färbt sich dunkelbraun. 1 % Cottonöl gibt noch eine deutliche dunkelbraune Färbung.
Ztschr. f. analyt. Chem. 32. 303.
Chem. Zentralbl. 1893. II. 171.

Garbini's Reagenz zum Färben mikroskop. Präparate.

a) Eine Lösung von 1 g Anilinblau in 100 ccm Wasser mit 2 ccm Alkohol und
b) eine Lösung von 1 g Safranin in 100 ccm Alkohol und 200 ccm Wasser.
Zoolog. Anzg. 1886. 27.
Ztschr. f. wiss. Mikroskop. 1886. 81.
B e h r e n s' Tabellen 1892. 118.
E b e r t h - F r i e d l ä n d e r, Mikroskop. Techn. 1894. 119.
Enzyklop. d. mikroskop. Techn. 1903. 42.

Gardey's Reaktionen auf Phenoxypropandiol (Antodyne).

Versetzt man 6 ccm einer 2,6 %igen Eisenchloridlösung mit einigen Tropfen Antodynelösung, so tritt keine auffällige Farbenänderung auf, gibt man aber noch 3 ccm Wasserstoffsuperoxyd (3 %) zu, so färbt sich die Mischung rot, dann braun und es bildet sich ein brauner Niederschlag. — Gibt man zu einer mit Eiswasser gekühlten Lösung von etwas Antodyne in konzentr. Schwefelsäure einige Tropfen Formaldehyd (40 %), so färbt sich das Gemisch sofort rot. Die Färbung verschwindet beim Verdünnen mit Wasser. — Erhitzt man 1 ccm einer Lösung von Antodyne in konzentr. Salzsäure mit 1 ccm Formaldehyd zum Sieden, so bildet sich allmählich ein amorpher, in Alkohol und Wasser unlöslicher, blauer Niederschlag. — Schichtet man eine Lösung von Antodyne auf konzentr. Salpetersäure, so entsteht im Laufe von 15—20 Minuten ein blauer Ring. Beim Mischen der Flüssigkeiten entsteht eine blaue Färbung, die allmählich in Violett übergeht.
Thèse de Paris 1911. p. 15.

Gardiner's Reagenz auf Gerbsäure

ist eine wässerige Lösung von Ammonmolybdat, womit Gerbsäuren gelb gefällt werden sollen. —(Gerbsäurelösung wird durch Ammonmolybdat intensiv gelbbraun bis dunkelbraun gefärbt, aber nicht gefällt. Verwendet man als Reagenz die Salpetersäure enthaltende Lösung von Ammonmolybdat, wie sie zur Phosphorsäurebestimmung gebräuchlich ist, so hat man ein äußerst empfindliches Reagenz auf Gerb

säure und Gallussäure, die in einer Lösung 1 : 100 000 durch dieses Reagenz noch bräunlichgelb gefärbt werden.)
Enzyklop. d. gesamt. Pharm. 1888. IV. 508.

Garnier's Reagenz auf Cottonöl

ist eine Lösung von 2 g Stangenschwefel in 100 g Schwefelkohlenstoff, womit die Halphensche Reaktion angestellt wird.
Journ. pharm. chim. 1909. (29), 272.
Pharm. Zentrh. 1911. 252.
Répert. de Pharm. 1909. 214.

Garola-Brain's Reaktion auf Oliventrestern in Pfefferpulver

siehe: Annal. des Falsific. 1911. 4. 467. —
Pharm. Zentrh. 1912. 1226.

Garrod's Reaktion auf Hämatoporphyrin im Harn

beruht auf dem charakteristischen Absorptionsspektrum desselben in saurer oder alkalischer Lösung (in Alkohol oder Chloroform). — 100 ccm Harn versetzt man mit 20 ccm Natronlauge (10 %) und löst den entstandenen Niederschlag in 20 ccm salzsäurehaltigem Alkohol. Diese Lösung zeigt einen Absorptionsstreifen zwischen C und D nahe an D und einen Streifen in der Mitte von D und E. Diese alkoholische Lösung versetzt man mit Ammoniak im Überschuß, gibt Essigsäure zur Lösung des entstandenen Niederschlages zu und schüttelt mit Chloroform. Die Lösung in Chloroform prüft man ebenfalls spektroskopisch.
Vergl. Hammarsten, Physiol. Chem. 1899. 152 u. 504 u. Ztschr. f. analyt. Chem. 31. 233.
Journ. of Physiol. 13. 598; 17. 349.
Ztschr. f. analyt. Chem. 30. 526; 32. 515; 35. 641.
Z o j a, Zentralbl. f. d. med. Wissensch. 1892. 705.

Garrod's Reaktion auf Urochrom

mittels Acetaldehyd siehe Journ. of Physiol. 29. 335.
Chem. Zentralbl. 1903. II. 602.

Gasis' Reagenz zum Färben von Tuberkelbazillen.

Man löst 3 g Quecksilberchlorid in 5 ccm Alkohol und 95 ccm Wasser, gibt 1 ccm Cedernöl zu und kocht so lange, bis die Mischung eine weiße, milchige Beschaffenheit angenommen hat. Man filtriert noch warm und gibt eine Lösung von 1 g Eosin (gelblich) in einigen ccm Wasser zu. — Als Entfärbungsflüssigkeit benützt man eine Lösung von 1 g Natriumhydroxyd und 0,5 Kaliumjodid in 100 ccm Alkohol (50 %).
Berl. klin. Woch. 1910. 1449.
Deutsche med. Woch. 1909. 1626.
Merck's Bericht 1909. 206.
V o g t, Münchener med. Woch. 1909. 1849.

Gassend's Reaktion auf Sesamöl in Olivenöl.

Eine Lösung von 2 g Zucker in 100 g konzentrierter Salzsäure wird beim Schütteln mit Sesamöl rot gefärbt, während Olivenöl mehr

oder weniger gelbbraun gefärbt wird. Gibt man zu den gefärbten Lösungen Natriumbisulfit, so hält sich die Farbe bei Sesamöl längere Zeit, bei reinem Olivenöl wird sie hellgelb. Empfindlichkeitsgrenze $=$ 2% Sesamöl.
Chem. Ztg. 1892. Rep. 154.
Revue internat. falsific. 1892. 102.

Gatehouse's Reaktion auf Arsen.

In einem Reagenzglase erwärmt man die zu prüfende Flüssigkeit mit einem Stückchen Natriumhydroxyd und einem Streifen Aluminiumblech. Das Glas bedeckt man mit einem Stück Filtrierpapier, das mit Silbernitrat befeuchtet ist. Bei Anwesenheit von Arsen wird das Papier geschwärzt. Antimon bewirkt diese Reaktion nicht.
Chem. News 27. 189.
Ztschr. f. analyt. Chem. 12. 311.

Gaubert's Reaktionen auf verschiedene Minerale
sind Farbenreaktionen, die mit dem gepulverten Mineral, Schwefelsäure und Morphin oder Naphthol hervorgerufen werden können. Näheres siehe: Bullet. Soc. Franç. Minéral. 33. 324. — Chem. Zentralbl. 1911. I. 685.

Gaucher's Reagenz auf gekochte und ungekochte Milch
ist eine Lösung von 0,2 g Hämatin in 20 ccm Wasser. 20 ccm Milch versetzt man mit 20 Tropfen Reagenz, wodurch man eine rosarote Mischung erhält. Beim Schütteln verschwindet diese Färbung bei gekochter Milch, bei roher Milch bleibt sie bestehen.
Annal. chim. analyt. appl. 13. 146.
Compt. rend. biol. 1908. 275.
Bullet. pharm de Sud-Est 1908. 82.
Der Tierarzt 1908. 81.

Gaud's Reagenz auf Glukose.
34,65 g krystallisiertes Kupfersulfat löst man in der dazu nötigen Menge Wasser (130 ccm) und füllt mit Ammoniakflüssigkeit (D. $=$ 0,96) zum Liter auf. Dieses Reagenz wird beim Erwärmen auf 80° C. durch Glukose entfärbt. Es kann auch zur quantitativen Bestimmung verwendet werden.
Compt. rend. 119. 650.
Ztschr. f. analyt. Chem. 34. 629.
Revue internat. falsific. 8. 82.
Chem. Zentralbl. 1894. II 818; 1895. I. 448.

Gaule's Reagenz zum Härten mikroskop. Präparate
ist eine Lösung von 0,5 g Chlornatrium und 5 g Quecksilberchlorid in 100 ccm Wasser.

Gaultier de Claubry siehe **Claubry.**

Gautier's Reagenz zum Arsen-Nachweis. (Eisenreagenz oder Ferrireagenz genannt.)
Man löst 100 g Ferrosulfat in 500 g Wasser und 25 g Schwefelsäure, behandelt diese Lösung mit Schwefelwasserstoff, kocht und filtriert sie. Das Filtrat oxydiert man mit 28 g arsenfreier Salpetersäure, fällt das Eisen mit Ammoniak, wäscht den erhaltenen Niederschlag aus und löst ihn in verdünnter kalter Schwefelsäure. Diese Lösung digeriert man 2 Tage lang mit granuliertem Zink und erhitzt sie im Vacuum zum Sieden. Die erhaltene Lösung wird abermals mit Salpetersäure oxydiert und mit überschüssigem Ammoniak gefällt. Der ausgewaschene Niederschlag wird in kalter, verdünnter Schwefelsäure gelöst. — Näheres über den Gebrauch des Reagenzes siehe Chem. Zentralbl. 1903. II. 638. 684. — Ztschr. f. Unters. Nahr.-Genußm. 1904. 339. — Pharm. Zentrh. 1904. 747.

Gautier's Reagenz auf Eiereiweiß und Bluteiweiß.
Versetzt man eine Eiweißlösung (2 ccm) mit 10 ccm einer Mischung von 250 ccm Ätznatronlauge, 50 ccm Kupfersulfatlösung und 700 ccm Eisessig, so gibt Eiereiweiß eine flockige Ausscheidung, Bluteiweiß bleibt klar. — Näheres siehe: Annal. di Chim. 1885. 333. — Chem. Ztg. 1886. Rep. 34.

Gautier's Reaktion auf Gerbstoff im Wein
siehe Ztschr. f. analyt. Chem. 17. 222. — Bull. Soc. Chim. Paris 27. 496.
Chem. Zentralbl. 1877. 488.
Berl. Ber. 10. 1179.

Gautier's Reaktion auf Quecksilber in tierischen Flüssigkeiten
siehe Répert. de Pharm. 1879. 137.
Hager, Pharm. Prax. Erg.-Bd. 1883. 531.

Gautrelet's Reagenz zur Bakterienfärbung
ist eine Lösung von 1 g Urobilin in 20 g Wasser, 30 g Alkohol und 20 g Glycerin.
Répert. de Pharm. 1889. 160.

Gavard's Reaktion auf Alkohole, Äther, Glukose etc.
Gibt man etwas Äther auf eine Lösung von Kaliumnitrit in konzentr. Schwefelsäure (5 bis 20 g : 100), so entsteht bei 15—30° C. eine blaue Färbung, die beim Schütteln verschwindet. Dabei entwickelt sich Stickstoffdioxyd. Dieselbe Reaktion gibt eine große Anzahl von organischen Stoffen wie Aceton, Aldehyd, Formaldehyd, verschiedene Alkohole, organische Säuren, Ester und Zuckerarten.
Journ. de Pharm. et de Chim. (6) 17. 374.
Répert de Pharm. 1903. 315.
Südd. Apoth. Ztg. 1903. 710.
Pharm. Zentrh. 1903. 615.
Chem. Zentralbl. 1903. I. 1096.
Ztschr. f. angew. Mikroskop. 1903. 221.
The Analyst. 28. 222.
Ztschr. f. analyt. Chem. 1904. 443.

Gawalowski's Reaktion auf Alkohol im Perubalsam.
In einem Reagenzglase versetzt man etwas Balsam mit Kaliumdichromatlösung und konzentr. Schwefelsäure. Selbst Spuren von Alkohol geben sofort den charakteristischen Geruch des Aldehyds, der durch den Geruch des Balsams nicht verdeckt wird.
Pharm. Zentrh. 16. 265.
Ztschr. f. analyt. Chem. 15. 356.

Gawalowski's Reagenz zur Unterscheidung von Benzin und Benzol
ist Pikrinsäure. Sie löst sich in Benzol leicht mit gelber Farbe, in Benzin schwer ohne wesentliche Gelbfärbung.
Pharm. Post 1897. 174.
Ztschr. f. analyt. Chem. **42.** 666.

Gawalowski's Reagenz auf Eiweiß
siehe Esbach-Gawalowski's Reagenz.

Gawalowski's Reagenz auf Glukose
siehe Hager-Gawalowski's Reagenz.

Gawalowski's Reagenz zur Härtebestimmung des Wassers
(Seifenlösung) ist eine wässerige Lösung von basisch-ölsaurem Natrium, welche nach dem Autor der alkoholischen Seifenlösung vorzuziehen ist. Näheres siehe: Ztschr. f. analyt. Chem. **41.** 748.

Gawalowski's Reagenz auf Glukose.
Monnier's Reagenz auf Glukose scheidet auf Zusatz von reichlich Alkohol eine tiefblaue, ölig-dickliche Flüssigkeit ab, welche über 20° C. Kupferoxydul abscheidet, unter 20° C. aber mit Traubenzuckerlösungen reagiert. Näheres siehe: Ztschr. d. öst. Apoth. Ver. 1903. 1148. — Pharm. Ztg. 1903. 901. — Chem. Zentralbl. 1903. II. 1260.

Gawalowski's Indikator für Alkalimetrie
ist Alkannarot, ein mittels Benzin aus der Wurzel von Anchusa tinctoria extrahierbarer Stoff (Alkannasäure). Der Farbstoff wird durch Ammoniak violettgrün, durch Alkalilauge saftgrün.
Ztschr. f. analyt. Chem. **42.** 108.

Gawalowski's Reaktion der Kieselfluorwasserstoffsäure
siehe: Ztschr. f. analyt. Chem. 1905. 191.

Gawalowski's Reagenz auf Saccharose.
1. Eine Lösung von 2 g Ammonvanadat in 50 ccm Wasser und 100 ccm konzentr. Schwefelsäure (Bellier's Reagenz).
2. Eine Lösung von 10 g Ammonvanadat in 100 ccm Wasser, der so viel Salpetersäure zugesetzt wird, bis sie eine hellcitronengelbe Färbung angenommen hat.
Näheres siehe: Merck's Bericht 1904. **21.** — Ztschr. d. öst. Apoth. Ver. 1904. 454.

Gayon's Reagenz auf Aldehyde und Ketone.
Man löst 1 g Fuchsin in 1 Liter Wasser und gibt 20 ccm Natriumbisulfitlösung (1,263 Spez. Gew.) zu. Nach eingetretener Entfärbung gibt man 20 ccm konzentr. Salzsäure zu. Eine wässerige Lösung oder Emulsion von Aldehyden oder Ketonen gibt mit diesem Reagenz violette bis blaue Färbung.
Chem. Ztg. 1888. Rep. 5.
Compt. rend. **64.** 182; **105.** 1182.
Chem. Zentralbl. 1888. 200.
Bela von Bittó, Ztschr. f. analyt. Chem. **36.** 373.
Bornträger, ebenda **28.** 60; **30.** 208.
Vergl. Schiff's Reagenz.

Gayon-Mohler's Reagenz auf Aldehyde und Ketone
ist identisch mit Gayon's Reagenz, Mohler's oder Schiff's Reagenz.

Gazzetti-Sarti's Reaktion auf Schwefelammonium im Harn.
Gibt man zu schwefelammonhaltigem Harn Natronlauge und wässerige Pikrinsäurelösung, so färbt sich die Mischung rot.
Arch. Farmacol. sperim. **9.** 319.
Chem. Zentralbl. 1910. II. 919.
Merck's Ber. 1910. 75.

Gedölst's Reagenz für mikroskop. Zwecke
ist eine wässerige Lösung von Natriumpikrocarminat. Gebraucht zur Schnitt- und Kernfärbung.
Merck's Index 1902. 271.
Vergl. auch La Cellule 1887. 117 u. 1889. 126.

Gehe's Reaktion auf Fichtenharz und Colophonium im Copaivabalsam.
Mischt man 1 Teil Balsam mit 10 Teilen Ammoniakflüssigkeit, so entsteht eine Flüssigkeit, die nach 24 Stunden, falls 15—20% Fichtenharz vorhanden ist, gelatiniert oder gelatinöse Brocken absetzt, was bei reinem Balsam nicht eintritt. Auf ähnliche Weise läßt sich der vom ätherischen Öle befreite Balsam prüfen.
Pharm. Ztschr. f. Rußland **31.** 602.
Ztschr. f. analyt. Chem. **36.** 803.
Hirschsohn, Pharm. Ztschr. f. Rußland **34.** 515.
Gehe u. Co., Pharm. Zentralh. **37.** 176.
Bosetti, ebenda **37.** 668.
Wimmel, ebenda **34.** 600.

Gehrmann's Reaktion auf Blut.
Zur Reaktion verwendet man drei Guajakharzlösungen von verschiedener Konzentration. a) Eine Lösung von 1 Messerspitze voll Guajakharz in 1 ccm absolut. Alkohol; b) einige Tropfen der Lösung a mit 1 ccm Alkohol gemischt; c) einige Tropfen der Mischung b mit 1 ccm Alkohol verdünnt. — Die Ausführung der Reaktion ist die der üblichen Guajakol-Terpentinreaktion in Lösung oder auf Filtrierpapier. (Vergl. Schaer's und Zoeppritz' Reaktion und andere.)
Münchener med. Woch. 1909. 612.

Gehuchten's Reagenz zum Fixieren mikroskop. Präparate
(Essigsäurealkohol) ist eine Mischung von 3 Teilen Alkohol und 1 Teil Eisessig.
Anat. Anzg. 1888. 237.
Ztschr. f. wiss. Mikroskop. 1888. 367.
Enzyklop. d. mikroskop. Techn. 1903. 22.

Gemelli's Reagenz zur Golgi-Färbung
ist eine Modifikation von Golgi's Reagenz. Zu 2 ccm Kaliumdichromatlösung (3%) gibt man 16 ccm Osmiumsäure (1%) und 5—10 Tropfen einer 1%igen Rhodankaliumlösung.
Anat. Anzg. 1905. 449.
Ztschr. f. wiss. Mikroskop. 1907. 168.

Geissler's Reagenz auf Eiweiß (Reagenzpapier)
besteht aus Filtrierpapierstreifen, welche mit
Quecksilberchlorid und Jodkalium, ferner mit
Citronensäure getränkt sind. Näheres siehe:
Pharm. Zentrh. 1883. 431 u. 1884. 3. — Vergl.
H a m m a r s t e n , Physiol. Chem. 1899. 498.

Genlis' Reagenz auf Chlor.
(Jodzinkstärkelösung.) 5 g Stärkemehl rührt
man mit 100 ccm Wasser an, gibt 20 g Chlorzink zu und kocht diese Mischung eine Stunde
lang. Nach dem Erkalten gibt man eine Lösung von 2 g Jodzink zu und füllt mit Wasser
zum Liter auf. Vergleiche auch die Jodzinkstärkelösung des deutschen Arzneibuches V.
584.
Deutsche Industr.-Ztg. 1864. 95.

Gentele's Reagenz auf Glukose.
Erwärmt man eine alkalische Lösung von
Ferricyankalium mit Glukose, so tritt unter
Bildung von Ferrocyankalium Entfärbung ein.
(Ebenso wirkt Harnsäure.)
Chem. Zentralbl. 1859. 504 u. 1861. 91.
Dingler's Polytechn. Journ. 152. 68.
S t a m m e r , Chem. Zentralbl. 1860. 870.

Genth's Reaktion auf Saccharin
beruht auf der Überführung des Saccharins in
Salicylsäure und Nachweis derselben in neutraler Lösung mittels Ferriammonsulfat (Violettfärbung). Näheres siehe: Americ. Journ. of
Pharm. 1909. 537. — Pharm. Journ. 1910. I.
7. — Répert. de Pharm. 1910. 29, 173.

Geoffroy's Glyceringelatine f. mikroskop. Zwecke
ist eine Lösung von 3—4 g Gelatine in 100
ccm 10%iger Chloralhydratlösung.
Journ. Bot. 1893. 55.
Ztschr. f. wiss. Mikroskop. 1893. 476.

Geogehan's Reagenz auf freie Säuren
ist Quecksilbercyanidjodkalium, das durch
Säuren unter Abscheidung von Quecksilberjodid zersetzt wird.
Enzyklop. d. gesamt. Pharm. 1888. IV. 574.

**Geraghty-Rowntree's Reagenz zur Nierenfunk-
tionsprüfung**
ist Phenolsulfonphthalein. Näheres siehe:
Journ. Americ. Med. Assoc. 1911. 57. 811. —
Journ. of Pharm. experim. Therapy 1910. I.
579. — Merck's Bericht 1911. 401. — Ztschr.
d. österr. Apoth. Ver. 1912. 285. — Viertelj.
Schr. prakt. Pharm. 1911. 258. — F r o m m e -
R u b n e r , Berl. klin. Woch. 1912. 1889.

Gérard's Reaktion auf Theobromin.
Eine Mischung von 0,05 g Theobromin,
3 ccm Wasser und 6 ccm Natronlauge versetzt
man mit 1 ccm einer 10%igen Silbernitrat-
lösung, erwärmt auf 60° und läßt die so ent-
standene klare Lösung erkalten. Hierbei er-
starrt die Mischung zu einer durchsichtigen
Gallerte. Coffeïn gibt diese Reaktion nicht.
Journ. de Pharm. et de Chim. 1906. 476.
Apoth. Ztg. 1906. 432.
Pharm. Ztg. 1906. 512.
Chem. Zentralbl. 1906. II. 167.
Südd. Apoth. Ztg. 1906. 585.
Giornale Farm. Chim. 1906. 501.

**Gerber's Reagenz zum Färben mikroskop. Prä-
parate**
ist eine gesättigte, wässerige Lösung von
Brillantkresylviolett. Gebraucht zum Färben
von Sputum- und Stuhl-Präparaten.
Med. Klinik 1911. 107.
Merck's Bericht 1911. 359.

Gerhardt's Reaktion auf Acetessigsäure im Harn
beruht auf der Rotfärbung des Harns durch
Eisenchlorid bei Anwesenheit von Acetessig-
ester oder Acetessigsäure.
Wiener med. Presse 1865. XXVIII.
C h a u t a r d , Chem. Ztg. 1886. Rep. 40.
J a s t r o w i t z , Berl. klin. Woch. 1905.
134.
B o n d i - S c h w a r z , Wiener med. Woch.
1906. 37.

Gerhardt's Reaktion auf Gallenfarbstoffe.
Mischt man den Chloroformauszug eines
ikterischen Harns mit (ozonhaltigem) Terpen-
tinöl und etwas verdünnter Kalilauge, so färbt
sich die wässerige Schicht durch entstandenes
Biliverdin grün. Dieselbe Reaktion bewirkt
Kalilauge und sehr wenig stark verdünnte
Jodjodkaliumlösung.
Zentralbl. f. d. mediz. Wissensch. 1881. 878.
Ztschr. f. analyt. Chem. 21. 303.
Sitz.-Ber. d. phys. med. Ges. Würzburg
1881. 25.
D e u b n e r , Ztschr. f. analyt. Chem. 25.
458.

Gerhardt's Reaktion auf Glukose im Harn.
Man verdünnt 10—15 Tropfen Harn mit 10
ccm Wasser, gibt eine Nitrophenylpropiol-
tablette zu und erhitzt vorsichtig 2—4 Minuten lang. Ist Zucker vorhanden, so färbt sich
die Flüssigkeit zunächst grün und dann intensiv blau.
Münchener med. Woch. 1901. 24.
Merck's Bericht 1901. 140.

Gerhardt's Reaktion auf Narcotin.
Mit Wasser befeuchtetes Narcotin wird beim
Erhitzen mit konzentr. Schwefelsäure grün.
Kocht man die grüne Masse mit Wasser, so
scheidet sich ein dunkelgrünes, in Alkohol
lösliches Pulver aus.

Gerhardt's Reaktion auf Pikrinsäure.
Erhitzt man Pikrinsäure mit Chlorkalklösung, so macht sich ein stechender Geruch
bemerkbar (Chlorpikrin).
Beilstein 1896. II. 687.
Vergl. K i p p e n b e r g e r , Nachw. v. Gift,
1897. 234.

Gerhardt's Reaktion auf Urobilin im Harn.
Gibt man zu dem Chloroformauszuge des
Harns beliebige Mengen Jod und bindet letzteres durch überschüssige, verdünnte Kalilauge, so färbt sich die wässerige Lösung gelb
bis braungelb und nimmt eine grüne Fluoreszenz an.
Zentralbl. f. d. mediz. Wissensch. 1881. 878.
Ztschr. f. analyt. Chem. 21. 303.
Sitz.-Ber. d. phys. med. Ges. Würzburg
1881. 26.

Gerlach's Reaktion auf Gallenfarbstoffe

ist eine Modifikation von Gmelin's Reaktion, die mit Hilfe des Mikroskopes sehr geringe Mengen von Gallenfarbstoffen nachzuweisen gestattet.

Therapeut. Monatsh. 1903. 56.
Pharm. Zentrh. 1903. 924.

Gerlach's Reagenz für mikroskop. Zwecke.

Man löst 0,1 g Goldchloridchlorkalium in 1 Liter Wasser und gibt 1 Tropfen $^1/_{10}$ Normal-Salzsäure zu. Gebraucht zum Imprägnieren des Zentralnervensystems.

Stricker's Handb. 678.
B o l l, Archiv d. Psychiatrie 1873. 173.
E b e r t h - F r i e d l ä n d e r, Mikroskop. Techn. 1894. 243.

Gerlach's Reagenz zum Färben mikroskop. Präparate

ist eine durch möglichst langes Stehenlassen gereifte Lösung von carminsaurem Ammonium, die wenig oder kein überschüssiges Ammoniak enthält. Man löst 1 g Carmin in 1 g Ammoniak und etwas Wasser und verdünnt dann auf 50—100 ccm. Die erhaltene Lösung läßt man zur Verdunstung des überschüssigen Ammoniaks an der Luft stehen und filtriert. — Zum Färben von Achsenzylindern verwendet Gerlach eine schwach saure Lösung von Chlorgoldchlorkalium in Wasser 1: 10 000.

Arch. f. mikroskop. Anat. 1865. 148.
B e h r e n s' Tabellen 1892. 94.
Enzyklop. d. mikroskop. Techn. 1903. 451.
E b e r t h - F r i e d l ä n d e r, Mikroskop. Techn. 1894. 108.

Gerlach's Glycerin-Gelatine

ist eine Lösung von 40 g Gelatine und 8 g Arsenik in 200 ccm Wasser und 120 ccm Glycerin. Gebraucht als Einbettungsmittel in der mikroskop. Technik.

B e h r e n s' Tabellen 1892. 75.

Gerlach's Reagenz zum Injizieren mikroskop. Präparate.

(Rote Injektionsmasse.) Zu einer heißen Lösung von 60 g Gelatine in 80 ccm Wasser gibt man eine Lösung von 50 g Carmin in 5 ccm Ammoniak und 40 ccm Wasser und fügt 1 ccm Essigsäure zu.

Mikroskop. Stud. aus d. Gebiete d. menschl. Morphologie, Erlangen 1858.
B e h r e n s' Tabellen 1892. 91.
Enzyklop. d. mikroskop. Techn. 1903. 587.

Gerrard's Reagenz auf Atropin und Hyoscyamin.

Erwärmt man eine alkoholische Lösung von Atropin oder Hyoscyamin mit wässeriger oder alkoholischer Quecksilberchloridlösung, so entsteht ein ziegelroter Niederschlag (Quecksilberoxyd) unter Bildung des salzsauren Alkaloides. (Daturin und Duboisin geben diese Reaktion ebenfalls.)

Chem. Ztg. 8. 457.
Ztschr. f. analyt. Chem. 24. 601.
S c h w e i s s i n g e r, Pharm. Ztg. 1884. 683 oder Ztschr. f. analyt. Chem. 25. 418.

Gerrard's Reagenz auf Glukose

ist mit Cyankalium versetztes Fehling's Reagenz. Letzteres versetzt man so lange mit 50 %iger Cyankaliumlösung, bis es gerade farblos geworden ist. Die so erhaltene Lösung mischt man mit gleichen Raumteilen unverändertem Fehling's Reagenz, wodurch man eine blaue Lösung erhält, welche beim Kochen mit Glukose entfärbt wird, ohne Kupferoxydul abzuscheiden. Das Reagenz wird zur quantitativen Bestimmung der Glukose verwendet, wobei man auf Farblosigkeit des Reagenzes titriert.

Chem. Zentralbl. 1896. II. 135.
Journ. de Pharm. et de Chim. (6) 3. 250.
Pharm. Journ. Trans. 25. 913.

Geuther's Reagenz auf Pflanzenfette

ist eine Modifikation von Welmann's Reagenz. Man löst 5 g Natriumphosphomolybdat (gepulvert) in 25 ccm Wasser und 30 g Salpetersäure (D. = 1,39). 5 g geschmolzenes und filtriertes Schweinefett, 3 g Chloroform und 20 Tropfen Reagenz schüttelt man kräftig durch, stellt bei Seite und beobachtet **nach 2 Minuten** die entstandene Färbung. Bei Anwesenheit von Öl tritt innerhalb genannter Zeit eine dunkelgrüne Färbung auf. Eine Grünfärbung, die später eintritt, ist nicht zu berücksichtigen.

Ztschr. f. öffentl. Chem. 6. 328.
Ztschr. f. analyt. Chem. 40. 742.
U t z, Chem. Zentralbl. 1902. II. 1276.

Ghedini'sche Reaktion.

Diese besteht in der Entgiftung von Acetonitril (Methylcyanid) im tierischen Organismus durch das Vorhandensein von Schilddrüsensekreten im Blute und die Resistenzerhöhung gegen Acetonitril.

Wiener klin. Woch. 1911. 736.
Merck's Bericht 1911. 138, 1912. 76.
Münchener med. Woch. 1911. 1258.
L u s s k y, American Journ. of Physiol. 1912. 30. 63.
Zentralbl. gesamt. innere Med. 1912. 2. 115.

Ghilarducci's Reaktion.

(Fernreaktion.) Bringt man einen Muskel des lebenden Organismus in geeigneter Weise zwischen zwei Elektroden, so tritt in dem Augenblick, in dem der Strom geschlossen wird, eine Zuckung auf. Die Reaktion kann zum Nachweis beginnender oder vorhandener Muskelatrophie dienen. Näheres siehe: Forli, Med. Klinik 1912. 1866.

Ghoreyeb's Reagenz zum Färben von Spirochaeten.

a) Eine 1 %ige, wässerige Lösung von Osmiumsäure, b) eine schwache Lösung von Liquor plumbi subacetici, c) eine 10 %ige, wässerige Lösung von Natriumsulfid.

Journ. Americ. Med. Assoc. 1910. 54. 1498.
Deutsche med. Woch. 1910. 1097.

de Giacomo's Reagenz auf Guanin.

a) Eine Lösung von 1,73 g Sulfanilsäure in 100 ccm 1 %iger Natronlauge, b) eine Lösung von 0,8 g Natriumnitrit in 100 ccm Wasser, c) 5—10 %ige Schwefelsäure, d) Normal-Natronlauge. Das Reagenz dient zum Nachweis von Guanin in Pflanzengeweben. Näheres siehe: Ztschr. f. wiss. Mikroskop. **27.** 257.

Gibbes' Reagenz zur Bakterienfärbung

ist eine Lösung von 3 g Anilin, 2 g Fuchsin und 1 g Methylenblau in 15 ccm Alkohol, mit 15 ccm Wasser gemischt.
Journ. Roy. Microsc. Soc. 1880. 392.

Gibbes' Borax-Carmin.

2 g Carmin erwärmt man mit 8 g Borax und 115 ccm Wasser. Nach dem Erkalten und Absetzen wird die klare Lösung abgegossen.
Journ. Roy. Microsc. Soc. 1883. 390.
Ztschr. f. wiss. Mikroskop. 1884. 502.

Gibbes' Reagenz zum Färben mikroskop. Präparate.
1. 2 g Magenta und 1 g Methylenblau löst man in 15 ccm Alkohol und 3 ccm Anilin und gibt 15 ccm Wasser zu.
2. Man löst 2 g Magenta in 3 g Anilin, 20 ccm Alkohol und 20 ccm Wasser.
Journ. Roy. Microsc. Soc. 1880. 390.

Giemsa's Reagenz I zum Färben mikroskop. Präparate.
Man mischt 10 ccm einer 0,005 %igen, wässerigen Eosinkaliumlösung mit 1 ccm einer 0,008 %igen, wässerigen Lösung von Azur II (= Mischung gleicher Teile Methylenblau und Methylenazur).
Zentralbl. f. Bakteriol. (Orig.) 1902 310.

Giemsa's Reagenz II zum Färben mikroskop. Präparate.
Man löst 3 g Azur II-Eosin und 0,8 g Azur II in 250 g Glycerin bei 60° C. und gibt dann 250 g Methylalkohol zu. (Nach 24 Stunden filtrieren!)
Zentralbl. f. Bakteriol. 1904. 310. (Orig.)
Deutsche med. Woch. 1905. 1027 u. 1907. 676.
Merck's Bericht 1905. 140.

Gierke's Urancarmin siehe Schmaus' Reagenz.

Gies' Reaktion auf Eiweiß.
Versetzt man eine Eiweißlösung mit verdünnter Kaliumdichromatlösung, so entsteht keine Fällung, wohl aber nach weiterem Zusatz von Säure ein feiner gelber Niederschlag.
American Journal of Physiology. **8.** 15.

Giesel's Reagenz auf Cocaïn.
Eine 1 %ige, wässerige Lösung von Cocaïnhydrochlorid gibt auf Zusatz einer gesättigten Kaliumpermanganatlösung einen krystallinischen, violetten Niederschlag (Cocaïnpermanganat).
Pharm. Ztg. **31.** 132.
Chem. Ztg. 1886. Rep. 71.
Beckurts, Pharm. Zentralh. **27.** 140.

van Gieson's Reagenz zum Färben mikroskop. Präparate
ist eine Mischung von 2 ccm konzentr., wässeriger Säurefuchsinlösung mit 100 ccm gesättigter, wässeriger Pikrinsäurelösung.

The New York medic. Journ. 1889. 135.
Ernst, Virchow's Archiv. 1893.
Enzyklop. d. mikroskop. Techn. 1903. 542.
Eberth - Friedländer, Mikroskop. Techn. 1894. 166.
Weigert, Ztschr. f. wiss. Mikroskop. 1904. 1.

van Gieson's Reagenz zum Härten mikroskop. Präparate
ist 4—6—10 %iger Formaldehyd.
Anat. Anzg. 1895. 494.

Giffen's Reaktion auf Blausäure
ist eine Modifikation von Vortmann's Nitroprussidreaktion.
Pharm. Weekblad 1910. 1043.
Apoth. Ztg. 1910. 794.
Pharm. Zentrh. 1911. 263.

Gigli's Reagenz auf Blut (Blutflecke)
ist eine Lösung von 5 g Benzidin in 10 ccm Eisessig. Man befeuchtet den Fleck mit dem Reagenz und gibt 1—2 Tropfen Wasserstoffsuperoxyd zu. Blut färbt blau.
Bollett. Chim. Farm. **49.** 955.
Merck's Bericht 1911. 420.
Ztschr. f. analyt. Chem. 1912. 270.

Gigli's Reaktion auf Harnsäure
beruht auf der Einwirkung von Harnsäure auf Ammonmolybdat (in 7,5 %iger, mit Schwefelsäure angesäuerter Lösung), wobei ein grünlicher Niederschlag entsteht, der sich in Ammoniak mit blauer Farbe löst und sich in neutraler Lösung mit Kaliumpermanganat titrieren läßt. Näheres siehe: Chem. Ztg. 1898. 330. — Pharm. Zentrh. 1898. 558. — Chem. Zentralbl. 1898. I. 1238.

Gil's Reaktion auf Schwefel (Polysulfide).
Man erhitzt reinen Alkohol (96 %) in einer Glasflasche zum Sieden, bis die Luft aus der Flasche durch Alkoholdämpfe verdrängt ist. Gibt man alsdann eine Lösung zu, die Polysulfide enthält, so färbt sich die Mischung blau. Monosulfide geben diese Reaktion nicht.
Ztschr. f. analyt. Chem. 1894. 54.
Chem. Zentralbl. 1894. I. 393.
(Die Reaktion ist identisch mit Caraves Gil's Reaktion.)

Gilbard's Reaktion auf Caulophyllin.
5 ccm der alkoholischen Lösung werden auf dem Wasserbade zur Trockene verdampft und mit 1 ccm Wasser angerührt. Auf Zusatz von 2 ccm Schwefelsäure entsteht innerhalb 5 Minuten eine blaue bis purpurrote Färbung.
The Analyst **36.** 270.
Chem. Zentralbl. 1911. II. 399.

Gillet-Hains' Reaktion auf Ketone.
Wässerige Lösungen von Ketonen geben mit Neßler's Reagenz einen gelben, krystallinischen Niederschlag. 1 Tropfen Aceton in 1 Liter Wasser läßt sich auf diese Art noch nachweisen (ein Überschuß von Aceton verhindert jedoch die Reaktion).
The Analyst **24.** 268.
Ztschr. f. analyt. Chem. **42.** 114.

Gilson's Reagenz zum Fixieren mikroskop. Präparate.

1. Eine Lösung von 20 g Quecksilberchlorid in 100 ccm Alkohol (60 %) und 880 ccm Wasser, der 4 ccm Eisessig und 15 ccm Salpetersäure (D. $=$ 1,4) zugegeben sind.
2. Eine Lösung von 20 g Chlorzink, 5 ccm Eisessig und 5 ccm Salpetersäure in 300 ccm Wasser und 100 ccm Alkohol (80%).

Gehuchten, Ztschr. f. wiss. Mikroskop. 1899. 242.
Wasielewski, ebenda 1899. 337.
Carnoy, Biologie cellulaire 94.
La Cellule 1890. 11.

Gilson's Glyceringelatine für mikroskop. Zwecke

ist eine Mischung gleicher Volumina, in Wasser eingeweichter, geschmolzener Gelatine und Glycerin, der man so viel Chloralhydrat zugibt, bis das Volumen um die Hälfte zugenommen hat.

Lee-Mayer, Mikroskop. Techn. 1901. 251.
Enzyklop. d. mikroskop. Techn. 1903. 1279.

Girard's Reaktion auf Resorcin.

Zu 5 ccm einer wässerigen, neutralen oder schwach sauren Resorcinlösung gibt man einige Tropfen Kupfersulfatlösung (1 : 10) und dann einige Tropfen Kaliumcyanidlösung (1 : 10). Es entwickelt sich eine schön grüne Fluoreszenz mit mehr oder weniger intensiver Rotfärbung. Empfindlichkeitsgrenze $=$ 1 : 10000.

Répert de Pharm. 1909. 433.
Apoth. Ztg. 1909. 799.

Girard's Reaktion auf Teerfarbstoffe im Wein

ist eine Modifikation von Blarez' Reaktion. Der mit Natronlauge versetzte Wein wird mit Quecksilbersulfat gefällt. Bei Anwesenheit von Teerfarbstoffen ist das Filtrat gefärbt, andernfalls farblos.

Siehe auch: Ztschr. f. analyt. Chem. 18. 494.
Bull. Soc. Chim. Paris 26. 520.

Girard's Reaktion auf Pikrinsäure

beruht auf einer Rotfärbung beim Erwärmen mit Schwefelammon. Dieselbe Reaktion gibt Martiusgelb.

Vergl. Dragendorff's Ermittelg. v. Giften 1888. 301.
Bull. Soc. Chim. Paris 26. 520.

Glaesgen's Reaktion auf Eiweiß im Harn.

20 ccm Harn versetzt man mit 5 Tropfen Essigsäure (oder etwas mehr, wenn der Harn alkalisch sein sollte), mischt gut und verteilt die Mischung auf zwei Reagenzgläser. Den einen Teil erhitzt man zum Sieden, den anderen benützt man als Vergleichsflüssigkeit; hat sich der gekochte Teil getrübt, so gibt man noch etwas Essigsäure zu, um nicht etwa durch ausgeschiedene Phosphate getäuscht zu werden. Eine bleibende Trübung zeigt Eiweiß an.

Münchener med. Woch. 1911. 1123.
Apoth. Ztg. 1911. 456.

Glage's Reagenz zum Konservieren mikroskop. Präparate

ist eine Lösung von 30 g Kaliumacetat und 10 g Kaliumnitrat in 250 ccm Wasser und 750 ccm Formaldehyd (40 %).

Vergl. Wickersheimer's Reagenz.

Glassmann's Reagenz auf Glukose.

Siehe: Ber. d. deutsch. chem. Ges. 1906. 503.
Chem. Zentralbl. 1906. I. 876.
Pharm. Ztg. 1906. 374.

Glässner's Reaktionen auf fette Öle

beruhen auf Farbenerscheinungen, die verschiedene Öle mit roter, rauchender Salpetersäure, konzentr. Schwefelsäure und Kalilauge geben. Näheres siehe: Benedikt, Anal. d. Fette 3. Aufl. 414. — Ztschr. f. analyt. Chem. 11. 347. — Chem. Zentralbl. 1873. 57.

Glässner's Reaktion auf Tryptophan im Magensaft

beruht auf einer Violettfärbung bei Zusatz von Bromwasserstoff. Näheres siehe: Berl. klin. Woch. 1903. 599. — Münchener Med. Woch. 1903. 1175.

Glücksmann's Reaktionen auf Coloquinthenextrakt

siehe: Pharm. Post 1912. 218.

Glücksmann's Reaktion auf Cubebenextrakt.

Eine Spur Extrakt löst man in konzentr. Essigsäure und verdünnt damit bis zur Farblosigkeit. 5 ccm der zum Sieden erhitzten Lösung versetzt man mit 5 Tropfen Salzsäure (35 %) und kocht auf. Es entsteht eine schwache gelbbraune Färbung. Beim Abkühlen kann man im Laufe von 2—4 Stunden beobachten, daß die Farbe der Mischung von Gelbbraun durch Braunviolett bis Violettblau übergeht. Diese Färbung verschwindet allmählich. Versetzt man die blauviolette Flüssigkeit mit dem gleichen Volumen Salzsäure und schüttelt mit Chloroform aus, so geht der Farbstoff in dieses über, ist aber nicht beständig.

Pharm. Praxis 1912. 97.
Pharm. Zentrh. 1912. 516.

Glücksmann's Reaktion auf Granatwurzelrindenextrakt.

Man löst einige Milligramme des Extraktes in 5—10 ccm verdünntem Glycerin auf dem Dampfbade, verdünnt mit Wasser, bis die Lösung im durchfallenden Lichte eben nicht mehr gelb erscheint und füllt damit ein Reagenzglas etwa zu zwei Drittel voll. Nach Zusatz von 1—2 ccm Bleiacetatlösung (1 : 10) entsteht eine kanariengelbe Färbung. Die färbende Substanz bleibt beim Filtrieren der Mischung auf dem Filter zurück.

Pharm. Praxis 1911. 441.
Merck's Bericht 1911. 270.

Glücksmann's Reaktion auf Hamamelisfluidextrakt.

Eine Mischung von 1 Tropfen Extrakt mit 5 ccm Glycerin und 100 ccm Wasser ist farblos. 2 ccm davon färben sich auf Zusatz von 10 ccm Ammoniakflüssigkeit rosarot und dann hellbraun bis hellgelb. Natriumbikarbonat ruft in der Extraktlösung kaum eine Färbung hervor, erst beim Erwärmen ist eine grünlichbraune Färbung zu erkennen.

Pharm. Praxis 1911. 489.
Südd. Apoth. Ztg. 1912. 176.
Pharm. Zentrh. 1912. 516.

Glücksmann's Reaktion auf Hydrastisextrakt.

Konz. Salzsäure versetzt man mit einer wässerigen Extraktlösung, daß sie gerade noch farblos erscheint. Chlorkalk ruft in dieser Mischung eine schwache Rosafärbung hervor, die bald in Gelblich übergeht.

Pharm. Praxis 1911. 489.
Südd. Apoth. Ztg. 1912. 176.
Pharm. Zentrh. 1912. 516.

Glücksmann's Reaktion auf Meerzwiebelextrakt.

Einige mg Scillaextrakt löst man in verdünntem Alkohol auf, verdünnt die Mischung, bis sie im durchfallenden Licht nicht mehr gelblich erscheint, mit konz. Salzsäure und gibt eine Spur α-Naphthol zu. Beim Erhitzen färbt sich die Mischung rosenrot bis zwiebelrot.

Pharm. Praxis 1912. 1.
Zentralbl. d. ges. Arzneimittelkunde 1912. 50.
Pharm. Zentrh. 1912. 517.

Eine andere Reaktion ist folgende: Versetzt man Acetum Scillae mit Bleiacetatlösung und löst den entstandenen Niederschlag in Salzsäure, so erhält man eine braungelb gefärbte Lösung. Man verdünnt sie mit Salzsäure, bis sie im durchfallenden Licht nicht mehr gefärbt erscheint und erhitzt bis zum Sieden. Es entsteht eine violette bis blaue Färbung.

Pharm. Praxis 1912. 282.
Zentralbl. f. d. ges. Arzneimittelkunde 1912, 370.

Glücksmann's Reaktion auf Opiumextrakt.

1. Die bis zur Farblosigkeit verdünnte, wässerige Lösung des Extraktes wird mit Mayer's Alkaloidreagenz versetzt. Es entsteht eine deutliche Trübung.
2. Dieselbe Extraktlösung mischt man mit Eisenalaunlösung (bis zur Farblosigkeit verdünnt). Die Mischung färbt sich schwach braunrot (Mekonsäure). Gibt man eine Spur Ferrocyankalium zu, so färbt sich die Mischung grünlich und mit der Zeit blau (Morphin).

Pharm. Praxis 1912. 49.
Pharm. Zentrh. 1912. 516.

Glücksmann's Reaktion auf Pyrogallol.

Eine Spur Pyrogallol löst man in zirka 1 ccm konzentr. Essigsäure, gibt 3—5 Tropfen Formaldehyd zu und erhitzt zum Sieden. Die Mischung bleibt klar und farblos. Gibt man einige Tropfen konzentr. Salzsäure zu der heißen Mischung, so entsteht sofort eine intensive kirschrote Färbung, die beim Verdünnen mit genügend Essigsäure in rein „Rosenrot" übergeht. Empfindlichkeitsgrenze: 1 : 100 000.

Pharm. Praxis 1912. 100.

Glücksmann's Reaktion auf Ratanhiaextrakt.

Verdünnt man die wässerige Lösung des Extraktes bis zur Farblosigkeit und gibt zu 10 ccm etwa 0,5 ccm Natriumbikarbonat zu, so färbt sich die Mischung allmählich rosarot. Die Farbe verschwindet beim Erhitzen. — Löst man eine Spur des Extraktes unter Erwärmen in 1 ccm einer 5 %igen Natriumbikarbonatlösung auf und gibt 10 ccm Glycerin zu, so entwickelt sich eine grünbraune Fluoreszenz.

Pharm. Praxis 1911. 489.
Südd. Apoth. Ztg. 1912. 176.
Schweizer Woch. Chem. Pharm. 1912. 210.

Glücksmann's Reaktionen auf Strychnosextrakt siehe: Pharm. Post 1912. 211.

Glücksmann's Reaktionen auf Strychnostinktur siehe: Südd. Apoth. Ztg. 1912. 513.

Gluzinsky's Reaktion auf Gallenfarbstoffe.

Die zu prüfende Lösung kocht man mit einigen Tropfen Formaldehyd. Bei Anwesenheit von Gallenfarbstoffen tritt Grünfärbung ein, die durch Mineralsäuren in Amethystblau übergeht. Schüttelt man mit Chloroform, so färbt sich dasselbe grün, dagegen blau, wenn nur Bilirubin zugegen ist.

Wiener klin. Woch. 1897. Nr. 52 oder
Pharm. Zentrh. 1898. 169.
Jolles, Wiener med. Bl. 1898. 189.

Gmelin's Reagenz auf Alkaloide
ist Rhodankaliumlösung, die mit Alkaloiden Niederschläge krystallinischer und amorpher Natur gibt.

Handb. d. organ. Chem. 4. 157.

Gmelin's Reaktion auf Gallenfarbstoffe.

Überschichtet man in einem Reagenzglase etwas rauchende Salpetersäure mit ikterischem Harn, so kann man Zonenfärbungen beobachten, die von Grün in Blau, Violett, Rot und Gelb übergehen.

Tiedemann u. Gmelin, die Verdauung nach Versuchen, Leipzig u. Heidelberg 1826. 1. 80.
Vergl. die Reaktionen von Brücke, Dragendorff, Fleischl, Gerhardt, Hilger, Huppert, Hoppe-Seyler, Krehbil, Masset, Paul, Penzoldt, Salkowski, Smith, Rosenbach, Ultzmann, Vitali.
Berzelius, Lehrb. d. Chem. 1840. 283.
Jolles, Ztschr. f. analyt. Chem. 29. 402.
Munk, Ztschr. f. analyt. Chem. 38. 205.
Triollet, Répert. de Pharm. 1900. 392 oder Pharm. Zentrh. 1900. 764.
Nickel, Die Farbenreakt. d. Kohlenstoff-Verb. 1900. 115.
Maly, Liebig's Annal. 181. 108; Monatsh. f. Chem. 4. 89.
Grimm, Virchow's Archiv 132. 265.
Gerlach, Therapeut. Monatsh. 1903. 56.
Spallitta, Zentrbl. f. Physiol. 18. 91.
Grimbert, Journ. de Pharm. et de Chim. (6) 22. 487.

Gmelin's Reaktion auf Quecksilber in tierischen Flüssigkeiten, Harn etc.

Stellt man einen mit einem Goldblättchen umwickelten Eisendraht in eine Flüssigkeit, die Spuren von Quecksilbersalzen enthält, so beschlägt sich das Gold mit metallischem Quecksilber, das durch Glühen in geeigneten Glasröhren isoliert und sichtbar gemacht werden kann. Näheres siehe: Hager, Pharm. Prax. 1880. II. 99.

Gnezda's Reagenz auf Eiweiß und Albumosen

ist eine ammoniakalische Kupfersulfatlösung (oder Nickelsulfatlösung). Das Reagenz wird durch Eiweiß blau und dann mit Natronlauge violett; mit Albumosen wird es violett und dann mit Natronlauge rosa gefärbt.
Proc. Royal Soc. London **47.** 202.
Chem. Zentralbl. 1890. I. 1030.
W è v r e , Ztschr. f. wiss. Mikroskop. 1894. 410.

Göbel's Reaktion auf Fuselöl in Alkohol.

Verdampft man Alkohol mit etwas Ätzkali auf etwa $^1/_{10}$ seines Volumens und säuert mit verdünnter Schwefelsäure an, so macht sich ein eventueller Fuselölgehalt durch den Geruch bemerkbar.
Chem. Zentralbl. 1831. 640.
Diese Reaktion ist heute noch üblich.
Vergl. Deutsches Arzneib. V. Ausg. p. 40 und
Merck's Prüfg. d. chem. Reagenz. 1912. 57.

Godbay's Reagenz für mikroskop. Präparate

ist eine Lösung von 0,25 g Quecksilberchlorid, 120 g Chlornatrium und 60 g Alaun in Wasser zu 3 Liter aufgefüllt (nach anderer Lesart auf 300 ccm). Gebraucht als Konservierungsmittel für niedere Tiere.
Traité de l'Anatom. Microsc. p. Lee et Henneguy 1896. 263.
B e h r e n s ' Tabellen 1892. 66.

Godeffroy's Reagenz I auf Alkaloide.

Eine Lösung von Eisenchlorid in Salzsäure gibt mit nicht zu verdünnten Lösungen von Aconitin, Piperin, Strychnin und Veratrin gelbrote Niederschläge, nicht aber mit Brucin, Coffeïn und Morphin. Diese Niederschläge enthalten auf 1 Mol. Eisenchlorid 2 Mol. des Alkaloides und sind leicht löslich in Wasser und verdünnter Salzsäure.
Arch. d. Pharm. (3) **9.** 147.
Pharm. Ztschr. f. Rußland **15.** 673.
Ztschr. f. analyt. Chem. **16.** 244.
H a g e r , Pharm. Prax. Erg.-Bd. 1883. 64.

Godeffroy's Reagenz II auf Alkaloide.

(Kieselwolframsäure.) Eine wässerige Lösung von Kieselwolframsäure gibt mit neutralen oder schwach sauren Alkaloidlösungen Niederschläge, die sich in konzentr. Salzsäure mehr oder weniger schwer auflösen. Über Darstellung der Silicowolframsäure
siehe Ztschr. f. analyt. Chem. **16.** 244.
H a g e r , Pharm. Prax. Erg.-Bd. 1883. 64.
Berl.-Ber. **9.** 1792.

Godeffroy's Reagenz III auf Alkaloide

ist Zinnchlorür. Es gibt in salzsauren Lösungen mit Aconitin, Atropin, Brucin, Chinin, Cinchonin, Codeïn, Coniin, Morphin, Piperin, Solanin und Veratrin dichte, krystallinische Niederschläge.
H a g e r , Pharm. Prax. Erg.-Bd. 1883. 64.

Godeffroy's Reagenz IV auf Alkaloide

ist Antimonchlorid. Es gibt Niederschläge mit den Lösungen von Aconitin, Atropin, Chinin, Cinchonin, Piperin, Strychnin, Veratrin, nicht mit Morphin.
H a g e r Pharm. Prax. Erg.-Bd. 1883. 64.
Archiv der Pharm. (3) **9.** 147.
Chem. Zentralbl. 1876. 649.

Godeffroy's Reagenz auf Caesium

ist eine Lösung von Antimonchlorid in konzentrierter Salzsäure, die in nicht zu verdünnten Lösungen der Caesiumsalze einen weißen krystallinischen Niederschlag verursacht. Letzterer löst sich auf Zusatz von Salzsäure nicht.
Berl. Ber. **7.** 375; **8.** 9.
Chem. Zentralbl. 1874. 314.

Godeffroy-Laubenheimer's Reagenz auf Alkaloide

ist Godeffroy's Reagenz II.

Godeffroy-Ledermann's Reaktionen auf Chinaalkaloide

beschränken sich auf die mikroskopische Betrachtung der betreffenden Sulfate.
Arch d. Pharm. (3) **11.** 515.

Goedike's Reaktion zur Unterscheidung von o- und p-Kresol.

Mischt man eine heißgesättigte Lösung von Pikrinsäure in 50 %igem Alkohol mit einer Lösung von o-Kresol in 50 %igem Alkohol, so entsteht ein krystallinischer Niederschlag. p-Kresol gibt diese Reaktion nicht. — Näheres siehe Archiv. d. scienc. biolog. 1893. 422. — Pharm. Post **26.** 465. — Chem. Zentralbl. 1893. II. 1003.

Goette's Reagenz zum Härten mikroskop. Präparate.

Man mischt 50 ccm 2 %ige Kupfersulfatlösung mit 50 ccm 25 %igem Alkohol und 35 Tropfen Holzessig.
Merck's Report 1900. 470.
F o l ' s Lehrb. 1884. 106.

Goff's Reag. auf Glukose im Harn

ist eine Lösung von Methylenblau 1 : 5000 Wasser. Die Ausführung der Reaktion ist eine Modifikation von Neumann-Wender's Reaktion (siehe diese).
Répert. de Pharm. 1897. 250.
Pharm. Zentrh. 1897. 706.
Bull. commercial du 30 avril 1897.

Goldmann's Reaktion auf Citarin (Dinatriumsalz der Anhydromethylencitronensäure).

Schichtet man auf 5 ccm k a l t e, konzentr. Schwefelsäure, die zirka 5 % Natriumnitrit enthält, eine Lösung von 0,05 g Citarin in 5 ccm Wasser, so entsteht an der Berührungsstelle der beiden Flüssigkeiten (unter Entwickelung von Stickstoffdioxyd) eine blaue Zone.

Apoth. Ztg. 1903. 783.
Merck's Bericht 1903. 49.

Goldmann's Reaktion auf Heroin.

Kocht man etwas Heroin mit verdünnter Schwefelsäure, gibt Alkohol zu und kocht abermals, so tritt der Geruch des Essigäthers auf.

Ber. d. deutsch. pharm. Ges. 1899. 113;
1903. 65.
Z e r n i k, Apoth. Ztg. 1903. 159.

Goldmann's Reaktion auf p-Phenetidin im Phenacetin.

Man löst 1 g Phenacetin in 2 ccm warmem Alkohol, gibt 5 ccm Jodjodkaliumlösung (0,05 Jod : 1000 ccm) zu und erhitzt zum Sieden, bis sich das ausgeschiedene Phenacetin wieder gelöst hat. Spuren von Phenetidin bewirken eine Rosafärbung, die nach dem Auskrystallisieren des Phenacetins besser zu erkennen ist.

Pharm. Ztg. 36. 208.
L u n g e, Chem. Techn. Unters.-Meth. 1911.
III. 982.

Göldner's Reaktion auf Cocaïn.

Zu einer schwach gelblich gewordenen Mischung von 0,01 g. Resorcin und 5—7 Tropfen konzentr. Schwefelsäure gibt man etwa 0,02 g Cocaïnhydrochlorid. Unter heftiger Reaktion entsteht eine kornblumenblaue Färbung, die mit Kalilauge in Rosa übergeht. (NB: Ist keine Reakt. auf Cocaïn.)

Pharm. Ztschr. f. Rußland 28. 489.
Chem. Ztg. 1889. Rep. 227.
Pharm. Ztg. 1889. 471.
Merck, Pharm. Ztg. 1889. 515.

Goldschmidt's Reaktion auf Formaldehyd
siehe Journ. f. prakt. Chem. 1905. 536.
Chem. Zentralbl. 1906. I. 402.

Goldschmidt's Reaktion auf Harnstoff.

Löst man etwas Harnstoff in verdünnter Salzsäure und gibt einen Überschuß von Formaldehyd (40 %) zu, so entsteht ein weißer, in den gewöhnlichen Lösungsmitteln unlöslicher Niederschlag.

Berl. Ber. 29. 2438.
Chem. Zentralbl. 1897. I. 33.

Goldschmiedt's Reaktion auf Glykuronsäure.

Löst man eine Spur Glykuronsäure in 0,5 ccm Wasser, gibt 2 Tropfen einer 15 %igen, alkoholischen α-Naphthollösung zu und schichtet die Mischung über Schwefelsäure, so entsteht eine smaragdgrüne Färbung, die beim Verdünnen mit Wasser in Blau bis Violett übergeht.

Ztschr. f. physiol. Chem. 1910. 65. 392, 67.
194.
Merck's Bericht 1910. 272.
Journ. de Pharm. et de Chim 1910. II. 276.
M a y e r h o f e r, Ztschr. f. physiol. Chem.
70. 391.

Goldstein's Reaktion auf Glykogen.

Versetzt man eine Lösung von Glykogen mit Jodjodkaliumlösung (1 g Jod und 3 g Jodkalium in 60 ccm Wasser), so entsteht eine intensiv braune Färbung.

Verhandlgn. d. Phys. med. Ges. Würzburg
7. 1.
Ztschr. f. analyt. Chem. 20. 597.
L u c h s i n g e r, Dissertation, Zürich 1875.
K ü l z, Pflüger's Archiv 24. 91.
B r a u n, Ztschr. f. d. ges. Brauwesen 24.
397.
B u j a r d, Ztschr. f. Unters, Nahr.-Genußm.
4. 781.
J e n s e n, Ztschr. f. physiol. Chem. 35. 525.

Golenkin's Reagenz zum mikrochem. Nachweis des freien Jods in Pflanzenteilen
ist Chinolinblau (Cyanin), das sich mit freiem Jod braun färbt.

Bull Soc. Impér. Naturalistes, Moskau 1894.
No. 2.
Ztschr. f. wiss. Mikroskop. 1894. 533.

Golgi's Reagenzien für mikroskop. Zwecke.

1. a) Eine 1 %ige, wässerige Lösung von Arsensäure; b) eine 0,5 %ige, wässerige Lösung von Chlorgoldchlorkalium. Gebraucht zum Imprägnieren.

B e h r e n s' Tabellen 1892. 93.
Enzyklop. d. mikroskop. Techn. 1903. 454.

2. a) Eine Lösung von 1,6 g Kaliumdichromat und 0,1 g Osmiumsäure in 90 ccm Wasser; b) eine 0,75 %ige, wässerige Silbernitratlösung.

Archivio per le scienze mediche 1879. 238.
S a m a s s a, Ztschr. f. wiss. Mikroskop.
1890. 26.
G r e p p i n, ebenda 1890. 66.
F i c k, ebenda 1891. 168.

3. a) Wässerige Lösung von Kaliumdichromat 1—2,5 : 100; b) wässerige Lösung von Quecksilberchlorid 0,25—0,5 : 100. Gebraucht zum Imprägnieren.

Archivio per le scienze mediche 1878. 3.
Enzyklop. d. mikroskop. Techn. 1903. 464
bis 497.
E b e r t h - F r i e d l ä n d e r, Mikroskopische Techn. 1894. 247.
K a l l i u s, ebenda 251 oder Anat. Hefte
1892. 269.

Golgi's Osmiobichromlösung für mikroskopische Zwecke.

Starke Lösung = 1 g Osmiumsäure und 14 g Kaliumdichromat in 500 ccm Wasser; schwache Lösung = 1 g Osmiumsäure und 25 g Kaliumdichromat in 1100 ccm Wasser.

Archivio per le scienze mediche 1879. 237.

Golodetz' Reaktionen auf Cholesterin und Oxycholesterin.

Festes Cholesterin wird durch 1—2 Tropfen Formaldehyd-Schwefelsäure (5 T. konz. Schwefelsäure und 3 T. Formaldehyd) schwarz gefärbt. — Cholesterin liefert mit einigen Tropfen flüssiger Trichloressigsäure und 1 Tropfen

Formaldehyd eine tiefblaue Farbenerscheinung. — Oxycholesterin wird durch Trichloressigsäure sofort grün gefärbt. Die Lösung zeigt ein Absorptionsspektrum im Rot.
Chem. Ztg. 1908. 160.
Merck's Bericht 1908. 225.

Golodetz' Reaktion auf Formaldehyd bezw. Benzoylsuperoxyd.
Beim Eintragen einiger Körnchen Benzoylsuperoxyd in konz. Schwefelsäure erhält man unter Verpuffung ein Gemisch, das sich auf Zusatz von Formaldehyd sofort blutrot färbt. Die Empfindlichkeitsgrenze für Formaldehyd liegt bei 0,04 %. Umgekehrt kann die Reaktion zum Nachweis von Benzoylsuperoxyd verwendet werden. Andere Benzoylverbindungen geben sie nicht.
Chem. Ztg. 1908. 245.
Nouv. remèdes 1908. 370.
Merck's Bericht 1908. 156.

Gooch-Kreider's Reaktion auf Perchlorsäure im Chilisalpeter.
Nach Zersetzung der im Salpeter enthaltenen Salpetersäure mittels Salzsäure und Manganchlorür und Ausfällung des Mangans durch Natriumkarbonat wird das nitratfreie Gemenge mit Zinkchlorid geschmolzen und das bei Anwesenheit von Perchlorsäure entwickelte Chlor durch Jodkalium nachgewiesen. — Näheres siehe Ztschr. f. anorg. Chem. 7. 13.

Gooch-Kuzirian's Reagenz zur Bestimmung von Karbonaten und Nitraten ist Natriumparawolframat, mit dem die zu prüfenden Salze geschmolzen werden. Aus der Gewichtsdifferenz wird die Kohlensäure bezw. Salpetersäure berechnet. Näheres siehe: Ztschr. f. anorgan. Chem. 1911. 71. 323. — Merck's Bericht 1911. 372.

Goodman-Suzanne's Reagenz auf Eiweiß im Harn
ist eine Lösung von 1,5 g Phosphorsäure, 5 g Salzsäure in 93,5 g Alkohol (95 %).
Journ. Americ. Med. Assoc. 51. No. 1.
Monatsh. f. prakt. Dermat. 1909. 68.

Goppelsröder's Indikator für Alkalimetrie
ist eine wässerige Abkochung von Malvenblüten oder damit getränktes Papier.
Poggendorff's Annalen 1863. 61.
Chem. Zentralbl. 1863. 702.

Gordin's Reaktion auf Calycanthin
siehe: Journ. Americ. Chem. Soc. 27. 144. 1418.
Chem. Zentralbl. 1905. I. 1029; 1906. I. 59.

Gordon-Sharp's Reaktion auf Strophanthus.
Man erwärmt den zerschnittenen Samen mit verdünnter Schwefelsäure vom spezifischen Gewicht 1,094 (= 14 %) vorsichtig über einer Flamme. Echter Strophanthus-Samen färbt die Flüssigkeit allmählich grün, dann rot und zuletzt schwarz.
Pharm. Journ. 1906. 258.
Apoth. Ztg. 1906. 918.

Goris-Perrot's Reaktion auf Colophonium in Tolubalsam.
5 g Tolubalsam behandelt man mit 30 ccm Schwefelkohlenstoff, verdampft die so erhaltene Lösung und löst den Rückstand in 10 ccm Petroläther. Versetzt man die filtrierte Lösung mit einer Lösung von Kupferacetat 1: 1000, so entsteht bei Anwesenheit von Colophonium eine grüne Färbung. Empfindlichkeitsgrenze = 4 % Colophonium.
Répert de Pharm. 1909. 64.

Gorter's Reaktion auf Chlorogeninsäure.
Bei der Zersetzung der Chlorogeninsäure durch starke Mineralsäuren bildet sich unter Entwickelung von Kohlenoxyd ein Körper, der mit Eisenchlorid eine violette Färbung liefert. Die Reaktion gelingt noch mit 2 mg Chlorogeninsäure.
Schweiz. Woch. Chem. Pharm. 1910. 480.
Répert de Pharm. 1911. 273.
Pharm. Zentrh. 1911. 194.

Gorter-de Graaf's Reaktion auf Indol
ist eine Modifikation von Herter-Fosters Reaktion. — Näheres siehe: Pharm. Weekblad 1908. No. 28. — Merck's Bericht 1908. 254.

Gorup-Besanez' Reaktion auf Peptone.
(Eine Biuretreaktion.) Zu dieser Reaktion ist eine wässerige Kupfersulfatlösung nötig, die so verdünnt ist, daß man ihre Blaufärbung nur in einer Schicht von 15—20 cm Höhe erkennen kann. Versetzt man mit dieser Kupferlösung eine alkalische Peptonlösung, so färbt sich letztere deutlich blaßrot.
Berl. Ber. 8. 1511.
Ztschr. f. analyt. Chem. 15. 468.

Gorup-Besanez' Reaktion auf Phenol und Kreosot ist identisch mit Frisch's Reaktion.

Gosio's Reagenz zur Prüfung von Serum auf Keimfreiheit
ist Kaliumtellurit. — Näheres siehe Ztschr. f. Hygiene u. Infekt. 51. 65. — Merck's Bericht 1905. 12. — Chem. Zentralbl. 1904. II. 175 u. 289; 1905. II. 922; 1906. I. 68. — Gloger, Zentralbl. f. Bakteriol. 40. I. 600. — Chem. Zentralbl. 1906. II. 63.

Gothard's Differenzierungsflüssigkeit für mikroskop. Zwecke
ist eine Mischung von 44 ccm Cajeputöl, 50 ccm Xylol, 50 ccm Kreosot und 160 ccm Alkohol.
Ztschr. f. wiss. Mikroskop. 1899. 60.

Gotthelf's Reaktion auf Arsen
ist eine Modifikation von Gutzeit's Reaktion.
Pharm. Zentrh. 1903. 914.
Journ. Soc. Chem. Ind. 22. 191.
Chem. Zentralbl. 1903. I. 1044.

Gouver's Reagenz auf Eiweiß
ist eine wässerige Lösung von Jodkalium-Quecksilbercyanid. Es gibt mit Eiweißlösungen eine weiße Fällung.
Merck's Index 1902. 262.
Enzyklop. d. gesamt. Pharm. 1888. IV. 716.

Gower's Reagenz für mikroskop. Zwecke
ist eine Lösung von Natriumsulfat (D = 1,025)
oder eine Lösung von 6,3 g Natriumsulfat und
3,6 g Eisessig in 120 g Wasser. Gebraucht zum
Verdünnen von Blut behufs Zählung von Blutkörperchen.
Eberth - Friedländer, Mikroskop.
Techn. 1894. 282.

de Graaff's Reagenz auf Milchzucker.
Als Reagenz benutzt der Autor die aus Di-
phenylhydrazinchlorhydrat gewonnene freie
Base. Das salzsaure Diphenylhydrazin $(C_6H_5)_2$
N. NH_2. H Cl ist ein weißes, krystallinisches
Pulver, das sich in Wasser leicht auflöst. Aus
dieser Lösung läßt sich nach Zugabe von Natronlauge die freie Base isolieren, die beim
Schütteln mit Äther in letzteren übergeht. Bei
Verdunsten des Äthers restiert nach Angabe
des Autors ein braunviolettes Öl, von dem
man einen Tropfen mit einigen Milligrammen
Laktose und 2—3 Tropfen Eisessig zum Sieden
erhitzt. Hierbei geht die violette Farbe in
Gelbrot, Braunrot und Dunkelschwarzgrün
über. Sobald letzteres eingetreten ist, gibt man
einige ccm verdünnten Weingeist zu, wodurch
man eine charakteristisch grün gefärbte Lösung erhält. Diese Reaktion tritt auch mit Mischungen von Laktose und anderen Zuckerarten ein.
Pharm. Weekblad 1905. 685.
Merck's Bericht 1905. 67.
Chem. Zentralbl. 1905. II. 991.

Gräber's Reagenz für mikroskop. Zwecke
ist eine 5 %ige, wässerige Lösung von Magnesiumsulfat. Gebraucht wie Gowers Reagenz (siehe dieses!).

**Gradle's Reagenz zum Färben mikroskop. Prä-
parate.**
a) Eine Lösung von 0,5 g Methylenblau und
0,5 g Kaliumkarbonat in 50 ccm Wasser, b) eine
Lösung von 1 g Kaliumcyanid in 50 ccm Wasser, c) eine Lösung von 0,5 g Kaliumjodid in
50 ccm Wasser. Gebraucht zur Spirochaetenfärbung.
Journ. Americ. Med. Assoc. 1908. No. 16.
Deutsche med. Woch. 1908. 888.

**Graf's Reagenzien zum Fixieren mikroskop.
Präparate.**
1. Gleiche Volumina gesättigter, wässeriger
Pikrinsäurelösung und 5 %igen Formaldehyds;
2. dieselbe Mischung mit 10 %igem Formaldehyd;
3. dieselbe Mischung mit 15 %igem Formaldehyd;
4. eine Mischung von 5 Volumen Formaldehyd (40 %) mit 95 Volumen gesättigter,
wässeriger Pikrinsäurelösung;
5. dieselbe Mischung im Verhältnis 10 + 90.
Zentralbl. f. allg. Pathol. 1898. 246.
New-York St. Hospit. Bull. 1897. 550.
Jena. Ztschr. f. Naturw. 1893.

Gräfe's Reaktion auf Ceresin im Paraffin.
1 g Paraffin löst man bei 20 ° C. in 10 ccm
Schwefelkohlenstoff. Ist mehr als 10 % Ceresin
vorhanden, so ist die Lösung (bei 20 ° C.) nicht
klar, sondern es bleibt eine seidenartig schim-
mernde Trübung. Von dieser Lösung versetzt
man 1 ccm (bei 20 ° C.) mit einer Mischung
von 5 ccm Äther und 5 ccm Alkohol (96 %).
Reines Paraffin (bis zum Schmp. 54 ° C.) zeigt
hierbei keine Trübung, wohl aber solches, das
Ceresin enthält.
Chem. Ztg. 1903. 248. 408.
Apoth. Ztg. 1903. 713.
Chem. Zentralbl. 1903. I. 936. 1278.

Grafe's Reagenz auf Formaldehyd
ist eine Lösung von Diphenylamin in konzentr.
Schwefelsäure (1: 100). Überschichtet man das
Reagenz mit Formaldehydlösung, so entsteht
ein grüner Ring. Beim Schütteln bildet sich
ein grüner Niederschlag.
Ztschr. f. angew. Mikroskop. 1907. 275.
Südd. Apoth. Ztg. 1907. 353.

Grafe's Reagenz auf Holzsubstanz.
Holzsubstanz wird nach Befeuchten mit
Vanillinlösung, Isobutylalkohol (30 Teile) und
konzentr. Schwefelsäure (15 Teile) blau bis
blaugrün. Die Flüssigkeit selbst wird rotviolett. Auch Isobutylaldehyd läßt sich verwenden. Näheres siehe: Österreich. botan.
Ztschr. 1905. 174. — Ztschr. f. wiss. Mikroskop.
1906. 581.

Gräger's Reagenz auf Glukose.
a) Eine Lösung, die 27,712 g Kupfersulfat in
100 ccm enthält. 1 ccm = 0,04 g Glukose.
b) Eine Lösung, die 6 g Ätznatron und 10 g
Seignettesalz in 100 ccm enthält.
Neues Jahrb. d. Pharm. 29. 193.
Ztschr. f. analyt. Chem. 7. 490.

Grahe's Reaktion zur Prüfung der Chinarinde.
Echte Chinarinden, welche Chinin, Cinchonin
und deren Isomere enthalten, geben beim Er-
hitzen im Reagenzglase carminrote Dämpfe;
Rinden, welche die genannten Alkaloide nicht
enthalten, geben braune Dämpfe.
Chem. Zentralbl. 1858. 97.
Hager, Pharm. Prax. Erg.-Bd. 1883. 266.
Apoth. Ztg. 1898. 811.
Enzyklop. d. ges. Pharm. 1887. III. 23.
Batka, Chem. Zentralbl. 1859. 865.

Gram's Reagenz zur Bakterienfärbung.
a) Man schüttelt 10 Tropfen Anilin mit 10
ccm Wasser, filtriert und gibt 4 Tropfen
gesättigte, alkoholische Gentianaviolett-
lösung zu.
b) Man löst 1 g Jod und 2 g Jodkalium in
5 ccm Wasser und verdünnt mit Wasser
auf 300 ccm.
Brit. Med. Journ. 1884. 486.
Fortschr. d. Medizin 1884. Nr. 6.
Günther, Deutsche med. Woch. 1887.
Kühne, Nachw. d. Bakterien 1888. 38. 39.
Behrens' Tabellen 1892. 121.
Eberth - Friedländer, Mikroskop.
Techn. 1894. 186.
Enzyklop. d. mikroskop. Techn. 1903. 502.
Loeffler, Deutsche med. Woch. 1906.
1243.
Jensen, Berl. klin. Woch. 1912. 1663.

Grandeau's Reaktion auf Alkaloide und Digitalin.

In konzentr. Schwefelsäure gelöst, geben verschiedene Alkaloide mit Bromwasser Farbenreaktionen. Digitalin bewirkt eine rosarote bis violette Färbung.

Compt. rend. 1864. 1050.
Chem. Zentralbl. 1864. 856.
Ztschr. f. analyt. Chem. 3. 254.
O t t o, Ausmittelg. d. Gifte. 1875. 61.
B i n z, Chem. Ztg. 1904. Rep. 157.
Ztschr. f. analyt. Chem. 1906. 144.

Grandmougin's Ligninreaktionen.

Der Autor hat eine große Anzahl von Aminen und Phenolen zur Ausführung der Reaktion nach dem Bergé'schen Verfahren benutzt und seine Resultate tabellarisch zusammengestellt. (Vergl. Bergé's Reagenz.) Näheres siehe: Ztschr. f. Farb.- u. Textilchemie. 1906. 321. — Chem. Zentralbl. 1906. II. 1780. — Ztschr. f. angew. Chem. 1907. 966.

Grandmougin-Havas' Reagenz zur Bestimmung von Anilinfarbstoffen ist eine Lösung von 3 g Natriumhydrosulfit und 5 ccm Natronlauge in 1 Liter aufgekochten und wieder erkalteten Wassers. Näheres siehe: Chem. Ztg. 1912. 1168.

Grandmougin-Walder's Reaktion auf Methylengrün neben Methylenblau bezw. auf Methylenblau in Methylengrün.

Die wässerige Lösung des Methylengrüns versetzt man mit Ammoniakflüssigkeit. Methylengrün entfärbt sich unter Bildung eines feinen braunen Niederschlages, während sich Methylenblau auch bei längerem Stehen wenig oder gar nicht entfärbt. Rascher wirkt Natronlauge.

Ztschr. f. Farbenindustrie 1906. 285.
Chem. Zentralbl. 1906. II. 1012.

Grandval-Lajoux' Reaktion auf Salpetersäure im Wasser.

Der Trockenrückstand von 100 ccm Wasser wird mit 10 Tropfen einer Mischung von 7,5 g Phenol und 92,5 g konzentr. Schwefelsäure versetzt. Das Reaktionsprodukt in Wasser und Ammoniak gelöst, hat bei Anwesenheit von Salpetersäure eine gelbe Farbe (Pikrinsäure).

Compt. rend. 101. 62.
The Analyst 1885. 19.
Chem. Zentralbl. 1885. 694.

Diese Reaktion kann auch zur quantitativen Bestimmung auf kolorimetrischem Wege verwendet werden, wenn man sich zum Vergleiche einer Nitratlösung von bestimmtem Gehalt bedient.

Pouget, Chem. Zentralbl. 1910. II. 496.

Grandval-Valser's Reaktion auf Spartëin beruht auf einer orangeroten Färbung mit Schwefelammon.

Journ. de Pharm. et de Chim. (5) 14. 65.
Chem. Ztg. 10. 182.

Graser's Reagenz zum Färben mikroskop. Präparate.

Siehe: Bizzozero's Reagenz 1 (Methylviolettlösung).

Ztschr. f. wiss. Mikroskop. 1888. 378.
B e h r e n s' Tabellen 1892. 112.
Enzyklop. d. mikroskop. Techn. 1903. 831.

Grassini's Reagenz auf Alkohole in Äthern und Essenzen

ist eine Mischung gleicher Volumteile 5 %iger Cobaltchlorürlösung und Rhodankaliumlösung. Läßt man zu diesem Reagenz etwas von der zu prüfenden Flüssigkeit unter leichtem Schütteln zufließen, so färbt sich die obere Schicht bei Anwesenheit von Methyl-, Äthyl-, Amyl- und Isobutylalkohol nach einigem Stehen blau.

L'Orosi 23. 224.
Chem. Zentralbl. 1900. II. 821.
Ztschr. d. öst. Apoth. Ver. 55. 837.

Greeff's Reaktion auf Blut im Harn.

Der zu untersuchende Urin (etwa 2 ccm) wird in einem Reagenzglase rasch zum Sieden erhitzt. Hierauf wird er recht langsam über die Wände eines Filters von bestem Filtrierpapier gegossen. Auf dieses so befeuchtete Papier läßt man die zuvor frisch bereitete Benzidinlösung (etwa 3 ccm), der man 3—5 Tropfen Eisessig und etwa 1 ccm Wasserstoffsuperoxyd zusetzte, ebenfalls langsam fließen. Bei Gegenwart von Blut färbt sich das Papier blau.

Med. Klinik 1910. 1786.
Merck's Bericht 1910. 128.

Greittherr's Reaktion auf Cocaïn.

Man mischt 10 Tropfen wässerige Lösung von Cocaïnhydrochlorid (1 : 100) mit 5 ccm Chlorwasser und gibt tropfenweise 5 %ige Palladiumchlorürlösung zu. Es entsteht ein roter Niederschlag, der sich in Natriumthiosulfat löst, in Alkohol und Äther unlöslich ist.

Pharm. Ztg. 1889. 617.
Jahresber. f. Pharm. 1889. 401.

Grenacher's Reagenzien zum Färben mikroskop. Präparate.

1. Alauncarmin ist eine Lösung von 1 g Carmin und 5 g Alaun in 100 ccm Wasser. (Zur Haltbarmachung kann dieser Lösung etwas Carbolsäure zugesetzt werden.) Das Reagenz dient als Kernfärbemittel und zur Tinktion von Muskelgewebe.

Arch. f. mikroskop. Anat. 1879. 465.
S t r a s b u r g e r, Kl. Botan. Prakt. 1893. 219.
B e h r e n s' Tabellen 1892. 97. 112.
E b e r t h - F r i e d l ä n d e r, Mikroskop. Techn. 1894. 110.
Enzyklop. d. mikroskop. Techn. 1903. 637.
K ö p p e n, Ztschr. f. wiss. Mikroskop. 1890. 25.

2. Purpurin-Glycerin ist eine Lösung von zirka 1 g Trioxyanthrachinon und 1 g Kalialaun in 50 ccm Glycerin. Gebraucht zur Kernfärbung.

Arch. f. mikroskop. Anat. 1879. 470.
Enzyklop. d. mikroskop. Techn. 1903. 1174.

Grenacher's Alaun-Hämatoxylin zur Zellkernfärbung.

Man mischt 10 ccm gesättigte, alkoholische Hämatoxylinlösung mit 375 ccm gesättigter, wässeriger Alaunlösung, läßt 8 Tage am Licht stehen, filtriert und gibt 55 ccm Glycerin und 60 ccm Methylalkohol zu.

Vergl. Delafield's Reagenz.

Grenacher's wässeriger Boraxcarmin (neutral)

ist eine (eventuell mit Essigsäure versetzte) wässerige Lösung von 0,5 g Carmin und 2 g Borax in 100 ccm Wasser. Anderes Verhältnis: 2 g Carmin, 8 g Borax und 130 ccm Wasser. Gebraucht zur Kernfärbung etc.

B e h r e n s ' Tabellen 1892. 98.

Grenacher's alkoholischer Boraxcarmin

ist eine wässerige Lösung von 2 g Carmin und 4 g Borax in 100 ccm Wasser, der 100 ccm verdünnter Spiritus (D. $=$ 0,890) zugegeben ist. Es wird zur Kernfärbung gebraucht.

Arch. f. mikroskop. Anat. 1879. 466.

S t r a s b u r g e r , Kl. Botan. Prakt. 1893. 219.

B e h r e n s ' Tabellen 1892. 98.

Enzyklop. d. mikroskop. Techn. 1903. 638. 639.

Grenacher's Carmin-Salzsäure

ist eine Lösung von 1 g Carmin in 100 ccm verdünntem Spiritus (D. $=$ 0,890), die mit 1—2 ccm Salzsäure angesäuert ist. Gebraucht zu Kerntinktionen.

Arch. f. mikroskop. Anat. 1879. 468.

B e h r e n s ' Tabellen 1892. 101.

Enzyklop. d. mikroskop. Techn. 1903. 639.

Greshoff's Reaktion auf Jodoform

beruht auf der Zersetzung des Jodoforms durch 10 %ige Silbernitratlösung unter Bildung von Jodsilber. Die Reaktion dient zur quantitativen Bestimmung des Jodoforms.

Chem. Ztg. 12. Rep. 321.

Ztschr. f. analyt. Chem. 29. 209.

L u n g e , Chem. Techn. Unters.-Meth. 1905. III. 828.

Griggi's Reaktion auf Gallussäure.

Eine 1 %ige Lösung von Gallussäure gibt mit einer Cyankaliumlösung (1 : 30) beim Umschütteln eine hellrubinrote Färbung, die beim Stehen verschwindet und beim Schütteln wieder erscheint.

Bollet. Chim. Farm. 38 durch Chem. Zentralbl. 1899. I. 454.

Vergl. Rawson's u. Young's Reaktion.

Grieb's Alauncarmin.

Man kocht 0,2 g Carmin 5 Minuten lang mit einer 6 %igen, wässerigen Alaunlösung, gibt 20 g Alkohol zu und läßt die Mischung noch einige Minuten im gelinden Sieden. Nach 3 tägigem Stehen filtriert man die Lösung.

Ztschr. f. wiss. Mikroskop. 1890. 47.

Griebel's Reaktion auf Papua-Macis.

Man stellt mit reiner Bandamacis und mit der zu prüfenden Macis den gleichen Versuch an: 0,1 g Macis schüttelt man mit 10 ccm Petroläther 1 Minute lang, filtriert, mischt 2 ccm des Filtrats mit 2 ccm Eisessig und unterschichtet mit Schwefelsäure. Bei der reinen Bandamacis entsteht ein gelber Ring, bei Anwesenheit von Papuamacis eine rötliche Färbung, die aber nur dann beweisend ist, wenn sie längstens nach 2 Minuten sichtbar ist.

Ztschr. Unters. Nahr. Gen.-Mittel 1909. 10. 205.

Griesbach's Reagenz zum Färben mikroskop. Präparate

ist eine Lösung von 1 g Jodgrün (Merck's Index 1910. 40.) in 350 ccm Wasser. Gebraucht zur Schnittfärbung. Zur Kernfärbung ist vom Autor Crocein 3 B, für Alkoholpräparate eine konzentr., wässerige Lösung von Echtgelb (Säuregelb) empfohlen worden.

Zoolog. Anzg. 1882. 137.

Arch. f. mikroskop. Anat. 1883. 132.

S c h a f f e r , Ztschr. f. wiss. Mikroskop. 1888. 1.

Z i m m e r m a n n , Ztschr. f. wiss. Mikroskop. 1895. 463.

B e h r e n s ' Tabellen 1892. 111.

Griess' Reaktionen sind für die Synthese wichtige Reaktionen:

Sie dienen zum Austausch von Nitro- resp. Amidogruppen gegen Hydroxyl, Wasserstoff, Halogene und Cyan.

Siehe: Lehrbücher der Chemie.

Griess' Reagenz I auf salpetrige Säure.

Eine Lösung von 5 g Metaphenylendiamin (Metadiamidobenzol) in 1000 ccm Wasser und so viel Schwefelsäure, daß die Lösung sauer reagiert, gibt mit farblosen Flüssigkeiten eine bräunlichgelbe Färbung, wenn dieselben Spuren von salpetriger Säure oder von Nitriten enthalten.

Berl. Ber. 11. 624 oder

Ztschr. f. analyt. Chem. 17. 369; 18. 127.

Früher hatte der Autor zu gleichem Zwecke die Diamidobenzoësäure empfohlen, die aber nicht so empfindlich sein soll.

Ztschr. f. analyt. Chem. 10. 92.

L e e d s , ebenda 18. 535.

P r e u ß e - T i e m a n n , Berl. Ber. 11. 627.

Griess' Reagenz II auf salpetrige Säure.

Versetzt man eine Flüssigkeit, z. B. Trinkwasser, das Spuren salpetriger Säure enthält, mit Schwefelsäure und Sulfanilsäurelösung und etwa zehn Minuten später mit farbloser α-Naphthylaminsulfatlösung, so entsteht nach kurzer Zeit eine Rotfärbung. Die Empfindlichkeit dieser Reaktion ist größer als die der Reaktion I. (0,000 032 g in 100 ccm.)

Berl. Ber. 12. 427.

J o l l e s , Ztschr. f. analyt. Chem. 32. 763.

L u n g e , Ztschr. f. angew. Chem. 1889. 666.

W u r s t e r , Chem. Ztg. 1887. Rep. 22.

G i l l - R i c h a r d s o h n , ebenda 1896. Rep. 37.

Griess' Reagenz auf Fäkalien im Wasser
ist eine mit Natronlauge schwach alkalisch gemachte Lösung von 1 g p-Diazobenzolsulfosäure in 100 ccm Wasser. Versetzt man 100 ccm des zu prüfenden Wassers mit einigen Tropfen Reagenz, so entsteht bei Anwesenheit von tierischen Auswurfstoffen sofort oder nach längstens 5 Minuten eine gelbe Färbung. Näheres siehe: Berl. Ber. 21. 1830. — Chem. Ztg. 1888. 188. — Chem. Zentralbl. 1888. 952.

Griess-Ilosvay's Reagenz auf salpetrige Säure
ist eine Modifikation von Griess' Reaktion II unter Verwendung von Sulfanilsäure, Naphthylamin und Essigsäure.
Bull. Soc. Chim. Paris 1889. 317.
Berl. Ber. 1879. 427.

Griessmayer's Reaktion auf Gerbsäure (oder Alkalien).
Versetzt man eine gerbsäurehaltige, wässerige Flüssigkeit mit so viel $^1/_{100}$ Normal-Jodlösung, daß nach dem Umschütteln noch Entfärbung eintritt, so genügt eine minimale Menge Alkali, sogar schwach alkalisches Brunnenwasser, um die Flüssigkeit brillant rot zu färben. Diese Reaktion läßt sich umgekehrt zum Nachweis sehr schwach alkalischer Flüssigkeiten benützen.
Ztschr. f. analyt. Chem. 11. 43.
Chem. Zentralbl. 1872. 392.
R u o ß , Ztschr. f. analyt. Chem. 41. 732.

Grigg's Reagenz auf Eiweiß
ist eine wässerige Lösung von Metaphosphorsäure. Das Reagenz gibt mit eiweißhaltigen Flüssigkeiten einen weißen Niederschlag.
Brit. Med. Journ. 1880. 809.
Vergl. Hindenlang's u. Bruylant's Reagenz.

Griggi's Reaktion auf Curcuma in Rhabarber.
1 g Rhabarberpulver mischt man im Mörser mit 0,1 g fein gepulverter Borsäure und erwärmt diese Mischung, mit 9,6 g verdünnter Schwefelsäure befeuchtet, in einer Porzellanschale auf dem Drahtnetze unter Umrühren mit einem Glasstabe. Bei Anwesenheit von Curcuma entsteht allmählich eine purpurrote Färbung (Rosacyanin), die nach dem Erkalten auf Zusatz von Ammoniak anfangs in Blau, dann in Grau übergeht.
Bollet. Chim. Farm. 1903. 545.
Ztschr. d. öst. Apoth. Ver. 1903. 1072.
Apoth. Ztg. 1903. 723.
Pharm. Ztg. 1903. 842.
Chem. Zentralbl. 1903. II. 969.

Griggi's Reaktion auf Eisen in Kupfersulfat.
Überschichtet man eine 20 %ige, wässerige Kupfersulfatlösung in einem Reagenzglase mit einer Lösung von Salicylsäure in Äther (1:10), so entsteht bei Anwesenheit von Eisen an der Berührungsfläche ein violetter Ring.
Ztschr. d. öst. Apoth. Ver. 47. 863.
Ztschr. f. analyt. Chem. 34. 450.
Bollet. Chim. Farm. 32. 549.
Chem. Ztg. 17. Rep. 275.
Chem. Zentralbl. 1893. II. 1032.

Griggi's Reaktion auf Eisentartrat und Eisencitrat.
Man löst einige Schüppchen der betreffenden Substanz in 5 ccm Wasser und gibt diese Lösung in 5 ccm einer 0,5 %igen Natriumsalicylatlösung. Eisencitrat gibt sofort eine granatrote Färbung, Eisentartrat gibt kaum eine Farbenänderung oder doch erst nach einiger Zeit. (?)
Bollet. Chim. Farm. 1900. 227.
Ztschr. f. analyt. Chem. 1904. 265.

Griggi's Reaktion auf Gallussäure.
Eine 1 %ige Lösung von Gallussäure gibt mit einer Cyankaliumlösung (1 : 30) beim Umschütteln eine hellrubinrote Färbung, die beim Stehen verschwindet und beim Schütteln wieder erscheint.
Boll. Chim. Farm. 38, Chem. Zentralbl. 1899. I. 454.
Vergl. Rawson's und Young's Reaktionen.

Griggi's Indikator-Reagenz für Fehling'sche Lösung.
(Formaldoximlösung.) Man löst 6,95 g salzsaures Hydroxylamin in kaltem Wasser und gibt eine Lösung von 5,6 g Ätzkali und 7,25 ccm Formaldehyd (40 %) zu. Mit Wasser ergänzt man auf 100 ccm. Dieser Indikator dient zur Glukosebestimmung mit Fehlingscher Lösung.
Vergl. Bach's Reagenz auf Kupfer.
Bollet. Chim. Farm. 43. 565.
Chem. Zentralbl. 1904. II. 1169.
Ztschr. f. analyt. Chem. 1906. 123.

Griggi's Reaktion auf Mineralsäuren im Essig.
Man löst 25 g Fuchsin in 100 ccm 90 %igem Alkohol. 1 ccm des zu prüfenden Essig's verteilt man in einer flachen Porzellanschale und gibt einen Tropfen Reagenz zu. Wenn Mineralsäuren vorhanden sind, so wird die Mischung schmutzig gelb, wenn der Essig rein ist, bleibt die rote Farbe des Fuchsins bestehen.
Chem. Ztg. 17. Rep. 276.
Chem. Zentralbl. 1893. II. 1033.

Griggi's Reaktion auf Salicylsäure im Salol.
Man löst 0,1 g Salol in 10 ccm Äther und schichtet diese Lösung über eine wässerige Eisenchloridlösung. Bei Anwesenheit freier Salicylsäure entsteht ein violetter Ring.
Ztschr. d. öst. Apoth. Ver. 49. 824.
Bollet. Chim. Farm. 1895. 484.
Chem. Zentralbl. 1895. II. 948.
Pharm. Zentrh. 36. 595.

Grignard's Reaktion
nennt man die Reaktion zwischen organischen Haloidverbindungen und Magnesium in ätherischer Lösung. (Dieselbe ist von großer Bedeutung für die Synthese.)
Compt. rend. 1900. 1322; 1901. 336. 558. 560.
Annal. de Chim. et de Phys. 1901. 437.

Grigoriew's Reagenzien zur Blutuntersuchung.
1. a) Eine Lösung von 12 g Ätzkali und 40 g Seignettesalz in 100 ccm Wasser; b) eine Lösung von 1,5 g Ätzkali und 1 g Seignettesalz in 2 ccm Wasser.

2. Eine Lösung von 1 g Natriumkarbonat in 5 ccm Wasser und 95 g Alkohol.

Die Reagenzien dienen zur Lösung von Blutflecken behufs spektroskopischer Untersuchung.

Russkij Wratsch 1907, No. 41.
Deutsche Med. Ztg. 1908, 188.

Grimaldi's Reaktion auf Harzessenz (Pinolin).

Erwärmt man Pinolin im Wasserbade mit Zinn und konzentr. Salzsäure, so färbt sich die Mischung grün. Mit Halphen's Reagenz liefert Pinolin eine gelbe Färbung.

Chem. Ztg. 1907, 1145.
Pharm. Zentrh. 1908, 472.

Grimaldi's Reagenz auf Verfälschungen des Pfeffers

ist eine Mischung von 1—2 Tropfen Thiophen, 20—30 Tropfen Alkohol und 20—30 Tropfen konzentr. Schwefelsäure. Echtes Pfefferpulver färbt sich damit nur gelblich, solches, das mit Weizenmehl, Olivenkernen und Paprika verfälscht ist, dagegen grün (infolge vorhandener Holzfasern).

Ztschr. f. Unters. Nahr.-Genußm. 1902, 370.
Chem. Zentralbl. 1906, II. 565.

Grimaldi's Reaktion auf Terpentinöl, Kienöl und Terpentinessenz.

Terpentinöl gibt bei 48stündigem Schütteln mit einer wässerigen Lösung von Mercuriacetat (1:4) nach Zusatz von Salpetersäure eine klare Lösung, während Kienöl und Terpentinessenz eine trübe Lösung liefern, aus der sich ein flockiger Niederschlag abscheidet.

Chem. Ztg. 1911, 52.
Apoth. Ztg. 1911, 67.
Chem. Zentralbl. 1911, I. 691.

Grimaux' Reaktion auf Morphin.

In Eisessig gelöstes Morphin bewirkt nach Zusatz von Methylenacetochlorhydrin und konzentr. Schwefelsäure eine Rosafärbung der Lösung, die nach einigen Minuten in die Farbe einer konzentr. Kaliumpermanganatlösung übergeht. Wasser bringt die Farbe zum Verschwinden.

Compt. rend. 93, 217.
Ztschr. f. analyt. Chem. 22, 267.
Chem. Zentralbl. 1881, 662.

Grimaux' Reagenz auf Nitrate

ist eine Lösung von Nitrochinetol in Wasser, mit Schwefelsäure angesäuert Das Reagenz gibt mit Salpetersäure (Nitraten) sofort einen Niederschlag von Nitrochinetolnitrat.

Compt. rend. 121, 749.
Répert. de Pharm. 1899, 537.
Chem. Zentralbl. 1896, I. 109.
Pharm. Zentrh. 1900, 163.

Grimbert's Reaktionen auf Eiweiß im Harn

siehe: Journ. de pharm. d'Anvers 1912, No. 13. — Pharm. Ztg. 1912, 644.

Grimbert's Reaktion auf Gallenfarbstoffe.

Man fällt 10 Teile Harn mit 5 Teilen Baryumchloridlösung, sammelt den Niederschlag und suspendiert ihn in 4 Teilen Alkohol, der 5 % Salzsäure enthält. Die Mischung erwärmt man 1—2 Minuten lang auf dem Wasserbade. Entsteht Grünfärbung, so sind Gallenfarbstoffe vorhanden. Bei Braunfärbung bewirkt ein Zusatz von Wasserstoffsuperoxyd die grüne Reaktion. Bei Abwesenheit von Gallenfarbstoffen tritt keine Färbung ein.

Journ. de Pharm. et de Chim. 1905, 487.
Pharm. Ztg. 1906, 119.
Pharm. Journ. 1906, 31.
Annal. de Pharm. 1906, 505.
L'Union pharm. 1905, 481.
Chem. Zentralbl. 1906, I. 199.
Med. Klinik 1906, 286.

Grimbert's Reaktion auf Maltose in Glukose

siehe: Chem. Ztg. 1903, Rep. 112.
Pharm. Zentrh. 1903, 436.
Journ. de Pharm. et de Chim. (6) 17, 225.
Chem. Zentralbl. 1903, I. 897.

Grimbert's Reagenz auf Magnesium

siehe: Schlagdenhauffen's Reagenz auf Mg.

Grimbert's Reaktion auf Urobilin

ist eine Modifikation von Nencki-Sieber's Reaktion (Fluoreszenz mit Zinkacetat).

Journ. de Pharm. et de Chim. 1904, I. 425.
Ztschr. f. angew. Mikroskop. 1904, 105.
Chem. Zentralbl. 1904, I. 1623.

Grimbert-Dufau's Reagenzien zur Differenzierung von Eiweiß und Schleim im Harn sind:

1. Eine Lösung von 100 g Citronensäure in 75 g Wasser und 2. konzentr. Salpetersäure. Näheres siehe: Journ. de Pharm. et de Chim. 1906, 193. — Merck's Bericht 1906, 4. — Apoth. Ztg. 1906, 891. — Annal. de Pharm. 1906, 463. — Nouv. Remèd. 1907, 139.

Grocco's Reaktion auf Glukose im Harn.

Siehe: v. Jaksch's Reaktion.

Grodzki's Reaktion auf Acetal.

Eine wässerige Lösung von Acetal säuert man mit einigen Tropfen Salzsäure an und gibt dann Natronlauge im Überschuß und Jodlösung zu. Es entsteht ein Niederschlag von Jodoform.

Berl. Ber. 16, 512.

de Groot's Eisencarmalaun.

Man löst 0,1 g Ferroammonsulfat unter Erwärmen in 20 ccm Wasser, gibt 1 g Carminsäure und hierauf 180 ccm Wasser zu und erwärmt. Hierauf gibt man 5 g Alaun zu und erwärmt, bis die Lösung klar und violett geworden ist. Alsdann gibt man 2 Tropfen Salzsäure und einen Krystall Thymol zu. Gebraucht zum Färben mikroskop. Präparate.

Ztschr. f. wiss. Mikroskop. 20, 21.
Chem. Zentralbl. 1903, II. 848.

de Groot's Hämalaune.

1. Wässeriger Hämalaun: 0,1 g Ferricyankalium löst man in 20 ccm Wasser, gibt 0,2 g Hämatoxylin zu, erwärmt bis zur Lösung, setzt 40 ccm Wasser und 5 g Alaun zu, erwärmt gut und gibt noch 60 ccm Wasser zu.

2. Alkoholischer Hämalaun: 2 ccm Wasserstoffsuperoxyd und 4 ccm Alkoholglycerinmischung (240 ccm Alkohol (70 %) und 20 ccm Glycerin) erhitzt man und löst darin 0,5 g Hämatoxylin. Ist die Mischung braungelb geworden, gibt man 60 ccm Alkoholglycerinmischung zu und alsdann 4 g Calciumchlorid und 2 g Kaliumbromid. Jetzt fügt man unter weiterem Erwärmen 3 g Alaun und 100 ccm Alkoholglycerin zu und nach erfolgter Lösung 0,2 g Ferricyankalium und den Rest der Alkoholglycerinmischung (insgesamt 260 ccm).
Ztschr. f. wiss. Mikroskop. 1912. **29.** 181.

Einen wässerigen Hämalaun von guter Färbekraft erhält man auch durch Mischen von 30 ccm des alkoholischen Hämalauns mit 85 ccm Wasser und Auflösen von 4 g Alaun.

de **Groot's** Picrocarmin.

0,5 g Carmin mischt man mit 4 ccm Wasser, erhitzt, gibt 0,04 g Magnesia zu und erwärmt nach Zusatz von 2 ccm Ammoniakflüssigkeit bis zur Trockne. Man gibt 4 ccm Wasser, 0,05 g Magnesia usta und 4 ccm Ammoniakflüssigkeit zu, mischt und versetzt mit 0,5 g Pikrinsäure. Man dampft bis fast zur Trockne ein, gibt 15 ccm Wasser zu, erhitzt zum Sieden und mischt mit 95 ccm Wasser.
Ztschr. f. wiss. Mikroskop. 1912. **29.** 184.

Groß' Pepsinprobe.

Zu dieser Probe verwendet man eine 0,1%-ige Lösung von Kasein (nach Hammarsten) in 0,1 %iger Sodalösung. 10 ccm hiervon werden bei 40° mit verschiedenen Mengen Magensaft behandelt und festgestellt, wieviel Magensaft zur vollkommenen Verdauung des Kaseins nötig ist. Man erkennt das Ende der Verdauung daran, daß auf Zusatz von Essigsäure keine Trübung mehr entsteht. Näheres siehe: Arch. f. experim. Path. 1907. 58. 157. — Berl. klin. Woch. 1908. 643. — Merck's Bericht 1908. 179.

Großmann's Reaktionen auf Titan
siehe: Chem. Ztg. 1906. 907.
Ztschr. f. angew. Chem. 1907. 1108.

Großmann-Schück's Reagenz auf Nickel
ist eine 10 %ige Lösung von Dicyandiamidinsulfat. Letztere erhitzt man nach Zusatz einiger Tropfen Salzsäure 1 Minute zum Sieden, gibt die Nickellösung zu und versetzt mit Kalilauge. Es entsteht ein gelber, krystallinischer Niederschlag von $Ni (C_2 H_5 N_4 O)_2 + H_2 O$.
Berl. Ber. 1906. 3356. 1908. 1878.
Apoth. Ztg. 1906. 941.
Chem. Zentralbl. 1906. II. 1585, 1908. I. 1740.
Chem. Ztg. 1906. Rep. 409.
Chem. Ztg. 1907. 535. 911.
Merck's Bericht 1907. 93. 1908. 191.
Ztschr. f. angew. Chem. 1907. 1642.

Großstern-Fudakowsky's Reagenz auf Eiweiß
ist Trichloressigsäure.
Siehe: Raabe's Reaktion.

Grothe's Reaktion auf Wolle und Seide oder Baumwolle.

Siehe: Dingler's Journ. 171. 150.
Ztschr. f. analyt. Chem. 3. 153. 6. 477.
Deutsche Gewerbezeitung 32. 129.
Chem. Zentralbl. 1865. 13.

Grove's Reagenz auf Alkaloide
ist identisch mit Mayer's Reagenz.
Quarterly Journ. of the Chem. Soc. 12. Nr. 11. 97.

Grove's Reagenz auf Morphin.

Die zu prüfende Substanz übergießt man mit einigen Tropfen konzentr. Schwefelsäure und gibt nach gelindem Erwärmen ein Kryställchen chloratfreies Kaliumperchlorat zu. Bei Anwesenheit von Morphin tritt Braunfärbung ein.
Ztschr. d. öst. Apoth. Ver. 1874. 120.
Ztschr. f. analyt. Chem. 13. 236.

Gruber's Reagenz auf Kohlenoxyd
ist identisch mit Fodor's Reagenz.
Enzyklop. d. gesamt. Pharm. 1888. IV. 520.

Gruber-Widal's Reaktion auf Typhus.

1 Tropfen Serum eines Typhusverdächtigen gibt man zu 10 Tropfen einer 24 Stunden alten Typhusbazillenkultur und betrachtet die Mischung unter dem Mikroskope. Zeigen die Bazillen noch freie Bewegung, so liegt kein Typhusfall vor, sonst sind die Bazillen zu bewegungslosen Häufchen zusammengeklebt.

Man kann an Stelle von Serum auch damit getränktes und getrocknetes Filtrierpapier zu dieser Reaktion verwenden (Richardson).
A d l e r , Deutsche Med. Ztg. 1903. 608.
G e b a u e r , Viertelj.-Schr. f. gerichtl. Med. 1903. 355.
K ö h l e r , Münchener med. Woch. 1903. Nr. 32.
Vergl. Ficker's Reagenz.

Grübler's Reaktion auf Adrenalin.

Zu einer Mischung von 0,5 ccm Nebennierenpräparat (1: 1000) gibt man 1 ccm Wasser und 1 Tropfen Norm. Natronlauge. Es entsteht eine rote Färbung, die nach einigem Stehen in Gelb übergeht. Beim Schütteln mit Luft kehrt die rote Färbung wieder.
Pharm. Post. 1907. 579.
Südd. Apoth. Ztg. 1907. 602.

Grübler's Reaktion auf Phenolphthalein im Harn.

Phenolphthalein läßt sich dadurch nachweisen, daß es nach Zusatz von Natronlauge und Zinkstaub beim Erwärmen entfärbt wird (zum Unterschied von Chrysophansäure- und Santoninharn).
Pharm. Post 1906. 689.
Chem. Zentralbl. 1907. I. 137.

Grünewald's Reaktionen auf Kohlehydrate im Harn.

Glukose: 10 ccm Harn werden mit einer Lösung von 1,2 g Natriumacetat in 6 ccm Wasser und 2 Tropfen Essigsäure versetzt und nach Zusatz von 0,6 g Phenylhydrazinchlorhydrat auf dem Dampfbade bis zum Rückstand von 5—6 ccm erhitzt und sofort abgekühlt. Der Schmelzp. des hierbei auskrystallisierenden Phenylglykosazons liegt bei 206—207°.

Lävulose: Erhitzt man Harn mit Resorcin und Salzsäure, so färbt sich die Mischung bei Anwesenheit von Lävulose rot.

Pentosen: 0,05 g Orcin löst man in 10 ccm Salzsäure (25 %), gibt 1 ccm Eisenchloridlösung (10 %) und dann 5 ccm Harn zu und erhitzt zum Sieden. Grünfärbung zeigt Pentosen an.

Glykuronsäure: Verfahren wie bei Pentosen und Kochen mit Schwefelsäure zur Spaltung der gepaarten Glykuronsäuren.

Eine Zuckerart, die besonders bei nervösen Reizerscheinungen auftritt, weist man wie folgt nach: Nach der Entfernung von Eiweiß und Filtration wird der Harn mit Natriumkarbonat schwach alkalisch gemacht, mit etwas Seignettesalzlösung und Wismuttartrat 2—3 Minuten lang erhitzt und nach dem Erkalten mit 3 Tropfen Chloroform geschüttelt. Bei Anwesenheit des Zuckers färbt sich nach ½ bis 1 Stunde der obere Rand des Wismutniederschlages deutlich karmoisinrot.

Münchener med. Woch. 1907. 730.
Therap. Monatsh. 1907. 442.
Kraft, Münchener med. Woch. 1907. 1185.

Grutterink's Reagenzien auf Alkaloide.

Zum mikrochemischen Nachweis schlägt der Autor als Reagenzien vor: für

S t r y c h n i n : m-Nitrobenzoesäure, p-Nitrobenzoesäure, Di- und Trinitrobenzoesäure, p-Nitrophenylpropiolsäure und Naphthalinsulfosäure.

B r u c i n : Di- und Trinitrobenzoesäure und Opiansäure.

T r o p a c o c a i n : p-Nitrobenzoesäure, Trinitrobenzoesäure, p-Nitrophenylpropiolsäure, Kaliumpermanganat.

C o c a i n : Naphthalinsulfosäure.

H y d r a s t i n : Dinitrobenzoesäure, p-Nitrophenylpropiolsäure.

H y d r a s t i n i n : p-Nitrophenylpropiolsäure, Kaliumpermanganat.

C i n c h o n i n : Dioxybenzoesäure.

C h i n i d i n : Trioxybenzoesäure, Mekonsäure, Mellithsäure.

C i n c h o n i d i n : Mellithsäure, p-Nitrophenylpropiolsäure.

Näheres siehe: Ztschr. f. analyt. Chem. 1912. 51. 175.

Grützner's Reagenz zur Pepsinbestimmung

ist Carminfibrin, ein mit Carmin gefärbtes Blutfibrin. Näheres siehe: Merck's Bericht 1905. 48. — Pflüger's Arch. f. d. ges. Physiol. 1874. 452. — K o r n , Dissert. Tübingen 1902. Vergl. auch Pflüger's Archiv 1886. 38. 35, 1911. 143. 189, 1912. 144. 545.

Guareschi's Reaktion auf Brom.

Stärkefreies Filtrierpapier befeuchtet man mit 1 %iger Fuchsinschwefliger Säure und hängt es über die zu prüfende Lösung, die man mit etwas Chlorwasser versetzt hat. Bei Gegenwart von Brom färbt sich das Reagenzpapier violett (eventuell erst bei gelin-

dem Erwärmen der Versuchsflüssigkeit). Aldehyde, Chlor, Jod und salpetrige Säuren sollen die Reaktion nicht stören.

Chem. Zentralbl. 1912. II. 635.
Atti d. reale accad. d. scienze di Torino 1912. 47. (Merck's Ber. 1912. 224.)
Chem. Ztg. 1912. Rep. 613.

Guareschi's Reagenz auf Cocaïn

ist Platinkaliumsulfocyanid. Das Reagenz gibt mit wässeriger Lösung von Cocaïnhydrochlorid einen gelben, amorphen Niederschlag, der sich beim Erwärmen größtenteils löst und nach dem Erkalten sich ölartig, später krystallinisch erstarrend abscheidet.

Alkaloide, 1896. 273.

Guareschi's Reaktion auf Coniin und Nicotin.

Coniinsalzlösungen geben mit Platinkaliumsulfocyanid einen roten, öligen Niederschlag. Empfindlichkeitsgrenze $=$ 1 : 1000. Nicotin gibt einen gelben, krystallinischen Niederschlag. Empfindlichkeitsgrenze $=$ 1 : 3000.

Alkaloide, 1896. 283.

Guareschi's Reaktion auf Phenol.

Wird Phenol mit Kaliumhydroxyd und Chloroform erwärmt, so entsteht eine rote Masse, die sich in verdünntem Alkohol mit roter Farbe löst.

Berl. Ber. 5. 1055.
C r i s m e r , Pharm. Ztg. 1888. 651 (siehe Crismer's Reaktion auf Chloroform).
S c h w a r z , Pharm. Ztg. 1888. 419 (siehe Schwarz' Reaktion auf Chloral).
R a u p e n s t r a u c h , Pharm. Ztg. 1888. 737 (siehe Raupenstrauch's Reaktion).
R e i m e r - T i e m a n n , Berl. Ber. 1876. 826.

Guareschi's Reaktion auf Resorcin

siehe dessen Reaktion auf Phenol und Reuter's Reaktion auf Resorcin.

Guarnieri's Reaktion auf Sesamöl im Olivenöl.

1 ccm Olivenöl, 2—3 Tropfen einer ätherischen Wasserstoffsuperoxydlösung und 2 ccm Salpetersäure (1,4) schüttelt man kräftig durch. Bei Anwesenheit von Sesamöl entsteht eine blaue Färbung.

Staz. sper. agr. ital. 42. 349.
Chem. Zentralbl. 1909. II. 869.
Merck's Bericht 1909. 308.
Utz, Chem. Zentralbl. 1912. I. 379.

Gudden's Einbettungsmittel für mikroskop. Präparate

ist eine Schmelze von 5 g Wachs, 75 g Stearin und 60 g Schweinefett.

G r a s h e y , Abhandlungen, Wiesbaden 1889.
E b e r t h - F r i e d l ä n d e r , Mikroskop. Techn. 1894. 69.
Enzyklop. d. mikroskop. Techn. 1903. 1081.

Guéguen's Reagenz für mikroskop. Zwecke

ist Methylsalicylat (Gaultheriaöl), das sich als Medium zur Durchtränkung schwieriger Objekte mit Paraffin eignet.

Compt. rend. Soc. Biolog. 1898. 285.

Guelfi siehe Filomusi Guelfi.

Guérin's Reagenz I auf Eiweiß.

Man löst 10 g Sozojodolsäure (Dijodparaphenolsulfosäure) in 100 ccm Alkohol. 10 ccm Harn versetzt man mit 10 Tropfen Reagenz. Bei Anwesenheit von Eiweiß entsteht eine weiße Trübung oder ein Niederschlag, der beim Erwärmen nicht verschwindet.
Journ. de Pharm. et de Chim. 1899. 576.
Répert. de Pharm. 1899. 302.
Pharm. Zentrh. 1899. 616.
Chem. Ztg. 1899. Rep. 212.

Guérin's Reagenz II auf Eiweiß

ist Chromsäurelösung; siehe Rosenbach's Reagenz.
Journ. de Pharm. et de Chim. (5). 27. 362.

Guérin's Reaktion auf Guajakol.

1. Versetzt man eine wässerige Lösung von Guajakol mit 2%iger Chromsäurelösung, so entsteht eine braune Färbung und ein bräunlicher Niederschlag.
2. Eine 2%ige Lösung von Jodsäure bewirkt eine orangebraune Färbung und einen kermesfarbigen Niederschlag.
Journ. de Pharm. et de Chim. 1903. 173.
Pharm. Ztg. 1903. 184. Rep. 73.
Südd. Apoth. Ztg. 1903. 278.

Guérin's Reaktion auf die Hydroxylgruppe

siehe Ztschr. f. analyt. Chem. 1905. 436.
Chem. Ztg. 1905. Rep. 13.
Journ. de Pharm. et de Chim. (6) 21. 14.
Chem. Zentralbl. 1905. I. 695.

Guérin's Reaktion auf Cobalt und Nickel.

Cobaltlösungen geben nach Zusatz von Kalilauge und Jodjodkaliumlösung einen schwarzen, Nickellösungen einen grünen Niederschlag. Ebenso verhalten sich die durch Alkaliferrocyanide, -karbonate oder -phosphate in Cobalt und Nickellösungen gebildeten Niederschläge.
Apoth. Ztg. 1904. 177.
Journ. de Pharm. et de Chim. (6) 19. 139.
Chem. Zentralbl. 1904. I. 970.

Guérin's Reaktion auf Zink (in Alkohol)

ist die umgekehrte Nencki-Sieber'sche Reaktion. Zink wird durch eine grüne Fluoreszenz erkannt, die Urobilin hervorruft. (Vergl. auch Roman Delluc's Reaktion).
Journ. de Pharm. et de Chim. 1907. 97.
Chem. Zentralbl. 1907. I. 1078.
Pharm. Journ. 1907. 557.

Guignard's Reaktion auf Blausäure.

Man tränkt Filtrierpapier mit 1%iger Pikrinsäurelösung und nach dem Trocknen mit 10%iger Natriumkarbonatlösung. Dieses Reagenzpapier wird durch gasförmige Blausäure rot gefärbt.
Südd. Apoth. Ztg. 1907. 580.
Arch. der Pharm. 1905. 553.
Compt. rend. 141. 16.
Bullet. sciences pharmacol. 13. 129, 603. 14. 565.

Guignard's Chloral-Gelatine.

3—4 g Gelatine löst man unter schwachem Erwärmen in 100 ccm 10%iger, wässeriger Chloralhydratlösung.
Annal. Scienc. nat. Botan. (7) 14. 123.
Strasburger, Kl. Botan. Prakt. 1893. 219.

Guignard's Reagenz zum Färben mikroskop. Präparate

ist Alkannatinktur folgender Darstellung: 10 g Alkannawurzelpulver extrahiert man mit 30 g absolutem Alkohol, filtriert den Auszug und dampft ihn bei mäßiger Wärme zur Trockene. Den Rückstand löst man in 5 ccm Eisessig und 50 ccm. Alkohol (50%) und filtriert die erhaltene Lösung nach 24 stündigem Stehen.
Journ. de Botan. 1890. 447.

Guignard's Reagenz zum Fixieren mikroskop. Präparate

ist eine Lösung von 0,5 g Chromsäure, 0,5 g Eisenchlorid (D. = 1,28) und 2 g Eisessig in 100 ccm Wasser.
Annal. Scienc. nat. Bot. (8) 6. 178.
Enzyklop. d. mikroskop. Techn. 1903. 140.

Guignet's Reagenz auf Glukose etc.

ist eine wässerige Lösung von Kupfersulfatammoniak oder eine Lösung von Kupfersulfat in Ammoniak ohne Überschuß des letzteren. Das Reagenz fällt Glukose, Galaktose, Mannit und Dulcit, nicht gefällt werden Rohrzucker, Milchzucker, Invertzucker, Laevulose etc.
Compt. rend. 109. 528.

Gulielmo's Reaktion auf Atropin.

Erwärmt man etwas Atropin mit konzentr. Schwefelsäure, so bräunt sich letztere und es tritt ein intensiver Geruch nach Orangenblüten oder Schlehenblüten auf, besonders nach Zusatz von etwas Wasser.
Vergl. Deutsches Arzneibuch V. 68 u. Herbst's Reaktion.
Schweizer Woch. f. Pharm. 1863. 146.
Wittstein's Viertelj.-Schr. f. Pharm. 12. 219.

Gulland's Formolalkohol für mikroskop. Zwecke

ist eine Mischung von 10 Teilen Formaldehyd und 90 Teilen Alkohol (identisch mit Nikiforoff's Reagenz).
Ztschr. f. wiss. Mikroskop. 1900. 222.

Gunn's Reagenz auf Oxalsäure

ist eine oxydfreie Lösung von Ferrophosphat in Wasser (1 : 8) und überschüssiger Phosphorsäure. Das Reagenz gibt mit Oxalsäurelösung einen gelben Niederschlag.
Ztschr. d. öst. Apoth. Ver. 48. 75.
Pharm. Zentrh. 1895. 16.
Ztschr. f. analyt. Chem. 34. 622.

Gunn-Harrison's Reaktion auf Adrenalin.

Versetzt man einige Tropfen Adrenalin (1 : 1000) mit 5—6 Tropfen Natronlauge (10%), so färbt sich die Mischung rotbraun und außerdem tritt innerhalb einer Minute ein

Geruch auf, der an Phosphorwasserstoff erinnert. (Der Geruch ist auf abgespaltenes Methylamin zurückzuführen.)
Pharm. Journ. 1907. 718.
Apoth. Ztg. 1907. 471.
Farbwerke Höchst, ebenda 1907. 495.

Gunn-Harrison's Reaktion auf Eisen in Oelsäure.
Mischt man eisenhaltige Oelsäure mit Adrenalin, so entsteht eine grünlichbraune Färbung, verursacht durch Ferroverbindungen in der Oelsäure. Ferriverbindungen rufen eine violettrote Färbung hervor.
Pharm. Journ. (4) 25. 181.
Chem. Zentralbl. 1907. II. 849.
Répert de Pharm. 1908. 506.

Gunning's Reaktion auf Aceton.
Die zu prüfende Flüssigkeit versetzt man mit überschüssigem Ammoniak und dann tropfenweise mit Jodjodammoniumlösung, bis der entstehende schwarze Niederschlag nicht mehr sofort verschwindet. Bei Anwesenheit von Aceton entsteht eine milchige Trübung oder krystallinische Abscheidung von Jodoform.
Journ. de Pharm. et de Chim. 1881. 30.
Ztschr. f. analyt. Chem. 24. 147.
Vergl. Lieben's Reaktion.
S c h w i c k e r , Chem. Ztg. 15. 914.

Günther's Orexinprobe
dient zur Feststellung der Salzsäuresekretion des Magens mittels Orexinum tannicum. — Näheres siehe: Dissertation Jena 1910. — Deutsche med. Woch. 1910. 2066.

Günther's Reagenz zur Bakterienfärbung.
a) Eine konzentr. Lösung von Gentianaviolett in Anilinwasser.
b) Eine Lösung von Pikrocarmin (siehe Mayer's Pikrocarmin) oder von Safranin.
*Deutsche med. Woch. 1887.
Ztschr. f. wiss. Mikroskop. 1888. 96.
B e h r e n s ' Tabellen 1892. 120.

Günther's Reaktion auf Äthylperoxyd im Äther.
Einige Tropfen einer frisch bereiteten, wässerigen Ferrosulfatlösung versetzt man mit einigen Tropfen Natronlauge und übergießt mit etwas Äther. Bei Anwesenheit von Äthylperoxyd tritt sofort Braunfärbung des entstandenen Eisenhydroxyduls ein.
Pharm. Zentrh. 1885. 737.
Merck's Bericht 1900. 22.
W o b b e , Apoth. Ztg. 1903. 489.

Günther's Reaktion auf Bilirubin.
In einem Reagenzglas erhitzt man eine Mischung von 5 ccm Eisessig und 0,005 g Magnesiumperhydrol zum Sieden und gibt den mit Natronlauge stark alkalisch gemachten Harn je nach seiner Färbung in Mengen von einigen Tropfen bis zu 10 ccm zu. Bei Gegenwart von Bilirubin entsteht sofort oder nach nochmaligem Aufkochen eine grüne Färbung, die beim Schütteln mit Chloroform in dieses übergeht.
Med. Klinik 1910. 1056.
Merck's Bericht 1910. 263.

Günzburg's Reagenz auf Salzsäure im Magensaft
ist eine Lösung von 2 g Phloroglucin und 1 g Vanillin in 30 g Alkohol. Verdampft man gleiche Teile Magensaft und Reagenz in einer Porzellanschale, so bleibt bei Anwesenheit von freier Salzsäure ein roter Rückstand. Empfindlichkeitsgrenze $=$ 1 : 10 000 bis 20 000.
Deutsche Med. Ztg. 8. 931.
Chem. Zentralbl. 1887. 1560.
Pharm. Zentrh. 1887. 645.
S a l k o w s k i , Ztschr. f. analyt. Chem. 30. 391.
S a n s o n i , ebenda 29. 110.
P o u l e t , Prager med. Woch. 1888. 383.
S t e e n s m a , Apoth. Ztg. 1907. 127.
C h r i s t i a n s e n , Biochem. Ztschr. 1912. 46. 49.

Gürber's Reagenz auf Indikan im Harn
ist eine 1%ige, wässerige Lösung von Osmiumsäure. Den zu prüfenden Harn versetzt man mit dem doppelten Volumen konzentr. Salzsäure und 2—3 Tropfen Reagenz. Bei Anwesenheit von Indikan tritt eine violette bis blaue Färbung auf.
Münchener med. Woch. 1905. 1578.
Merck's Bericht 1905. 9.
Ztschr. f. analyt. Chem. 1906. 401.

Güterbock's Harngelatine zur Typhusdiagnose
ist eine nach besonderem Verfahren hergestellte, mit Galle versetzte Gelatine, welche als Nährboden zu diagnostischen Zwecken verwendet wird. — Näheres siehe: Berl. klin. Woch. 1908. 793.

Güth's Reaktion auf Methylalkohol
beruht auf der Oxydation des Methylalkohols mit Kaliumpermanganat und dem Nachweis des gebildeten Formaldehyds mit einer Lösung von 0,2 g Morphiumhydrochlorid in 10 ccm konz. Schwefelsäure (Violettfärbung).
Pharm. Zentrh. 1912. 57.
Merck's Bericht 1912. 110.

Guth's Reagenz zur Gonokokkenfärbung
ist Pappenheim's Carbol-Methylgrün-Pyronin-Lösung. — Näheres siehe Ztschr. f. angew. Mikroskop. 1910. 207. — Pharm. Ztg. 1910. 272.

Gutmann's Reaktion auf Thiosulfate.
Behandelt man die zu prüfende Lösung auf dem Dampfbade mit Kaliumcyanid, so entsteht Rhodanalkali, das nach dem Ansäuern der Mischung auf Zusatz von Eisenchlorid an der bekannten Rotfärbung erkannt werden kann.
Ztschr. f. Unters. Nahr.-Genußm. 1907. 261.
Chem. Ztg. 1907. Rep. 298.
Ztschr. f. analyt. Chem. 46. 485.
Chem. Zentralbl. 1907. I. 1152 u. II. 1267.
Vergl. Pechmann-Manck's Reaktion.

Gutzeit's Reaktion auf Arsen.
Die zu prüfende Substanz versetzt man in einem Reagenzglase mit Zink und verdünnter Schwefelsäure. Das Glas bedeckt man mit Filtrierpapier, das mit einer wässerigen Lösung von Silbernitrat (1 : 1 oder 0,7) betupft ist. Bei Anwesenheit von Arsen färbt sich

die betupfte Stelle gelb und nach Befeuchten mit Wasser schwarz.

Vergl. Flückiger's Reaktion.
Beckurts, Pharm. Zentrh. 1885. 197.
Flückiger, Arch. der Pharm. **227.** 1. oder Ztschr. f. analyt. Chem. **30.** 113.
Curtman, Chem. Ztg. **15.** 82.
Reichard, Arch. der Pharm. (3) **21.** 590.
Nagelvoort, Pharm. Rundsch. **9.** 286.
Salzer, Pharm. Ztg. 1882. 204.
Lohmann, Pharm. Zentrh. 1892. 41.
Ritsert, Pharm. Ztg. 1889. 368.
Poleck u. Thümmel, Arch. d. Pharm. (3) **22.** 1.
Gotthelf, Chem. Zentrbl. 1903. I. 1044.
Conradson, Ztschr. f. analyt. Chem. **39.** 655.

Gutzeit-Burnascheff's Reaktion auf Arsen im Harn.

50 ccm Harn werden nach Zusatz von 3 ccm Salpetersäure und 3 g Magnesiumoxyd zur Trockene eingedampft und geglüht, der Rückstand in verdünnter Schwefelsäure gelöst und in einem geeigneten Apparat zur Wasserstoffentwickelung gebracht. Der entwickelte Wasserstoff wird mit 15 % Kupferchlorür enthaltender Salzsäure gewaschen und dann über Quecksilberchloridpapier geleitet. Nach Beendigung der Wasserstoffentwicklung wird das Quecksilberpapier mit Äther und dann mit salzsäurehaltigem Wasser gewaschen und mit Schwefelammon behandelt. Die eventuell vorhandene Quecksilber-Arsenverbindung wird hierbei gespalten und es bildet sich Schwefelquecksilber, dessen Bildung die positive Reaktion für vorhandenes Arsen abgibt. Näheres siehe: Merkuriew, Wiener klin. Woch. 1912. 588.

Gutzkow's Reaktionen auf Phenol, Resorcin und Thymol

beruhen auf Farbenerscheinungen unter der Einwirkung von konzentr. Schwefelsäure und Amylnitritdämpfen. — Näheres siehe Pharm. Ztg. 1889. 560. — Chem. Zentralbl. 1889. II. 704.

Guy's Reaktion auf Alkaloide.

Siehe tabellarische Zusammenstellung in Ztschr. f. analyt. Chem. **1.** 90—93.

Guyard's Reagenz auf Gallus- und Gerbsäure

ist eine mit Essigsäure angesäuerte Lösung von Bleiacetat. Der mit Gallussäure hervorgebrachte Niederschlag soll sich in dem Reagenz wieder lösen, nicht aber das gerbsaure Blei.

Chem. News **50.** 26.
Ztschr. f. analyt. Chem. **24.** 274.

Guyot's Reaktion auf Ameisensäure.

Erwärmt man eine alkalische Lösung von Ameisensäure mit Kaliumpermanganat, so entsteht eine Ausscheidung von Braunstein.
Journ. de Chim. méd. 1869. 508.
Vergl. Chapman's Reaktion auf Weinsäure.

Guyot's Reagenz auf Ammoniak.

Eine saure Lösung von Quecksilberoxydnitrat versetzt man so lange mit Bromkalium-

lösung, bis sich der anfangs gebildete Niederschlag wieder aufgelöst hat. Hierauf gibt man so viel Kalilauge zu, bis gerade ein bleibender Niederschlag entstanden ist. Die geklärte Flüssigkeit ist ein sehr empfindliches Reagenz auf Ammoniak, welches in dessen Lösung eine weiße Trübung oder Fällung hervorruft.

Le Chimiste **4.** 122.
Ztschr. f. analyt. Chem. **9.** 253.

Guyot's Reaktion auf Chinasäure oder Resorcin.

Versetzt man 2 ccm 1/10 Norm. Chinasäure mit 2 ccm konz. Schwefelsäure und 1 Tropfen einer Resorcinlösung in Schwefelsäure, so ist bei gewöhnlicher Temperatur keine Reaktion wahrzunehmen, erhitzt man die Mischung aber, so entsteht eine grüne Fluoreszenz und die Mischung zeigt ein Absorptionsspektrum im Grün. Umgekehrt kann die Reaktion zum Nachweis von Resorcin dienen.

Repert. de Pharm. 1911. 206.

Habermann's Reagenz auf Kohlenoxyd
ist eine ammoniakalische Silbernitratlösung, die keinen Überschuß von Ammoniak enthalten soll. Kohlenoxyd reduziert dieses Reagenz.

Pharm. Post. 1896. 468.
Chem. Zentralbl. 1897. I. 262.
Pharm. Zentrh. 1896. 844.
Vergl. Berthelot's Reagenz.

Habermann-Oestereicher's Reaktion auf Methylalkohol

neben Äthylalkohol beruht auf der schnelleren Entfärbung von Kaliumpermanganat durch Methylalkohol als dies durch Äthylalkohol der Fall ist. — Näheres siehe: Pharm. Zentrh. 1902. 25 oder Ztschr. f. analyt. Chem. **27.** 663; **40.** 721. — Chem. Zentralbl. 1902. I. 140. — Vergl. Cazeneuve-Cotton's Reaktion. — Bull. Soc. Chim. Paris **35.** 102.

Haenen's Reagenz zur Differenzierung von Typhus- und Colibakterien

ist eine 4 %ige, alkoholische Lösung von p-Dimethylamidobenzaldehyd. 10 ccm der betreffenden Bakterienkultur in Peptonwasser mischt man mit 1 ccm Reagenz und 2—3 ccm verdünnter Salzsäure. Colibakterien bewirken innerhalb 5—14 Stunden eine rosa bis rote Färbung, die beim Schütteln mit Chloroform in letzteres übergeht. Typhusbakterien geben diese Reaktion nicht.

Arch. intern. pharmacodyn. thérap. **15.** 255.
Hygien. Rundsch. 1906. 1022.
Merck's Bericht 1906. 102.

Hagen's Reaktion auf Strychnin

ist die bekannte blauviolette Farbenreaktion, die unter Einwirkung von Bleisuperoxyd und Schwefelsäure eintritt.

Liebig's Annal. **103.** 159.
Chem. Zentralbl. 1857. 863.
Vergl. Marchand's Reaktion.

Hager's Reagenz auf Alkaloide

ist eine kaltgesättigte, wässerige Lösung von Pikrinsäure. Das Reagenz gibt mit sehr verdünnten, wässerigen Alkaloidlösungen eine Trübung bezw. Fällung. Gefällt werden Brucin, Chinin, Chinidin, Cinchonin, Strychnin, Veratrin und die meisten Opiumalkaloide; nicht gefällt, bezw. nur in verhältnismäßig konzentr. Lösung gefällt werden Aconitin, Morphin und Atropin.

> H a g e r , Pharm. Prax. 1880. I. 202.
> Pharm. Zentrh. 1869. 131; 1881. 399.
> Ztschr. f. analyt. Chem. 9. 110; 21. 415.
> v. d. B u r g , ebenda 9. 305.
> M e d i n , ebenda 11. 447.
> F l ü c k i g e r , Reaktionen 1891. 7.
> P o p o f f , Le laboratoire de Toxicologie, Brouardel-Ogier, Paris 1891. 203.

Hager's Reaktion I auf Alkohol in ätherischen Ölen.

(Tanninprobe.) Man schüttelt 10 Tropfen des zu prüfenden Öles mit einem erbsengroßen Stückchen Tannin. Bei Anwesenheit von Alkohol bildet dasselbe eine schmierige Masse, die sich an die Glaswand des Reagenzrohres anhängt. Näheres siehe: H a g e r , Pharm. Prax. 1880. II. 562. — Pharm. Zentrh. 12. 465. — Chem. Zentralbl. 1871. 821.

Hager's Reaktion II auf Alkohol in ätherischen Ölen.

Schüttelt man ein ätherisches Öl mit dem doppelten Volumen Glycerin (D. $=$ 1,225—1,23), so erkennt man die Anwesenheit von Alkohol an der Zunahme des Glycerinvolumens.

> Pharm. Ztg. 33. 650.
> Ztschr. f. analyt. Chem. 28. 375.

Hager's Reaktion I auf Alkohol im Chloroform

beruht auf Lieben's Jodoformreaktion, welche in einer wässerigen Ausschüttelung des betreffenden Chloroforms angestellt wird.

> Pharm. Zentrh. 1870. 155.
> Ztschr. f. analyt. Chem. 9. 493.

Hager's Reaktion II auf Alkohol im Chloroform.

25—30 % Wasser enthaltendes Glycerin schüttelt man mehrmals kräftig mit dem gleichen Volumen Chloroform. An der Zunahme des Glycerinvolumens ist der eventuell vorhandene Alkohol zu erkennen.

> Ztschr. f. analyt. Chem. 28. 375.

Hager's Reagenz auf Ammon-, Lithium- und Natrium-Salze

ist eine Lösung von Zinnchlorür-Chlorkalium, welche mit obigen Salzlösungen eine weiße Trübung gibt. Näheres siehe: Pharm. Zentrh. 1884. 291.

Hager's Reaktion auf Ammoniak.

Eine Lösung von Mercuronitrat wird durch Ammongas getrübt, eventuell tiefschwarz gefällt. Näheres siehe: Pharm. Zentrh. 1883. 299.

Hager's Reaktion auf Arsen.

Die zu prüfende Flüssigkeit erhitzt man in einem Reagenzglase, das mit einem mit Silbernitrat befeuchteten Pergamentpapier bedeckt ist, mit Zink, Magnesiumband und überschüssigem Kaliumhydroxyd. Bei Anwesenheit von Arsen schwärzt sich das Silberpapier. Letzteres kann man auch, an einem Kork befestigt, in das Glas hereinhängen lassen.

> Ztschr. f. analyt. Chem. 11. 82.
> Vergl. auch Chem. Zentralbl. 1870. 201. 638; 1871. 112.

Hager's (Kramatomethode oder Messingmethode) Reaktion auf Arsen.

Erwärmt man eine salzsaure Arsenlösung auf Messingblech, so entsteht ein dunkler Fleck von der Farbe des Permanganates. Näheres siehe: Pharm. Zentrh. 1884. 265. 443. 462 u. 1886. 338.

Hager's (Identitäts-)Reagenz für ätherische Öle

ist eine Mischung gleicher Teile absoluten Alkohols und Glycerins (D. $=$ 1,259—1,262). Näheres siehe: Pharm. Zentrh. 1889. 65.

Auch eine Lösung von Natriumnitrat in Wasser 1+3 schlägt H a g e r in seiner Pharm. Prax. 1880. II. 563 vor.

Hager's Reaktion auf ätherische Öle (Schwefelsäure-Weingeistprobe)

> siehe: H a g e r Pharm. Prax. 1880. II. 566.

Hager's Reagenz zur Unterscheidung von deutschem und englischem Atropin.

Man löst 0,01 g Atropin oder Atropinsulfat in 10 g Wasser und 5—10 Tropfen verdünnter Schwefelsäure und gibt einen Überschuß von Pikrinsäurelösung zu. Das englische Präparat bleibt klar, während das deutsche eine starke Fällung gibt. (?)

> Pharm. Zentrh. 1869. 130.
> Neues Repert. der Pharm. 19. 368.
> Ztschr. f. analyt. Chem. 9. 110.

Hager's Reaktion auf Brucin.

Versetzt man eine Lösung von Brucin mit verdünnter Schwefelsäure und Braunsteinpulver und läßt unter häufigem Umschütteln einige Stunden bei gewöhnlicher Temperatur stehen, so erhält man je nach der Menge des Alkaloides eine gelbrote bis blutrote Lösung. Diese Lösung gibt mit Pikrinsäure eine gelbliche, amorphe Fällung, nicht aber mit Kaliumdichromat, wenn kein Strychnin vorhanden ist.

> Pharm. Zentrh. 1871. 409.
> Ztschr. f. analyt. Chem. 11. 201.

Hager's Reagenz auf Benzin und Benzol

ist Jod, das sich in Benzin himbeerrot, in Benzol violettrot löst.

> Pharm. Zentrh. 16. 130.
> Chem. Zentralbl. 1875. 314.

Hager's Butterprobe (Dochtprobe)

ist eine Geruchsprobe, die darauf beruht, daß ein mit dem Fett getränkter baumwollener

Docht angezündet und nach kurzer Zeit ausgelöscht wird. An dem Geruche des ausgelöschten Dochtes läßt sich die Anwesenheit von Talg erkennen.

Pharm. Zentrh. **18.** 412.
Chem. Zentralbl. 1878. 72.
Näheres siehe: H a g e r , Pharm. Prax. 1880.
   I. 638 u. Erg.-Bd. 1883. 164.
Ztschr. f. analyt. Chem. **19.** 238.

Hager's Reaktion auf Chinoidin (in Chinarinden).

In einem kalt bereiteten Auszug von Chinarinde, die mit Chinoidin beschwert worden ist, ruft gesättigtes Phenolwasser eine Trübung hervor. (Zonenreaktion.)

Enzyklop. d. gesamt. Pharm. 1887. III. 23.

Hager's Reaktion auf Chloroform.

Versetzt man eine Chloroform enthaltende Flüssigkeit (die frei von Salzsäure und Chloriden sein muß) mit Zink und verdünnter Schwefelsäure, so läßt sich nach Auflösung des Zinks Salzsäure als Zersetzungsprodukt des Chloroforms mittels Silbernitrat nachweisen.

Vergl. Hofmann's Reaktion.

Hager's Reaktion auf Cholesterin.

(Lipochromreaktion, Gaduinreaktion.) Gibt man zu einer Lösung von Cholesterin in Chloroform konzentr. Schwefelsäure, so färbt sich die Chloroformlösung rot.

Vergl. Salkowski's Reaktion.
Real-Enzyklop. ges. Pharm. 1907. VIII. 129.
Hager, Handb. d. pharm. Prax. 1900. I. 418.
Schmidt, Pharm. Chem. (organ. Teil) 1901.
   I. 652.

Hager's Reaktion auf Codeïn und Narcotin in Morphinhydrochlorid

beruht auf der Trübung einer 5 %igen, wässerigen Morphinlösung durch Natronlauge. Die Reaktion ist auf einem Cobaltglase im schräg auffallenden Lichte zu beobachten. Näheres siehe: Chem. Ztg. 1887. Rep. 53 oder Pharm. Zentrh. 1887. 60.

Hager's Reaktion auf Colchicin.

Mit Kaliumpermanganat gefärbte, 10 %ige Schwefelsäure wird durch eine wässerige Lösung von Colchicin sofort entfärbt. — Zur Unterscheidung von Colchicin und sogen. Bieralkaloid gibt Hager folgende Reaktion an: Eine verdünnte, klare Colchicinlösung gibt beim Erwärmen mit Boraxlösung auf 50 ° C. eine Trübung. Bieralkaloid soll sich indifferent verhalten.

H a g e r , Pharm. Prax. Erg.-Bd. 1883. 352.

Hager's Reagenz (cyanidiertes Ferrichlorid)

ist eine Mischung von 1 g Eisenchloridlösung, 1 g gesättigter, wässeriger Ferricyankaliumlösung und 60 ccm Wasser, die mit 5 Tropfen verdünnter Salzsäure angesäuert ist. Ihre Verwendung siehe:

Pharm. Zentrh. 1885. 391, 392, 417.
L u n g e , Chem. techn. Unters.-Meth. 5.
   Aufl. III. 811.

Hager's Reaktion auf Eiweiß im Harn.

Eine kaltgesättigte, wässerige Lösung von Pikrinsäure schichtet man auf eine Mischung von 5 ccm Harn und 2,5 ccm Salzsäure. Bei Anwesenheit von Eiweiß entsteht ein weißlicher Ring.

Handb. d. pharm. Prax. 1880. II. 1181.
Chem. Zentralbl. 1879. 696.
Ztschr. f. analyt. Chem. **19.** 382.

Hager's Tütenprobe.

Man verfertigt aus Filtrierpapier eine mehrere Zentimeter hohe Tüte, die mit dem zu verwendenden Reagenz befeuchtet in das Reagenzglas eingehängt wird. Das dort entwickelte Gas wirkt auf die Tüte unter Färbung ein. Diese Methode ist überall verwendbar, wo Gase entstehen, die ein Reagenz unter Färbung oder Entfärbung verändern können.

Enzyklop. d. gesamt. Pharm. 1887. III. 561.

Hager's Reaktion auf Fuselöl im Alkohol.

Mischt man den zu prüfenden Alkohol mit dem gleichen Volumen Wasser und etwas Glycerin und läßt die Mischung auf Filtrierpapier verdunsten, so läßt sich Fuselöl nach dem Verdunsten des Alkohols leicht am Geruch erkennen.

Pharm. Zentrh. 1881. 236.
Ztschr. f. analyt. Chem. **21.** 455.

Hager's Reagenz auf Glukose.

Man löst 30 g Quecksilberoxyd, 30 g Natriumacetat, 50 g Chlornatrium und 25 g Eisessig in 400 ccm Wasser bei gelinder Wärme, filtriert und füllt mit Wasser zum Liter auf. Beim Erhitzen mit Glukose scheidet das Reagenz Quecksilberchlorür ab.

Pharm. Zentrh. **18.** 313.
Chem. Zentralbl. 1877. 730.
H a g e r , Pharm. Prax. 1880. II. 855.
Merck's Index 1902. 262.
Ztschr. f. analyt. Chem. **17.** 380.
An anderer Stelle schlägt der Autor alkalische Wismutlösung vor (Nylander's Reagenz).
Pharm. Ztg. 1888. 774.

Hager's Reaktion auf Glycerin.

Eine mit Lackmustinktur versetzte (blaue) Lösung von Borax in Wasser wird durch Glycerin oder glycerinhaltige, neutrale Flüssigkeiten rot gefärbt.

H a g e r , Pharm. Prax. Erg.-Bd. 1883. 487.
Pharm. Zentrh. 1881. 8.
Vergl. Linde's Reaktion.

Hager's Reaktion auf gereinigtes und natürliches Guajakharz.

Siehe: Pharm. Zentrh. **27.** 522.
Ztschr. f. analyt. Chem. **26.** 261.

Hager's Reagenz auf Harzbenzoesäure.

Siehe: Hager's cyanidiertes Ferrichlorid.

Hager's Reaktion auf Kupfer in Extrakten und Nahrungsmitteln

beruht auf der Abscheidung metallischen Kupfers auf Platindraht oder metallischem

Zink. Näheres siehe: Ztschr. f. analyt. Chem. **2.** 452. — Pharm. Zentrh. 1863. Nr. 35. 1870. Nr. 28. — Viertelj.-Schr. f. Pharm. **20.** 87. — Neues Jahrb. d. Pharm. **39.** 216.

Hager's Reaktion auf freie Mineralsäuren im Essig.

Eine Mischung von 20 ccm Essig und 5 ccm Ammoniak verdunstet man auf dem Dampfbade. Bei Anwesenheit von freien Mineralsäuren bleibt ein krystallinischer Rückstand. Näheres siehe: Ztschr. f. analyt. Chem. **20.** 296. — Pharm. Zentrh. 1879. 449. u. 1886. 292.

Hager's Reagenz auf freie Mineralsäuren

ist eine Mischung von Ammonmolybdatlösung und Ferrocyankaliumlösung. Freie Säuren bewirken mit diesem Reagenz eine rote bis braune Färbung oder Trübung, welche auf Alkalizusatz verschwindet. Borsäure und arsenige Säure reagieren nicht.
H a g e r , Pharm. Prax. Erg.-Bd. 1883. 25.
Vergl. Huber's Reagenz.

Hager's Reaktion auf Piperin

siehe: Pharm. Zentrh. **13.** 1.
Chem. Zentralbl. 1872. 96.

Hager's Reaktion auf Nitrobenzol im Bittermandelöl.

Reines Bittermandelöl löst sich bei 10—15° C. in der 20fachen Menge 45 %igen Alkohols klar auf. 1 % Nitrobenzol bringt schon eine Trübung bezw. Ausscheidung hervor.
Pharm. Ztschr. f. Rußland **19.** 372.
Ztschr. f. analyt. Chem. **20.** 153.

Hager's Reaktion auf Paraffin oder Erdwachs im Bienenwachs

siehe: Pharm. Zentrh. **18.** 414 oder
Ztschr. f. analyt. Chem. **19.** 241.
L a n d o l t , Ztschr. f. analyt. Chem. **1.** 116.

Hager's Reaktion auf salpetrige Säure (Tütenprobe).

In einem Reagenzzylinder werden 4 ccm der zu prüfenden Flüssigkeit mit 2 ccm Schwefelsäure erwärmt und das Glas mit einem zur Tüte geformten Filtrierpapier, das mit Jodzinkstärkelösung getränkt ist, so verschlossen, daß die Spitze der Tüte in die Richtung der Zylinderachse zu stehen kommt. Bei Anwesenheit von salpetriger Säure wird das Papier blau gefärbt.
Siehe: Pharm. Zentrh. 1883. 389.
Ztschr. f. analyt. Chem. **24.** 600.

Hager's (Naphthol-) Reagenz auf Salpeter- und salpetrige Säure

ist eine 1 %ige Lösung von Naphthol in Alkohol, welche mit Lösungen von Nitraten oder Nitriten und konzentr. Schwefelsäure eine gelbe bis dunkelkirschrote Färbung gibt. Näheres siehe: Pharm. Zentrh. 1885. 353 und Enzyklop. d. gesamt. Pharm. 1889. VII. 233.

Hager's (Naphthol-) Reagenz auf freies Chlor und Brom

siehe: Pharm. Zentrh. 1885. 353 u. 366.

Hager's Reaktion auf Salpetersäure und Phenol

beruht auf Farbenerscheinungen, die bei Anwesenheit von Nitraten und Phenol durch viel konzentr. Schwefelsäure hervorgebracht werden. Näheres siehe: Pharm. Zentrh. 1884. 289.

Hager's Reaktion auf Sassafrasöl im Copaivabalsam

siehe: H a g e r , Pharm. Prax. 1880. I. 548.

Hager's Reaktion auf Schwefel, Phosphor, Arsen und Antimon

siehe: H a g e r , Pharm. Prax. 1880. I. 493—495.

Hager's Reagenz auf Strychnin im Santonin.

2 g des zu untersuchenden Präparates schüttelt man mit 6 ccm Wasser während einiger Minuten gut durch und filtriert. Bei Anwesenheit von nur 0,1 % Strychnin entsteht im Filtrate auf Zusatz von wässeriger Pikrinsäurelösung noch eine deutliche Trübung. Mit dieser Reaktion werden selbstverständlich auch noch andere Alkaloide angezeigt.
Pharm. Zentrh. 1869. 147.
Ztschr. f. analyt. Chem. **8.** 472.

Hager's (Anilinprobe) Reaktion auf Talg, Stearinsäure oder Paraffin im Kakaoöl

siehe: Pharm. Zentrh. **19.** 451 oder
Ztschr. f. analyt. Chem. **19.** 246.
H a g e r , Pharm. Prax. 1880. I. 644.

Hager's Reaktion auf Terpentinöl in ätherischen Ölen (Guajakreaktion)

siehe: Pharm. Zentrh. 1886. 584 bis 589.

Hager's Reagenz zur Prüfung des Trinkwassers

ist eine Lösung von Tannin.
Pharm. Zentrh. 1871. 376 u. 1885. 519.
H a g e r , Pharm. Prax. 1880. I. 136, läßt 5 g Tannin und 4 g Zuckersirup in 6 g Wasser und 12,5 g Spiritus lösen. (Liquor stypticus.) Siehe auch Erg.-Bd. 1883. 101.
Chem. Zentralbl. 1877. 424.

Hager's Reagenz auf Zucker im Glycerin.

Kocht man Glycerin, das Spuren Zucker enthält, mit Ammoniummolybdat und Salpetersäure, so färbt sich die Flüssigkeit intensiv blau.
Pharm. Zentrh. 1868. 94.
Ztschr. f. analyt. Chem. 1868. 267.
V o g e l , Ztschr. f. analyt. Chem. 1869. 209.

Hager-Gawalowski's Reagenz auf Glukose

ist eine neutrale, wässerige Lösung von Ammoniummolybdat. Das Reagenz wird beim Kochen mit Glukose blau. In saurer Lösung wird es auch durch Dextrin und Saccharose gebläut.
H a g e r , Pharm. Prax. 1880. II. 855.
Merck's Index 1902. 262.

Hager-Salkowski's Reaktion des Lebertrans

(Lipochromreaktion oder Gaduinreaktion) beruht auf der Gegenwart von Cholesterin und Lipochrom, einem Gallenbestandteil des

Dorschlebertrans, der durch konzentr. Schwefelsäure rot gefärbt wird. Die Modifikation dieser Reaktion nach dem Deutschen Arzneibuch IV. Ausg. lautet: Eine Lösung von 1 Tropfen Lebertran in 20 Tropfen Schwefelkohlenstoff färbt sich durch Schütteln mit 1 Tropfen Schwefelsäure zunächst schön violettrot, dann braun.

> Enzyklop. d. gesamt. Pharm. 1889. VI. 251.
> Vergl. Hager's und Salkowski's Reaktion auf Cholesterin und Liebermann-Vogt's Reaktion.
> Vogt, Chem. Zentralbl. 1906. I. 289.
> Vergl. Volland's Reaktion.

Haigh's Reaktion auf Methylalkohol.

1 ccm des zu prüfenden Weingeistes verdünnt man mit Wasser auf 10 ccm und behandelt diese Mischung mit einer glühenden Kupferspirale (vergl. Prescott's und Mulliken-Scudder's Reaktion) und vertreibt den gebildeten Acetaldehyd durch Erhitzen. Versetzt man die Reaktionsflüssigkeit alsdann mit 1 ccm einer verdünnten Lösung von salzsaurem Phenylhydrazin, einigen Tropfen frisch bereiteter Nitroprussidnatriumlösung und 1 ccm 50%iger Natronlauge, so zeigt eine helle Blau- oder eine Grünfärbung Methylalkohol an. (Phloroglucinlösung in Natronlauge bewirkt eine hellrote Färbung.)

> Americ. Journ. of Pharm. 1905. 106.
> Pharm. Review 1903. 404.
> Pharm. Ztg. 1903. 826. 893.

Haines' Reagenz auf Glukose.

Man löst 3 g Kupfersulfat in 100 ccm Wasser und 100 g Glycerin, gibt 30 ccm Kalilauge (D. = 1,14) zu und ergänzt mit Wasser auf 600 ccm. Gebraucht wie Fehling's Reagenz.

> Merck's Index 1902. 262.
> Enzyklop. d. gesamt. Pharm. 1888. V. 80.

Nach J. Strasburger (Med. Klinik 1905. 134) ist Haines' Reagenz eine Lösung von 2 g Kupfersulfat in 15 ccm Wasser und 15 ccm Glycerin, die mit 150 ccm Kalilauge (5 %) gemischt wird.

> Vergleiche auch Simrock, Münchener med. Woch. 1906. 865 oder
> Chem. Zentralbl. 1906. II. 717.
> Szántó, Pester med. chir. Presse 1907. 320.
> Schwarz, Münchener med. Woch. 1907. 1185.
> Müller, ebenda 1912. 1251.
> Wolter, Pharm. Ztg. 1912. 958.

Haller's Reagenz für mikroskop. Zwecke siehe: Béla-Haller's Reagenz.

> Morphol. Jahrb. 1884. 321.

Halphen's Reaktion auf Benzoesäure in Butter

beruht auf der Überführung der Benzoesäure in Diamidobenzoesäure, die sich mit überschüssigem Ammoniak gelbrot bis braunrot färbt.

> Journ. de pharm. et de chim. 1908. II. 201.
> Pharm. Zentrh. 1911. 266.

> Chem. Ztg. 1908. Rep. 523.
> Monit. scientif. 1908. 602.

Halphen's Reaktion auf Cottonöl.

Man löst 1 g Schwefel in 100 ccm Schwefelkohlenstoff. — 3 ccm des zu prüfenden Öles mischt man mit 3 ccm Reagenz und 3 ccm Amylalkohol und erhitzt zirka 15 Minuten in einem Salzwasserbade. Bei Anwesenheit von Cottonöl tritt Rotfärbung ein. Empfindlichkeitsgrenze = 0,25 % nach 3 Stunden.

> Journ. de Pharm. et de Chim. 1897. 390.
> Soltsien, Ztschr. f. öffentl. Chem. 1899. 106 oder Pharm. Zentrh. 1899. 490 und Seifensieder-Ztg. etc. 1903. Nr. 1—4; Pharm. Ztg. 1903. 19.
> Wauters, Chem. Ztg. 1899. 600 oder Pharm. Zentrh. 1899. 552.
> Strzyzowsky, Pharm. Post 1899. 735.
> Raikow, Chem. Ztg. 1899. 1025.
> Sjollema, Chem. Zentralbl. 1902. II. 1275.
> Holde, Chem. Ztg. 1899. Rep. 130.
> Fulmer, Chem. Zentralbl. 1903. I. 363; 1904. II. 918.
> Fischer-Peyau, Ztschr. f. Unters. Nahr.-Genußm. 1905. 81.
> Kargaschew, Pharm. Prax. 1906. 15; Pharm. Journ. 1905. 1229.
> Petkow, Ztschr. f. öffentl. Chem. 1907. 21.
> Rupp, Ztschr. f. Unters. Nahr.-Genußm. 1907. 74.
> Halphen, Bull. Soc. Chim. Paris (3) 33. 108 oder Chem. Zentralbl. 1905. I. 470.
> Sprinkmeyer, Ztschr. Unters. Nahr.-Genußm. 15. 19.
> Rosenthaler, Ztschr. Unters. Nahr.-Genußm. 20. 453.
> Gastaldi, Giorn. Farm. Chim. 1912. 61. 289.

Halphen's Reagenz auf Harzöl in Mineralöl.

> a) Eine Lösung von 1 Volumen Phenol und 2 Volumen Tetrachlorkohlenstoff.
> b) Eine Mischung gleicher Volumen Brom und Tetrachlorkohlenstoff.

Über die Ausführung der Reaktion und die Farbenerscheinungen siehe tabellarische Zusammenstellung in Journ. de Pharm. et de Chim. (6) 16. 478.

> Journ. Soc. Chem. Ind. 21. 1474.
> Ztschr. f. analyt. Chem. 1906. 254.
> Hicks, Apoth. Ztg. 1912. 442.
> Journ. Ind. Engin. Chem. 1911. 3. 86.

Halphen's Reagenz auf Leinöl in Ölen

ist eine Lösung von Brom in Tetrachlorkohlenstoff. Man gibt zu Tetrachl. so lange Brom, bis das ursprüngliche Volumen des Tetrachl. um die Hälfte zugenommen hat.

Zu einer Lösung von 0,5 ccm des zu prüfenden Öles in 30 ccm Äther gibt man 1 ccm Reagenz. Bei 25 ° C. trübt sich diese Mischung innerhalb 2 Minuten, wenn Leinöl vorhanden ist.

> Journ. de Pharm. et de Chim. 1905. I. 32.
> Pharm. Ztg. 1905. 570.

Hämäläinen's Reaktion auf Sadebaumölvergiftung

beruht auf dem Nachweis der bei solchen Vergiftungen im Harn auftretenden Sabinolglykuronsäure in Form deren Strychninsalz, das charakteristische Krystalle aufweist. Näheres siehe: Biochem. Ztschr. 1912. 41. 241.

Hamann's Reagenz zum Färben mikroskop. Präparate.

Man löst 15 g Carmin in 100 ccm Ammoniak und gibt Essigsäure bis zur schwachsauren Reaktion zu. Nach mindestens 14tägigem Reifen filtriert man. Besser als diese Lösung soll der in Ammoniak und Essigsäure gelöste Rückstand färben.
Merck's Index 1902. 270.
Internat. Monatsschr. f. Anat. u. Hist. 1884. 346.
S t r a s b u r g e r , Kl. Botan. Prakt. 1893. 219.
B e h r e n s ' Tabellen 1892. 100.
Enzyklop. d. mikroskop. Techn. 1903. 638.

Hamilton's Reagenz zum Färben mikroskop. Präparate.

Man kocht 12 g Hämatoxylin und 50 g Alaun mit 65 g Glycerin und 130 ccm Wasser und gibt 5 ccm flüssige Carbolsäure zu. Zum Reifen des Reagenzes setzt man dasselbe 4 Wochen dem Tageslicht aus.
Merck's Report 1900. 523.

Hamlin's Reaktionen auf Alkaloide

beruhen auf Farbenerscheinungen bei Behandlung mit konzentr. Schwefelsäure und Chlorkalk oder Kaliumdichromat.
Tabellarische Zusammenstellung siehe: Pharm. Zentrh. 1881. 392.

Hammarsten's Reaktion auf Cholsäure.

Schüttelt man gepulverte Cholsäure bei gewöhnlicher Temperatur in verschlossener Flasche mit 25%iger Salzsäure, so nimmt die Mischung nach einiger Zeit eine gelbe, dann gelblichgrüne und nach einigen Stunden eine blauviolette Färbung an. Die Lösung zeigt ein Absorptionsspektrum um die Linie D herum.
Ztschr. f. physiol. Chem. 1909. 61. 495.
Nouv. remèdes 1910. 528.
Chem. Zentralbl. 1909. II. 1275.

Hammarsten's Reaktion auf Eiweiß.

Erhitzt man eine Mischung von 1 Teil konzentr. Schwefelsäure und 2 Teilen Eisessig mit Eiweiß, so entsteht eine violette Färbung.
Pflüger's Archiv 36. 389.
Vergl. Adamkiewicz' Reaktion.
W u r s t e r , Zentralbl. f. Physiol. 1887. 193.

Hammarsten's Reagenz auf Gallenfarbstoffe.

Man mischt 19 Volumteile 25%iger Salzsäure mit 1 Volumteil 25%iger Salpetersäure und läßt diese Mischung so lange stehen, bis sie etwas gelblich geworden ist. Kurz vor dem Gebrauche mischt man 5 Teile 95%igen Alkohol zu. Das Reagenz erzeugt mit Gallenfarbstoffen die bekannte, grüne Farbenerscheinung. (Vergl. Huppert's Reaktion.)
Skandinav. Arch. f. Physiol. 9. 313.
Ztschr. f. analyt. Chem. 39. 269.
Pharm. Zentrh. 1900. 106.
H a m m a r s t e n , Physiol. Chem. 1899. 237 u. 507.

Hammarsten's Reaktion auf Indikan im Harn

ist identisch mit Jaffé's Reaktion (siehe diese).
Enzyklop. d. gesamt. Pharm. 1888. V. 89.

Hammarsten-Rolbert's Reaktion auf Thymol.

1. Natriumhypochlorit und Ammoniak erzeugen mit Thymol eine grüne Färbung, die nach einiger Zeit blaugrün und nach 4—5 Tagen rot wird. Empfindlichkeitsgrenze $= 1 : 3000$.
2. Erwärmt man Thymol mit Eisessig und konzentr. Schwefelsäure, so entsteht eine rotviolette Färbung. Empfindlichkeitsgrenze $= 1 : 1$ Million.

New Remedies 11. 110.

Hammerschlag's Pepsin-Probe

beruht auf der Esbach'schen Bestimmungsmethode des Eiweißes, mit deren Hilfe nachgewiesen wird, wie viel Eiweiß in 1%iger Eiweißlösung binnen 24 Stunden im Thermostaten verdaut wird.
Internat. klin. Rundschau 1894. — Wiener klin. Woch. 1907. 1509.

Hankin's Reaktion auf Cocain.

Man löst das Cocain in einer ganz oder halbgesättigten, wässerigen Alaunlösung und gibt davon einen Tropfen auf einen Objektträger auf ein Kaliumpermanganathäutchen (erhalten durch Eintrocknenlassen einer konz. Kaliumpermanganatlösung). Nach vorsichtigem Bedecken mit einem Deckgläschen beobachtet man unter dem Mikroskop die Bildung der Cocainpermanganatkrystalle, die sich in ihrer Form von den Permanganatkrystallen des Alypins, Tropacocains und Scopolamins unterscheiden. β-Eucain, Stovain, Novocain, Holocain und Nirvanin geben mit Permanganat keine krystallisierten Verbindungen.
The Analyst 1910. 36.
Apoth. Ztg. 1911. 456.
Chem. Zentralbl. 1911. I. 1161.
Merck's Ber. 1911. 236.

Hannover's Reagenz zum Fixieren mikroskop. Präparate

ist eine 1—5%ige Lösung von Chromsäure in Wasser.
Arch. f. mikroskop. Anat. 1840. 137.
B e h r e n s ' Tabellen 1892. 55.
Enzyklop. d. mikroskop. Techn. 1903. 133. 1241.

Hansen's Reagenz zum Färben mikroskop. Präparate.

(Hämalaun.) Eine Lösung von 1 g Hämatoxylin in 10 g Alkohol mischt man mit einer Lösung von 20 g Kalialaun in 200 ccm Wasser und erhitzt diese Mischung nach Zugabe von 3 ccm konzentr., wässeriger Kaliumpermanganatlösung etwa 1 Minute lang zum Sieden. Nach dem Erkalten ist die Lösung zum Gebrauch fertig.

Zoolog. Anzg. 1895. 158.

Mayer, Mitteilgn. d. zoolog. Stat. Neapel, 1896. 309.

Enzyklop. d. mikroskop. Techn. 1903. 513.

Hansen's Reagenzien für mikroskop. Zwecke.

1. Ferrohämateïn. Löst man 1,355 g Ferriammonsulfat in 40 ccm Wasser und mischt diese Lösung vorsichtig mit einer Lösung von 0,5 g Hämatoxylin in 10 g Wasser, so erhält man nach einiger Zeit eine violette Flüssigkeit, aus der sich ein schwarzer Niederschlag abscheidet. Letzterer geht auf Zusatz von 10 g Ferroammonsulfat in 50 ccm Wasser in Lösung. Das Reagenz enthält alles Eisen in der Oxydulform und färbt schwarz bis schwarzviolett.

2. Ferrodioxyhämateïn. Eine Lösung von 5,42 g Ferriammonsulfat in 100 g Wasser gibt man bei gewöhnlicher Temperatur unter Umrühren in eine Lösung von 1 g Hämatoxylin in 50 ccm Wasser. Enthält letztere 8 ccm einer 10 %igen Schwefelsäure, so bleibt der nachher entstehende Farblack reichlicher in Lösung. Nach längerem Stehen oder nach kurzem Kochen ist kein Ferrisalz mehr nachweisbar. Das Reagenz färbt tiefer als das vorhergehende. Zur besseren Konservierung kann man demselben 0,73 g Ammonsulfat zugeben.

3. Trioxyhämateïn. 1 g Hämatoxylin in 50 ccm Wasser und 6,78 g Ferriammonsulfat in 100 g Wasser werden nach dem Mischen und nach Zusatz von 8 ccm 10 %iger Schwefelsäure so lange erhitzt, bis sich durch Kaliumrhodanid kein Ferrisalz mehr nachweisen läßt. Nach dem Abkühlen fügt man 0,03 g Ammonsulfat zu. Das Reagenz färbt sehr intensiv schwarz und ist die empfehlenswerteste der genannten Lösungen.

4. Chromalaundioxyhämateïn. Man löst 10 g Chromalaun (Chromikaliumsulfat) in 250 g Wasser und kocht diese Lösung, bis sie rein grün geworden ist. In der heißen Mischung löst man alsdann 1 g Hämatoxylin, läßt erkalten und fügt dann nach Zusatz von 5 ccm 10 %iger Schwefelsäure tropfenweise eine Lösung von 0,55 g Kaliumbichromat in 20 ccm Wasser zu. Alsdann kocht man die Mischung unter Umrühren einige Minuten lang, bis die Lackbildung vor sich gegangen ist. Das Reagenz wird vor dem Gebrauch immer filtriert. Es färbt tief braunschwarz.

5. Manganhämateïn. Zu einer Lösung von 5 g Manganosulfat und 1 g Hämatoxylin in 200 ccm Wasser gibt man 0,18 g Kaliumpermanganat, gelöst in 10 ccm Wasser, und erhitzt zum Sieden. Man erhält so eine braune Lösung und einen schwarz-violetten Niederschlag, welch letzterer durch 1 ccm 10 %ige Schwefelsäure in Lösung gebracht werden kann. Das Reagenz färbt Kerne tiefbraun. Bei Verwendung von 0,36 g Kaliumpermanganat erhält man das Mangandioxyhämateïn.

6. Hämateïnlösung. Zu einer Lösung von 1 g Hämatoxylin und 0,16 g Schwefelsäure in 50 ccm Wasser gibt man eine Lösung von 0,18 g Kaliumpermanganat in 50 ccm Wasser und erhitzt die Mischung kurz zum Sieden, worauf man in kaltem Wasser abkühlt. Bei Verwendung von 1 g Hämatoxylin und 0,32 g Schwefelsäure in 15 ccm Wasser und 0,36 g Kaliumpermanganat in 50 ccm Wasser erhält man eine Dioxyhämateïnlösung.

Ztschr. f. wiss. Mikroskop. 1905. 45—84.

Merck's Bericht 1905. 100.

Hanstein's Reagenz zum Aufhellen mikroskop. Präparate

ist wässerige Kalilauge.

Behrens' Tabellen 1892. 69.

Enzyklop. d. mikroskop. Techn. 1903. 631.

Hanstein's Reagenz (Rosanilinviolett) zum Färben mikroskop. Präparate

ist eine gesättigte, alkoholische Lösung von gleichen Teilen Fuchsin und Methylviolett oder eine Lösung von 10 g Fuchsin und 1,5 g Methylviolett in 100 ccm Alkohol. Gebraucht zum Färben von Pflanzengeweben.

Behrens' Tabellen 1892. 116.

Strasburger, Kl. Botan. Prakt. 1893. 222; Gr. Botan. Prakt. 1902. 191.

Hanus' Reagenz zur Bestimmung der Jodzahl.

Man löst 10 g Jodmonobromid in 500 ccm Eisessig. Dieses Reagenz hat vor Hübl's Reagenz den Vorzug, daß es haltbarer ist und dadurch die Ausführung blinder Versuche nicht erfordert.

Ztschr. f. Unters. Nahr.-Genußm. 1901. 913.

Pharm. Zentrh. 1901. 705.

Hanus' Reagenz auf Vanillin

ist m-Nitrobenzoesäurehydrazid, das Vanillin aus wässeriger Lösung quantitativ als krystallinisches Vanillin-m-nitrobenzoesäurehydrazid abscheidet. Näheres siehe: Ztschr. f. Unters. Nahr.-Genußm. 1905. 585. — Chem. Ztg. 1906. Rep. 6. — Südd. Apoth. Ztg. 1906. 186. — Merck's Bericht 1906. 199.

Hanus' Reagenz auf Zimtaldehyd.

Zur quantitativen Bestimmung des Zimtaldehyds dient eine wässerige Lösung von Semioxamacid, die beim Schütteln mit Zimtaldehyd einen unlöslichen Niederschlag gibt.

Ztschr. f. Unters. Nahr.-Genußm. 1903. 817.

Pharm. Zentrh. 1903. 435.

Pharm. Ztg. 1903. 823.

Chem. Zentralbl. 1903. II. 1091.

Harden-Norris' Diacetylreaktion

siehe: Vosges-Proskauer's Reaktion.

Hardy's Reaktion auf Alkohol, Wasser, Methylalkohol etc. im Chloroform.

Versetzt man Chloroform mit einem Stückchen metallischen Natriums, so tritt bei Anwesenheit genannter Stoffe eine Gasentwikkelung ein.

Répert. de Chim. pur. et appl. 1862. 85.

Harnack's Reaktion auf Tannin und Gallussäure siehe Büchner's Reaktion.

Harnack's Reaktion auf Jod.

1. Versetzt man die zu prüfende Flüssigkeit mit verdünnter Schwefelsäure, einem Tropfen rauchender Salpetersäure und etwas Chloroform, so färbt sich letzteres bei Anwesenheit von Jod violett.
2. Versetzt man die zu prüfende Flüssigkeit mit verdünnter Schwefelsäure, einem Tropfen Salpetersäure und etwas Stärkelösung, so färbt sich die Mischung bei Gegenwart von Jod blau bis schwarzblau. Diese Färbung verschwindet beim Erwärmen, um beim Erkalten wieder zu erscheinen.

Pharm. Zentrh. 1903. 815.

R o g o v i n , Pharm. Ztg. 1903. 835.

Berl. klin. Woch. (1882. Nr. 20. u. 52.) 1903. 863.

Harris' Carbol-Toluidinblau zum Färben mikroskop. Präparate

ist eine 1—2 %ige Lösung von Toluidinblau in einer gesättigten, wässerigen Carbolsäurelösung (zirka 7 %).

Philadelphia Med. Journ. 1900. 1.

Ztschr. f. wiss. Mikroskop. 1900. 455.

Harris' Hämalaun zum Färben mikroskop. Präparate.

Eine Lösung von 1 g Hämatoxylin und 20 g Alaun in 200 ccm Wasser erhitzt man (zur Oxydation) mit 0,5 g Quecksilberoxyd zum Sieden.

Microscop. Bull. Philadelphia 1898. 47.

Vergl. auch Ztschr. f. wiss. Mikroskop. 1899. 435 und 1901. 34.

Harrison-Kelly's Reagenz auf Kupferoxydsalze

ist eine frisch bereitete Lösung von 0,05 g Stärke und 10 g Jodkalium in 90 ccm Wasser. Gebraucht als Indikator bei der Titration mit Fehling's Reagenz an Stelle von Ferrocyankalium. Mit Essigsäure angesäuerte Cuprisalze färben das Reagenz intensiv blau. Empfindlichkeitsgrenze für Kupfersulfat $= 1:20\,000$.

Pharm. Journ. (4) **17**. 170.

The Analyst **28**. 298.

Ztschr. f. analyt. Chem. 1905. 442.

Pharm. Ztg. 1903. 635.

P o l l i t i s , Ztschr. f. analyt. Chem. **30**. 64.

Chem. Zentralbl. 1903. II. 908.

Harrison-van der Leck's Reagenz zur Milchuntersuchung.

Lösung von 1—2 g Pepton, 0,5 g Natriumtaurocholat, 0,1 g Äskulin und 0,05 g Ferricitrat in 100 ccm Wasser. Die Verwendung des Reagenzes beruht darauf, daß das Äsku-

lin unter dem Einfluß verschiedener Bakterien (Kolibakterien, Bacter. lactis aerogenes) in Zucker und Äskuletin gespalten wird. Dieses soll mit dem Eisensalz eine dunkelbraune Verbindung eingehen. Näheres siehe: Zentralbl. f. Bakteriol. II. **22**, 551.

Hartig's Reagenz zum Färben mikroskop. Präparate

(Carmin-Ammoniak) besteht aus carminsaurem Ammon. Zur Darstellung löst man Carmin in ammoniakhaltigem Wasser und verdampft die erhaltene, filtrierte Lösung bei gelinder Wärme zur Trockene. — Hartig's Reagenz in Lösung ist identisch mit Gerlach's Reagenz. (Carminlösung.)

Vergl. auch M a l a s s e z in Lee-Henneguy's Traité 1. Ed. 82.

B e h r e n s ' Tabellen 1892. 99.

Enzyklop. d. mikroskop. Techn. 1903. 636.

Harting's Reagenz für mikroskop. Zwecke

ist eine Lösung von 10 g Calciumchlorid in 50 ccm Wasser, 40 ccm Glycerin und 25 ccm Alkohol oder eine Lösung von Quecksilberchlorid in Wasser 1—5 : 1000 oder in 2 %iger Essigsäure 7 : 100. Gebraucht als Konservierungsmittel.

Journ. Roy. Microscop. Soc. 1882. 702.

B e h r e n s ' Tabellen 1892. 63. 66.

Hartmann's Reaktion auf künstlichen Invertzucker im Honig.

Diese Reaktion ist nur als Vorprobe zur Honiguntersuchung vorgesehen. In einer Porzellanschale streicht man 0,5—1 g Honig aus und gibt 2 Tropfen einer frisch bereiteten Lösung von 1 g Resorcin in 100 ccm Salzsäure (38 %) zu. Bei Verfälschungen tritt eine kirschrote Färbung auf.

Ztschr. f. öffentl. Chemie 1911. 412.

Pharm. Zentrh. 1912. 608.

Hartwich-Winckel's Reaktion der Phenole und Gerbstoffe mit Vanillin-Salzsäure

siehe Arch. der Pharm. 1904. 462.

Chem. Zentralbl. 1904. II. 783.

Harz' Reagenz für mikroskop. Zwecke

ist eine Lösung von 1 g Jod in 100 g neutralem und farblosem Paraffinöl. Gebraucht als Mikroreagenz und Einbettungsmittel.

Ztschr. f. wiss. Mikroskop. 1904. 25.

Chem. Zentralbl. 1904. II. 846.

Haslam's Reaktion auf Eiweiß im Harn.

Man säuert den zu prüfenden Harn mit Essigsäure an und schichtet eine Lösung von Eisenchlorid darüber. Bei Anwesenheit von Eiweiß entsteht ein weißlicher Ring.

Chem. News **47**. 239.

Journ. of the Chem. Soc. **44**. 885.

Ztschr. f. analyt. Chem. **23**. 115.

Hassalt's Reaktion auf Aconitin

ist eine Modifikation von Herbst's Reaktion unter Verwendung von sirupöser Phosphorsäure.

Merck's Report 1900. 523.

Hasselbalch-Lindhard's Reagenz auf Glukose im Harn.

a) Eine wässerige Lösung von Safranin 1 : 10 000.

b) Eine Lösung von Kaliumhydroxyd 1 : 100.

Die Methode beruht auf der Entfärbung der alkalischen Safraninlösung durch Glukose in der Siedehitze. Näheres siehe: Biochem. Ztschr. 1910. **27.** 273. — Merck's Bericht 1910. 329.

Hatschett's Reaktion auf Kupfer.

Kupfersalzlösungen geben mit Ferrocyankalium einen rotbraunen Niederschlag. Diese Reaktion ist die in der analytischen Chemie am häufigsten angewandte Reaktion auf Kupfer.

D a m m e r, Lexikon d. angew. Chem. 1882. 295.

F r e s e n i u s, Qualit. Anal. 13. Aufl. 164.

B e r n t h s e n, Lehrb. d. Chem. 1902. 271.

Hauchecorne's Reaktion auf Cottonöl im Olivenöl.

Erhitzt man 6 g Olivenöl mit 2 g einer Mischung von 3 Teilen Salpetersäure (40 ° Bé.) und 1 Teil Wasser 20 Minuten lang auf dem Dampfbade, so bleibt reines Öl unverändert oder wird heller. Enthält es aber Cottonöl, so färbt sich die Masse orange- bis braunrot.

Annal. Chim. analyt. appl. 1899. 217.

Chem. Ztg. 1899. Rep. 263.

Ztschr. f. analyt. Chem. **3.** 512.

L a n g l i e s, ebenda **9.** 534.

d e N e g r i u. F a b r i s, ebenda **33.** 547.

Ztschr. f. wiss. Mikroskop. 1890. 151, 1891. 52.

Haug's Ammoniak-Lithion-Carmin zur Schnittfärbung.

Man kocht 1 g Carmin und 2 g Chlorammon mit 100 ccm Wasser und gibt dann tropfenweise 15 ccm Ammoniak und 0,5 g Lithiumkarbonat zu. Die hellrote Mischung wird filtriert. Nach anderer Lesart ist das Reagenz eine Lösung von 3 g Carmin in 100 ccm kalt gesättigter, wässeriger Lithiumkarbonatlösung mit einem Zusatz von 5 ccm Ammoniak.

Vergl. Ztschr. f. wiss. Mikroskop. 1890. 152; 1891. 52.

E b e r t h - F r i e d l ä n d e r, Mikroskop. Techn. 1894. 112.

Haug's Alaun-Borax-Carmin zur Schnitt- und Stückfärbung.

Man kocht 1 g Carmin und 1 g Borax $^1/_2$ Stunde lang mit Aluminiumacetatlösung, läßt 24 Stunden stehen und filtriert. Die Lösung bedarf zum Ausreifen einige Wochen.

E b e r t h - F r i e d l ä n d e r, Mikroskop. Techn. 1894. 111.

Haug's Essigsäure-Borax-Carmin.

2 g Carmin und 4 g Borax kocht man mit 300 g Wasser auf ein Gewicht von 250 g ein und gibt zu der noch nicht vollkommen erkalteten Mischung 10—15 ccm Essigsäure (10 %), bis dieselbe hellrot geworden ist.

Haug's Hämatoxylin-Alaun zum Färben mikroskop. Präparate.

1. Eine Lösung von 1 g Hämatoxylin in 10 ccm Alkohol mischt man mit 200 ccm Aluminiumacetatlösung. Die Mischung muß gut ausreifen, eventuell gibt man 3—5 ccm gesättigter Lithiumkarbonatlösung zu. Gebraucht zu Kern- und Nervenfärbungen.

2. Eine Lösung von 1 g Hämatoxylin in 30 g Alkohol mischt man mit einer Lösung von 1 g Ammoniakalaun in 300 ccm Wasser.

Vergl. Ztschr. f. wiss. Mikroskop. 1890. 151 bis 155 u. 1891. 51.

E b e r t h - F r i e d l ä n d e r, Mikroskop. Techn. 1894. 106. 261.

Haug's Reagenz zum Entkalken mikroskop. Präparate.

1. Man löst 1—5 g Salzsäure und 0,5 g Chlornatrium in 30 ccm Wasser und mischt mit 70 g Alkohol.

2. Man löst 0,1 g Osmiumsäure und 0,25 g Chromsäure in 100 ccm Wasser.

3. Man löst 0,6 g Pikrinsäure in 100 ccm Wasser mit oder ohne Zusatz von 5 g Salpetersäure.

4. Man löst 1 g Chromsäure und 1 g Salzsäure in 100 ccm Wasser.

5. Eine Lösung von 1 g Phloroglucin und 5 g Salpetersäure in 70 g Alkohol und 30 g Wasser.

Auch 10 %ige Milchsäure, 10—15 %ige Phosphorsäure und Holzessig (Acet. pyrolignos. pur.) wurde vom Autor beschrieben. Näheres siehe: Ztschr. f. wiss. Mikroskop. 1891. 5—11.

6. Man löst 0,5 g Chlornatrium in 60 ccm Wasser, gibt 140 g Alkohol und zuletzt 6—18 g Salpetersäure (D. = 1,2—1,5) zu.

7. Eine Lösung von 1 g Phloroglucin in 10 ccm Salpetersäure (D. = 1,4) verdünnt man allmählich mit 50 ccm Wasser und gibt eine Mischung von 10 ccm Salpetersäure und 50 ccm Wasser zu. An Stelle dieser Lösung kann auch eine solche mit 0,5 % Chlornatrium und 30 % konzentr. Salzsäure verwendet werden.

Zentralbl. f. d. mediz. Wissensch. 1885. XII. (Andeer).

Zentralbl. f. allg. Pathol. u. Anat. 1891. 193.

B e h r e n s' Tabellen 1892. 85. 87.

E b e r t h - F r i e d l ä n d e r, Mikroskop. Techn. 1894. 59.

Enzyklop. d. mikroskop. Techn. 650—654. 898.

Hauser-Lewite's Reagenz auf Phenole

ist eine konzentrierte Lösung von Titansäure in kalter, rauchender Salzsäure oder konzentrierter Schwefelsäure. Versetzt man das Reagenz mit Phenolen und erhitzt, so färbt sich die Mischung rot bis violett.

Berl. Ber. 1912. **45.** 2480.

Apoth. Ztg. 1912. 837.

Merck's Bericht 1912. 86.

Haußmann's Reagenz auf Glukose im Harn.

1 Teil Kupfersulfat, 1 Teil Natriumsalicylat und 4 Teile Natriumkarbonat löst man in 400 Teilen Wasser. — Kocht man 5 ccm dieser grünen Lösung mit einigen Tropfen Glukoselösung (Harn), so entsteht ein schmutziggrüner bis gelbgrüner Niederschlag.

Pharm. Zentrh. 1897. 554.

Hay's Reaktion auf Gallensäuren im Harn.

Streut man auf den zu prüfenden Harn etwas fein gepulverten Schwefel, so sinkt derselbe bei Anwesenheit von Gallensäuren unter.

Chem. Weekblad 1. 12.
Chem. Zentralbl. 1903. II. 1151.
Merck's Report 1900. 523.
G e n n e t , Thèse de Paris 1902.
Ztschr. f. analyt. Chem. 42. 671.

Hayem's Reagenz zum Konservieren von mikroskop. Pflanzenpräparaten
ist eine Lösung von 1 g Quecksilberchlorid in 80 ccm Wasser und 80 ccm Glycerin.

Hayem's Reagenz zur Prüfung der Blutbestandteile.

1—2 g Chlornatrium, 5 g Natriumsulfat und 0,5 g Quecksilberchlorid löst man in 200 ccm Wasser.

Siehe auch: Pharm. Zentrh. 1897. 568.
Ztschr. f. wiss. Mikroskop. 1889. 335.
M o s s o , ebenda 1890. 64.
B e h r e n s' Tabellen 1892. 66.
E b e r t h - F r i e d l ä n d e r , Mikroskop.
Techn. 1894. 284.
Enzyklop. d. mikroskop. Techn. 1903. 84.
1307.

Hecht's Reagenz auf Schleim in Faeces
ist eine Mischung gleicher Teile einer 2 %igen Brillantgrünlösung und einer 1 %igen Neutralrotlösung. Schleim färbt sich damit rot, Fibrin, Zellprotoplasma und die mit alkalischen Seifen durchsetzten Kerne blaugrün, die anderen Kerne, Bakterien und Pflanzenhäute rot.

Wiener klin. Woch. 1908. 1554.
Südd. Apoth. Ztg. 1909. 252.

Hecht's Reaktion auf Syphilis
ist eine Modifikation von Wassermann's Reaktion.

Vergl. Münchener med. Woch. 1912. 1754.
Pinés, Journ. méd. de Bruxelles 1912. No. 26.
Wiener klin. Woch. 1912. 1761.

Hedenius' Reaktion auf Gallenfarbstoffe.

5 ccm des zu prüfenden Blutserums versetzt man mit 10 ccm Alkohol (95 %) und 5 Tropfen Salzsäure (20 %) und erhitzt zum Sieden. Bei Anwesenheit von Gallenfarbstoffen verändert sich die gelbe Farbe der Mischung in eine grüne.

O b e r m a y e r - P o p p e r , Wiener med.
Woch. 1910. No. 40. — Deutsche Med. Ztg.
1911. 357.

Heermann's Reagenz auf Natriumchlorid in Chlorzinn
ist ein mit Salzsäuregas gesättigter 99,5 %iger Alkohol, der mit natriumhaltigem Chlorzinn eine Trübung bezw. einen Niederschlag gibt.

Chem. Ztg. 1907. 27.
Südd. Apoth. Ztg. 1907. 132.

Hefelmann's Reaktion auf Bombay-Macis in Muskatblütenpulver.

Man kocht eine Probe Macis mit Alkohol aus und versetzt den Auszug mit Bleiessig. Reine Macis wird milchweiß getrübt, Bombay-Macis bewirkt einen roten, flockigen Niederschlag.

Pharm. Ztg. 36. 122.
W a a g e , Pharm. Zentrh. 1892. 372.
T h o m s , Ber. d. deutsch. pharm. Ges. 2. 229.

Hefelmann-Mann's Reaktion auf Fluor im Bier beruht auf der glasätzenden Wirkung der Flußsäure. Das zu prüfende Bier wird mit Chlorcalcium oder Chlorbaryum gefällt und der erhaltene Niederschlag mit konzentr. Schwefelsäure behandelt, wobei sich eventuell vorhandene Flußsäure in bekannter Weise zu erkennen gibt.

Pharm. Zentrh. 1895. 249.
B r a n d , ebenda 1896. 45.

Heflebower's Diazoreaktion des Harns.

a) Eine Lösung von 1 g Sulfanilsäure in 500 ccm Wasser, b) eine Lösung von 2,5 g Natriumnitrit in 500 ccm Wasser. — 3 ccm Harn werden mit gleichen Teilen der Lösungen a und b versetzt und Ammoniakflüssigkeit darüber geschichtet. In positiven Fällen variiert die Farbe des Ringes von eosinrot bis zu granatrot.

Heflebower's Urochromogenreaktion des Harns.

1 ccm Harn verdünnt man mit 2 ccm Wasser und gibt 3 Tropfen Kaliumpermanganatlösung (1 : 1000) zu. Das Erscheinen einer gelben Farbe zeigt Urochromogen an.

Americ. Journ. of med. sciences 1912. Febr.
Wiener klin. Woch. 1912. 427.

Hegler's Reagenz auf Lignin
ist eine konzentr. Lösung von Thallinsulfat in verdünntem Alkohol. Ohne Verwendung von Salzsäure färbt sich Holzstoff mit diesem Reagenz orangegelb. Näheres siehe: Ztschr. d. öst. Apoth. Ver. 1889. 264 oder Pharm. Zentrh. 1889. 492. — Flora, 1890. 31. — Ztschr. f. wiss. Mikroskop. 1889. 242 u. 1890. 397. — Botan. Zentralbl. 1889. 616.

Hegler's Formhämatoxylinlösung.

Man löst 1 g Hämatoxylin in 200 ccm Wasser und 4 ccm Formaldehyd (40 %). Gebraucht für mikroskop. Zwecke.

R u h l a n d , Ztschr. f. wiss. Mikroskop. 24.
462.

Hehn's Reagenz auf ätherische Öle und Harze (Chloralreagenz, Metachloral) ist ein unreines Chloral. Man erhält es, indem man Alkohol mit Chlorgas sättigt, die entstandene Salzsäure abdestilliert und mit Schwefelsäure das Chloral abscheidet, welches dann der Destillation unterworfen wird. Das Reagenz gibt mit ätherischen Ölen Farbenreaktionen. Näheres siehe: D r a g e n d o r f f , Analyse von Pflanzen etc. 1882. 119. — Vergl. auch H a g e r , Pharm. Prax. Erg.-Bd. 1883. 738.

Hehner's Butterprobe
siehe: Pharm. Zentrh. 1878. 49; 1903. 156.

Hehner's Reaktion I auf Formaldehyd in Milch.

Formaldehydhaltige Milch über konzentr. Schwefelsäure geschichtet, zeigt an der Berührungsfläche einen blauen Ring. Auf dieselbe Art läßt sich auch das Milchdestillat nach Zugabe von Pepton prüfen. Nach N. Leonard, The Analyst 21. 157, tritt die Reaktion mit eisenfreier Schwefelsäure nicht ein. Nach letzterem beruht die Farbenreaktion auf der Oxydation des Formaldehyds.

Chem. Zentralbl. 1896. II. 1145.
Ztschr. f. analyt. Chem. 36. 714; 39. 332.
Pharm. Zentrh. 1899. 143.
A c r e e , Chem. Zentralbl. 1906. II. 1361.
Shrewsbury, The Analyst 1907. 32. 5.
Richardson, Journ. Soc. Chem. Ind. 26. 3.
Rosenheim, The Analyst 1907. 32. 106.

Hehner's Reaktion II auf Formaldehyd in Milch.

Das Milchdestillat versetzt man mit 1 Tropfen Phenollösung und schichtet diese Mischung auf konzentr. Schwefelsäure. Bei Anwesenheit von Formaldehyd entsteht eine carmoisinrote Zone. Empfindlichkeitsgrenze = 1 : 200 000.

The Analyst 21. 94.
Ztschr. f. analyt. Chem. 39. 331.
F a r n s t e i n e r , Forschungsber. über Lebensmittel 3. 363.
L a W a l l , Americ. Journ. of Pharm. 1905. 392.

Hehner's Reagenz auf Glukose.

Von einer Fehling'schen Lösung, die im Liter mindestens 120 g und höchstens 150 g Natriumhydroxyd enthält, nimmt man 130 ccm, gibt 300 ccm Ammoniakflüssigkeit (D. ⚊ 0,880) zu und verdünnt mit Wasser auf 1 Liter. (Vergl. Pavy's Reagenz.)

Chem. News 39. 197.
Ztschr. f. analyt. Chem. 19. 100.
Chem. Zentralbl. 1879. 406.

Heidenhain's Reaktionen auf Eiweiß

beruhen auf der Fällung von Eiweißlösungen durch saure Anilinfarben. Näheres siehe: Münchener med. Woch. 1902. 437. — Pharm. Zentrh. 1902. 209. — Chem. Zentralbl. 1902. II. 226. — Ztschr. d. öst. Apoth. Ver. 1902. 796.

Als besonders geeignet erscheint das Violettschwarz (Natriumsalz der p-Phenylendiaminazo- α-Naphthylamin-azo- 1 Naphthol- 4 Sulfosäure). Man verwendet es zur Harnanalyse in 0,2 %iger, wässeriger Lösung. Den zu prüfenden Harn säuert man mit Essigsäure (von 0,4 %) an, erwärmt eventuell und gibt bei einem vermuteten Eiweißgehalt von 1 : 1000—5000 auf 15 ccm Harn 2—3 ccm Reagenz zu. Bei geringem Eiweißgehalt ist das Reagenz entsprechend zu verdünnen.

Heidenhain's Reagenz auf Kohlensäure

ist eine alkoholische mit $^1/_{10}$ Normalnatronlauge bis zur Rotfärbung versetzte Lösung von Nilblau A, die durch Kohlensäure (der Luft) blau gefärbt wird.

Merck's Bericht 1904. 104.
Ztschr. f. angew. Chem. 1904. 332.
Münchener med. Woch. 1903. 2041.
Pharm. Praxis 1904. 13.
M i c h a e l i s , Chem. Zentralbl. 1904. I. 834.

Heidenhain's Reagenz zum Fixieren mikroskop. Präparate
ist eine 5—10 %ige Lösung von Trichloressigsäure.

Ztschr. f. wiss. Mikroskop. 1905. 321.

Heidenhain's Reagenz zum Fixieren mikroskop. Präparate.

Eine 0,5 %ige Kochsalzlösung sättigt man in der Siedehitze mit Quecksilberchlorid und bewahrt sie nach dem Erkalten über den ausgeschiedenen Krystallen auf.

Festschr. Kölliker, Leipzig 1892. 109.
B e h r e n s ' Tabellen 1892. 61.

Heidenhain's Reagenz zum Härten mikroskop. Präparate
ist eine Lösung von 5 g Ammoniumchromat in 100 ccm Wasser oder eine Lösung von 0,5 g Chlornatrium und 7 g Quecksilberchlorid in 100 ccm Wasser.

E b e r t h - F r i e d l ä n d e r , Mikroskop. Techn. 1894. 32. 45.
Enzyklop. d. mikroskop. Techn. 1903. 1274.

Heidenhain's Reagenz (Hämatoxylin-Eisenlack) besteht aus einer wässerigen Lösung von Ferriammonsulfat und einer alkoholischen Lösung von Hämatoxylin. Es dient zur Färbung von Zentralkörpern (Kerntinktionen).

Festschr. Kölliker, Leipzig 1892. 118.
Merck's Index 1902. 267.
Vergl. Ztschr. f. wiss. Mikroskop. 1896. 186 u. Arch. f. mikroskop. Anat. 1894. 435.
H e l d , Arch. Anat. Phys. 1897. 277.
K r a u s e , Arch. f. mikroskop. Anat. 1895. 94.

Heidenhain's Hämatoxylin-Vanadiumlösung (Vanadiumhämatoxylin).

Man mischt 60 ccm einer 0,5 %igen Hämatoxylinlösung mit 30 ccm einer 0,25 %igen Ammonvanadatlösung.

Vergl. C o h n , Ztschr. f. wiss. Mikroskop. 1895. 359 oder Anat. Hefte 1895. 302.

Heidenhain's Reagenz zum Färben histologischer Präparate
ist eine wässerige Lösung von Hämatoxylin (1 %).

Merck's Index 1902. 270.
B e h r e n s ' Tabellen 1892. 105.
E b e r t h - F r i e d l ä n d e r , Mikroskop. Techn. 1894. 106.

Heidenhain's Pikroblauschwarz
ist eine Lösung von 1 g Blauschwarz B in 320 ccm Wasser und 80 g Methylalkohol, der 400 ccm gesättigte Pikrinsäurelösung zugesetzt wird. Für mikroskopische Zwecke.

Ztschr. f. wiss. Mikroskop. 25. 407.

Heidenreich's Reagenz zum Konservieren anatomischer Präparate
ist eine 1 %ige Formalinlösung mit einem Zusatz von Glycerin und Methylalkohol.

Russkij Wratsch 1903. Nr. 16.
Revue d. Russ. mediz. Ztschr. 1903. Nr. 11.

Heikel's Reagenz zur Alkaloidbestimmung

ist Mayer's Reagenz, d. h. eine Lösung von 6,775 g Quecksilberchlorid und 25 g Kaliumjodid in 1 Liter Wasser. Näheres siehe: Chem. Ztg. 1908. 1149. — Pharm. Zentrh. 1909. 401. — Chem. Zentralbl. 1909. I. 949.

Heinrich's Reagenz auf Glukose.

Man löst 18 g Quecksilberjodid, 25 g Jodkalium und 10 g Ätzkali zu 1 Liter Wasser (1 ccm = 0,003355 g Glukose).
Chem. Zentralbl. 1878. 409.

Heintz' Reaktion auf Kalium.

Die wässerige mit Salzsäure angesäuerte Lösung wird mit dem doppelten Volumen Äther-Alkohol (gleiche Teile) versetzt, der etwas Platinchlorid zugesetzt wurde. Nach einiger Zeit entstehen Oktaeder von Kaliumplatinchlorid.
Poggendorf's Annal. 66. 133.
Med. Ztschr. Würzburg 1861. 2. 96.

Heintz' Reaktion auf schweflige Säure.

Erhitzt man Substanzen, welche schweflige Säure enthalten, mit einer Lösung von Zinnchlorür und Salzsäure, so bildet sich Zinnsulfid, das sich abscheidet. Entsteht nur eine braune Färbung, so gibt man Kupfersulfat zu, das dann sofort eine Abscheidung von Kupfersulfid verursacht.
Journ. de pharm. et de chim. 1846. I. 58.

Heise's Reaktion auf Kermesbeerfarbstoff im Wein.

Zu 20 ccm Wein gibt man 10 ccm Alaunlösung (10 %) und neutralisiert mit 10 %iger Sodalösung. Nach dem Filtrieren stellt man, wenn das Filtrat noch rot gefärbt ist, durch folgende Reaktionen die Anwesenheit von Kermesbeerfarbstoff fest: Amylalkohol nimmt aus der sauren und alkalischen Flüssigkeit keinen Farbstoff auf; die mit Essigsäure angesäuerte Flüssigkeit wird durch Natriumbisulfit nicht verändert; durch Ätzalkalien wird die Flüssigkeit gelb gefärbt.
Vergl. S c h m i d t, Pharm. Chem. 1896. II. 1615.
Arbeit. aus d. kais. Ges.-Amt 5. 618; 9. 478.

Helbing's Reaktion auf Strophanthin.

Löst man eine Spur Strophanthin in 1 Tropfen Wasser und gibt Eisenchlorid und 1 Tropfen konzentr. Schwefelsäure zu, so entsteht ein rotbrauner Niederschlag, welcher sofort oder nach einigen Stunden eine grüne Farbe annimmt.
Schweizer Woch. f. Pharm. 25. 239.
Ztschr. f. analyt. Chem. 30. 264.
Pharm. Journ. and Trans. 1887. 924.
Journ. de Pharm. et de Chim. 1887. II. 25.
Chem. Zentralbl. 1887. 1173.

Helch's Reaktion auf Apomorphin in Morphin.

Schüttelt man 5 ccm einer wässerigen Lösung von Morphinhydrochlorid (1 : 30) nach Zusatz von 1 Tropfen Kaliumdichromatlösung (1 : 20) mit etwas Chloroform, so färbt sich letzteres bei Anwesenheit von Apomorphin rötlichviolett. Empfindlichkeitsgrenze = 0,03 %.
Pharm. Post 35. 498.
Pharm. Ztg. 1902. 1030.
Chem. Zentralbl. 1902. II. 963.

Helch's Reaktion auf Pilocarpin.

Gibt man zu einer Pilocarpinlösung etwas Wasserstoffsuperoxyd und einige Tropfen stark verdünnte Kaliumdichromatlösung, so färbt sich zugesetztes Benzol bei vorsichtigem Schütteln violett. (Apomorphin gibt eine ähnliche Reaktion.)

1 Körnchen Kaliumdichromat übergießt man mit 2 ccm Chloroform, gibt das Pilocarpin in Lösung oder Substanz zu und schüttelt mit 1 ccm Wasserstoffsuperoxyd (3 %). Das Chloroform färbt sich hierbei violettblau. Empfindlichkeitsgrenze = 0,0005 g.
Pharm. Post 35. 289.
Pharm. Ztg. 47. 594.
Chem. Ztg. 26. Rep. 230.
W a n g e r i n, Chem. Zentralbl. 1892. II. 660 u. Pharm. Ztg. 47. 739.
Vergl. auch Pharm. Post 1906. 313.
Pharm. Ztg. 1906. 512.
Merck's Bericht 1906. 224.

Held's Reagenz zum Fixieren mikroskop. Präparate

ist eine Lösung von 1 g Quecksilberchlorid in 100 ccm Aceton (40 %).
Arch. Anat. Phys. 1895 u. 1897. 227.

Held's Reagenz zum Färben mikroskop. Präparate.

a) Eine Lösung von 1 g Erythrosin und 2 Tropfen Eisessig in 150 ccm Wasser.
b) Eine Mischung von gleichen Teilen 5 %iger Acetonlösung und Nissl's Reagenz 2 (Methylenblau).
Arch. Anat. Phys. 1896. 399.
Enzyklop. d. mikroskop. Techn. 1903. 4. 263.

Hell's Reaktion auf tertiäre Alkohole.

Bei der Einwirkung von tertiären Alkoholen auf Schwefelkohlenstoff und Brom entsteht Schwefelsäure, welche sich in dem mit dem Reaktionsgemisch geschüttelten Wasser mit Chlorbaryum nachweisen läßt. Näheres siehe: Berl. Ber. 15. 1249.

Heller's Reaktion auf Blutfarbstoff im Harn.

Der zu prüfende Harn wird mit Natronlauge versetzt und gekocht. Bei Anwesenheit von Blutfarbstoff ist der hierbei entstehende Niederschlag der Erdalkaliphosphate rot gefärbt mit einem grünen Schimmer.
Ztschr. d. Ges. d. Ärzte, Wien 1858. 48.
F i l e h n e, Virchow's Archiv 117. 417 oder Ztschr. f. analyt. Chem. 29. 241.
A r n o l d, Berl. klin. Woch. 1898. 283.
R o s e n t h a l, Virchow's Archiv 103. 516.
H a m m a r s t e n, Physiol. Chem. 1899. 504.
B e n d i x, Schweiz. Woch. f. Chem. u. Pharm. 1902. 144.

Heller's Reaktion auf Eiweiß im Harn.

Schichtet man Harn vorsichtig über konzentr. Salpetersäure, so entsteht bei Anwesenheit von Eiweiß ein weißlicher Ring. Empfindlichkeitsgrenze = 1 : 40 000.

Arch. f. phys. u. patholog. Chem. **5.** 169.
Vergl. H a m m a r s t e n , Physiol. Chem. 1899. 496.
P r e s c h e r , Chem. Ztg. 1903. 728.
Pharm. Zentrh. 1903. 576.
H a l l a u e r , Münchener med. Woch. 1903. 1539.
P a y n e , Medical Record **67.** 538.
S c h w e i s s i n g e r , Münchener med. Woch. 1904. 1172.
Sachs, Deutsche med. Woch. 1907. 69.
Michel, Chem. Ztg. **35.** 183.

Heller's Reagenz auf Glukose.

Erhitzt man Glukose enthaltenden Harn mit Ätzkali, so färbt er sich gelb bis braun. Nach Rosenfeld läßt die Reaktion bei einem Gehalt von weniger als 0,5 % Glukose schon im Stiche.

Heller's Archiv **1.** 212; **4.** 310.
Ztschr. f. analyt. Chem. **28.** 650.
Deutsche med. Woch. 1888. 451 u. 479.

Heller's Reaktion auf Indikan im Harn.

5 ccm Salzsäure (D. = 1,19) mischt man mit 2 ccm Harn oder man gibt zu dem Harn Salzsäure und Salpetersäure und erhitzt zum Sieden. Bei Anwesenheit von Indikan entsteht eine violette bis blaue Färbung, die beim Schütteln mit Chloroform in letzteres übergeht.

H a g e r , Pharm. Prax. 1880. II. 1191.
N e u b a u e r - V o g e l , Anal. d. Harns 10. Aufl. 166.

Heller-Teichmann's Reaktion auf Blut.

Der bei der Heller'schen Reaktion erhaltene Niederschlag wird zur Darstellung von Teichmann's Häminkrystallen verwendet.

Vergl. Teichmann's Reaktion.
S t r u v e , Ztschr. f. analyt. Chem. **11.** 29 u. 151.

Hellriegel's Reaktion auf Methylalkohol

beruht auf der Überführung des Methylalkohols in Oxalsäuredimethylester durch Erhitzen mit Oxalsäure. Der Ester schmilzt bei 54⁰. Näheres siehe: Pharm. Ztg. 1912. 7.
— Zentralbl. d. ges. Arzneimittelkunde 1912. 11. — Merck's Bericht 1912. 109.

Helly's Reagenz zum Fixieren mikroskop. Präparate.

Man löst 2,5 g Kaliumbichromat, 1 g Natriumsulfat und 5 g Quecksilberchlorid in 100 ccm Wasser. Vor dem Gebrauch versetzt man diese Lösung mit 5 g Formaldehyd (40 %).
Ztschr. f. wiss. Mikroskop. 1904. 414.

Helwig's Reagenz zum Lösen von Blutflecken

ist eine 20 %ige, wässerige Jodkaliumlösung.
Ztschr. f. analyt. Chem. **3.** 258, **11.** 244.

Helwig's Reaktion auf Alkaloide.

Nach Helwig lassen sich verschiedene Alkaloide, wie Morphin, Strychnin, Brucin, Veratrin, Aconitin, Atropin, Solanin und Digitalin auf einem Objektträger sublimieren und die Sublimate unter dem Mikroskop für sich oder mit Hilfe von Reagenzien identifizieren. Näheres siehe: Ztschr. f. analyt. Chem. 1864. 43. — Chem. Zentralbl. 1864. 1064.

Henneguy's Reagenzien zum Färben mikroskop. Präparate.

1. (Alauncarmin.) Man kocht 2—3 g Carmin mit einer Lösung von 15 g Kalialaun in 100 ccm Wasser, gibt nach dem Erkalten 10 ccm Essigsäure zu und läßt mehrere Tage stehen. Zum Gebrauch filtriert man und verdünnt eventuell mit Wasser. Es dient zum Färben von Zellkernen und Geweben.

   Merck's Index 1902. 270.
   L e e - H e n n e g u y , Traité 1896. 82.
   B e h r e n s ' Tabellen 1892. 100.

2. a) Eine 0,5 %ige Lösung von Hämatoxylin in Alkohol (90 %); b) eine 2 %ige, wässerige Lösung von Kaliumdichromat; c) eine 1 %ige Lösung von Kaliumpermanganat. Gebraucht zur Schnittfärbung.

   Journ. Anat. Physiol. Paris 1891. 397.
   Enzyklop. d. mikroskop. Techn. 1903. 508.

3. Safraninlösung siehe: Journ. Anat. Physiol. 1894. 1.

   Ztschr. f. wiss. Mikroskop. 1894. 381.
   S t r a s b u r g e r , Botan. Prakt. 1902. 648.

Henry's Reagenz I auf Alkaloide

ist eine Lösung von Eichenrindengerbsäure.
B e r z e l i u s , Handb. d. Chem. **2.** 389.
Journ. de Pharm. et de Chim. **21.** 222.
Chem. Zentralbl. 1835. 447.

Henry's Reagenz II auf Alkaloide

ist Rhodankaliumlösung (wie Gmelin's Reagenz).
Journ. de Pharm. et de Chim. **24.** 194.

Henry's Reagenzien zur Differenzierung von Alkoholen siehe: Chem. Zentralbl. 1906. II. 747 u. 1109.

Henry's Reagenz auf Mono-, Di- und Trimethylamin

ist Formaldehyd, der mit Trimethylamin nicht reagiert, mit Monomethylamin eine Verbindung vom Siedepunkt 166⁰ und mit Dimethylamin zwei Verbindungen vom Siedepunkt 80—85⁰ liefert.
Ztschr. f. analyt. Chem. **36.** 322.
D e l é p i n e , Compt. rend. **122.** 1065 oder Annal. de Chim. et de Phys. (7) **8.** 439.

Heppe's Reaktion auf Terpentin- und Citronenöl

beruht auf der Einwirkung von gepulvertem Nitroprussidkupfer auf ätherische Öle bei Siedetemperatur. Ätherische Öle werden dunkel gefärbt, das Nitroprussidkupfer grau bis schwarz. Terpentin- und Citronenöl geben diese Reaktion nicht und verhindern dieselbe in Mischung mit anderen Ölen.

Ztschr. f. Pharm. 1856. Nr. 6—8.

Arch. der Pharm. 139. 57.

Chem. Zentralbl. 1857. 140.

Näheres siehe: H a g e r , Pharm. Prax. 1880. II. 566 u. Enzyklop. d. gesamt. Pharm. 1888. V. 201.

Heppe's Reaktion auf Terpentinöl im Citronenöl.

Etwas Citronenöl erhitzt man auf dem Sandbade mit trockenem Kupferbutyrat auf zirka 170 ° C. Reines Öl löst das Kupfersalz mit grüner Färbung auf, bei Anwesenheit von Terpentinöl wird die Mischung trübe, gelb und scheidet Kupferoxydul aus.

The Analyst 10. 187.

Chem. techn. Zentral-Anzg. 3. 371.

Ztschr. f. analyt. Chem. 25. 431.

Herapath's Reaktion auf Chinin im Harn.

Mit Ammoniak versetzten Harn schüttelt man mit Äther aus und verdunstet letzteren. Auf den Objektträger eines Mikroskopes bringt man einen Tropfen einer Mischung von 12 g Essigsäure, 4 g Spiritus (rektf.) und 6 Tropfen verdünnter Schwefelsäure, gibt hierzu etwas von dem Ätherrückstand und dann ein möglichst kleines Tröpfchen alkoholischer Jodlösung. Bei Anwesenheit von Chinin entsteht sofort eine zimtbraune Färbung und später erkennt man an den Krystallen das schwefelsaure Jodchinin.

Journ. f. prakt. Chem. 61. 87.

Chem. Zentralbl. 1854. 207; 1855. 415.

H ö s t - M a d s e n , Ber. d. deutsch. pharm. Ges. 1906. 442.

C h r i s t e n s e n , Journ. de Pharm. et de Chim. 1907. I. 623.

Herbst's Reaktion auf Atropin.

Erhitzt man einige Tropfen Schwefelsäure mit einem Kryställchen Kaliumdichromat oder Ammonmolybdat und gibt etwas Atropin und 2—3 Tropfen Wasser zu, so entsteht der Geruch der Spiraea ulmaria. Vergl. Gulielmo's Reaktion.

H a g e r , Pharm. Prax. 1880. I. 518.

Herbst's Reaktion auf Aconitin.

Dampft man eine Lösung von Aconitin in 25%iger Phosphorsäure auf dem Dampfbade ein, so tritt bei einer bestimmten Konzentration eine violette Färbung ein. (Reaktion ist unbrauchbar.) Näheres siehe: H a g e r , Pharm. Prax. 1880. I. 156 und Enzyklop. d. gesamt. Pharm,. 1888. V. 207.

Herder's Reagenzien auf Alkaloide

sind allgemeine Alkaloidreagenzien, bestehend aus Lösungen von Doppelverbindungen wie Cobalt - Kaliumcyanid, Nickel - Kaliumcyanid, Cadmium-Kaliumjodid, Quecksilber-Kaliumjodid etc. etc. Näheres siehe des Autors Inaugural-Dissertation, Straßburg 1905.

Zum mikrochemischen Nachweis der Alkaloide in Pflanzenteilen empfiehlt sich besonders Calcium- und Baryumquecksilberjodid, aber nicht in wässeriger Lösung, sondern in einer Lösung von Chloralhydrat (30—40 %). Hierbei entstehen keine amorphen, sondern krystallinische Niederschläge. Näheres siehe: Arch. der Pharm. 1906. 120. — Pharm. Ztg. 1906. 512. — Merck's Bericht 1906. 150. — Journ. de Pharm. et de Chim. 1907. 75. — Nouv. Remèd. 1907. 202.

Hérissey's Reaktion auf Aloëtinktur.

1 ccm Tinktur mischt man mit 5 ccm Wasser und schüttelt mit 10 ccm Äther aus. Der Äther wird abgehoben und mit 3 ccm Wasser und 2 Tropfen Ammoniakflüssigkeit geschüttelt. Die wässerige Schicht färbt sich nach einiger Zeit kirschrot.

Journ. de Pharm. et de Chim. 1912. I. 393.

Zentralbl. d. ges. Arzneimittelkunde 1912. 128.

Hermann's Reagenz zum Färben mikroskop. Präparate.

1. Eine Lösung von 1 g Fuchsin in 160 ccm 50%igem Alkohol. Gebraucht zum Färben von Kernen, Achsenzylindern, Retina, Nervenfasern etc.
2. Eine Lösung von Magdalarot in 50%igem Alkohol.
3. Eine konzentr. Lösung von Safranin in Anilinwasser.

B e h r e n s ' Tabellen 1892. 109. 111. 113.

Hermann's Reagenz zum Fixieren mikroskop. Präparate

ist eine Lösung von 0,8 g Osmiumsäure, 1,5 g Platinchlorid und 10 ccm Essigsäure in 190 ccm Wasser.

Arch. f. mikroskop. Anat. 1889. 58; 1891. 570.

B e h r e n s ' Tabellen 1892. 60.

E b e r t h - F r i e d l ä n d e r , Mikroskop. Techn. 1894. 52.

Enzyklop. d. mikroskop. Techn. 1903. 1062.

Hermann-Perutz' Reagenz auf Syphilis.

Von einer Stammlösung, bestehend aus 2 g Natriumglykocholat, 0,4 g Cholesterin und 100 g Alkohol (95 %), wird eine Verdünnung mit destilliertem Wasser im Verhältnis 1 : 20 hergestellt und außerdem jedesmal eine frische Lösung von Natriumglykocholat in Wasser (1 : 50) bereitet. — 0,4 g des bei 55 ° inaktivierten Blutserums mischt man mit 0,2 ccm der 20 fach verdünnten Stammlösung und 0,2 ccm der Natriumglykocholatlösung und läßt 20 Stunden bei gewöhnlicher Temperatur stehen. Als positive Reaktion ist nur eine deutliche Ausflockung zu bezeichnen. Näheres siehe: Med. Klinik 1911. 60. — Merck's Bericht 1911. 365. — Jensen-Feilberg, Berl. klin. Woch. 1912. 1086. — Gammeltoft, Deutsche med. Woch. 1912. 1934. — Ellermann, Ugeskrift f. Laeger 1912. No. 19. — Münchener med. Woch. 1912. 2185.

Herrmann's Reagenz auf colloidale Kieselsäure

ist eine Lösung von 15 g Natriumacetat in 35 g Wasser und 5 g Essigsäure und eine Lösung von 5 g Caesiumchlorid in 100 g Wasser.

Colloidale Kieselsäure bildet beim Kochen mit sauren Wolframaten Kieselwolframate, deren Caesiumsalze bei Gegenwart von Natriumacetat ausgefällt werden. Näheres siehe: Ztschr. f. analyt. Chem. 1907. 318. — Chem. Ztg. 1907. Rep. 417.

Hertel's Reaktion auf Colchicin.
1. Colchicin färbt sich mit Salpeter und konzentr. Schwefelsäure violett, auf weiteren Zusatz von Kalilauge entsteht eine ziegelrote Färbung.
2. Eisenchlorid gibt mit neutraler oder saurer Colchicinlösung eine dunkelgrüne Färbung.
   Weitere Reaktionen siehe: Ztschr. f. analyt. Chem. **22.** 103.
   Pharm. Ztschr. f. Rußland **20.** 245.
   Chem. Zentralbl. 1881. 501.

Herter-Foster's Reagenz auf Indol neben Skatol
ist β-naphthochinonmonosulfosaures Natrium (2 %ige Lösung), das nur mit Indollösung einen Niederschlag gibt. Näheres siehe: Journ. of Biolog. Chem. 1906. 267. — Chem. Zentralbl. 1907. I. 70. — Ztschr. f. analyt. Chem. 1907. 202. — Merck's Bericht 1906. 192. — G o r t e r - G r a a f , Apoth. Ztg. 1908. 550.

Hertwig's Reagenz zum Einbetten mikroskop. Präparate
ist eine Lösung von 100 g arabischem Gummi und 10 g Glycerin in einer genügenden Menge Wasser, die nach dem Filtrieren durch Glaswolle durch freiwilliges Verdunsten zur Sirupkonsistenz gebracht wird.
   J e n a , Ztschr. f. Naturw. 1880. 135.
   B e h r e n s ' Tabellen 1892. 75.
   F o l , Lehrb. f. mikroskop. Anat. 138.

Hertwig's Reagenz zum Härten mikroskop. Präparate
ist eine Lösung von 0,05 g Osmiumsäure und 0,2 g Essigsäure in 200 ccm Wasser oder eine Mischung von 15 ccm Eisessig, 50 ccm Formol, 150 ccm 1 %iger Chromsäurelösung, 150 ccm gesättigter, wässeriger Quecksilberchloridlösung und 135 ccm Wasser.
   Merck's Index 1902. 271.
   J e n a , Ztschr. f. Naturw. 1879. 462.
   H e r t w i g , Nerven- u. Sinnesorgane d. Medusen, Leipzig, 1878. 4.
   L e e - H e n n e g u y , Traité 1896. 315.
   B e h r e n s ' Tabellen 1892. 58.
   Enzyklop. d. mikroskop. Techn. 1903. 761.
   S c h l a t e r , Arch. f. mikroskop. Anat. 1905.
   Ztschr. f. angew. Mikroskop. 1906. 143.

Herxheimer'sche Reaktion.
   Unter Herxheimer'scher Reaktion versteht man hyperämische Erscheinungen, die bei der Quecksilber- und Salvarsanbehandlung der Syphilis beobachtet werden können. Sie stellen eine einfache Roseola oder ausgedehnte Exantheme dar. Vergl. Pinkuss, Monatshefte f. prakt. Dermat. 1911. I. 368. — Friboes, Dermat. Ztschr. 1911. 1043. — Herxheimer, Deutsche med. Woch. 1910. 1518. — Loeb, Münchener med. Woch. 1910. 1581. — Herxheimer-Altmann, Deutsche med. Woch. 1911. 441.

Herxheimer's Reagenz zum Färben mikroskop. Präparate
ist eine Lösung von 1 g Hämatoxylin in 40 g 50 %igem Alkohol, der 1 g gesättigte, wässerige Lithiumkarbonatlösung zugegeben ist.
   Fortschr. der Mediz. 1886. 246.
   Ztschr. f. wiss. Mikroskop. 1887. 250.
   B e h r e n s ' Tabellen 1892. 105.
   E b e r t h - F r i e d l ä n d e r , Mikroskop. Techn. 1894. 230.
   Enzyklop. d. mikroskop. Techn. 1903. 192.

Herxheimer's Reagenz zum Färben von Fibrin.
   a) Eine 2 %ige, wässerige Lösung von Alizarin;
   b) eine 3,5 %ige, wässerige Lösung von Uranylacetat.
   Näheres siehe: Münchener med. Woch. 1909. 1695.

Herxheimer's Reagenz zum Färben von Hautschnitten
ist Eisenchloridlösung und Alizarinlösung. Näheres siehe: Dermatol. Ztschr. 1909. **16.** 139.

Herz' Reaktion auf fremde Pflanzenfarbstoffe im Wein.
   10 ccm des zu prüfenden Rotweines mischt man mit 5 ccm konzentr. Brechweinsteinlösung und betrachtet die Mischung im auffallenden und durchfallenden Lichte. Wenn nicht sofort eine Farbenänderung eintritt, so läßt man einige Stunden stehen, wobei sich ein gefärbter Niederschlag abscheidet. Echte Rotweine nehmen bei dieser Behandlung eine kirschrote Färbung an, während andere Pflanzenfarben eine violette Färbung erzeugen.
   Chem. Ztg. **10.** 968.
   Ztschr. f. analyt. Chem. **28.** 633 u. 635.
   N a k a h a m a , Arch. f. Hygiene **7.** 405.

Herz' Reagenz zur Gonokokkenfärbung
ist eine Lösung von 0,5—1 g Neutralrot in 100 ccm Wasser.
   Monatsh. f. prakt. Derm. 1900. 260.
   Pharm. Zentrh. 1900. 790.

Herzberg's Reagenz auf freie Säuren im Papier
ist Congorotpapier, mit welchem ein wässeriger Auszug des betreffenden Papiers geprüft wird.
   Chem. Zentralbl. 1885. 316.
   Ztschr. f. analyt. Chem. **25.** 142.

Herzberg's Reagenz für die mikroskop. Untersuchung des Papiers
ist eine wässerige Jodjodkalium- oder Jodchlorzinklösung.
   Mitteil. d. k. techn. Vers.-Anst. Berlin. **8.** 132.
   Ztschr. f. analyt. Chem. **30.** 383.

Herzfeld's Reaktionen auf Benzin im Terpentinöl
siehe: Ztschr. f. öffentl. Chem. 1903. 454, 1904. 382. — Chem. Zentralbl. 1904. I. 548, II. 1770. — Adam, Chem. Zentralbl. 1908. II.. 1749. — Utz, ebenda 1912. II. 642. — Baumann, ebenda 1912. II. 643.

Herzfeld's Reaktion auf Gallenfarbstoffe.

Sputum wird mit Essigsäure angesäuert und mit Chloroform ausgeschüttelt. Nach dem Verdampfen des Chloroforms auf einem Uhrglas gibt man einige Tropfen Hammarstens Reagenz auf Gallenfarbstoffe zu. Unter dem Mikroskop sieht man bei Gegenwart von Gallenfarbstoffen eine gleichmäßige grüne Färbung.

Med. Klinik 1910. 1416.
Pharm. Zentrh. 1911. 1028.

Herzfeld's Reagenz auf Glukose

ist identisch mit Ihl's Reagenz.

Siehe: Ztschr. f. analyt. Chem. **29.** 369.
Dingler's Polyt. Journ. **268.** 413.
Deutsche Zuckerindustrie 1888. 234.
Vergl. Ihl's Reaktion.

Herzfeld's Reagenz auf Glukose im Blut

beruht auf der Entfärbung alkalischer Methylenblaulösung durch Glukose. Nötig sind folgende Reagenzien:

a) Methylenblau 1 : 100 000,
b) 20 %ige Kalilauge,
c) 10 %ige Metaphosphorsäure,
d) 0,1 %ige Glukoselösung.

Ztschr. f. physiol. Chem. 1912. **77.** 420.

Herzfeld's Reaktion auf Kienöl im Terpentinöl.

Schüttelt man das Öl mit dem gleichen Volumen wässeriger, schwefeliger Säure, so färbt sich die Ölschicht bei Anwesenheit von Kienöl gelblichgrün.

Ztschr. f. öffentl. Chem. 1904. 382. (1903. 454.)
Chem. Zentralbl. 1904. I. 548, II. 1770.

Herzfeld-Reischauer's Reaktion auf Saccharin.

Das dem Untersuchungsobjekt durch Äther entzogene Saccharin wird nach Herzfeld mit Kaliumhydroxyd geschmolzen und dann oxydiert, nach Reischauer mit 6 Teilen Soda und 1 Teil Salpeter geschmolzen. Nach beiden Autoren wird die Schmelze auf einen Gehalt von Schwefelsäure geprüft, deren Vorhandensein den Nachweis von Saccharin erbringen soll.

Deutsche Zuckerindustrie 1886. 123.
Ztschr. f. analyt. Chem. **27.** 396.
H a a s, ebenda **28.** 713.

Herzig-Zeisel's Reaktion auf Diresorcin in Phloroglucin.

Erwärmt man einige mg Phloroglucin mit 1 ccm konzentr. Schwefelsäure und 1—2 ccm Essigsäureanhydrid 5—10 Minuten lang im siedenden Wasserbade, so tritt bei Gegenwart von Diresorcin eine schöne blauviolette Färbung ein. Empfindlichkeitsgrenze ⇌ 0,4 % Diresorcin.

Monatsh. f. Chem. **11.** 421.
Ztschr. f. analyt. Chem. **40.** 553.

Herzog's Reaktion auf Chlor in Benzaldehyd

Verbrennt man 0,2 g Benzaldehyd auf etwas Filtrierpapier in einem Porzellanschälchen unter einem genügend großen Becherglas, dessen Wände mit Wasser besprengt sind, spült das Becherglas mit wenig Wasser aus,

filtriert die so erhaltene wässerige Flüssigkeit, versetzt mit Salpetersäure und gibt Silbernitratlösung zu, so muß die Mischung klar bleiben.

Ber. d. dtsch. pharm. Ges. 1911. **21.** 202, 536.
Schimmel, Oktoberbericht 1911. 117.
Chem. Zentralbl. 1912. I. 286.
H e y l, Apoth. Ztg. 1912. 49.

Herzog's Reagenz auf Phenole (für die Synthese)

ist Diphenylharnstoffchlorid. Näheres siehe: Berl. Ber. 1907. 1831. — Pharm. Journ. 1907. I. 749, II. 315. — Journ. de Pharm. et de Chim. 1907. (26.) 83.

Herzog's Reagenz zum Färben von Trachomkörnern

besteht aus 0,25 %igem Carbolwasser, gesättigter, wässeriger Methylenblaulösung und 1 %iger, wässerig-alkoholischer Fuchsinlösung.

Archiv f. Ophthalmol. **74.**
Deutsche med. Woch. 1910. 1097.

Hess-Prescott's Reaktion auf Cumarin in Vanillin

siehe: Lunge, Chem. techn. Unters. Meth. 1905. III. 859.
Pharm. Review. **17.** 7.

Hesse's Reaktion auf Chinaalkaloide oder Phenol

beruht auf der Fällbarkeit derselben durch Carbolwasser bezw. des Phenols durch Chinaalkaloide. Näheres siehe: Liebig's Annal. **181.** 57. — Chem. Zentralbl. 1876. 695.

Hesse's Reaktion auf Cholesterin

ist eine Modifikation von Salkowski's Reaktion, die in der Verwendung von Schwefelsäure D. ⇌ 1,76 besteht.

Vergl. Salkowski's Reaktion.
Liebig's Annal. **192.** 178; **211.** 283.
Chem. Zentralbl. 1878. 549.
S c h u l z e, Journ. f. prakt. Chem. **25.** 458.
M a y e r, Dingler's Journ. **247.** 305.

Hesse's Reaktion auf Cinchonidin im Chininsulfat

(Modifikation von Paul's Krystallisationsprobe) beruht auf der Isolierung des Cinchonidins durch mehrmaliges Umkrystallisieren des Chininsulfates aus siedendem Wasser, Eindampfen der Mutterlaugen und Trennung des Cinchonidins und Chinins durch bestimmte Mengen Ammoniak und Äther. Näheres siehe: Ztschr. f. analyt. Chem. **26.** 658. **27.** 611 und Enzyklop. d. gesamt. Pharm. 1887. III. 58. — Pharm. Ztg. **32.** 30; **33.** 456. — Chem. Zentralbl. 1887. 231; 1888. 1281.

Hesse's Reaktion auf Nebenalkaloide in Chininsalzen.

0,5 g Chininsulfat schüttelt man mit 10 ccm Wasser von 50—60° C. während 10 Minuten öfter gut durch, läßt abkühlen, filtriert und schüttelt 5 ccm Filtrat mit 1 ccm Äther und 5 Tropfen Ammoniak leicht um. Es müssen zwei klare Schichten ohne vorhandene Krystalle entstehen und sich mindestens 2 Stunden im verschlossenen Zylinder klar erhalten. Näheres siehe: Arch. der Pharm. **213.** 490 und

Enzyklop. d. gesamt. Pharm. 1887. III. 61. — Pharm. Ztschr. f. Rußland **18**. 36. — Ztschr. f. analyt. Chem. **19**, 247. — Chem. Zentralbl. 1879. 71. — **B i g i n e l l i**, Bollet. Chim. Farm. 1903. 209. — Chem. Ztg. 1903. Rep. 254.

Hesse's Reaktion auf Codeïn.

Löst man Codeïn in konzentr. Schwefelsäure, die eine Spur Eisenoxyd enthält, oder gibt man der Lösung wenig Eisenchlorid zu, so erhält man eine blaue Färbung.

Vergl. Merck's Bericht 1900. 28 u. Deutsches Arzneib. V. 122.

Hesse's Reaktion auf Geissospermin.

Löst man etwas Geissospermin in reiner, konzentr. Schwefelsäure, so erhält man eine farblose Lösung, die allmählich eine blaue Farbe annimmt. Eisenhaltige Schwefelsäure bewirkt sofort eine blaue Lösung. Ähnlich verhält sich Quebrachin.

Berl. Ber. **13**. 2308.
Liebig's Annal. **202**. 141; **277**. 300.
Ztschr. f. analyt. Chem. **20**. 423.

Hesse's Reaktion auf Morphin im Chinin.

Löst man Chinin in verdünnter Salpetersäure, so entsteht eine farblose Lösung; bei Anwesenheit von Morphin färbt sich dieselbe gelb bis orangerot.

Merck's Report 1900. 564.

Hesse's Reaktion auf Protokatechusäure.

Die wässerige Lösung der Protokatechusäure wird durch Eisenchlorid intensiv chromgrün gefärbt.

Liebig's Annal. **112**. 54.
Vergl. Hlasiwetz' Reaktion.

van Heurck's Reagenz für mikroskop. Zwecke.

1. Eine konzentr. Lösung von Storax in Chloroform mit hohem Brechungsindex. Als Beobachtungsflüssigkeit für Algen gebraucht.

    Bull. Soc. Belg. Microscop. 1883. 134.
    Ztschr. f. wiss. Mikroskop. 1885. 81.
    B e h r e n s ' Tabellen 1892. 66.

2. Monobromnaphthalin (vergl. Abbe's Reagenz).

    Journ. Roy. Microsc. Soc. 1880. 1043.
    C z a p s k i , Ztschr. f. wiss. Mikroskop. 1889. 517.
    Bull. Soc. Belg. Microscop. 1889. 113.

Heut's Reaktion auf Coniin und Nicotin.

Man gibt zu der zu prüfenden Flüssigkeit einen Tropfen konzentr., alkoholische Phenolphthaleïnlösung. Mit Coniin entsteht eine rote Färbung, nicht aber mit Nicotin. (?)

Arch. der Pharm. **231**. 376.
Chem. Zentralbl. 1893. II. 277.

Hewitt's Reagenz auf Furfurol

ist Anilinacetat, das mit Furfurol eine Rotfärbung bewirkt und zur kolorimetrischen Bestimmung des Furfurols in Branntwein verwendet werden kann.

Journ. Soc. Chem. Ind. **21**. 96.
M a n n - S t a c e y , ebenda **26**. 287.
Chem. Zentralbl. 1907. I. 1642.

Als Hewitt's Reagenz bezeichnet man auch das phenylhydrazinsulfosaure Natrium, das dazu dient, die in alkoholischen Getränken vorhandenen Aldehyde auf chemischem Wege zu entfernen, da letztere das Reifwerden der genannten Getränke verzögern.

Journ. Soc. Chem. Ind. **21**. 96.

Hewitt's Indikator

ist p-Nitrobenzolazo-α-naphthol, das in neutraler Lösung gelb bis braun, in alkalischer Lösung violett ist, oder Nitrosulfobenzolazo-α-naphthol, das in neutraler Lösung schwach gelb und in alkalischer purpurrot ist.

The Analyst 1908. **33**. 85.
Chem. Zentralbl. 1908. I. 1488.

Heydenreich's Reaktion auf reines Olivenöl und zur Unterscheidung fetter Öle.

5—6 Tropfen Olivenöl läßt man auf konzentr. Schwefelsäure (D. $=$ 1,825—1,830) fallen, die auf einem flachen Porzellanschälchen ausgebreitet ist, und beobachtet die in den ersten 3 Minuten entstehende Färbung an der Berührungsstelle von Öl und Säure. Reines Olivenöl gibt eine gelbgrüne Färbung, Sesamöl enthaltendes eine bräunliche Färbung.

Ztschr. f. analyt. Chem. **33**. 547.
H a g e r , Pharm. Prax. 1880. II. 573 u. 574.
C a l v e r t benützt eine Schwefelsäure von D. $=$ 1,53.
A m p o l a - S c u r t i , Gazz. chim. ital. **34**. II. 315.

Heyl's Reaktion auf Chlorbenzol in Benzaldehyd.

1—2 g chlorfreies Calciumhydroxyd mischt man mit 10—15 Tropfen Benzaldehyd im Schmelztiegel, bedeckt noch mit einer Schicht Calciumoxyd und erhitzt langsam bis zur Rotglut. Der Rückstand wird in 5—6 ccm Wasser gelöst, mit Salpetersäure angesäuert und das Filtrat mit Silbernitrat versetzt. Bei Gegenwart von Chlorbenzol bildet sich eine Trübung oder Fällung von Chlorsilber. Es soll sich auf diese Art noch 1 Tropfen Monochlorbenzol in 50 g Benzaldehyd nachweisen lassen.

Apoth. Ztg. 1912. 49.
Zentralbl. d. ges. Arzneimittelkunde 1912. 10.

Heyn-Bauer's Reagenz auf Schwefel, Selen und Tellur in Kupfer

ist eine Lösung von 25 g Cadmiumacetat in 200 g Essigsäure, mit Wasser zu einem Liter ergänzt. — Man übergießt die Kupferspähne mit einer Lösung von 10 g Kaliumcyanid in 100 g Wasser, erwärmt und gibt Alkohol und dann Reagenz zu. Bei Gegenwart von Schwefel entsteht ein gelber, bei Gegenwart von Selen ein orangeroter und bei Gegenwart von Tellur ein grauschwarzer Niederschlag.

Metallurgie, **3**. 73.
Hinrichsen-Bauer, Chem. Zentralbl. 1907. II. 1357.

Heynsius' Reaktion auf Eiweiß im Harn.

Mit Essigsäure angesäuerten Harn erhitzt man zum Sieden und gibt dann gesättigte

Chlornatriumlösung zu. Sehr geringe Mengen von Eiweiß sind an einer weißen Ausscheidung zu erkennen.

Pflüger's Archiv **10**. 239.

Med. Zentralbl. **13**. 839.

Chem. Zentralbl. 1875. 795.

S a l k o w s k i , Ztschr. f. analyt. Chem. **20**. 316.

Hickson's Reagenz zum Färben mikroskop. Präparate.

1. a) Eine konzentr., alkoholische Lösung von Eosin;

b) eine Lösung von Hämatoxylin (Hämalaun oder Alaunhämatoxylin).

Quart. Journ. Microscop. Sc. 1893. 129.

2. a) Eine Lösung von 1 g Ferriammonsulfat in 23 ccm Wasser und 77 ccm Alkohol (90 %);

b) eine Lösung von 0,5 g Brasilin in 100 ccm Alkohol (70 %).

Ebenda 1901. 469.

Ztschr. f. wiss. Mikroskop. 1901. 308.

Hiizu Ito's Reaktion auf Gallensäuren.

Versetzt man 2 ccm einer verd. wässerigen Lösung von cholalsaurem (auch glykocholoder taurocholsaurem) Salz mit 0,3 g Vanillin und schichtet die Lösung über Schwefelsäure, so bildet sich ein roter Ring. Beim Mischen erhält man ein rotes Gemisch, dessen Farbe in Braun oder Gelb und dann in Violettrot übergeht. Diese violettrote Lösung zeigt bei genügender Verdünnung mit Eisessig ein Absorptionsspektrum bei D. Empfindlichkeitsgrenze für Cholsäure $= 1 : 22\,000$, für Glykocholsäure $= 1 : 15\,000$, für Taurocholsäure $= 1 : 11\,000$.

Ztschr. f. physiol. Chem. 1908. **57**. 313.

Hilger's Reagenz auf Alkaloide

ist Jodjodkaliumlösung.

Arch. der Pharm. 1875. 509.

Hilger's Reaktion auf Äthyldiacetsäure im Harn.

300 ccm Harn werden nach Zusatz von 50—60 ccm konzentr. Salzsäure bis auf $^1/_3$ abdestilliert. Das Destillat zeigt Acetongeruch und liefert mit Kalilauge und Jodlösung Jodoform, wenn der Harn Acetessigester enthält.

Liebig's Annal. **195**. 314.

Ztschr. f. analyt. Chem. **18**. 632; **21**. 474.

Hilger's Reaktion auf Eiweiß.

Versetzt man eine Eiweißlösung (Harn) mit etwas Essigsäure und Ferrocyankaliumlösung, so entsteht eine Trübung oder ein Niederschlag.

Arch. der Pharm. (3) **6**. 388.

Vergl. H a m m a r s t e n , Physiol. Chem. 1899. 497.

B a r d a c h , Ztschr. f. analyt. Chem. 1904. 554.

S c h m i e d l , Wiener klin. Woch. 1907. 228.

Hilger's Reaktion auf Gallenfarbstoffe.

Etwa 50—100 ccm Harn werden in der Wärme mit Barytwasser gefällt und filtriert.

Beim Besprengen mit Salpetersäure, welche salpetrige Säure enthält, färbt sich der Niederschlag auf dem Filter grün bis blau (Gmelin's Reaktion).

Sicherer gelingt die Reaktion, wenn man den Niederschlag mit Natriumkarbonatlösung erhitzt. Hierbei gehen die Gallenpigmente mit grüner bis braungrüner Farbe in Lösung. Mit dieser Lösung (ev. nach dem Eindampfen zur Trockene) kann man die Gmelin'sche Reaktion anstellen.

Arch. der Pharm. (3) **6**. 385.

Ztschr. f. analyt. Chem. **15**. 105.

D e u b n e r , ebenda **25**. 458.

Hilger-Mai's Reaktion auf Kermesbeerfarbstoff im Wein.

Eine Mischung von 5 ccm Rotwein und 10 Tropfen Jodjodkaliumlösung filtriert man nach 2 stündigem Stehen und gibt einen Überschuß von Natriumthiosulfatlösung zu. Ist der Wein noch rötlich gefärbt, so ist Kermesbeerfarbstoff vorhanden.

Forschungsber. etc. 1895. II. 343.

Arch. der Pharm. (3) **9**. 481.

Himmel's Reagenz zum Färben mikr. Präparate ist Neutralrot: (1 ccm kaltgesättigte Lösung von Neutralrot mischt man mit 100 ccm physiolog. Kochsalzlösung).

Chem. Zentralbl. 1902. II. 1518.

Himmelmann's Reaktion auf Arsen neben Antimon

beruht auf der Entwickelung von Wasserstoff (und Arsenwasserstoff) durch Zink und ammoniakalische Chlorammonlösung, wobei das entwickelte Gas durch Chlorzinklösung und dann durch Silbernitratlösung geleitet wird. Näheres siehe: Ztschr. f. analyt. Chem. **7**. 477 u. Pharm. Zentrh. 1868. 272.

Hindenlang's Reagenz auf Eiweiß

ist eine frisch bereitete Lösung von Metaphosphorsäure in Wasser. Eiweißhaltiger Harn wird durch dieses Reagenz getrübt.

Siehe: Acid. phosphoric. glaciale (Meta-) in guttis. Merck's Index 1910. 15.

Berl. klin. Woch. 1881. Nr. 15.

Pharm. Zentrh. **22**. 235.

Chem. Zentralbl. 1881. 471.

Arch. der Pharm. (3) **19**. 56.

D i l l n e r , Jahresber. f. Tierchem. 1882. 209.

Hinkel's Reaktion auf Methylalkohol in Äthylalkohol

beruht auf der Oxydation des Methylalkohols zu Formaldehyd mittels Ammoniumpersulfat. Der Formaldehyd wird in folgender Weise nachgewiesen. Man mischt die Formaldehydlösung mit einigen Tropfen einer 0,5 %igen Morphinhydrochloridlösung und läßt am Glasrande vorsichtig Schwefelsäure herabfließen. Man sieht an der Berührungsstelle der beiden Flüssigkeiten einen violettblauen Ring. Empfindlichkeitsgrenze $= 1 : 1$ Million.

The Analyst 1908. **33**. 417.

Pharm. Ztg. 1909. 106.

Chem. Ztg. 1909. Rep. 5.

Répert. de Pharm. 1909. 124.

Hinkel-Sherman's Reagenz zur Unterscheidung der Glukose von Maltose, Laktose und Saccharose.

Man löst 45 g neutrales Kupferacetat in 900 ccm Wasser, filtriert, gibt 1,2 ccm 50 %ige. Essigsäure zu und ergänzt mit Wasser auf 1 Liter.

Journ. Americ. Chem. Soc. **29.** 1744.
Chem. Zentralbl. 1908. I. 677.

Hinsberg's Reaktion auf Ortho-Diamine.

Versetzt man die alkoholische Lösung eines aromatischen Ortho-Diamins mit einem Tropfen einer heiß bereiteten Lösung von Phenanthrenchinon in Eisessig und erhitzt diese Mischung zum Sieden, so entsteht ein gelber, krystallinischer Niederschlag. War Ortho-Phenylendiamin vorhanden, so färbt sich letzterer mit Salzsäure tiefrot.

Berl. Ber. 1885. 1228.

Hirschfeld's Reaktion auf Chloralhydrat.

Eine Lösung von Chloralhydrat färbt sich auf Zusatz von Calciumsulfhydrat in kurzer Zeit purpurrot.

Pharm. Ztschr. f. Rußland **24.** 166.
Ztschr. f. analyt. Chem. **25.** 565.
Arch. der Pharm. **223.** 26.

Hirschhausen's Reaktion auf Berberin.

1. Versetzt man eine alkoholische Lösung von Berberin mit Jodjodkaliumlösung, so entsteht ein grünlich flimmernder Niederschlag (bestehend aus Krystallen von Berberinhydrojodid und Bijodberberin).
2. Löst man Berberin in einigen Tropfen Salzsäure (D. = 1,16), so bewirkt 1 Tropfen Chlorwasser eine kirschrote Färbung.

Ztschr. f. analyt. Chem. **24.** 157.

Hirschhausen's Reaktion auf Hydrastin.

Hydrastin löst sich in Vanadinschwefelsäure mit morgenroter Farbe, die in Orangerot übergeht und allmählich verblaßt.

Ztschr. f. analyt. Chem. **24.** 160.

Hirschhausen's Reaktion auf Oxyacanthin.

In konzentr. Schwefelsäure löst sich das Alkaloid gelb, dann braunrot und später weinrot; in Fröhde's Reagenz löst es sich mit tiefvioletter Farbe, dann braunviolett mit gelbgrüner Randzone.

Dissertation Dorpat 1884.
Ztschr. f. analyt. Chem. **24.** 162.

Hirschsohn's Reaktion auf Acetanilid in Phenacetin.

10 ccm einer kalt gesättigten Lösung von Phenacetin werden mit 5 ccm Bromwasser versetzt. Bei Anwesenheit von Acetanilid (auch Phenol) entsteht eine krystallinische Ausscheidung. Es lassen sich so noch 5 % Acetanilid nachweien.

Pharm. Ztschr. f. Rußland **27.** 794.
Ztschr. f. analyt. Chem. **40.** 685.
Vergl. Deutsches Arzneibuch IV. 282.
B e r i n g e r , Chem. Ztg. 1903. 896.
F u l m e r , Union pharm. 1905. 484.

Hirschsohn's Reaktion auf Acetanilid und Phenacetin im Exalgin.

1 g Exalgin löst sich in 2 ccm Chloroform bei Abwesenheit von Acetanilid und Phenacetin klar auf. Noch empfindlicher ist die Probe, wenn man die erhaltene Lösung mit 20 ccm Petroläther mischt. 10 % Phenacetin und 20 % Acetanilid bewirken eine krystallinische Abscheidung.

Pharm. Ztschr. f. Rußland **29.** 17.
Ztschr. f. analyt. Chem. **40.** 684.

Hirschsohn's Reaktion auf Aloë.

Eine Lösung von Aloë (1 : 1000) versetzt man mit einem Tropfen Kupfersulfatlösung. 10 ccm dieser Lösung erwärmt man mit einem Tropfen Wasserstoffsuperoxyd (zirka 2 %) zum Kochen. Es entsteht eine intensiv rote Färbung. Empfindlichkeitsgrenze = 1 : 14 000. Bei dieser Reaktion sind freie Säuren, Alkalien, Alkohol und Brunnenwasser zu vermeiden. Näheres siehe: Pharm. Zentrh. 1901. 64. — Chem. Zentralbl. 1901. I. 540.

Hirschsohn's Reaktion auf fremde Chinaalkaloide im Chininsulfat.

Man bereitet sich eine Mischung von 70 Raumteilen Chloroform und 30 Raumteilen Petroläther (D. = 0,68). — 0,2 g Chininsulfat schüttelt man mit 5 ccm der genannten Mischung, filtriert und gibt zum Filtrat das dreifache Volumen Petroläther. Fremde Chinaalkaloide sind an einer entstehenden Trübung zu erkennen. Empfindlichkeitsgrenze = 0,1 %.

Ztschr. f. analyt. Chem. 1904. 459.
Pharm. Zentrh. 1904. 887.

Hirschsohn's Reagenz zur Prüfung der ätherischen Öle.

1. 2—4 Tropfen offizinelle Eisenchloridlösung mischt man mit 30 g 95 %igen Alkohols. Das Reagenz gibt man tropfenweise in die alkoholische Lösung der Öle und beobachtet die Farbenerscheinungen.
2. Man löst 0,1 g Fuchsin in 1 Liter Wasser und leitet Schwefeldioxyd bis zur Entfärbung ein. Zu der alkoholischen Lösung der Öle gibt man das 2—3 fache Volumen des Reagenzes und beobachtet die eintretende Färbung.

Näheres siehe: Pharm. Ztschr. f. Rußland **32.** 417. 513. 529. 545. 561. — Chem. Zentralbl. 1903. II. 596. 667. 736. 777. 889.

Hirschsohn's Reaktion zur Unterscheidung von Buchenteer von Birken-, Tannen- und Wacholderteer

siehe: Pharm. Ztschr. f. Rußland **35.** 801 oder Ztschr. f. analyt. Chem. **38.** 129.
Chem. Zentralbl. 1893. II. 1068; 1897. I. 268.

Hirschsohn's Reaktion auf Chinin und Chinidin.

Eine neutrale, salz- oder schwefelsaure Lösung genannter Alkaloide färbt sich beim Kochen mit 1 Tropfen Wasserstoffsuperoxyd (2 %) und Kupfersulfatlösung (10 %) intensiv himbeerrot. Die Farbe geht allmählich über Blauviolett und Blau in Grün über. Empfindlichkeitsgrenze = 1 : 10 000.

Pharm. Zentrh. 1892. 367.
Chem. Zentralbl. 1902. II. 540.

Hirschsohn's Reaktion auf Chloralalkoholat im Chloralhydrat.

Zu 1 g Chloralhydrat gibt man 1 ccm farblose Salpetersäure (D. = 1,4). Bei Anwesenheit von Chloralalkoholat färbt sich letztere innerhalb 10 Minuten gelb.

L u n g e , Chem. Techn. Unters.-Meth. 1905. III. 817.

Hirschsohn's Reagenz auf Cholesterin

ist eine wässerige Lösung von 9 g Trichloressigsäure in 1 ccm Wasser. Kocht man Cholesterin mit diesem Reagenz, so löst es sich auf und es entsteht eine schwache Fluoreszenz sowie eine rote Färbung, die im Laufe von 24 Stunden über Himbeerrot und Blauviolett in Blau übergeht. Auch eine Mischung von 10 Teilen Reagenz und 1 Teil Salzsäure (D. = 1,12) wurde vom Autor vorgeschlagen. Näheres siehe: Pharm. Zentrh. 1902. 357 und 1903. 673. — O t t o l e n g h i , Chem. Zentralbl. 1906. I. 542.

Hirschsohn's Reaktion auf Cineol in ätherischen Ölen.

0,05 g Jodol (Tetrajodpyrrol) versetzt man mit 15 Tropfen oder so viel des zu prüfenden Öles, als zur Lösung nötig ist. Die nach 24 Stunden ausgeschiedenen Krystalle werden nach dem Waschen mit Petroläther mit Kalilauge gekocht. Bei Anwesenheit von Cineol tritt dessen charakteristischer Geruch auf.

Pharm. Ztschr. f. Rußland 1893. 49. 67.
Pharm. Zentrh. 1893. 136.
Chem. Zentralbl. 1893. I. 503. 667.

Hirschsohn's Reaktion auf Colophonium im Tolubalsam und Guajakharz.

Das gepulverte Harz wird mit Petroläther geschüttelt und filtriert. Bei Anwesenheit von Colophonium wird das Filtrat durch Kupferacetatlösung (1 : 100) grün gefärbt.

Pharm. Ztschr. f. Rußland 34. 513.
Chem. Zentralbl. 1895. II. 694.

Hirschsohn's Reaktion auf Cottonöl im Olivenöl.

5 ccm Olivenöl versetzt man mit 10 Tropfen einer Lösung von 1 g Goldchlorid in 200 g Chloroform und erwärmt die Mischung 20 Minuten lang im siedenden Wasserbade. Bei Anwesenheit von Cottonöl entsteht eine rote Färbung.

Chem. Ztg. 1888. Rep. 341.
Pharm. Ztschr. f. Rußland 27. 721.
Ztschr. f. analyt. Chem. 31. 108.

Hirschsohn's Reaktion auf Gurjunbalsam in ätherischen Ölen.

1 g Zinnchlorür, 3 ccm 95 % Alkohol und 4—5 Tropfen des zu untersuchenden Öles werden bis zur Lösung des Zinnchlorürs gekocht. Bei Anwesenheit von Gurjunbalsam tritt Rot-, Violett- und Blaufärbung ein.

Eine dem Gurjunbalsam ähnliche Färbung geben Selleriesamenöl, Cubebenöl, Galgantöl, Lorbeeröl, Patschouliöl, Sumbulöl, Sandelöl, Pfefferöl, Cardamomöl und Baldrianöl. Wer-

mutöl und Kamillenöl geben eine grüne bis blaugrüne Färbung.

Pharm. Ztschr. f. Rußland 35. 25. 65.
Ztschr. f. analyt. Chem. 36. 60.

Hirschsohn's Reaktion auf Gurjunbalsam in Copaivabalsam.

Kocht man 1 g Copaivabalsam mit 3 g Alkohol (95 %) und 1 g Zinnchlorür bis zur erfolgten Lösung, so tritt bei Anwesenheit von Gurjun eine rote Färbung ein, die allmählich in Blau übergeht. Es läßt sich auf diese Art noch 1 % Gurjunbalsam leicht nachweisen. Mit dieser Probe läßt sich Gurjunbalsam oder ätherisches Gurjunöl auch in ätherischen Ölen erkennen.

Pharm. Ztschr. f. Rußland 34. 499 u. 35. 25. 65.
Ztschr. f. analyt. Chem. 36. 60. 806.
G e h e , Pharm. Zentrh. 1896. 276.

Hirschsohn's Reagenz auf Myrrhe.

(Chloralreagenz.) Man löst 4 g Chloralhydrat in 1 g Trichloracetal unter Erwärmen auf. Man erhält so eine sirupdicke an der Luft schwach rauchende Flüssigkeit. Herabol-Myrrhe gibt mit diesem Reagenz eine schöne violette Färbung (nicht aber Bissabol-Myrrhe). Früher hatte der Autor an Stelle dieses Reagenzes das unreine Chloral benützt, also Hehn's Reagenz (siehe dieses!).

Pharm. Zentralbl. 1903. 809.
Apoth. Ztg. 1903. 827.
Chem. Zentralbl. 1904. I. 56.

Hirschsohn's Reaktion auf fette Öle im Copaivabalsam.

20—30 Tropfen Balsam übergießt man mit 1—2 ccm einer Lösung von 1 Teil Ätznatron in 5 Teilen 95 %igem Alkohol, kocht einige Male auf und vermischt nach dem Erkalten mit dem doppelten Volumen Äther. Bei Anwesenheit von Ölen entsteht eine gallertartige Mischung. Reiner Balsam gibt bei dieser Probe eine klare oder nur wenig trübe Lösung.

Pharm. Ztschr. f. Rußland 34. 32.
Pharm. Ztg. 40. 603.
Ztschr. f. analyt. Chem. 35. 238.

Hirschsohn's Reaktion auf Urson.

Kocht man Urson einige Minuten lang mit einer Lösung von 10 g Trichloressigsäure in 1 g Salzsäure (D. = 1,12), so entsteht eine violette Färbung, die in Blau übergeht.

Pharm. Zentrh. 1903. 673.
Chem. Zentralbl. 1903. II. 1026.
Vergl. des Autors Reagenz auf Cholesterin.
G i n t l , Tschirch's Harze u. Harzbehälter 1900. 105.
Monatsh. f. Chemie. 1893. 260.

Hirshberg's Reaktion auf Saccharose.

Die zu prüfende Lösung wird sterilisiert mit der gleichen Menge $^1/_{10}$ Norm. Natronlauge versetzt und 24 Stunden lang in den Brutschrank gestellt. Saccharose bleibt unverändert, was mit dem Polarisationsapparat nachgewiesen werden kann, während Glukose, Mannit, Maltose, Mannose, Laktose, Lävulose, Galaktose und Invertzucker vollständig zerstört werden.

Berl. klin. Woch. 1912. 409.

Histed's Reaktion auf Natalaloin.

Läßt man die Dämpfe rauchender Salpetersäure über eine Lösung von Natalaloin in konzentr. Schwefelsäure streichen, so färbt sich letztere erst grün, dann rot und zuletzt blau. Dieselbe Reaktion bringt ein Krystall Kaliumnitrat hervor. Diese Reaktion gibt nur die Natalaloë.

Pharm. Zentralh. 1900. 33.
H e u b e r g e r , Schweizer Woch. f. Chem. u. Pharm. 1899. 506.
Vergl. Enzyklop. d. gesamt. Pharm. 1886. I. 263.

Hlasiwetz' Reaktion auf Blausäure

beruht auf der Bildung von Isopurpursäure (mit intensiver Rotfärbung) beim Erwärmen alkalischer Blausäurelösung mit Pikrinsäure.
H a g e r , Pharm. Prax. 1880. I. 66.
K i p p e n b e r g e r , Nachw. v. Gift. 1897. 17.
Enzyklop. d. gesamt. Pharm. 1888. V. 227.

Hlasiwetz-Pfaundler's Reaktion auf Protokatechusäure

ist eine Modifikation von Hesse's Reaktion. Versetzt man eine wässerige Lösung der Säure mit Eisenchlorid, so färbt sich die Mischung blaugrün und dann auf Zusatz von Sodalösung rot.
Liebig's Annal. **127.** 358.
Chem. Zentralbl. 1863. 1773.

Hodurek's Reaktion auf Colophonium in Naphthalin

siehe: Österreich. Chem. Ztg. **5.** 555.
Ztschr. f. analyt. Chem. **45.** 785.

Hof's Reagenz auf Alkalien in pflanzlichen Geweben

ist eine ätherische Lösung von Tetrajodfluoresceïn. Näheres siehe: Botan. Zentralbl. 1900 und Merck's Bericht 1900. 124.

Hoffmann's Reagenz auf Eiweiß und Phenol

ist identisch mit Millon's Reagenz (siehe dieses!).

Hoffmann's Reaktion auf Mutterkorn in Mehl und Brot.

Siehe: Pharm. Ztg. **23.** 726 u. 742 oder Ztschr. f. analyt. Chem. **36.** 121.
Chem. Zentralbl. 1879. 183.
L a u c k , Ztschr. f. analyt. Chem. **36.** 273.
M e d i c u s , Südd. Apoth. Ztg. 1892. 605.
U l b r i c h t , Ztschr. f. analyt. Chem. **33.** 766.
H a r t w i c h , Pharm. Zentrh. **34.** 662.
M e d i c u s - K o b e r , Ztschr. f. Unters. Nahr.-Genußm. 1902. 1077.

Hoffmann's Reagenz auf Phenol.

Phenol gibt mit einer Lösung von Kaliumnitrat oder Salpetersäure in konzentr. Schwefelsäure eine violettrote bis violette Färbung. Näheres siehe: H a g e r , Pharm. Prax. Erg.-Bd. 1883. 10.

Hoffmann's Reaktion auf Tyrosin.

Kocht man Tyrosin mit einer möglichst neutralen Lösung von Mercurinitrat, so entsteht ein roter, flockiger Niederschlag, während die Lösung nach dem Absetzen farblos ist.
Liebig's Annal. **87.** 123.
Chem. Zentralbl. 1854. 176.
Nach L o t h. M e y e r muß das Reagenz etwas salpetrige Säure enthalten.
Ztschr. f. analyt. Chem. **3.** 199.
S t a e d e l e r , Liebig's Annal. **106.** 65.
K ü h n e , Arch. f. pathol. Anat. **39.** 130.
Leucin gibt mit dem Reagenz einen weißen Niederschlag, während nach B r a c o n n o t mit Mercuronitrat eine rötliche Färbung der Flüssigkeit entstehen soll.
B r a c o n n o t , Liebig's Annal. **87.** 123.
N i c k e l , Die Farbenreakt. d. Kohlenstoffverb. 1890. 12.

Hofmann's Reaktion auf primäre Amine.

1. Primäre Amine geben beim Erwärmen mit Chloroform und Kalilauge den charakteristischen Geruch des Isonitrils. (Isonitrilreaktion.)
   Berl. Ber. **3.** 767.
   Chem. Zentralbl. 1870. 609.
2. Primäre Amine, in Alkohol und Schwefelkohlenstoff gelöst, geben nach teilweisem Verdampfen des Alkohols und Erhitzen des Rückstandes mit Quecksilberchloridlösung den scharfen Geruch des betreffenden Senföles.
   Berl. Ber. **8.** 108.
   W e i t h , Berl. Ber. **8.** 461.

Hofmann's Reaktion auf Anilin.

1. In salzsaurer Lösung wird Anilin durch Platinchlorid gefällt.
2. Eine alkoholische Lösung von Anilin wird durch alkoholische Quecksilberchloridlösung krystallinisch gefällt.
3. Eine Lösung von Anilin in verdünnter Salz- oder Schwefelsäure wird durch Bromwasser in rötlichweißen Krystallen gefällt.
4. Anilin färbt sich mit rauchender Salpetersäure blau und bei gelindem Erwärmen gelb.
   Enzyklop. d. gesamt. Pharm. 1891. X. 716.

Hofmann's Reagenz auf organische Basen

ist konzentr. Überchlorsäure, die durch Eindampfen der käuflichen Überchlorsäure gewonnen werden kann. Sie gibt mit Basen gut krystallisierende Salze. Näheres siehe: Berl. Ber. 1909. **42.** 4856, 1910. **43.** 178, 183.

Hofmann's Reaktion auf Chloroform

beruht auf der Zersetzung desselben beim Erhitzen mit Alkalien unter Bildung leicht nachweisbarer Salzsäure (bezw. Chlorids).

Hofmann's Reaktion auf Chloroform.

(Isonitrilreaktion.) Versetzt man die zu prüfende Flüssigkeit mit einer Lösung von Anilin und Natriumhydroxyd in Alkohol und erwärmt, so tritt bei Anwesenheit von Chloroform der charakteristische Geruch des Isonitrils ein. Empfindlichkeitsgrenze $= 1 : 60\,000.$
Berl. Ber. **3.** 769.
Ztschr. f. analyt. Chem. **10.** 225.
Chem. Zentralbl. 1870. 609.

Hofmann's Reaktion auf Cyanursäure.

Die Lösung der Cyanursäure versetzt man auf einem Uhrglase mit konzentr. Natronlauge und erwärmt einige Augenblicke über einem Spitzbrenner. Es bilden sich feine Nadeln von cyanursaurem Natrium, welche beim Erkalten wieder verschwinden, wenn die Lösung der Cyanursäure nicht zu konzentriert war.

Berl. Ber. 3, 769.
Chem. Zentralbl. 1870. 611.

Hofmann's Reaktion auf Pyridinbasen.

Man gibt zu einigen Tropfen der zu prüfenden Substanz etwas Methyljodid und setzt nach dem Erhitzen ein Stückchen Ätzkali und einige Tropfen Wasser zu. Bei erneutem Erhitzen macht sich ein charakteristischer, senfölähnlicher Geruch bemerkbar.

Berl. Ber. 17. 1908.

Hofmann's Reagenz I auf Salpetersäure.

Man löst 1 g Anilin in 100 ccm verdünnter Schwefelsäure (1 : 6). Eine Mischung von 1 ccm konzentr. Schwefelsäure und 0,5 ccm Reagenz wird durch Spuren von Salpetersäure (auch von salpetriger Säure) rot gefärbt. Näheres siehe: Ztschr. f. analyt. Chem. 6. 72.

Hofmann's Reagenz II auf Salpetersäure

ist eine Lösung von Diphenylamin in konzentr. Schwefelsäure (1 : 100). Schichtet man über dieses Reagenz eine Lösung, die Spuren von Salpetersäure oder Nitraten enthält, so entsteht ein blauer Ring.

Liebig's Annal. 132, 160.
B ö t t g e r , Jahresber. d. Chem. 1875. 918.
Vergl. C i m m i n o , Ztschr. f. analyt. Chem. 38. 429 u. Cimmino's Reaktion, ferner Kopp's Reagenz.
F r e r i c h s , Arch. der Pharm. 1905. 80.
H i n r i c h s , Pharm. Prax. 1906. 217 od. Chem. Zentralbl. 1905. II. 1285.
K o s h i n o , Pharm. Zentrh. 1907. 431.

Hofmann's Reagenz auf Titansäure

ist 1,8-Dioxynaphthalin-3,6-disulfosäure (Chromotropsäure), die mit Titansäure in salz- oder schwefelsaurer Lösung eine intensive Rotfärbung erzeugt.

Berl. Ber. 1912. 45. 2480.
Geisow, Dissertation München 1902.
Merck's Bericht 1912. 86.

Hofmann-Schroff's Reaktion zur Unterscheidung von Morphin und Papaverin.

Verdünnte, wässerige Lösungen von Papaverin geben mit einer Lösung von Kaliumcadmiumjodid einen weißen, massigen, atlasglänzenden, schuppigen Niederschlag, während Morphinlösungen noch in einer Verdünnung 1 : 1000 schöne, nadelförmige Krystalle abscheiden, wenn sie mit genanntem Reagenz versetzt werden.

Jahrb. der Pharm. 31. 28.
Ztschr. f. analyt. Chem. 8. 471.

Hofmann-Storm's Reagenz für analytische Zwecke

(Reduktionsmittel) ist Tetraformaltrisazin. Es kann an Stelle von Hydrazin als ein etwas milder wirkendes Reduktionsmittel gebraucht werden. Näheres siehe: Berl. Ber. 1912. 45. 1725. — Merck's Bericht 1912.

Hofmeister's Reaktion auf Kreatinin.

Versetzt man eine mit Salpetersäure angesäuerte Lösung von Kreatinin mit Phosphorwolframsäure, so entsteht ein gelber, krystallinischer Niederschlag.

Ztschr. f. physiol. Chem. 5. 67.
Vergl. Kerner's Reaktion.

Hofmeister's Reaktion auf Leucin

beruht auf der reduzierenden Wirkung von Leucin auf Mercuronitrat, das beim Erwärmen in metallisches Quecksilber übergeführt wird.

Liebig's Annal. 189. 16.

Hofmeister's Reagenz auf Pepton im Harn

ist Phosphorwolframsäure oder Tannin. Näheres siehe: Ztschr. f. physiol. Chem. 4. 253; 5. 67. — Ztschr. f. analyt. Chem. 20. 161.

Höhnel's Reaktion auf Quecksilber im Harn.

Man dampft 1 Liter Harn auf 250 ccm ein, gibt 3—4 g Cyankalium zu, digeriert $^1/_2$ Stunde bei 60—70° C. und filtriert. Das Filtrat digeriert man mit einigen Streifen von blankem Kupferblech 2 Stunden lang bei 60—70° C. Bei Anwesenheit von Quecksilber zeigt sich auf dem Kupfer ein weißer bis blauweißer Beschlag mit glänzender Oberfläche.

Chem. Ztg. 1900. Rep. 56.
Pharm. Zentrh. 1900. 277.

Höhnel's Reagenz auf Holzstoff

ist eine konzentr. Lösung von Phenol in Salzsäure (1,19), durch welche Holzstoff grün gefärbt wird, oder eine Lösung von Jodjodkalium und Schwefelsäure von bestimmter Konzentration, womit Holz blau und Holzschliff dunkelgelb gefärbt wird.

Chem. Ztg. 13. 155.
Ztschr. f. analyt. Chem. 28. 737.

Höhnel's Reagenz auf Seide

ist eine gesättigte, wässerige Lösung von Chromsäure, die mit einem gleichen Volumteil Wasser verdünnt wurde. Das Reagenz löst echte Seide innerhalb einer Minute auf.

Dingler's Journ. 246. 465.

Holde's Reaktion auf Harzöl in Ölen.

Siehe: Chem. Ztg. 1890. Rep. 107, 1891. Rep. 144.
Mitteil. d. k. techn. Vers.-Anst. Berlin 8, 19.
Chem. Zentralbl. 1890. I. 882.

Holde's Reaktion auf Mineralöle in fetten Ölen.

Man löst ein erbsengroßes Stück Ätzkali in 5 ccm absolut. Alkohol unter Erhitzen auf, gibt 3—4 Tropfen des zu prüfenden Öles zu und kocht 1 Minute lang. Dann setzt man 3—4 ccm Wasser zu. Bei Anwesenheit von Mineralölen tritt eine Trübung auf.

Siehe: Chem. Ztg. 1889. Rep. 202.
Mitteil. d. k. techn. Vers.-Anst. Berlin 7. 75.
Chem. Zentralbl. 1889. II. 522.

Holfert's Reagenz für mikroskop. Zwecke (Konservierungs- und Härtungsmittel)

ist Formaldehyd, welcher nach Bokorny als Protoplasmagift zur Haltbarmachung tierischer

Präparate sehr geeignet ist. Nach Blum tritt bei der Verwendung des Formaldehyds keine Schrumpfung des Objektes ein (Chem. Ztg. 17. Rep. 310).

Chem. Ztg. 18. Rep. 135.
Ztschr. f. analyt. Chem. 36. 511.

Holland's Reaktionen auf Blut oder Indikan

sind Modifikationen der bekannten Guajakprobe und der Jafféschen Reaktion unter Verwendung von Natriumperborat an Stelle von ozonisiertem Terpentinöl oder Wasserstoffsuperoxyd bezw. von Chlorkalklösung.

Journ. Americ. Med. Assoc. 1907. No. 23.
Deutsche med. Woch. 1907. 1107.
Vergl. Hühnerfeld's, Almén's und Schaer's Reaktion auf Blut und Jaffé's Reaktion auf Indikan.

Hollande's Reagenz zum Härten mikroskopischer Präparate

ist eine Mischung von 12 Teilen gesättigter Pikrinsäurelösung (in 40 %igem Formaldehyd) mit 54 Teilen absol. Alkohol, 3 Teilen Benzol (toluolfrei) und 1 Teil Salpetersäure.

Ztschr. f. wiss. Mikroskop. 1912. **29.** 218.

Hollande's Reagenzien zum Färben mikroskop. Präparate.

1. Mischung von 33 Teilen wässeriger Eosinlösung (0,8 %) mit 19 Teilen wässeriger Methylblaulösung (1 %) und 8 Teilen wässeriger Lichtgrünlösung (1 %).
2. Lösung von 0,1 g Orange G und 1 g Phosphormolybdänsäure in 50 ccm Alkohol (90 %).

Ztschr. f. wiss. Mikroskop. 1912. **29.** 216.
Arch. d'Anatomie Microscop. 1911. **13.** 171.

Holländer's Reaktion auf Fuselöl.

25 ccm des zu prüfenden Branntweins werden mit 1 ccm Norm. Kalilauge versetzt, abdestilliert und zu 5 ccm des Destillats 5 ccm Eisessig gegeben. Man kocht die Mischung 1 Minute lang, gibt 1 Tropfen reines Phenylhydrazin (Merck) zu, bringt nochmals zum Aufkochen und kühlt dann ab. Unterschichtet man die Mischung mit konz. Salzsäure, so entsteht bei Anwesenheit von Amylalkohol ein grüner Ring.

Münchener med. Woch. 1910. 83.
Merck's Bericht 1910. 88.
Med. Zentral.-Ztg. 1910. 157.
H e r z o g , Chem. Zentralbl. 1911. I. 1327.

Holmgren's Reaktion auf Jod im Harn.

Auf Filtrierpapier bringt man einige Tropfen Wasserstoffsuperoxyd (3 %), darauf einige Tropfen Salzsäure (25 %) und in die Mitte des so entstandenen feuchten Flecks 1 Tröpfchen Harn. Bei Anwesenheit von Jod entsteht ein brauner bis blauer Ring.

Arch. f. Dermatol. **106.** No. 1—3.
Deutsche Med. Ztg. 1911. 572.

Holmgren's Reagenz zum Fixieren mikroskop. Präparate

ist eine 2—5 %ige, wässerige Lösung von Trichloressigsäure oder Trichlormilchsäure.

Anat. Hefte 1901. 269.
Arch. f. mikroskop. Anat. 1902. 669.

Holt's Reaktion auf Pneumonie.

Frischer Harn von Pneumonikern zeigt bei Anstellung der Heller'schen Reaktion (Schichtprobe) oberhalb des vom Eiweiß erzeugten Ringes noch einen schmutzigweißen Ring oder Nebel.

Brit. Med. Journ. 1910. 2584.
Pharm. Zentrh. 1911. 375.

Homberger's Reagenz zur Gonokokkenfärbung

ist eine Lösung von Kresylechtviolett 1:10 000. Mit diesem Reagenz färben sich Gonokokken rotviolett, Kerne schwach blau.

Pharm. Zentrh. 1900. 790.
Zentralbl. f. Bakteriolog. 1900. 533.
Enzyklop. d. mikroskop. Techn. 1903. 499.
Ztschr. f. wiss. Mikroskop. 1900. 394.

Homolle's Reaktion auf Digitalin.

Das Homollesche Digitalin gibt mit konz. Salzsäure eine intensive Grünfärbung.

Union méd. 1872. 295.
Merck's Bericht 1911. 50.

Honorowski's Reagenz zum Färben mikroskop. Präparate.

a) Lösung von 0,2 g Hämatoxylin und 0,02 g Resorcin in 100 ccm Alkohol (70 %). —
b) Mischung von 1 ccm Liquor ferri sesquichl. Ph. G. V. mit 2 ccm konz. Salzsäure. —
c) Lösung von 0,1 g Fuchsin S in 100 ccm gesättigter, wässeriger Pikrinsäurelösung.

Przeglad lekarski 1908. No. 44.
Petersb. med. Woch. 1909. 94.
Med. Klinik 1910. 425.

Hooker's Reaktion auf Carbazol und Pyrrol.

Siehe: Berl. Ber. **21.** 3299 oder
Ztschr. f. analyt. Chem. **28.** 711.
Chem. Zentralbl. 1889. I. 12. 158.

Hoogoliet's Reagenz auf Chloride.

Man löst Silberchromat in Ammoniak und tränkt damit Filtrierpapierstreifen. Die noch feuchten Streifen zieht man rasch durch verdünnte Salpetersäure, wodurch das Silberchromat auf dem Papier verteilt bleibt. Das nach dem Trocknen rote Papier wird beim Eintauchen in chloridhaltige Flüssigkeiten entfärbt.

Pharm. Zentrh. 1890. 268.
Ztschr. f. analyt. Chem. **31.** 311.

Hoper-André's Reaktion auf Chinin

ist André's Reaktion (siehe diese!).

Hopkin's Reaktion auf Proteïne

siehe: Hopkins-Cole's Reagenz.

Hopkins-Cole's Reagenz auf Proteïnstoffe

ist Adamkiewicz' Reagenz, bei dem die Essigsäure durch Glyoxylsäure ersetzt ist.

Proc. Royal Soc. London 1901. **(68.)** 21.
Chem. Zentralbl. 1901. I. 797.
O s b o r n e - H a r r i s , ebenda 1903. II. 910.
Ztschr. f. analyt. Chem. 1904. 376.
E p p i n g e r , Hofmeister's Beiträge 1905. 495.
Merck's Bericht 1906. 154.
Dakin, Journ. biol. Chem. **1.** 271.

Hoppe-Seyler's Reaktion auf Gallenfarbstoffe.
Man versetzt ikterischen Harn mit Kalkmilch, leitet Kohlensäure ein und filtriert nach mehrstündigem Stehenlassen. Den Niederschlag rührt man mit wenig Wasser an, gibt Essigsäure zu und schüttelt mit Chloroform aus, in das der grüne Farbstoff übergeht und besser erkannt werden kann. Der Niederschlag kann auch mit salpetriger Säure enthaltender Salpetersäure betupft werden, wobei grüne bis blaue Färbungen auftreten.
Vergl. Gmelin's Reaktion.
Physiol. Chem. 1879. II. 864.
Deubner, Ztschr. f. analyt. Chem. 25. 459.
Jolles, Ztschr. f. analyt. Chem. 29. 402.

Hoppe-Seyler's Reagenz auf Glukose im Harn
ist eine 0,5 %ige Lösung von o-Nitrophenylpropiolsäure in 1 %iger Natronlauge. Erhitzt man 5 ccm dieses Reagenzes mit 10 Tropfen Harn zum Sieden, so tritt bei Anwesenheit von Glukose Blaufärbung (Indigo) auf.
Ztschr. f. physiol. Chem. 17. 88.
Ztschr. f. analyt. Chem. 32. 268.
Ruini, Chem. Ztg. 1902. Rep. 60.
Jolles, Pharm. Zentrh. 1895. 306.
Baeyer, Berl. Ber. 13. 2260.
Loeb, Deutsche Med. Ztg. 1905. 581.
Gerhardt, Merck's Ber. 1901. 140.
Weitbrecht, ebenda 1908. 116.
Nach der Erfahrung des Verfassers stellt man zur Vermeidung von Irrtümern die Reaktion folgendermaßen an: Man löst 0,1 g Nitrophenylpropiolsäure (bei gewöhnlicher Temperatur!) in 2 ccm Natronlauge (D. = 1,17) und 18 ccm Wasser. Zu dieser Lösung gibt man die zu prüfende Flüssigkeit und erhitzt zum Sieden.

Hoppe-Seyler's Reaktion auf Kohlenoxyd im Blut.
Mischt man normales Blut mit Natronlauge, so wird es mißfarbig, Kohlenoxyd enthaltendes Blut wird dagegen nach Zusatz von Natronlauge in dünner Schicht eine mennigrote Farbe behalten.
Virchow's Arch. f. pathol. Anatomie 11. 288. u. 13. 104.
Vergl. Salkowski' Reaktion.
Franzen-Mayer, Ztschr. f. analyt. Chem. 1911. 669.

Hoppe-Seyler's Reaktion auf Mangan
ist identisch mit Volhard's Reaktion. (Vergl. Hafner-Krist, Ztschr. österr. Apoth. Ver. 1907. 388.)

Hoppe-Seyler's Reaktion auf Phenol
beruht auf der Blaufärbung von Fichtenholz durch Phenol und Salzsäure.
Arch. f. Physiol. 1872. 470.
Vergl. Tommasi's Reaktion.

Hoppe-Seyler's Reaktion auf Xanthin.
Gibt man etwas Xanthin zu einer Mischung von Natronlauge und Chlorkalk, so bildet sich um das Xanthin eine dunkelgrüne Zone, die bald in Braun übergeht.

Liebig u. Wöhler, Annalen 26. 340.
Engel, Ztschr. f. analyt. Chem. 15. 345.

Hornowski's Reagenz zur Färbung mikroskopischer Präparate.
a) 0,2 g Hämatoxylin, 0,02 g Resorcin-Fuchsin, 100 ccm Alkohol.
b) 1 ccm Liquor Ferri sesquichlorati, 2 ccm Salzsäure.
c) 0,1 g Säurefuchsin, 100 ccm konzentr., wässerige Pikrinsäurelösung. Das Präparat wird 24 Stunden lang in einer Mischung von 5 ccm a und 1 Tropfen b gefärbt und nach dem Abspülen in c gefärbt. Näheres siehe: Deutsche med. Woch. 1908. 2135.

Horoszkiewicz-Marx' Reaktion auf Kohlenoxyd-Blut.
Eine Mischung von 2 ccm Blut und 4 ccm einer 8 %igen Chininchlorhydratlösung erhitzt man bis zum einmaligen Aufkochen, läßt abkühlen und fügt 2—3 Tropfen frisches Schwefelammonium zu. Kohlenoxydblut bewirkt eine leuchtend rote Färbung, während normales Blut einen schmutzig blaugrünen Farbenton hervorruft.
Berl. klin. Woch. 1906. 1156.

Horsford's Reaktion auf Amidoessigsäure.
Glykokoll gibt beim Erwärmen mit Kalilauge eine hellrote Färbung.
Liebig's Annalen. 60. 1.

Horsley's Butterprobe
beruht auf der klaren Löslichkeit des geschmolzenen und getrockneten Butterfettes in Äther bei 18,5 ° C. Näheres siehe: Ztschr. f. analyt. Chem. 2. 100.

Horsley's Reaktion auf Morphin.
Gibt man zu einer heißen Lösung von Morphinacetat einige Tropfen Silbernitratlösung, so wird metallisches Silber abgeschieden und das Filtrat wird durch Salpetersäure blutrot gefärbt.
Ztschr. f. analyt. Chem. 1. 516; 7. 485.
Schmidt's Jahrbücher 115. 274.
Dingler's Polytechn. Journ. 167. 155.
Chem. Zentralbl. 1863. 656.
Vergl. Merck's Bericht 1901. 16—27.

Horsley's Reagenz auf Glukose.
1. Eine Lösung von 30 g Kupfersulfat, 30 g Weinsäure, 90 g Kaliumhydroxyd und 90 g Kaliumkarbonat in 1440 ccm Wasser. Gebraucht wie Fehling's Reagenz.
2. Eine mit Kalilauge versetzte Lösung von Kaliumchromat. — Das Reagenz färbt sich beim Kochen mit Glukose grün.
Merck's Report 1901. 20.
Enzyklop. d. gesamt. Pharm. 1888. V. 277.

Horsley's Reagenz auf Salpetersäure
ist eine Lösung von Pyrogallol in konzentr. Schwefelsäure, die durch Salpetersäure violettblau gefärbt wird.
Enzyklop. d. gesamt. Pharm. 1888. V. 277.

Hoshida's Reagenz auf Morphin und Oxydimorphin

ist eine frisch bereitete Lösung von 0,15 g Natriummolybdat und 10 Tropfen Formaldehyd in 30 ccm Schwefelsäure. — Morphin ruft damit eine violette, dann blauviolette und zuletzt schmutziggrüne, Oxydimorphin eine violette, dann eine beständige blaugrüne Färbung hervor.

Journ. Soc. Pharm. Japan 1908. 798.
Apoth. Ztg. 1908. 643.
Ztschr. d. österr. Apoth. Ver. 1908. 564.
Merck's Ber. 1908. 280.
Répert. de Pharm. 1908. 507.

Hösslin's Reagenz auf Salzsäure im Magensaft

ist eine Lösung von Congorot.
Münchener med. Woch. 1886. Nr. 6.

Hoton's Reaktion auf Kokosfett in Schweinefett

siehe: Revue internat. falsific. 1905. 85.
Chem. Zentralbl. 1905. II. 1195.

L'Hôte's Reagenz

ist schwefelsäurefreie schweflige Säure, die durch Einleiten von SO_2 in siedendes Wasser hergestellt werden soll.

Annal. Chim. analyt. appl. **9.** 305.
Chem. Zentralbl. 1904. II. 844.

Houzeau's Reagenz auf Ozon

ist weinrotes Lackmuspapier und Jodkaliumstärkepapier, welche beide unter der Einwirkung von Ozon gebläut werden.

Compt. rend. **66.** 44.
Chem. Zentralbl. 1872. 242.
Huizinga, Chem. Zentralbl. 1868. 792.
Arnold, Repetit. d. Chem. 10. Aufl. 74.
Arnold-Mentzel, Berl. Ber. **35.** 1324;
Ztschr. f. analyt. Chem. 1904. 47.

Howie's Reaktion auf Curcuma in Rhabarber oder Insektenpulver ist eine Modifikation der bekannten Curcumareaktion mit Borax und Salzsäure;

siehe: Ztschr. f. analyt. Chem. **14.** 400.
Americ. Journ. of Pharm. (4) **4.** 16.
Arch. der Pharm. (3) **6.** 150.

Hoyer's Reagenz (Konservierungsmittel)

ist eine Lösung von arabischem Gummi und Chloralhydrat in einer Mischung von Wasser und Glycerin. Gebraucht als Beobachtungs- und Konservierungsmittel für Carmin- und Hämatoxylinpräparate.

Biolog. Zentralbl. 1882. 23.
Strasburger, Kl. Botan. Prakt. 1893. 220.
Behrens' Tabellen 1892. 64.
Enzyklop. d. mikroskop. Techn. 1903. 503.

Hoyer's Reagenz zum Färben mikroskop. Präparate.

1. Eine Lösung von 2 g Carmin in 100 ccm ammoniakalischem Wasser, mit einem Zusatz von Chloralhydrat. Gebraucht zum Färben von Kernen, Achsenzylindern und Nervenzellen.

Biolog. Zentralbl. 1882. 17.

2. Man löst 1 g Carmin in 10 ccm Alkohol unter Erwärmen und Zugabe von einigen Tropfen Schwefelsäure, filtriert die Lösung und gibt Bleiacetat zu, bis violette Niederschläge entstehen. Alsdann filtriert man, gibt Bleiacetat im Überschuß zu, sammelt, wäscht den Niederschlag und löst denselben in Alkohol und etwas Schwefelsäure, wobei ein weißer Rückstand und eine rote Lösung entsteht.

Arch. f. mikroskop. Anat. 1876. 650.
Behrens' Tabellen 1892. 97.

3. Zur Schleimfärbung schlägt der Autor Thioninlösung vor.

Arch. f. mikroskop. Anat. **35.** 310.
Merck's Bericht 1898. 135.

Hoyer's (trockenes) carminsaures Ammon für mikroskop. Zwecke.

Man löst 10 g Carmin in 20 ccm Ammoniak (D. = 0,91) und 60 ccm Wasser und erhitzt diese Lösung, bis sie nicht mehr nach Ammoniak riecht. Nach dem Erkalten filtriert man und gibt zu je 10 ccm Filtrat 0,1—0,5 g Chloralhydrat. Die erhaltene Lösung versetzt man mit dem 5fachen Volumen Alkohol. Der entstandene Niederschlag wird gesammelt, gewaschen und getrocknet. Gebraucht in wässeriger (ammoniakalischer) Lösung zum Färben von Kernen, Achsenzylindern, Nervenzellen etc.

Biolog. Zentralbl. 1882. 17.
Strasburger, Kl. Botan. Prakt. 1893. 219.
Behrens' Tabellen 1892. 99.
Enzyklop. d. mikroskop. Techn. 1903. 637.

Hoyer's Reagenz zum Imprägnieren mikroskop. Präparate.

Man löst 0,5—0,75 g Silbernitrat in 10 ccm Wasser und gibt so viel Ammoniak zu, daß sich der entstandene Niederschlag wieder löst. Alsdann verdünnt man die Lösung mit Wasser zu 100 ccm.

Arch. f. mikroskop. Anat. 1876. 649.
Behrens' Tabellen 1892. 94.
Enzyklop. d. mikroskop. Techn. 1903. 1259.

Hoyer's Einschlußmittel f. mikroskop. Präparate

ist eine Lösung von arabischem Gummi in 15 %iger, wässeriger Ammonacetat- oder 33 %iger Kaliumacetatlösung. Näheres siehe: Biolog. Zentralbl. 1882. 23. — Strasburger, Kl. Botan. Prakt. 1893. 220. — Koch, Jahrb. f. wiss. Bot. 1892. 1.

Hoyer's Reagenz für mikroskop. Zwecke.

(Carminleim zur warmflüssigen Injektion.) Man löst 100 g Leim in 50 g Wasser und färbt diese Masse mit neutraler Carminlösung hellrot. Alsdann gibt man 2 Gew.-Proz. gesättigter Chloralhydratlösung und 5—10 Vol.-Proz. Glycerin zu.

Biolog. Zentralbl. 1882. 20.
Hoyer's Berlinerblaulösung siehe: Arch. f. mikroskop. Anat. 1876. 649.
Hoyer's Bleichromatlösung siehe: ebenda 1867. 136.

Behrens' Tabellen 1892. 90.
Eberth - Friedländer, Mikroskop, Techn. 1894. 64.
Enzyklop. d. mikroskop. Techn. 1903. 576—601.

Hübl's Reagenz zur Bestimmung der Jodzahl.
a) Eine Lösung von 25 g Jod in 500 ccm Alkohol (90 %).
b) Eine Lösung von 30 g Quecksilberchlorid in 500 ccm Alkohol (90 %).

Zum Gebrauch mischt man nach dem Deutschen Arzneibuch gleiche Volumteile. Die Einstellung geschieht mit $^1/_{10}$ N-Natriumthiosulfatlösung.

Nach Hübl werden die Lösungen a und b gemischt aufbewahrt, aber nicht vor 48stündigem Stehen nach der Mischung verwendet.
Dingler's Journ. 253. 281.
Ztschr. f. analyt. Chem. 25. 432.
Grünhagen, Pharm. Ztg. 1900. 969.
Kitt, Chem. Ztg. 1902. 554.
Bolling, Ztschr. f. analyt. Chem. 39. 654.
Vergl. Hanus' Reagenz.

Hübl-Waller's Reagenz zur Bestimmung der Jodzahl
ist Hübl's Reagenz, das im Liter 50 g Salzsäure (D. = 1,19) enthält.
Chem. Ztg. 19. 1786. 1831.
Ztschr. f. analyt. Chem. 40. 428.
Holde, Ztschr. f. Unters. Nahr.-Genußm. 1. 417.
Dieterich, Helfenberger Annal. 1895. 66.
Henriques, Ztschr. f. öffentl. Chem. 3. 401.

Huber's Reagenz auf freie Mineralsäuren
ist eine wässerige Lösung von Ammonmolybdat und Ferrocyankalium. Dieses Reagenz gibt mit Lösungen, die freie Salz-, Salpeter-, Schwefel-, Phosphor-, Arsen-, schwefelige und phosphorige Säure enthalten, eine rötlichgelbe bis dunkelbraune Färbung (oder Trübung), welche auf Zusatz von Alkali verschwindet.
Hager, Pharm. Prax. Erg.-Bd. 1883. 78.
Pharm. Zentrh. 17. 346.
Ztschr. f. analyt. Chem. 16. 242; 18. 618.
Chem. Zentralbl. 1876. 789; 1880. 670.
Vergl. Hager's Reagenz.

Hübner's Reagenzien auf merzerisierte Baumwolle.
1. Eine Lösung von 20 g Jod in 100 ccm gesättigter, wässeriger Kaliumjodidlösung.
2. Eine Lösung von 1 g Jod und 20 g Kaliumjodid in 100 ccm Wasser und eine Lösung von Zinkchlorid, die in 300 ccm 280 g Zinkchlorid enthält.

Merzerisierte Baumwolle färbt sich mit diesen Reagenzien dunkelblau. Näheres siehe: Chem. Ztg. 1907. 1295; 1908. 220. — Pharm. Zentrh. 1908. 549. — Lange, Chem. Ztg. 1903. 735. — Friemel, ebenda 1908. 66.

Hüfner's Reagenz auf Harnstoff.
Siehe dessen Reagenz auf Stickstoff.

Hüfner's Reagenz auf Stickstoff
ist eine Lösung von Brom in Natronlauge (1+10). Harnstoff und ähnliche stickstoffhaltige Substanzen geben mit diesem Reagenz behandelt ihren Stickstoff gasförmig ab. Das Reagenz dient zur quantitativen Bestimmung des Stickstoffs.
Ztschr. f. physiol. Chem. 1. 350.
Ztschr. f. analyt. Chem. 21. 299.
Chem. Zentralbl. 1871. 228; 1878. 303.
Jacoby, Ztschr. f. analyt. Chem. 24. 307.
Arnold, Ztschr. f. analyt. Chem. 21. 605.
Quinquaud, Moniteur scientif. (3). 11. 641.
Wormley, Jahresber. f. Tierchem. 1882. 64.
Schleich, Journ. f. prakt. Chem. (2). 10. 262.
Schenck, Pflüger's Archiv 38. 325. 511.
Pflüger-Bohland, Chem. Ztg. 1886. Rep. 144.
Luther, Ztschr. f. physiol. Chem. 13. 500.
Vergl. Knop's Reaktion.

Hughes' Papierreaktion.
Befeuchtet man Papier mit Jodkaliumlösung und setzt es dem Licht aus, so entsteht eine bräunlichviolette Färbung. Die Reaktion wurde ursprünglich auf das Freiwerden von Chlor im Papier zurückgeführt. Bealde hielt das Ozon der Luft für die Ursache der Reaktion. Strachan gibt an, daß sie durch gegenseitige Einwirkung von Kaliumjodid und Alaun (der besonders in glaciertem Papier vorhanden ist) ausgelöst wird und deshalb als eine empfindliche Prüfung des Papiers auf (durch Alaun bedingte) Acidität verwendet werden könne.
Phil. Magazine (5) 35. 531.
Bealde, Chapters on paper making 1. 98.
Strachan, Chem. News 103. 193.

Huguenin's Reagenz zum Färben mikroskop. Präparate
ist identisch mit Ehrlich's Reagenz 2 (Dahliaviolettlösung) zum Färben.
Korresp. Schweizer Ärzte 1874. 173.
Behrens' Tabellen 1892. 109.
Enzyklop. d. mikroskop. Techn. 1903. 164.

Hühnerfeld's Reagenz auf Blut im Harn
ist eine Mischung von 10 Teilen Terpentinöl, 10 Teilen Alkohol, 10 Teilen Chloroform, 1 Teil Eisessig und 1 Teil Wasser.
1 ccm dieser Mischung und 1 ccm Guajaktinktur schichtet man vorsichtig über etwa 5 ccm Harn. Bei Anwesenheit von Blut tritt eine blaue Zone auf.
Hühnerfeld, Die Blutproben vor Gericht 1875.
Vergl. Schaer's Reaktion.
Ztschr. f. analyt. Chem. 34. 130 und 46. 623.
Schaer, ebenda 39. 134.
Breteau, Pharm. Zentrh. 1898. 706.

Huisman's Reagenz zum Färben von Blutpräparaten ist eine Mischung gleicher Teile folgender Lösungen:
a) Eine Lösung von 1,175 g Methylenazur in 100 ccm Methylalkohol.

b) Eine Lösung von 0,825 g Eosin (BA-Höchst) in 100 ccm Methylalkohol.

Methylenazur (Azùrblaù solide) erhält man nach H. durch Eindampfen folgender Lösung: 2 g Methylenblau in 200 ccm Wasser kocht man nach Zusatz von 10 ccm $^1/_{10}$ Normal-Natronlauge $^1/_4$ Stunde lang und gibt nach dem Erkalten 10 ccm $^1/_{10}$ Normal-Schwefelsäure zu.
> A. Huisman, Méthodes de coloration des diverses granulations des éléments figurés du sang. Bruxelles 1906.
> Merck's Bericht 1906, 189.

Huizinga's Reaktion auf Glukose im Harn.

Kocht man Glukoselösung mit einigen Tropfen Kalilauge und Ammonmolybdatlösung (oder auch Natriumwolframatlösung) und gibt dann tropfenweise Salzsäure zu, so entsteht eine schöne blaue Färbung. Näheres siehe: Ztschr. f. analyt. Chem. 10. 250. — Arch. de Physiol. 3. 496. — Chem. Zentralbl. 1871. 424.

Huizinga's Reagenz auf Ozon

ist mit Thallohydroxyd getränktes Filtrierpapier, das durch Ozon braun gefärbt wird.
> Liebig's Annal. 1872. 244.

Hultgren-Andersson's Reagenz zum Härten mikroskop. Präparate

ist identisch mit Andersson's Reagenz (siehe dieses).
> Skandin. Arch. f. Physiol. 1900. 141.
> Ztschr. f. wiss. Mikroskop. 1900. 215.

Humbert's Reaktion auf Eiweiß.

Proteïnstoffe färben sich mit Kaliumkarbonatlösung und Kupfersulfatlösung violett. (Biuretreaktion.)
> Journ. de Pharm. et de Chim. (3) 27. 272.
> Jahresber. d. Chem. 1855. 825.

Hume's Reagenz auf arsenige Säure.

Eine wässerige, 5 %ige Silbernitratlösung versetzt man so lange mit Ammoniak, bis sich der anfangs entstandene Niederschlag wieder gelöst hat. Das Reagenz gibt mit arseniger Säure und Arseniten einen gelben Niederschlag.
> Chem. Zentralbl. 1832. 469.
> Traill, ebenda 1838. 604.

Hunt's Acetonitrilprobe

beruht auf der Resistenzerhöhung weißer Mäuse gegen Acetonitril bei oder nach Verfütterung von Schilddrüsensubstanz. Vergl. Merck's Bericht 1911. 139 und Ghedini's Reaktion, ferner Lussky, Americ. Journ. of Physiol. 30. 63.

Hunt-Taveau's Reaktion auf Cholin

beruht auf der charakteristischen Krystallform des Doppelsalzes von Benzoylcholinchlorhydrat mit Platinchlorid. Näheres siehe: Brit. Med. Journ. 1906. II. 1788.

Huppert's Reaktion auf Gallenfarbstoffe.

Wird ikterischer Harn mit Kalkmilch versetzt und der entstandene Niederschlag mit schwefelsäurehaltigem Alkohol in der Wärme extrahiert, so zeigt die Lösung eine grüne Färbung.
> Arch. d. Heilkunde 8. 351 u. 476.
> Chem. Zentralbl. 1867. 686.
> Deubner, Ztschr. f. analyt. Chem. 25. 459.
> Jolles, ebenda 29. 402.
> Munk, ebenda 38. 205.
> Huppert, ebenda 3. 237.
> Nakayama, Ztschr. f. physiol. Chem. 1902. 398.
> Hammarsten, Physiol. Chem. 1899. 507.

Huppert's Reaktion auf Harnsäure.

Versetzt man die Lösung eines harnsauren Salzes mit Salzsäure und Phosphorwolframsäure, so entsteht ein feinkörniger, hellbrauner Niederschlag.
> Ztschr. f. analyt. Chem. 29. 633.
> Schöndorff, Pflüger's Archiv 62. 29.
> Vergl. Pflüger-Bleibtreu's Reagenz.
> Moreigne, Annal. Chim. analyt. et appl. 1905. 15.

Huppert's Reaktion auf Homogentisinsäure im Harn.

Siehe: Ztschr. f. analyt. Chem. 38. 395 u. 30. 524, ferner
> Baumann, Münchener med. Woch. 1891. 1. u.
> Ztschr. f. physiol. Chem. 15. 228.

Husemann's Reaktion auf Blausäure.

Die zu prüfende Flüssigkeit (Destillat) versetzt man mit einigen Tropfen Ferrosulfatlösung und Natronlauge, erhitzt zum Sieden und filtriert. Das Filtrat säuert man mit Salzsäure an und gibt einen Tropfen Eisenchlorid zu. · Blausäure gibt sich durch Bildung von Berlinerblau zu erkennen.
> Almén, Upsala Läkareför. Förh. 6. 385.
> Husemann, Toxikologie 196.

Husemann's Reaktion auf Morphin.

Morphin wird mit konzentr. Schwefelsäure gekocht. Auf Zusatz von Spuren Salpetersäure, Chlorwasser, Salpeter etc. entsteht eine blau- bis rotviolette Färbung. Auf diese Art soll sich noch $^1/_{100}$ mg Morphin nachweisen lassen.
> Liebig's Annal. 1863. 305.
> Chem. Zentralbl. 1864. 734; 1875. 264.
> Arch. der Pharm. 206. 231.
> Ztschr. f. analyt. Chem. 3. 149; 15. 103.
> Bruylants, Pharm. Zentrh. 1895. 284.
> Hager, Pharm. Prax. 1880. II. 465.

Husemann's Reaktion auf Narcotin.

Siehe: Dragendorff-Husemann.

Husson's Butterprobe.

Man löst 1 g Butterfett in 10 g einer Mischung von gleichen Teilen Äther und Alkohol (95 %) bei einer Temperatur von 35—40 ° C. und läßt 24 Stunden bei 18 ° C. stehen. Der entstandene Bodensatz darf nicht über 40 % und nicht unter 35 % betragen.
> Hager, Pharm. Prax. Erg.-Bd. 1883. 166.
> Pharm. Zentrh. 1878. 9.
> Compt. rend. 85. 718.
> Journ. de Pharm. et de Chim. (4) 26. 100.
> Chem. Zentralbl. 1878. 175.

Husson's Reaktion auf Fuchsin im Wein

beruht auf der färbenden Kraft eines solchen Weines gegenüber weißen Wollfäden.
Siehe: Hager, Pharm. Prax. 1880. II. 1254.

Compt. rend. 83. 199.
Chem. Zentralbl. 1876. 650.
K i c k t o n , Chem. Zentralbl. 1906. II. 1022.

Huxley-Brooks' Reagenz auf Wasser im Chloroform

ist Kaliumbleijodid ($PbJ_2.2KJ$), das sich bei Anwesenheit von Wasser gelb färbt.

Pharm. Zentrh. 1898. 509.
Ztschr. f. analyt. Chem. 40. 117.

Huysse's Reagenz auf Indium.

Man dampft die zu prüfende Lösung mit Schwefelsäure ein, nimmt in Wasser auf und gibt Caesiumchlorid zu. Bei Anwesenheit von Indium entstehen farblose Octaëder. An Stelle von Caesiumchlorid kann auch Ammoniumfluorid verwendet werden. Aluminium und Eisen darf bei diesen Reaktionen nicht zugegen sein.

Chem. Ztg. 1900. Rep. 39.
Pharm. Zentrh. 1900. 254.
Chem. Zentralbl. 1900. I. 515.

Huysse's Reagenz auf Kalium, Rubidium und Caesium.

Man löst Wismutsubnitrat in möglichst wenig Salzsäure und fügt Wasser zu, bis ein starker Niederschlag entstanden ist. Letzteren bringt man durch eine gerade genügende Menge von Natriumthiosulfat wieder in Lösung. Die erhaltene Mischung wird mit Alkohol bis zur bleibenden Trübung versetzt und letztere durch Wasserzusatz wieder gehoben. — Die zu prüfende Lösung verdampft man auf einem Objektträger und gibt etwas Reagenz zu. Bei Anwesenheit von Kalium, Rubidium und Caesium entstehen gelbgrüne Nädelchen.

Ztschr. f. analyt. Chem. 39. 9.
Chem. Ztg. 1900. Rep. 39.

Hyde's Reaktion auf Chinin.

Läßt man zu einer mit Salzsäure angesäuerten Lösung von Chinin Calciumhypochlorit zufließen, bis die bläuliche Fluoreszenz gerade verschwindet und gibt einige Tropfen Ammoniak zu, so entsteht eine schöne grüne Färbung, die auf Zusatz von Schwefelsäure in Rot übergeht.

Journ. Amer. Chem. Soc. 1897. 331.
Chem. Ztg. 1897. Rep. 101.
Pharm. Zentrh. 1897. 343.
Chem. Zentralbl. 1897. I. 1074.

Hynek's Hämoreaktion auf Tuberkulose

beruht auf der Erfahrung, daß die Sedimentierung der Erythrozyten im Blute eines Tuberkulösen schneller vor sich geht als im Blute nicht Tuberkulöser. Näheres siehe: Csasopis lekaruv ceskych 1911. No. 46—50. — Zentralbl. f. innere Med. 1912. 131.

Icard's Reaktion zum Nachweis des Scheintodes

ist Fluoreszeinnatrium, das intravenös injiziert wird und bei Scheintoten eine Grünfärbung des weißen Augapfels bewirkt, oder Bleipapier, das bei Toten, vor die Nase gehalten, infolge des schon am 2. Tage nach eingetretenem Tode entweichenden Schwefelwasserstoffes braun gefärbt wird.

Journ. des praticiens 1905, No. 15.
Merck's Bericht 1905. 85.
Deutsche med. Woch. 1907. 1752.

Ihl's Reaktion auf ätherische Öle.

Alkoholische Lösungen von Lepidin und konzentr. Salzsäure geben mit Zimtöl eine hochrote Färbung, mit Pimentöl einen gelblichen, sich bald rot färbenden Niederschlag (ähnlich auch Nelkenöl), mit Sassafrasöl einen gelblichweißen, später roten Niederschlag, mit Esdragonöl einen weißen, später zinnoberroten Niederschlag. Empfindlicher ist dieselbe Reaktion mit alkoholischer Pyrrollösung.

Chem. Ztg. 1890. 1571.
Chem. Zentralbl. 1890. II. 1028.

Ihl's Reaktion auf Arabin

siehe: Wheeler-Tollen's Reaktion.
Chem. Ztg. 1887. 19.

Ihl's Reaktion auf Glukose.

Eine mit Natriumkarbonat versetzte Lösung von Methylenblau wird durch Glukose entfärbt. (Ebenso wirken Dextrin und Invertzucker.)

Ztschr. f. analyt. Chem. 29. 368; 33. 231.
Chem. Ztg. 12. 25.
N e u m a n n - W e n d e r , Ztschr. f. analyt. Chem. 33. 118.
H e r z f e l d , ebenda 29. 369.
W o h l , Ztschr. f. Rübenzuckerindustrie 25. 347 oder
Chem. Zentralbl. 1888. 739.

Ihl's Reaktion auf Holzstoff.

Holzstoff (-Papier) wird nach dem Befeuchten mit Harnstofflösung und konzentr. Salzsäure innerhalb kurzer Zeit intensiv gelb gefärbt. Auch eine Lösung von Antipyrin oder Thymol läßt sich an Stelle von Harnstoff verwenden. Näheres siehe: Chem. Ztg. 1889. 832.

Ihl's Reagenz auf Holzstoff und Aldehyde

ist eine alkoholische Lösung von Pyrrol. Das Reagenz gibt mit Holzstoff und Aldehyden (eventuell erst beim Erwärmen) eine rote Färbung. Auch Lepidin in alkoholischer Lösung färbt Holzstoff rot. In beiden Fällen ist konzentr. Salzsäure in bekannter Weise mit zu verwenden.

Chem. Ztg. 1890. 1571.
Chem. Zentralbl. 1890. II. 1028.

Ihl's Reaktion der Phenole und ätherischen Öle mit Kohlehydraten.

Siehe: Chem. Ztg. 9. 231 u. 13. 264.
Ztschr. f. analyt. Chem. 24. 601.

Die beachtenswerteste dieser Reaktionen ist nach dem Autor die auf Pfefferminzöl: Erhitzt man eine alkoholische Lösung von Pfefferminzöl mit etwas fein gepulvertem Rübenzucker und Salzsäure, so erhält man eine blaugrüne Färbung. (Menthol gibt diese Reaktion nicht.)

Vergl. Nickel, Die Farbenreakt. d. Kohlenst.-Verb. 1890. 30.

Ihl's Reaktion auf Rübenzucker.

Kocht man Rübenzuckerlösung mit wenig Salz- oder Schwefelsäure und gibt nach dem Erkalten Resorcin und konzentr. Salzsäure zu, so erhält man eine an Intensität zunehmende, eosinrote Färbung und zuletzt eine hochrote, flockige Abscheidung.

Kocht man Rübenzuckerlösung mit alkoholischer Orcinlösung und konzentr. Salzsäure, so entsteht unter starker Reaktion eine gelbe Flüssigkeit, die mit Wasser einen grünen Niederschlag gibt.

Gibt man zu einer Rübenzuckerlösung alkoholische α-Naphthollösung und konzentr. Schwefelsäure, so erhält man eine violettrote Färbung.

Chem. Ztg. 1886. 231. 451. 485; 1887. 2.
Polytechn. Notizbl. **40.** 188.
Chem. Zentralbl. 1885. 761; 1887. 154.

Ilimow's Reaktion auf Eiweiß

ist eine Modifikation von Méhu's Reaktion.

Pharm. Ztschr. f. Rußland **10.** 676.
Allgem. med. Zentralztg. 1879. XXVI.
Pharm. Zentrh. **20.** 337.
Ztschr. f. analyt. Chem. **19.** 382.
Chem. Zentralbl. 1880. 43.

Ilosvay's Reagenz auf Acetylen

ist eine Lösung, welche Kupfersulfat, -nitrat oder -chlorid, Ammoniak und salzsaures Hydroxylamin in genau bestimmtem Verhältnis enthalten muß. Das Reagenz gibt mit Acetylen rote Niederschläge von Acetylenkupfer. Näheres siehe: Berl. Ber. **32.** 2697 oder Ztschr. f. analyt. Chem. **40.** 123.

Ilosvay's Reagenz auf salpetrige Säure.

1. 0,5 g Sulfanilsäure löst man in 150 ccm verdünnter Essigsäure.

2. 0,1 g festes α-Naphthylamin kocht man mit 20 ccm Wasser, gießt die farblose Lösung von dem blauvioletten Rückstand ab und gibt zu dieser Lösung 150 ccm verdünnter Essigsäure.

Diese beiden Lösungen kann man für sich aufbewahren oder auch miteinander mischen.

Lunge, Ztschr. f. angew. Chem. 1889. 666.

Nach Ilosvay gibt man einige ccm der Lösung 1 zu 20 ccm der zu prüfenden Flüssigkeit, erwärmt auf zirka 75 ⁰ C. und gibt dann einige ccm der Lösung 2 zu. Bei Anwesenheit von salpetriger Säure färbt sich die Mischung rot. Empfindlichkeitsgrenze = 1 : 1000 Millionen.

Bull. Soc. Chim. Paris (3) **2.** 347.
Vergl. Griess' Reaktion u. Lunge's Reaktion.

Ilosvay's Reagenz auf Wasserstoffsuperoxyd.

Man löst 5 Tropfen Dimethylanilin und 0,03 g Kaliumdichromat in 1 Liter Wasser. — 5 ccm der zu prüfenden Lösung, 5 ccm Reagenz und 1 Tropfen 5 %ige Oxalsäurelösung geben nach dem Mischen bei Anwesenheit von Wasserstoffsuperoxyd noch im Verhältnis von 1 : 5 000 000 eine gelbe Färbung.

Chem. Ztg. 1895. Rep. 305.
Berl. Ber. **28.** 2029.

Imbert's Reagenz auf Aceton im Harn

ist eine Mischung von 10 g Eisessig und 10 ccm Nitroprussidnatriumlösung (10 %). — 15 ccm Harn versetzt man mit 20 Tropfen Reagenz und überschichtet mit 20 Tropfen Ammoniakflüssigkeit. Bei Anwesenheit von Aceton entsteht eine violette Zone.

Bullet. commerc. 1910. 1.
Apoth. Ztg. 1910. 105.
Répert. de Pharm. 1909. 549.

Imendörffer's Reagenz auf Arsen.

10 g Zinnchlorür löst man in 30 g Salzsäure (D. = 1,16) und gibt unter starker Abkühlung 10 g konzentr. Schwefelsäure zu. Dieses Reagenz soll vor Bettendorf's Reagenz verschiedene Vorzüge haben.

Vergl. Pharm. Ztg. 1891. 733 oder
Pharm. Zentrh. 1891. 740.

Ince's Reagenz auf Salpetersäure

ist eine gesättigte, wässerige Lösung von Natriumsulfocarbolat (C_6H_4 . SO_3Na . OH). 5 ccm Reagenz und 5 ccm konzentr. Schwefelsäure werden gemischt und die zu prüfende Flüssigkeit darüber geschichtet. Bei Anwesenheit von Salpetersäure entsteht ein braunroter Ring. Empfindlichkeitsgrenze = 1 : 30 000.

Pharm. Journ. and Trans. 1886. 832.

Inouye's Reaktion auf Blut.

10 ccm der zu prüfenden Flüssigkeit versetzt man mit 10 ccm Alkohol und 5 ccm Chloroform und nach leichtem Umschütteln mit je 10-20 Tropfen frisch bereiteter 5 %iger Guajaktinktur und ozonisiertem Terpentinöl. Bei Gegenwart von Blut färbt sich die Chloroformschicht vorübergehend blauviolett.

Arch. f. Verdauungskrankh. 1912. **18.** 223.
Zentralbl. gesamt. innere Med. **2.** 163.

Inouye's Reaktion auf Gallensäuren.

2 ccm einer Gallensalze enthaltenden Flüssigkeit versetzt man mit 0,03 g Vanillin und unterschichtet mit Schwefelsäure. Es entsteht ein roter Ring und beim Mischen eine rote Lösung, die bald braun, dann gelb und später violettrot wird. Absorptionsspektrum um D.

Ztschr. f. physiol. Chem. 1908. **57.** 313.
Apoth. Ztg. 1908. 802.

Ipsen's Reaktion auf Kohlenoxyd im Blut.

Einige ccm Kohlenoxydblut werden mit Kalilauge alkalisch gemacht und etwas reiner, gepulverter Traubenzucker zugegeben. Ebenso behandelt man zur Kontrolle eine Probe normalen Blutes. Man läßt diese Mischungen in luftdicht verschlossenen Gefäßen mehrere Stunden stehen. Alsdann ist Kohlenoxydblut hell kirschrot, normales Blut dunkel schwarzrot gefärbt.

Ztschr. f. analyt. Chem. **39.** 605.
Viertelj.-Schr. f. ger. Med. **18.** 46.

Isnard's Reaktionen und Reagenz auf Terpinhydrat.

Terpinhydrat liefert mit Schwefelsäure eine chromgelbe bis lachsrote Färbung und auf Zusatz von Salpetersäure braune Streifen, wobei die Färbung verschwindet. Versetzt man Terpinhydrat mit Ammonnitromolybdat und Schwefelsäure, so entsteht eine indigoblaue und mit Chromsäure und Schwefelsäure eine grünliche bis braune Färbung. Eine Mischung von Eisenchlorid und Ferricyankaliumlösung wird durch Terpinhydrat blau gefällt.

Alkoholische Lösungen von Terpinhydrat werden mit Sulfonitromolybdat (bestehend aus 30 g Ammonmolybdat, 200 ccm Wasser, 10 ccm Schwefelsäure und 30 ccm konz. Salpetersäure) langsam blau, dann blaugrün gefärbt.

Annal. chim. analyt. appl. **13.** 333.
Répert. de pharm. 1908. 434.

Israel's Reagenz zum Färben mikroskop. Präparate

ist eine gesättigte, wässerige, mit Essigsäure versetzte Lösung von Orceïn (1 g Orc., 50 ccm Wasser, 1 g Eisessig).

Ztschr. f. wiss. Mikroskop. 1886. 531.
Enzyklop. d. mikroskop. Techn. 1903. 1042.
E b e r t h - F r i e d l ä n d e r , Mikroskop. Techn. 1894. 222.

Istrati's Reaktion auf Aldehyde im Alkohol.
Siehe tabellarische Zusammenstellung in Ztschr. f. analyt. Chem. **38.** 517.
Chem. Zentralbl. 1898. II. 383.

van Itallie's Reaktion auf Antipyrin.
Beim Erhitzen einer Antipyrinlösung mit Salpetersäure entsteht eine kirschrote Färbung.
Apoth. Ztg. 1892. 28.
S p e r l i n g , Ztschr. d. öst. Apoth. Ver. **44.** 51.

van Itallie's Reaktion auf Harzöl in Leinöl
beruht auf dem Verhalten harzölhaltiger Leinöle, mit Kalkwasser keine oder nur unvollständige Emulsion zu geben.
Pharm. Weekbl. 1903. Nr. 6.
Pharm. Ztg. 1902. 956; 1903. 185.

van Itallie's Reaktion zur Unterscheidung des Phenols und Resorcins von Salicylsäure.
Versetzt man 100 ccm einer gesättigten, wässerigen Lösung von Salicylsäure mit 2 Tropfen Eisenchloridlösung, so entsteht eine blauviolette Färbung, welche auf Zugabe von 10 Tropfen Milchsäure nicht verschwindet. Resorcin und Phenol geben mit Eisenchlorid eine Blauviolettfärbung, die auf Zusatz von 1 Tropfen Milchsäure in Gelbgrün übergeht.

Apoth. Ztg. **4.** 99.
Chem. Ztg. **13.** Rep. 47.
Ztschr. f. analyt. Chem. **28.** 713.

van Itallie's Reaktion auf Salicylsäure.
Erhitzt man Natriumsalicylatlösung mit einer verdünnten Lösung von Kaliumnitrit und einigen Tropfen Schwefelsäure zum Sieden, so färbt sich die Mischung erst gelb, dann braun und rotbraun. Kalilauge bewirkt hierauf eine dunklere Färbung, die beim Erhitzen mit Zinkstaub verschwindet. Einige Tropfen Natriumhypochloritlösung erzeugen eine schöne Grünfärbung, die nach Übersättigung mit Säuren in Rot übergeht. Empfindlichkeitsgrenze $= 1 : 2000$.

Ztschr. d. öst. Apoth. Ver. **37.** 549.
Apoth. Ztg. 1899. 383 u. 384.
Chem. Ztg. 1899. Rep. 206.
Pharm. Zentrh. 1900. 125.

van Itallie's Reagenz auf Schwefelwasserstoff
ist p-Diazobenzolsulfosäure. Eine frisch bereitete Lösung derselben ruft in einer alkalischen Lösung von Schwefelwasserstoff eine gelbe bis rotbraune Färbung hervor.
Apoth. Ztg. 1891. 366.
Pharm. Zentrh. 1891. 459.
Chem. Ztg. 1891. Rep. 207.

van Itallie's Reaktion auf Thymol.
Eine Thymol enthaltende Lösung wird nach Zugabe von 1 Tropfen Kalilauge und so viel Jodjodkaliumlösung, bis die Lösung gelblich gefärbt erscheint, bei gelindem Erwärmen schön rot gefärbt. Andere Phenole sollen diese Reaktion nicht geben.
Arch. der Pharm. (3) **27.** 228.
Ztschr. f. analyt. Chem. **29.** 205.
Chem. Ztg. 1889. Rep. 91.

van Itallie's Reaktion zur Unterscheidung von Menschen- und Tierblut.
Erwärmt man 5 ccm einer Lösung von Menschenblut in Wasser (1 : 1000) $1^{1}/_{2}$ bis 2 Stunden lang auf 63 °, läßt auf 15 ° abkühlen und gibt 3 ccm 1 %iges, neutrales Wasserstoffsuperoxyd zu, so wird letzteres noch zersetzt, während Tierblut bei gleicher Behandlung nicht mehr auf H_2O_2 einwirkt.
Ber. d. dtsch. pharm. Gesellsch. **16.** 60.
Nach Arnold und Werner ist diese Methode unbrauchbar.
Apoth. Ztg. 1906. 220, 230.

van Itallie-Nieuwland's Reaktion auf Bahia- und Surinam-Copaivabalsam.
Zu einer Mischung von 1 Tropfen Balsam und 1 ccm Essigsäureanhydrid gibt man einen kleinen Tropfen Schwefelsäure. Surinam- und Bahiabalsam färben das Anhydrid blau bis violett, Marakaibobalsam gibt diese Reaktion nicht.
Arch. der Pharm. **242.** 541; **244.** 163.

Ito's Reaktion auf Gallensäuren siehe Hiiz**u** Ito's Reaktion.

Ittner's Reaktion auf Blausäure und Cyanide.
Die zu prüfende, alkalisch gemachte Lösung versetzt man mit wenig Ferrosulfat und Ferri-

chlorid, erwärmt gelinde und gibt dann überschüssige Salzsäure zu. Bei Anwesenheit von Cyaniden tritt Blaufärbung (Berlinerblau) auf.

Diese Methode benützt das deutsche Arzneibuch zur Prüfung auf Cyanide z. B. bei Kaliumjodid, Kaliumkarbonat, Natriumjodid etc.

Siehe auch: H a g e r , Pharm. Prax. 1880. I. 65 u.

Enzyklop. d. gesamt. Pharm. 1888. V. 525.

Ivar Bang siehe Bang.

Iwanow's Reaktion auf Salpetersäure in Schwefelsäureanhydrid.

10 ccm der zu prüfenden rauchenden Schwefelsäure mit einem Gehalt von etwa 30 % SO_3 werden mit 20 ccm chemisch reiner Schwefelsäure (1,84) gemischt, so daß die Mischung nahezu einem Monohydrat gleichkommt. Das Gemisch wird abgekühlt, 1 ccm Diphenylaminlösung zugesetzt, durchgeschüttelt und eine Minute lang stehen gelassen. Erscheint keine blaue Färbung, so ist das Anhydrid frei von Salpetersäure.

Chem. Ztg. 1912. 1170.

Jablokoff's Reagenz auf Mineralöle in fetten Ölen

ist Anilin. Mischt man 1 Teil Öl mit 4 Teilen Anilin bei gewöhnlicher Temperatur, so trübt sich die Mischung bei Gegenwart von Mineralölen.

Répert. de Pharm. 1911. 532.

Jackson's Reaktion auf Titan.

Eine wässerige Lösung von Titan wird durch Wasserstoffsuperoxyd gelb bis orangegelb gefärbt.

Chem. News 47. 157.

Chem. Zentralbl. 1883. 314.

Vergl. Richardson's Reagenz auf Wasserstoffsuperoxyd u. Chem. Ztg. 1907. Rep. 329.

L e v y , Ztschr. f. analyt. Chem. 40. 807.

Knecht-Hibbert, Berl. Ber. 38. 3318.

Jacob's Reagenzien auf fremde Pflanzenfarbstoffe im Rotwein

sind: a) Bleiessig und b) Aluminiumsulfat und Ammoniumkarbonat.

Tabellarische Zusammenstellung der Reaktion siehe Journ. de Chim. méd. 1844. 92.

Chem. Zentralbl. 1844. 396.

Jacob's Glycerin-Gelatine für mikroskop.Zwecke.

Man löst 1 Teil Tragant, 5 Teile arabisches Gummi und 1 Teil Gelatine in der genügenden Menge heißen Wassers, das 17 % Glycerin enthält.

Journ. Roy. Microsc. Soc. 1885. 900.

Jacobsen's Reagenz auf freie Fettsäuren in fetten Ölen

ist Rosanilin (Triamidodiphenyltolylcarbinol). Ranzige Öle lösen infolge ihres Gehaltes an freier Öl- oder Fettsäure trockenes Ros-

anilin unter Rotfärbung auf, während neutrale Öle ungefärbt bleiben.

Chem. techn. Repert. 1866. I. 84.

Pharm. Zentrh. 1867. 231.

Ztschr. f. analyt. Chem. 6. 452.

Chem. Zentralbl. 1867. 159.

Presse méd. 1906. 147.

C a m u s - P a g n i e z , Presse méd. 1906. 156.

Jacobsohn's Reagenz zur Bakterienfärbung.

a) Eine Lösung von 1 g Fuchsin und 5 g Phenol in 100 ccm Wasser und 10 g Alkohol.

b) Eine konzentrierte, alkoholische Lösung von Methylenblau.

Zum Gebrauch mischt man 20 ccm Wasser mit 15 Tropfen der Lösung a und 8 Tropfen der Lösung b.

Pharm. Zentrh. 1896. 867.

P i c k - J a c o b s o h n , Berl. klin. Woch. 1896. 811.

Enzyklop. d. mikroskop. Techn. 1903. 499.

Jacobson's Reaktion auf Phenol.

Siehe: Landolt's Reaktion.

Ztschr. f. analyt. Chem. 25. 607.

Jacoby's Reagenz auf Pepsin

ist eine Lösung von 1 g Ricin und 1,5 g Chlornatrium in 100 ccm Wasser. Dieses trübe Reagenz wird durch Pepsin aufgehellt. — 2—3 ccm desselben versetzt man mit 1 ccm von Pepsin in 0,56 %iger Salzsäure und setzt der Brutschranktemperatur aus. Noch 0,01 mg Pepsin hellt die Mischung in einigen Stunden vollkommen auf.

Biochem. Ztschr. 1906. 1. 71.

Arbeit. pathol. Instit. Berlin 1906.

Merck's Bericht 1906. 235.

S o l m s , Zeitschrift f. klin. Med. 1907. No. 1 u. 2.

Merck's Bericht 1907. 222.

W i t t e , Berl. klin. Woch. 1907. 1338.

Jacoby's Reagenz auf Trypsin ist des Autors Reagenz auf Pepsin, d. h. Ricinlösung. Näheres siehe: Biochem. Ztschr. 1908. 10. 228.

Jacquemart's Reaktion auf Äthyl- und Methyl-Alkohol.

Quecksilberoxydnitrat wird durch Äthylalkohol zu Oxydulnitrat reduziert, nicht aber durch Methylalkohol. Man erkennt nach erfolgter Einwirkung die Reduktion an dem schwarzen Niederschlag, den Ammoniak im Reaktionsgemisch hervorbringt.

Ztschr. d. öst. Apoth. Ver. 16. 414.

Ztschr. f. analyt. Chem. 18. 291.

Jacquemet-Testevin's Reaktion auf Albumosen im Harn

siehe: Riforma med. 1909. No. 3—4.

Pharm. Zentrh. 1909. 288.

Jacquemin's Reaktion auf Anilin.

1. Versetzt man eine anilinhaltige Flüssigkeit mit Natriumhypochlorit und einigen Tropfen einer sehr verdünnten Schwefel-

ammonlösung (1 Tropfen auf 30 ccm Wasser), so erhält man eine schöne Rosafärbung. Empfindlichkeitsgrenze = 1 : 250 000 (Rhodeïnreaktion).

Compt. rend. 83. 226.
Berl. Ber. 9. 1423.
Ztschr. f. analyt. Chem. 16. 246.

2. Versetzt man eine anilinhaltige Flüssigkeit mit wenig Ammoniak und Phenol, so entsteht eine blaue Färbung, nach dem Ansäuern in Rot übergehend. Empfindlichkeitsgrenze = 1 : 70 000.

Vergl. Jacquemin's Reaktion auf Phenol.

Jacquemin's Reaktion auf Nitrobenzol (in Bittermandelöl etc.).

Man gibt einige Tropfen der zu prüfenden Substanz in alkalische Zinnchlorürlösung und erwärmt. Vorhandenes Nitrobenzol wird dabei zu Anilin reduziert. Auf Zusatz von etwas Phenol und Natriumhypochloritlösung tritt Blaufärbung ein. (Siehe: Jacquemin's Reaktion auf Phenol.)

Journ. de Pharm. et de Chim. 21. 455.
Arch. der Pharm. 208. 86.
Ztschr. f. analyt. Chem. 15. 467.

Jacquemin's Reaktion auf Phenol.

(Indophenolreaktion.) Die zu prüfende Flüssigkeit versetzt man mit etwas Anilin und Natriumhypobromit. Bei Anwesenheit von Phenol tritt eine intensive Blaufärbung ein, die durch Säuren in Rot übergeht und durch Alkalien regeneriert wird.

Compt. rend. 76. 1605.
Arch. der Pharm. 208. 47.
Neubauer, Ztschr. f. analyt. Chem. 15. 368.
Denigès, Bull. Soc. Chim. Paris (3) 5. 66.
Pool, Chem. Zentralbl. 1904. I. 404.

Jacquemin's Reaktion auf Seiden-, Wollen- und Baumwollenfasern.

Das Gewebe wird mit lauwarmer Chromsäurelösung behandelt. Wollen- und Seidenfasern färben sich gelb, Baumwolle bleibt ungefärbt.

Compt. rend. 79. 523.
Ztschr. f. analyt. Chem. 13. 468.
Chem. Zentralbl. 1874. 652.

Jacquemin's Reaktion auf Urethan im Harn.

Man schüttelt 500 ccm Harn dreimal mit Äther aus, läßt letzteren verdunsten, löst den Rückstand in 20 ccm Wasser, versetzt mit Kalilauge und läßt 5 %ige, wässerige Quecksilberchloridlösung zufließen, bis der entstandene, gelbe Niederschlag sich nicht mehr löst. Die vorhandene Menge Urethan ist der verbrauchten Menge Sublimatlösung proportional. (Bei Anwesenheit von viel Urethan entsteht ein weißer Niederschlag.)

Journ. de Pharm. et de Chim. 1888. 538.
Pharm. Zentrh. 1888. 125.

Jaffé's Reaktion auf Indikan (im Harn).

10 ccm der zu prüfenden Lösung mischt man mit 10 ccm Salzsäure und gibt tropfenweise gesättigte Chlorkalklösung zu. Bei Anwesenheit von Indikan tritt Blaufärbung ein. Wenn man mit Chloroform ausschüttelt, geht der gebildete Indigo in dasselbe über und färbt es blau. Die Reaktion gelingt noch, wenn ein Harn in 100 ccm 0,4 mg enthält.

Arch. f. d. g. Physiol. 3. 448.
Ztschr. f. analyt. Chem. 10. 126.
Salkowski, Virchow's Archiv 68. 11. —
Ztschr. f. analyt. Chem. 16. 366.
Michailow, Chem. Zentralbl. 1887. 1270.
Rosenbach, Ztschr. f. analyt. Chem. 29. 240.
Becker-Breda, Pharm. Weekbl. 1901. 21 oder
Pharm. Zentrh. 1901. 585.
Wolowski, Deutsche med. Woch. 1901. 23.
Kühn, Münchener med. Woch. 1901. 52.
Gnezda, Chem. Zentralbl. 1903. II. 224.
Maillard, ebenda 1903. II. 314.
Skworzow, Russkij Wratsch 1907. 256.
Spiethoff, Münchener med. Woch. 1910. 1066.

Jaffé's Reaktion auf Kreatinin.

Eine Lösung von Kreatinin wird auf Zusatz von wässeriger Pikrinsäurelösung und Natronlauge je nach der vorhandenen Menge Kreatinin gelbrot bis dunkelblutrot gefärbt. Freie Säuren stören die Reaktion. Kreatin gibt die Reaktion nicht.

Ztschr. f. physiol. Chem. 10. 399.
Ztschr. f. analyt. Chem. 26. 121.
Chem. Ztg. 1886. Rep. 186.
Folin, Ztschr. f. physiol. Chem. 41. 223.
Hoogenhuize-Veeploegh, ebenda 46. 415.
Baur-Barschall, Arb. a. d. kais. Ges.-Amte 1906. Nr. 3.

Jaffé's Reaktion auf Kynurensäure.

Dampft man Spuren von Kynurensäure mit etwas Salzsäure und Kaliumchlorat auf dem Wasserbade zur Trockene, so erhält man einen rötlichen Rückstand, der sich, mit Ammoniak befeuchtet, in kurzer Zeit smaragdgrün färbt.

Ztschr. f. physiol. Chem. 7. 399.
Ztschr. f. analyt. Chem. 22. 625.
Brandes, Berl. Ber. 38. 2713.

Jäger's Reagenz für mikroskop. Zwecke
ist eine Mischung von 1 Teil Alkohol und 1 Teil Glycerin mit 10 Teilen Seewasser. Gebraucht als Einschlußmittel.

Vogt-Yung, Lehrb. Anat. 1888. 16.

de Jager's Reaktion auf Blut.

Man benützt eine Mischung von 50 ccm Salzsäure, 25 ccm Formaldehyd (40 %) und 25 ccm Wasser, womit man den zu prüfenden Harn behandelt und auf diese Art eine Verbindung von Harnstoff und Formaldehyd ausfällt, welche den Blutfarbstoff mit sich reißt. Mit diesem Niederschlag wird nach dem Auswaschen mit Wasser mittels der bekannten Benzidinreaktion Blut nachgewiesen.

Berl. klin. Woch. 1911. 1048.
Zentralbl. f. innere Med. 1912. 623.
Merck's Bericht 1912.

Von de Jager wurde auch eine Modifikation der van Deen'schen Reaktion vorgeschlagen. Näheres siehe: Zentralbl. f. innere Med. 1912, 621.

de Jager's Reaktion I auf Eiweiß im Harn.

(Modifizierte Kochprobe.) 10 ccm Harn mischt man mit 1 ccm 10%iger Kaliumoxalatlösung und filtriert nach einiger Zeit. Trübt sich jetzt das Filtrat beim Kochen, so ist sicher Eiweiß vorhanden. Eine andere Probe des Filtrats versetzt man mit Essigsäure und kocht. Tritt keine Trübung ein, so ist sicher kein Eiweiß vorhanden.

Ztschr. f. physiol. Chem. 1909. **62.** 333.

de Jager's Reaktion II auf Eiweiß.

10 ccm Harn versetzt man mit 1 ccm einer Mischung von 50 g Salzsäure (25 %) und 25 ccm Formaldehyd (40 %) und sammelt den nach einiger Zeit entstandenen Niederschlag auf einem Filter. Nach dem Auswaschen mit Wasser wird er abgehoben, in ein Reagenzglas gebracht und 12 Tropfen konzentr. Salzsäure zugefügt. Bei Gegenwart von Eiweiß entsteht eine flockig getrübte, bei Abwesenheit von Eiweiß eine klare Lösung.

Zentralbl. f. innere Med. 1912. 624.

de Jager's Reagenz auf Glukose im Harn.

30 g Calciumhydroxyd füllt man mit Wasser zu 100 ccm auf und läßt unter öfterem Umschütteln 24 Stunden stehen. 5 ccm Harn versetzt man mit 10 Tropfen dieser Kalkmilch und 5 Tropfen 10%iger Kupfersulfatlösung und erhitzt zum Sieden. Alsdann stellt man beiseite. Bei Gegenwart von Glukose tritt nach kurzer Zeit eine rote oder violette Färbung des Niederschlages auf. Bei größerem Glukosegehalt bildet sich ein Niederschlag von Kupferoxydul. Empfindlichkeitsgrenze = 0,1 %.

Zentralbl. f. innere Med. 1912. 625.
Zentralbl. ges. Physiol. u. Pathol. d. Stoffw. 1911. No. 15 u. 17.
Merck's Bericht 1912. 155.

de Jager's Reagenz auf freie Säure im Magensaft.

Man löst 0,5 g Natriumsalicylat in 100 ccm Wasser und gibt 2 Tropfen offizineller Eisenchloridlösung zu. Zum Nachweis sehr geringer Säuremengen verdünnt man dieses Reagenz mit 80 % Wasser. 2 ccm dieser Lösung gibt man zu 10 ccm der zu prüfenden Flüssigkeit. Die gelbbraune Farbe des Reagenzes wird durch Salzsäure blauviolett, durch Milchsäure weinrot. Empfindlichkeitsgrenze = 0,02 % Salzsäure, 0,05 % Milchsäure. Wie Salzsäure verhalten sich alle Mineralsäuren und Essigsäure.

Ztschr. f. analyt. Chem. **29.** 110.

Jägerschmid's Reaktion auf verfälschten Honig.

3 g Honig reibt man mit etwas Aceton an und versetzt den Acetonauszug mit 2—3 ccm reiner konzentr. Salzsäure (D. 1,19).

Das Auftreten einer roten bis rotvioletten Färbung zeigt Verfälschung (mit Invertzucker) an.

Ztschr. Unters. Nahr.-Genußm. 1910. II. 113.
Apoth. Ztg. 1910. 643.
Chem. Zentralbl. 1909. I. 1044.

Jägerschmid's Reaktion auf Karamel in Wein etc.

100 ccm der zu prüfenden Flüssigkeit werden mit einer Lösung von Hühnereiweiß (1 : 1) erhitzt, nach dem Abscheiden des geronnenen Eiweißes filtriert, das Filtrat zur Sirupkonsistenz eingedampft und die eine Hälfte mit Äther, die andere mit Aceton ausgeschüttelt. Der Äther liefert beim Verdunsten einen Rückstand, der mit einer frisch bereiteten Lösung von 1 g Resorcin in 100 ccm Salzsäure (1,19) eine kirschrote Färbung gibt. Der Acetonauszug, mit gleichen Teilen Salzsäure geschüttelt, färbt sich karmoisinrot.

Ztschr. Unters. Nahr.-Gen.-Mittel **17.** 269.
Chem. Zentralbl. 1909. I. 1358.
Südd. Apoth. Ztg. 1909. 228.

Jahr's Butterprobe

siehe: Pharm. Zentrh. 1896. 43.
Milch-Ztg. **24.** 766.
Chem. Zentralbl. 1896. I. 462.

Jaksch's Reaktion auf Gallenfarbstoffe.

10—15 ccm Blut läßt man gerinnen, hebt das Serum ab, filtriert es durch Asbest und läßt in dünner Schicht bei 80° C. erstarren. Bei Anwesenheit von Gallenfarbstoffen ist das Serum grünlich gefärbt und wird durch wiederholtes Erwärmen auf 50—60° C. grasgrün; normales Serum ist nur hellgelb und milchig getrübt.

Ztschr. f. analyt. Chem. **31.** 725.
Chem. Zentralbl. 1892. II. 557.
Pharm. Zentrh. **33.** 448.

Jaksch's Reagenz auf Glukose im Harn.

50 ccm Harn mischt man mit einer Lösung von 2 g Phenylhydrazinchlorhydrat und 1,5 g Natriumacetat in 20 ccm Wasser und erwärmt auf dem Wasserbade. Bei Anwesenheit von Glukose entsteht ein gelber, krystallinischer Niederschlag. Nach Grocco gelingt die Reaktion noch bei 0,001 % .

Ztschr. f. analyt. Chem. **24.** 478.
Pharm. Zentrh. 28. 164.
G r o c c o , Annali di Chim. appl. alla Farmacia **79.** 258.
v. J a k s c h , Ztschr. f. klinische Mediz. **11.** 20. oder Ztschr. f. analyt. Chem. **25.** 603, wonach sich das Reagenz auch zum Nachweis von Zucker in Blut und serösen Flüssigkeiten verwenden läßt.
R o s e n f e l d , Deutsche med. Woch. 1888. 451 u. 479.
K o w a r s k y , Berl. klin. Woch. 1899. 412.
L a m a n n a , Pharm. Zentrh. 1897. 135.

Jaksch's Reaktion auf Harnsäure

ist eine Modifikation der Murexidprobe, nach der statt Salpetersäure Chlorwasser verwendet wird.

Vergl. Weidel's Reaktion auf Xanthin.
M a g n i e r d e l a S o u r c e verwendet zur Murexidprobe Bromwasser.

Répert. de Pharm. **3.** 103.
Arch. der Pharm. **208.** 84.
Ztschr. f. analyt. Chem. **15.** 504.

Jaksch's Reaktion auf p-Kresol.

Eine wässerige Lösung von p-Kresol wird durch Kalilauge und Nitroprussidnatrium rotgelb und dann nach dem Ansäuern mit Essigsäure rosarot gefärbt.

Ztschr. f. klin. Mediz. 1884. 130.

Jaksch's Reaktion auf Melanin und Melanogen im Harn.

Verdünnte Eisenchloridlösung gibt mit genannten Stoffen einen schwarzen Niederschlag, der nur in Kalilauge und konzentr. Säuren löslich ist.

Ztschr. f. physiol. Chem. **13.** 385.
Ztschr. f. analyt. Chem. **28.** 758.
Vergl. Eiselt' u. Zeller's Reaktion.

Jaksch's Reaktion auf Salzsäure im Magensaft.

Eine wässerige, blaue Lösung von Smaragdgrün (Malachitgrün) wird durch sehr verdünnte Salzsäure grün gefärbt. Näheres siehe: Pharm. Zentrh. 1888. 323.

Jaksch's Reagenz auf Zucker in tierischen Flüssigkeiten.

Siehe: Jaksch's Reagenz auf Glukose.

Jamieson's Reaktion auf Bromide.

Die zu prüfende Lösung kocht man mit verd. Schwefelsäure und Kaliumbichromat, schüttelt sie nach dem Abkühlen mit Chloroform aus und schüttelt dann das Chloroform mit verd. Kaliumjodidlösung. War Bromid vorhanden, so färbt sich das Chloroform violett.

Proceed. Chem. Soc. 1908. **24.** 144.
Chem. Zentralbl. 1909. I. 789.

Jandrier's Reaktion auf Baumwolle in Wollstoffen

beruht auf der Umwandlung der Cellulose in Kohlehydrate mit Aldehydcharakter durch Behandeln mit Schwefelsäure (20° Bé.). Der Nachweis des gebildeten Aldehyds geschieht durch die Farbenreaktionen mit Resorcin-Schwefelsäure (rot) oder α-Naphthol-Schwefelsäure (violett).

Chem. Ztg. 1899. Rep. 350.
Pharm. Zentrh. 1900. 144.
I s t r a t i, ebenda 1900. 289.
B a r b e t - J a n d r i e r, Ztschr. f. analyt. Chem. **37.** 47.

Jandrier's Reaktion auf Oxycellulosen.

2 ccm einer Lösung oder Aufschüttelung von Oxycellulose versetzt man mit einigen Centigr. eines Phenoles und läßt dann 1 ccm reine konzentr. Schwefelsäure zufließen. Es tritt ein farbiger Ring auf, und zwar gibt Phenol eine goldgelbe, α-Naphthol eine violette, β-Naphthol und Hydrochinon eine braune, Resorcin eine gelbbraune, Gallussäure eine grüne, Morphin und Codeïn eine violette Färbung etc. Näheres siehe: Compt. rend. **128.** 1407 oder Ztschr. f. analyt. Chem. **41.** 58.
— B a r b e t - J a n d r i e r, The Analyst **21.** 295.

Jankowitsch's Reaktion auf Chromoxyd.

Übergießt man das unlösliche, geglühte Chromoxyd mit konzentr. Salpetersäure und gibt etwas Mennige zu, so bildet sich beim Erwärmen Chromsäure, die an der Gelbfärbung erkannt werden kann.

Ztschr. f. analyt. Chem. 1912. 409.
Apoth. Ztg. 1912. 774.

Jannasch's Reagenz für analytische Zwecke

ist eine Mischung von 65 %iger Salpetersäure und 15—20 %igem Wasserstoffsuperoxyd. Gebr. zur Zerstörung organischer Substanz.

Berl. Ber. 1912. **45.** 605.

Jannasch-Biedermann's Reagenz auf Kupfer

ist eine wässerige, 3 %ige Lösung von Hydrazinsulfat, welche in alkalischer Lösung (in der Wärme) Kupfer als Oxydul bezw. metallisch, und zwar quantitativ abscheidet. Das Reagenz dient zur quantitativen Bestimmung von Kupfer neben anderen Metallen.

Berl. Ber. 1900. 631.
Merck's Bericht 1900. 118.
R i m i n i, Chem. Zentralbl. 1905. I. 1546.

Janssen's Reagenz zum Färben mikroskop. Präparate

ist eine angesäuerte, alkoholische Lösung von Carminblau $=$ Patentblau A oder V.N. Höchst (2—3 Tropfen Salzsäure auf 100 ccm).

La Cellule 1893. 9.
Enzyklop. d. mikroskop. Techn. 1903. 1095.
Ztschr. f. wiss. Mikroskop. 1893. 239.

Janvillier's Reagenz auf Antipyrin und Pyramidon

ist Kieselwolframsäure, die mit Antipyrinlösungen einen weißen Niederschlag (Empfindlichkeitsgrenze 1 : 10 000)' und mit Pyramidon in salzsaurer Lösung einen gelben Niederschlag (Empfindlichkeitsgrenze 1 : 15 000) verursacht.

Répert. de Pharm. 1912. 195.
Zentralbl. d. ges. Arzneimittelkunde 1912. 209.

Jarisch-Herxheimer'sche Reaktion siehe Herxheimer'sche Reaktion.

Jassoy's Reaktion auf Morphin in Chininsulfat

beruht auf der Eigenschaft des Morphins, aus Jodsäure Jod in Freiheit zu setzen. Näheres siehe: Ztschr. f. analyt. Chem. **13.** 456. — Arch. der Pharm. **204.** 517. — Chem. Zentralbl. 1874. 439. — F r e d e r k i n g, Ztschr. f. analyt. Chem. **13.** 456.

Jastrowitz' Reaktion auf Acetessigsäure im Harn

beruht auf der Farbenerscheinung mit Eisenchlorid. Man schichtet den Harn auf eine Mischung von 6—10 Tropfen Eisenchlorid und 6 ccm Wasser. Ein roter Ring zeigt Acetessigsäure an.

Berl. klin. Woch. 1905. 134.
Ztschr. d. allg. öst. Apoth. Ver. 1905. 243.

Jaworowski's Reagenz auf Alkaloide.

Eine warm bereitete Lösung von 0,3 g Natriumvanadat in 10 ccm Wasser wird nach dem Abkühlen mit einer Lösung von 0,3 g Kupfersulfat in 10 ccm Wasser vermischt und so lange tropfenweise Essigsäure zugesetzt, bis sich der entstandene Niederschlag wieder gelöst hat. Das Reagenz wird filtriert.

Beim Gebrauche wird das Alkaloid, wenn es als Salz vorliegt, in 1—5 ccm Wasser gelöst; freie Basen löst man unter Zugabe von von 1—10 Tropfen 5%iger Essigsäure. Diese Lösung versetzt man mit 1 Tropfen des Reagenzes. Hat sich nach ¼ Stunde keine Ausscheidung gebildet, so teilt man die Lösung in 2 Teile. Zu dem einen gibt man noch einige Tropfen des Reagenzes, den andern erhitzt man zum Sieden. Die im einen oder anderen Falle auftretende Trübung oder Opaleszenz läßt einen Schluß zu, in welche der vom Autor aufgestellten Gruppen das untersuchte Alkaloid gehört. Näheres siehe: Pharm. Ztschr. f. Rußland 35. 326. oder Ztschr. f. analyt. Chem. 36. 410. — Chem. Zentralbl. 1896. II. 321.

Jaworowski's Reagenz auf Ammoniak.

Man löst 1 g Quecksilberchlorid, 1 g Natriumkarbonat und 4 g Natriumchlorid in 30 g Wasser.

Ztschr. f. analyt. Chem. 35. 589.

Vergl. Neßler's Reagenz.

Jaworowski's Reagenz auf Chinin.

Eine frisch bereitete Mischung aus gleichen Teilen 10 % Natriumthiosulfatlösung und 5 % Kupfersulfatlösung. Dieses Reagenz erzeugt in Lösungen von Chinin, Chinidin, Cinchonin und Cinchonidin einen gelben, amorphen Niederschlag.

Pharm. Ztschr. f. Rußland 35. 84.

Ztschr. f. analyt. Chem. 36. 208.

Jaworowski's Reaktionen auf Chloralhydrat.

1. Schichtet man eine resorcinhaltige, wässerige Lösung von Chloralhydrat über konzentr. Schwefelsäure, so entsteht ein brauner Ring, beim Mischen entsteht Braunfärbung. Ammoniak erzeugt einen gelbroten Ring.
2. Eine wässerige Lösung von Chloralhydrat gibt mit Neßler's Reagenz einen ziegelroten Niederschlag.
3. Erhitzt man Chloralhydratlösung mit Rhodankalium bis zum Sieden, so bewirkt ein Zusatz von 5 Tropfen Normal-Kalilauge eine hellbraune Färbung, später einen dunkelbraunen Niederschlag.
4. Erhitzt man Chloralhydratlösung mit etwas Natriumthiosulfat, so entsteht eine trübe, ziegelrot gefärbte Flüssigkeit, welche durch Kalilauge klar und braun wird.
5. Erhitzt man Chloralhydratlösung mit wenig Phloroglucin, so bewirkt Kalilauge eine braunrote Farbe, die beim Schütteln mit etwas Salzsäure und Amylalkohol in letzteren übergeht.

Pharm. Ztschr. f. Rußland 33. 373.

Ztschr. f. analyt. Chem. 37. 60.

Jaworowski's Reaktion auf Cobalt (neben Nickel).

Die zu prüfende Flüssigkeit neutralisiert man mit Natriumkarbonat, schüttelt mit trokkenem Natriumpyrophosphat bis zur Lösung des ausgeschiedenen Cobalthydroxyds (-karbonats) und verdünnt die erhaltene Lösung mit Wasser, bis sie fast farblos geworden ist. Schüttelt man 8 ccm dieser Lösung mit 1,5 g Natriumkarbonat und 8 Tropfen Bromwasser, so entsteht bei Anwesenheit von Cobalt eine grüne Färbung. Näheres siehe: Pharm. Ztschr. f. Rußland 1897. 632. — Pharm. Zentrh. 1897. 896. — Chem. Zentralbl. 1898. I. 144.

Jaworowski's Reagenz auf Eiweiß im Harn.

Eine Lösung von 1 Teil Ammoniummolybdat und 4 Teilen Citronensäure in 40 Teilen Wasser. 4 ccm Harn werden nach eventuellem schwachen Ansäuern mit Citronensäure durch 1 Tropfen des Reagenzes getrübt, wenn Eiweiß vorhanden ist. Diese Trübung verschwindet beim Erwärmen nicht. Auch Pepton wird durch dieses Reagenz angezeigt, allein die durch das Pepton entstandene Trübung verschwindet beim Erwärmen.

Pharm. Ztschr. f. Rußland 35. 83.

Ztschr. f. analyt. Chem. 36. 70.

Jahresber. f. Tierchem. 1892. 192.

Chem. Zentralbl. 1896. I. 770.

Jaworowski's Reaktion auf Glukose im Harn beruht auf der Reduktion von Natriumjodat. Näheres siehe: Pharm. Ztschr. f. Rußland 33. 487.

Jaworowski's Reaktion auf Glukose (Aldehyde und Ketone).

1. Erwärmt man Glukoselösung mit Jaworowski's Reagenz auf Ammoniak, so entsteht ein gelber, später grau werdender Niederschlag (Kalomel und Quecksilber).
2. Erwärmt man Glukoselösung mit o-Nitrophenol, so entsteht Braunfärbung, mit Nitrobenzol eine rote, dann schmutzigbraune Färbung.
3. Kocht man Glukoselösung mit wenig Jodsäure und Natronlauge und überschichtet die erkaltete, angesäuerte Lösung mit Ammoniak, so entsteht ein dunkler Niederschlag (Jodstickstoff).
4. Überschichtet man eine Lösung von 0,1 g Natriumvanadat in 3 ccm verdünnter Schwefelsäure mit Glukoselösung, so entsteht ein grüner oder blauer Ring.
5. Schüttelt man Kalomel mit 10 %iger Jodkaliumlösung, filtriert und erwärmt das Filtrat mit Glukoselösung und Natronlauge, so entsteht ein grauer Niederschlag (Quecksilber).

Pharm. Post 1893. 549.

Pharm. Zentrh. 1894. 50.

Ztschr. f. analyt. Chem. 35. 588.

Jaworowski's Reaktion auf Guajakol.

1. Ammoniakalische, 5 %ige Silbernitratlösung wird durch 1 Tropfen Guajakol oder Kreosot zu metallischem Silber reduziert, besonders beim Erwärmen.

2. Mischt man ammoniakalische Silberlösung mit Guajakol und dann mit Essigsäure, so färbt sich die Mischung nach einiger Zeit rot.
Pharm. Ztschr. f. Rußland 1896. 360.
Pharm. Zentrh. 1896. 273. 805.

Jaworowski's Reaktion auf Kupfer.

5 ccm der zu prüfenden Flüssigkeit versetzt man mit überschüssigem Ammoniak und dann mit 2 Tropfen Phenol. Je nach der Menge des vorhandenen Kupfers soll innerhalb 1 Stunde eine blaue Färbung eintreten. Näheres siehe: Pharm. Zentrh. 1896. 337. — Pharm. Ztschr. f. Rußland 1896. 83 u. 1897. 529. — Chem. Ztg. 1897. Rep. 254. — Chem. Zentralbl. 1897. II. 984.

Jaworowski's Reaktion auf Sadebaumöl.

1. Löst man 1 Tropfen Sadebaumöl in 4 ccm (90 %) Alkohol und schichtet diese Lösung über verdünnte Schwefelsäure, so bildet sich ein roter Ring.
2. Schüttelt man 1 Tropfen Sadebaumöl mit 20 ccm Wasser, läßt 12 Stunden stehen, mischt 0,3 g Magnesiumkarbonat zu und filtriert, so entsteht beim Überschichten des Filtrates über verdünnte Schwefelsäure ein grünlichgelber Ring.
3. Je 6 ccm verdünnte Schwefelsäure und 5 Tropfen Milchsäure bringt man in zwei Reagenzgläser, gibt zu einer Mischung 1 Tropfen Sadebaumöl und erhitzt beide Mischungen, bis die ölfreie gelb geworden ist. Nach dem Abkühlen verdünnt man die ölhaltige Mischung mit 5 ccm Wasser und schüttelt mit Äther oder Benzol. Das Benzol färbt sich grün mit gelbem oder bläulichem Schein, der Äther wird braun; die wässerige Flüssigkeit zeigt grüne Fluoreszenz. Gibt man zu der ätherischen Ausschüttelung vorsichtig Benzol, so färbt sich die obere Schicht des Äthers grün, wobei der braune Stoff als brauner Ring nach unten fällt.
Pharm. Ztschr. f. Rußland 33. 374 oder
Ztschr. f. analyt. Chem. 36. 808.
B e y t h i e n - A t e n s t ä d t , Pharm. Zentrh. 1909. 345.
Ztschr. Unters. Nahr.-Genuß-M. 1908, 677.

Jaworowski's Reaktion auf Santonin.

Man löst 0,01—0,02 g Santonin unter vorsichtigem Erwärmen in 2 ccm konzentrierter Schwefelsäure und gibt tropfenweise 1 %ige, mit Schwefelsäure angesäuerte Ceriumsulfatlösung zu. Die gelbe Farbe der Santoninlösung geht hierbei in Kirschrot über und aufWasserzusatz erfolgt ein violetter Niederschlag.
Chem. Ztg. 1897. Rep. 269.
Pharm. Zeitschr. f. Rußland 1897. 559.
Pharm. Zentrh. 1897. 821.
Ztschr. f. analyt. Chem. 42. 463.

Jean's Reaktion auf Aldehyd und Formaldehyd.

5 ccm des aldehydhaltigen Destillates versetzt man mit 10 Tropfen einer Lösung von Phenylhydrazinchlorhydrat und 4 Tropfen Nitroprussidnatriumlösung (2,5 %) und 1 ccm Natronlauge. Acetaldehyd bewirkt dunkelrote, Formaldehyd dunkelblaue Färbung.
A w e n g , Apoth. Ztg. 1912. 159.

Jean's Reaktion auf Seife in Schmierölen.

Die ätherische Lösung des zu prüfenden Öles versetzt man mit einer alkoholischen Lösung von Metaphosphorsäure. Bei Anwesenheit von Seife entsteht ein Niederschlag. Näheres siehe: Chem. Ztg. 1896. Rep. 36.

Jean's· Reagenz auf Öle

ist mit gasförmiger Chlorwasserstoffsäure gesättigte, konzentr. Phosphorsäure (80 %) oder konzentr. Schwefelsäure, welche in einem besonderen Apparate beim Mischen mit Ölen eine spezifische Temperaturerhöhung bewirkt.
B e n e d i k t , Anal. d. Fette 3. Aufl. 415.
Journ. de Pharm. et de Chim. 1889. 337.

Jean-Frabot's Reaktion auf Anilinfarbstoffe im Wein

siehe: Annal. Chim. analyt. appl. 12. 52.
Chem. Zentralbl. 1907. I. 1157.
Ztschr. f. angew. Chem. 1907. 1982.
Pharm. Zentrh. 1908. 391.
A s t r u c , Annal. Chim. analyt. appl. 12. 140.
Chem. Zentralbl. 1907. I. 1708.

Jefimow's Reaktion auf Helminthiasis

Frisch gelassenen Harn erhitzt man zum Sieden und gibt dann auf 10 ccm 5—10 Tropfen Belost's Reagenz zu. Bei bestehender Helminthiasis färbt sich der entstehende Niederschlag dunkelgrau bis schwarz, während er sonst weiß bleibt.
Semaine méd. 1906. 557.
Zentralbl. f. Kinderheilk. 1907. 152.
Merck's Bericht 1907. 138, 1911. 299.
M a r k u , Russkij Wratsch 1907. 414.
T u l p i n e , Wratschebn. Gaceta 1907. 466.
M a s c h e r p a , Zentralbl. ges. innere Med. 1912. III. 661.

Jefimow's Reaktionen auf Tuberkulose.

Erhitzt man frisch gelassenen Harn zum Sieden und bestimmt mit Lackmuspapier die Reaktion, so erweist sich diese bei aktiver Tuberkulose als amphoter und nur im letzten Stadium als sauer. Versetzt man frisch gelassenen Harn mit etwas Bleiacetatlösung (20 %), filtriert, erhitzt das Filtrat zum Sieden und gibt tropfenweise 10 %ige, alkoholische Silbernitratlösung zu, so färbt sich die Mischung beim ersten latenten und zweiten aktiven Stadium ziegelrot, beim dritten Stadium kirschrot.
Wratschebnaja Gaceta 1910. No. 51.
Münchener med. Woch. 1911. 919.
Nonhebel, Pharm. Zentrh. 1912. 1168.

Jehn's Reaktion auf mehrwertige Alkohole

beruht auf der Eigenschaft der letzteren, die alkalische Reaktion einer Boraxlösung gegenüber Indikatoren in eine saure zu verwandeln.
Arch. der Pharm. (3) 25. 250.
Ztschr. f. analyt. Chem. 27. 395.
K l e i n , Compt. rend. 86. 826; 99. 144.
Ztschr. f. angew. Chem. 1896. 551; 1897. 5.
L a m b e r t , Compt. rend. 108. 1016.

Jenkin's Reaktionen auf Formaldehyd in Milch sind identisch mit Arnold-Mentzel's und Eury's Reaktionen.

> Ztschr. f. Unters. Nahr.-Genußm. 1902. 866.
> Revue internat. falsific. 1902. 53.
> Chem. Zentralbl. 1902. II. 395.

Jenner's Reagenz zum Färben mikroskop. Präparate.

a) Eine Lösung von 0,5 g Eosin in 100 ccm Methylalkohol;

b) eine Lösung von 0,5 g Methylenblau in 100 ccm Methylalkohol.

Zum Gebrauch mischt man 125 ccm der Lösung a mit 100 ccm der Lösung b.

Man kann auch eine trockene Mischung der obigen Farbstoffe in genanntem Verhältnis darstellen und zum Gebrauch eine 1 %ige Lösung in Methylalkohol herstellen.

> Lancet 1889. 173.
> Méthodes de coloration des diverses granulations des éléments figurés du sang; par A. H u i s m a n, Bruxelles 1906.
> Ztschr. f. wiss. Mikroskop. 16. 363.
> S z é c s i, Deutsche med. Woch. 1912. 1082.

Jensen's Reagenz zur Bakterienfärbung

a) 0,5 %ige, wässerige Lösung von Methylviolett (6B),

b) Lösung von 1 g Jod und 2 g Kaliumjodid in 100 g Wasser,

c) absoluter Alkohol,

d) 0,1 %ige, wässerige Lösung von Neutralrot.

Näheres siehe: Berl. klin. Woch. 1912. 1663.

Job-Clarens' Reagenz auf Harnstoff

ist eine Lösung von 1 g Kaliumbromid in 20 ccm Eau de Javelle. Es soll stets frisch hergestellt werden. Gebraucht wie die auf andere Art hergestellten Hypobromitlösungen.

> Journ. de Pharm. et de Chim. 1909. II. 97.
> Répert. de Pharm. 1909. 398.

Jodlbauer's Reagenz zur Stickstoffbestimmung (Phenolschwefelsäure)

ist eine Lösung von 50 g Phenol in konzentr. Schwefelsäure, so daß die Mischung 100 ccm beträgt. Näheres siehe: Ztschr. f. analyt. Chem. 26. 93. — Chem. Ztg. 1887. Rep. 12. (Stutzer u. Reitmair.)

Joesten's Reagenz zur Färbung von Sperma.

a) 10 %ige, wässerige Resorcinlösung. — b) Mischung von 7 ccm 1 %iger, alkoholischer Hämatoxylinlösung mit 7 ccm einer Lösung von 1,5 g Pikrinsäure und 5 g Eisenchloridliquor in 120 ccm Wasser, der noch 10 Tropfen 8 %iger Kaliumjodidlösung zugegeben wurden. — c) Mischung von 10 ccm konz. wässeriger Oxalsäurelösung, 1 ccm konz. wässeriger Pikrinsäurelösung und 89 ccm 1 %iger alkoholischer Tanninlösung.

> Münchener med. Woch. 1911. 1817.
> Merck's Bericht 1911. 291.

Johannson's Reagenz auf Alkaloide

ist eine Lösung von 1 g Ammonvanadat in 100 ccm konzentr. Schwefelsäure. Das Reagenz färbt sich mit A c o n i t i n hellkaffeebraun, mit A t r o p i n gelbrot bis rot, mit A p o m o r p h i n violettblau, dann grün und rötlichbraun, mit B r u c i n blutrot, mit C i n c h o n i n und C o c a ï n orange, mit C o d e i n grünlichbraun, mit C o l c h i c i n grün, dann braun, mit C o n i i n grün, dann bräunlich, mit D i g i t a l i n dunkelbraun, mit M o r p h i n braun, mit N a r c e ï n braun, blauviolett, dann braun, mit N a r c o t i n blutrot, mit P a p a v e r i n violett, bläulichgrün, dann orangegelb, mit P i k r o t o x i n gelbrot, mit P i l o c a r p i n orange, mit C h i n i d i n blaugrün, mit C h i n i n orange, blaugrün, dann grünbraun, mit S t r y c h n i n blauviolett, dann rot, mit V e r a t r i n braunrot bis rötlichviolett.

> Dissert. Dorpat 1884.
> Merck's Report 1901. 41.

Johannson's Reagenz auf Colchicin

ist eine Lösung von 13,5 g Quecksilberchlorid und 50 g Jodkalium in 1 Liter Wasser. — Eine mit Schwefelsäure angesäuerte Colchicinlösung wird durch das Reagenz getrübt oder gefällt.

> Ztschr. f. analyt. Chem. 15. 456.
> Dragendorff, Wertbest. etc. Petersburg 1874. 73.

Johnson's Reaktion auf Arsen

ist dieselbe wie Gatehouse's Reaktion. (Siehe diese.)

> Chem. News 38. 301.
> Chem. Zentralbl. 1879. 182.

Johnson's Reagenz auf Eiweiß

ist gesättigte, wässerige Pikrinsäurelösung.

> Vergl. Esbach, Galippe u. Hager.
> Ztschr. f. analyt. Chem. 23. 115.

Johnson's Reagenz auf Glukose im Harn.

Der zu prüfende Harn wird zur Entfernung von Harnsäure etc. mit Quecksilberchlorid versetzt, nach einiger Zeit filtriert und das überschüssige Quecksilberchlorid mit Ammoniak ausgefällt. Die so erhaltene Flüssigkeit versetzt man mit Pikrinsäure und Kalilauge und erhitzt zum Sieden. Bei Anwesenheit von Glukose tritt Rotfärbung ein. Empfindlichkeitsgrenze $= 1 : 10\,000$.

> Ztschr. f. analyt. Chem. 23. 111.
> Brit. med. Journ. 1883. 504.
> Pharm. Journ. and Trans. 54. 24.
> R o s e n f e l d, Deutsche med. Woch. 1888. 451 u. 479.
> H a g e r, Pharm. Prax. 1880. I. 103.

Johnson's Reagenz zum Färben mikroskop. Präparate

ist eine Mischung von 2 Teilen Rosin's Triacidgemisch und 1 Teil 20 %iger Nigrosinlösung.

Johnson's Reagenz zum Härten mikroskop. Präparate ist eine Lösung von 1,75 g Kaliumdichromat, 0,2 g Osmiumsäure, 0,15 g Platinchlorid und 5 g Eisessig in 95 ccm Wasser.

> Vergl. L e e - M a y e r, Mikroskop. Technik 1898. 58.
> Enzyklop. d. mikroskop. Techn. 1903. 1061.

Johnstone's Reaktion auf Silber im Blei.

Die Lösung von Blei in Salpetersäure wird mit Soda nahezu neutralisiert und ein Zink- und ein Kupferstreifen eingehängt. Blei schlägt sich am Zink, Silber am Kupfer nieder. Näheres siehe: Chem. Ztg. 1890. Rep. 19. — Chem. News 60. 309.

Jolles' Reagenz auf Brom im Harn.

Man löst 0,5 g p-Dimethylphenylendiamin in 500 ccm Wasser, tränkt mit dieser Lösung Filtrierpapier und trocknet es. Leitet man Bromdämpfe über solches Papier, so entsteht ein Farbenring, der innen violett, an den Rändern durch Blau in Grau bis Braun übergeht. Wird das Papier angefeuchtet, so wird die rotviolette Farbe deutlicher. 10 ccm Harn werden in einem Kölbchen mit Schwefelsäure angesäuert und Kaliumpermanganat bis zur bleibenden Rotfärbung zugegeben. In den Hals des Kölbchens hängt man einen angefeuchteten Streifen genannten Reagenz-Papiers und erwärmt. Bei Anwesenheit von Brom entstehen auf letzterem die angegebenen Farbenerscheinungen. Empfindlichkeitsgrenze $= 0{,}001\,\%$ Bromnatrium.

Ztschr. f. analyt. Chem. **37.** 439.
Wiener med. Bl. 1898. 173.
Chem. Zentralbl. 1898. I. 960; II. 604.

Jolles' Reagenz auf Eisen

ist das von Knorre vorgeschlagene Nitroso-β-Naphthol.

a) 1,2 g krystall. Nitroso-β-Naphthol löst man bei 90^{0} C. in 100 ccm Essigsäure (50 %);
b) 250 ccm Eisessig mischt man mit 150 ccm Wasser.

Diese Mischung hat die Dichte 1,0631. Gebraucht zur quantitativen Bestimmung des Eisens im Harn. Näheres siehe: Ztschr. f. analyt. Chem. 1897. 155. — Chem. Zentralbl. 1897. I. 1177. — Vergl. Knorre's Reagenz.

Jolles' Reaktion auf Eiweiß im Harn.

10 ccm Harn versetzt man mit 10 ccm konzentr. Salzsäure und schichtet auf diese Mischung vorsichtig einige Tropfen gesättigter Chlorkalklösung. Eiweiß erzeugt einen weißen Ring. Empfindlichkeitsgrenze $= 1 : 10\,000$.

Ztschr. f. analyt. Chem. **29.** 406.

Jolles' Reagenz auf Eiweiß im Harn.

10 g Quecksilberchlorid, 20 g Bernsteinsäure und 20 g Natriumchlorid löst man in 500 ccm Wasser. Eiweißhaltiger Harn wird durch dieses Reagenz getrübt. Bei salzarmen Harnen soll das Reagenz empfindlicher sein als Spiegler's Reagenz.

Ztschr. f. physiol. Chem. **21.** 306.
Ztschr. f. analyt. Chem. **36.** 69 u. **39.** 146.
G r a u l , Dissertation 1897 in Stahel's Verlag, Würzburg.
R ö ß l e r , Deutsche med. Woch. 1903. 335 u. Pharm. Ztg. 1903. 637.

Das neuerdings von Jolles modifizierte Reagenz besteht aus 10 g Quecksilberchlorid, 20 g Citronensäure, 20 g Natriumchlorid und 500 g Wasser.

Chem. Ztg. 1912. 1108.
Ztschr. f. angew. Chem. 1912. 2014.
Pharm. Zentrh. 1912. 1089.
Ztschr. f. physiol. Chem. 1912. **81.** 205.

Jolles' Formol-Reagenz zur Eiweißbestimmung

ist eine Lösung von 15 g Chlornatrium in 50 ccm Formaldehyd (40 %) und 50 ccm 1 %iger Essigsäure. — 100 ccm der auf Eiweiß zu prüfenden Flüssigkeit werden, wenn alkalisch, mit Essigsäure neutralisiert, mit 5 ccm Reagenz versetzt und im siedenden Wasserbade 30 Minuten lang erhitzt. Der entstandene Niederschlag von geronnenem Eiweiß wird auf einem Filter gesammelt, getrocknet und gewogen.

Pharm. Ztg. 1908. 762.
Merck's Ber. 1908. 225.

Jolles' Reaktion I auf Gallenfarbstoffe.

50 ccm Harn versetzt man mit einigen Tropfen 10 %iger Salzsäure, überschüssigem Chlorbaryum und 5 ccm Chloroform. Man schüttelt die Mischung einige Minuten lang, läßt dann absitzen, bringt mit Hilfe einer Pipette Chloroform und Niederschlag in ein Reagenzglas und verdampft das Chloroform bei 80^{0} C. Hat sich nach einigem Stehen bei gewöhnlicher Temperatur der Niederschlag zusammengeballt, so gießt man die überstehende Flüssigkeit ab und läßt an der Glaswand zirka 3 Tropfen einer Mischung, bestehend aus 1 Teil rauchender und 3 Teilen konzentr. Salpetersäure, herabfließen. Bei Anwesenheit von Gallenfarbstoffen bilden sich die charakteristischen grünen und blauen Farbenringe.

Ztschr. d. öst. Apoth. Ver. 1894. 89.
Ztschr. f. physiol. Chem. **18.** 545; **20.** 460.
Ztschr. f. analyt. Chem. **33.** 503; **34.** 127 u. 490.
T r i o l e t , Pharm. Zentrh. 1900. 764.
H a m m a r s t e n , Physiol. Chem. 1899. 507.
Wiener med. Woch. 1903. 491.
Pharm. Zentrh. 1903. 478.

Jolles' Reaktion II auf Gallenfarbstoffe im Harn.

10 ccm Harn werden nach Zusatz von 3 ccm Chloroform und 1 ccm Chlorbaryumlösung (10 %) zentrifugiert. Nach dem Abgießen der wässerigen Flüssigkeit mischt man den Rückstand mit 5 ccm Alkohol und gibt 2—3 Tropfen Jodtinktur zu. Bei Gegenwart von Gallenfarbstoffen tritt Grünfärbung auf.

Deutsche med. Woch. 1903. Ver.-Beilg. 355.
Ztschr. f. analyt. Chem. 1903. 713.

Jolles' Reaktion auf Gallensäuren.

50 ccm Harn mischt man mit 15 ccm einer 3%igen, wässerigen Caseinnatriumlösung und gibt tropfenweise so viel 10%ige Schwefelsäure (0,6—0,8 ccm) zu, daß alles Casein gerade ausgefällt wird. Der Niederschlag wird auf einem Filter gesammelt, in ein Becherglas gebracht und etwa eine Stunde lang mit 10 ccm absolutem Alkohol digeriert. Man filtriert, gibt zu 5 ccm des Filtrats 1 Tropfen einer 5 %igen Rhamnoselösung und 5 ccm kon-

zentr. Salzsäure und erhitzt zum Sieden. Nach 1—2 Minuten langem Kochen läßt man erkalten und gibt 2 ccm Äther zu. Bei Gegenwart von Gallensäuren ist eine schöne grüne Fluoreszenz zu beobachten.

Berl. Ber. 41. 2766.
Ztschr. f. physiol. Chem. 1908. 57. 30.
Pharm. Ztg. 1908. 762.
Répert. de Pharm. 1908. 541.
Österr. Chem. Ztg. 11. 317.
W i t t e l s, Chem. Ztg. 1909. 1133.
N e u b e r g, Biochem. Ztschr. 14. 349.
Fritsch, Ztschr. f. analyt. Chem. 49. 94.

Jolles' Reaktion auf Glukuronsäure im Harn

ist eine Modifikation von Tollens' Reaktion mit Naphthoresorcin.

Ztschr. f. angew. Chem. 1912. 2015.
Chem. Ztg. 1912. 1108.
Pharm. Zentrh. 1912. 1090.
Ztschr. f. physiol. Chem. 1912. 81. 203.

Jolles' Reaktion auf Histon im Harn.

50—100 ccm Harn werden mit Essigsäure schwach angesäuert und so lange Chlorbaryumlösung zugegeben, bis kein Niederschlag mehr entsteht. Der Niederschlag wird auf einem Filter gesammelt und dann in 10 ccm einer 1%igen Salzsäure gelöst. Nach dem Neutralisieren mit festem Natriumkarbonat und Zugabe von etwas überschüssigem Natriumkarbonat filtriert man und versetzt das Filtrat mit Salzsäure und dann mit Ammoniak. Bei Anwesenheit von Histon entsteht eine Trübung.

Ztschr. f. physiol. Chem. 25. 236.
Chem. Zentralbl. 1898. II. 497.

Jolles' Reaktion auf Jod im Harn.

10 ccm Harn mischt man mit 10 ccm konzentr. Salzsäure und schichtet vorsichtig einige Tropfen einer schwachen Chlorlösung (Chlorkalklösung) darüber. Bei Anwesenheit von Jod entsteht an der Berührungsstelle ein braungelber Ring, der durch Stärkelösung intensiv blau gefärbt wird. Empfindlichkeitsgrenze $= \frac{1}{382}$ %.

Ztschr. f. analyt. Chem. 30. 289 u. 33. 543.
Vergl. Sandlund's Reaktion.

Jolles' Reaktion auf Lävulose.

1 ccm des entsprechend verdünnten Harns versetzt man mit 10 Tropfen einer 20%igen, alkoholischen Diphenylaminlösung und 1 ccm konz. Salzsäure und erhält das Gemisch 1 Minute lang im Sieden. Lävulose bewirkt Blaufärbung. Empfindlichkeitsgrenze = 0,05 %.

Apoth. Ztg. 1909. 719.
Merck's Bericht 1909. 200.

Jolles' Reaktion auf Nitrite im Harn.

Siehe: Schaeffer's Reaktion.

Jolles' Reaktion auf Pentosen.

1. Das betreffende Osazon wird schon in der Kälte durch Vanillinsalzsäure intensiv rot gefärbt, während Lävulose- und Glukose-osazon nicht reagieren.

2. Das Osazon wird mit 20 ccm Wasser und 5 ccm konzentr. Salzsäure destilliert und die zuerst übergehenden 5 ccm in 5 ccm kaltem Wasser aufgefangen. 1 ccm letzterer Mischung gibt bei Anwesenheit von Pentosen beim Erhitzen mit 4 ccm Bial's Reagenz eine intensive Grünfärbung.

Ber. d. Naturforsch.-Versamml. Meran 1905.
Ztschr. f. analyt. Chem. 1906. 399.
Zentralbl. f. innere Mediz. 26. 1049.
Chem. Ztg. 1907. Rep. 6.

Neuerdings hat Jolles die Methode etwas modifiziert, indem er das Destillat nicht mehr in Wasser, sondern für sich auffängt. Näheres siehe: Südd. Apoth. Ztg. 1907. 402. und Zentralbl. f. innere Mediz. 1907. Nr. 17. — Münchener med. Woch. 1910. 353.

Die neueste von Jolles gegebene Vorschrift lautet folgendermaßen: 100 ccm Harn (bis zu 5 % Glukose) versetzt man mit 4 g Phenylhydrazinchlorhydrat und 8 g Natriumacetat und erwärmt 1 Stunde lang im siedenden Wasserbade. Nach dem Abkühlen unter der Wasserleitung sammelt man den entstandenen Niederschlag auf einem Filter, bringt ihn mit 15 ccm Wasser in ein Becherglas, erhitzt 5 Minuten lang im siedenden Wasserbad und filtriert rasch. Das Filtrat bringt man in einen Glaskolben von 400 ccm Rauminhalt, fügt 6 ccm Salzsäure (1,19) zu und destilliert 6 ccm in ein Reagenzglas ab. 3 ccm des Destillates werden mit 5 ccm Bial's Reagenz kurze Zeit gekocht. Bei Gegenwart von nur 0,05 % Pentosen tritt eine deutliche Grünfärbung auf. Hat der Harn 5—10 % Glukose, so wird die doppelte Menge Acetat und Hydrazin verwendet. Zentralbl. f. innere Med. 1912. 693. — Merck's Bericht 1912.

Jolles' Reagenz auf Pyramidon im Harn.

Man mischt 1 ccm Jodtinktur mit 10 ccm Wasser. — Überschichtet man den Harn mit diesem Reagenz, so bildet sich bei Anwesenheit von Pyramidon nach einiger Zeit ein braunroter Ring.

Wiener med. Blätter 1898. 173.
Pharm. Zentrh. 1898. 226.
Chem. Zentralbl. 1898. II. 643.

Jolles' Reaktion auf Quecksilber im Harn.

100—300 ccm Harn werden mit etwa 2 g grobkörnigem Goldpulver und mit so viel konzentr. Salzsäure versetzt, daß aus Zinn frisch bereitete, gesättigte Zinnchlorürlösung keine Ausscheidung mehr damit gibt. Man gibt dann 30—50 ccm auf 70 bis 80° C. erwärmte Zinnchlorürlösung zu, digeriert 5 Minuten lang unter Umrühren und läßt dann absitzen. Das Goldpulver wird mit Wasser gewaschen und dann mit 3—4 Tropfen warmer, konzentr. Salpetersäure das daran haftende Quecksilber gelöst. Die so erhaltene Lösung gibt mit Zinnchlorür noch bei 0,0002 g Quecksilber in der angewendeten Harnmenge eine deutliche Trübung.

Wiener med. Presse 1895. 1618.
Merck's Bericht 1896. 32.
Chem. Zentralbl. 1900. II. 288.

Schuhmacher u. Jung, Ztschr. f. analyt. Chem. 38. 393.

Jolles, ebenda 39. 231 (Modifikation obiger Methode) und Pharm. Zentrh. 1900. 277.

Oppenheim, Ztschr. f. analyt. Chem. 42. 431.

Jolles' Reaktion auf Saccharose neben anderen Zuckerarten

beruht auf der Erfahrung, daß alle Zuckerarten mit Ausnahme der Saccharose durch längeres Behandeln mit Natronlauge optisch inaktiv werden. Näheres siehe: Biochemische Ztschr. 1912. **43.** 56. — Apoth. Ztg. 1910. 1022, 1912. 672.

Joltrain-Bénard's Reaktion auf Syphilis

ist eine Modifikation von Wassermann's Reaktion.

Annal. des malad. vénériennes 1910. 5. No. 8.
Monatsh. f. prakt. Dermat. 1911. **52.** 23.

Jona's Reaktion auf Chloral neben Chloroform.

Die zu prüfende Substanz wird mit Zink und verdünnter Schwefelsäure behandelt. Nach dem Aufhören der Wasserstoffentwicklung wird in den Hals der Flasche ein Streifen Filtrierpapier gebracht, der mit frisch bereiteter Lösung von Nitroprussidnatrium und 5 %iger Piperidinlösung getränkt wurde. Erwärmt man die Mischung, so wird das darüber hängende Papier bei Anwesenheit von Chloral durch den bei der Reduktion gebildeten Aldehyd blau gefärbt.

Giornale Farm. Chim. 1912. **61.** 57.

Jonescu's Reaktion auf Benzoesäure

beruht auf der Überführung der Benzoesäure in Salicylsäure mittels Wasserstoffsuperoxyd und deren Nachweis mit Eisenchloridlösung (Violettfärbung).

Journ. de Pharm. et de Chim. 1909. I. 523 u. 1909. II. 16.
Biernath, Chem. Zentralbl. 1912. I. 1928. — Veröff. d. Milit. Sanit. Wes. 1912, Heft 52, p. 59.

de Jong's Reagenz auf Arsen.

Man schüttelt 25 g Zinnchlorür mit 100 ccm Äther und 20 ccm Salzsäure und gießt nach einigem Stehen die klare Lösung ab. Sie dient wie Bettendorf's Reagenz zum Nachweis von Arsen. Die zu prüfende Flüssigkeit versetzt man mit Salzsäure, schüttelt mit dem Reagenz und erwärmt auf 40° C. Bei Anwesenheit von Arsen tritt an der Berührungsstelle der beiden Flüssigkeiten ein bräunlichroter Ring auf. Empfindlichkeitsgrenze = 0,02 mg Arsentrioxyd.

Chem. Ztg. 1902. Rep. 342.
Ztschr. f. analyt. Chem. **41.** 596.
Chem. Zentralbl. 1902. II. 1525.
Pharm. Zentrh. 1903. 461.
Südd. Apoth. Ztg. 1903. 530.

Jordan's Reagenz für mikroskop. Zwecke

ist eine Mischung von 1 Teil Cedernholzöl mit 4 Teilen 3 %iger Celloidinlösung. Gebraucht als Einbettungsmittel.

Ztschr. f. wiss. Mikroskop. 1900. 193.
Bolles Lee, ebenda 1885. 536; 1886. 220. 486.

Jörgensen's Reagenz auf Chinin

ist eine Lösung von 1,96 g Jod, 10 g Jodwasserstoff (10 %) und 10 g verdünnter Schwefelsäure (10 % SO_3) in Weingeist, zu 250 ccm aufgefüllt. Gebraucht zur Herapathitreaktion.

Apoth. Ztg. 1907. 177.
Arch. f. Pharm. og Chem. 1907. 17.
Pharm. Zentrh. 1907. 582.

Jorissen's Reagenz auf Alkaloide und Glykoside.

1 g geschmolzenes Chlorzink löst man in 30 ccm konzentr. Salzsäure und 30 ccm Wasser. Dampft man das Untersuchungsobjekt mit diesem Reagenz auf dem Dampfbade zur Trockene ein, so erhält man verschiedene Farbenreaktionen, die meistens vom Rande aus beginnen.

So färbt sich: S t r y c h n i n = rosa; T h e - b a ï n , B e r b e r i n = gelb; N a r c e ï n = olivengrün; D e l p h i n i n = braunrot; V e - r a t r i n = rot; C h i n i n = blaßgrün; D i g i - t a l i n = braun; S a l i c i n = violettrot; S a n t o n i n = violettblau; C u b e b i n = carminrot; B r u c i n , C o d e ï n , M o r p h i n , N a r c o t i n , C o f f e ï n , A n e m o n i n , C h e l i d o n i n , A c o n i t i n , P i k r o t o x i n und C a n t h a r i d i n geben keine charakteristische Reaktion.

Bull. de l'Acad. royale de Belgique (2) **48.** IX. u. X.
Journ. Pharm. d'Anvers 1880. 6.
Ztschr. f. analyt. Chem. **19.** 358.
Ztschr. f. wiss. Mikroskop. 1894. 408.
Arch. der Pharm. (3) **16.** 386.
Chem. Zentralbl. 1880. 376.

Jorissen's Reagenz auf Äthylperoxyd und Wasserstoffsuperoxyd im Äther

ist eine Lösung von 0,4 g Vanadinsäure in 4 ccm konzentr. Schwefelsäure, die mit Wasser auf 100 ccm verdünnt wird. Das Reagenz ist von grünlichblauer Farbe. — Schüttelt man 10 ccm Äther mit 2 ccm Reagenz, so färbt sich letzteres bei Gegenwart von Peroxyd rosarot bis blutrot. Empfindlichkeitsgrenze = 0,001 % H_2O_2.

Journ. de Pharm. d'Anvers 1903. Nr. 4.
Pharm. Ztg. 1903. 363.
Chem. Ztg. 1903. Rep. 128.
Apoth. Ztg. 1903. 659.
Ztschr. f. analyt. Chem. 1904. 317.
Chem. Zentralbl. 1903. I. 1278.
Wobbe, Apoth. Ztg. 1903. 489.

Jorissen's Reaktion auf Apiol.

Versetzt man eine verdünnte, alkoholische Apiollösung mit Chlorwasser bis zur Trübung und gibt dann Ammoniak zu, so entsteht eine schön rote Färbung, die bald wieder verschwindet.

Journ. de Pharm. Liège 1900. 7. Okt.
Pharm. Zentrh. 1900. 785.
Ztschr. f. analyt. Chem. **41.** 72.
Chem. Zentralbl. 1901. I. 135.

Jorissen's Reaktion auf Dulcin.

Man löst 1—2 g frisch gefälltes Quecksilberoxyd in verdünnter Salpetersäure und gibt so lange Natronlauge zu, bis eben ein Niederschlag entsteht. Die Lösung bringt man mit Wasser auf 15 ccm. Wenig Dulcin, in 5 ccm Wasser suspendiert und mit 2—4 Tropfen Reagenz 5—10 Minuten lang im siedenden Wasserbade erwärmt, erzeugt eine veilchenblaue Färbung, die auf Zusatz von Bleisuperoxyd in Violett übergeht.

Journ. de Pharm. Liège 1896. Febr.
Ztschr. f. analyt. Chem. **35.** 628.
Chem. Zentralbl. 1896. I. 1084.
D e n n h a r d t , Ber. d. pharm. Ges. 1896. 287.

Jorissen's Reaktion auf Fuselöl im Alkohol.

Man mischt 10 ccm Alkohol mit 10 Tropfen farblosen Anilins und 2—3 Tropfen Salzsäure. Bei Anwesenheit von Fuselöl entsteht eine rote Färbung. Empfindlichkeitsgrenze = 1 : 1000.

Pharm. Zentrh. 1881. 3; 1882. 131.
Ztschr. f. analyt. Chem. **20.** 584.
Berl. Ber. **13.** 2439.
F ö r s t e r , Berl. Ber. **15.** 230 oder Ztschr. f. analyt. Chem. **22.** 258.
N e u m a n n - W e n d e r , Chem. Ztg. 1891. Rep. 27.
K o m a r o w s k y , Chem. Ztg. 1903. 807.
C a r l e t t i , Bollet. Chim. Farm. **45.** 449.

Jorissen's Reaktion auf Hydrastinin.

Eine salzsaure Lösung von Hydrastinin wird durch Neßler's Reagenz gefällt und geschwärzt. Näheres siehe: Pharm. Zentrh. 1903. 261. — Südd. Apoth. Ztg. 1903. 492. — Pharm. Ztg. 1903. 455. — Pharm. Praxis 1903. 289.

Jorissen's Reaktion auf freie Mineralsäuren in organischen Säuren.

Man löst etwas der zu prüfenden Säure in einer Mischung von 1 Teil ätherischem Gurjunbalsam und 25 Teilen Eisessig. Enthält das Prüfungsobjekt nur 5 Tausendstel Schwefelsäure oder andere Mineralsäuren, so entsteht eine Rosafärbung, die später in Violett übergeht.

Ztschr. f. analyt. Chem. **21.** 466.

Jorissen's Reaktion auf Morphin.

Erwärmt man etwas Morphin mit konzentr. Schwefelsäure und dann mit einem Kryställchen Ferrosulfat und überschichtet mit Ammoniakflüssigkeit, so entsteht eine rote bis violette Zone und die Ammoniakflüssigkeit färbt sich blau. Empfindlichkeitsgrenze = 0,6 mg.

Ztschr. f. analyt. Chem. **20.** 122.
Répert. de Pharm. 1880. 135.
Arch. der Pharm. (3) **17.** 125.
Chem. Zentralbl. 1880. 712.

Jorissen's Reaktion auf α-Naphthol.

Wenig Naphthol versetzt man mit 2 ccm Jodjodkaliumlösung und überschüssiger Natronlauge. α-Naphthol gibt eine violette Färbung. β-Naphthol gibt eine ungefärbte Lösung. α-Naphthol läßt sich so in β-Naphthol nachweisen.

Annal. Chim. analyt. appl. **7.** 217.
Chem. Ztg. **26.** Rep. 215.
Apoth. Ztg. 1902. 594.
Pharm. Ztg. 1902. 709.

Jorissen's Reaktion auf β-Naphthol in Benzonaphthol.

Schüttelt man 0,2 g Benzonaphthol mit 2 ccm Eisessig und gibt 1—2 Tropfen Salpetersäure (D. = 1,4) zu, so entsteht bei Gegenwart von Naphthol eine intensive Gelbfärbung. Empfindlichkeitsgrenze = 1 % β-Naphthol. Benzonaphthol gibt keine Farbenerscheinung.

Annal. Chim. analyt. appl. 1904. 96.
Chem. Zentralbl. 1904. I. 1108.
Journ. de Pharm. et de Chim. 1904. 172.
Pharm. Zentrh. 1905. 449.

Jorissen's Reaktion auf Spartein.

Schüttelt man eine ätherische Sparteinlösung 1 Minute lang mit trockenem Schwefel und leitet Schwefelwasserstoff ein, so bildet sich ein hochroter, voluminöser Niederschlag, der auf Zusatz von Wasser wieder verschwindet. Coniin gibt bei dieser Reaktion einen orangegelben und Atropin einen gelben Niederschlag.

Journ. de Pharm. et de Chim. 1911. II. 251.
Répert. de Pharm. 1911. 495.

Jorissen's Reaktion auf Titan.

Die zu prüfende Substanz schmilzt man mit Kaliumbisulfat in einer Platinöse und zerstößt die so erhaltene Perle in einer Lösung von 0,1—0,2 g Salicylsäure in 20—30 Tropfen konzentr. Schwefelsäure. Bei Anwesenheit von Titan färbt sich die zerstoßene Masse und die Flüssigkeit rot. Die Reaktion ist bei Gegenwart von Vanadium, Molybdän und Wolfram nicht verwendbar.

Bull. acad. roy. Belg. 1903. 902.
Chem. Zentralbl. 1904. I. 55.

Jorissen's Reagenz auf salpetrige Säure.

Man löst 0,01 g Fuchsin in 100 ccm Eisessig. Dieses Reagenz wird durch salpetrige Säure (Nitrite) violett, blau, grün und zuletzt gelb gefärbt.

Ztschr. f. analyt. Chem. **21.** 210.
Chem. Zentralbl. 1882. 409.
Vergl. V o g e l , Journ. f. prakt. Chem. **94.** 457.

Jorissen's Reaktion auf Veronal.

In 3 g geschmolzenes Kaliumhydroxyd trägt man 0,3 g Veronal ein, erhitzt noch 2 Minuten weiter und löst dann nach dem Erkalten in 10 ccm Wasser. 5 ccm hiervon versetzt man mit einigen Tropfen Ferrosulfatlösung und übersättigt nach 5 Minuten mit Salzsäure. Die Mischung färbt sich allmählich grünblau und scheidet Berlinerblau ab. — Die übrigen 5 ccm der gelösten Schmelze übersättigt man mit verd. Schwefelsäure und schüttelt mit Äther aus. Nach dem Verdunsten hinterbleiben ölige, nach ranziger Butter riechende Tröpfchen, die man in 1 ccm warmem Wasser löst und 1 Tropfen stark verdünnte Eisenchloridlösung zufügt. Hierbei trübt sich die Mischung und nimmt die Farbe hefigen Weines an. — Erhitzt man eine Mischung von 0,1 g Veronal und 0,5 g Calciumoxyd am Platindraht in der Bunsenflamme, so färbt sich die Masse zinnoberrot.

> Journ. de Pharm. et de Chim. 1911. I. 478.
> Répert. de Pharm. 1912. 58.
> Zentralbl. d. ges. Arzneimittelkunde 1912. 53.

Jorissen's Reagenz auf Zimtsäure in Benzoësäure

ist eine Lösung von Uranacetat oder Urannitrat in Wasser (1 : 20). Man schüttelt etwas Benzoësäure mit einigen ccm Reagenz in einem verschlossenen Fläschchen und stellt dasselbe ins direkte Sonnenlicht. Bei Anwesenheit von Zimtsäure macht sich nach einiger Zeit der Geruch nach Benzaldehyd bemerkbar.

> Ztschr. d. öst. Apoth. Ver. 55. 667.
> Pharm. Journ. 1901. 747.
> Ztschr. f. analyt. Chem. 41. 630.
> Journ. de Pharm. de Liège 1900. 185.
> Pharm. Zentrh. 1901. 7 u. 654.

Jorissen-Klett's Reaktion auf Salicylsäure neben Citronensäure (oder Maltol).

Versetzt man 10 ccm der zu prüfenden Lösung mit 4 Tropfen Natriumnitritlösung (10 %), 4 Tropfen Essigsäure und 1 Tropfen Kupfersulfatlösung (10 %) und erhitzt die Mischung zum Sieden, so tritt bei Anwesenheit von Salicylsäure eine blutrote Färbung ein.

> K l e t t , Ztschr. f. analyt. Chem. 42. 458.
> Pharm. Zentrh. 1900. 452.
> L a n g k o p f , ebenda 1900. 335. 411.
> C o n r a d y , ebenda 1900. 382.
> S ü ß , ebenda 1900. 437.
> G e r o c k , ebenda 1900. 453.

Joseph's Reagenz für mikroskop. Zwecke.

1. Silberlösung ist eine Lösung von 1 g Silbernitrat in 100 ccm Wasser und 100 ccm 10 %iger Salpetersäure.

> Sitz.-Ber. d. k. pr. Acad. d. Wiss. Berlin 1888.

2. Goldlösung ist eine Lösung von 1 g Chlorgold in 100 ccm Wasser, die mit etwas Essigsäure angesäuert ist.

> Arch. f. mikroskop. Anat. 1870. 246.
> Enzyklop. d. mikroskop. Techn. 1903. 450. 665.

Joseph's Reagenz zum Färben mikroskop. Präparate

ist eine Modifikation von Romanowski's Reagenz. Näheres siehe: Wiener klin. Woch. 1908. 1460. — Lancet 1908. 875.

Joulie's Reagenz zur Acidität sbestimmung des Harns.

10 g gepulverten Ätzkalk und 20 g Zucker schüttelt man mit 1 Liter Wasser, läßt 24 Stunden stehen, filtriert und stellt auf $^1/_{10}$

Normal-Salzsäure ein. Als Endreaktion der Säurebestimmung im Harn dient das Auftreten einer bleibenden Trübung (Kalkphosphat).

> Ztschr. f. analyt. Chem. 37. 410.
> Compt. rend. 125. 1129.

Joung's Reaktion auf Methylalkohol im Äthylalkohol

beruht auf der Entfärbung von Kaliumpermanganatlösung, die bei Anwesenheit von Methylalkohol (Aldehyd) sofort eintritt.

> Pharm. Journ. 7. 278.
> Ztschr. f. analyt. Chem. 4. 486.

Judd's Reaktion auf Formaldehyd.

10 ccm der zu prüfenden Lösung versetzt man mit 10 ccm 5 %iger Natronlauge, welche 1—2 Tropfen alkoholische Phloroglucinlösung enthält. Bei Anwesenheit von Formaldehyd tritt eine rosarote Färbung ein, die 12 Minuten lang anhält. Butylaldehyd gibt nur eine 4 Minuten, Acetaldehyd eine 6—8 Minuten anhaltende Rosafärbung. Nach dem Verschwinden der Rosafärbung tritt eine gelbbraune Farbe ein.

> Americ. Journ. of Pharm. 1904. 389.
> Ztschr. d. öst. Apoth. Ver. 1904. 1167.
> Südd. Apoth. Ztg. 1905. 130.
> Apoth. Ztg. 1904. 635.
> Ztschr. f. analyt. Chem. 1905. 441.

Juel's Reagenz zum Fixieren mikroskop. Präparate

ist eine Lösung von 2 g Zinkchlorid und 2 ccm Eisessig in 100 ccm Alkohol (45—50 %).

> S t r a s b u r g e r , Flora 1907. 123.
> Ztschr. f. wiss. Mikroskop. 1907. 210.
> Himmelbaur, Sitz. Ber. d. Akad. d. Wiss. Wien 1909. 68. I. 91.

Juillet's Reagenz auf Verfälschungen des Strychnospulvers mit Oliventrestern

ist eine Lösung von 0,5 g Dimethyl-p-phenylendiamin in 100 ccm Wasser. — 1 Messerspitze voll des zu prüfenden Brechnußpulvers schüttelt man mit 10 ccm Reagenz und erwärmt 20 Minuten lang auf 30°. Während reines Brechnußpulver einen dunkelgrauen Bodensatz liefert, gibt mit Oliventrestern verfälschtes einen roten bis rotbraunen Bodensatz.

> Répert. de Pharm. 1909. 148 u. 241.
> Pharm. Ztg. 1909. 363.

Julhiard's Reagenz auf Glukose im Harn

ist Lackmustinktur. Kocht man Harn mit etwas Sodalösung und einigen Tropfen Lackmustinktur, so färbt sich die Mischung bei Gegenwart von Glukose schmutziggelb, bei Abwesenheit derselben bleibt die Mischung blau.

> Répert. de Pharm. 1898. 201.
> Annal. Chim. analyt. appl. 3. 154.
> Chem. Zentralbl. 1898. II. 67.

Julius' Reaktion auf Benzidin.

Eine wässerige Lösung von Benzidin gibt mit Kaliumdichromatlösung sofort einen voluminösen, tiefblauen Niederschlag (Nadeln), der in allen gebräuchlichen Lösungsmitteln

unlöslich ist. Empfindlichkeitsgrenze =
1 : 50 000.
> Monatshefte f. Chem. 5. 193.
> Ztschr. f. analyt. Chem. 23. 550.

Jungmann's Reaktion auf Alkaloide
beruht auf einer blauen oder grünen Färbung
des mit Phosphormolybdänsäure in Alkaloidlösungen erzeugten Niederschlages, wenn
letzterer mit Ammoniak versetzt wird.
> Enzyklop. d. gesamt. Pharm. 1888. V. 531.
> F i c h t e n h o l z , Chem. Zentralbl. 1908. II.
> 1385.
> B o u r q u e l o t , Journ. de Pharm. et de
> Chim. 1910. II. 97.

Kadyi's Einbettungsmasse für mikrosk. Zwecke
ist eine Lösung von 25 g Stearinnatronseife
in 100 ccm heißem Alkohol (96 %), der man
nach dem Filtrieren 5—10 ccm Wasser zugibt.
> Zoolog. Anzg. 1897. 477.
> D ö l l k e n , Ztschr. f. wiss. Mikroskop. 1897.
> 33.
> S a l e n s k y , Morphol. Jahrb. 1887. 558.
> Enzyklop. d. mikroskop. Techn. 1903. 1081.
> B e h r e n s ' Tabellen 1892. 76.

Kafka's Reaktion auf Molybdän und Wolfram.
Versetzt man Molybdän- oder Wolframlösungen mit 1 Tropfen Mercuronitratlösung
und dann mit 1—1,5 ccm Salzsäure und so viel
Kaliumjodid, daß der entstandene Niederschlag wieder in Lösung geht, so entsteht
eine blaue Färbung. Empfindlichkeitsgrenze
= 0,2 mg Natriumwolframat.
> Ztschr. f. analyt. Chem. 1912. 482.

Kahl's Reagenz auf Glukose
ist p-Brombenzhydrazid, das mit Glukose,
Mannose, Galaktose und Arabinose schwerlösliche Hydrazide liefert, nicht aber mit
Maltose, Laktose und Lävulose.
> Ztschr. d. Ver. deutsch. Zuckerindustr. 1904.
> 1091.
> K e n d a l l - S h e r m a n , Journ. Americ.
> Chem. Soc. 1908. 30. 1451.
> Chem. Zentralbl. 1904. II. 1493 u. 1908. II.
> 1293.
> Merck's Bericht 1908. 163.

Kahn's Reaktion auf Eisen und Kupfer.
30 ccm der zu prüfenden Flüssigkeit erhitzt
man mit 2 g Stearinsäure etwa 5 Minuten
lang unter Umschütteln und läßt alsdann abkühlen, bis die Stearinsäure erstarrt ist. Letztere ist bei Anwesenheit von Kupfersalzen
blaugrün, von Eisensalzen gelblich gefärbt.
(Alkohol darf nicht vorhanden sein.)
> Pharm. Ztg. 1906. 888.
> Südd. Apoth. Ztg. 1906. 666.
> Chem. Ztg. 1906. 1103.
> Nouv. Remèd. 1907. 137.

**Kahn's Reaktion auf Methylalkohol in Äthyl-
alkohol.**
Eine Mischung von 1 ccm des zu prüfenden Alkohols mit 5—10 ccm Wasser erwärmt
man in einem Reagenzglase und taucht in
dieselbe mehrmals eine zum Glühen erhitzte
oxydierte Kupferspirale. Alsdann gibt man
5 ccm Milch und einige Tropfen verdünnte
Eisenchloridlösung zu und schichtet die Mischung in einem Reagenzglase über einige ccm
konzentr. Schwefelsäure. Man läßt 3 Minuten lang stehen und beginnt dann langsam zu
bewegen. War Methylalkohol vorhanden, so
bildet sich an der Berührungsstelle der Flüssigkeiten ein violettblauer Ring.
> Chem. Zentralbl. 1905. II. 711.
> Pharm. Zentrh. 1905. 736.
> Pharm. Ztg. 1905. 651.

Kahn's Reaktion auf Vanillin und Cumarin.
Die wässerige Vanillinlösung gibt mit Eisenchlorid eine blaue Färbung, die beim Kochen
in Braun übergeht. Beim Erkalten scheidet
sich ein weißer Niederschlag (Dihydrovanil-
lin) ab. — Löst man 0,1 g Vanillin in 1 ccm
Eisessig und fügt Schwefelsäure zu, so erhält
man eine grünblaue Färbung. — Löst man
0,1 g Vanillin in 1 ccm Alkohol und gibt 1 ccm
Schwefelsäure zu, so erhält man eine grüne
Lösung, die beim Erwärmen tief weinrot bis
violett wird. Cumarin gibt keine Farbenerscheinungen.
> Americ. Druggist 1908. 5.
> Nouv. remèdes 1910. 421.

**Kahn's Reaktionen auf Phenol, Kreosot, Kreosol
und Guajakol**
siehe: Deutsch-amerikan. Apoth. Ztg. 28.
> 67.
> Ztschr. f. analyt. Chem. 1911. 463.

Kaiser's Reaktion auf Holzstoff.
Man erwärmt gleiche Teile furfurolfreien
Amylalkohol und konzentr. Schwefelsäure
auf 90 ° C. bis zur Gasentwicklung und läßt
dann erkalten. In dieser Flüssigkeit färbt sich
reines, schwedisches Filtrierpapier rot, geringere Qualitäten violett, Holzstoffpapier
blau.
> Chem. Ztg. 1902. 335.
> Pharm. Zentrh. 1902. 336.
> Nat. Drugg. 1903. 247.
> Apoth. Ztg. 1903. 194.
> Chem. Zentralbl. 1902. I. 1177.

**Kaiser's Reagenz zum Färben mikroskop. Prä-
parate**
ist eine heiß bereitete, konzentr. Lösung von
Bismarckbraun in 60 %igem Alkohol oder eine
Lösung von 1 g Naphthylaminbraun in 100 ccm
Alkohol und 200 ccm Wasser.
> Ztschr. f. wiss. Mikroskop. 1889. 471; 1891.
> 363.
> Enzyklop. d. mikroskop. Techn. 1903. 915.

Kaiser's Reagenz für mikroskop. Zwecke
ist ein Konservierungsmittel für Pflanzen-
präparate, bestehend aus einer mit Carbolsäure und Glycerin versetzten Gelatinelösung.
Zur Darstellung erweicht man 7 g Gelatine
in 42 g Wasser, löst durch Erwärmen, gibt
38 ccm Glycerin und 1 g Phenol zu und filtriert heiß durch Glaswolle.

Merck's Index 1902. 267.
Botan. Zentralbl. 1880. 25.
Brand verwendet eine Lösung von 2 Teilen Gelatine in 3 Teilen Glycerin (durch Glaswolle filtriert). Zeit. Mikrosk. Berlin 1880. 69.
Strasburger, Kl. Botan. Prakt. 1893. 220.
Behrens' Tabellen 1892. 64.
Enzyklop. d. mikroskop. Techn. 1903. 439.

Kaiserling's Reagenz zum Fixieren mikroskop. Präparate

ist eine Lösung von 3 g Kaliumnitrat und 6 g Kaliumacetat in 200 ccm Wasser und 40 ccm Formaldehyd (40 %).

Zum Konservieren empfiehlt der Autor eine Lösung von 10 g Kaliumacetat und 20 g Glycerin in 200 ccm Wasser.
Arch. Path. Anat. 1897. 396.
Kaiserling's Konservierungsmittel für anatomische Präparate ist obiges Reagenz zum Fixieren.
Siehe: Pharm. Zentrh. 1902. 514.
Vergl. Wickersheimer's Reagenz.
Virchow's Arch. 1893. 79.
Ztschr. f. wiss. Mikroskop. 1893. 472.

Kalb's Reagenz zur Spirochaetenfärbung

ist ein mit Eosin versetztes Triazidgemisch, enthält also die 4 Farbstoffe Methylgrün, Säurefuchsin, Orange G und Eosin. Nach Angabe des Autors besteht das Reagenz aus 0,5 g Eosin B A, 50 g Alkohol (70 %) und 50 g Triazid. Näheres siehe: Münchener med. Woch. 1910. 1393.

Kalbrunner's Reaktion auf Morphin

ist identisch mit Kieffer's Reaktion.
Ztschr. d. öst. Apoth. Ver. 11. 409.
Ztschr. f. analyt. Chem. 12. 444.

Kämmerer's Reaktion auf Salpeter- und salpetrige Säure

ist eine Modifikation von Trommsdorff's Reaktion (siehe diese) unter Verwendung von Essigsäure statt Schwefelsäure.
Journ. f. prakt. Chem. (N. F.) 11. 63.
Chem. Zentralbl. 1875. 360.
Vergl. auch Fresenius' Reaktion.
Ztschr. f. analyt. Chem. 12. 377.

Kapper's Reagenz zum Färben mikroskop. Präparate.

Reife Holunderbeeren werden zerquetscht und nach der Vergärung filtriert und mit Calciumkarbonat neutralisiert. Als Konservierungsmittel verwendet man Phenol, als Beize Eisenchloridlösung. Zum Färben von Plasma. Näheres siehe: Ztschr. f. wiss. Mikroskop. 28. 417.

Karfunkel's Reaktion auf Jod im Blut

beruht auf dem sogenannten Pleochromismus der Jodhäminkrystalle. Näheres siehe: Deutsche med. Woch. 1902. 642. — Münchener med. Woch. 1902. 1545.

Károly's Reaktion auf Blut in Faeces
siehe: Csépai Károly's Reaktion.

Karlslake's Reaktion auf Chromsäure.

Die eventuell mit Natronlauge (nicht mit Ammoniak!) alkalisch gemachte Chromatlösung versetzt man zuerst mit Wasserstoffsuperoxyd und dann erst mit verd. Schwefelsäure. Es entsteht Blaufärbung, die mit Äther ausgeschüttelt werden kann.
Journ. Americ. Chem. Soc. 31. 250.
Chem. Zentralbl. 1909. I. 1042.

Karvonen's Reaktion auf Syphilis

beruht auf der von Bordet und Streng näher untersuchten Konglutinationserscheinung. Näheres siehe: Zentralbl. f. Bakteriol. 1909. 49. — Deutsche med. Woch. 1911. 2084.

Kassner's Reaktion auf Wasserstoffsuperoxyd.

Wasserstoffsuperoxyd wird unter der Einwirkung von Ferricyankalium und Alkali in Wasser und Sauerstoff zerlegt. Auf diese Reaktion gründet sich eine einfache Darstellungsart des Sauerstoffes, indem man zu einer Mischung von Ferricyankalium und Wasserstoffsuperoxyd Kalilauge zufließen läßt oder eine Mischung von Baryumsuperoxyd und Ferricyankalium mit Wasser übergießt.
Chem. Ztg. 13. 1302. 1338. 1407.
Ztschr. f. angew. Chem. 1890. 448; 1891. 170.
Ztschr. f. analyt. Chem. 30. 690.
Lunge, ebenda 26. 66.

Kastle's Reagenz auf Brom und Jod

ist das Dichlorbenzolsulfonamid, welches Brom und Jod aus seinen Verbindungen frei macht. Man verwendet zugleich Schwefelkohlenstoff in bekannter Weise, um die Reaktion empfindlicher zu gestalten.
Ztschr. d. öst. Apoth. Ver. 50. 420.
Ztschr. f. analyt. Chem. 36. 696.
Americ. Journ. Chem. 1895. 704.

Kastle's Reagenz auf Saccharin

ist eine Mischung von 5 ccm Phenol und 3 ccm konzentr. Schwefelsäure. Erhitzt man eine kleine Menge Saccharin mit sehr geringen Mengen dieses Reagenzes auf 160—170 °, löst in wenig Wasser und macht mit Doppel-Norm.-Natronlauge alkalisch, so entsteht eine rosenrote bis purpurrote Färbung.
Chem. Zentralbl. 1906. I. 1575.

Kastle's Reaktion auf (Cumarin und) Vanillin.

Vanillin wird mit der oben genannten Phenolschwefelsäure schon in der Kälte gelb und dann rot, bei 160—170 ° zuerst blutrot und dann schwarz. Mit Wasser und Natronlauge entsteht dann eine tief dunkelrote Färbung. Cumarin gibt diese Farbenerscheinungen nicht.
Chem. Zentralbl. 1906. I. 1575.
Pharm. Ztg. 1906. 512.

Kastle's Reagenz auf freie Salzsäure im Magensaft

ist ein wässeriger mit schwefeliger Säure entfärbter Auszug aus den Blättern von Rotkohl. Salzsäure färbt das Reagenz purpurrot.
Journ. of biolog. Chem. 1907. 11.
Répert. de Pharm. 1908. 269.

Kastle's Reagenz zur Feststellung der Säureaffinität

ist ein wässeriger, mit SO_2 behandelter Auszug von roten Weinbeerschalen, der eine schwachrosa Färbung besitzt. Starke Säuren, wie Salzsäure, bewirken eine dunkelweinrote, schwache Säuren nur eine rosarote Färbung. Näheres siehe: Americ. Chem. Journ. 1905. (33.) 46. — Chem. Zentralbl. 1905. I. 560.

Kastle's Normalsäuren

werden mit den leicht rein und wasserfrei herstellbaren Säuren: p-Nitrotoluolsulfosäure, p-Amino-o-sulfobenzoesäure und dem Monokaliumsalz der o-Nitro-p-sulfobenzoesäure bereitet.

Americ. Chem. Journal 1910. **44.** 487.
Chem. Ztg. 1911. Rep. 61.
Pharm. Zentrh. 1912. 14.
Chem. Zentralbl. 1911. I. 588.

Kastle-Clark's Reagenz auf Säuren

ist $^1/_{100}$ Normal-Jodcyanlösung. 1 ccm der zu prüfenden Lösung versetzt man mit je 1 ccm $^1/_{100}$ Normal-Jodkaliumlösung und 0,1%iger Stärkelösung und gibt etwas Reagenz zu. Bei Anwesenheit freier Säuren tritt Blaufärbung ein.

Americ. Chem. Journ. 30. 87.
Chem. Zentralbl. 1903. II. 739.

Kastle-Shedd's Reaktion auf Oxydasen

ist eine Lösung von Phenolphthalin. Vergleiche Meyer's und Utz' Reagenz auf Blut.

Journ. of biol. Chem. 1907. 12.
B a c h u. C h o d a t, Biochem. Zentralbl. 1. 450.
Americ. Chem. Journ. 1911. 527.
U t z, Chem. Ztg. 1903. 1151.

Kastner's Reagenz auf Eisenoxydulsalze

ist Cochenilletinktur, die mit Ferrosalzen violett gefärbt wird.

Arch. der Pharm. 31. 35.
Chem. Zentralbl. 1842. 734.

Katayama's Reaktion auf Kohlenoxyd im Blute.

Das zu prüfende Blut verdünnt man mit dem 50 fachen Volumen Wasser. 10 ccm dieser Lösung versetzt man mit 0,2 ccm gelbem Schwefelammon und 0,2—0,3 ccm 30%iger Essigsäure. Die Flüssigkeit muß schwach sauer reagieren. Kohlenoxyd enthaltendes Blut färbt sich dabei schön rosenrot, während normales Blut grüngrau oder rötlichgrüngrau gefärbt wird.

Virchow's Arch. f. path. Anat. **114.** 53.
Ztschr. f. analyt. Chem. **28.** 758.
D o e p n e r, Chem. Zentralbl. 1909. I. 1729.

Kathrein's Reaktion auf Gallenfarbstoffe im Harn.

4—5 ccm frisch gelassenen Harn versetzt man tropfenweise mit 5—10 Tropfen Jodtinktur (1:10). Bei Anwesenheit von Gallenfarbstoffen tritt Grünfärbung ein, während normaler Harn sich rotbraun färbt.

Pharm. Post 1890. 845.
Chem. Zentralbl. 1891. I. 272.
Ztschr. f. analyt. Chem. **30.** 527.

Kato's Reaktion auf Glykogen in Geweben.

Zum Nachweis von Glykogen in mikroskopischen Schnitten bringt man 1 Tropfen 20%igen Alkohol auf den Objektträger neben den Schnitt, färbt den Tropfen mit einem Krystall Ferricyankalium gelb, legt einige Kryställchen Kaliumjodid hinein und läßt ihn über den Schnitt fließen. Man beobachtet mit dem Mikroskop die bekannte Reaktion des Glykogens mit Jod. (Vergl. Goldstein's Reaktion.)

Pflüger's Arch. Physiol. 1909. **27.** 125.
Bleibtreu, ebenda 1909. **27.** 118.

Kato's Reagenzien zum Färben mikroskop. Präparate.

1. Eine Lösung von 8—10 g Argentamin in 100 ccm Wasser mit einem Zusatz von 30 g 1%iger Kaliumdichromatlösung.

2. Zu 150 ccm 5%iger Argentaminlösung gibt man solange 3%ige Silbernitratlösung, bis ein bleibender weißer Niederschlag entstanden ist. Dieser wird durch Argentamin gerade in Lösung gebracht. Zum Färben der Neurofibrillen.

Folia neurobiologica 2. 262.
Ztschr. f. wiss. Mikroskop. 26. 281.
Merck's Bericht 1909. 121.

Kauder's Reaktion auf Laudanosin.

Wirft man Laudanosin in reine konz. Schwefelsäure, so bleibt sie zunächst farblos, beim Zerdrücken des Alkaloides mit dem Glasstab stellt sich aber eine Rotfärbung ein, die beim Erwärmen in schwaches Grün und beim Verdampfen der Säure in Dunkelviolett mit schmutzig rötlichem Stich übergeht. Verdünnt man mit Wasser oder läßt man stehen, bis die Schwefelsäure Wasser angezogen hat, so findet ein Wechsel der Farbe nach Rotbraun statt.

Arch. d. Pharm. 1890. 423.
Merck's Bericht 1890. 35.

Kauffmann-Vorländer's Reaktion auf Cholin

beruht auf dem Dimorphismus des Cholinchloroplatinats, das aus Wasser in stark doppeltbrechenden monoklinen Krystallen und aus Alkohol-Wasser in regulären Krystallen auskrystallisiert. Näheres siehe: Berl. Ber. 1910. **43.** 2735.

Kauzmann's Reaktion auf Morphin.

Läßt man eine Lösung von Morphin in konzentr. Schwefelsäure 24 Stunden bei gewöhnlicher Temperatur stehen, so erfolgt auf Zusatz einer Spur Salpetersäure Rotfärbung. Empfindlichkeitsgrenze $=$ 0,00001 g Morphin.

O t t o, Ausmittelg. d. Gifte 5. Aufl. 40.

Kayser's Reaktion auf Saccharin.

Die zu prüfende Flüssigkeit wird mit Schwefelsäure angesäuert und mit einer Mischung aus gleichen Teilen Äther und Petroläther ausgeschüttelt. Nach dem Verdunsten der ätherischen Lösung wird der Rückstand auf süßen Geschmack geprüft.

Revue internat. falsific. **1.** 96.
Pharm. Ztg. 33. 168.
A l l e n, Ztschr. f. analyt. Chem. **28.** 117.

Kayser's Reagenz zum Fixieren (von Bakterienkapseln).

1. Auf 5 ccm 1 %ige Osmiumsäure gibt man 10 Tropfen Eisessig. Gebraucht zur Entwickelung von Osmiumsäuredämpfen, in welch letzteren die Fixierung vorgenommen wird.
2. Eine verdünnte Kaliumpermanganatlösung, etwa ein kleiner Krystall auf 50 ccm Wasser. Gebraucht zur Beseitigung der färbungstörenden Eigenschaft der Osmiumsäure.

Zentralbl. f. Bakt. u. Parasiten-K. 1906. 138.
W e i d e n r e i c h, Münchener med. Woch. 1906. 384.

Kayser-Conradi's Reagenz zum Typhusnachweis
ist sterilisierte Rindergalle, die als Anreicherungsmittel für Typhuskulturen bei der Blutuntersuchung verwendet wird.

Merck's Bericht 1906. 275.
Deutsche med. Woch. 1906. 58.
Münchener med. Woch. 1906. 823, 1654, 1953; 1907. 1078.
Venema, Berl. klin. Woch. 1906. 999.
Meyerstein, Münchener med. Woch. 1906. 1864.
Gildemeister, Hyg. Rundsch. 1907. 397.
Zeidler, Deutsche med. Woch. 1907. 1507.
Schüffner, ebenda 1907. 1507.
Löffler, ebenda 1907. 1583.
Buchholz, Münchener med. Woch. 1907. 2399, Med. Klinik 1908. 1381.
Garcia Regalla, Med. contemporan. 1908. 29.

Keiser's Reagenz zum Fixieren mikroskop. Präparate.

1. Eine Lösung von 10 g Quecksilberchlorid und 3 g Eisessig in 300 g Wasser oder
2. eine konzentr. wässerige Lösung von Quecksilbercyanid.

Bibliotheca zoologica 1891. 7. Heft.
Ztschr. f. wiss. Mikroskop. 1891. 363.
W a s i l i e w s k i, ebenda 1899. 332.

Kelhofer's Reaktion auf Fruchtgerbstoff
beruht auf einer Violettfärbung, die bei der Behandlung von Obst- oder Traubenwein mit einem großen Überschuß von Salz- oder Schwefelsäure besonders in der Wärme auftritt. Näheres siehe: Schweizer Woch. f. Chem. u. Pharm. 1903. Nr. 39. — Pharm. Ztg. 1903. 835. — Chem. Zentralbl. 1903. II. 1090.

Kellas-Wethered's Reaktion auf Glukose
ist eine Modifikation von Crismer's Reaktion.
2 ccm Safraninlösung (1 : 1000), 2 ccm Natronlauge und 2 ccm Harn werden zum Sieden erhitzt. Bei Gegenwart von Glukose färbt sich die Mischung gelb.

Münchener med. Woch. 1907. 39.
Apoth. Ztg. 1907. 13.
M a c l e a n, Brit. Med. Journ. 1907. 1471.

Keller's Reaktion auf Digitaliskörper.
Löst man etwas Digitoxin in Eisessig, gibt 1 Tropfen Eisenchloridlösung zu und schichtet diese Mischung über konzentr. Schwefelsäure, so entsteht eine dunkle Zone und im Eisessig ein blaues Band.

Vergl. Keller-Kiliani's Reaktion.
Ztschr. f. analyt. Chem. 36. 72 u. 38. 541.
Ber. d. deutsch. pharm. Ges. Berlin 1895. 275.
Chem. Ztg. 19. Rep. 349.
Chem. Zentralbl. 1896. I. 132.
Merck's Ber. 1911. 52.

Keller's Reaktion auf Digitonin.
0,01 g Digitonin erhitzt man im siedenden Wasserbade etwa 5 Minuten lang mit 5 ccm Salzsäure (D. = 1,19). Die Lösung färbt sich gelb, rot, granatrot und zuletzt bläulichrot. Verdünnt man nach dem Erkalten mit 20 ccm Wasser, so erhält man eine blaue Lösung mit roter Fluoreszenz.

Ber. d. deutsch. pharm. Ges. Berlin 1897. 470.
Chem. Zentralbl. 1897. I. 1211.

Keller's Reaktion auf Ergotinin (Cornutin).
Eine kleine Menge gepulvertes Mutterkorn schüttelt man während $^{1}/_{4}$ Stunde öfter mit Äther durch und filtriert. Schüttelt man das Filtrat mit einer Mischung von 5 ccm Salzsäure und 100 ccm Äther (nur wenige Tropfen!), so scheiden sich gelbe Flocken von Ergotinin aus. Löst man den Niederschlag in etwas Eisessig und schichtet diese Lösung über Eisenoxyd enthaltende, konzentr. Schwefelsäure, so entsteht ein azurblauer Ring.

Schweizer Woch. f. Chem. u. Pharm. 1895. 303.
Pharm. Ztg. 41. 143.
Chem. Zentralbl. 1896. I. 765.

Keller-Kiliani's Reaktion auf Digitalisstoffe.
Löst man eine Spur Digitoxin in 3—4 ccm eisenoxydhaltigem Eisessig (1 ccm 5 %iger Ferrisulfatlösung in 100 ccm Eisessig) und schichtet diese Mischung auf eisenoxydhaltige, konzentr. Schwefelsäure, so entsteht eine dunkle Zone und über derselben ein indigoblauer Streifen, der allmählich die ganze obere Schicht färbt, während die Schwefelsäure fast farblos bleibt. Dieselbe Reaktion gibt Digitoxose. Digitalinum verum und Digitaligenin färben bei dieser Probe nur die Schwefelsäure rotviolett. Digitonin und Digitogenin geben keine Reaktion. (Vergl. auch Keller's u. Kiliani's Reagenz.)

Arch. der Pharm. 234. 273.
Ztschr. f. analyt. Chem. 38. 71.
B e i t t e r, ebenda 38. 541 od. Arch. der Pharm. 1897. 137.

Kelling's Reaktion auf Milchsäure im Magensaft.
Bringt man milchsäurehaltigen Magensaft in eine Mischung von 2—3 Tropfen Eisenchlorid und 50 ccm Wasser, so färbt sich die Mischung zeisiggelb.

Pharm. Zentrh. 1908. 834.

Kemp's Reagenz auf Alkaloide
ist Hager's Reagenz (Pikrinsäure).

Liebig's Annal. 40. 317.
Chem. Zentralbl. 1840. 493.

Kendall-Sherman's Reaktion auf Glukose, Mannose, Galaktose und Arabinose neben einander ist Kahl's Reaktion mit Brombenzhydrazid. Vergl. Merck's Bericht 1908. 163. Journ. Americ. Chem. Soc. 1908. 1451.

Kentmann's Reagenz auf Formaldehyd
ist eine Lösung von 1 g Morphinhydrochlorid in 10 ccm konzentr. Schwefelsäure. Schichtet man über dieses Reagenz eine Formaldehyd enthaltende Flüssigkeit, ohne zu mischen, so färbt sich die wässerige Flüssigkeit in einigen Minuten rotviolett. Empfindlichkeitsgrenze = 1 : 6000.
> Chem. Ztg. 1896. Rep. 313.
> Pharm. Gen.-Anz. 1896. 356.
> L y o n s , Ztschr. d. öst. Apoth. Ver. 1905. 944. oder Chem. and Drugg. 1905. 469.
> F e n d l e r , Ztschr. f. angew. Chem. 1905. 1607.

Keppeler's Reaktion auf Chlorstickstoff.
Versetzt man eine Lösung von Chlorstickstoff in Benzol mit Phosphor, so tritt Entwickelung von Stickstoff auf. Empfindlichkeitsgrenze = 0,003 g Chlorstickstoff in 10 g Benzol.
> Journ. f. Gasbeleucht. 1905. 684.

Keppeler's Reagenz auf Schwefel- und Phosphorverbindungen im Acetylen.
(Acetylen-Reinheitsprober.) Schwarzes mit Sublimat getränktes und getrocknetes Papier, das mit 10 %iger Salzsäure angefeuchtet und über die Ausströmungsöffnung des nicht entzündeten Acetylengasbrenners gehalten wird. Enthält das Gas Phosphor- oder Schwefelverbindungen, so erscheint nach kurzer Zeit ein weißer Beschlag, der auf dem schwarzen Papier leicht erkenntlich ist.
> Schilling's Journ. f. Gasbeleuchtung etc. 1904. 460.
> Merck's Bericht 1904. 2.

Kerner's Bestimmung der Nebenalkaloide im Chininsulfat
wird nach der Modifikation des Deutschen Arzneibuchs folgendermaßen ausgeführt: 2 g bei 40 bis 50° C. völlig verwittertes Chininsulfat übergießt man in einem Reagenzglase mit 20 ccm Wasser und stellt das Ganze eine halbe Stunde lang in ein auf 60—65° C. erwärmtes Wasserbad. Alsdann kühlt man auf 15° C. ab und läßt bei dieser Temperatur 2 Stunden lang stehen. 5 ccm der abgepreßten und filtrierten Flüssigkeit werden bei 15° C. allmählich mit Ammoniakflüssigkeit (D. = 0,96 oder 10 %) von 15° C. versetzt, bis der entstandene Niederschlag sich wieder klar gelöst hat. Reines Chininsulfat soll bei diesem Verfahren nicht mehr als 4 ccm Ammoniakflüssigkeit verbrauchen. Ein größerer Verbrauch zeigt das Vorhandensein von Nebenalkaloiden an.
> Arch. der Pharm. (3) 16. 186 u. 17. 438.
> Ztschr. f. analyt. Chem. 1. 150; 27. 627.
> B i g i n e l l i , Südd. Apoth. Ztg. 1903. 322. 493.
> Bollet. Chim. Farm. 1903. 209 u. 1906. 253.
> A l t a n , Apoth. Ztg. 1903. 439.

Kerner's Reaktion auf Chinin im Harn.
Zur Entfernung von Chloralkalien (Harnsäure, Phosphor- und Schwefelsäure) fällt man den Harn mit Quecksilberoxydulnitrat und filtriert. Bei Anwesenheit von Chinin zeigt das Filtrat Fluoreszenz. Mit dem vom Autor konstruierten Fluoroskop soll sich Chinin noch im Verhältnis von 1 : 2 000 000 bis zu 1 : 8 000 000 nachweisen lassen.
> Arch. f. Physiol. 2. 200.
> Ztschr. f. analyt. Chem. 11. 134.

Kerner's Reaktion auf Kreatinin.
Mit Salpetersäure angesäuerte Lösungen von Kreatinin werden durch Phosphormolybdänsäure gefällt (gelber, krystallinischer Niederschlag). Empfindlichkeitsgrenze = 1:2000.
> Pflüger's Archiv 2. 220.

Kerner's Reaktion auf Xanthin.
Gibt man zu einer Xanthinlösung wenig Salpetersäure und Phosphormolybdänsäure, so entsteht ein gelber Niederschlag. Empfindlichkeitsgrenze = 1 : 10 000.
> Pflüger's Archiv 2. 222.

Kerner-Weller's Reaktion auf Nebenalkaloide im Chininsulfat
siehe: Kerner's Reaktion.
> Vergl. auch Ztschr. f. analyt. Chem. 27. 115.
> A l t a n , Apoth. Ztg. 1903. 439; Pharm. Zentrh. 1903. 435.
> Südd. Apoth. Ztg. 1903. 480.

Kersting's Reagenz auf Salpetersäure
ist eine Lösung von 1 Teil Brucin in 1000 Teilen Wasser. 1 ccm dieser Lösung wird mit 1 ccm der zu prüfenden Flüssigkeit (Brunnenwasser) gemischt und über 1 ccm konzentr. Schwefelsäure geschichtet. Salpetersäure bewirkt einen roten Ring.
> Liebig's Annal. 1863. 125.
> Chem. Zentralbl. 1863. 650.
> Apoth. Ztg. 1907. 898.
> L e u c h s , Berl. Ber. 42. 3067.

Kessel's Reaktion auf Apoatropin in Scopolamin.
Eine stark verdünnte Lösung von Scopolaminhydrochlorid wird durch Kaliumpermanganatlösung nicht verändert, enthält sie aber Spuren von Apoatropin, so tritt unter Reduktion Bildung von Braunstein auf. Vergl. Bekkurt's Reaktion auf Alkaloide.
> Arch. internat. pharmacod. thérap. 16. 1.

Keutmann's Reagenz zum Konservieren zoologischer und pflanzlicher Präparate
ist eine Mischung von 60 g Formaldehyd, 120 g Glycerin, 30 g Alkohol und 1000 g Wasser. Der Zusatz von Glycerin ist nur dann nötig, wenn man die Präparate weich erhalten will.
> Ztschr. f. angew. Mikroskop. 1903. 246.

Kieffer's Reagenz auf Mineralsäuren (zur quantitativen Bestimmung der Schwefelsäure)
ist eine Lösung von Kupfersulfat in Wasser, der so viel Ammoniak zugesetzt wird, als zur Lösung des entstandenen Niederschlages nötig ist.
Beschreibung der Methode siehe: Liebig's Annal. 93. 386.

Chem. Zentralbl. 1855. 320.
Ztschr. f. analyt. Chem. **29.** 76.

Kieffer's Reagenz auf Morphin.

Eine frisch bereitete Lösung von Ferricyankalium (1 : 100) mischt man mit Eisenchloridlösung (10 %ig). Dieses Reagenz wird auf Zusatz von Morphin sofort durch Bildung von Berliner Blau gebläut.

Enzyklop. d. gesamt. Pharm. 1888. V. 669.
K a l b r u n n e r , Ztschr. d. öst. Apoth. Ver. **11.** 409 oder Ztschr. f. analyt. Chem. **12.** 444.

Kielmeyer's Reagenz auf Holzstoff.

Man nitriert Anthracen mit der 3 fachen Menge Salpetersäure (D. $= 1,33$) in der 40-fachen Menge Alkohol und reduziert die erhaltene Nitroverbindung mit Zinkstaub. Die so entstandene Amidoverbindung färbt Lignin in salzsaurer Lösung blutrot.

Dingler's Polytechn. Journ. **227.** 584.
Ztschr. f. analyt. Chem. 1878. 512.

Kiliani's Reagenz auf Digitalisglykoside und deren Spaltungsprodukte.

1 ccm 5 % Ferrisulfatlösung mischt man mit 100 ccm konzentr. Schwefelsäure. Ein Körnchen der zu prüfenden Substanz verteilt man durch Schütteln oder Umrühren in 5 ccm des Reagenzes. Dabei färbt sich Digitalinum verum goldgelb und löst sich mit roter Farbe, die schnell in ein sehr beständiges Rotviolett übergeht, bei Verwendung größerer Substanzmengen aber rot bleibt. Digitaligenin verhält sich ebenso. Digitoxigenin färbt das Reagenz eigenartig rot unter starker Fluoreszenzerscheinung. Digitoxin färbt sich mit dem Reagenz dunkel und gibt eine klare, schmutzigbraunrote Lösung. Digitonin und Digitogenin geben keine Farbenreaktion.

Arch. der Pharm. **233.** 315, **234.** 273.
Ztschr. f. analyt. Chem. **36.** 71.
Vergl. Keller's Reaktion u. Keller-Kiliani's Reaktion.
B r i s s e m o r e t , Pharm. Zentrh. 1900. 262.
Merck's Ber. 1911. 52.

Kiliani's Reaktion auf Antiarin.

In eisenoxydhaltiger Schwefelsäure löst sich Antiarin mit gelber bis gelbroter Färbung.

Archiv d. Pharm. 1896. **234.** 438.
Merck's Bericht 1911. 83.

Kiliani's Reaktion auf Digitoxonsäure.

Eine Lösung von Digitoxonsäure in Alkohol versetzt man mit Phenylhydrazin und gibt Äther zu, worauf sich das Phenylhydrazid in Nadeln vom Schmelzp. 123 ⁰ ausscheidet.

Berl. Ber. **38.** 4040.
Chem. Zentralbl. 1906. I. 338. u. 1908. I. 1263.

Kimpfling's Reaktion auf Formaldehyd in grünen Blättern.

Methyl-p-amido-m-kresol gibt mit Formaldehyd eine rote Färbung. Der Autor imprägniert deshalb das grüne Blatt mit einer Lösung von Methylamidokresol und Natriumbisulfit in geeigneter Weise und betrachtet die Schnitte

mikroskopisch. Er beobachtete in den Parenchymzellen rote Streifen und Flecke. Näheres siehe: Compt. rend. 1907. I. 148. — Chem. Zentralbl. 1907. I. 977.

Kingzett-Hake's Reaktion auf Benzol, Phenol, Kampfer, Salicylsäure, Morphin, Nelkenöl etc.

Chem. News **35.** 37.
Chem. Zentralbl. 1877. 249.
Berl. Ber. **10.** 298.
Nach den Autoren geben die genannten Stoffe die Pettenkofer'sche Gallensäurereaktion.
W a n g e r i n , Pharm. Ztg. 1903. 667.

Kinoshita's Reaktionen auf Cholin

siehe: Arch. ges. Physiol. 1910. **132.** 607. — Chem. Zentralbl. 1910. II. 235.

Kintschgen-Gintl's Reagenz auf Eiweiß

ist Millon's Reagenz.

Kinzel's Reaktion auf Pyridinbasen im Salmiakgeist

beruht auf der Eigenschaft der Pyridinbasen, mit Quecksilberchlorid bei der Destillation in wässeriger Lösung leicht zersetzliche Verbindungen zu bilden, während Ammoniak beständigere Verbindungen eingeht. Näheres siehe: Pharm. Zentrh. 1890. 239. — Ztschr. f. analyt. Chem. **30.** 330. **42.** 465.

Kippenberger's Reagenz auf Alkaloide (zur quantitativen Bestimmung)

ist eine $^1/_{20}$ Normal-Jodjodkaliumlösung.
Ztschr. f. analyt. Chem. **34.** 318; **35.** 10.

Kippenberger's Reagenz zur Trennung von Alkaloidgemischen

ist Salzsäure-Gerbsäurelösung. Eine konzentr., wässerige Lösung von Tannin versetzt man so lange mit starker Salzsäure, bis eine bleibende Trübung entsteht, und gibt dann vorsichtig so lange Wasser zu, bis sich die Trübung wieder gelöst hat.
Nachw. v. Giftstoffen 1897. 58.

Kippenberger's Reaktion auf Colchicin.

Versetzt man eine wässerige Colchicinlösung mit Hydroxylaminchlorhydrat und Natronlauge in geringem Überschuß, so tritt besonders beim Erwärmen nach kurzer Zeit Orangefärbung ein.
Nachw. v. Giftstoffen 1897. 104.

Kippenberger's Reaktion auf Morphin

beruht auf einer Grünfärbung stark alkalischer Morphinlösung durch geringe Mengen Jodjodkaliumlösung. Näheres siehe dessen Nachw. v. Giftstoffen 1897. 127.

Kirk's Reagenz auf Eiweiß

ist identisch mit Rosenbach's Reagenz (Chromsäure).
Glasgow Medic. Journ. 1884. 320.

Kirschnik's Indikator

ist eine Lösung von 0,02 g Methylorange und 0,06 g Natriumindigosulfonat in 1 Liter Wasser. Er dient zur Bestimmung freier Salzsäure in

Zinkchlorid. Grünfärbung zeigt die alkalische, Rosafärbung die sauere Reaktion an.
Chem. Ztg. 1907. 960.
Chem. Zentralbl. 1907. II. 1548.
Merck's Bericht 1907. 154.

Kitasato-Salkowski's Reaktion auf Indol

ist eine Modifikation von Baeyer's Reaktion (siehe diese). Indol wird an der Rotfärbung erkannt, die Kaliumnitrit und Schwefelsäure damit hervorbringen.
Siehe: Salkowski's Reaktion.
Ztschr. f. Hygiene 7. 516.

Klar's Reaktion auf Alkohol

ist Lieben's Reaktion.
Pharm. Ztg. 41. 629.
Chem. Zentralbl. 1896. II. 852.

Klason's Reaktionen auf lignosulfosauren Kalk

siehe: Chem. Zentralbl. 1908. II. 1302.

Klausner's Reagenz zur Spirochaetenfärbung.

2 ccm gesättigte, wässerige Anilinlösung werden mit 1 ccm konzentr. alkoholischer Gentianaviolettlösung gemischt.
Berliner klin. Woch. 1911. 169.

Klausner's Reaktion auf Syphilis.

Der Zusatz einer bestimmten Menge Wasser zu frischem syphilitischem Serum bewirkt innerhalb 12 Stunden einen flockigen Niederschlag, was bei nicht syphilitischem Serum nicht der Fall ist.
Wiener klin. Woch. 1908. 214, 363.
K o h n , ebenda 1909. 633.
H a y n , Monatsh. f. prakt. Dermatol. 51. 381.

Kleb's Reagenz für Bakterienpräparate

ist eine Lösung von Gelatine in Glycerin. Es dient als Einschlußmittel für mikroskopische Präparate.
Merck's Index 1902. 267.
Auch eine konzentr. Lösung von Hausenblase in einer Mischung von 2 Teilen Wasser und 1 Teil Glycerin wurde vom Autor empfohlen.
Arch. f. mikroskop. Anat. 1869. 165.

Kleb's Reagenz auf Cellulose

(zum mikroskop. Nachweis gebraucht) ist Congorot. Näheres siehe: Untersuchgn. d. botan. Inst. Tübingen 1888. — H e i n r i c h e r , Ztschr. f. wiss. Mikroskop. 1888. 343.

Kleemann's Reaktion auf Malonsäure.

Erwärmt man etwas Malonsäure mit Essigsäureanhydrid, so tritt unter Kohlensäureentwicklung gelbe bis gelbrote Färbung und gelbgrüne Fluoreszenz ein. 1 mg Malonsäure gibt noch starke Fluoreszenz.
Berl. Ber. 19. 2030.
Ztschr. f. analyt. Chem. 27. 72.

Klein's Reagenz auf Alkaloide und Glykoside

ist eine Lösung von Natriumselenit in Schwefelsäure, die mit genannten Stoffen Farbenerscheinungen verursacht, so z. B. mit Chinin und Veratrin purpurrot, mit Cantharidin schwach purpurrot und beim Erwärmen schwarz, mit Morphin und Codein schwarz, mit Aconitin, Atropin, Brucin, Digitalin und Strychnin braun, mit Coffein und Spartein farblos.
Journ. Ind. Engin. Chem. 1910. 2. 389.
Chem. Ztg. 1910. 557.

Klein's Reaktion auf Eisessig und Essigsäureanhydrid.

Man kocht die zu prüfende Flüssigkeit mit einem Krystall Natriumselenit. Eisessig bleibt farblos, Essigsäureanhydrid färbt sich rot.
Journ. Ind. Engin. Chem. 1910. 2. 389.
Chem. Ztg. 1910. Rep. 557.
Chem. Zentralbl. 1910. II. 1781.
Ztschr. f. angew. Chem. 1910. 1507.

Klein's Reaktion zur Unterscheidung von Kopal und Bernstein.

Löst man die gepulverte Probe in 4 ccm Essigäther und erhitzt mit 0,5 g Cobaltnitrat, 2 ccm Essigsäureanhydrid und 2 ccm Chloroform, so bleibt Kopal gelöst, Bernstein granuliert.
Journ. Ind. Engin. Chem. 1910. 2. 389.
Chem. Ztg. 1910. Rep. 557.
Pharm. Zentrh. 1911. 257.
Chem. Zentralbl. 1910. II. 1784.

Klein's Reaktion auf Mangan.

Versetzt man die Manganlösung mit so viel Chlorammon, daß sie durch Ammoniak nicht mehr gefällt wird, und gibt Ammoniak oder Natronlauge und Wasserstoffsuperoxyd zu, so entsteht sofort eine Ausscheidung von Mangansuperoxyd. Empfindlichkeitsgrenze $=$ 1 : 200 000.
Arch. der Pharm. 1889. 77.

Klein's Reagenz zur Unterscheidung von Methyl- und Äthylalkohol

ist Selensäure mit einer Spur Silberchlorid. Versetzt man hochprozentigen Äthylalkohol mit dem Reagenz, so entsteht ein amorpher, weißer Niederschlag. Methylalkohol gibt unter denselben Bedingungen einen krystallinischen Niederschlag, über dem sich der Alkohol klar abscheidet.
Journ. Ind. Engin. Chem. 2. 389.
Chem. Ztg. 1910. Rep. 557.
Chem. Zentralbl. 1910. II. 1781.
Ztschr. f. angew. Chem. 1910. 1507.

Klein's Reagenz zur Trennung von Mineralgemischen

ist Kadmiumborowolframatlösung vom spez. Gew. 3,28.
Compt. rend. 93. 318.
Bull. Soc. Chim. Paris 35. 492.
Chem. Zentralbl. 1881. 664.

Klein's Reagenz auf Pepton

ist Borwolframsäure, welche mit Peptonen einen gelblichen, im Überschuß des Reagenzes löslichen Niederschlag gibt. Das Reagenz gibt auch mit Alkaloiden weiße (Chinin, Cinchonin) oder gelbe (Strychnin) Niederschläge.
Bull. Soc. Chim. Paris (1881. II.) 36. 208.

Klein's Reagenz auf Quecksilber

ist Chlorammon und alkalische Jodkaliumlösung. (Umkehrung von Neßler's Reagenz auf Ammon.) Empfindlichkeitsgrenze = 1 : 79 000.

Arch. der Pharm. **227.** 73.
Ztschr. f. analyt. Chem. **29.** 186.

Klein's Reagenz auf Salpetersäure.

0,5—0,1 g Tellur, gelöst in 4—5 ccm rauchender Schwefelsäure, verdünnt mit 2—3 ccm 95 %iger Schwefelsäure. Versetzt man 1 ccm dieser roten Lösung mit Nitrat oder Salpetersäure, so tritt Entfärbung derselben ein. Andere Säuren bewirken einen schwarzen Niederschlag von Tellur.

Journ. Ind. Engin. Chem. **2.** 389.
Chem. Zentralbl. 1910. II. 1778.
Ztschr. f. angew. Chem. 1910. 1507.

Klein's Reaktion auf Selen.

10—15 ccm des zu prüfenden Harns versetzt man mit einigen ccm Zinnchlorürlösung und schüttelt mit dem gleichen Volumen Äther. Nach Abheben und Verdunsten des Äthers setzt sich vorhandenes Selen an der Glaswand als roter Beschlag an.

New-Yorker med. Monatsschr. 1912. No. 7.
Zentralbl. f. Gynäkol. 1912. 1565.

Klein's Reaktion auf Benzin in Terpentinöl.

2 ccm Terpentinöl versetzt man mit 4 ccm Kupfersulfatlösung (10 %). Bei Gegenwart von Benzin bleibt die Mischung klar und wird auf Zusatz von Kaliumjodid purpurrot und beim Schütteln allmählich gelblichbraun. Ist kein Benzin vorhanden, so ist die Mischung trüb und färbt sich mit Kaliumjodid purpurrot und dann grün.

Journ. Ind. Engin. Chem. 1910. **2.** 389.
Chem. Zentralbl. 1910. II. 1784.

Klein's Chromsäurelösung für mikrosk. Zwecke

ist eine Lösung von 0,1 g Chromsäure in 65 ccm Wasser und 35 ccm Alkohol (90 %). Gebraucht zum Fixieren.

Quart. Journ. Microsc. Scienc. 1878. 315;
1879. 126.

Klein's Reagenz zur Gonokokkenfärbung

ist konzentr., wässerige Lösung von Methylenblau, in der noch etwas Eosin (0,5 : 100 ccm) gelöst wird.

Finger, Blennorrhoe d. Sexualorg. 5. Aufl.
Enzyklop. d. mikroskop. Techn. 1903. 137.
499.

Kleinenberg's Reagenz zum Färben mikroskop. Präparate.

(Alaunhämatoxylin.) Eine gesättigte Lösung von Alaun und Calciumchlorid in 70 %igem Alkohol verdünnt man mit dem 6fachen Volumen desselben Alkohols und gibt tropfenweise alkoholische Hämatoxylinlösung zu, bis die Mischung blauviolett geworden ist. Gebraucht zu Kernfärbungen.

Mayer, Mitteilg. d. zoolog. Stat. Neapel
1891. 174.

Quart. Journ. Microsc. Scienc. 1879. 208.
Behrens' Tabellen 1892. 102.

Kleinenberg's mikroskop. Einbettungsmittel

ist eine Lösung von Kakaoöl und Wallrat in Rizinusöl (2 : 8 : 2).

Merck's Index 1902. 270.
Behrens' Tabellen 1892. 77.
Enzyklop. d. mikroskop. Techn. 1903. 1081.

Kleinenberg-Mayer's Fixierungsmittel

(Pikrinschwefelsäure) ist eine gesättigte Lösung von Pikrinsäure in 2 %iger Schwefelsäure, der einige Tropfen Kreosot zugesetzt sind. Zum Gebrauch wird mit der 3fachen Menge Wasser verdünnt. (Mayer.)

Man mischt 3 ccm konzentr. Schwefelsäure mit 100 ccm gesättigter, wässeriger Pikrinsäurelösung und filtriert. Je 1 ccm Filtrat erhält einen Zusatz von 3 ccm Wasser. (Kleinenberg.)

Quart. Journ. Microsc. Scienc. 1879. 208.
Mitteilg. d. zoolog. Stat. Neapel 1881. 2.
Wasielewski, Ztschr. f. wiss. Mikroskop. 1899. 329.
Behrens' Tabellen 1892. 59.
Eberth - Friedländer, Mikroskop. Techn. 1894. 50.

Klemensiewicz' Reagenz zum Färben mikroskop. Präparate

ist ähnlich zusammengesetzt wie Ranvier's Reagenz. Siehe dieses.

Sitz.-Ber. d. Akad. d. Wiss. Wien 1878. 35.

Klett's Reaktion auf Indikan im Harn.

Zu 10 ccm Harn setzt man 5 ccm 25 %iger Salzsäure nebst einem Krystall von Ammoniumpersulfat und gibt dann Chloroform zu. Letzteres zeigt durch Blaufärbung die Anwesenheit von Indikan im Harn an.

Merck's Bericht 1900. 54.
Chem. Ztg. 1900. 690.
Chem. Zentralbl. 1900. II 692.

Kletzinsky's Reaktion auf Chinin.

(Rufiochinreaktion.) Man mischt 1 Volumen gesättigter, wässeriger Ferricyankaliumlösung mit 5 Volumen gesättigten Chlorwassers und macht mit Ammoniak stark alkalisch. — Gibt man zu einer Chininlösung überschüssiges Chlorwasser und dann von obigem Reagenz, so entsteht eine blutrote bis violette Färbung. Vergl. Vogel's Reaktion.

Buchner's Neues Repert. 2. 567.
Chem. Zentralbl. 1854. 239.

Kletzinsky's Reagenz auf Glukose

ist identisch mit Löwe's Reagenz (Glycerin und Kupferlösung).

Kletzinsky's Reaktion auf Nicotin.

Gibt man einen Tropfen Nicotin auf trokkene Chromsäure, so verglimmt derselbe und verbreitet einen Geruch nach Tabakskampfer.

Ztschr. f. analyt. Chem. 5. 409.

Kliebahn's Reaktion auf Pyrogallussäure

beruht auf der Überführung der letzteren in Rufigallussäure durch Schmelzen mit Ammonoxalat und dem Nachweis derselben mittels verschiedener Reagenzien. Näheres siehe: Ztschr. f. analyt. Chem. **26.** 641. — Pharm. Post 1887. 2. — Deutsche Chem. Ztg. **2.** 64.

Klimon's Reaktion auf Blut im Harn

ist eine Modifikation von Klunge's Aloinreaktion.

> Russkij Wratsch 1906. 480.
> Chem. Ztg. 1906. Rep. 397.
> Apoth. Ztg. 1906. 997.

Kling's Reagenz für analytische Zwecke

ist Traubensäure, die zur qualitativen Unterscheidung von Baryum-, Strontium- und Calciumsalzen sowie zur quantitativen Trennung von Calciumsalzen von Mg, PO_4H_3, Fe, Al und Citronensäure benützt werden kann. Näheres siehe: Bullet. Soc. Chim. de France (4) **9.** 355. — Chem. Zentralbl. 1911. I. 1763.

Kling-Florentin's Reagenzien zur Bestimmung der Weinsäure.

> a) Lösung von 50 g Citronensäure in Form von Diammoniumcitrat in 1000 ccm Wasser. — b) Lösung von 20 g l-Ammoniumtartrat in 1000 ccm Wasser mit einem Zusatz von 5 ccm Formaldehyd (zur Konservierung). — c) Lösung von 16 g Calciumkarbonat in 120 ccm Eisessig, mit Wasser auf 1000 ccm ergänzt. — d) Mischung von 40 g Salzsäure (1,19) mit Wasser zu 1000 ccm. — e) 5 g Calciumkarbonat, 20 g Eisessig und 100 g Natriumacetat im Liter. — f) Lösung von zirka 16 g Kaliumpermanganat in 1000 ccm Wasser, auf Weinsäurelösung von bekanntem Titer eingestellt. Anwendung siehe: Bull. Soc. Chim. France 1912. II. 886.
> Apoth. Ztg. 1912. 837.

Klingmüller-Veiel's Reagenz zum Fixieren mikroskop. Präparate

ist eine 5 %ige, wässerige Lösung von Sublamin (Hydrargyrum sulfuricum aethylendiaminatum).

> Zentralbl. f. allg. Pathol. u. pathol. Anat. 1903.
> Therapeut. Monatsh. 1903. 662.
> Merck's Bericht 1903. 103.

Klobbie-Visser's Reaktion auf Perchlorat in Kaliumchlorat.

> Läßt man etwas Kaliumchloratlösung nach Zusatz von Kaliumpermanganatlösung auf einem Objektträger verdunsten und betrachtet die Krystallisation unter dem Mikroskop, so findet man bei Anwesenheit von Perchlorat rosarot gefärbte Krystalle (des Kaliumperchlorats). Vergl. Breukeleveen's Reaktion.
> Pharm. Weekbl. 1908. **45.** 718.

Klöcker's Reaktion auf Alkohol in gärenden Flüssigkeiten.

> In einem geeigneten Reagenzglase, das mit einem Steigrohr versehen ist, wird die Flüssigkeit vorsichtig erhitzt. Bei Gegenwart von Alkohol bemerkt man im Steigrohr charakteristische ölartige Tropfen.
> Arch. Pharm. og Chem. 1912. 195.
> Apoth. Ztg. 1912. 379.

Klunge's Reaktion auf Aloë. (Cyanreaktion.)

> Stark verdünnte Lösungen von Aloë versetzt man mit wenig Kupfersulfatlösung und dann mit verdünnter Blausäurelösung oder Kirschlorbeerwasser. Es entsteht bei gewöhnlicher Temperatur eine rote Färbung.
> Pharm. Zentrh. 1900. 33.

Klunge's Reaktion auf Aloë hepatica. (Jodsäurereaktion.)

> Gibt man zu einer wässerigen Lösung von Leberaloë eine stark verdünnte Lösung von Jodjodkalium tropfenweise zu, so entsteht eine schöne rosaviolette Färbung. Empfindlichkeitsgrenze $= 1 : 80\,000$. Aloë lucida bringt nur eine schwache, schnell vorübergehende Violettfärbung hervor.
> Schweizer Woch. f. Chem. u. Pharm. **18.** 170.
> Chem. Ztg. **4.** 393.
> Ztschr. f. analyt. Chem. **21.** 220.
> Pharm. Zentrh. 1900. 33.

Klunge's Cupraloinreaktion.

> Eine Lösung von Aloë in Wasser (1 : 1000) wird durch Kupfersulfatlösung (1 : 10) gelb gefärbt. Auf Zugabe von Kochsalz und gelindes Erwärmen färbt sich die Mischung rot. Alkohol bewirkt die Rotfärbung schon bei gewöhnlicher Temperatur.
> Schweizer Woch. f. Pharm. 1883. Nr. 2.
> Chem. Ztg. 1889. Rep. 91.
> Ztschr. f. angew. Mikroskop. 1904. 294.
> Chem. Zentralbl. 1883. 670.
> P r o l l i u s , Jahresber. der Pharm. 1884. 77.
> H i r s c h s o h n , Pharm. Zentrh. 1901. 64.
> H e u b e r g e r , ebenda 1900. 33 u. 216.
> K r e m e l , Helfenberger Annal. 1896. 26.
> S c h a e r , Arch. der Pharm. 1900. 42 und Pharm. Zentrh. 1900. 216.
> L é g e r , Chem. Ztg. 1900. 626.

Klunge's Reaktion auf Berberin.

> Eine wässerige, mit Salzsäure angesäuerte Lösung von Berberin wird mit Chlorwasser rotgefärbt.
> Merck's Report 1901. 63.

Klunge's Reaktionen auf Eugenol.

> Siehe: Schweizer Woch. f. Pharm. **20.** 393.
> Pharm. Ztschr. f. Rußland **21.** 800.
> Ztschr. f. analyt. Chem. **23.** 76.
> Pharm. Zentrh. 1882. 569.
> Chem. Zentralbl. 1883. 6.

Klut's Reagenz auf Eisen

ist eine 10 %ige, wässerige Lösung von Natriumsulfid ($Na_2S + 9H_2O$). Es lassen sich damit noch 0,15 mg Eisen in 1 Liter Wasser nachweisen. Näheres siehe: Apoth. Ztg. 1907. 311. — Pharm. Ztg. 1907. 384. — Chem. Zentralbl. 1907. I. 1512.

Knapp's Reagenz auf Glukose.

> Man löst 10 g Quecksilbercyanid mit 100 ccm Natronlauge (D. $= 1,145$) in Wasser zu 1 Liter. Beim Erwärmen wird aus dieser Lösung durch Glukose metallisches Quecksilber abgeschieden. 1 ccm Reagenz entspricht

0,0025 g Glukose. Als Indikator dient Schwefelammon.
Liebig's Annal. **154.** 252.
Ztschr. f. analyt. Chem. **9.** 395.

Knecht's Reaktion auf Kupfer.

Versetzt man eine Kupferlösung mit einer Lösung von Titanoxydulsulfat, so wird metallisches Kupfer abgeschieden.
Chem. Ztg. 1904. Rep. 95.
Pharm. Prax. 1904. (6) 219.
M e r t e n s, Berl. Ber. **6.** 440. oder Ztschr. f. analyt. Chem. **13.** 76.
S o x h l e t, Journ. f. prakt. Chem. **21** 227 oder Ztschr. f. analyt. Chem. **20.** 425.
H a m m a r s t e n, Physiol. Chem. 1899. 516.
K ö n i g, Landwirtsch. Stoffe 1906. 966.

Knecht's Reagenz zur quantitativen Bestimmung von Ferrisalzen, Azo-, Nitro-, Nitrosoverbindungen, Wasserstoffsuperoxyd, Persulfaten und organischen Farbstoffen, Indigo etc.

ist eine volumetrisch eingestellte Lösung von Titantrichlorid ($TiCl_3$). Näheres siehe: Berl. Ber. **36.** 1549; **38.** 3318. — Chem. Zentralbl. 1903. II. 145 u. 1905. II. 1512. 1907. II. 1709. — Ztschr. f. angew. Chem. 1907. 1109. — Merck's Bericht 1906. 263. — H i b b e r t, Chem. Zentralbl. 1909. I. 2018.

Knecht's Reaktion auf Titan.

Als Reagenz dient eine Lösung von Seignettesalz, die durch Indigolösung gerade blau gefärbt ist. Gibt man hierzu nach dem Erwärmen die mit Salzsäure bereitete Titanlösung vorsichtig zu, so wird die Indigolösung entfärbt. Beim Schütteln mit Luft kehrt die Farbe zurück. Empfindlichkeitsgrenze = 0,00004 g Titan. Empfindlicher gestaltet sich die Reaktion mit Methylenblau ohne Seignettesalz.
Chem. Ztg. 1907. 639.
Berl. Ber. **36.** 166; **37.** 1549; **38.** 3318.

Knoop's Reaktion auf Histidin.

Versetzt man eine wässerige Lösung von Histidin bis zur bleibenden Gelbfärbung mit Bromwasser und erwärmt, so wird die Mischung zunächst farblos, dann rötlich bis dunkelweinrot und es scheiden sich schwarze Flokken aus. Empfindlichkeitsgrenze für Histidin = 1 : 1000.
Hofmeister's Beiträge **11.** 356.
Merck's Bericht 1908. 162.

Knop's Reagenz auf Cellulose

ist eine Modifikation von Schweizer's Reagenz. Kupferspäne oder durch Reduktion mit Ätherdampf aus Kupferoxyd gewonnenes Kupfer übergießt man mit Wasser, gibt einige Tropfen Platinchlorid zu, bis das Metall sich mit einer dünnen Platinschicht überzogen hat, und gibt es dann in Ammoniakflüssigkeit, in der es sich bei Luftzutritt löst.
Chem. Zentralbl. 1859. 463.

Knop's Reagenz auf Harnstoff

ist eine Lösung von 50 g Brom und 100 g Natriumhydroxyd in 250 ccm Wasser. Harnstoff entwickelt unter der Einwirkung dieser Lösung Stickstoff. Das Verfahren dient zur gasometrischen Bestimmung des Harnstoffs.
Ztschr. f. analyt. Chem. **9.** 226.
Hüfner, Journ. f. prakt. Chem. (2) **3.** 1.
Eykman, Rec. trav. chim. des Pays-Bas 3. 125.
Schleich, Journ. f. prakt. Chem. (2) **10.** 263.

Knop's Reagenz auf Stickstoff.

Stickstoffhaltige Substanzen (z. B. Harnstoff) geben bei der Behandlung mit Hypobromiten (Natronlauge und Brom) ihren Stickstoff gasförmig ab.
Chem. Zentralbl. 1860. 244 u. 1870. 132. 294. 530.
L e c o n t e, Compt. rend. **47.** 237.
D a v y, Journ. f. prakt. Chem. **63.** 188.
B e r n t h s e n, Lehrb. d. Chem. 1895. 280.
Vergl. Hüfner's Reagenz.

Knorr's Reagenz auf Alkaloide

ist Pikrolonsäure (1-p. Nitrophenyl-3-methyl-4. isonitro-5-pyrazolon), die mit den meisten Alkaloiden, ähnlich der Pikrinsäure, schwer lösliche Salze bildet.
Berl. Ber. **30.** 917.
Z e i n e, Dissert. Jena 1906.
B e r t r a m, Dissert. Jena 1893.
B r a u, Dissert. Jena 1899.
M a t t h e s - R a m m s t e d t, Arch. der Pharm. 1907. 112.

Knorr's Reaktion auf Antipyrin.

Wässerige Antipyrinlösung wird durch Eisenchlorid blutrot gefärbt. Empfindlichkeitsgrenze = 1 : 100 000.
Vergl. Flückiger's Reaktion.
H e n o c q u e, Journ. de Pharm. et de Chim. (5) **12.** 25.
Berl. Ber. **29.** Ref. 813.

Knorr's Pyrazolinreaktion = Reaktion auf Pyrazolinbasen

beruht auf der Bildung roter und blauer Farbstoffe bei der Einwirkung oxydierender Mittel wie Chromsäure, salpetrige Säure, Eisenchlorid, Wasserstoffsuperoxyd etc. auf bestimmte Pyrazolinbasen.
Berl. Ber. **26.** I. 100.

Knorre's Reagenz auf Cobalt, Eisen und Kupfer

ist eine Lösung von Nitroso-β-Naphthol in 50 %iger Essigsäure. Näheres siehe: Berl. Ber. **18.** 699; **20.** 281. — Chem. Ztg. 1895. 1421. — J o l l e s, Ztschr. f. analyt. Chem. 1897. 154. — B u r g a ß, Ztschr. f. angew. Chem. 1896. 596. — M o r e a u - M o r e l - G a u t i e r, Nouv. Remèd. 1907. 179. — Vergl. Jolles' Reagenz auf Eisen. — C h a p i n, Chem. Zentralbl. 1907. II. 1017.

Knorre's Reaktion auf Pyrophosphorsäure (neben Metaphosphorsäure).

Eine wässerige Lösung von (Natrium-) Metaphosphat wird in der Kälte durch überschüssige Zinkacetatlösung nicht verändert. Pyrophosphat bewirkt eine Fällung von in Essigsäure unlöslichem Zinkpyrophosphat.
Ztschr. f. anorg. Chem. **24.** 389.

Knowles' Indikator

ist Alizarinmonosulfosaures Natrium (Alizarinrot). Die wässerige Lösung ist gelb bis gelbrot. Säuren bewirken Gelbfärbung, Alkalien Violettfärbung.

> Journ. Soc. Dyers and Colorists 1907. 120.
> Chem. Ztg. 1907. Rep. 213.
> Merck's Bericht 1907. 153.

Kobell's Reaktion auf Wismut.

Schmilzt man wismuthaltige Stoffe mit Schwefel und Jodkalium auf Kohle vor dem Lötrohre, so erhält man einen sehr flüchtigen, scharlachroten Beschlag. Näheres siehe: Ztschr. f. analyt. Chem. 11. 311. — Polytechn. Journ. 203. 242. — Chem. Zentralbl. 1872. 200.

Kobert's Reaktion auf Hämoglobin (und Methämoglobin) mittelst Zinkstaub.

> Siehe: Pharm. Zentrh. 1891. 566.
> Ztschr. f. analyt. Chem. 30. 753.

Kobert's Reagenz auf Morphin und seine Derivate

ist Formaldehydschwefelsäure, bestehend aus 3 ccm konzentr. Schwefelsäure und 3 Tropfen Formaldehyd (40 %). M o r p h i n gibt mit diesem Reagenz eine purpurrote, in Violett, Blauviolett und Blau übergehende Färbung (Absorptionsspektrum in Orange und Gelb), D i o n i n wird mit dem Reagenz rasch tiefblau (Absorptionsspektrum etwas weniger intensiv als bei Morphin), C o d e ï n wird erst rötlichviolett, dann blauviolett (im Spektrum ist Orange und Gelb gelöscht), H e r o i n wird rotviolett und rasch blauviolett (im Spektrum scharf begrenzte Auslöschung von Orange und Gelb), P e r o n i n wird dauernd rotviolett gefärbt (im Spektrum ist nur das Ende von Orange und Gelb hell).

> Apoth. Ztg. 14. 259.
> Chem. Zentralbl. 1899. II. 149.
> Ztschr. d. öst. Apoth. Ver. 37. 368.
> Ztschr. f. analyt. Chem. 40. 61.
> Siehe auch: M a r q u i s' Reagenz, Pharm. Zentrh. 1901. 368 (bestehend aus 2 ccm Formaldehyd und 3 ccm konzentr. Schwefelsäure) und
> K e n t m a n n's Reagenz auf Formaldehyd. M a i - R a t h, Arch. der Pharm. 244. 300. Chem. Zentralbl. 1906. II. 1362.

Kobert's Reagenz zur Prüfung ätherischer Öle

ist Phloroglucinsalzsäure, d. h. eine Lösung von 1 g Phloroglucin in 10 g Alkohol, gemischt mit 90 ccm konzentr. Salzsäure. Alle Öle, die Allyl- oder substituierte Allylgruppen enthalten, geben mit dem Reagenz Rotfärbung.

> Ztschr. f. analyt. Chem. 46. 711.
> Répert. de Pharm. 1909. 73.

Kobert's Reaktionen auf Saponin.

Ferriferricyanidlösung wird durch Saponine reduziert und blau gefärbt. — Fehling's Reagenz wird durch Saponine in der Kälte oder beim Erwärmen unter Bildung von Saponinkupfer gefällt. — Einige Saponine, wie z. B. Assamin, färben Fehling's Reagenz noch in sehr starker Verdünnung grün. — Mit Nickel- und Cobaltsalzlösungen geben die Saponine gelbe Farbenerscheinungen. — Quecksilberchloridlösung wird beim Erwärmen mit Saponinen reduziert, was an der Schwärzung des Reaktionsproduktes (Calomel) erkannt werden kann. — Verschiedene Saponine werden durch Gerbsäuren und Bleiacetat gefällt, aber nicht alle. — Die durch Bleisubacetat fällbaren Saponine werden auch durch Baryumhydroxyd gefällt. — Mit konzentr. Schwefelsäure erzeugen alle Saponine eine rote Färbung (bei Luftzutritt). Einige färben Selenschwefelsäure und Fröhde's Reagenz violett. — Einige Saponine färben mit Alkohol und Eisenchlorid versetzte Schwefelsäure blau oder blaugrün (mit grüner Fluoreszenz).

> Südd. Apoth. Ztg. 1910. 397.

Koch's Reagenz auf Eiweiß

ist eine gesättigte, wässerige Lösung von Sulfosalicylsäure, die mit Eiweiß eine weiße Fällung gibt. Letztere soll sich mit Eisensalzen intensiv rot färben.

> W è v r e, Bull. Soc. Belge Microsc. 1894. 91.
> Ztschr. f. wiss. Mikroskop. 1894. 407.

Koch's Reagenz auf Gallussäure, Tannin, Pyrokatechin und Protokatechusäure.

> a) Eine 0,5, 1, 2 und 4 %ige Eisenchloridlösung.
> b) Eine 0,5 %ige Natriumbikarbonatlösung.
>
> Tabellarische Zusammenstellung der Farbenreaktionen siehe: Arch. der Pharm. 233. 48.
>
> Ztschr. f. analyt. Chem. 35. 590.

Koch's Reagenz zur Bakterienfärbung.

> 1. Man mischt 1 ccm (10 ccm) konzentr., alkoholische Methylenblaulösung mit 200 ccm Wasser und macht mit Kalilauge schwach alkalisch (2—4 Tropfen offizinelle Kalilauge).
> 2. Man mischt einige Tropfen alkoholische Methylviolettlösung mit 20 ccm Wasser oder 10 ccm alkoholische, konzentr. Methylviolettlösung mit 100 ccm Anilinwasser und 10 ccm Alkohol.
>
> B e h r e n s' Tabellen 1892. 121.

Koch's Reaktion auf Cholerabazillen.

Versetzt man Cholerakulturen mit Schwefelsäure, so tritt durch deren Einwirkung auf die Stoffwechselprodukte der Kulturen (Indol und salpetrige Säure) Rotfärbung ein.

Koch's Reagenz zum Färben von Tuberkelbazillen.

20 ccm gesättigte, wässerige Anilinlösung versetzt man mit konzentr., alkoholischer Lösung von Fuchsin oder Gentianaviolett bis zur Bildung einer glänzenden Haut.

> Enzyklop. d. mikroskop. Techn. 1903. 1304.

Koch's Einschlußmittel für mikroskop. Zwecke

ist eine Lösung von 2 g Dammarharz in 1 g Xylol und 1 g Terpentinöl.

> Ztschr. f. wiss. Mikroskop. 1893. 121.

Koch-Ehrlich's Reagenz zum Färben von Bakterien

ist eine mit 3—4 Tropfen 10 %iger Kalilauge alkalisch gemachte, wässerige Lösung von Methylenblau 1 : 200 und eine konzentr., wässerige Lösung von Vesuvin.

> Merck's Index 1902. 271.
> K ü h n e, Nachw. d. Bakterien 1888. 30.

Kodis' Reagenz zum Färben mikroskop. Präparate

ist eine Lösung von 1 g Hämatoxylin und 1,5 g Molybdänsäure in 100 ccm Wasser und 0,5 g Wasserstoffsuperoxyd. Gebraucht zur Färbung des Zentralnervensystems.

> Arch. f. mikroskop. Anat. 1901. 211.
> Ztschr. f. wiss. Mikroskop. 1901. 352.

Koenig's Reagenz auf Chromsäure

ist das sauer reagierende Dinatriumsalz der 1,8-Dioxynaphthalin-2,6-disulfosäure, das in wässeriger Lösung mit Chromaten und Dichromaten eine kirschrote bis dunkel rotviolette Färbung erzeugt. Empfindlichkeitsgrenze = 0,00008 : 1000.

> Chem. Ztg. 1911. 277.
> Merck's Bericht 1911. 254.
> Chem. Zentralbl. 1911. I. 1654.

Kohlenberger's Pepsinprobe

beruht auf der mit einem besonderen Apparat (Pepsinometer) ablesbaren Abnahme eines Eiweißstückchens von bestimmtem Kubikinhalt bei der Einwirkung von Pepsin bezw. Magensaft. Näheres siehe: Münchener med. Woch. 1911. 2012.

Köhler's Reaktion auf Apomorphin

> siehe: N. Jahrb. d. Pharm. 39. 26.
> Chem. Zentralbl. 1873. 171.

Köhler's Reaktion auf Elaterin.

Verdampft man eine Lösung von Elaterin in konzentr. Salzsäure, so färbt sich der Rückstand mit konzentr. Schwefelsäure rot. Empfindlichkeitsgrenze = 0,25 mg.

> N. Rep. d. Pharm. 18. 577. 602.

Köhler's Reaktion auf Pikrotoxin.

Pikrotoxin löst sich in konzentr. Schwefelsäure safranfarbig, wird auf Zusatz von Kaliumdichromat violettrot und zuletzt apfelgrün gefärbt.

> N. Rep. d. Pharm. 17. 213.
> Arch. der Pharm. (3) 2. 244.

Kohli's Reaktion auf sibirisches und kanadisches Castoreum

> siehe: Enzyklop. d. gesamt. Pharm. 1887. II. 591.

Kohn's Reaktion auf Glycerin

beruht auf der Umwandlung des letzteren in Acroleïn mittels $KHSO_4$ und Erhitzen und Nachweis mittels Schiff's Reagenz. Näheres siehe: Ztschr. f. analyt. Chem. 30. 619. — Revue internat. falsific. 5. 98.

Kolisch's Reagenz auf Kreatinin

ist eine Lösung von 30 g Quecksilberchlorid, 1 g Natriumacetat und 3 Tropfen Eisessig in 125 ccm absolutem Alkohol. Näheres siehe: Zentralbl. f. innere Med. 1895. 265. — Ztschr. f. analyt. Chem. 34. 485. — Chem. Zentralbl. 1895. I. 814. — L i e b i g, Annal. d. Chem. u. Pharm. 62. 257. — J o h n s o n, Chem. News 55. 304. — M a l y, Annal. d. Chem. u. Pharm. 159. 279.

Kollmann's Reagenz zum Fixieren mikroskop. Präparate

ist eine Lösung von 2 g Chromsäure, 2 g Salpetersäure und 5 g Kaliumdichromat in 100 ccm Wasser.

> Arch. f. Anat. 1885. 111.

Kollmann's Reagenz für mikroskop. Zwecke.

Man löst 1 g Carmin in 1 g Ammoniak und 2—4 g Wasser und mischt mit 20 ccm Glycerin. Zu dieser Lösung gibt man eine Mischung von 20 Tropfen Salzsäure mit 20 ccm Glycerin und verdünnt das Ganze noch mit 40 ccm Wasser. Gebraucht als Injektionsflüssigkeit.

> Ztschr. f. Zoolog. 1864. 173.
> E b e r t h - F r i e d l ä n d e r, Mikroskop. Techn. 1894. 62.
> Enzyklop. d. mikroskop. Techn. 1903. 149. 573.

Kollo's Reaktion auf Alkaloide und andere Arzneistoffe

> siehe: Pharm. Post 1903. 137. 345. 519. 760, 1904. 209.
> Pharm. Ztg. 1904. 333.
> Chem. Zentralbl. 1903. I. 1440; II. 690. 899; 1904. I. 310. 1287.

Kollo's Reaktion auf Herniaria-Extrakt.

Das in Wasser gelöste Extrakt wird mit wenig Ammoniakflüssigkeit versetzt, mit Äther ausgeschüttelt, der Äther verdunstet und der Rückstand in 3 ccm Eisenchlorid-Essigsäure (1 : 1000) aufgenommen. Schichtet man die Mischung über Schwefelsäure, so entsteht eine braune und darüber eine gelbbraune Zone. Unterhalb der braunen Zone sieht man im auffallenden Licht eine sehr schöne violette Zone. Empfindlichkeitsgrenze = 10 ccm einer 0,5 %igen Extraktlösung.

> Pharm. Praxis 1911. 293.
> Merck's Ber. 1911. 419.

Kollo's Reaktion auf Aceton

> siehe: Collo.

Kolmer's Reagenz zum Fixieren.

Man mischt 10 g Eisessig mit 40 g Formaldehyd (10 %) und 40 g gesättigter, wässeriger Kaliumbichromatlösung.

> Archiv f. Physiol. 1909. 35.

Kolossow's Reagenz zum Fixieren und Färben mikroskop. Präparate.

1. Fixierungsflüssigkeit: Man löst 1 g Osmiumsäure in 2 g Salpetersäure und 100 ccm 50 %igem Alkohol.

2. **Färbungsflüssigkeit oder Entwickler:** Man löst 30 g Tannin in 100 ccm Wasser und filtriert die Lösung nach 24 stündigem Stehen an der Luft. Das Filtrat mischt man mit einer Lösung von 30 g Pyrogallol in 350 ccm Wasser und gibt 50 ccm Glycerin und 100 ccm Alkohol (85 %) zu.
Ztschr. f. wiss. Mikroskop. 1888. 51; 1892. 39.
Arch. f. mikroskop. Anat. 1893. 246.

Kolossow's Reagenz für mikroskop. Färbung
ist eine Lösung von 1 g Osmiumsäure und 0,25 g Silbernitrat in 200 ccm Wasser.
Ztschr. f. wiss. Mikroskop. 1892. 38 und 1898. 92.
B o v e r i, ebenda 1887. 91.
E b e r t h - F r i e d l ä n d e r, Mikroskop. Techn. 1894. 123. 125.

Kolossow's Reagenz zum Imprägnieren mikroskop. Präparate.
a) Eine Lösung von 1 g Goldchlorid und 1 g Salzsäure in 100 ccm Wasser;
b) eine Lösung von 0,01—0,02 g Chromsäure in 100 ccm Wasser.
Ztschr. f. wiss. Mikroskop. 1888. 52.
Enzyklop. d. mikroskop. Techn. 1903. 458.

Komarowsky's Reaktion auf Fuselöl im Alkohol.
Der zu prüfende Alkohol wird mit Wasser auf 50 ° Tralles verdünnt.
1. 10 ccm Alkohol mischt man mit 1 ccm alkoholischer Furfurollösung (1 : 1000) und gibt 15 ccm konzentr. Schwefelsäure zu. Bei Anwesenheit von Fuselöl färbt sich die Mischung nach dem Erkalten mehr oder weniger intensiv rosarot.
2. 10 ccm Alkohol mischt man mit 25 Tropfen einer alkoholischen Lösung von Salicylaldehyd (1 : 100) und gibt 20 ccm konzentr. Schwefelsäure zu. Nach dem Erkalten ist die Mischung bei Gegenwart von Fuselöl rötlich bis (bei 0,01 %) granatrot gefärbt.
Auch p-Oxybenzaldehyd und Benzaldehyd geben ähnliche Farbenerscheinungen mit fuselölhaltigem Spiritus. Näheres siehe: Chem. Ztg. 1903. 808. — Chem. Zentralbl. 1903. II. 742. — Hygienische Rundschau 1904. 567. — T a k a h a s h i, Chem. Zentralbl. 1905. I. 1483, 1907. II. 1661. — K r e i s, Chem. Ztg. 1907. 999; 1908. 149; 1910. 470. — Schweizer Woch. f. Chem. u. Pharm. 1908. 188. — F e l l e n b e r g, Chem. Ztg. 1910. 791.

de Koninck's Reagenz auf Alkohol im Chloroform
ist eine Lösung von Kaliumpermanganat in gesättigtem Barytwasser. Das Reagenz wird durch Alkohol enthaltendes Chloroform grün gefärbt.
K r a u c h, Prüfg. d. Reagenz. 1896. 90.

de Koninck's Reagenz für verschiedene analytische Zwecke
ist eine Lösung von Brom in 10 %iger Bromkaliumlösung.
Siehe: Ztschr. f. analyt. Chem. 19. 468.
Chem. Zentralbl. 1880. 824.

de Koninck's Reaktion auf Hyposulfite
beruht auf der Überführung der Hyposulfite in Gegenwart von Kalium- oder Natriumhydrat in Sulfide durch Aluminium. Sulfide lassen sich dann leicht nachweisen, wie z. B. mit Nitroprussidnatrium.
Ztschr. f. analyt. Chem. 26. 26.
Chem. Ztg. 1887. Rep. 25.
Chem. Zentralbl. 1887. 150.

de Koninck's Reagenz auf Kalium
ist eine wässerige Lösung von Natrium-Cobaltnitrit. Es gibt mit Kaliumsalzen einen gelben Niederschlag von Kalium-Cobaltnitrit.
Ztschr. f. analyt. Chem. 20. 390.
Chem. Zentralbl. 1881. 668. 721. 771.
R o s e n h e i m - K o p p e l, ebenda 39. 285.

de Koninck's Reaktion auf Schwefelverbindungen im Äther.
Schüttelt man Äther mit einem Tropfen Quecksilber, so tritt bei Anwesenheit von Schwefelverbindungen Abscheidung eines schwarzen Pulvers ein. Auch Wasserstoffsuperoxyd bewirkt eine schwarze Fällung. Empfindlichkeitsgrenze $=$ 0,005 % $H_2 O_2$.
Pharm. Ztg. 1889. 222.
W o b b e, Apoth. Ztg. 1903. 488.

de Koninck's Reaktion auf Mangan.
Erwärmt man die Lösung einer Manganverbindung in rauchender Salzsäure nach Zusatz von einigen Tropfen Salpetersäure (D. = 1,4), so entsteht eine tief dunkle, grünlich schwarze Färbung, die bei längerem Erwärmen oder beim Verdünnen mit Wasser verschwindet.
Bull. Soc. Chim. Paris (3) 28. 718.

Konowaloff's Reaktion auf primäre und sekundäre Nitroverbindungen
siehe: Chem. Zentralbl. 1895. II. 772; 1905. I. 86.
Berl. Ber. 28. 1850.
Journ. russ. phys.-chem. Gesellsch. 36. 1062.

Konto's Reaktion auf Indol.
Indollösung wird auf Zusatz von Formaldehyd und konzentr. Schwefelsäure violettrot gefärbt.
Ztschr. f. physiol. Chem. 1906. (48) 185.
Chem. Zentralbl. 1906. II. 633.
Chem. Ztg. 1906. Rep. 318.
Ztschr. f. angew. Chem. 1907. 964.

Kopenhague's Cadmiumpapier für Zinkbestimmung
erhält man durch Tränken von Filtrierpapier mit 10 %iger Cadmiumnitratlösung und Trocknen bei 80—90 °. Man erzeugt mit einem Glasstab auf dem Papier mit der zu prüfenden Lösung eine Perle, deren Gelbfärbung das Ende der Titration, d. h. überschüssigen $H_2 S$ anzeigt.
Annal. chim. analyt. appl. 16. 10.
Chem. Zentralbl. 1911. I. 842.

Kopp's Reagenz auf Salpetersäure.

Man löst 0,1 g Diphenylamin in 5 ccm konzentr. Schwefelsäure unter Zugabe von zirka 5 ccm Wasser und ergänzt diese Lösung mit konzentr. Schwefelsäure auf 1 Liter. Salpetersäure oder Nitrate enthaltende Stoffe oder Lösungen färben dieses Reagenz intensiv blau (eventuell Schichtprobe).

Berl. Ber. **5.** 284.
Ztschr. f. analyt. Chem. **11.** 461; **23.** 209.
Chem. Zentralbl. 1872. 327.
L a a r , Berl. Ber. **15.** 2086 oder
Ztschr. f. analyt. Chem. **23.** 210.

Köppen's Reagenz zum Färben mikroskop. Präparate

ist eine Mischung von 5 g gesättigter, alkoholischer Krystallviolett- oder Gentianaviolettlösung mit 100 ccm Wasser und 5 g Phenol. Gebraucht zum Färben elastischer Fasern etc.

Ztschr. f. wiss. Mikroskop. 1889. 473 u. 1890. 22.
E b e r t h - F r i e d l ä n d e r , Mikroskop. Techn. 1894. 233.
Enzyklop. d. mikroskop. Techn. 1903. 191.

Kopsch's Reagenz zum Härten mikroskop. Präparate

ist eine Mischung von 80 ccm 3,5%iger Kaliumdichromatlösung mit 20 ccm Formaldehyd (40 %).

Anat. Anzg. 1896. 727.
Enzyklop. d. mikroskop. Techn. 1903. 479.
Ztschr. f. wiss. Mikroskop. 1896. 474.

Korn-Kammann's Reaktion auf Fäulnisfähigkeit gereinigter Abwässer

(Hamburger Test auf Fäulnisfähigkeit) beruht auf dem Nachweis von Schwefel, der in Kaliumsulfid übergeführt und dann mittels p-Amidodimethylanilin und Eisenchlorid (vergl. Caro's Reagenz auf Schwefelwasserstoff) nachgewiesen wird. Näheres siehe: Chem. Zentralbl. 1907. II. 737. — F e n d l e r , ebenda 1909. II. 748. — Guk, ebenda 1910. II. 1162.

Koss' Reagenz auf Thorium

ist Natriumsubphosphat $(NaHPO_3 + 2H_2O)$. — Die zu prüfende Lösung wird mit Salzsäure stark angesäuert und mit einigen Tropfen einer Natriumsubphosphatlösung versetzt. Bei Gegenwart von Thorium entsteht ein weißer, flockiger Niederschlag, der bei geringen Thoriummengen durch Erwärmen schneller eintritt. Er hat die Zusammensetzung Th $(PO_3)_2 + 11 H_2O$. Empfindlichkeitsgrenze $=$ 0,0001 g ThO_2 in 1 ccm Lösung.

Chem. Ztg. 1912. 686. — Merck's Ber. 1912.

Kossa's Reaktion auf Alkohol.

Schichtet man Weingeist vorsichtig auf konzentr. Salpetersäure, so bildet sich an der Berührungsstelle eine wolkige Schicht und ein grüner bis blauer Ring.

Pharm. Zentrh. 1905. 893.
Ztschr. f. angew. Mikroskop. 1906. 45.
Südd. Apoth. Ztg. 1906. 188.

v. Kossa's Reaktion auf Blut.

10 ccm der stark verdünnten Blutlösung werden mit 10 ccm Alkohol (90 %) gemischt und mit 5 ccm Chloroform schwach geschüttelt. Nach der Trennung der Schichten ist das Blut an der Oberfläche der Chloroformschicht in kleinen Flocken niedergeschlagen.

Deutsche med. Woch. 1909. 1469.

Kossel's Reaktion auf Hypoxanthin.

Eine Lösung von Hypoxanthin wird nach dem Behandeln mit Zink und Salzsäure auf Alkalizugabe r o t gefärbt.

Ztschr. f. physiol. Chem. **10.** 250; **12.** 241.

Kossel's Reaktion auf Xanthin.

Verdampft man Xanthin mit Chlorwasser und einer Spur Salpetersäure auf dem Dampfbade zur Trockene, so wird der Rückstand in einer Ammoniakatmosphäre dunkelrot.

Ztschr. f. physiol. Chem. **6.** 426.

Kossinski's Reagenz zum Färben mikroskp. Präparate.

1. a) Eine konzentr., wässerige Lösung von Indigocarmin; b) eine Lösung von 0,1 g Safranin in 100 ccm Wasser.
Ztschr. f. wiss. Mikroskop. 1889. 61.
B e h r e n s ' Tabellen 1892. 119.
2. a) Eine Lösung von 1 g Nigrosin in 1 Liter Wasser; b) eine Lösung von 0,5 g Safranin in 100 ccm stark verdünntem Alkohol.
Enzyklop. d. mikroskop. Techn. 1903. 1038.

Kost's Reaktion auf Salzsäure im Magensaft.

Gibt man zu Magensaft etwas 10 %ige Tanninlösung und Methylviolettlösung, so geht bei Anwesenheit von freier Salzsäure die violette Farbe in Blau oder Grün über.

Dissert. Erlangen 1887.
Chem. Zentralbl. 1888. 731.

Köster's Reagenz auf Salzsäure im Magensaft.

Eine blaugrüne Lösung von Malachitgrün in Wasser (0,25 : 1000) wird durch 0,05 %ige Salzsäure noch smaragdgrün gefärbt.

Upsala Läkareförenings Förhandlingar **20.** 355.
Jahresber. f. Tierchem. 1885. 287.

Kotlarewski's Reagenz zum Fixieren mikroskop. Präparate

ist eine 10 %ige, wässerige Lösung von Bleiacetat.

Mitteilg. d. Nat. Ges. Bern, 1888. 17.

Kowalewsky's Reagenz auf Eiweißstoffe

ist eine wässerige Lösung von Uranylacetat (zirka 2 : 100), die mit Eiweiß einen gelben Niederschlag gibt. Näheres siehe: Ztschr. f. analyt. Chem. **24.** 552. — Chem. Zentralbl. 1886. 100. — Vergl. Oszacki's Reagenz.

Kowallik's Reagenz zum Färben von Hoftüpfeln.

1. Eine filtrierte Lösung von 1 g Fuchsin S in 100 g Alkohol;
2. eine 1 %ige, wässerige Lösung von Anilingrün (Brillantgrün?);
3. eine 1 %ige, alkoholische Lösung von Chrysoidin.
Ztschr. f. wiss. Mikroskop. 1911. **28.** 26.

Kowarski's Reaktion auf Glukose im Harn
ist eine Modifikation der Phenylhydrazinprobe von Fischer.
Siehe: Südd. Apoth. Ztg. 1903. 251.
Pharm. Zentrh. 1899. 537 u. 1902. 208.
Berl. klin. Woch. 36. 412.
Chem. Zentralbl. 1899. I. 1294.
O t t o , Pharm. Weekbl. 45. 809.
Chem. Zentralbl. 1908. II. 351.

Kowarski's Reaktion auf Harnsäure
beruht auf der Abscheidung der Harnsäure in Form von Ammoniumurat durch Sättigen der Lösung mit Ammoniumchlorid, der Isolierung der Säure mittels Salzsäure und Identifizierung durch die Krystallform oder die Murexidreaktion, welche mit verdünnter Salpetersäure ausgeführt wird. Die quantitative Bestimmung erfolgt durch Lösen der Harnsäure in Piperidin und Titration des Piperidinüberschusses mit $^1/_{200}$ Norm.-Schwefelsäure.
Deutsche med. Woch. 1911. 1112.
Pharm. Ztg. 1912. 252.
Ztschr. österr. Apoth. Ver. 1912. 284.
W e b e r , Pharm. Ztg. 1912. 252.
A u f r e c h t , ebenda 1912. 260.
Berl. klin. Woch. 1911. 627.
H e r z f e l d , Zentralbl. f. innere Med. 1912. 645.

Koziczkowsky siehe Ehrlich-Koziczkowsky.

Kozlowsky's Reagenz zum Färben mikroskop. Präparate
ist eine Lösung von 10 g Hämatoxylin in 60 g absolutem Alkohol und 60 g Wasser, der 10 g gesättigte, wässerige Lithiumkarbonatlösung zugesetzt werden.
Neurolog. Zentralbl. 1904. 1041.
Ztschr. f. angew. Mikroskop. 1905. 235.

Kràl's Reagenz auf Schwefelwasserstoff
ist eine ammoniakalische Lösung von Nitroprussidnatrium.
Man befeuchtet Filtrierpapier mit einer wässerigen Lösung von Natriumnitroprussiat, der man einige Tropfen Ammoniakflüssigkeit zugesetzt hat. Mit freiem Schwefelwasserstoff färbt sich dieses Papier rotviolett.
Pharm. Zentrh. 1896. 69.
Chem. Ztg. 1896. Rep. 54.
Ztschr. f. analyt. Chem. 36. 696.
Vergl. Béchamp's Reaktion.

Kràl's Reaktion auf Zucker in Glycerin.
Schichtet man Glycerin auf konzentr. Schwefelsäure, so tritt bei Gegenwart von Zucker ein brauner Ring auf.
Ztschr. d. öst. Apoth. Ver. 1863. 352.
Ztschr. f. analyt. Chem. 1863. 407.
Chem. Zentralbl. 1864. 543.

Krämer's Reaktion auf Aceton
ist identisch mit Lieben's Reaktion.
Berl. Ber. 13. 1000.

Krasser's Reagenz zum Fixieren mikroskop. Präparate
ist eine 1 %ige Lösung von Salicylaldehyd in Alkohol.
Botan. Zentralbl. 1892. 4.
Zeitschr. f. wiss. Mikroskop. 1892. 330.

Krasser's Reagenz auf Eiweißstoffe
ist eine alkoholische Lösung von Alloxan, welche Eiweiß rot färbt.
Ber. d. Wiener Akadem. 94. 136.
W è v r e , Ztschr. f. wiss. Mikroskop. 1894. 407.

Kraszewski's Reaktion auf Gärungsessig.
Den mit Natronlauge im Überschuß versetzten Essig schüttelt man mit Amylalkohol aus, verdampft letzteren, säuert den Rückstand mit verdünnter Schwefelsäure an und gibt etwas Jodjodkaliumlösung zu. Eine Trübung zeigt Gärungsessig an.
S c h m i d t , Ztschr. f. angew. Chem. 1906. 1611.
Vergl. Schmidt's Reaktion.

Kraus' Reaktion.
dient zur Unterscheidung von neuem und gebrauchtem Silbergeschirr. Sie äußert sich durch das Auftreten eines Isonitrilgeruches, wenn man z. B. einen gebrauchten silbernen Löffel nach der üblichen Reinigung kurze Zeit über die Öffnung eines Jodoformgefäßes hält.
Näheres siehe: Südd. Apoth. Ztg. 1907. 612.

Kraus' Nährboden für Cholerakulturen.
Zu 100 ccm neutraler Bouillon werden 25 ccm Blutalkali zugesetzt. Die offenen Kölbchen bleiben 3 Stunden bei 50 ⁰ und dann 24 Stunden bei 37 ⁰ stehen, werden zu 5 ccm verfällt und geimpft. Näheres siehe: Wiener klin. Woch. 1911. 1085.

Krause's Reagenz zum Fixieren mikroskop. Präparate
ist eine Lösung von 5 g Ammonmolybdat in 100 ccm Wasser. Gebraucht zum Fixieren von Geweben.
Mon. intern. Anat. Phys. 1884. 137.
G i e r k e , Ztschr. f. wiss. Mikroskop. 1884. 96.
Enzyklop. d. mikroskop. Techn. 1903. 35.

Krause's Triacidgemisch zum Färben mikroskopischer Präparate
ist eine Modifikation von Ehrlich-Biondi's Reagenz. Näheres siehe: Arch. f. mikroskop. Anat. 1893. 59; 1897. 709.
Das Reagenz ist eine Mischung von 4 ccm einer 20 %igen Rubin S-lösung mit 7 ccm einer 8 %igen Orange G-lösung und 8 ccm einer 8 %igen Methylgrünlösung.
Enzyklop. d. mikroskop. Techn. 1903. 76.

Krauß' Reaktionen auf Adrenalin.
1. Löst man eine geringe Menge Jodsäure in Wasser, setzt etwas Chloroform und eine Spur (einige Tropfen der Lösung 1 : 1000) Adrenalin zu, so wird momentan Jod in Freiheit gesetzt und das Chloroform färbt sich rosa. Nach einiger Zeit entfärbt sich das Chloroform und die wässerige Flüssigkeit nimmt eine rosarote Färbung an.
2. Mischt man einige Tropfen Jodsäurelösung (1 : 20) mit einigen Tropfen Adrenalinlösung (1 : 1000), so wird die Mischung auf Zusatz von Stärkelösung blau gefärbt.

Biochem. Ztschr. **22.** 131.

Vergl. des Autors Reaktionen auf Suprarenin.

Krauß' Reaktionen auf Suprarenin.

Konzentr. Schwefelsäure löst S. mit gelblicher Farbe, Zusatz von Salpetersäure bewirkt gelbrote Färbung. — Streut man auf
die gelbe Schwefelsäurelösung etwas Wismutsubnitrat, so entsteht zunächst eine braune,
dann eine gelbrote Färbung. — Mit Formalin-
Schwefelsäure bewirkt S. anfangs eine rosarote, dann kirschrote Färbung. — Fröhde's
Reagenz wird braun, später grünlich gefärbt.
— Rauchende Salpetersäure löst S. mit blutroter, rasch gelbwerdender Färbung. Dampft
man vorsichtig auf dem Wasserbade ein und
betupft den gelben Rückstand mit Ammoniak,
so färbt er sich blaugrün. — Millon's Reagenz
bewirkt gelbrote Färbung. — Die gelbe Lösung des S. in Chlorwasser wird durch überschüssiges Ammoniak schön rot gefärbt. —
Kaliumferricyanid wird durch S. gelbrot gefärbt. — Die Lösung von Kaliumferricyanid
und Eisenchlorid wird durch S. gebläut. —
Apoth. Ztg. 1908. 701.

Kraut's Reagenz auf Alkaloide

ist eine Modifikation von Dragendorff's Reagenz (siehe dieses). Man löst 80 g Wismutsubnitrat in 200 g Salpetersäure (D. = 1,18)
und gibt diese Lösung in eine konzentr. Lösung von 272 g Kaliumjodid in Wasser. Die
Reaktion wird in der mit Schwefelsäure angesäuerten Alkaloidlösung vorgenommen.

Liebig's Annal. **210.** 310.

H a g e r , Pharm. Prax. **1900.** I. 492.

T h o m s , Ber. d. deutsch. pharm. **Ges.**
1905. 85.

Krehbiel's Reaktion auf Gallenfarbstoffe.

4 Teile Harn versetzt man mit 1 Teil Salzsäure und dann tropfenweise mit Chlorkalklösung. Nach 3—6 Tropfen tritt Grünfärbung
ein und bei weiterem Zusatz der Umschlag in
Blau, Violett und Gelbrot wie bei Gmelin's
oder Capranika's Reaktion.

Wiener med. Woch. **1883. 9.**

Ztschr. f. analyt. Chem. **22.** 627.

D e u b n e r , ebenda **25.** 458.

**Kreis' Reaktion auf Eugatol und Paraphenylen-
diamin.**

Eine mit der 100fachen Menge Wasser verdünnte Eugatollösung gibt nach dem Ansäuern
und Zusatz von Carbolwasser und Eisenchloridlösung eine rein blaue Färbung, während eine 0,05 %ige Lösung von Paraphenylendiamin nur schwach braunrot gefärbt wird.

Merck's Bericht 1906. 113.

Apoth. Ztg. 1907. 22.

Schweizer Woch. f. Chem. u. Pharm. **1906.**
858.

Kreis' Reaktion auf Cholesterin und Phytosterin.

Verdunstet man einige Tropfen einer ätherischen Lösung genannter Stoffe und gibt 3
Tropfen Melzer's Reagenz und konzentr.

Schwefelsäure zu, so entsteht eine rotviolette
bis dunkelviolette Färbung.

Chem. Ztg. 1899. 21.

Chem. Zentralbl. 1899. I. 505.

Kreis' Reaktion auf fette Öle.

Überschichtet man in einem Reagenzglase
gleiche Volumina Salpetersäure (D. = 1,4), Öl
und 1 %ige, ätherische Phloroglucinlösung und
schüttelt um, so treten bei fast allen fetten
Ölen mit Ausnahme von Olivenöl intensive,
himbeerrote Färbungen auf.

Dietze, Pharm. Ztg. **54.** 260.

Krüer, ebenda **54.** 357.

Vasterling, ebenda **54.** 490.

Kreis' Reaktion auf belichtete Fette und Öle.

Schüttelt man belichtete Fette und Öle mit
ätherischen, 1 %igen Lösungen von Resorcin
oder Phloroglucin oder Naphthoresorcin und
Salzsäure (D. = 1,19), so erhält man prachtvolle Violett-, Rot- oder Grünfärbungen.

Chem. Ztg. 1899. 802; 1902. 897. 1014; 1904.
956.

Ztschr. f. angew. Chem. 1903. 283.

Apoth. Ztg. 1903. 210.

Kobert, Ztschr. f. analyt. Chem. **46.** 711.

Kreis' Reaktion auf verschiedene Lebertrane
siehe: Chem. Ztg. 1906. 1061.

Kreis' Reaktion auf p-Phenylendiamin.

1. Die salzsaure Lösung der Base, mit Natriumhypochlorit im Überschuß gekocht,
   gibt einen weißen, flockigen Niederschlag, der, aus verdünntem Alkohol umkrystallisiert, lange Nadeln (Chinondichlor-
   diimid) vom Schmelzpunkt 124 ° C. bildet.
2. Die salzsaure Lösung färbt sich beim Erwärmen mit Schwefelwasserstoffwasser
   und Eisenchlorid violett.
3. Versetzt man eine sehr verdünnte,
   schwachsaure Lösung der Base und von
   Anilin mit Eisenchlorid, so entsteht eine
   blaue Färbung (Indamin-Reaktion).

Südd. Apoth. Ztg. 1904. 891.

Schweizer Woch. f. Chem. u. Pharm. **1906.**
858.

Merck's Bericht 1906. 113.

Pharm. Ztg. 1907. 66.

Kreis' Reaktion auf Sesamöl.

Schüttelt man 5 ccm Sesamöl, 5 ccm Schwefelsäure (75 %) und 0,3 ccm Wasserstoffsuperoxyd (2—3 %), so tritt nach kurzer Zeit eine
intensiv olivengrüne Färbung ein. Beim Verdünnen mit Wasser wird die Säure hellgelb
mit grüner Fluoreszenz. Empfindlichkeitsgrenze = 5 % Sesamöl. Oliven-, Cotton-,
Arachis-, Mohn-, Mandel-, Pfirsichkern-, Lein-
und Rizinusöl geben diese Reaktion nicht.

Annal. Chim. analyt. et appl. **4.** 217.

Chem. Ztg. **27.** 1030. **28.** 956.

Chem. Zentralbl. 1903. II. 1214; 1904. II. 1522.

Kreis' Reaktion auf Sesamöl (Sesazoreaktion).

5 ccm Sesamöl werden mit 5 ccm einer wässerigen Aufschlämmung von zirka 1 promilliger
diazotierter Naphthionsäure geschüttelt und

hierauf mit Natronlauge bis zur alkalischen Reaktion versetzt. Sesamöle, welche sich mit Salpetersäure (1,4) grün färben, geben sofort Rotfärbung durch Bildung eines Azofarbstoffes. Bei Sesamölen dagegen, die sich mit Salpetersäure orangerot färben, tritt die Farbstoffbildung erst ein, nachdem durch Schütteln des Sesamöles mit Salzsäure (1,19) das Sesamöl in Freiheit gesetzt worden ist.

Chem. Ztg. 1903. 1030.

Kreis' Reaktion auf Thiophen im Benzol.

In dem zu prüfenden Benzol löst man etwas Thallinbase und schüttelt mit Salpetersäure (D. = 1,4). Bei Anwesenheit von Thiophen färbt sich die Säure intensiv violett.

Chem. Ztg. 1902. 523.
Pharm. Zentrh. 1902. 470.

Kreis-Chwolles' Reaktion auf Pfirsichkernöl in Mandelöl.

Schüttelt man gleiche Raumteile Pfirsichkernöl, Salpetersäure (D. = 1,4) und 0,1 %ige, ätherische Phloroglucinlösung kräftig durch, so entsteht eine himbeerrote Färbung (violettstichig). In Mandelöl lassen sich so noch 10 % Pfirsichkernöl nachweisen.

Chem. Ztg. 1903. 33.
Ztschr. f. angew. Mikroskop. 1903. 72.
Südd. Apoth. Ztg. 1903. 520.

Kremel's Reaktion auf Aloë.

(Chrysaminsäurereaktion.) Man digeriert Aloë mit der 6fachen Menge konzentr. Salpetersäure mehrere Stunden auf dem Dampfbade, gibt 3 Teile Wasser zu und erhitzt weiter. Auf Zusatz von viel Wasser scheidet sich nach dem Erkalten Chrysaminsäure in gelben Krystallen oder Flocken aus. Die Lösung dieser Säure in Kali- oder Natronsalzlösungen ist carminrot, in Ammoniaksalzlösungen violett. Natalaloë liefert keine Chrysaminsäure.

Pharm. Zentrh. 1900. 34.
H e u b e r g e r , Schweizer Woch. f. Chem. u. Pharm. 1899. 506.

Kremel's Reaktion auf Fette in Vaselin.

2 g Vaselin kocht man mit Natronlauge, läßt erkalten und übersättigt mit Salzsäure. Bei Anwesenheit von Fetten scheiden sich aus der wässerigen Flüssigkeit Fettsäuren ab.

Pharm. Post 1889. 227.

Kremel's Reaktion auf Granatwurzelrindenextrakt.

Die wässerige, mit Natronlauge alkalisch gemachte Extraktlösung wird mit Chloroform ausgeschüttelt, das Chloroform verdampft und der Rückstand mit Schwefelsäure behandelt. Es entsteht eine vorübergehende rote und dann eine grüne Färbung.

Pharm. Praxis 1911. 444.

Kremel's Reaktion auf Karbonat in Natriumbikarbonat.

Löst man 2 g Natriumbikarbonat in 25 ccm kaltem Wasser und gibt einige Tropfen Phenolphthalein (1 : 100 Alkohol) zu, so färbt sich die Lösung bei Anwesenheit von Monokarbonat mehr oder weniger rot.

Pharm. Post 1884. 849.
Vergl. Deutsches Arzneibuch V. 349.
F l ü c k i g e r , Arch. der Pharm. (3) **22.** 607
S a l z e r , Pharm. Ztg. 1884. 746.

Kremel's Reaktion auf Colchiceïn in Colchicin.

Eine wässerige Lösung von Colchicin versetzt man mit einer Eisenchloridlösung, die bis zur Farblosigkeit mit Wasser verdünnt wurde. Bei Anwesenheit von Colchiceïn tritt Grünfärbung ein.

Pharm. Zentrh. 1888. 510.

Kremel's Reaktion auf Strychnin.

Beim Erhitzen von Strychninnitrat mit konz. Salzsäure entsteht eine rote Färbung.

Pharm. Post 1889. 193.

Kremers' Reaktion auf Wurmsamenöl.

Versetzt man eine Lösung von amerikanischem Wurmsamenöl in Eisessig mit Amylnitrit, so färbt sich die Mischung grün und nach Zusatz von Salzsäure blau.

Pharm. Review 1907. 155.
Chem. Zentralbl. 1907. II. 146.

Kröber's Reaktion auf Cascara sagrada-Extrakt (Extractum Rhamni Pursh.).

Schüttelt man die wässerige Extraktlösung mit Äther aus und versetzt man den abgehobenen Äther mit dem gleichen Volumen Wasser und etwas Ammoniakflüssigkeit, so färbt sich die wässerige Schicht beim Schütteln kirschrot.

Pharm. Praxis 1910. 1.
Pharm. Ztg. 1910. 376.

Krokiewicz' Reagenz auf Gallenfarbstoffe.

a) 1 %ige, wässerige Lösung von Sulfanilsäure (1 ccm Sulfanilsäure zu 100 ccm Wasser).
b) 1 %ige, wässerige Lösung von Natriumnitrit (1 ccm Natriumnitrit zu 100 ccm Wasser).
c) Reine, konzentr. Salzsäure.

Man mischt von a und b je $^1/_4$ ccm, gibt dann 0,5 ccm des zu prüfenden Harns zu und schüttelt 15 Sekunden lang kräftig um. Bei Gegenwart von Gallenfarbstoff färbt sich die Mischung rubinrot und nach Zusatz von 2 Tropfen Salzsäure und Wasser (bis zur 10 fachen Menge) amethystviolett.

Münchener med. Woch. 1906. 496.
Wiener klin. Woch. 1898. Nr. 8.
Merck's Bericht 1906. 19.

Kromayer's Reaktion auf Syringin.

Versetzt man eine wässerige oder alkoholische Lösung von Syringin mit einem gleichen Volumen konzentr. Schwefelsäure, so entsteht eine dunkelblaue Färbung, die durch weiteren Zusatz von Schwefelsäure in Violett übergeht.

Arch. der Pharm. **109.** 18.

Kronecker's Reagenz für mikroskop. Zwecke (künstliches Serum) ist eine Lösung von 0,06 g Natriumkarbonat (oder Ätznatron) und 6 g Natriumchlorid in 1 Liter Wasser.

B ö h m - O p p e l , Taschenbuch 1896. 19.
L e e - H e n n e g u y , Traité 1896. 260.
B e h r e n s ' Tabellen 1892. 65.
Enzyklop. d. mikroskop. Techn. 1903. 254.

Krüger's Reagenz auf Glukose
ist eine Modifikation von Nylander's und Almén's Reagenz mit einem Zusatz von Glycerin.

Krull's Reaktion auf Adrenalin.
Versetzt man 1 Tropfen Adrenalin mit 1 Tropfen Kupfersulfatlösung, Bittermandelwasser und Ammoniakflüssigkeit, so entsteht eine unbeständige rote Färbung. Benützt man statt Ammoniak ein Kryställchen Natriumbikarbonat, so erhält man eine beständige Rotfärbung.
Pharm. Weekblad 1906. **43.** 1208.

Kruysse's Reaktion auf Cinchonidin in Chininsulfat.
Man löst 1 g Chininsulfat in 50 ccm kochendem Wasser und gibt 1 g Nitroprussidnatrium zu. Nach dem Abkühlen wird filtriert, das Filtrat mit 1 Tropfen Ammoniakflüssigkeit versetzt und auf 40—50 ° erhitzt. War das Chininsulfat rein, so bleibt die Lösung nach dem Erkalten klar, enthielt es Cinchonidin (nur 1 %), so trübt sie sich.
Apoth. Ztg. 1913. 17.

Krysinski's Reagenz für mikroskop. Zwecke
(Photoxylinlösung) ist eine Lösung von 1 oder 5 g Photoxylin (Colloxylin) in 50 g Alkohol und 50 g Äther. Gebraucht als Einbettungsmittel.
Virchow's Archiv 1887. 217.
B u s s e , Ztschr. f. wiss. Mikroskop. 1892. 47.
T s c h e r n i s c h e f f , ebenda 1900. 449.
U n n a , Monatsh. f. prakt. Dermatol. 1900. 422. 476.
E b e r t h - F r i e d l ä n d e r , Mikroskop. Techn. 1894. 72.
Enzyklop. d. mikroskop. Techn. 1903. 116.

Kubel's Reaktion auf Colchicin.
Colchicin gibt mit Salpetersäure (D. $=$ 1,4) eine charakteristische violette Färbung, die beim Verdünnen mit Wasser hellgelb und durch überschüssiges Alkali orangerot wird.
Merck's Report 1901. 96.
Enzyklop. d. ges. Pharm. 1889. VI. 153.
Vergl. Struve's Reaktion.

Kubli's Reagenz auf Natriumkarbonat in Bikarbonat
ist eine Lösung von 0,4 g Chininhydrochlorid in 100 ccm Wasser. Enthält das Bikarbonat mehr als 2 % Monokarbonat, so wird eine wässerige Lösung 3 : 50 (bei 10 ° C.) durch ein gleiches Volumen Chininlösung nur vorübergehend getrübt. Nach 5 Minuten tritt an der Oberfläche der Mischung eine Trübung ein, die aber von der beginnenden Zersetzung des Bikarbonates herkommt.
Arch. der Pharm. **236.** 321.
Chem. Zentralbl. 1898. II. 641.

Kubli's Reaktion I auf Nebenalkaloide im Chininhydrochlorid.
(Wasserprobe.) 1,8 g bei 40—50 ° C. völlig verwittertes Chininhydrochlorid und 0,375 g wasserfreies Natriumsulfat erhitzt man in

einem Kölbchen mit 60 g Wasser zum Sieden, läßt 5 Minuten lang kochen und bringt das Gesamtgewicht der Mischung mit Wasser auf 62 g. Man kühlt hierauf auf 20 ° C. ab und schüttelt während ¹/₂ Stunde bei derselben Temperatur öfter durch. Nachdem man durch ein trockenes Filter von 9 cm Durchmesser filtriert hat, gibt man 5 ccm des Filtrates in einen Glaszylinder von 25—30 ccm Inhalt, fügt 3 Tropfen Natriumkarbonatlösung (1 : 10) und dann so lange und so viel Wasser von 20 ° C. zu, bis der entstandene Niederschlag sich wieder gelöst hat. Es sollen hierzu nicht mehr als 12 ccm Wasser gebraucht werden.
Pharm. Ztschr. f. Rußland **34.** 593. (Siehe auch nächsten Absatz.)
Dieselbe Probe für Chininsulfat siehe: Ztschr. f. analyt. Chem. **38.** 379.

Kubli's Reaktion II auf Nebenalkaloide im Chininhydrochlorid.
(Kohlendioxydprobe.) Man verfährt wie bei Reaktion I angegeben. 5 ccm Chininlösung fällt man in einem Glaszylinder mit 3 Tropfen Natriumkarbonatlösung (1 : 10), gibt 5 ccm einer frisch und kalt bereiteten Natriumbikarbonatlösung (3 : 50) zu und bringt die so erhaltene Lösung auf 15 ° C. In diese Lösung leitet man ¹/₂ Stunde lang luftfreies, trockenes Kohlendioxyd. Es muß ein krystallinischer Niederschlag entstehen.
Pharm. Ztschr. f. Rußland **34.** 593.
Ztschr. f. analyt. Chem. **38.** 391.
Dieselbe Probe für Chininsulfat siehe: Ztschr. f. analyt. Chem. **38.** 384.
H e s s e , Arch. der Pharm. **235.** 114.
W e l l e r , Pharm. Ztg. 1897. 344.
K u b l i , Arch. der Pharm. **235.** 619.

Kuborne's Reaktion auf Cocaïn.
Dampft man etwas Cocaïn mit 1 ccm Salpetersäure (D. $=$ 1,4) auf dem Wasserbade zur Trockene und gibt nach dem Erkalten eine Lösung von Ätzkali in Alkohol oder Amylalkohol zu, so entsteht keine Färbung (wie bei Atropin). Erwärmt man aber auf dem Wasserbade, so tritt eine intensive Violettfärbung auf.
Pharm. Zentrh. 1892. 411.
Ztschr. f. analyt. Chem. **31.** 729.

Kügelgen's Reaktion auf Chelidonin.
Das Alkaloid löst sich in konzentr. Schwefelsäure mit blaßgrüner Farbe, die allmählich in Braun und Violettbraun übergeht. Fröhde's Reagenz färbt sich damit grün, blaugrün, blau und dann schwarzgrün, Selenschwefelsäure grün, blau und dann grünbraun, Chromsäureoder Salpeterschwefelsäure grün und blau.
Dissert. Dorpat. 1884.

Kügelgen's Reaktion auf Sanguinarin.
Das Alkaloid löst sich in konzentr. Schwefelsäure blaßblauviolett, später in Grün übergehend, in Fröhde's Reagenz rotviolett, dann grün, in Vanadinschwefelsäure blauviolett, dann fast schwarz werdend. Näheres siehe: Dragendorff, Ermittelg. v. Giften 1888. 263. —
Ztschr. f. analyt. Chem. **24.** 165.

Kühl's Reaktion auf Milchsäure im Magensaft
ist eine Modifikation von Uffelmann's Reaktion. — Kalt gesättigte, wässerige Salicylsäurelösung verdünnt man mit Wasser im Verhältnis 1:100. 5 ccm davon versetzt man mit 1 Tropfen Eisenchloridlösung und erhält so eine amethystblaue Mischung, die auf Zusatz von stark verdünnter Milchsäure in Gelb übergeht. Andere organische Säuren, wie Wein-, Citronen- und Oxalsäure bewirken ebenfalls den Farbenwechsel.

    Pharm. Ztg. 1910. 120.
    Pharm. Zentrh. 1910. 641.
    Pharm. Praxis 1911. 157.

Kühn's Diabetesprobe
beruht auf der grünlichen Fluoreszenzerscheinung im Diabetikerharn nach Zusatz von Formaldehyd. Die Reaktion tritt nur bei schweren Fällen ein.

    Münchener med. Woch. 1907. 1055.
    The Prescriber 1907. 258.
    Vergl. Strzyzowski's Reagenz auf Glukose im Harn.

Kühne's Reagenzien zur Bazillenfärbung.
1. Carbolmethylenblau ist eine Lösung von 1,5 g Methylenblau und 5 g Phenol in 10 g Alkohol und 100 ccm Wasser.
2. Carbolfuchsinlösung ist eine Lösung von 1 g Fuchsin und 5 g Phenol in 10 g Alkohol und 100 ccm Wasser.
3. a) Eine Lösung von 1 g Viktoriablau in 50 ccm Alkohol (50 %); b) eine Lösung von 1 g Jod und 2 g Jodkalium in 50 ccm Wasser. Gebraucht zur Färbung nach Gram.

    Kühne, Nachw. d. Bakt. 1888. 42. 43.
    Eberth - Friedländer, Mikroskop. Techn. 1894. 185. 188.
    Zentralbl. f. Bakt. 1890. 293.
    Ztschr. f. wiss. Mikroskop. 1890. 525.

Kühne's Reaktion auf Tyrosin.
    Erwärmt man Tyrosin mit konzentr. Salzsäure und einer Spur Kaliumchlorat, so entsteht eine dunkelorangerote Lösung.

    Arch. f. patholog. Anatomie 39. 130.
    Ztschr. f. analyt. Chem. 6. 284.

Kühne's Reagenz zum Färben von Typhus- und Cholerabazillen.
    Einer kaltgesättigten Lösung von Methylenblau gibt man auf 100 ccm 1 g Ammoniumkarbonat zu.

Kühne's Carbolschwarzbraun zur Bakterienfärbung
ist eine Lösung von 1 g Anilinschwarzbraun in 10 g Alkohol und 100 g Carbolwasser (5 %).
    Kühne, Nachw. d. Bakt. 1888. 36. 44.

Kühne's Chlorhydrinblaulösung
ist eine Lösung von 10 g Chlorhydrinblau in 10 g Alkohol und 90 ccm Wasser.
    Kühne, Nachw. d. Bakt. 1888. 43.

Kühne's Fluoresceïnalkohol
ist eine gesättigte Lösung von Fluoresceïn (S) in absolutem Alkohol.

    Kühne, Nachw. d. Bakt. 1888. 43.
    Eberth - Friedländer, Mikroskop. Techn. 1894. 181. 215.

Kühne's Fluoresceïnnelkenöl
ist eine gesättigte Lösung von Fluoresceïn in Nelkenöl, die durch Absetzen geklärt ist.
    Nachw. d. Bakt. 1888. 44.

Kühne's Methylenblau-Anilinöl und Safranin-Anilinöl
ist eine Anreibung von Methylenblau oder Safranin in gereinigtem Anilin, die durch Absetzenlassen geklärt wurde. Näheres siehe:
    Kühne, Nachw. d. Bakt. 1888. 42.
    Methylgrün-, Auramin- und Säureviolett-Anilinöl werden ebenso hergestellt.

Kühne's Hexamethylviolettlösung
ist eine Lösung von 1 g Krystallviolett in 10 g Alkohol und 90 g Wasser.
    Kühne, Nachw. d. Bakt. 1888. 37. 44.

Kühne's Salzsäurecarmin.
    1 g Carmin kocht man 10 Minuten lang mit 100 g Alkohol (60—80 %), dem 8 Tropfen Salzsäure zugesetzt wurden. Nach dem Erkalten wird die Lösung filtriert.
    Kühne, Nachw. d. Bakt. 1888. 44.

Kultschitzky's Reagenz zum Färben mikroskop Präparate.
1. Eine Lösung von 2 g Hämatoxylin in 10 g Alkohol, der 100 g 3 %ige Essigsäure beigemischt werden.
2. 2 g Carmin kocht man mit 100 ccm 10 %iger Essigsäure (zirka 3 Stunden lang) und filtriert die erhaltene Lösung nach dem Erkalten.

    Anat. Anzg. 1890. 519.
    Schaffer, Ztschr. f. wiss. Mikroskop. 1891. 227.
    Behrens' Tabellen 1892. 102.
    Eberth-Friedländer, Mikroskop. Techn. 1894. 257.

3. Man mischt eine Lösung von 0,25 g Rubin S in 100 ccm 2 %iger Essigsäure mit 100 ccm gesättigter, wässeriger Pikrinsäurelösung.
4. Eine Mischung von 5 ccm obiger Rubinlösung mit 100 ccm Alkohol (96 %).

    Anat. Anzg. 1893. 357.

5. Eine Lösung von 0,5 g Magdalarot und 0,25 g Methylenblau in 200 g Alkohol (96 %), der 10 ccm 1 %ige, wässerige Kaliumkarbonatlösung zugegeben sind.

    Ztschr. f. wiss. Mikroskop. 1896. 75.

6. a) Eine Lösung von 0,5 g Fuchsin S in 100 ccm 3 %iger Essigsäure; b) eine Lösung von 0,5 g Chinablau (Wasserblau) in 100 ccm 2 %iger Essigsäure.
7. Eine gesättigte, ätherische Lösung von Lackmoid.

    Arch. f. mikroskop. Anat. 1895. 673.
    Enzyklop. d. mikroskop. Techn. 1903. 122. 510. 704. 776. 1023.

Kultschitzky's Reagenz zum Fixieren mikroskop. Präparate.

1. Man mazeriert feingepulvertes Kaliumdichromat und Kupfersulfat 24 Stunden im Dunkeln mit 50 %igem Alkohol, wobei man eine grüngelbe Lösung erhält. Zum Gebrauch gibt man auf 100 ccm dieser Lösung 5 Tropfen Eisessig.

Ztschr. f. wiss. Mikroskop. 1887. 348.

2. Eine Lösung von 2 g Kaliumdichromat und 0,25 g Quecksilberchlorid in 50 g 2 %iger Essigsäure und 50 g Alkohol.

Arch. f. mikroskop. Anat. 1887. 7.

Enzyklop. d. mikroskop. Techn. 1903. 146. 165.

Külz' Reaktion auf Gallensäuren im Harn

ist eine Modifikation von Pettenkofer's Reaktion. Da man letztere Reaktion mit Harn direkt nicht vornehmen kann, sondern nur mit den daraus isolierten Gallensäuren, so verdampft man einige Tropfen Harn auf dem Dampfbade, gibt einen Tropfen Zuckerlösung zu und dann einen Tropfen konzentr. Schwefelsäure. Bei Anwesenheit von Gallensäuren färbt sich die Masse beim Erwärmen an den Rändern violettrot.

Ztschr. f. analyt. Chem. **15.** 106.

Zentralbl. f. d. med. Wissensch. 1875. 515.

Chem. Zentralbl. 1876. 80.

N e u k o m m , Arch. f. Anat. etc. 1860. 365.

V i t a l i , Berl. Ber. **14.** 547.

S t o k v i s , Arch. f. klin. Med. 1883. 115.

Kumagawa-Suto's Reagenz auf Glukose.

a) Krystallisiertes Kupfersulfat 4,278 g mit Wasser zu 1 Liter ergänzt; b) Seignettesalz 21 g, Ätzkali 21 g und Ammoniakflüssigkeit (D. = 0,88) 300 ccm mit Wasser zu 1 Liter aufgefüllt. Zum Gebrauch werden gleiche Teile gemischt.

Salkowski-Festschrift 1904. 211.

K i n o s h i t a , Biochem. Ztschr. 1908. 219.

S h i m i d z u , ebenda 1908. 243.

Kundrát's Reagenz auf Alkaloide und Glykoside

ist eine Lösung von 0,1 g vanadinsaurem Ammon in 10 ccm konzentr. Schwefelsäure. Das Reagenz gibt mit genannten Stoffen charakteristische Farbenreaktionen. Näheres siehe: Ztschr. f. analyt. Chem. **28.** 709. — Chem. Ztg. 1889. 265. — Chem. Zentralbl. 1889. I. 298. — Vergl. Mandelin's Reagenz.

Kunkel's Reagenz auf Kohlenoxyd im Blute

ist eine 3 %ige, wässerige Tanninlösung. 2 ccm des zu untersuchenden Blutes verdünnt man mit 8 ccm Wasser, gibt 10 ccm des Reagenzes zu und mischt gut durch Umschütteln. Bei Anwesenheit von Kohlenoxydblut bleibt das nach einiger Zeit entstandene Gerinnsel längere Zeit rot als Sauerstoffblut, welches bald graubraun wird. Diese Probe soll empfindlicher sein als die spektroskopische Untersuchung.

Pharm. Zentrh. **30.** 189.

Ztschr. f. analyt. Chem. **36.** 412.

K o s t i n , Chem. Ztg. 1901. Rep. 183.

W a c h h o l z , Ärztl. Sachverst. Ztg. 1907. Nr. 7.

Kunkel-Welzel's Reaktion auf Kohlenoxyd im Blut.

Mischt man 10 ccm unverdünntes Kohlenoxydblut mit 15 ccm 20 %iger Ferrocyankaliumlösung und 2 ccm verdünnter Essigsäure, so bildet sich ein hellroter Niederschlag. Normales Blut gibt unter denselben Bedingungen einen schwarzbraunen Niederschlag.

Sitzungsber. d. phys. med. Ges. Würzburg 1888. 86.

Vergl. Kunkel's und Welzel's Reaktionen.

Franzen-Mayer, Ztschr. f. analyt. Chem. 1911. 674.

Kunz-Krause's Reaktion auf Glykotannoide

beruht auf der Bildung von Blausäure bei mehrtägiger Einwirkung von Liebermann's Reagenz (8 g Kaliumnitrit : 100 g Schwefelsäure) auf die sog. Glykotannoide.

Pharm. Zentrh. 1898. 39. 401. 421. 441.

Apoth. Ztg. 1898. 882.

Kunz-Krause's Reaktion auf die Methylimidgruppe in zyklisch konstituierten Alkaloiden

siehe: Apoth. Ztg. 1898. 811. 820.

Kunz-Krause's Reaktion auf α- und β- Naphthol.

Man löst 0,5 g Naphthol in 10 g absolut. Alkohol und trägt in diese Lösung so lange metallisches Natrium in dünnen Scheiben ein als noch Lösung erfolgt:

α-Naphthol: Die farblose Lösung färbt sich alsbald blaugrün mit ebensolcher Fluoreszenz. Später tritt fast Entfärbung ein, während die Fluoreszenz bestehen bleibt.

β-Naphthol: Die farblose Flüssigkeit nimmt alsbald eine intensiv königsblaue Färbung mit blauvioletter Fluoreszenz an. Bei weiterer Zugabe von Natrium schlägt die Farbe in Oliv, dann Braun und zuletzt Orange um. Die Fluoreszenz bleibt aber bestehen.

Arch. der Pharm. 1898. 548.

Kunz-Krause's Natriumreaktionen

siehe des Autors Abhandlung „Über das Verhalten einiger Gruppen zyklischer Verbindungen zu metallischem Natrium" im Arch. der Pharm. 1898. 542.

Kunz-Krause's Reaktion auf Pyridin in Ammoniak.

5 ccm Ammoniakflüssigkeit werden mit soviel gepulverter Weinsäure versetzt, bis der Ammoniakgeruch verschwunden ist. Schüttelt man nun gut durch, so kann man die geringsten Mengen Pyridin am Geruch erkennen.

Pharm. Ztg. 1907. 854.

Apoth. Ztg. 1907. 87.

Kupferschläger's Reaktion auf Chlor in Salzsäure

beruht auf der Unlöslichkeit von metallischem Kupfer in chlorfreier Salzsäure und auf der Löslichkeit desselben in chlorhaltiger Salzsäure (bei gewöhnlicher Temperatur).

Chem. Ztg. 1889. Rep. 241.

Bull. Soc. Chim. Paris (3) **2.** 136.

Chem. Zentralbl. 1889. II. 510.

Kupferschläger's Reaktion auf teerige Stoffe im Ammoniak.

Übersättigt man Salmiakgeist mit mäßig verdünnter Salpetersäure, so entsteht bei Gegenwart teeriger Stoffe eine rote oder braune Färbung.

Bull. Soc. Chim. Paris (2) 23. 256.
Ztschr. f. analyt. Chem. 18. 90.
W i t t s t e i n, Dingler's Journ. 213. 512.

Kupffer's Reagenz zum Färben mikr. Präparate.

1. Eine 3 %ige, wässerige Lösung von Methylenblau.
   Vergl. Arnstein's Reagenz.
2. Eine konzentr., wässerige Lösung von Fuchsin S. Gebraucht zur Färbung von Nerven.
   Sitz.-Ber. d. k. bayr. Akad. d. Wissensch. 1884. 446.
   Ztschr. f. wiss. Mikroskop. 1885. 100.
   B e h r e n s' Tabellen 1892. 112.
   Enzykl. d. mikroskop. Techn. 1903. 930.

Kurowski's Reagenz auf Schwefelkohlenstoff.

Man erhält das Reagenz (Acetylacetonthallium) durch Kochen von Thalliumkarbonat (Tl_2CO_3) mit einer alkoholischen Lösung von Acetylaceton. Das Reagenz wird durch Schwefelkohlenstoff gelb bis orangegelb gefärbt oder gefällt. Empfindlichkeitsgrenze = 1 Tropfen CS_2 in 1 Liter Benzol.

Chemik Polski 1910. 193.
Merck's Bericht 1910. 382.
Chem. Ztg. 1910. Rep. 233.
Ztschr. f. analyt. Chem. 1911. 55.

Kuskow's Reagenz zum Mazerieren mikroskop. Präparate

ist eine frisch bereitete Lösung von 0,1 g (offizinellem) Pepsin und 0,06 g Oxalsäure in 20 ccm Wasser. Gebraucht als Verdauungsflüssigkeit.

Arch. f. mikroskop. Anat. 1887. 137.
Ztschr. f. wiss. Mikroskop. 1887. 384.
A t h e s t o n, Anat. Anzg. 1899. 497.
Vergl. Enzyklop. d. mikroskop. Techn. 1903. 189. 1324.

Kusso's Reaktion auf Tuberkulose.

5 ccm Harn versetzt man mit 5 Tropfen 0,1 %iger Methylenblaulösung. Eine smaragdgrüne Verfärbung zeigt weitvorgeschrittene Lungentuberkulose an.

S z a b o k y, Ztschr. f. Tuberkulose 17. No. 3.
Med. Klinik 1911. 2033.

Küster's Bromid-Bromat-Lösung

siehe unter: Mascarelli's Reagenz auf Phenol.

Kwilecki's Reaktion auf Eiweiß im Harn

ist eine Modifikation von Esbach's Reaktion. — In einem geeigneten Apparat wird der sauer reagierende Harn mit 10 Tropfen Eisenchloridlösung und dann mit Esbach's Reagenz versetzt und die Mischung dann in auf 72° erhitztes Wasser gestellt. Bei diesem Verfahren soll sich das Eiweiß rasch absetzen. Näheres siehe: Pharm. Ztg. 1909. 538. — Münchener med. Woch. 1909. 1330.

Labal's Reaktion auf die aromatische Methyläthergruppe

siehe: Bull. Soc. Chim. France (4) 5. 745.
Pharm. Zentrh. 1912. 691.

Labarraque's Reagenz

(Eau de Labarraque) ist eine Lösung von Natriumhypochlorit und Chlornatrium. Man schüttelt 10 g Chlorkalk mit 50 ccm Wasser und gibt eine Lösung von 12,5 g Natriumkarbonat in 250 ccm Wasser zu. Nach dem Klären der Flüssigkeit wird filtriert. Der verwendete Chlorkalk soll 25 % wirksames Chlor enthalten.

S c h m i d t, Pharm. Chem. 1893. I. 537.
D r a g e n d o r f f, Ermittel. v. Gift. 1888. 84.
H a g e r, Pharm. Prax. 1880. I. 877.

Eau de Javelle ist eine Lösung von Kaliumhypochlorit und Chlorkalium, die wie Labarraque's Reagenz in entsprechendem Verhältnis dargestellt wird. (Im Handel versteht man unter Eau de Javelle gewöhnlich die Lösung von N a t r i u m hypochlorit; siehe Merck's Index 1910. 168.)

B e h r e n s' Tabellen 1892. 85.
Enzyklop. d. mikroskop. Techn. 1903. 176.
N o l l, ebenda 59.

Labat's Reaktionen auf Atoxyl und Arsacetin

siehe: Répert. de Pharm. 1909. 63.
Pharm. Ztg. 1909. 179.

Labat's Reaktion auf Hordenin und Hexamethylentetramin.

1 ccm Hordeninlösung (1 %) und 1 ccm Hexamethylentetraminlösung (1 %) mischt man mit 2 ccm Schwefelsäure und erhitzt zum Sieden. Es entsteht eine smaragdgrüne Färbung. Empfindlichkeitsgrenze für Hordenin = 0,1 mg, für Hexamethylentetramin = 0,001 %.

Journ. de Pharm. et de Chim. 1909. I. 433.
Répert. de Pharm. 1909. 262.
Apoth. Ztg. 1909. 375.

Labat's Reaktion auf Hydrastin, Hydrastinin und Narkotin

siehe: Bullet. Soc. Chim. de France (4) 5. 742, 743.
Ztschr. f. analyt. Chem. 1912. 66.
Chem. Zentralbl. 1909. II. 759.

Labat's Reaktionen auf Hydrastin, Hydrastinin, Narkotin, Narcein, Berberin, Heliotropin, Piperin, Apiol, Safrol und Isosafrol

siehe: Bullet. Soc. Chim. de France (4) 5. 745.
Chem. Zentralbl. 1909. II. 760.

Labat's Reaktion auf Laktose im Harn.

100 ccm Harn werden mit Ammoniak schwach alkalisch gemacht und auf dem Dampfbade auf 10 ccm eingedampft. Der Rest wird filtriert, mit Bleisubacetat geklärt und nochmals filtriert, worauf man ein gleiches Volumen einer Lösung aus 1 ccm Phenylhydrazin, 3 ccm Eisessig und 20 ccm „Acetatessigsäure" (Natriumacetat und Essigsäure) zugibt. Man erwärmt $^1/_2$ Stunde auf dem sie-

denden Wasserbade, läßt erkalten und untersucht das gebildete Osazon unter dem Mikroskop. Das Laktosazon ist besonders bei Gegenwart von Glukosazon an seiner Krystallform kenntlich.

Répert. de Pharm. 1910. 488.

Bullet. trav. Soc. pharm. de Bordeaux 1910. 342.

Chem. Ztg. 1910. Rep. 517.

Pharm. Ztg. 1910. 929.

Labat-Denigès' Reaktionen auf Hexamethylentetramin im Urin.

Läßt man auf einem Objektträger 1 Tropfen Harn und einen Tropfen Jodlösung (6 g Jod, 8 g Kaliumjodid, 150 ccm Wasser) zusammenfließen, so beobachtet man bei Gegenwart von Urotropin charakteristische Krystalle (Zeichnung siehe an den unten angeführten Literaturstellen!).

Versetzt man 5 ccm Harn mit 0,5 ccm Tanret's Reagenz, so bilden sich bei Gegenwart von Urotropin mikroskopisch kleine Krystalle, die sich vom hexagonalen System ableiten. Diese Reaktion ist weniger empfindlich als die vorhergehende.

Bull. Soc. Pharm. Bordeaux 1908. August-September.

Répert. de Pharm. 1909. 61.

Labiche's Reagenz auf Cottonöl.

Man löst 50 g neutrales Bleiacetat in 100 ccm warmem Wasser. 25 g des zu prüfenden Fettes erwärmt man mit 25 ccm Bleilösung auf 35° C. und mischt gut nach Zugabe von 5 ccm Ammoniak. Bei Anwesenheit von Cottonöl wird die so erhaltene Emulsion nach kurzer Zeit gelbrot. Reines Mohnöl, Rapsöl, Sesamöl und Schweinefett geben keine gelbrote Färbung.

Ztschr. f. analyt. Chem. **29.** 722.

D e i s s, Chem. Ztg. 1888. Rep. 191.

D i e t e r i c h, Helfenberger Annal. 1890. 80.

Laborde's Reaktion auf freie Säure im Magensaft

beruht auf Farbenerscheinungen, die säurehaltiger Magensaft mit Anilinsulfat und Bleisuperoxyd hervorbringt: Salzsäure = dunkelgrün; Milchsäure = purpurrot etc.

Med. Zentralbl. 1875. 185.

Ztschr. f. analyt. Chem. **1.** 151.

Chem. Zentralbl. 1875. 229.

Lacroix' Reaktion auf Titan.

Gibt man in eine Lösung von Morphin in Schwefelsäure einen Tropfen einer titanhaltigen Flüssigkeit, so entsteht sofort eine weinrote Färbung.

Nouv. Reměd. 1902. 180.

Ladenburg's Reaktion auf Lysidin (im Harn)

beruht auf der Bildung von Dibenzoyläthylendiamin (Schmp.: 244°) bei Einwirkung von Benzoylchlorid auf Lysidin in alkalischer Lösung.

Berl. Ber. 1895. 3068.

Pharm. Zentrh. 1896. 138.

Ladendorf's Reaktion auf Blut

ist eine Modifikation von Almén's und Vitali's Reaktion unter Verwendung von Eucalyptusöl. Gibt man zu einer mit Guajakholztinktur versetzten Lösung, welche Blut enthält, etwas Eucalyptusöl, so färbt sich letzteres violett, während sich die wässerige Schicht blau färbt.

Merck's Report. 1901. 96.

Lafite-Dupont-Molinier's Rhinoreaktion

ist eine Tuberkulinreaktion, die mittels Tuberkulin auf der Nasenschleimhaut hervorgerufen wird.

Münchener med. Woch. 1909. 1055.

Lafon's Reagenz auf Codeïn

ist eine Lösung von Ammon- oder Natriumselenit in konzentr. Schwefelsäure. $^1/_{10}$ mg Codeïn färbt dieses Reagenz noch schön grün.

Compt. rend. **100.** 1543.

Ztschr. f. analyt. Chem. **25.** 567.

Umgekehrt läßt sich mit Codeïn selenige Säure in Schwefelsäure nachweisen.

Merck's Bericht 1900. 28.

Lafon's Reagenz auf Digitalin (französisches).

Gibt man zu (franz.) Digitalin eine kleine Menge einer Mischung von gleichen Teilen Alkohol und konzentr. Schwefelsäure, erwärmt und gibt einen Tropfen Eisenchlorid zu, so entsteht eine schöne, blaugrüne Färbung.

Compt. rend. **100.** 1463.

Ztschr. f. analyt. Chem. **25.** 567.

Garnier, Chem. Zentralbl. 1908. I. 2212.

Merck's Ber. 1911. 51.

Répert. de Pharm. 1908. 260.

Lagerheim's Korkreagenz (für mikroskopische Zwecke).

1. Alkoholische Lösung von Merck's blauer Fettfarbe (Indulin 6 B in Petroleumbenzin löslich).
2. Alkoholische Lösung von Buttergelb oder Dimethylamidoazobenzol.
3. Lösung von Scharlach R in Milchsäure.

Svensk Farmaceutisk Tidskrift 1902. Nr. 20.

S o n n t a g, Ztschr. f. wiss. Mikroskop. 1907. (24.) 21.

Lagrange's Reagenz auf Glukose.

Man löst 10 g neutrales Kupfertartrat und 40 g Natriumhydroxyd in 500 ccm Wasser. Dieses Reagenz soll haltbarer sein als Fehling's Lösung und weder bei längerem Stehen noch beim Kochen für sich Kupferoxydul abscheiden.

Compt. rend. 1874. 1005.

Ztschr. f. analyt. Chem. **15.** 111.

Lailler's Reaktion auf echtes Olivenöl.

Man mischt 2 Teile 12%ige Chromsäurelösung mit 1 Teil Salpetersäure (D. = 1;4). — 2 g Reagenz schüttelt man mit 8 g des zu prüfenden Öles. Ist das Olivenöl rein, so wird es nach 48 Stunden teilweise, nach einigen Tagen aber vollständig fest und färbt sich blau.

Journ. de Pharm. et de Chim. 1865. I. 180.

Lalande-Tambon's Reaktion auf Sesamöl.

Zu 5 ccm farbloser Salpetersäure (D. = 1,4) gibt man 15 ccm des zu prüfenden Öles und

schwenkt 2 Minuten lang leicht um. Bei Anwesenheit von Sesamöl färbt sich die Salpetersäure gelb und wird beim Verdünnen mit Wasser weiß getrübt. Olivenöl, Erdnußöl und Cottonöl geben diese Reaktionen nicht.
>Journ. de Pharm. et de Chim. (5) **23**. 234.
>Chem. Ztg. **15**. Rep. 70.
>Siehe auch Tambon's Reaktion.

Lamal's Reagenz auf Morphin.
0,3 g Uranacetat und 0,2 g Natriumacetat löst man in 100 ccm Wasser. Einige Tropfen des Reagenzes und einige Tropfen der zu prüfenden Flüssigkeit verdampft man auf dem Wasserbade zur Trockene. Bei Anwesenheit von Morphin hinterbleiben bräunliche bis gelbe, ins Rötliche spielende Ringe. Es sollen sich noch 0,05 mg Morphin nachweisen lassen.
>Répert. de Pharm. 1894. 308.
>Ztschr. f. analyt. Chem. **36**. 275.
>Pharm. Zentrh. **35**. 634.
>Semaine médic. 1894. 267.

Lambert's Reaktion auf Phenole.
Durch Behandeln mit Jodoform (Chloroform, Bromoform) und Kalilauge geben die Phenole Farbenreaktionen: Carbolsäure, Resorcin, Phloroglucin und Pyrogallol = rot, Orcin- und Salicylsäure = rotviolett, Guajakol und Thymol = violett, Hydrochinon und Naphthol = blau.
>Ztschr. d. öst. Apoth. Ver. **30**. 110.
>Ztschr. f. analyt. Chem. **32**. 235.

Landgraf's Reagenz auf Eiweiß im Harn
ist β-Naphthalinsulfosäure. — Man löst 0,1—0,2 g in 8 ccm Wasser und setzt 5 ccm des klaren Harns zu. Eine Trübung zeigt Eiweiß an. Näheres siehe: Veröffentl. aus d. Gebiet. d. Milit. San.-Wes. 1911. 1. — Pharm. Zentrh. 1911. 828. — Chem. Zentralbl. 1911. II. 992—995.

Landois' Reaktion auf Kohlenoxyd im Blut.
Eine Mischung von 3 ccm Blut und 100 ccm Wasser versetzt man mit wässeriger Pyrogallollösung und einigen Tropfen Kalilauge. Normales Blut wird beim Schütteln schmutzigbraun, Kohlenoxydblut behält seine hellrote Farbe.
>Deutsche med. Woch. 1892. 996.
>Deutsche Med. Ztg. 1893. 256.
>Ztschr. f. analyt. Chem. **37**. 341.
>Pharm. Zentrh. 1893. 207.

Landois' Reagenz für mikroskop. Zwecke
(Mazerationsflüssigkeit) ist eine Lösung von je 5 g Natriumsulfat, Ammonchromat und Kaliumphosphat in 100 ccm Wasser.
>Arch. f. mikroskop. Anat. 1885. 445.
>Fischel, Ztschr. f. wiss. Mikroskop. 1894. 49.
>Nansen, ebenda 1888. 242.

Nach anderer Lesart ist das Reagenz eine Mischung von 5 g gesättigter, wässeriger Natriumsulfatlösung, 5 g Ammonchromatlösung und 5 g Kaliumphosphatlösung mit 100 ccm Wasser.

>Lee et Henneguy, Traité 1896. 313.
>Vergl. auch Behrens' Tabellen 1892. 81.
>Eberth-Friedländer, Mikroskop. Techn. 1894. 46.
>Enzyklop. d. mikroskop. Techn. 1903. 767.

Landolfi's Reaktion auf Indikan.
Zu 50 ccm des zu prüfenden Harns, den man durch Eindampfen auf das spez. Gew. 1,018—1,024 gebracht hat, gibt man 50 Tropfen einer neutralen Bleiacetatlösung, filtriert, mischt 5 ccm des Filtrats mit 5 ccm Salzsäure, gibt 10 ccm Wasserstoffsuperoxyd und 1 ccm Chloroform zu und schüttelt um. Die entstandene Blaufärbung geht in das Chloroform über und soll mit 3 verschieden konzentrierten Methylenblaulösungen verglichen werden.
>Clinica med. ital. 1906. No. 10.
>Zentralbl. f. d. gesamte Therapie 1907. 516.

Landolt's Reaktion auf Paraffin im Wachs
siehe: Ztschr. f. analyt. Chem. **1**. 116.
>Dingler's Journ. **160**. 224.
>Chem. Zentralbl. 1861. 412.

Landolt's Reaktion auf Phenol.
Phenol gibt noch in sehr starker Verdünnung mit Wasser auf Zusatz von Bromwasser einen Niederschlag (Tribromphenol). Es läßt sich auf diese Art noch 1 Teil Phenol in 43 700 Teilen Wasser nachweisen.
Über andere Stoffe, wie Guajakol, Kresol, Thymol, Anilin, Alkaloide etc., welche ebenfalls mit Bromwasser Niederschläge geben,
siehe: Ztschr. f. analyt. Chem. **11**. 95.
>Berl. Ber. **4**. 770.
>Chem. Zentralbl. 1871. 725.
>Jacobson, Ztschr. f. analyt. Chem. **25**. 607.

Laneau's Reaktion auf Mutterkorn in Mehl und Kleie
beruht auf dem dem Secale cornut. eigentümlichen Farbstoff, der durch Alkalien violett und dann durch Säuren rosenrot wird. Näheres siehe: Chem. Zentralbl. 1855. 835.
>Vierteljahresschr. f. prakt. Pharm. 1855. 531.

Lang's Reagenz zum Färben mikr. Präparate
ist eine Lösung von 1 g Pikrocarmin und 1 g Eosin in 200 ccm Wasser. Gebraucht zum Färben von niederen Tierformen.
>Merck's Index 1902. 271.
>Behrens' Tabellen 1892. 119.

Lang's Härtungsmittel
ist eine Lösung von 3—12 g Quecksilberchlorid in 100 ccm mit 5 ccm Essigsäure angesäuertem Wasser, in dem 0,5 g Alaun und 10 g Chlornatrium gelöst sind. Gebraucht als Härtungsmittel für frische Objekte.
>Merck's Index 1902. 271.
>Zoolog. Anzg. 1878. 14.
>Behrens' Tabellen 1892. 61.
>Enzyklop. d. mikr. Techn. 1903. 1277. 1279.

Lang's Reagenz zum Fixieren mikr. Präparate
ist eine gesättigte Lösung von Quecksilberchlorid in Pikrinschwefelsäure, der auf 100 ccm 5 g Essigsäure zugesetzt werden.
>Zoolog. Anzg. 1879. 46.

Langbeck's Indikator für Alkalimetrie
ist p-Nitrophenol.
Chem. News 43. (1881) 161.
Chem. Zentralbl. 1881. 387.

Langbeck's Reaktion auf Methylalkohol im Äther.
Mischt man gleiche Volumina Äther und
2 %ige Silbernitratlösung, so entsteht nach
24stündigem Stehenlassen bei Gegenwart von
Methylalkohol an der Berührungsstelle der
beiden Flüssigkeiten eine violettrote Färbung
oder ein rotbrauner Niederschlag.
H a g e r , Pharm. Prax. Erg.-Bd. 1883. 57.
W o b b e , Apoth. Ztg. 1903. 490.

Lange's Reaktion auf Aceton im Harn
ist eine Modifikation von Légal's Reaktion.
Der zu prüfende Harn wird mit Essigsäure
und dann mit einigen Tropfen frisch bereiteter
Natriumnitroprussiatlösung versetzt. Alsdann
schichtet man über diese Mischung einige ccm
Ammoniakflüssigkeit. Bei Gegenwart von
Aceton entsteht ein violetter Ring.
Münchener med. Woch. 1906. 1764.
Ztschr. d. öst. Apoth. Ver. 1906. 580.
Répert. de Pharm. 1908. 27.

Lange's Reagenz auf merzerisierte Baumwolle
ist eine Lösung von 1 g Jod, 5 g Jodkalium
und 30 g Chlorzink in 24 g Wasser. Näheres
siehe: Chem. Ztg. 1903. 592. 735. — Pharm.
Zentrh. 1903. 556.

Langerhans' Reagenz zum Konservieren mikro-
skop. Präparate
ist eine Lösung von 5 g arabischem Gummi
in 5 g Wasser, 5 g Glycerin und 10 g 5 %iger
Carbolsäurelösung.
Virchow's Archiv 1873. 246.
Zoolog. Anzg. 1879. 575.
F a r i s , Journ. Roy. Microsc. Soc. 1890. 514.

Langley's Reaktion auf Alkaloide
beruht auf derselben Methode wie bei dessen
Reaktion auf Pikrotoxin angegeben ist. Die
Alkaloide geben bei dieser Reaktion verschiedene Farbenerscheinungen.
Americ. Journ. of Science (2) **34.** Nr. 100.
109.

Langley's Reaktion auf Pikrotoxin.
Befeuchtet man eine Mischung von 1 Teil
Pikrotoxin und 3 Teilen Salpeter mit kon-
zentr. Schwefelsäure, so bewirkt ein Über-
schuß von Natronlauge ziegelrote Färbung.
Diese Farbenreaktion ist nach dem Autor
durch eine Verunreinigung bedingt, vollkom-
men reines Pikrotoxin gibt sie nicht. Nach
Köhler ist die Reaktion dem reinen Pikrotoxin
eigen.
Chem. News 1862.
Journ. f. prakt. Chem. **90.** 333.
Chem. Zentralbl. 1864. 479.
Zeitschr. f. analyt. Chem. **2.** 204.
S c h m i d t , Pharm. Chem. 1896. II. 1504.
O t t o , Ausmittelg. d. Gifte. 5. Aufl. 60.

Langley-Köhler's Reaktion auf Alkaloide
ist eine Modifikation von Langley's Reaktion
unter Verwendung von Natriumkarbonatlösung.
Enzyklop. d. gesamt. Pharm. 1889. VI. 221.

Lanz' Reagenz zur Gonokokkenfärbung
ist eine Mischung von 20 ccm Carbolfuchsinlösung (2 %) und 80 ccm gesättigter, wässeriger Thioninlösung.
Deutsche med. Woch. 1898. 637.
Enzyklop. d. mikroskop. Techn. 1903. 499.
Ztschr. f. wiss. Mikroskop. 1895. 519; 1898.
382.

Lapeyrère's Reaktion auf Blauholzextrakt im
Rotwein.
Mit konzentr. Kupferacetatlösung getränktes
Filtrierpapier taucht man in den zu prüfen-
den Wein. Bei Anwesenheit von Blauholz-
farbe wird das Papier blauviolett gefärbt.
Reiner Wein färbt grau bis rötlichgrau.
Journ. de Pharm. et de Chim. 1870. (11.)
291.
Polytechn. Zentralbl. 1870. 944.
Ztschr. f. analyt. Chem. 10. 234.
Chem. Zentralbl. 1870. 464.

Larass' Reagenz auf Blut oder Sperma
ist eine Lösung von Quecksilberchlorid und
Kaliumjodid, die zum mikroskopischen Nach-
weis der Spermatozoen dient.
Viertelj. Schr. f. gerichtl. Med. 1910. No. 3.
Berl. klin. Woch. 1910. 1992.
Münchener med. Woch. 1910. 2253.
Pharm. Praxis 1911. 161.

Lassaigne's Reaktion auf Blausäure.
Die zu prüfende Flüssigkeit versetzt man
mit einem Überschuß von schwefeliger Säure
und dann mit etwas Kupfersulfatlösung. Bei
Anwesenheit von Blausäure entsteht eine
weiße Trübung von Kupfercyanür.
H a g e r , Pharm. Prax. 1880. I. 67.
Zu 1 ccm des zu prüfenden Destillates gibt
man 1—2 Tropfen Kupfersulfatlösung und so
viel Natronlauge, daß Trübung eintritt. Säuert
man dann mit Salpetersäure an, so bleibt bei
Anwesenheit von Blausäure ungelöstes Kupfercyanür zurück. Empfindlichkeitsgrenze =
0,006 g in 100 ccm.
D r a g e n d o r f f , Ermittelg. von Giften
1888. 62.
M u l l i k e n , Chem. Ztg. 1912. 1186.

Lassaigne's Reagenz auf tierische Faserstoffe
(Wolle und Seide)
ist eine Lösung von 10 g Bleiacetat in 100 ccm
Wasser, der so viel Kalilauge zugesetzt wird,
daß sich das entstandene Bleihydroxyd eben
wieder löst. — Behandelt man die zu prüfenden Faserstoffe mit diesem Reagenz einige
Minuten bei gewöhnlicher Temperatur, so
färbt sich Wolle braun, Seide bleibt ungefärbt.
Siehe auch: H a g e r , Pharm. Prax. 1880.
II. 37.

Lassaigne's Reaktion auf Stickstoff in organischen Substanzen
beruht auf der Bildung von Cyannatrium beim
Erhitzen einer stickstoffhaltigen Substanz mit
metallischem Natrium. Das in Wasser gelöste
Reaktionsprodukt gibt nach dem Erwärmen
mit etwas Ferrosulfat auf Zusatz von Eisenchlorid und Salzsäure eine blaue Färbung
(Berlinerblau).

Enzyklop. d. gesamt. Pharm. 1889. VI. 230.
Vergl. Castellana's Reaktion.

Lassar-Cohn's Reaktion auf Alkohol im Äther
beruht auf der Ausschüttelung des Äthers mit
Wasser, der Oxydation dieser wässerigen
Lösung und dem Nachweis des hierbei aus
Alkohol gebildeten Aldehyds durch Neßler's
Reagenz. Näheres siehe: Pharm. Zentrh. 1897.
251 oder Ztschr. f. analyt. Chem. **38.** 251.

Lathman's Reagenz zum Einbetten mikroskop.
Präparate
ist eine Lösung von 1 Teil Gelatine in 2 Teilen
Wasser und 4 Teilen Glycerin.
Journ. appl. Microscop. **6.** 2453.
Ztschr. f. angew. Mikroskop. 1906. 148.

Laubenheimer's Reaktion auf Phenanthren-
chinon.
5 ccm einer 0,5 %igen Lösung von Phenan-
threnchinon in Eisessig mischt man mit 1 ccm
Toluol und gibt allmählich 4 ccm konzentr.
Schwefelsäure zu. Es entsteht eine blau-
grüne Flüssigkeit, die beim Verdünnen mit
Wasser trübe blauviolett wird und an Äther
einen rotvioletten Farbstoff abgibt.
Berl. Ber. **8.** 224.
S t o r c h , ebenda **37.** 1961.
N i c k e l , Die Farbenreakt. d. Kohlenstoff-
Verb. 1890. 63.

Laubenheimer's Reaktion auf Thiotolen.
Phenanthrenchinon gibt mit thiotolenhaltigem
Toluol, Eisessig und Schwefelsäure eine blau-
grüne Färbung. Nach dem Verdünnen mit
Wasser und Schütteln mit Äther färbt sich
letzterer violett.
Berl. Ber. **17.** 1338.
Vergl. dessen Reaktion auf Phenanthren-
chinon.

Laurent's Reaktion auf Narcotin
ist identisch mit Gerhardt's Reaktion.

Lauth's Reaktion auf aromatische Amine.
1 Tropfen oder ein Kryställchen des zu
prüfenden Amins bringt man auf ein Uhrglas
und gibt 10 Tropfen verdünnte Essigsäure
(3 Vol. Essigsäure auf 7—8 Vol. Wasser) zu.
Auf den Rand des Uhrglases bringt man einige
Körnchen Bleisuperoxyd und benetzt dieselben durch Neigen des Glases mit der Flüssigkeit. Die entstehenden Farbenreaktionen
siehe:
Ztschr. f. analyt. Chem. **30.** 490.
Compt. rend. **111.** 975.

Lauth's Reaktion auf Schwefelwasserstoff.
Eine Lösung von Schwefelwasserstoff wird
in schwach saurer Lösung auf Zusatz von
p-Phenylendiaminchlorhydrat und Eisenchlorid
violett gefärbt.
Berl. Ber. **9.** 1035.
B e r n t h s e n , Liebig's Annal. **230.** 123.

Lavalle's Reaktion auf Indikan im Harn.
10 ccm Harn versetzt man mit 2—3 ccm
konzentr. Salzsäure, die im Liter 5 g Eisen-

chlorid enthält, gibt tropfenweise 2—3 ccm
konzentr. Schwefelsäure zu und läßt abkühlen.
Beim Schütteln dieser Mischung mit Chloro-
form färbt sich letzteres durch Indigo blau.
Chem. Ztg. 1906. 1251.
Chem. Zentralbl. 1907. I. 194.
Pharm. Zentrh. 1907. 355.

Lavdowsky's Reagenz auf Blut
ist eine Lösung von 2 g Jodsäure in 100 ccm
Wasser. Näheres siehe: Ztschr. f. wiss. Mikroskop. 1893. 4. — Enzyklop. d. mikroskop.
Techn. 1903. 627.

Lavdowsky's Reagenz zum Konservieren mikroskop. Präparate
ist eine Lösung von 5 g Chloralhydrat in 100
ccm Wasser.
Arch. f. mikroskop. Anat. 1876. 359.
M u n s o n , Journ. Roy. Microscop. Soc.
1881. 847.
Als Mazerationsflüssigkeit empfiehlt der
Autor eine 2—5 %ige Lösung von Chloralhydrat.
H i c k s o n , Quart. Journ. Microscop. Soc.
1885. 244.

Lavdowsky's Reagenz zum Fixieren mikroskop.
Präparate.
1. Eine Mischung von 0,5 g Eisessig, 3 g
Formaldehyd (40 %), 10 g Alkohol (95 %)
und 20 g Wasser.
2. Eine Mischung von 1 g Eisessig, 5 g Formaldehyd, 15 g Alkohol und 30 g Wasser.
Anat. Hefte 1894. 355.
Ztschr. f. wiss. Mikroskop. 1894. 507.
3. Zu einer Lösung von 20—25 g Kaliumdichromat in 500 ccm 1 %iger Essigsäure
gibt man 5—10 ccm konzentr., wässerige
Quecksilberchloridlösung.
Ebenda 1900. 302.
4. Eine Mischung von 100 g 0,5 %iger Essigsäure, 10 g 2 %iger Chromsäure und 10 g
Alkohol.
5. Eine Mischung von 10 ccm Platinchloridlösung und 10 ccm Alkohol mit 100 ccm
0,5 %iger Essigsäure.
Anat. Hefte 1894. 355.
Enzyklop. d. mikroskop. Techn. 1903.
24. 139.

Lavdowsky's Reagenz zur Kernfärbung (Myr-
tillus).
Eine Mischung von 1 Teil frisch gepreßtem
Heidelbeersaft mit 2 Teilen Wasser versetzt
man mit etwas Alkohol, erhitzt zum Kochen
und filtriert.
Arch. f. mikroskop. Anat. 1884. 214.
Enzyklop. d. mikroskop. Techn. 1903. 1098.
Ztschr. f. wiss. Mikroskop. 1884. 588.

Laveran's Reagenz zum Färben mikroskop. Präparate.
a) Eine Lösung von 1 g Eosin in 1 Liter
Wasser.
b) Eine Lösung von einigen Krystallen
Silbernitrat in 60 ccm Wasser versetzt
man mit einem großen Überschuß von

Natronlauge. Das so erhaltene Silberoxyd wird mit Wasser gut ausgewaschen und mit einer konzentr. Lösung von Methylenblau übergossen. Diese Mischung läßt man 14 Tage lang unter bisweiligem Umschütteln stehen. Diese Lösung nennt der Autor „Bleu Borrel".

Zum Gebrauche mischt man 4 ccm der Lösung a mit 6 ccm Wasser und gibt 1 ccm der Lösung b zu.

Compt. rend. Soc. Biolog. 1899. 249 u. 1900. 19.

A r g u t i n s k y , Arch. f. mikroskop. Anat. 1901. 315.

Laves' Reaktion auf Veratrin.

3—4 Tropfen einer 1 %igen, wässerigen Furfurollösung mischt man mit 1 ccm konzentr. Schwefelsäure und bringt hiervon 3—5 Tropfen in der Weise zu der zu prüfenden Substanz, daß dieselbe an den Rand der Flüssigkeit zu liegen kommt. Bei Anwesenheit von Veratrin zieht sich von der Substanz aus allmählich ein dunkler Streifen in die Flüssigkeit, der am Ausgangspunkte blau neben blauviolett, in der Verlängerung grün erscheint. Beim Mischen färbt sich die Flüssigkeit dunkelgrün und wird nach einiger Zeit blau und violett.

Ztschr. f. analyt. Chem. **37.** 61.

Pharm. Ztg. **37.** 338.

Chem. Ztg. **16.** Rep. 198.

Lea's Reaktion I auf Blausäure.

Von einer Mischung, die aus stark verdünnter Ferrosulfatlösung, wenig Ferriammoncitrat und Salzsäure besteht, gibt man 1 Tropfen in ein Porzellanschälchen und gibt die zu prüfende Flüssigkeit und sehr wenig Ätzkali zu. Nach dem Mischen bildet sich Berlinerblau, wenn die Säure im Überschuß vorhanden ist. 0,003 mg Blausäure sollen noch eine deutliche Reaktion geben.

Lea's Reaktion II auf Blausäure.

(Isopurpursäurereaktion.) Die zu prüfende Flüssigkeit (Destillat) versetzt man mit etwas Ätzkali und einigen Tropfen Pikrinsäurelösung und erhitzt auf 60° C. Bei Anwesenheit von Blausäure entsteht eine blutrote Färbung. Empfindlichkeitsgrenze $= 1 : 3000$.

Vergl. Braun's und Hlasiwetz' Reaktion.

Lea's Reagenz auf Blausäure.

1 g Ferroammonsulfat und 1 g Urannitrat (oder auch Cobaltnitrat) löst man in 2—300 ccm Wasser. Dieses Reagenz gibt mit Cyankalium eine intensiv rote Färbung. Bei geringem Blausäuregehalt der zu prüfenden Flüssigkeit läßt man einige Tropfen der letzteren zu dem Reagenz fließen, das sich in einer Porzellanschale befindet. Die Rotfärbung erkennt man dann am besten an den Berührungsstellen der Flüssigkeiten. Empfindlichkeitsgrenze $= 1 : 5000$.

Sill. Americ. Journ. (3) **9.** 121.

Chem. Zentralbl. 1875. 199.

Ztschr. f. analyt. Chem. **14.** 370.

Pharm. Zentrh. 1875. 154.

Lea's Reagenz auf Pikrinsäure

ist eine wässerige Lösung von Kupfersulfatammoniak, welche mit Pikrinsäure einen grünen Niederschlag gibt. Empfindlichkeitsgrenze $= 1 : 5000$.

Journ. f. prakt. Chem. **86.** 186.

Americ. Journ. of Science (2) **32.** 180.

Vergl. auch andere Reaktionen in Ztschr. f. analyt. Chem. **1.** 485.

Nach R y m s z a besteht der Niederschlag aus nadelförmigen, hexagonalen oder sargdeckelähnlichen, das Licht polarisierenden Kryställchen. Nach diesem Autor ist die Empfindlichkeit $= 1 : 80 000$.

Ztschr. f. analyt. Chem. **36.** 813.

Lea's Reaktion auf unterschweflige Säure

beruht auf einer Rotfärbung, die beim Kochen der mit Ammoniak übersättigten Lösung der unterschwefligen Säure mit Rutheniumsesquichlorid entsteht.

Ztschr. f. analyt. Chem. **5.** 123; **7.** 245.

Sill. Americ. Journ. (2) **44.** 222.

Chem. Zentralbl. 1870. 47.

Leach's (u. Lythgoe's) Reaktion auf Apfelsäure in Essig.

Den zu prüfenden Essig versetzt man mit einigen Tropfen Calciumchloridlösung (10 %) und macht mit Ammoniak schwach alkalisch. Der entstandene Niederschlag wird abfiltriert und das Filtrat mit dem 3 fachen Volumen Alkohol gemischt. Bei Anwesenheit von Apfelsäure entsteht ein dicker flockiger Niederschlag.

Journ. Americ. Chem. Soc. **26.** 375.

Ztschr. f. angew. Mikroskop. 1906. 100.

Chem. Zentralbl. 1904. I. 1539.

Leach's (u. Lythgoe's) Reaktion auf Formaldehyd in Milch.

10 ccm Milch und 10 ccm Salzsäure (D. $=$ 1,2), die auf 1 Liter 2 ccm 10 % Liquor ferri sesquichlorati (Eisenchlorid) enthält, geben beim Erwärmen eine deutliche Violettfärbung, wenn Formaldehyd zugegen ist.

Journ. Americ. Chem. Soc. **27.** 965.

P o l e n s k e , Arbeit. aus d. kais. Ges.-Amt 1905. 657.

Südd. Apoth. Ztg. 1906. 187.

Chem. Zentralbl. 1905. II. 926.

Vergl. Lindet's Reaktion auf F. in Weingeist.

E u r y , Bull. Scienc. Pharmacol. 1904. 85.

S c u d d e r - R i g g s , Journ. Americ. Chem. Soc. **28.** 1202.

Chem. Zentralbl. 1906. II. 1285.

Ztschr. f. angew. Chem. 1907. 961.

L o w , Chem. Zentralbl. 1907. II. 746.

Lebbin's Reaktion auf Formaldehyd.

Einige ccm der zu prüfenden Flüssigkeit erhitzt man mit dem gleichen Volumen 50 %iger Natronlauge und 0,05 g Resorcin zum Sieden. Bei Anwesenheit von Formaldehyd entsteht erst Gelb-, dann Rotfärbung. Empfindlichkeitsgrenze $= 1 : 10$ Millionen.

Ztschr. d. öst. Apoth. Ver. **51.** 92.

Pharm. Ztg. 1897. 18.

Pilhashy, Ztschr. f. analyt. Chem. **41.** 249.

Nierenstein, Chem. Zentralbl. 1905. II. 169.

Vergl. Nierenstein's Reaktion.

Leber's Reagenz für mikroskop. Zwecke.

a) Eine Lösung von 1 g Ferrosulfat in 100 ccm Wasser.

b) Eine Lösung von 1 g Ferricyankalium in 100 ccm Wasser. Gebraucht zum Imprägnieren.

Arch. f. Ophthalm. 14. 300.

Behrens' Tabellen 1892. 93.

Lecanu's Reaktion auf Blut im Harn

siehe: Enzyklop. d. gesamt. Pharm. **1888.** V. 72.

Lecha-Marzo's Reaktionen auf Alkaloide

beruhen auf sogenannten „Keimungserscheinungen" der Alkaloide unter dem Mikroskop bei Einwirkung von Phosphorwolframsäure. Näheres siehe: Münchener med. Woch. 1909. 824, 1500, 2182.

Lecha-Marzo's Reaktion auf Blut.

Etwas von dem Blutfleck oder einen mit Sodalösung bewirkten und eingedampften Auszug eines solchen bringt man auf einen Objektträger, gibt wenig Jodlösung (2,5 Jod und 0,5 Kal. jod. in 25 g Alkohol), dann Pyridin und etwas Schwefelammonium zu und setzt das Deckglas auf, ohne zu drücken. Es bilden sich sofort orangefarbene bis tiefrote, doppelbrechende Nadeln oder rhombische bezw. sechseckige Tafeln von Jodhämatin.

Revista de Med. y Cirujia. 1906. 135.

Münchener med. Woch. 1906. 767.

Puppe-Kürbitz, Med. Klinik 1910. 1502.

Lecha-Marzo's Reagenz auf Blut

ist eine 1—10 %ige, wässerige Lösung von Natriumfluorid. Das zu untersuchende Objekt wird mit 1 %iger Fluornatriumlösung unter öfterem Zusatz eines Tropfens Eisessig abgedampft, wobei man in kurzer Zeit Krystalle von Fluorhämatin erhält, die bald glänzend rot wie Hämochromogen, bald schwarzbraun wie die Teichmann'schen Krystalle aussehen. Ihre Form ist verschieden. Unter der Einwirkung von Pyridin oder Schwefelammonium gehen sie langsam in Lösung und diese Lösung zeigt das Spektrum des Hämochromogens.

Revist. Med. Cir. pract. Madrid 1912, März.

Münchener med. Woch. 1912. 1244.

Lecco's Reaktion auf Spermaflüssigkeit

siehe: Florence's Reaktion.

Lecchini's Reaktion auf Blut im Harn.

Schüttelt man 10 ccm Harn nach dem Ansäuern mit Essigsäure mit 3 ccm Chloroform, so färbt sich letzteres bei Anwesenheit von Blutfarbstoff rot.

Pharm. Zentrh. 1887. 106.

Lecocq's Reaktion auf Molybdän.

Versetzt man eine mit Salzsäure angesäuerte Lösung von Ammonium- oder Natriummolyb-

dat mit einer alkoholischen Lösung von Diphenylcarbazid, so entsteht eine indigoviolette Färbung. Bei einem Überschuß von Säuren oder Alkalien tritt die Reaktion nicht ein.

Bull. de l'assoc. Belge des chim. **17.** 412.

Chem. Zentralbl. 1904. I. 836.

Merck's Bericht 1904. 60.

Lecomte's Reagenzien zur Differenzierung von Seide, Leinen und vegetabilischen Faserstoffen

siehe: Journ. de Pharm. et de Chim. 1906. 447.

Leconte's Reagenz auf Phosphorsäure

ist eine wässerige Lösung von Urannitrat, welches in essigsaurer Lösung mit Phosphaten (und Arseniaten) einen gelben Niederschlag gibt. (Siehe Anleitungen und Lehrbücher über die titrimetrische Bestimmung der Phosphorsäure mittels Uranlösungen.)

Lecorché's-Talamon's Reaktion auf Mucin im Harn.

Man schichtet den Harn auf eine konzentr., wässerige Lösung (100+75) von Citronensäure in Wasser. Nach etwa 2 Minuten entsteht bei Gegenwart von Mucinstoffen an der Berührungsstelle eine nebelige Zone, und zwar immer oberhalb der Schichtzone.

Pharm. Post 1908. 105.

Vergl. Grimbert-Dufau's Reaktion.

Lee's Reaktion auf Formaldehyd

siehe: Chem. News 72. 153 oder Ztschr. f. analyt. Chem. 35. 589.

Lee's Reagenz für mikroskop. Zwecke.

Mazerationsgemisch: Eine Mischung von 1 Teil Alkohol, 1 Teil Glycerin und 2 Teilen Wasser.

Lee-Mayer's Reagenz zum Färben mikroskop. Präparate

(Brasalaun) ist eine dem Hämalaun entsprechende Lösung von Brasilin.

Lee-Mayer, Grundzüge d. mikroskop. Techn. f. Zoologen u. Anatomen (Berlin) 1901. 225.

Leer's Pyridinreaktion auf Blut.

Das blutverdächtige Objekt wird in der Wärme mit Kalilauge und Alkohol behandelt und der so erhaltene hämatinhaltige Auszug mit einigen Tropfen Pyridin geschüttelt, das sich mit der konz. Lauge nicht mischt. Das Hämatin wird durch ein Reduktionsmittel in Hämochromogen übergeführt. Dieses geht in das Pyridin über und kann so leicht spektroskopisch nachgewiesen werden. Näheres siehe: Leers Die forensische Blut-Unters. 1910. (Springer, Berlin.) — v. Fürth, Ztschr. f. angew. Chem. 1911. 1627. — Merck's Ber. 1911. 422.

Lefebvre's Reaktion auf Taxikatin.

Taxikatin gibt zum Unterschied von Picein und Coniferin mit rauchender Salpetersäure eine blaue Färbung.

Journ. de Pharm. et de Chim. (6) **23.** 304. **26.** 251.

Apoth. Ztg. 1907. 831.
Pharm. Journ. 1907. 435.
Nouv. Remèdes 1907. 466.
Archiv der Pharm. 1907. 492.

Leffmann's Reagenz auf Abrastol

ist eine Lösung von 1 Teil Quecksilber in 2 Teilen Salpetersäure, die mit dem 5fachen Volumen Wasser verdünnt wird. Dasselbe bewirkt mit Abrastollösungen eine gelbe bis rote Färbung.

Chem. Ztg. 1905. 1086.
Chem. Zentralbl. 1905. II. 1468.

Leffmann's Reaktion auf Saccharose in Milchzucker.

Zu einer Mischung von 1 ccm Sesamöl und 1 ccm konzentr. Salzsäure gibt man 0,5 g Milchzucker, schüttelt gut durch und läßt dann $^1/_2$ Stunde stehen. Bei 1 % Saccharose soll die bekannte rote Farbenerscheinung noch auftreten.

Chem. Ztg. 1906. 638.
Chem. Zentralbl. 1906. II. 823.
Pharm. Ztg. 1906. 615.
G a w a l o w s k i , Ztschr. f. analyt. Chem. 1906. 620.

Lefort's Reaktion auf Digitalin.

Deutsches Digitalin wird durch Chlorwasserstoffgas braun gefärbt, französisches dagegen dunkelgrün. (?)

Compt. rend. 1864. 1120.
G a u l t i e r d e C l a u b r y , ebenda 1864. 1186.
Chem. Zentralbl. 1864. 856.

Lefort's Reaktion auf Morphin.

Morphin bewirkt mit Jodsäure bei darauffolgendem Zusatz von Ammoniak eine braune Färbung, während bei anderen Alkaloiden durch Ammoniak Entfärbung eintritt. Empfindlichkeitsgrenze $=$ 1 : 10 000. Näheres siehe: Ztschr. f. analyt. Chem. 1. 134. — D u p r é , Chem. News 1863. 267. — Chem. Zentralbl. 1864. 366. — Vergl. Jassoy's u. Serullas' Reaktion. — G a s c a r d , Journ. de Pharm. et de Chim. (6) 23. 513. — M a i - R a t h , Arch. der Pharm. 244. 300.

Légal's Reaktion auf Aceton im Harn.

Versetzt man acetonhaltigen Harn (oder dessen Destillat) mit einer frisch bereiteten, alkalischen Lösung von Nitroprussidnatrium, so färbt er sich rot. Diese Farbe geht bald in Gelb über. Setzt man dann überschüssige Essigsäure zu, so entsteht eine carminrote Färbung, welche im Laufe von 1—2 Tagen durch Violett in Blau übergeht.

Jahresber. Schlesisch. Ges. f. vaterl. Kultur 1882. 89.
Breslauer ärztl. Zeitschr. 1883. III u. IV.
Jahresber. über die Fortschr. d. Chem. 1883. 1648.
B é l a v o n B i t t ó , Liebig's Annal. 267. 372.
G u n n i n g , Journ. de Pharm. et de Chim. (5) 4. 30. (1881).

Vergl. l e N o b l e ' s Reagenz u. W e y l ' s Reagenz.

l e N o b l e , Ztschr. f. analyt. Chem. 24. 148.
v. E n g e l , Ztschr. f. klin. Med. 20. 530.
S c h m i d t - G a z e , Arch. der Pharm. 243. 555.
E s c h b a u m , Ber. d. deutsch. Pharm. Ges. 15. 353; 16. 193.
G a d a m e r , Apoth. Ztg. 20. 807.
Vergl. auch Chem. Zentralbl. 1905. II. 1461. 1817; 1906. I. 262 u. II. 139.
Bohrisch, Pharm. Zentralh. 48. 181.
Jacksontaylor. Lancet, 1907. I. 805.
D e l a n g e , Bul. Soc. Chim. France 1908. I. 910.

Légal's Reaktion auf Thujon

gründet sich auf den Nachweis mittels Nitroprussidnatrium.

Vergl. Duparc-Monnier's Reaktion.

Légal's Pikrocarmin

ist eine Mischung von 1 Volumen gesättigter, wässeriger Pikrinsäurelösung mit 10 Volumen Alauncarmin.

Morphol. Jahrb. 1883. 353.
Enzyklop. d. mikroskop. Techn. 1903. 637.

Léger's Reaktion auf Aloë

siehe des Autors Reaktion auf Nataloin.

Léger's Reaktionen auf Aloinose.

Aloinose gibt mit Orcin und Salzsäure Violettfärbung, mit Anilinacetat Rotfärbung. Fehling's Reagenz wird reduziert. (Vergl. auch Bial's und Hewitt's Reaktionen auf Pentosen bezw. Furfurol.)

Compt. rend. 1910. 150. 983.

Léger's Reaktionen zur Unterscheidung von Chrysophansäure und Chrysarobin.

Gibt man Chrysophansäure (nur eine Spur) in 1 ccm konzentr. Schwefelsäure, so entsteht eine johannisbeerrote Färbung, während Chrysarobin eine gelborange Färbung liefert. — Chrysophansäure mit etwas Alkohol verrieben und mit 20 ccm Wasser und 5 Tropfen Natronlauge versetzt, gibt sofort eine johannisbeerrote Lösung, während Chrysarobin unter gleichen Bedingungen eine blaßrosa Färbung gibt, die erst später intensiver wird.

Journ. de Pharm. et de Chim. 1912. 588.

Léger's Reagenz auf α-Naphthol.

Man löst 30 ccm Sodalösung (36° Bé.) und 5 ccm Brom in 100 ccm Wasser. α-Naphthol gibt in wässeriger Lösung mit diesem Reagenz eine violette Färbung, β-Naphthol eine gelbe bis grüne Färbung. Es läßt sich so noch 1 % α-Naphthol in β-Naphthol nachweisen.

Journ. de Pharm. et de Chim. 1897. 527.
The Analyst 22. 245.
Ztschr. f. analyt. Chem. 38. 251.
Pharm. Zentrh. 1897. 454.

Léger's Reaktion auf Nataloin.

1. Eine Lösung von Natalaloë in Natronlauge färbt sich auf Zusatz von etwas Mangansuperoxyd oder Kaliumdichromat grün

2. Eine stark verdünnte Lösung von Natalaloë wird durch wenig Ammoniumpersulfat violett gefärbt.
Schweizer Woch. f. Chem. u. Pharm. 1899. 506.
Pharm. Zentrh. 1900. 34.
Journ. de Pharm. et de Chim. 1902. I. 335.
Pharm. Ztg. 1902. 353.

Léger's Reagenz auf Wismut.

Man löst 1 g Cinchonin in 100 ccm Wasser und etwas Salpetersäure, erwärmt gelinde und gibt dann 2 g Jodkalium zu. Wismutlösungen geben mit diesem Reagenz einen orangefarbigen Niederschlag. Empfindlichkeitsgrenze = 1 : 500 000. (Salz- und Schwefelsäure dürfen nicht zugegen sein.)
Bull. Soc. Chim. Paris 50. 91.
Ztschr. f. analyt. Chem. 28. 347.
Chem. Ztg. 1888. Rep. 230.

Legler's Reaktion auf Formaldehyd.

Das Destillat der zu prüfenden Flüssigkeit (z. B. Milch) versetzt man mit Ammoniak im Überschuß und verjagt letzteres durch Eindampfen fast vollständig. Auf Zusatz von Bromwasser scheidet sich eine gelb gefärbte Substanz aus (Hexamethylentetraminbromid).
Berl. Ber. 16. 1333.

Lehmann's Reaktion auf Glukose.

Eine alkoholische Lösung von Glukose mit alkoholischer Kalilauge und Kupfersulfat erwärmt, scheidet Kupferoxydul ab.
Enzyklop. d. gesamt. Pharm. 1889. VI. 261.

Leishman's Reagenz zum Färben mikroskop. Präparate

ist eine Modifikation von Romanowsky's Reagenz.

a) Eine 1 %ige, wässerige Lösung von Methylenblau versetzt man mit 0,5 % Natriumkarbonat, erwärmt 12 Stunden lang auf 65° C. und läßt diese Mischung noch 10 Tage bei gewöhnlicher Temperatur stehen.

b) Eine Lösung von 1 g Eosin (-Natr.) in 1 Liter Wasser.

Gleiche Raumteile a und b mischt man und läßt 6—12 Stunden unter öfterem Umrühren stehen. Der entstandene Niederschlag wird auf einem Filter gesammelt, mit Wasser gewaschen und getrocknet. Als Lösungsmittel dient Methylalkohol.
British Medical Journal 1901. No. 2125. 757.
Szécsi, Deutsche med. Woch. 1912. 1082.

Lelli's Reagenz auf Indikan

ist eine Lösung von 1 g Goldchlorid in 10 g Salzsäure (1,18). Versetzt man 10 ccm Harn mit dem gleichen Volumen Reagenz (dürfte eine kostspielige Reaktion werden!), so färbt sich die Mischung bei Anwesenheit von Indikan violett. Die Farbe geht in Chloroform über.
Gazz. osped. cliniche 1907. No. 93.
Zentralbl. f. gesamt. Therap. 1909. 359.
Pharm. Zentrh. 1909. 689.

Lelli siehe auch **Ferrari Lelli.**

Lemaire's Reaktion auf Alypin, Stovain und Novocain

siehe: Répert. de Pharm. 1908. 194.
Annal. Chim. analyt. appl. 13. 301.
Chem. Zentralbl. 1908. II. 914.

Lemaire's Reaktionen auf Arbutin und Hydrochinon

siehe: Annal. Chim. analyt. appl. 13. 105.
Chem. Zentralbl. 1908. I. 1579.

Lemaire's Reagenz auf Cadmium und Uran

ist eine 5 %ige Lösung von Thiosinamin, der vor dem Gebrauch noch 5 % Natronlauge zugesetzt werden. — Gibt man zu 4 ccm Reagenz 2—3 Tropfen der zu prüfenden Lösung, so bildet sich bei Anwesenheit von Cadmium- und Uransalzen ein gelber Niederschlag.
Annal. Chim. analyt. appl. 14. 6.
Répert. de Pharm. 1908. 433.
Apoth. Ztg. 1908. 794.

Lemaire's Reagenz auf Gallussäurederivate

ist eine 0,2 %ige, wässerige Lösung von Ammoniumvanadat oder eine 0,5 %ige Lösung von Natriumvanadat. Die beiden Reagenzien färben sich mit Gallus- und Gerbsäure tief blau, mit Dermatol, Tannigen und Tannalbin grünlich; mit Tannoform färbt sich die Natriumvanadatlösung blaßviolett, dann dunkelgrün, die Ammoniumvanadatlösung grünbraun, beim Erwärmen rasch blaugrün.
Merck's Bericht 1904. 22.
Bull. Soc. Pharm. Bordeaux 1904. 36.
Bull. de Pharm. du Sud-Est 1904. 130.
Apoth. Ztg. 1904. 394.

Lemaire's Reaktion auf Veronal.

Veronal gibt mit einer Lösung von 5 g Quecksilberoxyd in 20 ccm Schwefelsäure und 100 ccm Wasser (Denigès' Reagenz) einen weißen Niederschlag.
Répert. de Pharm. 1904. 214.
Pharm. Ztg. 1904. 471.
Apoth. Ztg. 1904. 395.
Pégurier, Bull. scienc. pharmacol. 1905. 287.
Pharm. Zentrh. 1905. 528.

Lemoult's Reaktion auf Amine

ist eine wohl nur für die Synthese in Betracht kommende Reaktion, die gelegentlich aber auch einmal analytischen Zwecken dienstbar gemacht werden kann. Behandelt man z. B. Dimethylanilin mit Phosphorpentachlorid, so bildet sich ein blauvioletter Farbstoff. Die geeignetste Temperatur für die Vornahme der Reaktion ist 80—100°, da der Farbstoff bei höherer Temperatur zerstört wird.
Compt. rend. 1905. I. 248.
Chem. Zentralbl. 1905. I. 675.

Lenher-Crawford's Reagenz auf Titan

ist eine mit konzentr. Schwefelsäure versetzte Lösung von Thymol in alkoholischer Essigsäure. Das Reagenz ist farblos und wird durch Titansalze schön rot gefärbt. Die Farben-

intensität ist proportional der vorhandenen Titanmenge und kann zur kolorimetrischen Bestimmung verwendet werden. Es lassen sich noch 0,0001 g TiO_2 nachweisen.
Chem. Ztg. 1912, p. 1072.
Merck's Bericht 1912.

Lenhossék's Reagenz zum Färben mikroskop. Präparate
ist eine konzentr. Lösung von Toluidinblau.
Neurol. Zentralbl. 1898. 577.
Ztschr. f. wiss. Mikroskop. 1898. 492.

Lenhossék's Reagenz zum Fixieren
ist eine Mischung von 3 g Eisessig, 20 g Alkohol und 75 g gesättigter, wässeriger Sublimatlösung.
Ztschr. f. wiss. Mikroskop. 1906. 496.

Lenz' Reaktion auf Alkaloide.
Beim Schmelzen mit Kaliumhydroxyd färbt sich die Schmelze mit C h i n i n und C h i n i - d i n grasgrün, C i n c h o n i n und C i n c h o - n i d i n blaugrün, C o c a ï n zuerst grünlich-gelb, dann bläulich und schmutzig rosenrot.
Ztschr. f. analyt. Chem. 25. 29.

Lenz' Reagenzien für mikrochemische Zwecke
siehe: Ztschr. f. analyt. Chem. 52. 90.

Lenz' Reaktion auf Pilocarpin.
Eine Mischung von Pilocarpinhydrochlorid und Kalomel schwärzt sich beim Befeuchten mit Wasser oder verdünntem Alkohol.
Ztschr. f. analyt. Chem. 30. 264.
Deutsches Arzneibuch V. 399.
Vergl. Flückiger's Reaktion auf Cocaïn.
N a g e l v o o r t , Pharm. Rundschau 1893. 285.

Lenz' Reagenz für mikroskop. Zwecke
ist eine wässerige, 50 %ige Natriumsalicylatlösung. Es dient als Aufhellungsmittel. Auch eine Lösung von 8 g Chloralhydrat in 5 g Wasser wurde vom Autor in Vorschlag gebracht.
Chem. Ztg. 1894. Rep. 164.
Ztschr. f. wiss. Mikroskop. 1894. 18—19.

Lenz-Richter's Reaktionen auf Perborate, Perkarbonate, Persulfate, Perchlorate etc. siehe:
Ztschr. f. analyt. Chem. 1911. 537.

Lenz-Schoorl's Reagenz auf Natrium
ist Ammonium-Uranylacetat. Die zu prüfende Lösung bringt man auf einen Objektträger und gibt an den Rand der Flüssigkeit feingepulvertes Reagenz. Bei Anwesenheit von Natrium bilden sich sofort charakteristische Tetraeder von Natrium-Uranylacetat.
Chem. Weekblad 8. 266.
Ztschr. f. analyt. Chem. 50. 263.
Chem. Zentralbl. 1911. I. 1378.

Lenzmann's Reagenzien zum Färben von Blutpräparaten.
a) 4 ccm Eosinlösung (0,1 %), 1 ccm Methylenblaulösung (1 %). Der Mischung setzt man 2,5 % Borax zu.

b) Methylenblau 0,8, Essigsäure (3 %) 1,0 und Alkohol absolut 100,0.
c) Methylenblau 2,4, Borax 2,5, Alkohol absolut 100,0.
d) Eosin 1,2, Sublimat 0,3, Formaldehyd 5,0, Alkohol 100,0.
Näheres siehe: Münchener med. Woch. 1904. 2250. — Ztschr. f. angew. Mikroskop. 1906. 254.

Leo's Reaktion auf freie Salzsäure im Magensaft
beruht auf der Neutralisation des Magensaftes mit Calciumkarbonat, welches freie Säuren, nicht aber saure Phosphate sättigt. Man schüttelt den Magensaft zur Entfernung von Milchsäure und Fettsäuren mit Äther aus, versetzt bei gewöhnlicher Temperatur mit Calciumkarbonat und filtriert. Ist das Filtrat weniger sauer als der ursprüngliche Magensaft, so war Salzsäure vorhanden.
Zentralbl. f. d. mediz. Wissensch. 1889. 481.
Chem. Zentralbl. 1889. 268.
Pharm. Zentrh. 1889. 566.
Pflüger's Arch. 48. 614.

Léon's Reagenzien zum Färben mikroskop. Präparate.
1. B o r a x - F r a n c e ï n : 1 g Franceïn löst man in 100 ccm warmem Wasser, dann werden 2 g Borax und 300 g Alkohol (96 %) hinzugegeben und filtriert.
2. P i k r o f r a n c e ï n : 2 g Franceïn löst man in 25 ccm Wasser und der genügenden Menge Ammoniak, läßt 10 Tage lang an der Luft stehen und mischt dann mit dem 4 fachen Volumen gesättigter, wässeriger Pikrinsäurelösung.
3. A m m o n i a k - F r a n c e ï n : 1 g Franceïn löst man in 4 g heißem Ammoniak, gibt 50 ccm Wasser zu und läßt die Mischung so lange stehen, bis der Ammoniakgeruch verschwunden ist.
Zoolog. Anzg. 1895. 160.
Ztschr. f. wiss. Mikroskop. 1895. 322.
Franceïn ist ein von Istrati zuerst aus Pentachlorbenzol und Nordhäuser Schwefelsäure dargestellter Farbstoff. Näheres siehe: Compt. rend. 106. 277. — Bull. Soc. Chim. Paris 58. 35. — Berl. Ber. 20. Ref. 695; 21. Ref. 139; 22. Ref. 659.

Leonard's Reaktion auf Formaldehyd in Milch.
Erhitzt man Milch mit konzentr. Salzsäure, so entsteht bei Anwesenheit von Formaldehyd eine violette Färbung. Empfindlichkeitsgrenze = 1 : 1 Million.
The Analyst 24. 86.
Chem. Ztg. 1899. 43.
Pharm. Zentrh. 1899. 143.
A m t h o r , Ztschr. f. Unters. Nahr.-Genußm. 1900. 233.

Leonardi's Reagenz auf Rizinusöl im Olivenöl
ist ein mit Olivenöl gesättigter und filtrierter Alkohol. Schüttelt man gleiche Teile Olivenöl und Reagenz, so nimmt das Volumen des Rea-

genzes bei Anwesenheit von Rizinusöl zu, anderen Falles nimmt es ab.

Pharm. Ztg. 1893. 705.

Pharm. Zentrh. 1893. 704.

Leontowitsch's Fixierungsmittel zur Methylenblaufärbung.

1. 2 ccm einer 1 %igen Platinchloridlösung, 1 ccm einer 0,3 %igen Lösung von Gold-Kaliumcyanid und 32 ccm einer 5 %igen Lösung von Ammoniummolybdat.
2. 2 ccm 1 %ige Platinchloridlösung, 15 ccm einer 10 %igen Ammoniummolybdatlösung und 15 ccm einer 0,25 %igen Natrium-Palladiumchlorürlösung.

Monatsschrift f. Anatom. u. Physiolog. 1901.

Lepage's Reagenz auf Alkaloide
ist Kalium-Cadmiumjodid. Siehe: Marmé's Reagenz.

Répert. de Pharm. 1875. 647.

Arch. der Pharm. 6. 271.

Ztschr. f. analyt. Chem. 16. 129 u. 260.

Auch Chlorgas und Rhodankalium hat Lepage als Reagenzien auf Alkaloide in Vorschlag gebracht.

Journ. de Pharm. et de Chim. 1840. 140.

Chem. Zentralbl. 1840. 839.

Vergl. Artus' und Gmelin's Reagenz.

Lepel's Reagenzien auf Farbstoffe von Fruchtsäften.

Siehe: Ztschr. für analyt. Chem. 19. 24.

Leszcynski's Reagenz zur Gonokokkenfärbung.

a) Eine Mischung von 10 g gesättigter, wässeriger Thioninlösung mit 90 g 2 %igem Carbolwasser.
b) Eine Mischung von 50 g gesättigter, wässeriger Pikrinsäurelösung mit 50 g 0,1 %iger Kalilauge. Die Gonokokken färben sich damit schwarz.

Arch. f. Dermatol. u. Syphil. 1904. Nr. 2 u. 3.

Berl. klin. Woch. 1905. Lit.-Ausz. 28.

Pharm. Zentrh. 1905. 361.

Letheby's Reaktion auf Anilin.

Erwärmt man Anilin mit konzentr. Schwefelsäure und Braunstein, so entsteht eine blaue Färbung. — Verteilt man einen Tropfen einer Lösung von 1 Teil Anilin in 1000 Teilen verdünnter Schwefelsäure auf einem Platinblech, verbindet dasselbe mit dem positiven Pole eines Bunsen - Elementes und berührt den Tropfen mit dem negativen Poldrahte, so färbt sich die Flüssigkeit sofort intensiv blau.

Ztschr. f. analyt. Chem. 1. 375.

Letulle's Reagenz zum Färben von Tuberkelbazillen.

a) Eine Lösung von 2 g Carbolsäure in 100 ccm Wasser sättigt man mit Rubin S.
b) Eine Lösung von 1 g Jodgrün und 2 g Carbolsäure in 100 ccm Wasser.

Bull. de la Soc. anatom. Paris 1892. 246.

Eberth - Friedländer, Mikroskop. Techn. 1894. 216.

Leturc's Reaktion auf Harnstoff
ist eine Modifikation von Riegler's und Moreigne's Reaktion mit Phosphorwolframsäure.

Répert. de Pharm. 1907. 249.

Leuchter's Reagenz auf Wasserstoffsuperoxyd.

Von einer 1 %igen, wässerigen Cobaltchlorürlösung und einer Lösung von 1,6 g Borax und 20 g Glycerin in 100 g Wasser mischt man gleiche Gewichtsteile. 2 ccm dieses Reagenzes überschichtet man mit 2 ccm der zu prüfenden Flüssigkeit. Bei Anwesenheit von Wasserstoffsuperoxyd entsteht sofort oder nach einiger Zeit ein bräunlicher bis schwarzbrauner Ring.

Chem. Ztg. 1911. 1111.

Merck's Bericht 1911. 234.

Levaditi's Reagenz zur Spirochaetenfärbung.

a) 10 %iges Formaldehyd und 95 %iger Alkohol (zur Härtung).
b) 1,5 %ige, wässerige Lösung von Silbernitrat.
c) 2 %ige Lösung von Pyrogallussäure mit einem Zusatz von 5 % Formaldehyd.

Sitz.-Ber. d. Société de biologie 49. 326.

Giornale italiano malatt. ven. e della pelle 1906. 352.

Mucha - Scherber, Wiener klin. Woch. 1906. 145.

Buschke - Fischer, Berliner klin. Woch. 1906. 6.

Doutrelepont, Deutsche med. Woch. 1906. 1060.

Volpino, Deutsche med. Woch. 1907. 151.

Benda, Berliner klin. Woch. 1907. 428.

Levene-Beatty's Reagenz zur Fällung von Aminosäuren
ist eine stark konzentr. wässerige Lösung von Phosphorwolframsäure (2—4 Teile Ph.-W.-Sr. auf 1 Teil Wasser). Das Reagenz fällt konzentr. Lösungen von Glykokoll, Alanin, Leucin, Glutaminsäure, Asparaginsäure etc. etc. Näheres siehe: Ztschr. f. physiol. Chem. 1906. (47.) 149. — Merck's Bericht 1906. 16.

Levi-Wilmer's Reaktionen auf Gerbstoffe
siehe: Journ. Americ. Leath. Chem. Assoc. 2. 66.

Collegium 1907. 213.

Chem. Zentralbl. 1907. II. 432.

Lévy's Reaktion auf Alkaloide, Phenole etc.
einerseits und auf Niobsäure, Tantalsäure, Titansäure und Zinnsäure andererseits
siehe: Journ. de Pharm. et de Chim. 1887. 70.

Compt. rend. 1886. 1195.

Chem. Ztg. 1887. Rep. 4.

Lewin's Reagenz auf Aldehyde
ist eine Mischung von Piperidin und Nitroprussidnatriumlösung. Mit diesem Reagenz liefert Acroleïn eine enzianblaue Färbung (noch in einer Verdünnung von 1 : 3000 Wasser, Acetaldehyd noch in einer Verdünnung von 1 : 12 000). Auf das Reagenz wirken auch Paraldehyd, Propionaldehyd und Zimtaldehyd, nicht dagegen Formaldehyd, Trichloraldehyd, Isobutylaldehyd, Benzaldehyd, Salicylaldehyd, Phenylacetaldehyd, Önanthol und Furfurol.

Berl. Ber. 32. 3388.

Herzog - Leiser, Monatsh. f. Chem. 22, 357.

Lewin's Reaktion auf Gallenfarbstoffe
ist Gmelin's Reaktion.

Lewin's Reaktion auf Sesamöl.

Man übergießt 0,5 g Zuckerpulver mit 2 ccm des zu prüfenden Öles und läßt vorsichtig 1 ccm Salzsäure (D. = 1,19) zufließen. Bei Anwesenheit von Sesamöl entsteht innerhalb 5 Minuten ein rosarot gefärbter Ring.
Vergl. Baudouin's Reaktion.

Lewin's Reaktion auf Ouabain.

Ouabain (das amorphe Glykosid aus Akokanthera Schimperi) löst sich in konzentr. Schwefelsäure mit grüner Fluoreszenz, eine Reaktion, die auch mit dem Holz und der Rinde der genannten Pflanze gelingt.
Virchow's Arch. f. patholog. Anat. u. Physiol. 1893. Nr. 2.
Merck's Bericht 1893. 70.
Apoth. Ztg. 1906. 1067.
Berl. klin. Woch. 1906. 1583.

Lewkowitsch's Reaktion auf Pfirsichkernöl in Mandelöl.

Mit Pfirsichkernöl vermischtes Mandelöl wird auf Zusatz von ätherischer Phloroglucinlösung und Salpetersäure (D. = 1,45) hellrot gefärbt. Schüttelt man eine Mischung genannter Öle mit einer Mischung gleicher Teile Schwefelsäure, Salpetersäure und Wasser, so tritt Rotfärbung ein. Mandelöl allein gibt keine Farbenerscheinung.
Ztschr. d. allgem. österr. Apoth. Ver. **58.** 253.
Ztschr. f analyt. Chem. 1908. 200.

Lex' Reaktion auf Ammoniak.

Ammoniak enthaltende Flüssigkeiten nehmen nach Zusatz von Phenol und Chlorkalklösung eine grüne Färbung an.
S c h u l z e , Chem. Zentralbl. 1871. 724.

Lex' Reaktion auf Phenol.

Versetzt man wässerige Phenollösung mit Ammoniak und dann mit unterchlorigsaurem Natrium, so tritt beim Erwärmen auch in starker Verdünnung Blaufärbung ein. Diese Blaufärbung erhält man auch beim Behandeln mit Brom, Jod, Baryumsuperoxyd oder beim Stehenlassen an der Luft. Empfindlichkeitsgrenze = 1 : 10 000.
Berl. Ber. **3.** 457.
Ztschr. f. analyt. Chem. **10.** 101.
S a l k o w s k i , Arch. d. Physiolog. **5.** 353 oder Ztschr. f. analyt. Chem. **11.** 316.

Ley's Reagenz zur Differenzierung von Kunst- und Naturhonig.

Man löst 10 g Silbernitrat in 100 ccm Wasser und gibt 20 ccm Natronlauge (15 %) zu. Das entstandene Silberoxyd wäscht man auf einem Filter mit 400 ccm Wasser aus und löst es dann in 10 %igem Ammoniak zum Gesamtgewicht von 115 g auf.
Über die Verwendung dieses Reagenzes siehe:
Pharm. Ztg. 1902. 603.
Chem. Zentralbl. 1903. II. 687.

U t z , Ztschr. f. angew. Chem. 1907. 993.
Répert. de Pharm. 1908. 368.
Pharm. Zentrh. 1907. 772.
K o e b n e r , Chem. Ztg. 1908. 89.
B r o w n e , Ztschr. d. Ver. dtsch. Zucker-Ind. 1908. 751.
U t z , Ztschr. f. angew. Chem. **20.** 2222, **21.** 780, 2315.
S c h w a r z , ebenda **21.** 436.
Q u a n t i n , Chem. Zentralbl. 1910. II. 1095.
W i t t e , Ztschr. f. öffentl. Chem. 1912. 367.

Ley's Reaktion auf Formaldehyd und Acetaldehyd

beruht auf der Bildung einer unlöslichen Verbindung, die Acetaldehyd (und andere Aldehyde) mit Quecksilberoxyd eingeht, was bei Formaldehyd nicht der Fall ist. Löst man 1 g Quecksilberoxyd in einer 5 %igen Natriumsulfitlösung, so entsteht nach Zusatz von Äthanol und sehr wenig Alkali ein weißer, in Wasser und Alkohol unlöslicher Niederschlag.
Näheres siehe: Journ. de Pharm. et de Chim. (6) **22.** 107. — Chem. Zentralbl. 1905. II. 855. — Pharm. Zentrh. 1906. 633.

Ley's Reagenz auf Natriumkarbonat in Bikarbonat oder Borax

ist eine gesättigte, wässerige Lösung von Calciumsulfat. Enthält eine Lösung von Natriumbikarbonat kleine Mengen Karbonat, so entsteht mit dem Reagenz sofort ein krystallinischer Niederschlag (von Calciumkarbonat).
The Analyst **23.** 51.
Ztschr. f. analyt. Chem. **39.** 372.
Journ. de Pharm. et de Chim. 1897. 440.

Ley's Reaktion auf Saccharin.

5 ccm Saccharinlösung (1 : 2500) versetzt man mit 2 Tropfen Eisenchloridlösung (2 ccm offizinelle Eisenchloridlösung und 98 ccm Wasser) und 2 ccm Wasserstoffsuperoxyd (0,05 Volum-%). Nach $^1/_2$—$^3/_4$ Stunde entsteht eine violette Färbung.
Chem. Ztg. 1901. 424.
Pharm. Zentrh. 1901. 418.
Chem. Zentralbl. 1901. I. 1246.

Lichthardt's Reagenz auf Karamel.

Man löst 1 g Tannin in 30 ccm Wasser, gibt 0,75 g Schwefelsäure (1,84) zu und ergänzt mit Wasser auf 50 g. Nach 24 stündigem Stehen wird die Lösung filtriert. 5 ccm Reagenz versetzt man mit 5 ccm der zu prüfenden, eventuell von Alkohol befreiten Flüssigkeit und erwärmt, bis der entstandene Niederschlag wieder gelöst ist. Bei Gegenwart von Karamel bildet sich im Laufe von 12 Stunden ein brauner Niederschlag.
Journ. Ind. Engin. Chem. **2.** 389.
Chem. Zentralbl. 1910. II. 1781.
Chem. Ztg. 1910. Rep. 542.
Pharm. Zentrh. 1911. 264.
Répert. de Pharm. 1911. 76.

Lidforss' Reagenz auf Glukose.

Zu einer mit wenig Essigsäure angesäuerten alkoholischen Lösung von Kupferacetat, der man etwas Glycerin zugesetzt hat, gibt man ein gleiches Volumen alkoholische Natronlauge. Das Reagenz dient zum Nachweise von Glukose in Pflanzenzellen.

Ztschr. f. wiss. Mikroskop. 1894. 272.

Lidow's Reaktion auf fette Öle.

(Elaïdinprobe.) Das zu prüfende Öl wird mit Eisessig geschüttelt und die hierbei entstandene Lösung oder Emulsion mit Natriumnitrit versetzt.

Journ. d. russ. phys.-chem. Ges. (1) **24.** 515.
Chem. Ztg. 1893. Rep. 7.
Chem. Zentralbl. 1893. I. 667; II. 195.

Lidow's Reaktion auf Phosphorsäure in Mineralien

siehe: Chem. Zentralbl. 1908. II. 1468.

Lidow's Reaktion auf Proteïnsubstanzen.

Erwärmt man die Lösung einer Proteïnsubstanz (Albumin, Kaseïn, Legumin, Globulin, Fibrin, Hämoglobin etc.) mit Silbernitrat und einem geringen Überschuß von Kalilauge, so nimmt sie fast sofort eine braune Färbung an, die sich allmählich bis zur Zimtfarbe verstärkt.

Chem. Ztg. 1899. 997.
Pharm. Zentrh. 1900. 146.

Lidow's Reagenz zur Wasseruntersuchung.

Man löst 10,08 g chemisch reine Oleïnsäure in 500 ccm Alkohol (96°) und gibt 1 ccm einer 0,5 %igen Phenolphthaleinlösung zu. Alsdann gibt man eine Lösung von 2,5 g Kaliumhydroxyd in 100 ccm Wasser und 100 ccm Alkohol zu, bis sich die Lösung rot färbt. Diese Mischung wird mit Alkohol auf 1 Liter ergänzt. Gebraucht zur Härtebestimmung.

Techn. Sbornik 1906. 53.
Chem. Ztg. 1906. Rep. 156.

Lieben's Reaktion auf Aceton.

Fügt man zu einer acetonhaltigen Flüssigkeit (Harn) eine wässerige Jodjodkaliumlösung und einige Tropfen Kalilauge, so bildet sich Jodoform, das schon am Geruch erkenntlich ist. Ein Niederschlag entsteht mit 0,01 mg Aceton noch in 1—3 Minuten, in 24 Stunden sogar noch mit 0,0001 mg. (Auch Alkohol gibt diese Reaktion.)

Liebig's Annal. Suppl. **7.** 236 (1870).
S c h m i d t - G a z e, Arch. der Pharm. **243.** 555.
D e n i g è s, Bull. Soc. Chim. Paris (3) **29.** 597.
Welker, Journ. of biol. Chem. **3.** 27.
Weitbrecht, Schweiz. Woch. Chem. Pharm. **47.** 23.

Lieben's Reaktion auf Alkohol.

Eine wässerige Flüssigkeit, die auf Alkohol geprüft werden soll, erwärmt man in einem Reagenzglase, gibt einige Körnchen Jod und einige Tropfen Kalilauge zu, so daß die Lösung gerade farblos wird. Bei Anwesenheit von Alkohol entsteht ein gelber, krystallinischer Niederschlag von Jodoform. Auf diese Art ist Alkohol noch in einer Verdünnung von 1 : 2000 nachweisbar. Nach K l a r kann man die Jodoform in Lösung enthaltende Flüssigkeit mit alkalischer Resorcinlösung versetzen. Man erhält dann, eventuell beim Erwärmen, eine grüne Färbung.

Liebig's Annal. Suppl. **7.** 218.
Ztschr. f. analyt. Chem. **9.** 265.
H a g e r, Pharm. Zentrh. 1870. 153 oder Ztschr. f. analyt. Chem. **9.** 492.
K l a r, Pharm. Ztg. **41.** 629.

Liebermann's Reagenz auf Äthylsulfid im Harn

ist eine Lösung von 8 g Kaliumnitrit in 100 g konzentr. Schwefelsäure, der noch 6—7 g Wasser zugesetzt wird. Von der ausgeschiedenen Krystallmasse wird (durch Glaswolle) abfiltriert. — Das Reagenz wird durch Äthylsulfid vorübergehend grün gefärbt.

Berl. Ber. **20.** 3232.

Liebermann's Blutprobe

beruht auf der hämolytischen Eigenschaft des destillierten Wassers, welche durch Zusatz von Chlornatrium aufgehoben wird. Näheres siehe: Deutsche med. Woch. 1912. 462. — Orbán, ebenda 1912. 2079.

Liebermann's Reaktion auf Cholesterin (Cholestolreaktion)

siehe dessen Reaktion auf Phytosterin.

Liebermann's Reaktion auf Chrysophansäure

beruht auf der Blaufärbung der Kalischmelze. Näheres siehe: Berl. Ber. **11.** 1606. — Ztschr. f. analyt. Chem. **21.** 226. — L e n z, ebenda **25.** 29.

Liebermann's Reaktion auf Cinamylcocaïn.

Die wässerige Lösung des salzsauren Cinamylcocaïns entwickelt nach Zusatz von Kaliumpermanganat einen Geruch nach Bittermandelöl. (Unterschied von Cocaïn und Isatropylcocaïn.)

Berl. Ber. **21.** 3375.

Liebermann's Reaktion auf Coniïn.

Versetzt man eine wässerige Coniïnlösung auf einem Uhrglase mit Jodjodkaliumlösung, so bemerkt man neben braunen und gelben auch violette Streifen.

Berl. Ber. **9.** 154.

Liebermann's Reaktion I auf Eiweiß.

Gut koaguliertes Eiweiß verteilt man auf einem Filter und wäscht einige Male mit Alkohol und dann mit Äther aus. Dann läßt man vom Rande des Filters aus heiße, rauchende Salzsäure vorsichtig zufließen. Wo sich Säure und Eiweiß berühren, entsteht eine violettblaue Färbung. Die Reaktion soll mit 5 ccm eines 0,1 % Eiweiß enthaltenden Harns noch gelingen.

Zentralbl. f. d. mediz. Wissensch. 1887. 321 und 450.
Ztschr. f. analyt. Chem. **26.** 674; **42.** 190.
Chem. Ztg. 1887. Rep. 130.
U d r a n s z k y, Ztschr. f. physiol. Chem. **12.** 355 und 377.

Bardachzi, Ztschr. f. physiol. Chem. 48. 145.

Ekenstein-Blanksma, Chem. Weekbl. 1911. 8. 313.

Vergl. Wurster's Reaktion.

Abderhalden, Ztschr. f. physiol. Chem. 52. 207.

Liebermann's Reaktion II auf Eiweißstoffe

ist die Umkehrung von Hehner's Reaktion auf Formaldehyd in Milch. Näheres siehe: Ztschr. Unters. Nahr.-Gen.-Mittel 1908. 16. 231.

Liebermann's Reaktion auf Phenole.

(Nitrosoreaktion.) Erwärmt man Phenole mit Schwefelsäure, die salpetrige Säure enthält (5 g Natriumnitrit in 100 ccm Säure), so entstehen intensiv gefärbte Lösungen, die beim Übersättigen mit Kalilauge blau werden. Diese Reaktion geben auch die Nitrosamine und viele Nitrosoverbindungen.

Berl. Ber. 15. 1529.

Nickel, Die Farbenreaktionen der Kohlenstoff-Verb. 1890. 14.

Liebermann's Reaktion zur Unterscheidung von Gespinstfasern.

Eine Lösung von 3—5 g Fuchsin in 30 ccm Wasser erhitzt man zum Sieden, gibt tropfenweise Kali- oder Natronlauge zu, bis die Lösung farblos geworden ist und filtriert. — Zur Prüfung gibt man das Gewebe einige Sekunden in das erwärmte Reagenz und spült dann mit kaltem Wasser ab. Wolle ist rot gefärbt, Baumwolle zeigt keine Färbung. Seide verhält sich wie Wolle, Leinen und vegetabilische Fasern wie Baumwolle.

Dingler's Journ. 181. 133.

Liebermann's Reaktionen auf Phytosterin.

In eine kaltgesättigte Lösung von Phytosterin in Essigsäureanhydrid tropft man reine, konzentrierte Schwefelsäure. Es zeigen sich folgende Farbenerscheinungen:

Cholesterin (aus Gallenstein): rosenrot — blau — grün (Cholestolreaktion);

Phytosterin (aus Baumwollsamenöl): rosenrot — blau — grün;

ebenso Phytosterin (aus Belladonnablättern und aus Grasblättern), ferner Cinchol und Benzoresinol;

Onocol: bräunlichgelb — rötlichbraun — grün;

ebenso Onoketon.

Berl. Ber. 18. 1804.

Pharm. Zentrh. 1897. 435.

Vergl. Salkowski's Reaktion.

Volland, Arch. der Pharm. 61. 146.

Burchard, Jahresber. f. Tierchem. 1889. 85.

Liebermann's Reagenz auf Thiophen im Benzol

ist eine filtrierte Lösung von 8 g Kaliumnitrit in 100 g konzentrierter Schwefelsäure und 6 g Wasser. — Schüttelt man 10 ccm Benzol mit 20—30 Tropfen Reagenz, so färbt sich letzteres nach einiger Zeit grün und dann kornblumenblau, wenn das Benzol Thiophen enthält.

Berl. Ber. 16. 1473; 20. 3231.

Pharm. Zentrh. 1904. 740.

Schwalbe, Berl. Ber. 1904. 324.

Liebermann-Seyewetz' Reaktion auf Schwefelkohlenstoff im Benzol.

Versetzt man 10 ccm Benzol mit 5 Tropfen Phenylhydrazin und läßt die Mischung unter öfterem Umschütteln 1—2 Stunden stehen, so entsteht bei Anwesenheit von Schwefelkohlenstoff ein krystallinischer Niederschlag. Empfindlichkeitsgrenze $= 0{,}03$ %.

Berl. Ber. 24. 788.

Beilstein, Handb. 1893. I. 880.

Bay, Compt. rend. 146. 132.

Chem. Zentralbl. 1908. I. 1213.

Liebermann-Vogt's Reaktion auf Lebertran

ist eine Modifikation von Liebermann's Reaktion auf Cholesterin: Zu einer abgekühlten Mischung von 20 Tropfen Chloroform, 40 Tropfen Essigsäureanhydrid und 3 Tropfen Schwefelsäure gibt man 3 Tropfen Dorschlebertran und schüttelt um. Es zeigt sich eine intensive blaue Färbung, die rasch verschwindet und innerhalb 20—40 Sekunden in ein bleibendes Olivengrün übergeht.

Schweizer Woch. f. Chem. u. Pharm. 1905. 674.

Pharm. Ztg. 1905. 1067.

Chem. Zentralbl. 1906. I. 289.

Utz, Seifensieder-Ztg. 1906. 398.

Kreis, Schweiz. Woch. Chem. Pharm. 44. 721.

Liebig's Reaktion auf Aldehyde

beruht auf der Reduktion ammoniakalischer Silberlösung.

Annal. d. Chem. 98. 132.

Polytechn. Journ. 140. 199.

Liebig's Reaktion auf Blausäure.

Die zu prüfende Flüssigkeit dampft man mit etwas Schwefelammon auf dem Dampfbade zur Trockene. Bei Anwesenheit von Blausäure wird der Rückstand mit verdünnter Eisenchloridlösung blutrot gefärbt.

Enzyklop. d. gesamt. Pharm. 1889. VI. 301.

Liebig's Reaktion auf Nebenalkaloide im Chininsulfat.

0,5 g Chininsulfat schüttelt man mit 1 ccm Ammoniakflüssigkeit und 5 ccm Äther (D. $=$ 0,728). Ist das Präparat genügend rein, so entstehen zwei klare Schichten, enthält es zu viel Cinchonin oder Cinchonidin, so bleibt die untere Schicht trüb.

Enzyklop. d. gesamt. Pharm. 1887. III. 61.

Vergl. Hesse's Reaktion.

Liebig's Reaktion auf Cystin.

Kocht man Cystin mit einer Lösung von Bleioxyd in Natronlauge, so entsteht ein schwarzer Niederschlag von Bleisulfid.

Suter, Ztschr. f. physiol Chem. 20. 568.

Goldmann-Baumann, ebenda 12. 254.

Müller-Niemann, Arch. f. klin. Mediz. 1876. 259.

Liebig's Reagenz zur Harnstoffbestimmung.

Man löst 77,2 g trockenes Quecksilberoxyd in 160 g Salpetersäure (D. = 1,185), verdampft zur Sirupkonsistenz und löst in Wasser zu 1 Liter. 10 ccm entsprechen 0,1 g Harnstoff. Näheres siehe: H a g e r , Pharm. Prax. 1880. II. 1188. — D r a g e n d o r f f , Pharm. Ztschr. f. Rußland 1862. 104. — Chem. Zentralbl. 1863. 159. — G l a ß m a n n , Berl. Ber. 1906. 707.

Liebig's Reaktionen zur Unterscheidung von Resorcin, Brenzkatechin und Hydrochinon

beruhen auf der verschiedenen Löslichkeit der Kondensationsprodukte mit Phenylhydrazin in Benzol, ferner auf Farbenerscheinungen mit Chinon.

Journ. f. prakt. Chem. 1905. 105.
Südd. Apoth. Ztg. 1905. 791.

Liebmann's Pepsinprobe

wird mit einer auf besondere Art hergestellten Eiweißemulsion vorgenommen, indem festgestellt wird, in welcher Zeit diese durch vorhandenes Pepsin aufgehellt wird. Näheres siehe: Med. Klinik 1909. 1785.

Liesegang's Reaktion auf Gelatine.

Gibt man zu einer Mischung von 14 ccm Trikaliumphosphatlösung (40 %) und 1 ccm Kupferchloridlösung etwas Gelatinelösung (10 %), so entsteht nach einiger Zeit eine violette Färbung.

Ztschr. Chem. Ind. d. Kolloide 1909. 5. 197, 248.
Pharm. Ztg. 1910. 283.

Lifschütz' Reaktion auf Cholesterin.

Man löst einige mg Cholesterin in 3 ccm Eisessig, gibt einige Körnchen Benzoylsuperoxyd zu und kocht 1—2 mal auf. Nach dem Erkalten der Mischung gibt man 4 Tropfen konz. Schwefelsäure zu. Das Gemisch färbt sich rein grün, dann violettrot und blau. Die Farben haben ein entsprechendes charakteristisches Absorptionsspektrum.

Berl. Ber. 41. 252.
Apoth. Ztg. 1908. 191.
Chem. Zentralbl. 1908. I. 891.
Merck's Bericht 1909. 150.
Répert. de Pharm. 1908. 363.

Lifschütz' Reaktion auf Oleinsäure.

Mischt man 1 Tropfen Oleinsäure in 4 ccm Eisessig mit 1 Tropfen 10 %iger Chromsäurelösung in wasserfreiem Eisessig und 10 Tropfen konz. Schwefelsäure, so färbt sich die Mischung grün und geht allmählich in Violett bis Kirschrot über. Sie zeigt dann ein charakteristisches Absorptionsspektrum im Grün dicht am Blau, ein schmäleres nahe am Gelb und noch ein schmäleres zwischen Orange und Gelb.

Ztschr. f. physiol. Chem. 1908. 56. 446.

Liguières' Kutireaktion

ist eine Modifikation von Pirquet's Hautreaktion.

Monatsh. f. prakt. Dermat. 1911. 53. 107.

Linde's Reaktion auf Coniferenholz.

Coniferenholz färbt sich in 60—70 %iger Schwefelsäure erst gelb, dann grünlichgelb und zuletzt grasgrün. Die Säure selbst bleibt farblos. So gefärbtes Holz wird in Wasser zunächst blau, dann blaugrau und schließlich farblos. Durch Zusatz von Phenol zur Säure wird die Reaktion empfindlicher.

Arch. der Pharm. 1906. (244.) 57.
Pharm. Ztg. 1906. 352.
Pharm. Zentrh. 1907. 34.

Linde's Reaktion auf Glycerin.

Borax färbt die Flamme bei Anwesenheit von Glycerin grün. — Mit Lackmus blau gefärbte Boraxlösung wird auf Zusatz von Glycerin rot gefärbt.

H a g e r , Pharm. Prax. Erg.-Bd. 1883. 487.
Vergl. Ztschr. f. angew. Chem. 1896. 551 u. 1897. 5.

Linde-Molisch's Reaktion auf Glukose

ist Molisch's Reaktion mit Thymol und Schwefelsäure. (Siehe diese.)

Lindemann's Reaktion auf Acetessigsäure.

10 ccm Harn säuert man mit 5 Tropfen Essigsäure (30 %) an, gibt 5 Tropfen Lugol's Reagenz zu und schüttelt mit 2—3 ccm Chloroform. Bei Gegenwart von Acetessigsäure bleibt das Chloroform farblos.

Münchener med. Woch. 1905. 1386.
R i e g l e r , ebenda 1906. 448.
Ztschr. f. analyt. Chem. 1906. 401.
Chem. Zentralbl. 1906. II. 717.

Linder's Reagenz auf Mineralsäuren in Gasgemischen

ist mit Metanilgelb getränktes und getrocknetes Filtrierpapier. Es wird durch gasförmige Salzsäure, Schwefelsäure etc. violett gefärbt, nicht aber durch schweflige Säure, Schwefelwasserstoffessigsäure etc.

Chem. Ztg. 1908. 521.
Journ. Soc. Chem. Ind. 1908. 485.
Merck's Ber. 1908. 265.

Lindet's Reagenz auf Formaldehyd in Milch

ist Diaminophenol, das auf die zu prüfende Milch aufgestreut wird. Bei Gegenwart von Formaldehyd entsteht innerhalb weniger Minuten eine Gelbfärbung, bei Abwesenheit desselben ein lachsfarbiger Ton.

Ztschr. f. angew. Chem. 1903. 542.
Pharm. Ztg. 1903. 542.
Vergl. Manget-Marion's Reaktion.

Lindet's Reaktion auf Formaldehyd in Weingeist.

10 ccm des zu prüfenden Alkohols versetzt man mit etwas Kaseïn, einigen Tropfen verdünnter Eisenchloridlösung, 10 ccm starker Phosphorsäure und 10—15 ccm konzentr. Schwefelsäure. Bei Anwesenheit von Formaldehyd entsteht eine violette Färbung.

Chem. Zentralbl. 1905. I. 469.
Südd. Apoth. Ztg. 1905. 413.
Pharm. Prax. 1905. 171.

Lindo's Reaktion auf Alkaloide.

Man löst das Alkaloid in konzentr. Schwefelsäure, beobachtet das Verhalten und versetzt dann mit konzentr. Eisenchloridlösung. Die Farbenerscheinungen siehe:

Hager, Pharm. Prax. Erg.-Bd. 1883. 64.
Chem. News 37. 135.

Lindo's Reaktion auf Antipyrin und Antifebrin.

Erhitzt man Antipyrin in einer Porzellanschale auf freier Flamme mit konzentr. Salpetersäure bis Reaktion eintritt, so erhält man nach dem Abkühlen eine purpurrote Flüssigkeit, die beim Verdünnen mit Wasser und Filtrieren ein purpurrotes Filtrat und einen violetten Rückstand auf dem Filter liefert.

Erhitzt man Antifebrin mit konzentr. Schwefelsäure, verdünnt mit Wasser, gibt wenig Natriumnitrit zu und dann etwas Naphthylaminsulfatlösung, so erhält man eine intensiv rot gefärbte Lösung. (Vergl. Griess' Reaktion auf salpetrige Säure.)

Chem. News 58. 51.
Ztschr. f. analyt. Chem. 28. 353.
Berl. Ber. 21. Ref. 858.

Lindo's Reaktion auf Elaterin.

Elaterin löst sich in flüssiger Carbolsäure ohne Färbung auf. Nach Zugabe von konzentr. Schwefelsäure tritt sofort eine carminrote Färbung auf, die in Orange und Scharlachrot übergeht.

Chem. News 37. 35.
Ztschr. f. analyt. Chem. 17. 500.
Chem. Zentralbl. 1878. 167.

Lindo's Reaktion auf Glukose.

Der durch Einwirkung von Salpetersäure auf Brucin entstehende gelbe, krystallinische Körper wird in Natronlauge gelöst. Dieses Reagenz färbt sich auf Zusatz von Glukose zuerst gelb, dann intensiv blau.

Chem. News 38. 145.
Ztschr. f. analyt. Chem. 19. 357.
Chem. Zentralbl. 1878. 712.

Lindo's Reagenz auf Morphin.

1 Teil Kupfersulfat löst man in 10 Teilen Wasser und gibt so viel Ammoniakflüssigkeit zu, daß sich der entstandene Niederschlag gerade wieder auflöst. Dieses Reagenz wird durch Morphin smaragdgrün gefärbt.

Arch. der Pharm. (3) 14. 62.
Ztschr. f. analyt. Chem. 19. 359.
Chem. Zentralbl. 1879. 559.

Auch Phenol und Salicylsäure geben Grünfärbung (vergl. Schulz' Reagenz).

Lindo's Reaktion auf Saccharin.

Mindestens 0,5 mg Saccharin dampft man mit konzentr. Salpetersäure auf dem Dampfbade zur Trockene. Nach dem Erkalten gibt man einige Tropfen konzentr. Kalilösung in 50%igem Alkohol zu, verteilt die Flüssigkeit auf der Porzellanschale und erwärmt über freier Flamme. Es entstehen blaue, rote und violette Farbenerscheinungen. Gibt man zu dem Rückstand ein Stückchen Kalihydrat und

einige Tropfen Wasser oder 50%igen Alkohol, so fließen beim Erwärmen gefärbte Streifen vom Kali ab.

Chem. News 58. 51. 155.
Lunge, Chem. Techn. Unters.-Meth. 1905. III. 846.
Ztschr. f. analyt. Chem. 28. 353.
Berl. Ber. 21. Ref. 858.

Lindo's Reaktion auf Salpetersäure.

0,5 ccm der zu prüfenden Flüssigkeit versetzt man mit 1 Tropfen Salzsäure, 1 Tropfen Resorcinlösung (1 : 10 Wasser) und 2 ccm konzentr. Schwefelsäure. Bei Anwesenheit von Salpetersäure entsteht eine purpurrote Färbung. Empfindlichkeitsgrenze = 1 : 1 000 000.

Chem. Ztg. 1888. Rep. 288.
Chem. News 58. 176.

Lindo's Reaktion auf Santonin.

Versetzt man eine kalt bereitete Lösung von Santonin in konzentr. Schwefelsäure mit wenig verdünnter Eisenchloridlösung, so entsteht eine rote, dann violette Färbung.

Pharm. Journ. 8. 464.
Modifikation d. Deutschen Arzneib. V. 446.
Hager, Pharm. Prax. Erg.-Bd. 1883. 1072.
Lunge, Chem. Techn. Unters. Meth. 1910. III. 991.
Kossakowsky, Pharm. Zentrh. 1888. 405.

Lindt's Reaktion auf Phloroglucin

beruht auf der Farbenerscheinung beim Behandeln mit Vanillinsalzsäure. Letztere ist eine Lösung von 0,005 g Vanillin in 0,5 g Alkohol, 0,5 g Wasser und 3 g Salzsäure. Näheres siehe: Ztschr. f. wiss. Mikroskop. 1885. 495. — Apoth. Ztg. 1905. 209. — Nickel, Die Farbenreakt. d. Kohlenstoff-Verb. 1890. 35.

Ling-Rendle's Reagenz auf Kupfersulfat

ist eine Lösung von 1 g Ferroammonsulfat und 1 g Ammoniumrhodanid in 10 ccm Wasser von 45—50°, der man nach dem Abkühlen sofort 50 ccm konzentr. Salzsäure zugibt. Die rote Färbung der Lösung wird durch Zinkstaub entfernt. Das Reagenz wird durch Kupfersulfat rot gefärbt. Anwendung bei der Titration mit Fehling'scher Lösung siehe:

The Analyst 30. 182.
Chem. Zentralbl. 1905. II. 275.

Linke's Reagenz auf Alkaloide

ist Formaldehyd-Schwefelsäure (siehe: Marquis', Kobert's und Kentmann's Reagenz). Charakteristisch ist das Reagenz für Morphin (pfirsichrot, violett), Apomorphin (violett—rosarot—schwarzblau), Codeïn (veilchenblau) und Digitalin (ziegelrot—dunkelweinrot). Cocaïn, Pilocarpin, Eserin und Coffeïn geben keine Reaktion.

Ber. d. Pharm. Ges. 1901. 258.
Chem. Ztg. 1901. Rep. 184.

Lintner's Reagenz auf Diastase

ist eine mit einigen Tropfen Wasserstoffsuperoxyd versetzte Guajakharztinktur. Das Reagenz gibt mit einer Lösung von wirksamer Diastase sofort eine blaue Färbung.

   Ztschr. f. Spir.-Industr. 1886. 503.
   Chem. Ztg. 1897. Rep. 180.
   Berl. Ber. 30. 1313.
   Ztschr. f. d. ges. Brauwesen 1886. 474.
   Schönbein, Verhandlgn. d. nat. Ges. Basel 1869. 177.
   Neumann-Wender, Apoth. Ztg. 1903. 471.

Lintner's Reagenz

ist ein modifiziertes Millon'sches Reagenz (siehe dieses). Es ist eine Mischung von gleichen Teilen 10 %iger Mercurinitratlösung, 1 %iger Natriumnitritlösung und verdünnter Schwefelsäure.

   Ztschr. f. angew. Chem. 1900. 707.
   Ztschr. f. analyt. Chem. 39. 736.
   Chem. Zentralbl. 1900. II. 499.
   Ztschr. f. d. ges. Brauwesen 30. 293.
   Chem. Zentralbl. 1907. II. 100.

Lipliawsky's Reaktion auf Acetessigsäure im Harn.

6 ccm einer 1 %igen Lösung von p-Amido-acetophenon (unter Zusatz von 2 ccm Salzsäure) und 3 ccm einer 1 %igen Kaliumnitritlösung werden mit 9 ccm Harn und 1 Tropfen Ammoniak versetzt und geschüttelt. Es entsteht eine ziegelrote Färbung. Von dieser Mischung werden entsprechend dem Gehalt an Acetessigsäure 10 Tropfen bis 2 ccm mit 15—20 ccm konzentr. Salzsäure, 3 ccm Chloroform und 2—4 Tropfen Eisenchloridlösung versetzt. Unter vorsichtigem Schütteln (zur Vermeidung einer Emulsion) nimmt das Chloroform selbst bei geringen Spuren Acetessigsäure einen charakteristisch violetten Farbenton an, während es bei Abwesenheit von Acetessigsäure gelblich oder schwach rötlich gefärbt erscheint.

   Pharm. Zentrh. 1901. 374.
   Deutsche med. Woch. 1901. 151.

Lipowitz' Reagenz auf Phosphorsäure

ist eine Lösung von Ammonmolybdat in Salpetersäure.

   Arch. der Pharm. 126. 87.
   Chem. Zentralbl. 1867. 238.
   Vergl. Fairbank's Reagenz.
   Pharm. Zentrh. 1867. 343.

Lipp's Reaktion auf Dextrin.

Eine gesättigte, wässerige Lösung von Bleiacetat wird bei 60° C. mit Bleioxyd im Überschusse versetzt und dann mit Wasser extrahiert. Das so erhaltene Reagenz wird beim Kochen mit Dextrinlösung weiß gefällt.

   Merck's Index 1902. 262.
   Enzyklop. d. gesamt. Pharm. 1889. VI. 316.

Lippich's Reaktion auf Leucin.

Man kocht den betreffenden Körper mit einem nicht zu großen Überschuß von Harnstoff und Barytwasser, bis der Geruch nach Ammoniak verschwunden ist, filtriert, leitet in das Filtrat Kohlensäure, filtriert nochmals,

dampft auf ein geringes Volumen ein und säuert vorsichtig mit Essigsäure an. Ist Leucin vorhanden, so entsteht ein krystallinischer Niederschlag.

   Berl. Ber. 1906. 2953.
   Apoth. Ztg. 1906. 942.

Lippmann-Pollak's Reagenz auf aromatische Kohlenwasserstoffe.

Suspendiert man Anthracen in konzentr. Schwefelsäure und gibt einen Tropfen Benzalchlorid zu, so entsteht eine malachitgrüne Färbung. Unter denselben Bedingungen bewirkt Naphthalin eine fuchsinrote, Phenanthren eine carminrote, Triphenylmethan eine schwach gelbe, Diphenylmethan eine ziegelrote, Stilben eine blaugrüne, Pyren eine smaragdgrüne, dann tiefblaue, Picen eine olivgrüne, Acenaphthen eine dunkelblaue, Chrysen eine hellgelbe, dann hellgrüne und zuletzt olivgrüne Färbung.

Mit Schwefelsäure allein färben sich Benzol hellgelb, Toluol hellgelb, Cymol und Xylol orange, Pseudocumol orangerot. Ein Zusatz von Benzalchlorid bewirkt keine weitere Farbenänderung.

   Monatsh. f. Chem. 23. 670.
   Ztschr. f. analyt. Chem. 42. 657.
   Pharm. Ztg. 1902. 717.

List's Reagenz zum Färben mikroskop. Präparate.

1. a) Eine konzentr., wässerige Lösung von Bismarckbraun; b) eine 0,5 %ige, wässerige Lösung von Methylgrün. Gebraucht zur Doppelfärbung.
2. a) Eine Lösung von 0,5 g Eosin in 100 ccm Wasser und 300 ccm Alkohol; b) eine Lösung von 1 g Methylgrün in 200 ccm Wasser.
3. Hämatoxylin-Eosin siehe Ztschr. f. wiss. Mikroskop. 1885. 148.
4. Hämatoxylin-Rosanilinnitrat siehe ebenda 1885. 149.

   Ztschr. f. wiss. Mikroskop. 1885. 222.
   Behrens' Tabellen 1892. 114.
   Enzyklop. d. mikroskop. Techn. 1903. 79.

Lister Armitage's Reaktion auf Morphin

ist die schon von Kieffer (siehe diese) angegebene Reaktion.

   Ztschr. f. analyt. Chem. 28. 354. u. 623.
   Pharm. Journ. and Trans. 1888. 761.

Livache's Reaktion auf trocknende Öle.

Trocknende Öle zeigen beim Zusammenbringen mit Bleipulver nach zirka 18 Stunden eine Gewichtszunahme, während nicht trocknende Öle erst nach 4—5 Tagen eine solche konstatieren lassen. Näheres siehe: Monit. scientif. (3) 13. 299. — Ztschr. f. analyt. Chem. 23. 262. — Liverseege, Journ. Soc. Chem. Ind. 1912. 31. 207.

Ljubinsky's Reagenz zum Färben mikroskop. Präparate.

a) Man löst 0,5 g Pyoktanin in 100 g Essigsäure (5 %).
b) Eine Lösung von Vesuvin (oder Chrysoidin) 1 : 1000. Gebraucht zum Färben von Diphtheriebazillen.

Ztschr. f. wiss. Mikroskop. 1906. 362.
Südd. Apoth. Ztg. 1907. 362.

Lloyd's Reaktion auf Morphin.

Eine Mischung von Morphin und Hydrastin wird mit konzentr. Schwefelsäure violettblau (Heroin violett bis purpurrot) gefärbt. Näheres siehe: Ztschr. f. analyt. Chem. 41. 575. — M a y e r , Deutsch-Amerik. Apoth. Ztg. 22. 68. — W a n g e r i n , Pharm. Ztg. 1903. 57. — F e t t e r o l f , Americ. Journ. Pharm. 79. 317. — Chem. Zentralbl. 1907. II. 854.

Lloyd's Reagenz auf Tribromphenolbromid.

5 g Benzidinsulfat erwärmt man mit 50 ccm einer 10 %igen Kaliumkarbonatlösung, extrahiert das freie Benzidin mit Chloroform und filtriert die so erhaltene Benzidinlösung. Eine Lösung von Tribromphenolbromid in Chloroform (1 : 1000) wird durch einige Tropfen Reagenz intensiv grün gefärbt.
Journ. Americ. Chem. Soc. 27. 8.
Chem. Zentralbl. 1905. I. 598.

Lochmann's Reaktion auf Arsen

beruht auf der Einleitung des mittels arsenfreien Zinks und Salzsäure entwickelten Wasserstoffs in 5 %ige, wässerige Quecksilberchloridlösung. Etwa vorhandener Arsenwasserstoff bildet gelbes Quecksilberarsin. Antimonwasserstoff bewirkt einen weißen Niederschlag, der auf Zusatz von Salzsäure nicht verändert wird, während sich bei sofortigem Zusatz von Salzsäure sofort die citronengelbe Farbe des Quecksilberarsins zeigt.
Ztschr. d. allgem. österr. Apoth. Ver. 45. 744.
Apoth. Ztg. 1908. 27.
Chem. Zentralbl. 1908. I. 485.

Lochte's Reagenz auf Blut

ist eine Lösung von 10 g Natriumhydroxyd, 2 g Pyridin und 2 g Schwefelammonium in 40 g Wasser und 50 g Alkohol (80 %).
Vierteljahresschr. f. gerichtl. Med. 1910, Suppl.
Münchener med. Woch. 1910. 1086.
Pharm. Zentrh. 1911. 922.
Pharm. Prax. 1912. 231.

Locke's Reagenz (künstliches Serum)

ist eine Lösung von 1 g Natriumchlorid, 0,01 g Kaliumchlorid und 0,02 g Calciumchlorid in 100 ccm Wasser.
Enzyklop. d. mikroskop. Techn. 1903. 73.
Boston Med. and Surg. Journ. 1896. 113.
oder eine Lösung von 0,9 g Natriumchlorid, 0,006 g Kaliumchlorid, 0,02 g Calciumchlorid, 0,02 g Natriumbikarbonat und 0,1 g Glukose in 100 ccm Wasser, die mit Sauerstoff gesättigt wird.
Revue internat. méd. chirurg. 1906. 116.
Med. Klinik 1906. 421.
Ztschr. f. wiss. Mikroskop. 27. 10.

Lockemann's Reaktion auf Cyan.

Die zu prüfende Lösung versetzt man mit verd. Schwefelsäure und erhitzt. Das Rea-

genzglas bedeckt man mit Filtrierpapier, das mit verdünnter Ferrosulfatlösung getränkt wurde. Behandelt man dann den Reaktionsfleck nach einigem Liegen an der Luft mit Wasserdampf und gibt Salzsäure darauf, so entsteht eine blaue Färbung (Berlinerblau).
Berl. Ber. 1910. 43. 2127.
Chem. Ztg. 1910. Rep. 437.
Chem. Zentralbl. 1910. II. 598.

Loele's Reaktionen einiger oxydierender Körpersubstanzen

siehe: Münchener med. Woch. 1910. 2414. —
Chem. Zentralbl. 1911. I. 38.

Loeper-Desbouis-Duroeux' Reaktion auf Syphilis

ist eine Dermoreaktion (Intradermoreaktion), hervorgerufen durch subkutane Injektion von Natriumglykocholat. Näheres siehe: Progrès méd. 1911. No. 3. — Merck's Bericht 1911. 366. — Wiener klin. Woch. 1911. 506. — Klin. therap. Woch. 1911. 262.

Loew's Reaktion auf sauere Böden.

10 g des Bodens erwärmt man mit 10 ccm einer 1 %igen, frisch bereiteten Kaliumjodidlösung 5 bis 10 Minuten lang im Dampfbad, gibt einige Tropfen 1 %ige Natriumnitritlösung und frischen Stärkekleister zu und kühlt rasch ab. Saure Böden bewirken Blaufärbung.
Ztschr. landwirt. Vers. Wes. Österr. 12. 461.
Chem. Zentralbl. 1909. II. 310.

Löffler's Reagenz zum Färben von Bakteriengeißeln (F e r r o t a n n a b e i z e).

1. Man löst 20 g Tannin in 80 g Wasser (unter Erwärmen) und gibt 50 ccm einer kalt gesättigten, wässerigen Ferrosulfatlösung und 10 g konzentr., alkoholische Fuchsinlösung zu. Dem Reagenz können 20 Tropfen 1 %ige Natronlauge zugegeben werden.
2. a) Eine Mischung von 100 ccm Tanninlösung (20+80 Wasser) mit 50 Tropfen konzentr., wässeriger Ferrosulfatlösung und 50 ccm Campecheholzabkochung;
   b) eine Lösung von 5 g Gentianaviolett (Fuchsin oder Methylenblau) in 100 ccm Anilinwasser und 1 ccm Natronlauge (1 %).

Zentralbl. f. Bakteriol. 1890. 625.
Ztschr. f. wiss. Mikroskop. 1889. 359; 1890. 368.
G e r m a n o - M a u r e a , Ziegler's Beitr. 1892.
G ü n t h e r , Einf. i. d. Stud. d. Bakteriol. Leipzig 1895.
T r e n k m a n n , Ztschr. f. wiss. Mikroskop. 1890. 79.
B e h r e n s ' Tabellen 1892. 121.
Enzyklop. d. mikroskop. Techn. 1903. 427. 1296.

Löffler's Reagenz auf Tuberkelbazillen

(Löffler's Methylenblau) ist eine Mischung von 30 Volumen konzentr., alkoholischer Methylenblaulösung mit 100 Volumen Kalilauge (1 : 10 000). Nach S t r a s b u r g e r , Kl. Botan.

Prakt. 1893. 221, verwendet man Kalilauge 1 : 1000.

> Merck's Index 1902. 262.
> E b e r t h - F r i e d l ä n d e r, Mikroskop. Techn. 1894. 178.

Löffler's Reagenz zur Differenzierung (Färben) von Typhusbazillen, Colibakterien etc. (Malachitgrün-Nährböden)

> siehe: Deutsche med. Woch. 1906. 289.
> Merck's Bericht 1906. 180.

Löffler's Reagenz zur Schnellfärbung von Blutparasiten (Spirochaeten, Gonokokken, Diphtheriebazillen)

> a) 0,5 %ige Lösung von Malachitgrün-Chlorzink,
> b) 0,5 %ige Lösung von Natrium arsenicosum,
> c) 0,5 %ige Lösung von Glycerin,
> d) Giemsa's Reagenz.
>> Deutsche med. Woch. 1907. 170.
>> Med. Zentral-Ztg. 1907. 147.

Lolke Dokkum siehe Dokkum.

Lombardo's Reaktion auf Quecksilber im Harn.

5 ccm Harn versetzt man mit 1 Tropfen Hühnereiweiß, schüttelt gut durch und gibt 3 ccm frisch bereitete mit Salzsäure versetzte Zinnchlorürlösung zu. Nach dem Zentrifugieren bringt man den Niederschlag unter das Mikroskop, wo man das Quecksilber bei 600 facher Vergrößerung in Form kleiner Kügelchen sehen kann.

> Arch. Farm. sperim. 7. 400.
> Monatsh. prakt. Dermat. 1909. II. 116.
> Deutsche Med. Ztg. 1909. 790.

Long's Reagenz auf Harnstoff

ist eine Quecksilbernitratlösung, von der 20 ccm genau 0,2 g Harnstoff in 20 ccm Flüssigkeit angeben. Näheres siehe: Journ. of the Americ. med. Assoc. 1903. 321. — Journ. Americ. Chem. Soc. 23. 632. — Chem. Zentralbl. 1903. II. 313. — Pharm. Praxis 1904. 62.

Longi's Reagenz auf Salpetersäure

ist p-Toluidin oder Anilin, in Wasser und Schwefelsäure gelöst. — Versetzt man eine Lösung, die Salpetersäure oder Nitrate enthält, mit einigen Tropfen einer Lösung von p-Toluidinsulfat und schichtet diese Mischung über konzentr. Schwefelsäure, so entsteht ein roter Ring. Empfindlicher ist diese Reaktion, wenn eine Mischung von p-Toluidin und Anilin verwendet wird. Empfindlichkeitsgrenze $=$ 1 KNO_3 in 32 000 Wasser.

Chlorate, Bromate, Jodate, Chromate und Permanganate geben eine intensiv blaue Färbung. Nitrite nur eine gelbliche Färbung.

> Ztschr. f. analyt. Chem. 23. 350.
> R o s e n s t i e h l, Annal. de Chim. et de Phys. 25. 233.
> L a u t h, Wurtz' Dictionnaire de Chim., tome II. 843.
> P i c c i n i (Gazz. chim. ital. 9. 395 oder Ztschr. f. analyt. Chem. 19. 354) zerstört salpetrige Säure durch Harnstoff und prüft dann auf Salpetersäure.

Longi's Reagenz zur Bestimmung der Salpetersäure.

40 g Kalium-Stannosulfat (Marignac'sches Salz) löst man in 400 ccm Schwefelsäure und 400 ccm Wasser und gibt zur vollständigen Lösung des Salzes geringe Mengen Salzsäure zu. Diese Mischung verdünnt man mit verdünnter Schwefelsäure so weit, daß 1 ccm $=$ 0,0118 Zinn als Oxydul entspricht.

Anwendung siehe:

> Ztschr. f. analyt. Chem. 1885. 23.

Longstaff's Reaktion auf Zinnchlorür.

Zinnchlorürlösungen geben mit Ammoniummolybdat noch in sehr großer Verdünnung eine blaue Färbung. Empfindlichkeitsgrenze $=$ 1 : 1 500 000.

> Chem. News 80. 282.
> Chem. Ztg. 1900. Rep. 4.
> Pharm. Zentrh. 1900. 131.
> Chem. Zentralbl. 1900. I. 226.
> Journ. Americ. Chem. Soc. 22. 450.
> Ztschr. f. analyt. Chem. 1907. 603.

Longworth's Reaktion auf Glukose.

3 ccm Harn mischt man mit 3 ccm Wasser, gibt 0,1 g Phenylhydrazinchlorhydrat und 0,5 g Natriumacetat zu und erhitzt zum Sieden. Alsdann gibt man 10 ccm Natronlauge (10 %) zu. Bei Gegenwart von Zucker entsteht innerhalb von 5 Minuten eine blaßrote bis rote Färbung.

> Brit. Med. Journ. 1907. Nr. 2427. 19.

Loof's Reagenz auf Arsen.

Man zerreibt 50 g unterphosphorigsaures Natrium mit 100 g konzentr. Salzsäure und filtriert nach kurzer Zeit durch Glaswolle. Dieses Reagenz wird wie Bettendorf's Reagenz verwendet und verhält sich auch wie letzteres gegen Arsenverbindungen.

> Apoth. Ztg. 5. 263.
> Pharm. Zentrh. 1890. 699.
> Ztschr. f. analyt. Chem. 30. 248.
> Vergl. Bettendorf's Reagenz.

Loof's Reagenz auf Morphin und andere Alkaloide

ist Fröhde's Reagenz, das in 1 ccm konzentr. Schwefelsäure 0,001 bis 0,1 g Ammonmolybdat enthält.

Tabellarische Zusammenstellung der Farbenerscheinungen siehe: Apoth. Ztg. 1895. 449.

Loof's Reaktion auf Jodsäure in Salpetersäure.

Versetzt man 5 ccm offizinelle Salpetersäure mit 0,1 g Calcium- oder Natriumhypophosphit, so tritt nach einigen Minuten eine rötliche bis violette Färbung ein, die durch Chloroform deutlicher gemacht werden kann.

> Chem. Ztg. 17. 196.
> Apoth. Ztg. 8. 335.
> Ztschr. f. analyt. Chem. 33. 596.
> Pharm. Zentrh. 1893. 465.

Loof's Reaktion auf Salpetersäure im Wasser.

In 5 ccm des zu prüfenden Wassers löst man 0,5 g Natriumsalicylat und läßt 10 ccm konzentr. Schwefelsäure zufließen. Bei Anwesenheit von Salpetersäure entsteht beim Mischen eine gelbliche bis rote Färbung. Empfindlichkeitsgrenze $= 1 : 100\,000$. Näheres siehe: Pharm. Zentrh. 1890. 700. — Ztschr. f. analyt. Chem. 30. 373. — Chem. Ztg. 1890. Rep. 350.

Lorenz' Sulfat-Molybdän-Reagenz.

Man löst 100 g trockenes Ammonsulfat in 1 Liter Salpetersäure (D. $= 1,36$).

Ferner löst man 300 g Ammoniummolybdat (krystallisiert) in heißem Wasser zu einem Liter, läßt auf 20° C. abkühlen und läßt diese Lösung unter Umrühren in die Ammonsulfat-Salpetersäure in dünnem Strahle einfließen. Nach 48 Stunden wird filtriert. (Kühl und dunkel aufzubewahren!)

Landw. Versuchsstat. 51. 183.
Ztschr. f. analyt. Chem. 1907. 193, 1912. 168.
Vergl. Neubauer-Lücker's Reagenz.

Lorin's Reaktion auf Rohrzucker im Milchzucker.

Schmilzt man gleiche Teile Milchzucker und Oxalsäure auf dem Dampfbade, so wird die Masse bei Anwesenheit von Rohrzucker schnell dunkel bis schwarz gefärbt. Empfindlichkeitsgrenze $= 1 : 100$.

Pharm. Ztschr. f. Rußland 17. 372.
Pharm. Zentrh. 1907. 43.

Lossen's Reaktion auf Cocaïn

ist identisch mit Biel's Reaktion.

Lothian's Reaktion auf Alkaloide.

Die meisten Alkaloide geben beim Erwärmen mit einer Lösung von Aloe in verdünntem Alkohol eine kirsch- bis purpurrote Färbung.

Pharm. Journ. 1909. 428.
Pharm. Zentrh. 1909. 281.
Apoth. Ztg. 1909. 261.

Loubiou's Reaktion auf Indoxylschwefelsäure im Harn.

1—2 ccm Harn versetzt man mit demselben Volumen Chloroform, hierauf mit 1 ccm 5 bis 10%iger Wasserstoffsuperoxydlösung und 2 Volumen konzentr. Salzsäure. Beim Erwärmen bildet sich Indigo, dessen Menge nach der Blaufärbung des Chloroforms geschätzt werden kann. (Hierzu siehe auch Jaffé's und Hammarsten's Reagenz.)

Revue de la Chim. analyt. et appl. 5. 61.
Ztschr. f. analyt. Chem. 36. 738.
Chem. Ztg. 1897. Rep. 82.
Répert. de Pharm. 1897. 111.
R i e g l e r, Schweizer Woch. f. Chem. u. Pharm. 1904. 18.

Loviton's Reagenz für Metallanalyse

ist Ammoniumnitrat. — Geschmolzenes Ammoniumnitrat löst Kupfer, Zink und Nickel, nicht aber Eisen, Zinn und Antimon. Näheres siehe: Annal. Chim. analyt. appl. 14. 325.

Löw's Reagenz auf Sauerstoff

ist eine alkalische Lösung von Pyrogallochinon, die durch freien Sauerstoff blau ge-

färbt wird. Näheres siehe: Pharm. Zentrh. 1882. 422. — Ztschr. f. analyt. Chem. 16. 475. — Journ. f. prakt. Chem. 15. 326.

Löw-Bokorny's Reagenz auf Eiweiß (organisiertes) ist eine alkalische Silberlösung, mit welcher mikroskop. Schnitte behandelt werden. In der lebenden Zelle soll das Reagenz durch Eiweiß reduziert werden, in der toten nicht. Zur Darstellung des Reagenzes mischt man 10 ccm Ammoniak (D. $= 0,96$) mit 13 ccm Kalilauge (D. $= 1,33$) und ergänzt mit Wasser auf 100 ccm. Zum Gebrauch mischt man 1 ccm dieser Lösung mit ebensoviel einer 1%igen, wässerigen Silbernitratlösung und verdünnt mit 1 Liter Wasser.

Flora 1895. 68.
Chem. Zentralbl. 1881. 557. 571.

Löwe's Reagenz auf Glukose.

16 g Kupfersulfat löst man in 64 ccm Wasser und gibt zu dieser Lösung nach und nach unter Vermeidung von Wärme 80 ccm Natronlauge (D. $= 1,34$); hierauf fügt man unter Umschütteln 6—8 g reines Glycerin zu, bis völlige Lösung eingetreten ist. Dieses Reagenz scheidet beim Erhitzen mit glukosehaltigen Flüssigkeiten Kupferoxydul aus und kann wie Fehling's Lösung benützt werden.

Ztschr. f. analyt. Chem. 9. 20. u. 10. 452; ferner 22. 220.

Nach Neubauer und Vogel, Anal. d. Harns, ist Löwe's Reagenz eine Lösung von 15 g Wismutsubnitrat in 150 ccm Wasser, 70 ccm Natronlauge und 30 g Glycerin.

Vergl. auch Enzyklop. d. gesamt. Pharm. 1889. VI. 180 u. 390.

Löwenthal's Reagenz auf Glukose

ist eine Lösung von 5 g Eisenchlorid, 60 g Weinsäure und 240 g Natriumkarbonat in 500 ccm Wasser. Beim Kochen mit Glukoselösung entsteht ein brauner Niederschlag.

Journ. f. prakt. Chem. 73. 71.
Chem. Zentralbl. 1858. 320.

Eine Lösung von 6 g Weinsäure, 36 g Natriumkarbonat, 2 g Kupfersulfat auf 1 Liter Wasser gibt Pharm. Zentrh. 1867. 139 an.

Löwenthal's Reagenz auf reduzierende Stoffe, wie Zinnchlorür, schweflige Säure, H_2S etc.

ist eine Lösung von Eisenchlorid und Ferricyankalium, die durch genannte Stoffe gebläut wird.

Journ. f. prakt. Chem. 60. 267.
Chem. Zentralbl. 1854. 256.
Vergl. Hager's cyanidiertes Ferrichlorid.

Löwenthal's Reagenz zum Färben mikroskop. Präparate

(Natronpikrocarmin) siehe: Anat. Anzg. 1887. 22 oder Ztschr. f. wiss. Mikroskop. 1893. 313.

Lowin's Reaktion auf Emetin und Cephaëlin.

Emetin färbt sich mit Eisenchloridlösung gelb, nach dem Erwärmen bordeauxrot, Cephaëlin grüngelb und nach dem Erwärmen braunrot. Mit Fröhde's Reagenz färbt sich

Emetin grünlichgelb, dann grün bis hellblau, Cephaëlin indigoblau, dann grünlichschwarz bis dunkelgrün.
>Arch. intern. Pharmacodyn. Thérap. 1903. 1.
Pharm. Zentrh. 1903. 154.
Chem. Ztg. 1903. Rep. 25.

Löwit's Reagenzien für mikroskop. Zwecke.
1. Eine Lösung von 0,25 g Quecksilberchlorid, 2 g Chlornatrium und 4 g Natriumsulfat in 300 ccm Wasser. Gebraucht wie Gower's Reagenz.
2. a) Eine Mischung von gleichen Raumteilen Ameisensäure und Wasser; b) eine Lösung von 1 g Chlorgold in 100 ccm Wasser. Gebraucht zum Imprägnieren.
>Sitz.-Ber. d. Akad. d. Wiss. Wien 1875. I.
Arch. f. mikroskop. Anat. 1875. 366.
Fischer, Arch. f. mikroskop. Anat. 1877.
Bremer, ebenda 1882.
Behrens' Tabellen 1892. 93.
Eberth - Friedländer, Mikroskop. Techn. 1894. 283.

Löwy's Reaktion auf Champignon (Agaricus campestris).
Ein wässeriger Auszug von Champignons gibt mit konzentr. Schwefelsäure eine tiefviolette Färbung. Schichtet man den wässerigen Auszug über Schwefelsäure, so erhält man einen violetten Ring, der beim Erwärmen verschwindet.
>Chem. Ztg. 1909. 1251, 1910. 340.
Schweiz. Woch. Chem. Pharm. 1910. 144.
Petersb. med. Woch. 1911. 102.

Löwy's Reagenz für mikroskop. Zwecke.
1. Eine 6 %ige Holzessiglösung. Gebraucht zum Mazerieren der Epidermis.
>Arch. f. mikroskop. Anat. 1891. 159.
Ztschr. f. wiss. Mikroskop. 1891. 222.
2. Eine Mischung gesättigter, wässeriger Lösungen von Quecksilberchlorid und Natriumsulfat (je 5 g) und von Chlornatrium (2 g) mit 300 ccm Wasser. Gebraucht als Konservierungsmittel.
>Sitz.-Ber. d. Akad. d. Wiss. Wien, 95. 3. 129.
Enzyklop. d. mikroskop. Techn. 1903. 772.

Lucchini's Reagenz auf Alkaloide und Glykoside
ist eine heiß bereitete Lösung von Kaliumdichromat in konzentr. Schwefelsäure. Zu etwas Alkaloid gibt man 1—2 Tropfen Reagenz. Es färben sich: Codeïn gelbgrün—grün, nach 24 Stunden blau; Brucin rot, nach 24 Stunden grün; Morphin nach 24 Stunden gelbgrün; Veratrin gelb etc.
>Arch. der Pharm. (3) 23. 684.
Ztschr. f. analyt. Chem. 25. 565.
Jahresber. f. Pharm. 1885. 342.

Lucchini's Reaktion auf Citronensäure in Santonin.
Erhitzt man Santonin zirka 15 Minuten lang auf 110 °, so schmilzt es bei Gegenwart von Citronensäure und färbt sich gelb.

>Bollett. Chim. Farm. 1908. 7.
Apoth. Ztg. 1908. 197.
Chem. Zentralbl. 1908. I. 1096.

Lücke's Reaktion auf Hippursäure.
Verdampft man Hippursäure mit konzentr. Salpetersäure zur Trockene und erhitzt den Rückstand in einem Glasröhrchen, so entwickelt sich Nitrobenzolgeruch.
>Arch. f. patholog. Anatomie 1860. 196.

Luckow's Reagenz auf Aluminium
ist Carminsäurelösung oder Cochenilletinktur, die mit Aluminiumsalzen in neutraler oder schwach essigsaurer Lösung gefärbte Niederschläge gibt.
>Journ. f. prakt. Chem. 1864. 399.
Chem. Zentralbl. 1864. 504.

Luckow's Reagenz auf freie Säure in Alaun
ist Cochenilletinktur, welche mit neutralem Alaun bläulichrot, mit saurem orange gefärbt wird.
>Chem. Zentralbl. 1868. 126.

Luckow's Indikator für Alkalimetrie
ist Cochenilletinktur.
>Journ. f. prakt. Chem. 84. 424.
Ztschr. f. analyt. Chem. 1. 386.

Ludwig's Reaktion auf Anilin.
Eine wässerige Lösung von Anilin wird auf Zusatz von Phenol durch Natriumhypochloritlösung blau gefärbt (auf Säurezusatz rot).
>Merck's Report 1901. 129.

Ludwig's Reagenz zur Harnsäurebestimmung.
a) Eine Lösung von 5 g Ammoniumchlorid und 10 g Magnesiumchlorid in 15 g Ammoniakflüssigkeit und Wasser zu 100 ccm; b) eine Lösung von 26 g Silbernitrat versetzt man mit soviel Ammoniakflüssigkeit, daß eine klare Mischung entsteht, und ergänzt dann mit Wasser auf 1 Liter; c) 15 g Kaliumhydroxyd und 10 g Natriumhydroxyd löst man in Wasser zum Liter. 500 ccm hiervon sättigt man mit Schwefelwasserstoff und gibt dann die übrigen 500 ccm der Lauge zu.
>Anzeig. d. Akademie d. Wissensch. Wien 1881. 18. 92.
Chem. Zentralbl. 1881. 390.

Ludwig's Reaktion auf Quecksilber im Harn.
Der schwach mit Salzsäure angesäuerte Harn wird auf 50—60 ° C. erwärmt und Zinkstaub zugegeben. Der Zinkstaub wird nach dem Sammeln und Trocknen in einer an einem Ende ausgezogenen Glasröhre erhitzt, wobei sich das Quecksilber in der Kapillare ansammelt. Näheres siehe: Wiener med. Jahrb. 1877. 143. — Ztschr. f. physiol. Chem. 6. 495. — Chem. Zentralbl. 1881. 202. — Vergl. Fürbringer's Reaktion. — Nega, Berl. klin. Woch. 21. 298. 359. 459.

Ludwig-Haupt's Reagenz auf Laurin- und Ölsäure.
Zu einer Lösung von 0,5 g Anilinchlorhydrat in 25 ccm Alkohol (96 %) gibt man eine

Mischung von 5 ccm 1 %iger, alkoholischer Furfurollösung mit 1 ccm Phenol und gibt so viel (etwa 10 Tropfen) 5 %iges Ammoniak zu, bis die Farbe der Mischung gelbrötlich geworden ist. Nach 2 stündigem Stehen ist das Reagenz gebrauchsfertig. Anwendung siehe:
Ztschr. f. Unters. Nahr.-Genußm. 1907. 605.
Pharm. Zentrh. 1907. 479.
Chem. Zentralbl. 1907. II. 187.

Luebert's Reaktion auf Formaldehyd in Milch.

In einen Glaskolben (100 ccm) gibt man 5 g grob gepulvertes Kaliumsulfat und 5 ccm Milch und läßt an der Glaswand vorsichtig 10 ccm Schwefelsäure (D. $=$ 1,84) zufließen. Ist Formaldehyd vorhanden, so färbt sich das Kaliumsulfat und dann die ganze Mischung violett. Empfindlichkeitsgrenze $=$ 1 : 250 000.
Chem. Zentralbl. 1901. II. 900.
Journ. Americ. Chem. Soc. 23. 682.

Luedy's Reaktion auf Harnstoff.

Eine alkoholische Lösung von Harnstoff (oder alkoholischer Harnauszug) wird mit einem geringen Überschuß von o-Nitrobenzaldehyd eingedampft, der Rückstand mit Alkohol gewaschen, mit einer Lösung von Phenylhydrazinchlorhydrat und verdünnter Schwefelsäure (10 %) versetzt und zum Sieden erhitzt. Es entsteht eine orange bis rote Färbung.
Monatsh. f. Chem. 10. 303.
Chem. Ztg. 1889. Rep. 221.

Luff's Reagenz auf Glukose

ist eine Modifikation von Fehling's Reagenz, nach welcher an Stelle von Weinsäure Citronensäure verwendet wird. Zur Darstellung löst man 35,9 g Kupfercitrat (Merck's Index 1910. 90.) in einer wässerigen Lösung von 63 g Citronensäure unter Erwärmen auf und gibt nach dem Erkalten 67,2 g Kaliumhydroxyd zu.
Ztschr. f. analyt. Chem. 38. 778; 42. 116.
Ztschr. f. d. ges. Brauwesen 21. 319.
Chem. Zentralbl. 1898. II. 393.

Lugol's Reagenz auf Eiweiß im Harn

ist eine Mischung von Eisessig und Wasser oder eine Lösung von Jodjodkalium, die mit Essigsäure angesäuert ist. Das Reagenz gibt mit Eiweiß enthaltenden Lösungen einen Niederschlag.
Merck's Index 1902. 262.
Enzyklop. d. gesamt. Pharm. 1891. X. 753.
Salkowski, Chem. Zentralbl. 1906. II. 1531.

Lugol's Reagenz für mikroskop. Zwecke

ist eine Lösung von 1 g Jod und 2 g Jodkalium in 50 ccm Wasser (oder 4+6 : 100). Gebraucht als Färbeflüssigkeit.
Fol, Lehrbuch, 103.
Eberth-Friedländer, Mikroskop. Techn. 1894. 102. 167.
Enzyklop. d. mikroskop. Techn. 1903. 624.

Lund's Reagenz zur Honigprüfung

ist 0,5 %ige, wässerige Tanninlösung. Durch das Tannin werden die Eiweißstoffe ausgefällt und der Niederschlag in geeigneten Appa-

raten gemessen. Er ist bei Naturhonig bedeutend größer als bei Kunstprodukten. Näheres siehe: Ztschr. Unters. Nahr. Gen.-Mittel 1910. 68. 292.

Lunge's Reagenz auf salpetrige Säure.

Man löst 0,1 g α-Naphthylamin in 20 ccm kochendem Wasser, gießt vom Rückstand ab und gibt 150 ccm verdünnte Essigsäure zu der farblosen Lösung. Zu dieser Mischung gibt man eine Lösung von 0,5 g Sulfanilsäure in 150 ccm verdünnter Essigsäure. Dieses Reagenz gibt mit Spuren salpetriger Säure Rotfärbung.
Ztschr. f. angew. Chem. 1889. 666.
Ztschr. f. analyt. Chem. 33. 223.
Lunge, Chem. Techn. Unters.-Meth. 1904. I. 365.

0,1 g reines, weißes α-Naphthylamin löst man in 100 ccm siedendem Wasser, fügt 5 ccm Eisessig und alsdann eine Lösung von 1 g Sulfanilsäure in 100 ccm Wasser zu. Als Vergleichsflüssigkeit benützt man eine Mischung von 10 ccm Natriumnitritlösung (0,03632 g $Na NO_2$: 100) und 90 ccm reiner Schwefelsäure.
Vergl. Südd. Apoth. Ztg. 1906. 145.
Ztschr. f. angew. Chem. 1906. 283.

Lunge's Reaktion auf Salpetersäure in Schwefelsäureanhydrid.

20 ccm Anhydrid mischt man mit einer Lösung von 0,5 g Diphenylamin in 100 ccm Schwefelsäure (1,84) und 20 ccm Wasser. Blaufärbung zeigt Salpetersäure an.
Ztschr. f. angew. Chem. 1894. 345.
Vergl. Iwanow's Reaktion.

Lunge-Lwoff's Reagenz auf Salpetersäure

ist eine Lösung von 0,2 g Brucin in 100 ccm konzentr. Schwefelsäure. Die Lösung dient zur kolorimetrischen Bestimmung der Salpetersäure. Näheres siehe: Ztschr. f. angew. Chem. 1894. 345.

Lunge-Lwoff's Reagenz auf salpetrige Säure

ist eine Lösung von 0,1 g α-Naphthylamin in 100 ccm Wasser und 5 ccm Eisessig, der noch eine Lösung von 1 g Sulfanilsäure in 100 ccm Wasser zugegeben wird. Das Reagenz dient zur kolorimetrischen Bestimmung der salpetrigen Säure. Näheres siehe: Ztschr. f. angew. Chem. 1894. 345.

Lustgarten's Reaktion auf Jodoform.

Beim Erwärmen von Jodoform und Phenolkalium oder Resorcinkalium entsteht unter Bildung von Rosolsäure eine rot gefärbte Flüssigkeit, deren Farbe auf Säurezusatz verschwindet. In einem Reagenzglase erwärmt man wenig Phenolkalium mit 1—3 Tropfen des in Alkohol gelösten Jodoforms, das man durch Ausschütteln mit Äther etc. aus dem Untersuchungsobjekt erhalten hat. Nach wenigen Sekunden tritt ein roter Beschlag auf, der sich in wenig Alkohol mit carmoisinroter Farbe löst. Diese Reaktion tritt noch mit 0,2—0,3 mg Jodoform ein.

Ztschr. f. analyt. Chem. **22.** 97 u. 467.
Monatsh. f. Chem. **3.** 715.
D u p o u y , Bull. scienc. pharm. 1903. 140.
Pharm. Zentrh. 1903. 479.
Apoth. Ztg. 1903. 577.
N i c k e l , Die Farbenreakt. d. Kohlenst.-
Verb. 1890. 65.

Lustgarten's Reaktion auf Naphthol oder Chloroform.

Erwärmt man eine Lösung von Naphthol in starker Kalilauge nach Zusatz von etwas Chloroform, so färbt sich die Mischung vorübergehend blau (Farbe des Berlinerblaus). Empfindlichkeitsgrenze = 0,016 g Naphthol. In ihrer Umkehrung kann die Reaktion zum Nachweise des Chloroforms dienen; Empfindlichkeitsgrenze = 1 : 24 000.
Anzg. d. k. k. Akadem. in Wien 1882. 101.
Ztschr. f. analyt. Chem. **22.** 97 u. 467.
Monatsh. f. Chem. **3.** 722.

Lustgarten's Reagenz zum Färben mikroskop. Präparate.
1. Eine gesättigte, alkoholische Lösung von Viktoriablau mischt man mit Wasser im Verhältnis 1 : 2—4. Gebraucht zu Kernfärbungen.
Wiener med. Jahrb. 1886. 285.
B e h r e n s ' Tabellen 1892. 113.
2. a) Anilinwassergentianaviolettlösung (nach Ehrlich); b) 1,5 %ige Kaliumpermanganatlösung. Für Syphilisbazillen.
Wiener med. Jahrb. 1885 oder
Ztschr. f. wiss. Mikroskop. 1885. 408.
E b e r t h - F r i e d l ä n d e r , Mikroskop. Techn. 1894. 209.
Enzyklop. d. mikroskop. Techn. 1903. 189. 1281.

Luther-Udranszky's Reaktion auf Glukose im Harn.

Über 1 ccm konzentr. Schwefelsäure schichtet man 0,5 ccm Wasser und 1 Tropfen α-Naphthollösung in Chloroform (1 : 10). Gibt man hierzu 1 Tropfen der zu prüfenden Flüssigkeit (Harn), so entsteht bei Anwesenheit von Glukose ein blau- bis rotvioletter Ring. Empfindlichkeitsgrenze = 0.01 mg. Näheres siehe: Prager med. Woch. 1890. 479. — Pharm. Zentrh. 1890. 670. — Jahresber. f. Tierchemie 1891. 197. — L u t h e r , Dissert. Freiburg 1890.

Lutschinsky's Reaktionen auf Diphenylamin
beruhen auf der Umkehrung der bekannten Reaktionen auf oxydierende Stoffe (Salpetersäure, Chlor etc.) mittels Diphenylamin.
Chem. Ztg. 1912. 1239.

Lüttke's Reaktion auf Phenacetin.

Kocht man Phenacetin mit Salzsäure und gibt dann Eisenchlorid zu, so entsteht eine blutrote Färbung.
Chem. Ztg. 1890. Rep. 62.
Pharm. Zentrh. 1890. 65.
Chem. Zentralbl. 1890. I. 496.

Lutz' Reagenz auf Eisen
ist eine gesättigte, wässerige Lösung von Protokatechusäure. Versetzt man eine saure Lösung von Ferro- oder Ferrisalzen mit dem Reagenz und einem Überschuß von (Normal-) Sodalösung, so entsteht eine rote Färbung. Empfindlichkeitsgrenze = 1 : 10 Millionen.
Chem. Ztg. 1907. 570.
Apoth. Ztg. 1907. 482.
Pharm. Ztg. 1907. 573.
Vergl. Hesse's u. Hlasiwetz-Pfaundler's Reaktion auf Protokatechusäure.

Lutz' Reagenz für mikrochem. Zwecke (zum Färben von Schnitten).

Eine gesättigte Lösung von Methylgrün in 90 %igem Alkohol versetzt man tropfenweise mit Ammoniak bis zur Entfärbung. Einen weißlichen Niederschlag bringt man durch vorsichtigen Zusatz von Essigsäure unter Umschütteln in Lösung.
Bull. scienc. pharmacol. 1900. 124.
Pharm. Zentrh. 1901. 221.

Lutz' Reagenz zum mikrochem. Nachweis der Gerbstoffe.

Man löst 2 g Kupfersulfat in 50 ccm Wasser und gibt so viel Ammoniak zu, daß der entstandene Niederschlag sich wieder löst. Dann füllt man mit Wasser zu 100 ccm auf. Schnitte der zu prüfenden Droge legt man einige Stunden in dieses Reagenz und betrachtet sie in einem geeigneten Einbettungsmittel unter dem Mikroskop. Gerbstoffe sind an der Braunfärbung zu erkennen.
Pharm. Zentrh. 1900. 194.
Ztschr. f. analyt. Chem. **41.** 70.

Lux' Reaktion auf fettes Öl in Mineralöl
beruht auf der Verseifung der fetten Öle mit Natrium oder Natriumhydroxyd. Noch 2 % fettes Öl lassen sich am Erstarren der erkalteten, verseiften Masse erkennen. Näheres siehe: Ztschr. f. analyt. Chem. **24.** 357—362. — Chem. Ztg. 1885. 1504. — R u h e m a n n , Chem. Ztg. 1893. Rep. 91.

de Lylle's Reaktionen auf Tee und Maté.

Matéaufgüsse werden durch Ammoniak, Quecksilberoxydnitrat, Kalkwasser, Natronlauge und Kaliumquecksilberjodid grün gefärbt oder gefällt, während Teeaufgüsse durch Ammoniak rot, Kalkwasser braun, Natronlauge gelb etc. gefärbt werden. Eisenchlorid ruft in Matéaufgüssen einen dunkelgrünen, in Tee einen dunkelroten Niederschlag hervor. Weitere Reaktionen siehe: Annal. Chim. analyt. appl. 1912. **17.** 84.

Lyon's Reaktion auf Hydrastin.
Siehe: Arch. der Pharm. (3) **24.** 634.
Ztschr. f. analyt. Chem. **26.** 645 (auch **23.** 237 u. **24.** 160).
Western Druggist 1886. 73.

Lyon's Reaktion auf Chinaalkaloide.
Siehe: Pharm. Review 1904. 365.
Südd. Apoth. Ztg. 1905. 166.
Ztschr. d. öst. Apoth. Ver. 1904. 1288.
Pharm. Zentrh. 1905. 216.
Nouv. Reměd. 1905. 325.
Pharm. Journ. 1905. I. 4.

Lyon's Reagenz auf Rohrzucker, Milchzucker etc.

ist Kentmann's Reagenz auf Formaldehyd mit einem Zusatz von einer Spur Eisenchlorid (1 : 2 Million). Rohrzucker- und Milchzuckerlösungen geben dieselbe violettblaue Farbenerscheinung wie Formaldehyd.

Pharm. Journ. 1905. II. 521.
Americ. Journ. of Pharm. **77.** 493.
Ztschr. f. analyt. Chem. **47.** 770.

Macadie's Reaktion auf Gallenfarbstoffe im Harn.

10 ccm Harn versetzt man mit Essigsäure und Calciumchlorid und zentrifugiert. Das mit Wasser gewaschene Sediment löst man in 5 ccm einer Mischung von 1 Teil Salzsäure und 3 Teilen Alkohol und unterschichtet mit Salpetersäure (1,4). Bei Anwesenheit von Gallenfarbstoffen entstehen von unten nach oben gefärbte Zonen: gelb, weinrot, blau, blaugrün, grün.

Pharm. Journ. 1908. **26.** 686.
Pharm. Ztg. 1908. 477.
Chem. Zentralbl. 1908. II. 206.
Südd. Apoth. Ztg. 1908. 570.

Mac Callum's Reaktion auf Eisensalze.

Versetzt man die Lösung eines Eisensalzes mit einer 5 %igen, alkoholischen Hämatoxylinlösung, so entsteht sofort oder nach kurzer Zeit eine violettrote bis violettblaue Färbung. Diese Färbungen werden durch Verbindungen des Eisenoxyds und -oxyduls mit organischen und anorganischen Säuren hervorgebracht. Empfindlichkeitsgrenze ⚏ 1 : 100 000. Verbindungen des Eisens mit anderen organischen Stoffen (z. B. mit Eiweißstoffen) sollen diese Reaktion nicht geben (wenn sie frei von Eisensalzen und von freiem Alkali sind). Auch Ferrocyankalium gibt die Reaktion nicht.

Zum mikroskopischen Nachweis des Eisens in Geweben benutzt der Autor Ammoniumsulfid.

Proc. Royal Soc. London 1892. 277.

Mac Callum's Reagenz auf Kalium

ist identisch mit Erdmann's Reagenz.

Journ. of Physiol. **32.** 95.
Journ. Americ. Chem. Soc. **27.** 343.
Pharm. Praxis 1906. 303.
Chem. Zentralbl. 1905. I. 885.
T r a c y , Journ. Med. Research (9) **14.** 447.

MacConkey's Reagenz auf Colibakterien.

Eine Lösung von 0,5 g Natriumtaurocholat und 2 g Pepton (Witte) in 100 ccm Wasser wird 2 Stunden lang gekocht und nach 2 tägigem Stehen filtriert. In der klaren Flüssigkeit löst man 1 g Milchzucker und 0,25 ccm 1 %ige Lösung von Neutralrot. Colibakterien verursachen Fluoreszenz und Gasentwicklung.

Arch. Instit. bact. Camara Pestana 1912. **3.** 279.
Ztschr. f. wiss. Mikroskop. 1912. **29.** 264.

Mac Crae's Reagenz auf Salicylsäure

ist eine Mischung von 3 Tropfen Formaldehyd mit 3 ccm Schwefelsäure. Löst man eine Spur Salicylsäure in 2 Tropfen Schwefelsäure und gibt 1 Tropfen Reagenz zu, so färbt sich die Mischung rosarot. Ebenso verhalten sich Acetylsalicylsäure und Salol. Salicin färbt tiefrot, Phenol rotviolett, Resorcin orangebraun, Pyrogallol braun, α-Naphthol schmutziggrün, β-Naphthol schmutzigbraun, Zimtsäure braun, Mandelsäure gelb, Brenzkatechin violett, Chinon schmutziggrünbraun.

The Analyst 1911. **36.** 540.
Chem. Zentralbl. 1912. I. 95.

Mac Lagan's Reaktion auf Nebenalkaloide im Cocaïn.

0,06 g Cocaïnhydrochlorid löst man in 60 ccm Wasser und gibt 2 Tropfen Ammoniak zu. Reibt man die Gefäßwände kräftig mit einem Glasstabe, so soll innerhalb $^1/_4$ Stunde ein reichlicher, krystallinischer Niederschlag entstehen. Eine milchige Trübung zeigt einen Gehalt von mehr als 4 % amorphen Alkaloides an.

Amer. Drugg. 1887. 22.
Pharm. Zentrh. 1889. 597; 1890. 111.
Chem. Ztg. 1887. Rep. 68.
Modifikation nach Merck's Index 1902. 76: Löse 0,1 g Cocaïnhydrochlorid in 85 ccm Wasser, füge 0,2 ccm 10 %iges Ammoniak zu und schlage die Flüssigkeit mit einem Glasstabe, bis eine reichliche, krystallinische Cocaïnausscheidung entsteht, was nicht länger als 5 Minuten dauern soll.

B ö h r i n g e r , Pharm. Zentrh. 1899. 393.

Mac Munn's Reaktion auf Indikan im Harn.

10 ccm Harn mischt man mit 10 ccm Salzsäure und gibt tropfenweise Salpetersäure zu. Bei Anwesenheit von Indikan tritt Blaufärbung auf.

Siehe: Jaffé's Reaktion.
Merck's Report 1901. 161.

Mac Neal's Reagenz zum Färben mikroskop. Präparate.

1. Man löst 0,5 g Methylenviolett, 0,5 g Methylenblau und 0,25 g Natriumkarbonat (kryst.) in 50 ccm Wasser und 50 ccm Glycerin. Gebraucht neben verdünnter Eosinlösung wie Leishman's Reagenz.
2. Eine Lösung von 0,12 g Methylenviolett, 0,12 g Methylenblau, 0,12 g Eosin in 100 ccm Methylalkohol. Gebraucht zur Schnellfärbung.

Americ. Journ. Anatom. 1906. 6.
Ztschr. f. wiss. Mikroskop. 1906. (23.) 455.

Macweeney's Reaktion auf Blut

ist die bekannte Reaktion mittels Benzidin.

Bordas, Compt. rend. 1910. 562.
Pharm. Ztg. 1910. 387.
Apoth. Ztg. 1910. 263.

Mac William's Reagenz auf Eiweiß

ist Salicylsulfosäure.

Merck's Bericht 1891. 21.
Brit. Med. Journ. 1891. 837 u. 1892. 115.
Siehe: Roch's Reaktion.

Maderna's Reaktion auf Arsensäure neben Phosphorsäure.

Die Salzlösung wird mit Essigsäure angesäuert und ein geringes Volumen davon mit 10—15 ccm konz. Ammoniumnitratlösung versetzt. Man erhitzt zum Sieden, gibt dann 1 g festes, gepulvertes Ammoniummolybdat zu und kocht noch $1^1/_2$ Minute weiter. Bildung eines weißen Niederschlages zeigt Arsen an. Empfindlichkeitsgrenze = 0,002 g Arsensäure.

> Atti reale accadem. Lincei Roma (5) **19.** II. 68.
> Chem. Zentralbl. 1910. II. 913.

Madsen's Reagenz auf Chinin (Herapathitreagenz)

ist identisch mit Christensen's Reagenz.

Magnier de la Source siehe **Source.**

Mahler's Reaktion auf Saccharin.

Saccharin liefert beim Schmelzen mit metallischem Kalium oder Natrium Alkalisulfid, das mit Nitroprussidnatrium nachgewiesen werden kann. (Vergl. Bailey's, Bechamp's, Kràl's und Scheele's Reaktion.)

> Chem. Ztg. **28.** Rep. 270 u. **29.** 32.
> Apoth. Ztg. 1904. 784.
> Chem. Zentralbl. 1905. I. 564.

Maillard's Reaktion auf Indoxyl im Harn.

10 ccm Harn mischt man mit 1 ccm Bleiessig, filtriert und versetzt das Filtrat mit dem gleichen Volumen Salzsäure. Schüttelt man diese Mischung mit Chloroform, so färbt sich dieses bei Gegenwart von Indoxyl blau. Tritt die Färbung nicht auf, so muß man der Sicherheit wegen nochmals mit etwas Wasserstoffsuperoxyd schütteln.

> Vergl. Mennechet, Répert. de Pharm. 1909. 533.
> Pharm. Zentralh. 1910. 642.
> Pharm. Praxis 1911. 73.

Maisch's Reaktion auf Curcuma in Rhabarber und Senf.

Die Substanz schüttelt man 2 Minuten lang mit Alkohol, filtriert und versetzt das Filtrat mit Borax und Salzsäure. Bei Anwesenheit von Curcuma wird das Filtrat durch Borax braun gefärbt und bleibt es auch nach Zusatz von Salzsäure.

> Americ. Journ. of Pharm. 1871. **259.**
> Ztschr. f. analyt. Chem. **11.** 348.
> Chem. Zentralbl. 1873. 27.

Malacarne's Reaktion auf Absynthin in Wermutwein

siehe: Giorn. Chim. Farm. **59.** 169.
> Chem. Zentralbl. 1910. II. 44.

Malaquin's Reaktion auf Strychnin.

1 ccm einer höchstens 0,1 %igen Strychninlösung behandelt man mit 1 g Zink und 1 ccm konz. Salzsäure (2—4 Minuten lang), erhitzt dann rasch zum Sieden, läßt abkühlen und schichtet über Schwefelsäure. Es entsteht sofort ein rosaroter Ring. Empfindlichkeitsgrenze = 1 : 100 000.

> Journ. de Pharm. et de Chim. 1909. II. 546.
> Merck's Bericht 1911. 455.
> Répert. de Pharm. 1910. 38.
> Pharm. Ztg. 1909. 1007.
> Chem. Zentralbl. 1910. I. 577.
> Südd. Apoth. Ztg. 1910. 228.
> Ztschr. f. angew. Mikroskop. 1910. 205.

Malassez' Reagenz (Ammoniak-Carmin) siehe Ranvier.

Malassez' Reagenz für mikroskop. Zwecke (Serum).

a) Chlornatrium 3 g: 100 ccm Wasser,
b) Natriumsulfat 5 g: 100 ccm Wasser,
c) arabisches Gummi 8 g: 100 ccm Wasser.

Die 3 Lösungen stellt man auf ein spezifisches Gewicht von 1,022, mischt a und b und gibt zu dieser Mischung 45 ccm von der Lösung c. Nach dem Filtrieren gibt man etwas Kampfer zu.

> Arch. de Physiol. 1882. 217.
> Marcano, Ztschr. f. wiss. Mikroskop. 1899. 365.

Malerba's Reaktion auf Aceton.

2—5 g Dimethyl - p - Phenylendiaminchlorhydrat löst man in 100 ccm Wasser. — Versetzt man die zu prüfende Flüssigkeit mit einigen Tropfen dieses Reagenzes, so geht die violette Farbe in Rosa und innerhalb 24 Stunden in Rot über. Die Lösung zeigt im Spektroskop zwei dem Oxyhämoglobin analoge Streifen zwischen D und E. Durch Alkali verschwindet die Färbung, durch Säuren wird sie regeneriert (violett).

> Répert de Pharm. 1895. 324.
> Jahresber. f. Tierchem. 1894. 76.
> Chem. Ztg. **19.** Rep. 82.

Malerba's Reagenz auf Harnsäure

ist eine 5 %ige, wässerige Lösung von Dimethyl-p-Phenylendiaminchlorhydrat. Die zu prüfende Substanz dampft man mit Salpetersäure zur Trockene ein und gibt dann einige Tropfen Reagenz zu. Bei Anwesenheit von Harnsäure entsteht eine blaue Färbung mit einem leichten Stich ins Violette.

> Répert. de Pharm. 1895. 324.
> Arch. italienn. de Biologie **22.** 86.
> Jahresber. f. Tierchem. 1894. 76.

Malfatti's Reaktion auf Milchzucker im Harn

ist identisch mit Woehlk's Reaktion.

> Zentralbl. f. Harnkrankh. etc. 1905. Nr. 2.
> Ztschr. f. angew. Mikroskop. 1905. 68.

Mallet's Reaktion auf Wolfram.

> Siehe: Ztschr. f. analyt. Chem. **16.** 474.
> Chem. News 31. 276.
> Berl. Ber. **8.** 831.
> Chem. Zentralbl. 1875. 553.

Mallory's Reagenz zum Färben mikroskop. Präparate.

1. Eine Lösung von 1 ccm 10 %iger Phosphormolybdänsäure, 1 g Hämatoxylin und 10 g Chloralhydrat in 100 ccm Wasser. Gebraucht zum Färben von Achsenzylindern, Gliazellen und Ganglienzellen des Zentralnervensystems.

Ztschr. f. wiss. Mikroskop. 1891. 341;
1901. 175.
Anat. Anzg. 1891. 375.
A u e r b a c h , Neurol. Zentralbl. 1897.
439.
S c h i e f f e r d e c k e r , Ztschr. f. wiss.
Mikroskop. 1891. 342.
R i b b e r t , ebenda 1898. 93.
B e h r e n s ' Tabellen 1892. 106.
E b e r t h - F r i e d l ä n d e r , Mikro-
skop. Techn. 1894. 246.
Merck's Bericht 1901. 101.
2. Man löst 0,1 g Hämatoxylin und 2 g Phos-
phorwolframsäure in 100 ccm Wasser und
gibt 0,2 g Wasserstoffsuperoxyd zu.
3. Eine Lösung von 0,5 g Anilinblau, 2 g
Orange G und 2 g Oxalsäure in 100 ccm
Wasser.
Journ. f. exper. Med. 1900. 15.
Ztschr. f. wiss. Mikroskop. 1901. 176.
Enzykl. d. mikroskop. Techn. 1903. 509.

Malméjac's Reaktion auf Tuberkulose
(Uro-Reaktion) gründet sich auf die Feststellung des Säuregrades des Harns mit Hülfe
von Phenolphthalein und $^1/_{10}$ Norm. Natronlauge. Näheres siehe: Répert. de Pharm.
1909. 449.

Mameli-Ganassini's Reaktionen zum Nachweis
von Juniperus Sabina
siehe: Bollett. della societa medico-chirur-
gica di Pavia 1910, März.
Chem. Zentralbl. 1910. I. 2141.
Pharm. Zentrh. 1910. 733.
Ztschr. f. analyt. Chem. 1911. 205.

Manahan's Reagenz zur Spirochätenfärbung.
Man löst 0,5 g Methylenblau-Eosin in 100
ccm Methylalkohol, filtriert und verdünnt je
30 ccm des Filtrats mit 10 ccm Methylalkohol.
Boston Med. Surg. Journ. 1906. 3.
Klin-therap. Woch. 1906. 377.

**Manchot's Reaktionen auf Diguajacyl-Phenyl-
methan.**
Das Präparat liefert mit Schwefelsäure eine
orange Färbung, die bei Luftzutritt in Rot
übergeht. — Es löst sich in Natronlauge und
wird durch Säuren wieder abgeschieden. —
Es wird mit wenig Natronlauge befeuchtet
blau. — Die alkoholische Lösung wird durch
Eisenchlorid blaugrün gefällt. — Es reduziert
ammoniakalische Silberlösung.
Berl. Ber. 1910. 43. 951.

**Manchot's Reagenz zum Färben mikroskop.
Präparate.**
a) Konzentr., wässerige Fuchsinlösung.
b) Zuckersirup, der 2—3 % Schwefelsäure
enthält. Gebraucht zum Färben elastischer
Fasern.
Virchow's Archiv 121. 17.
E b e r t h - F r i e d l ä n d e r , Mikroskop.
Techn. 1894. 231.

Manchot-Kampschulte's Reaktion auf Ozon
beruht auf der Schwärzung von metallischem
Silber durch trockenes und feuchtes Ozon.
Näheres siehe: Berl. Ber. 1907. 40. 2891, 1909.
42. 3942. 1910. 43. 750. — Vergl. E r d m a n n ,
Berl. Ber. 1904. 37. 4741.

Mandach's Reagenz auf Gallenfarbstoffe.
Einen Tropfen einer 0,1 %igen Eosinlösung
verdünnt man mit so viel Wasser, bis die
gelbrote Farbe der Lösung in eine blaßrosa
übergegangen ist und eine leichte Grünfluores-
zenz zeigt. Diese Lösung wird durch ikterischen Harn gelbbraun gefärbt.
Korrespond.-Blatt f. Schweizer Ärzte 1907.
Nr. 13.
Deutsche Med. Ztg. 1907. 632.
Klinisch-therap. Woch. 1907. 789.

Mandel's Reagenz auf Eiweißstoffe
ist 5 %ige Chromsäurelösung.
Siehe: Guérin u. Rosenbach, Handb. physiol.
chem. Laborat. 1897.

Mandelbaum's Typhusreaktion
beruht auf der bekannten Erscheinung, daß
manche Bakterien, die längere Zeit mit dem
spezifischen Serum in Berührung sind, zu
Fäden und Haufen zusammengeballt wachsen.
Münchener med. Woch. 1910. No. 4 und 16.
Belonowski, ebenda No. 14.
Kessler, ebenda No. 29.

Mandelin's Reagenz auf Alkaloide
ist eine Lösung von 1 g vanadinsaurem Ammon in 200 g Schwefelsäure (Mono- oder Bi-
hydrat). Das Reagenz gibt mit Alkaloiden
charakteristische Farbenreaktionen.
Tabellarische Zusammenstellung siehe Ztschr.
f. analyt. Chem. 23. 235.
Vergl. Kundrát's Reagenz.
Pharm. Ztschr. f. Rußland 22. 22.

**Mandelin's Reaktion auf Nepalin (= Napellin
oder Pseudoconitin).**
Nepalin gibt mit einigen Tropfen rauchender Salpetersäure eingedampft einen moschus-
ähnlich riechenden Rückstand, welcher sich
mit alkoholischer Kalilauge intensiv carmin-
bis purpurrot färbt. Empfindlichkeitsgrenze
= 0,01 mg Nepalin. Aconitin verhält sich bei
gleicher Behandlung indifferent.
Pharm. Ztschr. f. Rußland 23. 41.
Ztschr. f. analyt. Chem. 28. 760.
Pharm. Zentrh. 1890. 352.

Mandelin's Reaktion auf Strychnin.
Bringt man auf einem Uhrglase etwas
Strychnin mit einigen Tropfen einer Lösung
von 1 g Ammonvanadat in 100 oder 200 g
Schwefelsäuremonohydrat zusammen, so entsteht sofort eine prachtvolle Blaufärbung, die
allmählich in Violett, Zinnoberrot und Orange
übergeht. Gibt man nach Eintritt der zinnoberroten Färbung Natronlauge zu, so entsteht eine rosa bis purpurrote Färbung, die
auch beim Verdünnen mit Wasser beständig ist.
Pharm. Ztschr. f. Rußland 22. 345.
Ztschr. f. analyt. Chem. 23. 240.

**Manea's Reaktion auf Ölsäure und zur Unter-
scheidung von pflanzlichen und tierischen
Fasern.**
Pflanzliche Fasern und Ölsäure färben sich
unter dem Einfluß von Schwefelsäure rosa
bis rot. Diese Reaktion kann sowohl zum
Nachweis der Ölsäure als auch zur Diffe-

renzierung von pflanzlichen und tierischen Fasern verwendet werden, da tierische Fasern mit Ölsäure und Schwefelsäure nicht in der angegebenen Weise reagieren.

Chem. Rev. d. Fett- und Harz-Industr. 1909. 14.
Bul. Soc. Stint. Bukarest 1908. 256.
Nouv. remèdes 1910. 422.
Pharm. Zentrh. 1909. 324 u. 1911. 259.
Répert. de Pharm. 1909. 363.

Manget-Marion's Reagenz auf Ammoniak
ist Diamidophenol, welches mit Ammoniak eine intensive Gelbfärbung erzeugt. Das Reagenz soll empfindlicher sein als Neßler's Reagenz. Empfindlichkeitsgrenze $= 1 : 1\,000\,000$.

Annal. Chim. analyt. appl. 8. 83.
Chem. Zentralbl. 1903. I. 895.

Manget-Marion's Reaktion auf Formaldehyd.
Formaldehydhaltige Milch färbt sich nach dem Bestreuen mit Amidophenol oder Diamidophenol-1.2.4 (Amidol) innerhalb einiger Minuten kanariengelb. Empfindlichkeitsgrenze $= 1 : 50\,000$.

Formaldehydhaltige Bouillon (Fleischgelee) färbt sich beim Schütteln mit wenig Diamidophenol gelb und auf Zusatz von Ammoniak schmutziggelb; formaldehydfreie Bouillon wird blaßrotbraun und mit Ammoniak blau gefärbt.

Chem. Zentralbl. 1902. II. 1276; 1903. II. 219.
Chem. Ztg. 1902. 1043.
Annal. Chim. analyt. appl. 8. 83. 207.
Pharm. Zentrh. 1905. 962.
Compt. rend. 1902. II. 584.
Bull. Soc. Chim. Paris 1903. (29.) 362.

Mangin's Reagenzien auf Cellulose.
1. Jodlösung $= 1$ g Jod und 3 g Jodkalium in 200 ccm Wasser.
2. Chlorcalciumjodlösung $=$ 1 g Jodkalium, 0,2 g Jod, 20 g konzentr., wässerige Chlorcalciumlösung.
3. Chlorzinkjodlösung $=$ 1,3 g Jod, 6,5 g Jodkalium, 20 g Zinkchlorid in 10,5 g Wasser.
4. Jodphosphorsäure $=$ 0,3 g Jod, 0,5 g Jodkalium in 25 ccm Phosphorsäure.
5. Jodzinnchloridlösung $=$ eine wässerige Lösung von Chlorzinn und Jodjodkalium.
6. Jodaluminiumchloridlösung $=$ eine wässerige Lösung von Aluminiumchlorid und Jodjodkalium.
7. Jodhaltige Jodwasserstoffsäure.
Durch diese Reagenzien wird Cellulose nach Überführung in Amyloid blau gefärbt.

Bull. de la Soc. Botan. de France 1888.
Répert. de Pharm. 1897. 277.
Vergl. Mangin's Nachweis von Pektinstoffen mit Rutheniumsesquichlorid Ztschr. f. wiss. Mikroskop. 1890. 268 u. 1893. 126 oder Enzyklop. d. mikroskop. Techn. 1903. 1182, ferner Tobler, Ztschr. f. wiss. Mikroskop. 1906. 182.

8. Eine Lösung von Kupferspänen in konzentr. Ammoniakflüssigkeit, bei Luftzutritt und Lichtabschluß bereitet.

Strasburger, Kl. Botan. Prakt. 1893. 221.
Journ. de Botan. 1892. 241.
Vergl. Schweitzer's Reagenz.

Mangini's Reagenz auf Alkaloide
ist eine Lösung von Jodkalium und Jodwismut in konzentr. Salzsäure. Das Reagenz gibt mit Alkaloiden braune Niederschläge.

Gazz. chim. ital. 1882. 315.
L'Orosi 6. 330.
Arch. der Pharm. (3) 21. 690.
Vergl. Dragendorff's Reagenz.
Kraut, Liebig's Annal. 210. 310.

Mann's Reagenz auf Wasser in Alkohol oder Äther etc.
2 Teile Citronensäure und 1 Teil Molybdänsäure werden geschmolzen, in Wasser gelöst und mit dieser Lösung Filtrierpapier getränkt. Dieses Papier ist nach dem Trocknen blau gefärbt. Durch wasserhaltigen Alkohol oder Äther wird das Papier entfärbt.

Arch. der Pharm. (3) 17. 122.
Ztschr. f. analyt. Chem. 21. 271.

Mann's Reagenz zum Fixieren mikroskop. Präparate
ist Heidenhain's Reagenz zum Fixieren, dem auf 100 ccm je 1 g Tannin und Pikrinsäure zugesetzt sind oder eine Mischung von gleichen Teilen Heidenhain's Reagenz und 1 %-iger, wässeriger Osmiumsäurelösung. Gebraucht zum Fixieren der Nervenzellen. Auch eine Lösung von 4 g Pikrinsäure, 15 g Quecksilberchlorid und 6 g Tannin in 100 ccm Alkohol wurde vom Autor vorgeschlagen.

Ztschr. f. wiss. Mikroskop. 1893. 222; 1895. 480; 1884. 479.
Anat. Anzg. 1893. 441.
Enzyklop. d. mikroskop. Techn. 1903. 1277—78.

Mann's Reagenz zum Färben mikroskop. Präparate.
Man mischt 35 ccm 1 %ige, wässerige Lösung von Eosin mit 35 ccm 1 %iger, wässeriger Lösung von Methylblau und 100 ccm Wasser.

Toluidinblau-Reagenz siehe: Ztschr. f. wiss. Mikroskop. 1894. 489.
Wasserblau-Reagenz siehe ebenda 1894. 490.
Hämateïn-Reagenz siehe ebenda 1895. 487.
Enzyklop. d. mikroskop. Techn. 1903. 262.
Strasburger, Botan. Prakt. 1902. 670.

Manseau's Reagenz auf Opiumalkaloide und zur Unterscheidung von Morphin und Heroin
ist eine 5 %ige Lösung von Hexamethylentetramin in Schwefelsäure. Das Reagenz färbt sich mit Apomorphin braunviolett; mit Codeïn blau, dann dunkelgrün; mit Narceïn safrangelb (braunstichig); mit Papaverin lila, dann dunkelviolett; mit Narcotin beständig goldgelb; mit Morphin violett, dann blau; mit Heroin goldgelb, dann safrangelb und zuletzt dunkelblau.

Bull. Soc. Pharm. de Bordeaux 1903. 172.
Apoth. Ztg. 1903. 596.
Pharm. Prax. 1903. 290.

Manseau's Reaktion auf Phenol.

Einige Krystalle reiner Carbolsäure löst man in 1 ccm Alkohol und gibt einige Tropfen Ammoniak und zuletzt Jodtinktur zu. Anfangs verschwindet das Jod, bei weiterer Zugabe entsteht eine wassergrüne Färbung. Salpetersäure und Schwefelsäure zerstören diese Färbung, nicht aber Salzsäure. Kresole geben die Reaktion nicht.

Ztschr. d. öst. Apoth. Ver. 1901. 548.

Schweizer Woch. f. Chem. u. Pharm. 1901. 372.

Bull. Soc. Pharm. de Bordeaux **41.** 117.

Chem. Zentralbl. 1901. II. 60.

Manson's Reaktion auf Morphin und Chinin.

Versetzt man eine Morphinlösung mit Chlorwasser und dann mit Ammoniakflüssigkeit, so entsteht eine dunkelbraune Färbung, die durch einen Überschuß von Chlor zum Verschwinden gebracht wird.

Chinin gibt mit Chlor und Ammoniak eine grüne Färbung.

Arch. der Pharm. 3. 208.

Chem. Zentralbl. 1835. 829.

Vergl. Brandes' Reaktion.

Mantoux's Reaktion auf Tuberkulose

ist eine Intradermoreaktion, die mit stark verdünntem Tuberkulin ausgeführt wird. Die positive Reaktion kennzeichnet sich durch das Auftreten von Hautentzündungen. Näheres siehe: Monti, Wiener klin. Woch. 1912. No. 7. — Dermatol. Woch. 1912. 1416.

Marcano's Reagenz zum Fixieren von Blutpräparaten

ist eine Lösung von 1 g Formaldehyd (40 %) und 1 g Natriumchlorid in 100 ccm Wasser. Zum Gebrauche mischt man das Reagenz mit dem doppelten Volumen Wasser.

Arch. Méd. expériment. 1899. 434.

Marchand's Reaktion auf Strychnin.

Löst man Strychnin in konzentr. Schwefelsäure, die 1 % Salpetersäure enthält, und gibt eine Spur Bleisuperoxyd zu, so entsteht eine schöne blaue Färbung, die schnell in Violett, dann in Rot und zuletzt in Grün übergeht.

Arch. der Pharm. 37. 45.

Chem. Zentralbl. 1844. 383; 1849. 29.

Journ. de Pharm. et de Chim. (3) **13.** 251.

Marchi-Algeri's Reagenz

siehe: Müller's Reagenz zum Härten etc.

Marchoux' Reagenz ist Nicolle's Reagenz.

Märcker-Bühring's Reagenz zur Phosphorsäurebestimmung.

Man löst 1500 g Citronensäure in Wasser, gibt 5 Liter 24 %iges Ammoniak zu und ergänzt die Mischung mit Wasser zu 15 Liter.

Ztschr. f. analyt. Chem. 1896. 229; 1897. 800.

K ö n i g, Landwirtsch. Stoffe 1906. 964.

F o e r s t e r, Chem. Ztg. 1904. 147.

S v o b o d a, ebenda 1905. 453.

Maréchal's Reaktion auf Chloroform im Harn.

Man leitet einen Luftstrom durch den betreffenden Harn und dann durch eine rotglühende Glas- oder Porzellanröhre in einen Kugelapparat, der mit Silbernitratlösung beschickt ist. An der Bildung von Chlorsilber kann die Anwesenheit von Chloroform im Harn erkannt werden.

Ztschr. f. analyt. Chem. 8. 99.

Maréchal's Reaktion auf Gallenfarbstoffe.

Gibt man zu biliösem Harn, der entweder sauer oder neutral ist, 2—3 Tropfen Jodtinktur, so färbt er sich smaragdgrün. Nach etwa $^1/_2$ Stunde schlägt die Farbe in Rosenrot und zuletzt in Gelb um.

Pharm. Zentrh. 1868. 362; 1894. 308.

Ztschr. f. analyt. Chem. 8. 99.

Vergl. Smith's u. Dumontpallier's Reaktion.

Maridet's Reagenz auf Glukose.

Eine gepulverte Mischung von 35 g Kupfersulfat und 170 g Seignettesalz. Zum Gebrauch löst man 1 g dieser Mischung mit 0,5 g Ätznatron in 5 ccm der zu prüfenden Flüssigkeit (Harn). Das Reagenz soll eine haltbare Modifikation von Fehling's Reagenz darstellen.

Répert. de Pharm. 1904. 387.

Apoth. Ztg. 1904. 734.

Marina's Reagenz zum Fixieren mikr. Präparate

ist eine Lösung von 0,1 g Chromsäure und 5 g Formaldehyd (40 %) in 100 g Alkohol (90 %). Gebraucht zum Fixieren für das Zentralnervensystem.

Neurol. Zentralbl. 1897. 166.

Ztschr. f. wiss. Mikroskop. 1897. 231.

Enzyklop. d. mikroskop. Techn. 1903. 138. 401.

Marino's Reaktion auf Thallisalze neben Thallosalzen.

(Modifikation von Renz' Reaktion.) Gibt man zu einer stark verdünnten, mit Kalilauge alkalisierten Thallisalzlösung eine gesättigte Lösung von α-Naphthol und nur sehr wenig Dimethyl-p-Phenylendiamin, so erhält man eine indophenolblaue Färbung. Noch in einem Verhältnis von 1 : 30 000 Wasser kann man mit dieser Reaktion Thallisalze neben Thallosalzen nachweisen. Die Reaktion beruht auf der oxydierenden Wirkung der Thallisalze. Sie ist nur bei Abwesenheit anderer oxydierender Stoffe, wie Ferrisalze usw., beweisend.

Gazz. Chim. Ital. 37. I. 55.

Chem. Zentralbl. 1907. II. 425.

Marino's Reagenz zum Färben mikr. Präparate

ist eine Modifikation von Romanowsky's Reagenz. Man löst 1 g Methylenblau in 15 g Wasser und gibt 0,5 g Natriumkarbonat zu. Diese Mischung läßt man 24 Stunden lang bei 60—80 ° C. stehen und fügt dann eine Lösung von 0,5 g Eosin in 10 g Wasser zu. Nach 1—10 Tagen wird der entstandene Niederschlag (ein Gemenge von Methylenblau-Eosin und Methylenazur-Eosin) auf einem Filter gesammelt und getrocknet. Die Ausbeute beträgt zirka 0,9 g. Als Lösungsmittel dieses Farbstoffes dient Methylalkohol.

Annal. de l'instit. Pasteur 1905. 816.

Merck's Bericht 1905. 140.

Marmé's Reagenz auf Alkaloide.

10 g Cadmiumjodid löst man in einer heißen Lösung von 20 g Jodkalium in 60 ccm Wasser und gibt dann ein gleiches Volumen kalt gesättigter Jodkaliumlösung zu. Das Reagenz gibt mit Alkaloiden weiße bis gelbe Niederschläge.

Ztschr. f. rat. Med. 1867.

H a g e r , Pharm. Prax. 1880. I. 203.

Ztschr. f. analyt. Chem. 6. 123.

N. Rep. d. Pharm. 16. 386.

V e r v e n , Chem. Ztg. 1897. Rep. 116.

Marmé's Reaktion des Oxydimorphins, Morphins, Apomorphins und Codeïns mittels einer Lösung von Ammonmolybdat in konzentr. Schwefelsäure

siehe tabellarische Zusammenstellungen in:

Pharm. Ztg. 30. 2 oder

Ztschr. f. analyt. Chem. 24. 642—647.

Marmé's Reaktion auf Taxin

beruht auf seiner roten Lösung in konzentr. Schwefelsäure sowie darauf, daß es durch Kaliumplatincyanür und die Chloride des Goldes, Quecksilbers und Platins auch in konzentr. Lösung nicht gefällt wird.

Jahresber. f. Pharm. 1876. 93.

Chem. Zentralbl. 1876. 166.

Marpmann's Honigreaktion.

Versetzt man Honig mit einer Lösung von p-Phenylendiamin (oder Ursol D) und tropfenweise mit 3 %igem Wasserstoffsuperoxyd, so färbt sich reiner Schleuderhonig infolge seines Enzymgehaltes blaugrau. Gekochter Honig gibt diese Reaktion nicht.

Pharm. Ztg. 1903. 1010.

U t z , Ztschr. f. öffentl. Chem. 1908. 22.

Marqué's Reaktion auf Spartein.

Erwärmt man etwas Spartein mit einem Kryställchen Chromsäure, so färbt sich die Mischung grün unter Entwicklung von Coniingeruch.

Pharm. Zentrh. 1895. 538.

Vergl. K i p p e n b e r g e r , Nachw. v. Gift. 1897. 143.

Marquis' Reagenz ist Formaldehydschwefelsäure,

siehe: Kobert's Reagenz auf Morphin oder

Ztschr. f. analyt. Chem. 38. 467 und

Pharm. Ztschr. f. Rußland 35. 549 und

Linke's Reagenz.

Nach Pharm. Zentrh. 1896. 814 und 1897. 76 versteht man außerdem unter Marquis' Reagenz auch eine Mischung von 10 Tropfen einer konzentr. Oxymethylsulfosäurelösung mit 10 ccm konzentr. Schwefelsäure; nach Kippenberger auch eine Lösung von Methylal, Hexamethylentetramin, Trioxy- oder Hexaoxymethylen in Schwefelsäure.

M a i - R a t h , Arch. der Pharm. 244. 300.

Marschalkó's Reagenz zum Färben mikroskop. Präparate

ist eine konzentr., wässerige Lösung von Thionin, der auf 30 ccm 100 ccm Kalilauge (0,5 %) zugesetzt werden. Gebraucht zum Färben von Plasmazellen.

Arch. Derm. Syph. 1895. 3.

E h r l i c h , Deutsche med. Woch. 1886. Nr. 4.

Merck's Bericht 1898. 135.

Ztschr. f. wiss. Mikroskop. 1895. 64.

Marschner's Reagenz zum Färben mikroskop. Präparate

ist eine Lösung von 0,025 g Methylviolett, 8 g Natriumsulfat und 1 g Natriumchlorid in 160 g Wasser und 30 g Glycerin.

Prager med. Woch. 1895. Nr. 34.

D e t e r m a n n , Arch. f. klin. Med. 1898. 365.

Ztschr. f. wiss. Mikroskop. 1899. 87.

Marsh's Reaktion auf Arsen.

Der in einer arsenhaltigen Flüssigkeit mit Zink und Schwefelsäure entwickelte Wasserstoff scheidet das als Arsenwasserstoff enthaltene Arsen in einer zum Glühen erhitzten Glasröhre an den kälteren Stellen der letzteren als glänzenden Spiegel ab.

Edinburgh New Philos. Journ. 1836. Okt.

Dingler's Polytechn. Journ. 63. 448.

Liebig's Annal. 23. 207.

D r a g e n d o r f f , Ermittel. v. Gift. 1888. 376.

M o h r , Ztschr. f. analyt. Chem. 5. 299.

B e r t r a n d , Bull. Soc. Chim. Paris (3) 27. 851.

Apoth. Ztg. 1903. 283.

C h a p m a n - L a w , Chem. Zentralbl. 1905. II. 1573; 1906. I. 784; 1907. I. 667.

S t r u v e , Ztschr. f. analyt. Chem. 46. 761.

L o c k e m a n n , Ztschr. f. angew. Chem. 1908. 436.

v a n R i j n , Chem. Zentralbl. 1908. I. 1087.

Marsh's Reaktion auf Karamel.

Das zu prüfende Präparat schüttelt man mit einer Emulsion von 3 ccm Phosphorsäure, 3 ccm Wasser und 100 ccm Amylalkohol. Bei Anwesenheit von Karamel färbt sich die wässerige Schicht braun.

H o r n , Americ. Journ. of Pharm. 1910. 151.

Chem. Zentralbl. 1910. I. 1758.

Marsh's Reagenz zum Entkalken mikroskop. Präparate.

Man löst 1 g Chromsäure in 200 ccm Wasser und gibt 30 Tropfen Salpetersäure zu.

Merck's Report 1901. 163.

L e e e t H e n n e g u y , Traité 1896. 321.

F o l , Lehrbuch 112.

Marshall's Reaktion auf Mangan.

Wird eine nicht zu saure Manganlösung mit einer geringen Menge eines Silbersalzes und mit Ammoniumpersulfat erhitzt, so entsteht eine rote Färbung (Permanganat). Empfindlichkeitsgrenze = 1 : 5 000 000.

Chemical News 83. 76.

Ztschr. f. analyt. Chem. 1904. 418.

Marson's Reagenz auf Glukose.

Man kocht 8 ccm Harn mit 0,1 g Ferrosulfat und 0,25 g Kaliumhydrat. Bei zuckerreichem Harn färbt sich der Niederschlag dunkelgrün bis schwarz, die Lösung braunrot bis schwarz. Bei weniger als 0,5 % bleibt der

Niederschlag dunkelgrün und die Lösung nur schwach gefärbt.

Arch. der Pharm. **225**. 1028.
Ztschr. f. analyt. Chem. **27**. 257.
Journ. de Pharm. et de Chim. (5) **16**. 306.

Marsson's Reagenz für mikroskop. Zwecke

ist eine Lösung von Storax in Bromnaphthalin.
Vergl. Abbe's u. van Heurck's Reagenz.
Ztschr. f. wiss. Mikroskop. 1888. 346.

Martin's Reagenz auf Salpetersäure

ist identisch mit Hofmann's Reagenz (Diphenyl_amin-Schwefelsäure).
Merck's Report 1901. 163.

Martinotti's Reagenz zum Konservieren mikroskop. Präparate.

Eine kalt bereitete Lösung von Dammarharz in Xylol wird nach dem Filtrieren zu einer dickflüssigen Masse eingedampft.
Ztschr. f. wiss. Mikroskop. 1887. 153.
P f i t z n e r , Morphol. Jahrb. 1880. 469.
B e h r e n s' Tabellen 1892. 63.
E b e r t h - F r i e d l ä n d e r , Mikroskop. Techn. 1894. 134.

Martinotti's Reagenz zum Färben mikroskop. Präparate.

1. a) Eine 2—4 %ige Lösung von Arsensäure in Wasser.
   b) Eine Lösung von 1 g Silbernitrat in 1,5 g Wasser und 10 ccm Glycerin.
      E b e r t h - F r i e d l ä n d e r , Mikroskop. Techn. 1894. 231.
2. Eine 3 %ige, wässerige Lösung von Methylenblau.
   Vergl. Arnstein's Reagenz.
3. 40 ccm Renaut's Reagenz 2 werden mit 30 ccm einer konzentr. Lösung von Eosin in kochsalzhaltigem (1 %) Glycerin und 130 ccm einer konzentr. Lösung von Alaun in Glycerin gemischt. Gebraucht zur Mehrfachfärbung.
   Vergl. auch Hämatoxylin, Hämateïn und Carmin, Abhandlung des Autors in Ztschr. f. wiss. Mikroskop. 1891. 488.
4. Eine Lösung von 5 g Safranin in 100 ccm Alkohol und 200 ccm Wasser.
   Ztschr. f. wiss. Mikroskop. 1887, 328.
5. (Pikronigrosin.) Eine wässerige, mit Pikrinsäure und Nigrosin gesättigte Lösung.
   Ztschr. f. wiss. Mikroskop. 1884, 478.

Martinotti's Reagenz zum Färben mikroskop. Präparate.

Man löst 1 g Toluidinblau und 0,5 g Lithiumkarbonat in 75 g Wasser und gibt 20 g Glycerin und 5 g Alkohol zu.
Ztschr. f. wiss. Mikroskop. 1910. 25.

Martinotti's Hämateinlösung

siehe: Ztschr. f. wiss. Mikroskop. 1910. 31.

Marx' Reagenz auf Blut

ist eine Mischung gleicher Teile 1 %iger Chininchlorhydratlösung und 33 %iger Kalilauge, in der einige Körnchen Eosin gelöst

werden. Gebraucht zum mikroskop. Nachweis von Blutkörperchen in forensischen Fällen.
Viertelj.-Schr. f. gerichtl. Med. 1903. Nr. 3.
Wiener med. Presse 1903. 1749.

Mascarelli's Reagenz auf Phenol.

Man löst 100 g Natriumhydroxyd in 300 ccm Wasser und gibt 200 g Brom zu. Die Lösung (Küster's Bromid-Bromatlösung. Berl. Ber. 1894. 3329.) wird mit Wasser auf 1 Liter gebracht. Zum Gebrauch wird sie nochmals mit dem 10 fachen Volumen Wasser verdünnt. Mit Phenol reagiert die Lösung unter Bildung schwerlöslichen Tribromphenols.
Journ. Chem. Soc. 1909. **96**. II. 353.
Gazz. chim. ital. 1909. **39**. I. 180.
O l i v i e r , Ztschr. f. analyt. Chem. 1912. 517.

Maschke's Reaktion auf Harnsäure.

Versetzt man eine Lösung von Wolframsäure in überschüssiger Natronlauge mit Harnsäure, so färbt sich die Mischung grün oder blau. Die Färbung verschwindet durch Einwirkung von Luft (Oxydation). Harnstoff, Kreatinin, Glukose und Rohrzucker geben die Reaktion nicht, wohl aber Lävulose.
Ztschr. f. analyt. Chem. **16**. 425.
Vergl. Offer's Reaktion.

Maschke's Reaktion auf Kreatinin.

Versetzt man eine Lösung von Kreatinin mit Natriumkarbonat und Fehling's Lösung (oder Seignettesalz und Kupfersulfat), so daß die Flüssigkeit nicht zu blau erscheint, so entsteht nach einigem Stehen oder besser nach vorherigem Erwärmen auf 50—60° C. eine weiße Trübung, die sich allmählich zu weißen Flocken umwandelt und dann einen weißen Bodensatz bildet. Bei größerem Gehalt an Kreatinin tritt auch Entfärbung der Lösung ein. Empfindlichkeitsgrenze = 0,01 : 100.
Ztschr. f. analyt. Chem. **17**. 134.
Chem. Zentralbl. 1878. 601.

Maschke's Molybdänreagenz auf Ätzalkalien, oxydierende Substanzen, salpetrige Säure etc.,

siehe: Ztschr. f. analyt. Chem. **12**. 384.
Chem. Zentralbl. 1874. 197.

Maschner's Reaktion auf Kunstseide.

Gibt man zu 0,2 g Kunstseide 10 ccm Schwefelsäure und läßt 40—60 Minuten stehen, so bewirkt Nitrozelluloseseide eine schwach gelbliche, Kupferoxydammoniakzelluloseseide eine gelblichbraune und Viskoseseide eine rotbraune Färbung.
Färber-Ztg. 1910. 352.
Chem. Zentralbl. 1910. II. 1838.

Masing's Reagenz auf Alkaloide

ist identisch mit Mayer's Reagenz (Quecksilberjodidjodkaliumlösung).
Arch. der Pharm. 1876. 310.
Enzyklop. d. gesamt. Pharm. 1891. X. 758.
Vergl. auch Pharm. Ztschr. f. Rußland **7**. 639.

v. Maslow's Reagenz auf Gallenfarbstoffe im Harn

ist eine Modifikation von Nakayama's Reagenz, die in der Verwendung von Wasserstoffsuperoxyd an Stelle von Eisenchlorid besteht.

Ztschr. f. physiol. Chem. 1911. **74.** 297.

Merck's Bericht 1911. 400.

Mason's Reagenz zum Fixieren mikroskop. Präparate

ist eine alkoholische Jodlösung und eine Lösung von 3 g Kaliumdichromat in 100 ccm Wasser, der man ein Stückchen Kampfer zugibt.

W h i t m a n , Methods 196.

F r i t s c h , Dissert. Berlin 1878.

H ä c k e r , Zellen- u. Befrucht.-Lehre, Jena 1899.

Enzyklop. d. mikroskop. Techn. 1903. 145.

Masset's Reaktion auf Gallenfarbstoffe.

2 g Harn versetzt man mit 2—3 Tropfen konzentr. Schwefelsäure und einem Kryställchen Natriumnitrit. Bei Anwesenheit von Gallenfarbstoff entstehen grüne Streifen und beim Umschwenken färbt sich die ganze Flüssigkeit schön und beständig dunkelgrün.

Journ. de Pharm. et de Chim. (4) **30.** 49.

Chem. Zentralbl. (3) **10.** 585.

Ztschr. f. analyt. Chem. **19.** 255.

D e u b n e r , ebenda **25.** 458.

Massie's Reaktion zur Unterscheidung von Ölen.

Behandelt man verschiedene fette Öle mit Salpetersäure und metallischem Quecksilber, so beobachtet man verschiedene Farbenveränderungen. Siehe die ausführliche Abhandlung des Autors im

Journ. de Pharm. et de Chim. (4.) **12.** 13.

Vergl. auch Poutet's Reaktion (Elaïdinprobe).

Matignon's Reagenz auf Vinylalkohol im Äther.

Äther, der Vinylalkohol enthält, gibt mit einer wässerigen Lösung von Vanadiumpentoxyd eine rötliche Färbung.

Compt. rend. **138**; 82.

Ztschr. f. angew. Chem. 1904. 894.

Vergl. Jorissen's Reagenz auf Peroxyde.

Matignon's Reaktion auf Vanadinsäure

beruht auf der Blaufärbung von Vanadinsäurelösungen durch Gallus- und Pyrogallussäure, Tannin etc. Näheres siehe: Compt. rend. **138.** 82. — Pharm. Zentrh. 1904. 537. — Chem. Ztg. 1904. 106. — Chem. Zentralbl. 1904. I. 544.

Matthes-Rammstedt's Reagenz auf Alkaloide

ist eine alkoholische Lösung von Pikrolonsäure, mit der man die Alkaloide aus Äther-Chloroformmischungen, wie man sie bei der Extraktion aus den Drogen oder Extrakten erhält, quantitativ ausfällen kann. Näheres siehe: Arch. d. Pharm. 1907. 112. — Ztschr. f. analyt. Chem. 1907. 565. — Merck's Bericht 1907. 19.

Matthieu-Morfaux' Reaktion auf Teerfarbstoffe im Rotwein.

Ein mit 10 %iger Salpetersäure gebeiztes Stückchen weiße Seide bringt man 5 Minuten lang in den Wein und nach dem Ausdrücken in Wasser, dem einige Tropfen Bleiacetatlösung zugegeben worden sind. Bei Anwesenheit von Teerfarbstoffen bleibt die Seide rot gefärbt, außerdem färbt sie sich grün.

Pharm. Ztschr. f. Rußland 1895. 760.

Pharm. Zentrh. 1896. 30.

Matthieu-Plessy's Reagenz

ist eine Schmelze von 54 Teilen Ammonnitrat, 34 Teilen Bleinitrat und 21 Teilen Bleihydroxyd. Dieselbe liefert mit Glukose eine rote, mit Rohrzucker eine graubraune und mit Pyrogallol eine grüne Färbung.

Bull. Soc. Ind. Mulh. **60.** 69.

Monit. scientif. 1889. 1446.

Sucrerie indigène **34.** 410.

Chem. Zentralbl. 1890. I. 978.

Mattirolo's Reagenz zum Färben verholzter Membranen

ist eine alkoholische Lösung von Carbazol, welche Holzstoff bei Gegenwart von Salzsäure rotviolett färbt.

Ztschr. f. wiss. Mikroskop. 1885. 354.

Maumené's Reaktionen auf Glukose.

1. Man tränkt weiße Wolle mit 33 %iger, wässeriger Chlorzinklösung und trocknet dieselbe. Gibt man auf die so präparierte Wolle etwas Glukoselösung und erhitzt auf 130 ⁰ C., so färben sich die mit Glukose getränkten Stellen braun bis schwarz.
2. Erhitzt man Glukoselösung mit Zinnchlorür, so entsteht ein schwarzbrauner Niederschlag.

Compt. rend. **30.** 314. 447; **39.** 422.

Chem. Zentralbl. 1850. 349; 1854. 735.

Vergl. Bizzari's Reaktion.

Zur Ausführung der Reaktion muß Schafwolle verwendet werden, da Baumwolle und Leinen sich auch ohne Zucker mit Zinkchlorid schwarz färben. Es kann daher die Reaktion zur Unterscheidung der Baumwolle und Leinenstoffe von Wolle- und Seidenstoffen verwendet werden.

Maumené's Reaktion auf fette Öle.

Beim Mischen von bestimmten Mengen Öl und konzentr. Schwefelsäure treten bei verschiedenen Ölen verschiedene Temperaturerhöhungen ein, deren Grad einen Rückschluß auf die Identität oder Reinheit gestattet. Dieselbe Reaktion verwendet Duyk zur Prüfung der ätherischen Öle.

Répert. de Pharm. 1898. 17 oder

Pharm. Zentrh. 1898. 59.

A m b ü h l , Pharm. Ztg. 1888. 740 oder Chem. Ztg. 1888. No. 92.

G r e s h o f f , Pharm. Weekblad. **40.** 257.

Ztschr. d. öst. Apoth. Ver. 1903. 1024.

T o r t e l l i , Pharm. Rundschau 1904. 261 oder Chem. Ztg. 1905. 530.

M u t e r , Compt. rend. 1882. 572.

C a s s e l m a n n , Ztschr. f. analyt. Chem. 1867. 184.

J e a n , Journ. de Pharm. et de Chim. 1889. 337.

Archbutt, Journ. Soc. Chem. Ind. 1886. 304.

Mitchell, The Analyst 1891. 169.

Sherman, Proceed. Americ. Chem. Soc. 1902. 266.

Thomson, Journ. Soc. Chem. Ind. 1891. 104.

Dietze, Pharm. Zentrh. 39. 929.

Kißling, Chem. Ztg. 1905. 1086.

Richter, Ztschr. f. angew. Chem. 1907. 1605.

Maupy's Reaktion auf Rizinusöl im Copaivabalsam.

Man erhitzt 10 g Balsam mit 10 g trockenem Ätznatron vorsichtig in einer Silberschale bis zum Aufhören des Schäumens. Bei Anwesenheit von Rizinusöl tritt Geruch nach Caprylalkohol auf.

Journ. de Pharm. et de Chim. **29.** 362.

Ztschr. f. analyt. Chem. **37.** 265.

Ztschr. d. öst. Apoth. Ver. **48.** 290.

Mauricheau-Beaupré's Reaktion auf Phosphor

beruht auf der glasätzenden Eigenschaft der Phosphorsäure unter bestimmten Bedingungen. Näheres siehe: Compt. rend. 1906. 1206. — Chem. Zentralbl. 1906. II. 278.

Mauthner's Reaktion auf Cystin.

Zu einigen Körnchen Cystin gibt man 1 Tropfen Kupferacetatlösung. Das Cystin färbt sich intensiv blau, indem es in das Kupfersalz übergeht. Unter dem Mikroskop findet man an den Cystinplättchen unregelmäßig geätzte Figuren.

Zentralbl. f. Biolog. 1901. **42.** 176.

Zentralbl. f. d. Grenzgeb. d. Med. u. Chir. 1907. 726.

Chem. Zentralbl. 1901. II. 1204.

Mauz' Reaktion auf Pferdefleisch.

Erwärmt man mit Petroläther ausgezogenes Pferdemuskelfett mit 20 %iger, alkoholischer Kalilauge, so wird letztere tiefrot gefärbt.

Ztschr. f. öffentl. Chem. 1906. 63.

Südd. Apoth. Ztg. 1906. 414.

May's Reaktion auf Harnstoff.

Versetzt man 20 ccm Harn mit 10 Tropfen Formaldehyd (40 %) und Salzsäure, so bildet sich im Laufe einer halben Stunde ein reichlicher Niederschlag von Diformaldehydharnstoff. Empfindlichkeitsgrenze = 0,25 %.

Ztschr. f. analyt. Chem. **42.** 670.

Jaffé, Therapie d. Gegenw. 1902.

May's Reagenz zum Färben mikroskop. Präparate

ist eine alkoholische Lösung von Orceïn.

Vergl. Unna-Tänzer's Reagenz.

Deutsches Archiv f. kl. Mediz. 1899.

May-Grünwald's Reagenz zum Färben mikroskop. Präparate.

Man mischt 100 ccm 1 %ige Eosinlösung mit 100 ccm 1 %iger Methylenblaulösung und sammelt den hierbei entstandenen Niederschlag nach 24 stündigem Stehen auf einem Filter. Nach dem Auswaschen mit Wasser wird er getrocknet. Das so erhaltene krystallinische Pulver wird zur Herstellung einer Färbeflüssigkeit benutzt. Man löst davon 0,25—0,5 g in 100 ccm Methylalkohol. Gebraucht zum Färben von Blutpräparaten.

Zentralbl. f. Bakteriol. **40.** No. 3.

Zentralbl. f. innere Med. 1902. No. 11.

Spiegel, Deutsche med. Woch. 1906. 194.

Viereck, Münchener med. Woch. 1906. 1414.

Mayeda's Reagenzien auf Phenylalanin und Tryptophan

sind wässerige bezw. alkoholische Lösungen von Pikrinsäure oder Pikrolonsäure, die mit Tryptophan und Phenylalaninlösungen verhältnismäßig schwer lösliche krystallinische Salze liefern. Näheres siehe: Ztschr. f. physiol. Chem. 1907. **51.** 261. — Chem. Zentralbl. 1907. I. 1555.

Mayençon-Bergeret's Reaktion auf Arsen

ist Flückiger's Reaktion.

Compt. rend. **79.** 118.

Chem. Zentralbl. 1874. 536.

Mayer's Reagenz auf Acetessigsäure im Harn

ist eine Lösung von 5 ccm Liquor ferri sesquichlorati in 95 ccm Kochsalzlösung (25 %). Auf einige ccm dieses Reagenzes schichtet man den zu prüfenden Harn. Ein bordeauxroter Ring zeigt Acetessigsäure an.

Pharm. Ztg. 1905. 1001.

Chem. Zentralbl. 1906. I. 406.

Ztschr. f. analyt. Chem. 1907. 271.

Mayer's Reagenz auf Alkaloide

ist eine Lösung von 13,55 g Quecksilberchlorid und 50 g Jodkalium zu 1 Liter Wasser. Das Reagenz gibt in schwach saurer Lösung mit den meisten Alkaloiden weißliche Niederschläge. Es kann auch zur quantitativen Bestimmung verwendet werden.

Hager, Pharm. Prax. 1880. I. 202 u. Erg.-Bd. 1883. 65.

Chem. News 1863. 159.

Americ. Journ. of Pharm. **35.** 20.

Wittstein's Viertelj.-Schr. f. Pharm. **13.** 43.

Liebig's Annal. **133.** 236.

Lyons, Americ. Journ. of Pharm. 1886. 579.

Mayer's Reaktion auf Cholesterin.

Cholesterin gibt mit Salzsäure und Eisenchlorid eine rotviolette bis violette Färbung.

Dingler's Journ. **247.** 305.

Mayer's Reaktion auf Eisen in Wasser.

Zu 100 ccm Wasser gibt man 20 Tropfen Bromsalzsäure (Mischung von 1 ccm Brom mit 500 ccm konz. Salzsäure) und 20—40 Tropfen Rhodanammoniumlösung. Schüttelt man die Mischung leicht mit 10 ccm Äther-Amylalkohol (1+1), so geht bei Anwesenheit von Eisen das gebildete Rhodaneisen in den Äther-Amylalkohol über und färbt diesen mehr oder weniger rot. Empfindlichkeitsgrenze = 0,1 mg in 1 Liter Wasser. Zum kolorimetrischen Vergleich dient eine Lösung von Ferriammonsulfat 0,2157 : 1000.

Chem. Ztg. 1912. 552.
Pharm. Ztg. 1912. 472.

Mayer's Reagenz I auf Eiweiß im Harn

ist eine Lösung von 2 g Quecksilberchlorid, 2 g Natriumchlorid und 4 g Citronensäure in 100 ccm Wasser und 25 ccm Essigsäure (30 %). — 5 ccm Harn geben mit 5 ccm Reagenz noch bei 0,001 % Eiweiß eine Trübung.

Schweiz. Woch. Chem. Pharm. **45.** 446.

Mayer's Reagenz II auf Eiweiß im Harn.

Lösung von 1 g Sulfosalicylsäure (Salicylsulfonsäure) in 5 g Wasser. — Der Harn wird mit Essigsäure angesäuert und bei Vorhandensein von viel Mucin nach Zusatz von 1 ccm Essigsäure auf 20 ccm Harn zunächst filtriert und alsdann mit dem Reagenz versetzt. Trübung oder Fällung zeigt Eiweiß an.

Schweiz. Woch. Chem. Pharm. 1907. 446.
Chem. Zentralbl. 1907. II. 853.

Mayer's Reagenz III auf Eiweiß im Harn

ist eine Lösung von 5 g Quecksilberchlorid, 5 g Citronensäure und 40 g Natriumchlorid in 500 ccm Wasser. Dient zur Anstellung einer Schichtprobe, welche eine rasche, approximative Bestimmung des Eiweißgehaltes zulassen soll. Näheres siehe: Schweiz. Woch. Chem. Pharm. **45.** 446. — Chem. Zentralbl. 1907. II. 853. — Südd. Apoth. Ztg. 1907. 350. — Apoth. Ztg. 1907. 446.

Mayer's Reaktion auf Mucin im Harn.

5 ccm Harn versetzt man mit 5 ccm 6 %iger Essigsäure. Trübung zeigt Mucin an.

Schweiz. Woch. Chem. Pharm. **45.** 446.

Mayer's Carmin-Reagenz zum Färben mikroskop. Präparate.

1. Man löst 1 g Carminsäure und 3 g Aluminiumchlorid in 200 ccm Wasser. (Eventuell Zusatz von 0,2 g Salicylsäure.)

2. **Magnesiacarmin:** Man kocht 1 g Carmin mit 0,1 Magnesiumoxyd und 50 ccm Wasser 5 Minuten lang, filtriert und gibt 3 Tropfen Formaldehyd zu.

3. **Boraxcarmin:** Man kocht 70 %igen Alkohol mit einem Überschuß von Carmin und Borax, läßt erkalten und filtriert.

4. **Salzsäurecarmin:** Man löst 4 g Carmin in einer kochenden Mischung von 15 ccm Wasser und 30 Tropfen Salzsäure; dann gibt man 95 ccm Alkohol (85 %) zu, filtriert und gibt Ammoniak zu, bis ein bleibender Niederschlag entsteht (filtrieren!).

5. **Mucicarmin:** Man erhitzt 0,5 g Aluminiumchlorid und 1 g Carmin mit 2 ccm Wasser zirka 2 Minuten lang, setzt dann nach und nach 100 ccm Alkohol (50 %) zu und filtriert nach 24 Stunden.

Ztschr. f. wiss. Mikroskop. 1897. 23. 1899. 215.

Mitteil. d. zoolog. Stat. Neapel 1883. 521; 1896. 317.

Siehe auch Mayer's Carmalaun, Cochenilletinktur, Chloralcarmin, Paracarmin, Pikrocarmin u. Saurer Carmin.

Mayer's Hämatoxylin-Reagenz zum Färben mikroskop. Präparate.

1. (**Hämalaun.**) Man löst 1 g Hämateïn (Merck's Index 1910, 282) in 50 g Alkohol und mischt mit 1000 g 5 %iger, wässeriger Alaunlösung. Durch Zusatz von 2 % Essigsäure erhält man den „sauren Hämalaun". An Stelle von Hämateïn kann man **Hämateïnammoniak** verwenden, das man durch Eindampfen einer Lösung von 1 g Hämatoxylin in 1 ccm Ammoniak und 20 ccm Wasser bei gewöhnlicher Temperatur erhält.

Ztschr. f. wiss. Mikroskop. 1891. 337; 1901. 35; 1903. 409.
Enzyklop. d. mikroskop. Techn. 1903. 510.

2. Alkoholische Alaunhämatoxylinlösung ist identisch mit Kleinenberg's Reagenz.

3. (**Hämacalcium.**) Eine Lösung von 1 g Hämateïn und 1 g Aluminiumchlorid in 600 ccm 70 %igem Alkohol, worin man noch 10 ccm Essigsäure und 50 g Chlorcalcium löst.

4. (**Hämammon.**) Eine Lösung von 5 g Ammonnitrat in 10 ccm Hämalaun und 10 ccm Alkohol (70 %).

Mitteil. d. zoolog. Stat. Neapel 1891. 182. 172.
Siehe auch Mayer's Glychämalaun u. Muchämateïn.
Behrens' Tabellen 1892. 102. 104.
Eberth - Friedländer, Mikroskop. Techn. 1894. 107.
Ztschr. f. wiss. Mikroskop. 1894. 36; 1899. 210.

Mayer's Hämalaun.

Man löst 1 g Hämatoxylin in etwas siedendem Wasser und gießt diese Lösung in so viel Wasser, daß die Lösung ein Liter ausmacht. Hierzu gibt man 0,2 g Natrium jodicum und 50 g Alaun und bewirkt die Lösung bei gewöhnlicher Temperatur unter Umschütteln. Die Lösung ist nach dem Filtrieren gebrauchsfähig.

Ztschr. f. wiss. Mikroskop. 1904. 410.

Mayer's Carmalaun.

1. Man löst 1 g Carminsäure und 10 g Alaun in 200 ccm Wasser. Zur Konservierung kann man etwas Thymol oder Salicylsäure zugeben.

2. 2 g Carmin und 5 g Alaun kocht man eine Stunde lang mit 100 ccm Wasser (filtrieren!).

Ztschr. f. wiss. Mikroskop. 1897. 29.
Mitteil. d. zoolog. Stat. Neapel 1891. 489.

Mayer's Cochenilletinktur zum Färben mikroskop. Präparate.

1. Alte Tinktur: 10 g Cochenille läßt man mehrere Tage mit 100 ccm 70 %igem Alkohol unter öfterem Umschütteln stehen und filtriert dann.

2. Neue Tinktur: 10 g Cochenillepulver mischt man in einem Porzellanmörser mit 10 g Calciumchlorid und 1 g Aluminiumchlorid und kocht diese Mischung mit 100 ccm Wasser und 100 ccm Alkohol nach Zusatz von 16 Tropfen Salpetersäure (D. = 1,2) und läßt dann noch einige Tage unter öfterem Umschütteln stehen.

> Mitteil. d. zoolog. Stat. Neapel 1880. 14; 1892. 498.
> B e h r e n s ' Tabellen 1892. 99.

Mayer's Chloralcarmin.

0,5 g Carmin kocht man mit 30 ccm Alkohol und 30 Tropfen Salzsäure (25 %) $^1/_2$ Stunde lang auf dem Wasserbade und gibt dann nach dem Erkalten 25 g Chloralhydrat zu. Die Lösung wird filtriert.

> Ber. d. deutsch. botan. Ges. 1892. 363.

Mayer's Paracarmin zum Färben mikroskop. Präparate.

Man löst 1 g Carminsäure, 0,5 g Aluminiumchlorid und 4 g Calciumchlorid in 100 ccm verdünntem Spiritus (70 %). Gebraucht zu Kerntinktionen.

> Ztschr. f. wiss. Mikroskop. 1894. 35. 1899. 214.
> Mitteil. d. zoolog. Stat. Neapel 1892. 491.
> E b e r t h - F r i e d l ä n d e r , Mikroskop. Techn. 1894. 113.

Mayer's Glychämalaun.

Eine Lösung von 2 g Hämateïn und 25 g Alaun in 150 ccm Glycerin und 350 ccm Wasser.

> Mitteil. d. zoolog. Stat. Neapel 1896. 301.

Mayer's Pikrocarmin zum Färben mikroskop. Präparate

ist eine wässerige Lösung von Pikrocarmin. Zu einer Lösung von 8 g Carmin in 100 ccm Ammoniak gibt man gesättigte, wässerige Lösung von Pikrinsäure bis zur Bildung eines Niederschlages.

> Vergl. Ranvier's u. Weigert's Reagenz.
> Vergl. auch Pikromagnesiumcarmin, Mitteil. d. zoolog. Stat. Neapel 1897. 25.
> Merck's Index 1902. 271.
> Ztschr. f. wiss. Mikroskop. 1897. 18.

Mayer's Saurer Carmin zur Kernfärbung.

1. Eine ammoniakalische (1—2 %ige) Carminlösung versetzt man bis zur hellroten Färbung mit verdünnter (30 %iger) Essigsäure.

2. Eine Lösung von 1 g Carmin in 100 ccm verdünntem Spiritus und 1—2 ccm Salzsäure. (Identisch mit Grenacher's Carmin-Salzsäure.)

> Merck's Index 1902. 269.

3. (Salzsäurecarmin.) Eine heiß bereitete Lösung von 4 g Carmin in 15 ccm Wasser und 30 Tropfen Salzsäure mischt man mit 95 ccm 85 %igem Alkohol, filtriert heiß und gibt so lange Ammoniak zu, bis eine bleibende Trübung entsteht.

> Mitteil. d. zoolog. Stat. Neapel 1883. 521.
> B e h r e n s ' Tabellen 1892. 101.

Mayer's Muchämateïn (alkoholisch).

Man löst 2 g Hämateïn und 1 g Aluminiumchlorid in 1000 ccm Alkohol (70 %) und gibt 10—20 Tropfen Salpetersäure zu.

> H a r r i s , Ztschr. f. wiss. Mikroskop. 1901. 36.

Mayer's Muchämateïn (wässerig).

Man löst 2 g Hämateïn durch Anreiben in Glycerin und bringt die Lösung mit Glycerin auf 400 ccm, dann gibt man eine Lösung von 1 g Aluminiumchlorid in 600 ccm Wasser zu.

> Mitteil. d. zoolog. Stat. Neapel 1896. 307.
> Ztschr. f. wiss. Mikroskop. 1899. 210.

Mayer's Reagenz zum Entkalken mikroskop. Präparate

siehe dessen Pikrinsalpetersäure.

Auch eine Mischung von Salpetersäure und Alkohol wurde vom Autor empfohlen.

> Grundz. d. mikroskop. Techn. 1901. 286.

Mayer's Reagenz zum Entkieseln mikroskop. Präparate

ist Fluorwasserstoffsäure.

> Zoolog. Anzg. 1881. 593.
> Mitteil. d. zoolog. Stat. Neapel 1887 (Daday).
> B e h r e n s ' Tabellen 1892. 86.

Mayer's Fixierungsmittel

ist eine Lösung von Pikrinsäure in stark verdünnter Salpetersäure oder Salzsäure.

Man mischt 3 ccm konzentr. Salpetersäure mit 100 ccm gesättigter, wässeriger Pikrinsäurelösung und filtriert. Je 1 ccm Filtrat erhält einen Zusatz von 3 ccm Wasser. Man kann auch eine Lösung von wenig Pikrinsäure in einer Mischung von 3 ccm Salzsäure und 100 ccm 90 %igem Alkohol verwenden.

> Merck's Index 1902. 271.
> Vergl. Kleinenberg - Mayer's u. Mayer-Retzius' Reagenz.
> Mitteil. d. zoolog. Stat. Neapel 1881. 5.

Mayer's Reagenz zum Nachweis der Leukozytenvermehrung im Blute

ist Guajaktinktur und Terpentinöl. Die bekannte Guajakreaktion tritt erst von etwa 19 000 Leukozyten an positiv auf. Näheres siehe: Klin.-therapeut. Woch. 1903. 1267.

Mayer's Pikrinsalpetersäure.

Eine Mischung von 5 ccm Salpetersäure (D. = 1,185) und 100 ccm Wasser sättigt man mit Pikrinsäure und filtriert.

> Mitteil. d. zoolog. Stat. Neapel 1881. 5.
> B e h r e n s ' Tabellen 1892. 59. 87.
> E b e r t h - F r i e d l ä n d e r , Mikroskop. Techn. 1894. 50.

Mayer's Pikrinschwefelsäure für mikroskop. Zwecke.

Siehe: Kleinenberg-Mayer.
Ztschr. f. wiss. Mikroskop. 1899. 329.

Mayer-Retzius' Reagenz zum Fixieren mikroskop. Präparate

(bei Methylenblaufärbung) ist eine Lösung von Ammoniumpikrat in Glycerin.
Ztschr. f. wiss. Mikroskop. 1889. 422.
Internat. Monatsschr. f. Anat. u. Physiol. 1890, Heft 8.

Mayerhofer's Reaktion auf Kreatinin.

Kreatininpikrat kann durch Behandeln mit Salzsäure in sehr schwer lösliches Kreatininbipikrat vom Schmp. 161—166 ° übergeführt werden. Die Reaktion ist möglicher Weise zur Untersuchung des Kreatininstoffwechsels verwendbar. Näheres siehe: Wiener klin. Woch. 1909. 90.

Mayet's Reagenz für mikroskop. Zwecke.

1. Man löst 2 g Natriumphosphat in 100 ccm Wasser und gibt so viel Rohrzucker zu, bis die Lösung ein spezifisches Gewicht von 1,085 hat. Gebraucht wie Gower's Reagenz.
    Vergl. Eberth-Friedländer, Mikroskop. Techn. 5. Aufl. 283, Arch. der Pharm. (3) **5.** 128 u. Chem. Zentralbl. 1874. 663.
2. Eine Mischung von wässeriger Eosinlösung mit Osmiumsäure und Glycerin.
Wiener med. Presse 1888. 883.
Z a p p e r t , Ztschr. f. klin. Med. 1893. 234.
M a r s c h n e r , Prager med. Woch. 1895. Nr. 34.

Mayezima's Reagenz auf Glukose.

a) Eine Kupfersulfatlösung 39,2704 : 100,
b) eine Lösung von 346 g Seignettesalz und 250 g Kaliumhydroxyd auf 1 Liter Wasser,
c) eine Kaliumcyanidlösung, von der 10 ccm ⇌ 10 ccm Kupfersulfatlösung nach Zusatz von Ammoniak entfärben sollen.
Näheres siehe: Journ. Pharm. Soc. Japan 1908. — Südd. Apoth. Ztg. 1908. 554.

Mean's Reaktion auf Citronensäure.

Man erhitzt Citronensäure mit 0,7 Teilen Glycerin bis zur Entwicklung von Acroleïndämpfen, nimmt die Masse mit Ammoniak auf, verdampft letzteres durch gelindes Erwärmen und gibt dann tropfenweise eine Mischung von 1 Teil rauchender Salpetersäure und 4 Teilen Wasser zu. Citronensäure gibt bei dieser Behandlung eine grüne, beim Erwärmen in Blau übergehende Färbung. Weinsäure und Apfelsäure geben diese Reaktion nicht.
Journ. de Pharm. et de Chim. (5) **13.** 477.
Arch. der Pharm. (3) **24.** 637.
Ztschr. f. analyt. Chem. **26.** 642.

Meate's Reagenz für mikroskop. Zwecke.

Eine Mischung von 60 g Schwefel und 20 g Brom wird bis zum Schmelzen erhitzt und dann 26 g fein gepulvertes Arsen zugegeben. Das Ganze wird bis zur Lösung erhitzt (Brech.-Ind. 2,4). Gebraucht als Einschlußmittel.

Vergl. T h o m p s o n , Journ. Roy. Microsc. Soc. 1892. 902.
Enzyklop. d. mikroskop. Techn. 1903. 181.
Ztschr. f. wiss. Mikroskop. 1886. 234.

Mecke's Reagenz auf Alkaloide

ist eine Lösung von seleniger Säure in konzentr. Schwefelsäure 1 : 200. Mit diesem Reagenz liefern charakteristische Färbungen:
A p o m o r p h i n = dunkelviolett, M o r p h i n = blau, dann blaugrün bis olivgrün, C o d e ï n = blau, schnell in Smaragdgrün übergehend, V e r a t r i n = citronengelb, dann olivgrün, N a r c o t i n = grünlichblau, dann kirschrot etc. etc.
Siehe: Ztschr. f. öffentl. Chem. **5.** 351.
Ztschr. f. analyt. Chem. **39.** 468.

Medicus-Kober's Reaktion auf Kornrade im Mehl.

20 g des mit Petroläther extrahierten Mehles zieht man mit einer heißen Mischung von 20 g Alkohol und 80 g Chloroform aus, verdampft den filtrierten Auszug zur Trockene, nimmt den Rückstand in Wasser auf, filtriert, verdampft das Filtrat zur Trockene und gibt einige Tropfen konzentr. Schwefelsäure zu. Bei Anwesenheit von Kornrade tritt eine gelbe, dann braunrote Färbung ein.
Ztschr. f. Unters. Nahr.-Genußm. 1902. 1077.
Chem. Ztg. **26.** Rep. 356.
Chem. Zentralbl. 1903. I. 97.

Meerburg-Filipp's Reaktion auf Kupfer.

Gibt man zu einer salzsauren Lösung von Kupfer etwas Cæsiumchlorid, so entstehen je nach der Menge des vorhandenen Caesiumsalzes rote, meist nadelförmige, öfters auch sechsseitige Prismen oder gelbe Krystalle, die auf Zusatz von Kupfersalz in die roten Krystalle übergehen. (Mikroskopische Reaktion.)
Chem. Weekblad 1905. 641.
Ztschr. f. angew. Mikroskop. 1906. 270.
Südd. Apoth. Ztg. 1905. 835.
Chem. Zentralbl. 1905. II. 1466.

Méhu's Reagenz auf Eiweiß

ist eine Lösung von 1 Teil krystallisiertem Phenol und 1 Teil Eisessig in 2 Teilen 90 %-igem Alkohol. Auf 100 ccm der zu prüfenden Flüssigkeit nimmt man 2 ccm Salpetersäure und 10 ccm Reagenz. Eiweiß scheidet sich in Flocken aus (quantitativ).
Arch. générales de Méd. 1869. 257.
Journ. de Pharm. et de Chim. 1869. 95.
Ztschr. f. analyt. Chem. **8.** 522.
Chem. Zentralbl. 1869. 236.
R u i z a n d , Journ. de Pharm. et de Chim. (5) **29.** 364.
S i m o n , Chem. Ztg. 1887. Rep. 4.
I l i m o w , Ztschr. f. analyt. Chem. **19.** 382.

Meigen's Reaktion auf Aragonit und Kalkspat.

Das zu prüfende, fein gepulverte Mineral kocht man einige Minuten lang mit einer verdünnten Lösung von Kobaltnitrat. Aragonit gibt einen lilaroten Niederschlag. Kalkspat bleibt weiß oder wird nur schwach gelblich gefärbt.

Zentralbl. f. Mineralogie 1901. 577.
Ztschr. f. analyt. Chem. **41.** 119.
H i n d e n , Ztschr. f. angew. Chem. 1903. 137.
Chem. Ztg. 1903. 122.
Pharm. Zentrh. 1903. 515.
Österr. Chem. Ztg. **13.** 305.
P a n e b i a n c o , Rivist. Mineral. ital. **28.** 5.
Ztschr. f. Krystallogr. **40.** 288.
K r e u t z , Chem. Zentralbl. 1910. I. 1546.

Meillère's Reagenz (Molybdänlösung).

Zu einer Lösung von 30 g Ammonmolybdat in 200 ccm Wasser gibt man 20 ccm 50 %ige Schwefelsäure und 30 ccm konzentr. Salpetersäure.
Journ. de Pharm. et de Chim. (6) **3.** 61.
The Analyst **21.** 81.
Pharm. Zentrh. 1896. 222.

Meillère's Reaktionen auf Yohimbin.

Mit verdünnter Schwefelsäure und einer Spur Rohrzucker oder Furfurol auf dem Dampfbade erhitzt, gibt Yohimbin eine weinrote Färbung. Diese Lösung zeigt ein charakteristisches Absorptionsspektrum.

Mit Salpetersäure eingedampft liefert Yohimbin einen gelben, bitteren Rückstand, der sich mit Ammoniak braunrot färbt.
Journ. de Pharm. et de Chim. 1903. **385.**
Chem. Ztg. 1903. Rep. 301.
Apoth. Ztg. 1903. 790. 816.
Pharm. Praxis 1904. 61.
Chem. Zentralbl. 1904. I. 122.
U t z , ebenda 1904. I. 122.

Meisenheimer-Heim's Reaktion zur Differenzierung von Salpetersäure und salpetriger Säure

siehe: Chem. Ztg. 1906. Rep. 4.
Giornale Farm. Chim. 1906. 502.
Berl. Ber. **38.** 3834. 4136.
Chem. Zentralbl. 1906. I. 84. 499.
Kalman, Ztschr. f. analyt. Chem. **29.** 194.

Melckebeke's Reaktion auf Jodoform

ist eine Modifikation von Stubenrauch's Reaktion. Näheres siehe: Ztschr. f. analyt. Chem. **42.** 530. — Annal. de Pharm. 1900. 45.

Meldola's Reagenz auf salpetrige Säure

ist eine Lösung von 0,5 g p-Amidobenzolazodimethylanilin in 1 Liter verdünnter Salpetersäure. — Die zu prüfende Lösung versetzt man mit einigen Tropfen Reagenz und Salzsäure und gibt dann unter Umrühren (an der Luft) tropfenweise Ammoniak zu. Bei Anwesenheit von salpetriger Säure entsteht eine blaue Färbung.
Berl. Ber. **17.** 256.

Melikow's Reaktion auf Molybdänsäure.

Die zu prüfende Lösung bringt man auf dem Dampfbade zur Trockne und gibt nach dem Erkalten Ammoniak und dann Perhydrol zu. Ist Molybdänsäure vorhanden, so geht diese unter Rotfärbung in Permolybdänsäure bezw. deren Ammoniumsalz über.
Journ. d. russ. physik. Ges. 1912. **44.** 608.
Chem. Zentralbl. 1912. II. 1579.

Melikow-Jeltschaninow's Reaktion auf Niob

beruht auf der Gelbfärbung von gewissen Niobsalzen in Gegenwart von Wasserstoffsuperoxyd und Schwefelsäure. Näheres siehe: Journ. d. russ. phys.-chem. Ges. **37.** 99. — Chem. Zentralbl. 1905. I. 1276.

Mellet's Indikator.

6-Sulfo - β - naphtholazo-m-oxybenzoesäure (Natriumsalz) ist in neutraler Lösung violett und in saurer Lösung rot.
Chem. Ztg. 1910. 1073.
Chem. Zentralbl. 1910. II. 1834.
Merck's Bericht 1910. 377.
Répert. de Pharm. 1911. 170.

Melnikow's Reagenz zum Konservieren anatomischer Präparate

ist eine Lösung von 5 g Kaliumchlorid und 30 g Natriumacetat in 1 Liter Wasser und 100 ccm Formaldehyd (40 %).
Vergl. Wickersheimer's Reagenz.
Zentralbl. f. allg. Pathol. 1896. 1897. 1898. 1900.

Melzer's Reaktionen auf Alkaloide.

Als Reagenz verwendet man eine Mischung von 20 g Benzaldehyd und 80 g absolutem Alkohol. Veratrin, Codeïn, Morphin, Delphinin und Pikrotoxin geben in festem Zustande, mit diesem Reagenz und konzentr. Schwefelsäure in Berührung gebracht, charakteristische Farbenerscheinungen. Näheres siehe: Ztschr. f. analyt. Chem. **37.** 351 u. 747 oder Chem. Ztg. 1898. Rep. 230 u. 1899. Rep. 29. — K r e i s , Chem. Ztg. 1899. 21. — M u s z y n s k i , Südd. Apoth. Ztg. 1912. 407.

Melzer's Reaktion auf Coniin und Nicotin.

Zu einer alkoholischen Lösung des Coniins gibt man einige Tropfen Schwefelkohlenstoff und nach einigen Sekunden einige Tropfen Kupfersulfatlösung (1 : 200 Wasser). Je nach der Menge des vorhandenen Coniins entsteht ein Niederschlag oder eine gelbe bis dunkelbraune Färbung. Mit einer 1 %igen Eisenchloridlösung erhält man unter denselben Bedingungen eine tiefbraune Färbung, mit Nicotin eine gelbliche Färbung, die viel weniger intensiv ist als die mit Coniin erzeugte. Letztere bräunt sich mit Kupfersulfat; beim Schütteln mit Äther geht die Färbung in diesen über. Empfindlichkeitsgrenze = 1 : 10 000.
Revue internat. falsific. 1899. 197.
Ztschr. d. öst. Apoth. Ver. 1900. 65.
Ztschr. f. analyt. Chem. **41.** 327.

Melzer's Reaktion auf Nicotin.

Löst man einen Tropfen Nicotin in 2—3 ccm Epichlorhydrin und erhitzt zum Sieden, so entsteht eine deutliche Rotfärbung. Coniin reagiert nicht.
Ztschr. d. öst. Apoth. Ver. 1900. 65.

Mendius' Reaktion ist eine synthetische Reaktion, in deren Verlauf durch Einwirkung von Wasserstoff auf Blausäure und Nitrile Amine gebildet werden.
Siehe: Lehrbücher der Chemie.

Mène's Reaktion auf Anilin.

Wasserfreies Anilin oder eine alkoholische Lösung desselben wird durch gasförmige, salpetrige Säure gelbbraun gefärbt und dann auf Säurezusatz gerötet. Diese rote Lösung wird durch Wasser gelb und durch Säuren wieder rot.

Compt. rend. **52.** 311.

Menger's Reaktion auf Gallusgerbsäure.

Um Gallusgerbsäure auf der Faser nachzuweisen, kocht man letztere mit 5—10 %iger Natronlauge kurz auf. Die abgegossene Lösung teilt man in zwei Teile, wovon man den einen abkühlt, den andern wieder zum Sieden erhitzt. Gallusgerbsäure verursacht in der abgekühlten Lösung eine Rotfärbung, während der erhitzte Teil nicht gefärbt erscheint. Katechugerbsäure erzeugt eine in der Kälte und in der Hitze beständige Rotfärbung.

Färberztg. 1903. 435.

Chem. Zentralbl. 1904. I. 318.

Mennechet's Reaktion auf Kohlenwasserstoffe (Benzin) in Terpentinöl.

Schüttelt man 5 ccm Terpentinöl mit etwas Fuchsin und 2 Tropfen Salpetersäure in verschlossener Flasche, so tritt bei Anwesenheit von Kohlenwasserstoffen je nach deren Menge eine rote bis braune Färbung auf.

Bull. Commerc. 1911. 9.

U t z , Farben-Ztg. **17.** 1208.

Chem. Zentralbl. 1912. I. 1641.

Menyhért's Reagenzpapier

erhält man durch Tränken von Filtrierpapier mit Essigsäure und Ferrocyankaliumlösung und Trocknen. — Verwendet bei der Zuckerbestimmung mit Fehling's Reagenz, um den Endpunkt der Titration festzustellen.

Deutsche med. Woch. 1908. 1544.

Pharm. Zentrh. 1908. 896.

Mercier's Reagenz zum Färben mikroskop. Präparate.

Schwache Lösung: Eine Lösung von 2 g Hämatoxylin und 2 g Alaun in 100 g Alkohol, 100 g Wasser und 100 g Glycerin.

Starke Lösung: Eine Lösung von 2 g Hämatoxylin und 2 g Alaun in 120 g Alkohol, 130 g Wasser und 50 g Glycerin. Gebraucht zur Markscheidenfärbung. Näheres siehe: Ztschr. f. wiss. Mikroskop. 1891. 481.

Merck's Reagenz auf Alkohole

ist eine Lösung von Molybdänsäure in konzentr. Schwefelsäure. Erwärmt man das Reagenz auf 60 ° C. in einem Reagenzglase und schichtet die zu prüfende Flüssigkeit darüber, so entsteht bei Anwesenheit von Alkohol an der Berührungsfläche ein blauer Ring. Empfindlichkeitsgrenze für Äthylalkohol $=$ 0,02 %, für Methylalkohol $=$ 0,2 %. (Die Reaktion ist nicht spezifisch für Alkohole.)

Chem. Ztg. 1896. 228.

T u m s k y , Ber. d. russ. chem. Ges. 1880. 357.

L e v y , Compt. rend. 1886. 1195.

S t a h l , Berl. Ber. 1892. 1600.

Merck's Reagenztabletten auf Glukose und Eiweiß im Harn

siehe: E. M e r c k , Über die Verwendung von Reagenztabletten zur quantitativen Bestimmung von Zucker und zum Nachweis von Eiweiß im Harn. III. Auflage (Selbstverlag der Chem. Fabrik von E. Merck, Darmstadt.)

W i n c k e l m a n n , Deutsche Militärärztl. Ztschr. 1908. 399.

T h o m a n n , Schweiz. Woch. Chem. Pharm. 1909. 325.

M i n d e s , Pharm. Post 1910. 69. — Harnanalyse f. Apotheker und Ärzte. 1912. 39, 49. (Verlag von F. Deuticke, Wien u. Leipzig.)

Merck's Reaktion auf Papaverin.

Konzentr. Schwefelsäure wird durch Papaverin blauviolett gefärbt. Nach Hesse wird diese Reaktion nicht durch das Papaverin, sondern durch die Verunreinigung mit Papaveramin verursacht. Pictet-Kramers führen sie auf Kryptopin zurück.

G. Merck, Annal. der Pharm. 1848. **66.** 125. 1850. **73.** 50.

Hesse, ebenda 1870. **153.** 75.

Journ. prakt. Chem. 1903. **68.** 190.

Pictet-Kramers, Journ. de Pharm. et de Chim. 1910. II. 268.

Berl. Ber. 1910. 1329.

Merget's Reaktion auf Quecksilber in tierischen Flüssigkeiten.

Die zu prüfende Flüssigkeit kocht man mit Salpetersäure und neutralisiert mit Ammonkarbonat, bis an einem eingetauchten Kupferblech keine Gasblasen mehr entstehen. Diese Flüssigkeit läßt man 36 Stunden auf 1 mm dicke Kupferfäden einwirken. Die mit Wasser gewaschenen und mit Filtrierpapier getrockneten Fäden wickelt man in Papier, das vorher mit ammoniakalischer Silberlösung getränkt und im Dunkeln getrocknet wurde, und unterwirft dasselbe einem gelinden Druck. Bei Anwesenheit von Quecksilber entstehen auf dem Papier sofort oder nach einigen Minuten dunkle Flecken. Empfindlichkeitsgrenze $=$ 0,01 mg Quecksilber in 100 ccm.

Journ. de Pharm. et de Chim. (5) **19.** 444.

Ztschr. f. analyt. Chem. **29.** 113.

Chem. Zentralbl. 1889. II. 62.

Merget's Reagenz auf Quecksilberdämpfe

ist ammoniakalische Silbernitratlösung, mit welcher weißes Papier beschrieben wird. Die Schriftzüge färben sich durch Quecksilberdämpfe grau. Näheres siehe: Pharm. Zentrh. 1889. 754.

Mering siehe **Cohn-Mering.**

Merk's Reaktion auf Anaesthesin im Cocain

beruht auf einer braunroten Farbenerscheinung beim Diazotieren mit Kaliumnitrit und Resorcin.

Chem. Ztg. 1904. Rep. 80.

Pharm. Ztg. 1904. 211.

Merk's Reaktion auf Citronensäure

beruht auf dem Nachweis von Acetondikarbonsäure, die bei der Einwirkung von konzentr. Schwefelsäure auf Citronensäure entsteht. Da die Reaktion bei Anwesenheit von Weinsäure beeinträchtigt wird, so verwendet man an Stelle von Schwefelsäure eine Mischung von 3 Teilen Essigsäureanhydrid und 6 Teilen Schwefelsäure. Erwärmt man etwas Citronensäure mit dieser Mischung auf 90—95° C (etwa 10 Minuten lang), macht hierauf nach dem Verdünnen mit Wasser alkalisch und gibt Nitroprussidnatrium zu, so entsteht die bekannte Ketonfärbung.
Vergl. Légal's Reaktion.
Pharm. Ztg. 1903. 894.
Ztschr. f. analyt. Chem. 1905. 124.

Merk's Reaktion auf Jod in anorgan. Verbindungen.

Die zu prüfende Substanz zerreibt man mit etwas Kaliumpersulfat und löslicher Stärke, wobei sich die Anwesenheit von Jod durch Blaufärbung zu erkennen gibt.
Pharm. Ztg. 1905. 1022.
Chem. Zentralbl. 1906. I. 397.

Merk's Reagenz zum Färben mikroskop. Präparate

ist eine Lösung von 1 g Orceïn in 80 ccm Alkohol, 40 ccm Wasser und 40 Tropfen Salpetersäure. Gebraucht zum Färben elastischer Fasern.
Vergl. Stutzer's u. Unna-Tänzer's Reagenz.
Ztschr. f. wiss. Mikroskop. 1900. 73.
Enzyklop. d. mikroskop. Techn. 1903. 193.

Merk's Reagenz zum Fixieren mikroskop. Präparate

ist eine Lösung von 1,5 g Chromsäure, 0,8 g Osmiumsäure und 10 g Eisessig in 180 ccm Wasser.
Ztschr. f. wiss. Mikroskop. 1888. 237.

Merkel's Reagenz zum Färben mikroskop. Präparate.

1. a) Eine gesättigte Lösung von Indigocarmin in 3 %iger, wässeriger Oxalsäure;
   b) eine Lösung von carminsaurem Ammon = Gerlach's Reagenz. Das Reagenz dient zum Färben von Ossifikationspräparaten.
2. Eine Lösung von 1 g Fuchsin in 80 ccm Wasser und 80 ccm Alkohol.
Vergl. Hermann's Reagenz.
Merck's Index 1902. 270.
Untersuch. d. anat. Instit. Rostock 1874.
Lee et Henneguy, Traité 1896. 180.
Mayer, Mitteil. d. zoolog. Stat. Neapel, 1896. 320.

Merkel's Reagenz zum Fixieren mikroskop. Präparate

ist eine Lösung von 1 g Platinchlorid und 1 g Chromsäure in 800 ccm Wasser.
Merkel, Macula lutea d. Menschen, Leipzig 1870. 19.

Merck's Index 1902. 269.
Mitteil. d. zoolog. Stat. Neapel 1881. 11.
Behrens' Tabellen 1892. 59.
Eberth - Friedländer, Mikroskop. Techn. 1894. 54.
Enzyklop. d. mikroskop. Techn. 1903. 139.

Merkel - Schiefferdecker's Reagenz für mikroskopische Präparate.

1. Man löst 10 g Celloidin in 100 ccm Äther und 100 ccm Alkohol.
2. Man gibt zu 1 so viel Celloidin, bis die Flüssigkeit Sirupkonsistenz angenommen hat. Gebraucht als Einbettungsmittel.
Arch. f. Anat. u. Phys. 1882. 200.
Ztschr. f. wiss. Mikroskop. 1888. 504.
Behrens' Tabellen 1893. 74.

Merl's Reaktion auf Salicylsäure

ist eine Modifikation der bekannten Farbenreaktion. In die ätherische Lösung der Salicylsäure hängt man mit sehr verdünnter Eisenchloridlösung getränkte Filtrierpapierstreifen. Bei minimalen Mengen der genannten Säure entstehen an dem aus der Flüssigkeit herausragenden Teile der Streifen violett gefärbte Zonen.
Südd. Apoth. Ztg. 1903. 624.
Pharm. Zentrh. 44. 896.
Ztschr. f. analyt. Chem. 1906. 352.

Mermet's Reagenz auf Kohlenoxyd.

1. Eine Lösung von 2—3 g Silbernitrat in 1 Liter Wasser;
2. eine Lösung von Kaliumpermanganat: 1 Liter kochendes, destilliertes Wasser wird mit einigen Tropfen Salpetersäure und so viel Kaliumpermanganatlösung versetzt, daß eine bleibende, schwache Rötung eintritt. Nach dem Erkalten gibt man 1 g Kaliumpermanganat und 50 ccm Salpetersäure zu.
Zum Gebrauch mischt man 40 ccm der Lösung 1 mit 2 ccm der Lösung 2 und 2 ccm Salpetersäure und ergänzt mit Wasser auf 100 ccm. Kohlenoxyd und andere reduzierende Gase entfärben dieses Reagenz.
Compt. rend. **124.** 621.
Schweiz. Woch. f. Chem. u. Pharm. 1897. 195.
Pharm. Zentrh. 1897. 305.

Mermet's Reagenz auf Sulfokarbonate

ist eine bis zur Farblosigkeit verdünnte, ammoniakalische Lösung von Nickelchlorür. Das Reagenz wird durch minimale Mengen von Sulfokarbonat weinrot gefärbt. Schwefelalkalien geben diese Reaktion nicht, sondern geben eine gelbe bis schwarze Färbung.
Compt. rend. **81.** 344.
Chem. News 1875. 157.
Chem. Zentralbl. 1875. 599.
Pharm. Zentrh. 1875. 355.

Merz' Reaktion auf reines Olivenöl.

Man erhitzt eine Ölprobe auf 250° C. und vergleicht dieselbe mit nicht erhitztem Öle. Bei gleich dicker Schicht hat reines Öl nach dem Erhitzen eine hellere Farbe als das nicht erhitzte.
Deutsche Industr.-Ztg. 1875. 466.

Merz' Reaktion auf freie Säuren in Ölen beruht auf der Einwirkung des Öles auf Zinkblech bei 100° C. Näheres siehe: Deutsche Industr.-Ztg. 1877. 124 und 135. — Ztschr. f. analyt. Chem. **17.** 391.

Mesnard's Reaktion auf Eiweiß.

Eiweißstoffe werden in einer stark zuckerhaltigen Glycerinlösung durch Salzsäuredämpfe intensiv rot gefärbt. Diese Reaktion ist besonders geeignet zum mikroskop. Nachweis von Proteïnstoffen in Pflanzenteilen. Compt. rend. 1892. 892.

Messerschmidt's Reaktion auf Blut in Faeces.

In einem Reagenzglas verreibt man ein erbsengroßes Stück Kot mit einer Mischung von 2 ccm Wasser und einigen Tropfen Eisessig. Hiervon nimmt man 3 Tropfen und vermischt sie mit 1—1,5 ccm (nicht mehr!) 3 %igem Wasserstoffsuperoxyd und gibt schließlich 1—2 ccm einer frisch bereiteten Benzidinlösung zu. Bei Anwesenheit von Blut erscheint eine grüne bis dunkelblaue Färbung.
Münchener med. Woch. 1909. 388.
Merck's Bericht 1909. 148.
Holmboe, Norsk Magazin f. Laegevid. 1909. No. 12.
Merck's Bericht 1910. 126.
Schumm, Münchener med. Woch. 1909. 612.
Gehrmann, ebenda 1909. 612.

Messinger's Reaktion auf Aceton ist identisch mit Lieben's Reaktion.

Messinger-Vortmann's Reaktion auf Phenol siehe: Vortmann's Reaktion.

Meßner's Reaktion auf Wasser im Jodoform.

1 g Jodoform muß sich in 10 g Benzol vollkommen klar auflösen. Je mehr Wasser (Feuchtigkeit) das Präparat enthält, desto trüber die Lösung. Noch empfindlicher ist die Reaktion mit Petroläther.
Lunge, Chem. techn. Unters. Meth. 1911. III. 962.

Meßner's Reagenz auf Alkohol in Butteräther, Amylacetat etc.
ist eine gesättigte, wässerige Lösung von Chlorcalcium. Schüttelt man den Ester mit gleichen Teilen Reagenz, so darf nach erfolgter Trennung der Schichten bei Butteräther keine Veränderung der Volumina eingetreten sein, bei Amylacetat darf bei Verwendung von 25 ccm Ester und 25 ccm Reagenz das letztere höchstens um 1 ccm zugenommen haben.
Lunge, Chem. techn. Unters. Meth. 1911. III. 927. 935.

Meßner's Reagenz zur Differenzierung der Chinaalkaloide
ist eine 5 %ige, wässerige Lösung von Dinatriumphosphat (Na$_2$ HPO$_4$. 12 H$_2$O). Die neutralen Chloride und Sulfate der Chinaalkaloide, wie sie in den Handel kommen (bekanntlich gegen Lackmus schwach alkalisch reagierend), lassen sich in 1 %iger, wässeriger Lösung mit Hilfe genannten Reagenzes in folgender Weise unterscheiden. Man gibt auf 10 ccm Alkaloidlösung 3 Tropfen Reagenz.
1. Es tritt weder sofort, noch nach einiger Zeit eine Trübung ein = Cinchonidin.
2. Es tritt nicht sofort, aber längstens innerhalb ½ Minute eine Trübung ein = Cinchonin.
3. Jeder Tropfen Reagenz bringt sofort eine Trübung hervor, die beim Umschwenken wieder verschwindet = Chinin oder Chinidin.

Zur Unterscheidung der letzten beiden Alkaloide gibt man so viel Salzsäure zur wässerigen Lösung, daß sie gerade schwach sauer gegen Lackmus reagiert (zirka 1 Tropfen 25 %ige Salzsäure auf 100 ccm) und versetzt dann 10 ccm der Alkaloidlösung mit 10 ccm Reagenz. Es tritt sofort eine starke krystallinische Abscheidung auf = Chinin.

Es tritt keine Veränderung ein, auch nicht nach längerem Stehen = Chinidin.
Ztschr. f. angew. Chem. 1903. 477.
Südd. Apoth. Ztg. 1903. 556.
Lyons. Südd. Apoth. Ztg. 1905. 166.
Pharm. Review 1904. 365.

Meßner's Indikator zur Titration von Chinabasen.

Man schüttelt eine wässerige Lösung von Handels-Lackmoid mit Äther aus, verdunstet diesen und löst den Rückstand in Alkohol. Man erhält so eine rote Lösung, während die alkoholische Lösung des Handelslackmoides blau ist. Der Indikator gibt nur in alkoholischer Lösung der Chinabasen genügend scharfe Farbenumschläge. In alkalischer Lösung blau, in saurer Lösung rot.
Ztschr. f. angew. Chem. 1903. 449. 468.
Merck's Bericht 1903. 109, 1907. 154.
Lunge-Berl, Chem. Techn. Unters. Meth. 1911. III. 944.
Chem. Zentralbl. 1903. I. 1444.
Pharm. Zentrh. 1904. 419.
Ztschr. f. analyt. Chem. 1908. 446.

Meßner's Reaktion auf Quecksilberoxycyanid.

Versetzt man 20 ccm einer 5 %igen, wässerigen Urannitratlösung mit 1—2 Tropfen einer 1 %igen Ferrocyankaliumlösung, so entsteht eine intensiv rotbraune Fällung. Diese Mischung wird auf Zusatz von 10 ccm einer gesättigten, wässerigen Lösung von Quecksilberoxycyanid sofort entfärbt, d. h. es entsteht wieder die ursprüngliche Farbe der Uranlösung (und nach kurzer Zeit ein gelblicher Niederschlag). Quecksilbercyanid ist dagegen ohne Einwirkung auf das Uranferrocyanid.
Merck's Bericht 1904. 97.

Mette's Pepsinprobe
geht darauf aus, die Einwirkung des Pepsins bezw. Magensaftes dadurch eindeutiger zu machen, daß die Angriffsfläche des geronnenen Hühnereis möglichst gleichmäßig gestaltet wird. Es werden zu diesem Zwecke Eiweißstäbchen von 1—2 mm Durchmesser und 10—12 mm Länge hergestellt und

diese der Einwirkung der Pepsinlösung ausgesetzt. Näheres siehe: S a m o j l o f f, Arch. des sciences biol. p.p. l'instit. de méd. expérim. à St. Petersbourg 1894. — Jahresber. d. ges. Med. 1894. I. 141. — du Bois Archiv 1894. 68. — Wiener klin. Woch. 1907. 1509. — S c h ü t z, Ztschr. f. physiol. Chem. 1885. 9. 577. — S c h ü t z - H u p p e r t, Arch. ges. Physiol. 80. 470. — G r ü t z n e r, ebenda 106. 463. — N i r e n s t e i n - S c h i f f, Arch. d. Verdauungskr. 1902. No. 6. — C h r i s t i a n - s e n, Biochem. Ztschr. 1912. 46. 257.

Meyer's Reagenz auf Kalium
ist eine Lösung von phosphorwolframsaurem Natrium (von verschiedener Konzentration), welche mit Kalisalzlösungen unter bestimmten Bedingungen eine Trübung bezw. einen Niederschlag erzeugt. Näheres siehe: Chem. Ztg. 1907. 158.

Meyer's Reaktion auf echten Lebertran.
10 g Tran schüttelt man mit 1 g einer Mischung aus gleichen Teilen konzentr. Schwefelsäure und Salpetersäure. Reiner Dorschlebertran färbt sich feurig rosa, schnell in Citronengelb übergehend.
Ztschr. f. analyt. Chem. 23. 434.
M a n n, Americ. Drugg. 46. 5.

Meyer's Reaktion auf Nataloin.
Versetzt man eine alkoholische Lösung von Nataloin mit Piperidin, so färbt sie sich gelb und bei anhaltendem Schütteln im durchfallenden Lichte violettrot, im auffallenden Lichte bläulich.
Pharm. Zentrh. 1900. 34.

Meyer's Reaktion auf Oxydasen u. Blut.
Versetzt man eine alkalische Lösung von Phenolphthalin mit Wasserstoffsuperoxyd, so erhält man eine farblose Mischung, die auf Zusatz von Oxydasen oder Blutlösung rötlich bis rot gefärbt wird.
Vergl. Utz' Reagenz auf Blut.
Münchener med. Woch. 1903. 1492.
Merck's Bericht 1903. 151.
U t z, Chem. Ztg. 1903. 1151.
S a r d o u - T e l m o n, Répert. de Pharm. 1910. 277.
L e j e u n e, Pharm. Ztg. 1910. 409.

Meyer's Reagenz auf Thiophen
ist eine Lösung von Isatin in konzentr. Schwefelsäure. Das Reagenz wird durch Spuren Thiophen (z. B. mit thiophenhaltigem Benzol) intensiv blau gefärbt. (Indopheninreaktion.)
Beilstein, Handb. d. org. Chem. III. 738.
B a u e r, Berl. Ber. 37. 1244. 3128.
Chem. Zentralbl. 1904. I. 1296 u. II. 1256.
S t o r c h, ebenda 1904. II. 154.
L i e b e r m a n n, Berl. Ber. 37. 2461.

Meyer's Reagenz auf Thorium.
a) Eine Lösung von 15 g Kaliumjodat in 100 ccm Wasser und 50 ccm Salpetersäure (1,4),
b) eine Lösung von 4 g Kaliumjodat in 400 ccm Wasser und 100 ccm Salpetersäure (1,2).

Thorsalzlösungen werden durch das Reagenz gefällt (Thoriumjodat). Näheres siehe: Ztschr. f. anorgan. Chem. 1911. 71. 65. — Merck's Bericht 1911. 328.

Meyer's Reagenz zum Fixieren mikroskop. Präparate.
In eine Lösung von 272 g Kaliumjodid in wenig Wasser gießt man allmählich eine Lösung von 80 g Wismutsubjodid in 200 ccm Salpetersäure (D. = 1,5). Vom auskrystallisierten Salpeter wird abgegossen.
Botan. Ztg. 1896. 187.

Meyer's Reagenz zum Konservieren mikroskop. Präparate
ist eine etwas Salicylsäure enthaltende Mischung von Holzessig, Glycerin und Wasser (2,5: 25:100). Näheres siehe: Arch. f. mikroskop. Anat. 1876. 868. — B e h r e n s' Tabellen 1892. 63.

Meyer's Reagenzien zur Markscheidenfärbung.
1. Kupferacetat 50 g, Essigsäure 50 g, Fluorchrom 25 g, Wasser ad 1000 g. — 2. Frisch bereitete Lösung von 0,1 g Hämatoxylin in 90 g Alkohol (96 %) und 4 %iger Liquor Ferri sesquichlorati (Ph. G.). — 3. Lösung von 2 g Borax und 2,5 g Ferricyankalium in 100 g Wasser. Näheres siehe: Neurol. Zentralbl. 1909. 28. 353. — Ztschr. f. wiss. Mikroskop. 1909. 26. 488.

Meyer-Haffter's Reaktion auf Chloralhydrat
beruht auf der Umsetzung desselben in Chloroform und ameisensaures Natrium durch (Normal-) Natronlauge. Beide Produkte können durch spezifische Reaktionen nachgewiesen werden. Die Reaktion dient zur quantitativen Bestimmung des Chloralhydrats.
Berl. Ber. 6. 600.
Chem. Zentralbl. 1873. 554.
M e d i c u s, Maß-Analyse 2. Aufl. 45.
W e s t o n - E l l i s, Chem. News 95. 210.
Chem. Zentralbl. 1907. I. 1671.
Pharm. Ztg. 1907. 565.

Meyer-Locher's Reaktion zur Unterscheidung primärer, sekundärer und tertiärer Alkohole und Alkoholradikale.
Das Untersuchungsobjekt wird mit Silbernitrit destilliert. Das Destillat wird durch Behandeln mit Kali und salpetriger Säure bei Anwesenheit eines primären Alkohols rot, bei Anwesenheit eines sekundären blau und bei Anwesenheit eines tertiären Alkohols farblos. Näheres siehe: Berl. Ber. 7. 1510. — G u t - k n e c h t, ebenda 12. 622. — Chem. Zentralbl. 1875. 18.

Meyerfeld's Reagenz auf Chromsäure, Eisenoxyd u. salpetrige Säure
ist Pyrogalloldimethyläther. Versetzt man eine farblose, mit Schwefelsäure angesäuerte Lösung von Spuren Eisen, Chromsäure oder Nitriten mit einer frisch bereiteten, 2 %igen, wässerigen Lösung von Pyrogalloldimethyläther, so tritt eine gelbe bis rotgelbe Färbung auf. Der Farbstoff geht beim Schütteln mit Chloroform in dieses über.
Chem. Ztg. 1910. 948.
Merck's Bericht 1910. 319.

Meymott Tidy's Reagenz auf Eiweiß.

Gleiche Teile Phenol und Eisessig werden gemischt und eventuell so lange Eisessig zugegeben, bis sich ein Tropfen des Reagenzes mit wenig Wasser klar löst. Dieses Reagenz fällt Eiweißlösungen und soll empfindlicher sein als Carbolsäure. Besser ist folgendes Verfahren: Die zu prüfende Flüssigkeit versetzt man mit 15 Tropfen Alkohol und dann mit der gleichen Menge Carbolsäure. Albumin wird in Flocken ausgeschieden. Die Reaktion gelingt noch in einer Verdünnung von 1 : 15 000. (Vergleiche Méhu's Reagenz.)

Zentralbl. f. d. mediz. Wissensch. 1870. 511.
Ztschr. f. analyt. Chem. 10. 102.

Mezger's Reaktion auf Cocaïn.

Gibt man zu einer Lösung von 0,05 g Cocaïnhydrochlorid in 5 ccm Wasser 5 Tropfen Chromsäurelösung (5 %), so ruft jeder Tropfen einen deutlichen Niederschlag hervor, der sofort wieder verschwindet. Auf Zusatz von 1 ccm konzentr. Salzsäure (D. = 1,124) entsteht dann ein orangegelber Niederschlag von chromsaurem Cocaïn.

Pharm. Ztg. 1889. 697.
L u n g e , Chem. Techn. Unters.-Meth. 1911. III. 369.
Deutsches Arzneibuch IV. 88.
Vergleiche Schäffer's Reaktion.

Mialhe's Reaktion auf Blut an blutbefleckten Gegenständen

ist eine Modifikation von van Deen's Reaktion unter Verwendung von Guajaktinktur und Wasserstoffsuperoxyd-Äther. Näheres siehe: H a g e r , Pharm. Prax. 1880. II. 881. — Arch. der Pharm. (3) 5. 128. — Chem. Zentralbl. 1874. 663.

Mibelli's Reagenz zum Färben mikroskop. Präparate

ist eine 1 %ige, alkoholische und eine 1 %ige, wässerige Lösung von Safranin, welche heiß zusammengegossen werden. Gebraucht zur Darstellung der elastischen Fasern in der Haut.

Monitore italiano zool. 1. 17. (1890.)
E b e r t h - F r i e d l ä n d e r , Mikroskop. Techn. 1894. 232.
Enzyklop. d. mikroskop. Techn. 1903. 191.
Ztschr. f. wiss. Mikroskop. 1890. 225.

Michaël-Ryder's Reaktion auf Aldehyde.

Eine kleine Menge der zu prüfenden Substanz gibt man in eine Lösung von 1 Teil Resorcin in 2 Teilen absolutem Alkohol und setzt einige Tropfen konzentr. Salzsäure zu. Wenn sich nicht sofort eine harzige Abscheidung bildet, so gießt man die Lösung nach einigen Stunden in Wasser. Ein Niederschlag zeigt die Anwesenheit eines Aldehydes an. Ketone geben diese Reaktion nicht.

Americ. Chem. Journ. 9. 134.
Ztschr. f. analyt. Chem. 27. 513.

Michaelis' Azurblau zum Färben von mikroskop. Präparaten.

Man erhitzt eine Lösung von 2 g Methylenblau in 200 ccm Wasser mit 10 ccm $^1/_{10}$ Norm.

Natronlauge zum Sieden, läßt erkalten und gibt 10 ccm $^1/_{10}$ Norm. Schwefelsäure zu. Zum Gebrauch mischt man das Reagenz mit dem 5 fachen Volumen 1 $^0/_{00}$ iger Eosinlösung. Gebraucht zum Färben von Blutpräparaten.

Vergleiche Romanowsky's Reagenz.
Zentralbl. f. Bakteriol. 1901. 763.
Ztschr. f. wiss. Mikroskop. 1901. 308.

Michaelis' Reagenz zum Färben von Blutpräparaten.

a) Man löst 1 g chlorzinkfreies Methylenblau in 100 ccm destilliertem Wasser und 100 g absolutem Alkohol.
b) Man löst 1,2 g Eosin in 120 g destilliertem Wasser und 280 g (nach anderer Lesart 500 g) Aceton (Siedepunkt 56—58).
Vor dem Gebrauch mischt man gleiche Teile von a und b.

Deutsche med. Woch. 1899. 490 u. 1901. 127.
Pharm. Zentrh. 1899. 489.
Ztschr. f. wiss. Mikroskop. 1901. 197.
W i l l e b r a n d , ebenda 1901. 57.
B e c k e r , ebenda 1901. 78.
E n g e l , ebenda 1901. 223.
J a p h a , ebenda 1901. 224.

Michaelis' Reagenz zum Färben mikroskop. Präparate.

Eine gesättigte, filtrierte Lösung von Fettponceau K in 70 %igem Alkohol. Gebraucht zum Färben von Fett neben Hornsubstanz.

Virchow's Archiv 1901. II. 263.
Merck's Bericht 1902. 69.

Michailow's Reaktion auf Proteïnstoffe.

Schichtet man eine Lösung von Eiweiß und Ferrosulfat über konzentr. Schwefelsäure und gibt 1 Tropfen Salpetersäure zu, so entsteht außer der bekannten Salpetersäurereaktion noch ein blutroter Ring.

Berl. Ber. 17. Ref. 450.

Michailow's Fixierungsmittel zur Methylenblaufärbung.

Eine Lösung von 8 g Ammoniummolybdat in 100 ccm Wasser und 0,5 ccm Formaldehyd (40 %).

Ztschr. f. wiss. Mikroskop. 1910. 19.

Michel's Reagenz auf Blut.

a) Eine frisch bereitete Lösung von 0,05 g Leukomalachitgrünbase in 10 ccm Eisessig und 40 ccm Wasser.
b) Eine Mischung von 10 g Perhydrol mit 90 g 3%iger Essigsäure.

Chem. Ztg. 1912. 93, 105.
Merck's Bericht 1912.
Vergl. Fürth's Reaktion.

Michel's Reagenz auf Eiweiß im Harn

ist eine gesättigte Lösung von Ammoniumnitrat in Salpetersäure (1,4), womit die Schichtprobe angestellt wird.

Chem. Ztg. 1911. 183.
Chem. Zentralbl. 1911. I. 932.

Michel's Reagenz zur Unterscheidung von Oxyhämoglobin und Kohlenoxydhämoglobin

ist eine alkalische, alkoholische Lösung von Natriumhydrosulfit ($Na_2 S_2 O_4$). Man löst etwa

4 g Kaliumhydroxyd in 75 ccm Wasser und gibt etwa 3 g Natriumhydrosulfit zu. Nachdem es sich gelöst hat, setzt man 40 ccm Alkohol (98 %) zu und filtriert. Vor Luftzutritt zu bewahren!
Chem. Ztg. 1911. 996.

Migault's Reagenz zur Oxydation organischer Stoffe in der Analyse

ist eine Mischung von konz. Schwefelsäure und Perhydrol. Näheres siehe: Chem. Ztg. 34. 337. — Merck's Bericht 1911. 399.

Milbauer-Stanek's Indikator

ist eine 1 %ige, wässerige Lösung von Patentblau V.N.-Höchst, die zur Titration von Pyridin verwendet wird. (Sauer ⇌ gelbgrün; alkalisch = blau.)
Ztschr. f. analyt. Chem. 1904. 215.
Merck's Bericht 1907. 152.

Millard's Reagenz auf Eiweiß

ist eine Lösung von 7,76 g Phenol, 27,21 g Eisessig und 4,78 g Ätzkali in 80,75 g Wasser. Eiweiß wird durch dieses Reagenz gefällt. Beim Erwärmen löst sich diese Fällung nicht auf zum Unterschied von Pepton, welches sich löst.
A treatise on Bright's disease of the kidneys.
2. Edition. New-York 1886. 65.
Zentralbl. f. klin. Mediz. 1885. 651.
Med. Record 1885. 379.

Miller's Reaktion auf Methylalkohol

beruht auf der Oxydation desselben zu Ameisensäure mittels Kaliumdichromat und Schwefelsäure. Im Destillat wird Ameisensäure durch die reduzierende Wirkung auf Silbernitratlösung nachgewiesen.
A l l e n ' s Organ. Anal. 3. Ausg. I. 81.
Ztschr. f. analyt. Chem. 40. 608.
Pharm. Journ. 6. 534.
D r a p e r, ebenda 641.
S t a d l e r, Apoth. Ztg. 1905. 319.
S c u d d e r, Journ. Americ. Chem. Soc. 27. 895.

Miller's Indikator für Alkalimetrie

ist Tropäolin 00.
Berl. Ber. 11. 460.
Chem. Zentralbl. 1878. 343; 1879. 124.
L u n g e, Berl. Ber. 11. 1944.

Miller's Reagenz auf salpetrige Säure.

Eine Mischung von 8 g Dimethylanilin und 4 g Salzsäure ergänzt man mit Wasser auf 100 ccm. 50 ccm der zu prüfenden Lösung versetzt man mit 1 Tropfen Salzsäure und 3 Tropfen Reagenz und läßt die Mischung, falls sie kolorimetrisch bestimmt werden soll, 15 bis 30 Minuten stehen. Bei Anwesenheit von salpetriger Säure entsteht eine gelbe bis braungelbe Färbung. Salpetersäure stört die Reaktion nicht. Empfindlichkeitsgrenze 1 : 1 000 000. (Merck's Bericht 1912. 193.)
The Analyst 1912. 37. 345.

Millian's Reaktion auf Cottonöl im Olivenöl.

Das zu prüfende Öl wird verseift, die Fettsäure durch Schwefelsäure abgeschieden und 5 ccm davon in 20 ccm heißem Alkohol gelöst. Nach Zugabe von 2 ccm wässeriger Silbernitratlösung (3 : 10) wird im Wasserbade erhitzt. Bei Anwesenheit von Cottonöl tritt Reduktion des Silbernitrates ein. Empfindlichkeitsgrenze ⇌ 1 : 100.
Ztschr. f. Unters. Nahr.-Genußm. 1888. 81.
Schweizer Woch. f. Pharm. 1888. 379.
Compt. rend. 139. 807.
Vergl. Bechi's Reaktion.

Millian's Reaktion auf Sesamöl.

Man verseift 15 ccm des zu prüfenden Öles, scheidet aus der mit Wasser verdünnten Seifenlösung die Fettsäuren ab, trocknet diese bei 110° C. und schüttelt mit dem gleichen Volumen Baudouin's Reagenz. Rotfärbung zeigt Sesamöl an.
Moniteur scientifique 1888. 366.

Milliau's Reaktion auf fette Öle

siehe: Compt. rend. 1905. 521. 1702.
Chem. Zentralbl. 1905. II. 521, 930, 1392.
Seifensieder-Ztg. 1905. 744. 766.
Les Corps Gras industr. 32. 18.

Milliau's Reaktion auf Schwefelkohlenstoff in Ölen.

Das Öl wird mit konz. Kalilauge verseift, das Verseifungsprodukt mit Wasser verdünnt und mit etwas Natriumbikarbonat und schließlich mit Salzsäure versetzt. Bei Gegenwart von Schwefelkohlenstoff im untersuchten Öl wird darüber gehaltenes Bleipapier geschwärzt.
50 g Öl werden mit 10 ccm Amylalkohol destilliert, bis 5 ccm übergegangen sind. 4 ccm des Destillates erhitzt man mit 1 ccm neutralisiertem Capoköl und einigen cg Schwefel im zugeschmolzenen Rohr im Dampfbad. Vorhandener Schwefelkohlenstoff bewirkt Rotfärbung. Näheres siehe: Annal. Chim. analyt. appl. 17. 1. — Compt rend. 153. 1021. — Chem. Zentralbl. 1912. I. 447.

Millon's Reagenz auf aromatische Verbindungen

siehe dessen Reagenz auf Salicylsäure.
Vergl. auch Enzyklop. d. gesamt. Pharm. 1891. X. 764.

Millon's Reagenz auf Eiweiß

ist eine Lösung von Quecksilber in rauchender Salpetersäure 1 : 1, die mit 2 Volumen Wasser versetzt wird. Das Reagenz gibt beim Erwärmen mit Eiweißlösungen einen ziegelroten Niederschlag.
Compt. rend. 28. 40.
Annal. Chim. Phys. 29. 507.
Nach H a g e r, Pharm. Prax. 1880. II. 142 löst man 10 g Quecksilber in 25 g Salpetersäure (D. ⇌ 1,185) und 25 g Wasser bei gelinder Wärme. Diese Lösung mischt man mit einer bei Digestionswärme bewirkten Lösung von 10 g Quecksilber in 22 g Salpetersäure (1,3).
Nach N i c k e l löst man 1 ccm Quecksilber in 9 ccm Salpetersäure (D. ⇌ 1,5) und verdünnt mit dem gleichen Volumen Wasser.
N i c k e l, Die Farbenreaktionen der Kohlenstoff-Verb. 1890. 7.

Vergl. Riegler's Reagenz u. Lintner's Reagenz.
Nasse, Ztschr. f. analyt. Chem. **40.** 193.
Kühne, Ztschr. f. analyt. Chem. **4.** 449.
Winternitz, Ztschr. f. physiol. Chem. **16.** 439.
Voegtlin, Journ. of biol. Chem. **3.** 16.
Répiton, Compt. rend. biol. **62.** 339.
Zernik, Apoth. Ztg. 1906. 524.
Hosemann, Münchener med. Woch. 1908. 2030.

Millon's Reagenz auf Phenole
siehe dessen Reagenz auf Salicylsäure.

Millon's Reagenz auf Salicylsäure
ist dieselbe Lösung von Mercurinitrat, wie dessen Reagenz auf Eiweiß. Eine stark verdünnte, wässerige Lösung von Salicylsäure (1 : 1 000 000) wird in der Siedehitze durch dieses Reagenz rot gefärbt.
Compt. rend. **28.** 40.
Pharm. Zentrh. 1888. 286.
Almén erhitzt 20 ccm der zu prüfenden Flüssigkeit mit 10 Tropfen Reagenz zum Sieden. Bei Anwesenheit von Salicylsäure (oder Phenol) entsteht ein gelber Niederschlag. Auf Zusatz von Salpetersäure bildet sich eine rote Lösung. Empfindlichkeitsgrenze = 1 : 400 000.
Nach Nasse gibt nicht nur Phenol und Salicylsäure diese Reaktion, sondern auch alle Monohydroxylsubstitutionsprodukte des Benzols (und Naphthalins).
Almén, Ztschr. f. analyt. Chem. **17.** 107.
Hager, Pharm. Prax. Erg.-Bd. 1883. 35.
Nickel, Pharm. Zentrh. 1889. 538.

Milrath's Reaktion auf Lebertran in Rüböl.
Erhitzt man Rüböl mit sirupöser Phosphorsäure, so bräunt sich die Mischung, wenn 10 oder mehr % Waltran vorhanden ist.
Ztschr. f. öffentl. Chem. 1907. 13. 372.

Minassian's Reagenz zur Spirochaetenfärbung.
a) Eine Lösung von 1,5 g Silbernitrat und 5 ccm Formaldehyd (40 %) in 50 g Alkohol;
b) eine Lösung von 3,5 g Pyrogallol und 10 ccm Formaldehyd in 100 g absolutem Alkohol.
Monatsh. prakt. Dermatol. 1910. II. 412.
Pharm. Zentrh. 1911. 269.

Mindes' Reagenz
besteht aus 1 Teil Eisenchloridlösung (1 : 10), 1 Teil Alkohol und 3 Teilen Wasserstoffsuperoxyd (12 %). Dient zur Identifizierung einer großen Anzahl von Präparaten. Näheres siehe: Pharm. Post 1911. **44.** 687. — Merck's Bericht 1911. 274. — Zentralbl. d. ges. Arzneimittelk. 1912. 64.

Mindes' Reaktionen zur Unterscheidung von Dionin, Heroin und Peronin
siehe tabellarische Zusammenstellung in Pharm. Post 1902. 662 oder Apoth. Ztg. 1902. 884.
Pharm. Zentrh. 1903. 9.

Minervini's Reagenz zum Färben mikroskop. Präparate.
Eine warm bereitete Lösung von **1 g** Safranin und 1 g Resorcin in 100 ccm Wasser filtriert man nach dem Erkalten und gibt zum Filtrate 25 ccm Eisenchloridlösung (D. = 1,28). Nachdem man diese Mischung zum Sieden erhitzt hat, läßt man erkalten, sammelt, wäscht und trocknet den erhaltenen Niederschlag und löst ihn in 100 ccm Alkohol (90 %) unter Zusatz von 1 g Salzsäure.
Ztschr. f. wiss. Mikroskop. 1901. 163.

Mingazzini's Reagenz zum Fixieren mikroskop. Präparate
besteht aus 1 Volumen Alkohol, 1 Volumen Eisessig und 2 Volumen konzentrierter, wässeriger Quecksilberchloridlösung.
Ricerche Lab. anat. Roma. 1893. 47.
Mitteil. d. zoolog. Stat. Neapel 1889. 1.

Minkowski's Reaktion auf Oxybuttersäure im Harn
beruht auf der Isolierung derselben in Form ihres Silbersalzes. — Den Verdampfungsrückstand des Harns extrahiert man mit Alkohol, verdunstet letzteren, löst den Rückstand in Wasser, säuert mit Schwefelsäure an und schüttelt mit Äther aus. Der Äther wird verdampft, die alkoholische Lösung des Rückstandes mit Tierkohle gereinigt, mit Natronlauge neutralisiert und zur Sirupkonsistenz eingedampft. Dieser Sirup erstarrt bei Anwesenheit von Oxybuttersäure auf Zusatz einiger Tropfen gesättigter, wässeriger Silbernitratlösung zu einem Brei von feinen, verfilzten Nadeln.
Arch. f. exper. Path. u. Pharm. **18**, 35 u. 147.
Külz, Ztschr. f. Biolog. **20.** 157.
Hammarsten, Physiol. Chem. 1899. 524.

Minot's Reagenzien zum Färben mikroskop. Präparate.
Hämatoxylin-Reagenz siehe: Ztschr. f. wiss. Mikroskop. 1886. 177.
Pikrocarmin siehe: Methods of microsc. Anat. Whitman's, 42 oder Ztschr. f. wiss. Mikroskop. 1886. 177.

Minovici's Reagenz auf Pikrotoxin
ist eine Lösung von 20 g Anisaldehyd in 80 g absolutem Alkohol. Versetzt man Pikrotoxin in Substanz oder Lösung (2—3 Tropfen) mit 2 Tropfen Schwefelsäure und nach einer Minute mit 1 Tropfen Reagenz, so entsteht eine indigoviolette Färbung. die allmählich in Blau übergeht. Beim Erwärmen auf 80° C. gibt eine Lösung 1 : 2000 noch eine sehr tiefe, 1 : 5000 noch eine sichtbare rotviolette bis blaßrote Färbung.
Ztschr. f. Unters. Nahr.-Genußm. 1900. 687.
Pharm. Zentrh. 1900. 744.
Chem. Ztg. 1901. Rep. 52.
Annal. de Pharm. **7.** 1.

Miranda's Reaktion auf Yohimbin.
Yohimbin gibt mit Natriumpersulfat und konzentr. Schwefelsäure eine blauviolette Färbung.
Revista Farm. Chilena. 1904. 317.

Mirande's Reaktionen des Rhinanthins.
Rhinanthin liefert mit konzentr. Salzsäure oder Schwefelsäure eine blaue Färbung.
Compt. rend. 1907. II. 440.

Mitchell's Vanadiumreaktionen
siehe: Chem. Ztg. 1903. Rep. 138.
Pharm. Zentrh. 1903. 480.
The Analyst **28.** 146.
Chem. Zentralbl. 1903. II. 333.

Mitchell's Hämatoxylin-Reagenz.
Campecheholzpulver wird mit Alaunlösung perkoliert und die Kolatur auf 360 g gebracht, worauf man mit 120 g Glycerin mischt.
Journ. Roy. Microsc. Soc. 1884. 311.
Ztschr. f. wiss. Mikroskop. 1884. 583.

Mitscherlich's Reaktion auf Phosphor.
Erhitzt man phosphorhaltige Flüssigkeiten nach eventuellem Ansäuern mit Weinsäure in einem Kolben zum Sieden und läßt die entweichenden Dämpfe durch ein Glasrohr in geeigneter Weise entweichen, so kann man im Glasrohre eine leuchtende Erscheinung (Ring) beobachten. Näheres siehe: O t t o , Ausmittel. d. Gifte u. andere analyt. Werke.
— Journ. f. prakt. Chem. 1855. 238. —
S i e m e n s , Arb. aus d. k. Ges. Amt **24.** 264.
— T h o r p e , Chem. Zentralbl. 1909. I. 1437.
— N i e d e r s t a d t , Ztschr. f. öffentl. Chem. 1910. 359.

Miura's Reagenz zum Imprägnieren mikroskop. Präparate.
a) Eine Lösung von 1 g Chlornatrium und 20 g Glukose in 100 ccm Wasser.
b) Eine Lösung von 0,5 g Goldchloridchlornatrium in 100 ccm Wasser.
Virchow's Archiv 1884. 144.
Enzyklop. d. mikroskop. Techn. 1903. 456.

Möbius' Reagenzien zum Mazerieren mikroskop. Präparate.
1. Eine Mischung von 100 ccm (Ost-) Seewasser mit 4—600 ccm 0,5 %iger Kaliumdichromatlösung.
2. (Ost-) Seewasser, das auf 100 ccm 0,25 g Chromsäure, 0,1 g Osmiumsäure und 0,1 g Essigsäure enthält.
Morphol. Jahrb. 1887. 174.
D r o s t , ebenda 1886. 163.
Enzyklop. d. mikroskop. Techn. 1903. 761.

v. d. Moer's Reaktion auf Cytisin.
Gibt man zu Cytisin etwas Eisenchlorid, so entsteht eine blutrote Färbung, welche auf Zusatz von Wasser oder Säuren verschwindet. Auf Zusatz von Wasserstoffsuperoxyd verschwindet die Rotfärbung ebenfalls, bei sehr gelindem Erwärmen färbt sich die Mischung blau.
Ztschr. f. analyt. Chem. **31.** 723 u. **37.** 66.

Moerck's Reaktion auf Acetanilid in ähnlich zusammengesetzten Körpern (Methacetin, Phenacetin, Lactophenin, Salophen- und Phenocollchlorhydrat).
Siehe: Ztschr. d. öst. Apoth. Ver. **50.** 814
oder
Ztschr. f. analyt. Chem. **40.** 685.

Moewes' Reaktion auf Indol und Skatol in Faeces
ist eine Modifikation von Ehrlich's Dimethylamidobenzaldehyd-Reaktion. Näheres siehe:

Ztschr. f. exper. Path. u. Therap. 1912. 11. 555.

Moffatt-Spiro's Reagenz auf Blei in Trinkwasser
ist eine Lösung von 0,5 g Hämatein in 1 Liter Wasser. Das Reagenz gibt mit bleihaltigem Wasser eine blaue Färbung.
Chem. Ztg. 1907. 639.
Südd. Apoth. Ztg. 1907. 636.
Vergl. Bradley's Reagenz auf Kupfer.
Americ. Journ. of Scienc. **22.** 326.

Mohler's Reagenz auf Aldehyde.
30 ccm 0,1 %iger Rosanilinlösung mischt man mit 20 ccm Natriumbisulfitlösung (34° Bé.), 200 ccm Wasser und 3 ccm Schwefelsäure (66° Bé.). Das Reagenz muß farblos sein. Aldehyde färben dasselbe violettrot.
Revue internat. falsific. **5.** 116.
Chem. Zentralbl. 1892. I. 573.
Ztschr. f. analyt. Chem. **31.** 583.
P a u l , ebenda **35.** 647.

Mohler's Reaktion auf Benzoesäure
beruht auf der Überführung der Benzoesäure in Diamidobenzoesäure, die mit Ammoniak eine rotorange Färbung erzeugt. Näheres siehe: Journ. de Pharm. et de Chim. 1908. II. 201.
— H a l p h e n , Apoth. Ztg. 1908. 689. —
Chem. Zentralbl. 1908. II. 1129.

Mohler's Reagenz auf Weinsäure.
1 g Resorcin löst man in 100 g konzentr. Schwefelsäure (D. $=$ 1,84). Die zu prüfende Substanz erwärmt man mit 1 ccm Reagenz auf 125—130° C. Weinsäure bewirkt Rotfärbung. 0,01 mg Weinsäure läßt sich noch nachweisen. (Vergl. Denigès' Reagenz.)
Ztschr. f. analyt. Chem. **30.** 620.
Bull. Soc. Chim. Paris (3) **4.** 728.
Vergl. Ihl's Reaktion auf Rübenzucker und Seliwanoff's Reaktion auf Lävulose und Rohrzucker.
Denigès, Bull. Soc. Chim. France 1909. I. 19, 323.

Mohr's Reagenz auf Morphin
ist eine mit verdünnter Schwefelsäure angesäuerte Lösung von Kaliumjodat, welche durch Morphin gelb bis rotbraun gefärbt wird. Bei Verwendung von Schwefelkohlenstoff oder Stärkelösung wird die Reaktion verschärft.
O t t o , Ausmittel. d. Gifte **5.** Aufl. 41.

Mohr's Reaktion auf freie Schwefelsäure.
Eine Flüssigkeit, die freie Schwefelsäure enthält, wird auf Zusatz von wenig Rohrzucker beim Eindampfen auf dem Sandbade schwarz gefärbt.
Man kann auch mit genannter Lösung Filtrierpapier befeuchten und bei mäßiger Wärme trocknen. Die befeuchteten Stellen werden schwarz.
Ztschr. f. analyt. Chem. **13.** 323.

Mohr's Reagenz auf freie (Mineral-) Säuren.
1. Eine Mischung von Ferriacetat- und Rhodankaliumlösung wird bei Abwesenheit von Alkaliacetaten durch Mineralsäuren blutrot gefärbt. Salz-, Salpeter- und Schwefelsäure geben diese Reaktion, nicht aber Phosphorsäure.

2. Eine Mischung von Jodkalium-Ferri-acetat- und Stärkelösung wird durch freie Mineralsäuren, besonders Salzsäure gebläut.

Neues Repert. d. Pharm. **23**. 257.
Ztschr. f. analyt. Chem. **13**. 321.

Moir's Reagenz auf Blausäure

erhält man durch Digerieren einer stark verdünnten, wässerigen Lösung von mit geringen Mengen Kupferacetat und Essigsäure versetzter Hydrocörulignonlösung bei 50°. — Die zu prüfende Lösung wird mit Essigsäure angesäuert und mit dem vierten Teil ihres Volumens Reagenz gemischt. Bei Gegenwart von Blausäure entsteht eine rote Färbung oder Fällung. (Cörulignon.) Näheres siehe: Proceed. Chem. Soc. 26. 115. — Ztschr. f. analyt. Chem. **50**. 122. — Pharm. Zentrh. 1911. 1353. — Chem. News **102**. 17. — Répert. de Pharm. 1911. 27. — S c h ä r , Schweizer Woch. Chem. Pharm. 1912. 321.

Mola-Vitali's Reaktion auf freie Salzsäure.

Die zu prüfende Flüssigkeit kocht man mit überschüssigem Chinidin, filtriert, schüttelt das Filtrat mit Chloroform unter Zusatz von etwas Alkohol aus und läßt das Chloroform verdunsten. War freie Salzsäure vorhanden, so hinterbleibt Chinidinhydrochlorid, in dessen wässeriger Lösung die Salzsäure mit Silbernitrat nachgewiesen werden kann.

Bollet. Chim. Farm. 1895. 513.
Chem. Zentralbl. 1896. I. 142.
Ztschr. f. analyt. Chem. **36**. 412.

Moleschott's Reaktion auf Cholesterin

beruht auf Farbenerscheinungen der Cholesterinkrystalle mit konzentr. Schwefelsäure (rot) und wässeriger Jodlösung (violett), die sich unter dem Mikroskope beobachten lassen.

Wiener med. Woch. 1855. 129.
Compt. rend. **40**. 361.
Chem. Zentralbl. 1855. 188.

Moleschott's Reagenz zum Aufhellen für mikroskop. Präparate

ist eine Mischung von 12 g Essigsäure, 20 ccm Alkohol und 108 g Wasser.

B e h r e n s ' Tabellen 1892. 68.
Enzyklop. d. mikroskop. Techn. 1903. 771.

Moleschott's Reagenz zum Mazerieren mikroskop. Präparate

ist eine Lösung von 32,5 g Kaliumhydroxyd (Kal. caust. alkoh. dep. in bazill.) in 67,5 g Wasser oder eine Lösung von 10 g Chlornatrium in 90 ccm Wasser und 20 ccm Alkohol.

Unters. z. Naturl. **11**. 99.
B e h r e n s ' Tabellen 1892. 81.
E b e r t h - F r i e d l ä n d e r , Mikroskop. Techn. 1894. 44.
Enzyklop. d. mikroskop. Techn. 1903. 631. 749.

Molinari's Reaktion auf mehrfache Bindungen in ungesättigten organischen Verbindungen.

Löst man einige dg der Verbindung in Wasser oder Äther und leitet durch diese Lösung Ozon, so wird dieses von Körpern mit doppelter Bindung gebunden und kann mit Jodkaliumpapier nicht mehr nachgewiesen werden.

Berl. Ber. 1907. **40**. 4154.
Chem. Zentralbl. 1907. II. 1905.

Molinari-Fenaroli's Petroleum-Reaktion

beruht auf der Addition von Petroleum und Ozon, bei der Behandlung mit ozonisierter Luft bei 10°, wobei sich Ozonide als weiße, flockige Substanzen ausscheiden. Die Reaktion kann zur Unterscheidung verschiedener Handelssorten des Petroleums Verwendung finden. Näheres siehe: Berl. Ber. 1908. 3704.

Molisch's Reagenz auf Eiweiß

ist eine Lösung von 20 g α-Naphthol in 100 g Alkohol. — Zu 1 ccm der zu prüfenden Flüssigkeit gibt man 2 Tropfen Reagenz und 5 ccm konzentr. Schwefelsäure. Bei Anwesenheit von Eiweiß und Pepton entsteht eine rote oder violette Färbung.

Monatsh. f. Chem. **7**. 198.
Vergl. Molisch's Reaktion auf Zucker.
O s b o r n e - H a r r i s , Ztschr. f. analyt. Chem. 1904. 299.

Molisch's Reagenz auf (Holzschliff) Coniferin.

Man löst 20 g Thymol in 80 g Alkohol und verdünnt mit Wasser bis zur beginnenden Abscheidung des Thymols. Die erhaltene Mischung versetzt man mit chlorsaurem Kalium. — Holzschliff, mit diesem Reagenz und konzentr. Salzsäure befeuchtet, färbt sich blau. Näheres siehe: Pharm. Zentrh. 1887. 116.

Molisch's Reaktion auf Kohlehydrate.

Siehe dessen Reaktion auf Zucker.

Molisch's Reaktion auf Zucker (und Glykoside):

1. In 1 ccm einer Zuckerlösung bringen 2 Tropfen 15—20 %iger, alkoholischer α-Naphthollösung und 1—2 ccm konzentr. Schwefelsäure eine tiefviolette Färbung hervor. Gibt man Wasser zu, so entsteht ein blauvioletter Niederschlag, der sich in Alkohol und Äther mit gelblicher, in Kalilauge mit goldgelber Farbe auflöst, in Ammoniak aber zu gelblichbraunen Tropfen zerfließt.
2. Dieselbe Probe, mit einer 15—20 %igen Thymollösung ausgeführt, liefert eine carminrote Färbung. Mit Wasser entsteht ein roter Niederschlag, der sich in Alkohol, Äther und Kalilauge mit schwach gelblicher, in Ammoniak mit gelber Farbe löst.

Molisch's Reaktion zur Unterscheidung von Pflanzen- und Tierfasern

beruht auf der Umwandlung der Cellulose in Zucker, welche durch obige Reaktion mit α-Naphthol oder Thymol und Schwefelsäure nachgewiesen werden kann. Tierfasern geben die Reaktion nicht.

Monatsh. f. Chem. **7**. 198.
Ztschr. f. analyt. Chem. **26**. 258.

S e e g e n, Chem. Ztg. 10. Rep. 257.
L e u k e n, Apoth. Ztg. 1. 246.
U d r a n s z k y, Ztschr. f. analyt. Chem. 28.
130. — Ztschr. f. physiol. Chem. 68. 88.
R o s e n f e l d, Deutsche med. Woch. 1888.
451 u. 479.

Molle's Reaktion auf Veronal.

Versetzt man eine gesättigte, wässerige
Lösung von Veronal mit etwas Salpetersäure
und Millon's Reagenz, so entsteht ein weißer,
gallertartiger Niederschlag, der sich im Über-
schuß des Reagenzes löst.
Arch. der Pharm. 1904. 401.
Pharm. Ztg. 1904. 770.
Chem. Zentralbl. 1904. II. 1005.
Ztschr. f. angew. Mikroskop. 13. 43.

Möller's Reagenz auf Aceton.

Von dem zu prüfenden Harn destilliert man
200 ccm nach Zusatz von 5 ccm verd. Schwefelsäure langsam in eine gut gekühlte Vorlage
über, in der sich 20 ccm Wasser befinden.
Nachdem 100—120 ccm übergegangen sind,
versetzt man das Destillat mit einer frisch
bereiteten Lösung von 0,5—1 g p-Nitrophenylhydrazin in 5—10 ccm Eisessig und 10—20 ccm
Wasser. Aceton verursacht einen gelben,
krystallinischen Niederschlag, der nach dem
Trocknen gewogen wird. Sein Gewicht mit
0,3 multipliziert ergibt die Menge des vorhandenen Acetons. Näheres siehe: Ztschr.
f. klin. Med. 1908. No. 3. — Deutsche Med.
Ztg. 1908. No. 21. — Merck's Bericht 1908.
289.

Möller's Reagenz auf Gerbstoffe
ist eine Lösung von wasserfreiem Eisenchlorid
in Äther. Gebraucht in der botanisch-mikro-
skop. Technik.
Ber. d. deutsch. botan. Ges. 1888. 69.

Mollière's Methylviolett-Reaktion
beruht auf der Blaufärbung von Methylviolett
durch Salzsäure. Sie dient zur Prüfung der
Magenacidität. Näheres siehe: Arch. des
maladies de l'appar. digest. 1907. No. 2. —
Merck's Bericht 1908. 268. — W a s s e r t h a l,
Berl. klin. Woch. 1908. 887.

**Mollwo-Perkin's Reaktion auf Jodide, Bromide
und Bikarbonate**
siehe: Pharm. Ztg. 1903. 110.
Journ. Soc. Chem. Ind. 1902. 1375.
Chem. Zentralbl. 1903. I. 94.

Moneyrat's Reaktion auf Eisen
beruht auf der großen Empfindlichkeit des
Eisens in alkalischer Lösung gegenüber
Schwefelwasserstoff. Spuren von Eisen
zeigen noch eine Grünfärbung.
Bull. commerc. 1906. Nr. 5.
Pharm. Ztg. 1906. 615.
Compt. rend. 1906. (142.) 1049.
Pharm. Zentrh. 1907. 770.

Monferrino's Reaktionen auf Atoxyl
siehe: Bollett. Chim. Farm. 1908. 47. 565.
Chem. Zentralbl. 1908. II. 1897.

**Monferrino's Reaktionen zur Unterscheidung
von Nevraltein, Pyramidon und Antipyrin**
siehe: Giorn. Farm. Chim. 1909. 58. 145.
Pharm. Zentrh. 1910. 334.
Chem. Zentralbl. 1909. I. 2029.
Répert. de Pharm. 1910. 73.

Monfet's Reaktion auf Indikan im Harn.

100 ccm Harn erwärmt man mit 100 ccm
Salzsäure und 100 ccm Wasser auf 50° C.,
schüttelt mit 40—50 ccm Chloroform, dampft
letzteres zur Trockene ein und kocht den
Rückstand mit 10 %iger Salpetersäure. Die
so entstandene Pikrinsäure wird mit Kaliumkarbonat neutralisiert und mit einer Kalium-
pikratlösung von bekanntem Gehalt kolorimetrisch verglichen.
Compt. rend. Soc. Biolog. 55. 1251.
Ztschr. f. analyt. Chem. 1904. 658.

Monnier's Reagenz auf Glukose.

Man löst 40 g Kupfersulfat und 3 g Chlorammon in 160 ccm Wasser und gießt diese
Lösung in eine Lösung von 130 g Natriumhydrat und 80 g Kaliumbitartrat in 600 ccm
Wasser. Die Mischung wird mit Wasser auf
1 Liter gebracht.
Ztschr. d. öst. Apoth. Ver. 1903. 1148.

Monnier's Reaktion auf Eiweiß.

Man rührt etwas Stärke mit Wasser an, gibt
einige Tropfen Jodlösung zu, dann Eiweißlösung und erwärmt. Es tritt sofort Entfärbung
ein. Bei Abwesenheit von Eiweiß färbt sich
die Mischung blau.
Répert de Pharm. 1900. 73.
Pharm. Zentrh. 1900. 289.

Monti's Reaktion auf Aconitin.

Man erhitzt 0,0002—0,001 g Aconitin mit
2—4 Tropfen Schwefelsäure in einem Porzel-
lanschälchen 5 Minuten auf dem Dampfbade
und gibt dann ebensoviel Resorcin zu als man
Aconitin verwendet hat. Bei weiterem Er-
hitzen entsteht eine gelbrote und dann rot-
violette Färbung, die nach 20 Minuten ihre
höchste Intensität erreicht.
Gazz. chim. ital. 1906. 479.
Répert. de Pharm. 1906. 511.
Chem. Zentralbl. 1906. II. 1630.
Ztschr. d. öst. Apoth. Ver. 1906. 730.
Chem. News 91. 179.
Ztschr. f. analyt. Chem. 1912. 334.

**Monticelli's Reagenz zum Färben mikroskop.
Präparate.**

Man mischt eine Lösung beliebiger Mengen
Pikrocarmin in Ammoniak mit einem gleichen
Volumen Grieb's Alauncarmin und läßt das
freie Ammoniak verdunsten, bis die Lösung
dicklich geworden ist.
Ztschr. f. wiss. Mikroskop. 1894. 57.

Moore's Reagenz auf Quecksilber
ist eine Modifikation von Klein's Reagenz,
eine Mischung von 5 ccm ½ Norm. Kaliumjodid mit 10 ccm 3 Norm. Natronlauge und 10
ccm 3 Norm. Ammoniak. Gibt mit Quecksilbersalzlösungen sofort eine braune Fällung.
Journ. Americ. Chem. Soc. 33. 1117.
Chem. Zentralbl. 1911. II. 989.

Moore-Heller's Reaktion auf Glukose
ist identisch mit Heller's bezw. Moore-Pelouze's Reaktion (siehe diese).

Moore-Pelouze's Reaktion auf Glukose.
Wird Glukoselösung mit Alkalilauge erhitzt, so färbt sie sich je nach Menge des vorhandenen Zuckers und Alkalis gelb bis braun und nach Zusatz von Salpetersäure ist ein Geruch nach Karamel zu bemerken.
R e e s , Chem. Zentralbl. 1847. 623.
Vergl. Heller's Reaktion.
Lancet 26. Sept. 1844.
S o l l m a n n , Chem. Ztg. 1901. Rep. 209.
B e n d i x - S c h i t t e n h e l m , Münchener med. Woch. 1906. 1309.

Morawski siehe **Demski-Morawski** und **Storch-Morawski.**

Moreigne's Reagenz zur Harnstoffbestimmung
ist Natriumhypobromitlösung, zusammengesetzt aus 110 ccm Natronlauge (D. $=$ 1,3), 10 ccm Brom und 70 ccm Wasser.
Journ. de Pharm. et de Chim. (6) 8. 193. 197. 241.
Chem. Zentralbl. 1898. II. 793. 827.

Moreigne's Reagenz auf Harnstoff.
Man löst 20 g Natriumwolframat in 100 ccm Wasser und 10 g Phosphorsäure (D. $=$ 1,13) und kocht die Mischung 20 Minuten lang unter Ersatz des verdampfenden Wassers. Eventuell säuert man die erhaltene Lösung mit Salzsäure an.
Annal. Chim. analyt. appl. 1905. 15.
Répert. de Pharm. 1907. 249.
Journ. de Pharm. et de Chim. (6) 8. 241. 293.
Leturc, Annal. Chim. analyt. appl. 1907. 194.
Chem. Zentralbl. 1907. II. 186.

Morel-Basal's Reagenz zum Färben mikroskop. Präparate.
a) Lösung von 1 g Hämatoxylin in 100 ccm Alkohol (95 %),
b) Lösung von 2 ccm Eisenchlorid, 1 ccm Salzsäure und 1 ccm 4 %ige Kupferacetatlösung in 95 ccm Wasser.
Als Fixierungsmittel verwendet man Morel-Dalous' Reagenz.
Journ. de l'anatom. et physiol. 1909. 632.
Ztschr. f. wiss. Mikroskop. **27.** 281.

Morel-Dalous' Reagenz zum Fixieren mikroskop. Präparate.
a) Eine Lösung von 2 g Kaliumbichromat in 100 ccm Wasser,
b) Mischung von 10 ccm Formaldehyd (40 %), 10 ccm Eisessig und 80 ccm Wasser.
Presse médicale 1903. 575.

Morel-Monod's Reagenz auf Urobilin
ist eine Lösung von 1 g Zinkacetat in 100 g Alkohol (96 %), die mit Essigsäure bis zur Klärung versetzt wird.
Pharm. Ztg. 1908. 380.
Ztschr. f. angew. Chem. 1908. 51.

Morelli's Reaktion auf Indol
ist eine Modifikation von Angeli's Reaktion.
Semaine méd. 1908. 331.
Vergl. Zentralbl. f. Bakt. **42.** Ref. 224.

Morikawa's Reaktion auf Eiweiß im Harn.
Man verdünnt 5 ccm Harn mit 10 bis 15 ccm Wasser und schichtet über 3 ccm einer mit Essigsäure angesäuerten Kaliumjodidlösung. Bei Anwesenheit von Eiweiß entsteht ein weißer Ring. Empfindlichkeitsgrenze $=$ 0,005 % Eiweiß.
Journ. Pharm. Soc. Japan 1908. 1163.
Ztschr. allg. österr. Apoth. Ver. 1909. 327.
Pharm. Ztg. 1909. 612.
Apoth. Ztg. 1909. 43.
Vergl. auch des Autors Methode, Eiweiß mit der Biuretreaktion quantitativ kolorimetrisch zu bestimmen. Pharm. Zentrh. 1909. 1026.

Moritz' Reagenz auf Glukose
ist eine wässerige Lösung von Kupfersulfat, 80,78 g im Liter enthaltend. Zur Ausführung der Bestimmung werden in einem $^1/_2$ Literkolben 5 ccm Kupfersulfatlösung mit 140 ccm 7 %igem Ammoniak gemischt, 5 ccm 12 %ige Natronlauge zugegeben und in der Siedehitze mit der Zuckerlösung auf das Verschwinden der Blaufärbung titriert. Näheres siehe: Arch. f. klin. Med. 46. 221. — Deutsche med. Woch. 17. 231. — Chem. Zentralbl. 1891. I. 721.

Moritz' Reaktion zur Unterscheidung von Exsudaten und Transsudaten.
Tropft man aus einer Tropfflasche mit 5 %iger Essigsäure 1—2 Tropfen in zirka 2 ccm einer Punktionsflüssigkeit, so tritt in einem Exsudat eine deutlich sichtbare Trübung auf, die sich oft zu einem flockigen Niederschlag verstärkt, während in einem Transsudat diese Trübung ausbleibt oder erst bei weiterem Zusatz von Essigsäure, meist insgesamt 4—5 Tropfen, in Form einer leichten Opaleszenz bei auffallendem Licht oder einer fast durchsichtigen Trübung bei durchfallendem Licht sichtbar wird. In einem Exsudat ist häufig das Verhalten des ersten einfallenden Tropfen schon charakteristisch, indem er eine starke milchweiße Trübung hervorbringt, die aber beim Umschwenken wieder verschwindet. Beim 2. Tropfen tritt dann die bleibende Trübung ein.
Moritz, Dissertation München 1886.
Pieper, Münchener med. Woch. 1910. 11.
Merck's Bericht 1910. 67.
P o p p e r , Wiener klin. Woch. 1910. 763.

Mörk's Reaktion auf Vanillin.
Die zu prüfende Lösung versetzt man mit so viel Brom, bis sie danach riecht, und gibt frisch bereitete Ferrosulfatlösung zu. Bei Anwesenheit von Vanillin entsteht eine blaugrüne Färbung. (Cumarin gibt diese Reaktion nicht.) Empfindlichkeitsgrenze $= 1 : 200\,000$.
Americ. Journ. Pharm. 63. 521.
Chem. Ztg. 1891. Rep. 343.

Mörner's Reaktion auf Acetessigsäure im Harn.
Kocht man Harn, der Acetessigsäure enthält, mit Jodkalium und Eisenchlorid im Überschuß, so entwickeln die Schleimhäute stark reizende Dämpfe, die vom Jodgeruch leicht zu unterscheiden sind.

Ztschr. f. analyt. Chem. 35. 637.
Skandinavisches Arch. f. Physiol. 5. 276.

Mörner's Reagenz auf Tyrosin

ist eine Mischung von 1 Volumen Formaldehyd (40 %) mit 45 Volumen Wasser und 55 Volumen konzentr. Schwefelsäure. Tyrosin wird beim Kochen mit diesem Reagenz dauernd grün gefärbt.

Ztschr. f. physiol. Chem. 37. 86.
Ztschr. f. angew. Chem. 1903. 327.
Pharm. Zentrh. 1903. 816.
Chem. Zentralbl. 1903. I. 252.

Mörner-Sjöqvist's Reaktion auf Salzsäure im Magensaft

beruht auf der Bildung von Chlorbaryum beim Behandeln des Harns mit Baryumkarbonat, Eindampfen und Glühen des Rückstandes, Fällen des gebildeten Chlorbaryums mit Ammoniumchromat und der jodometrischen Bestimmung des abgeschiedenen Baryumchromates. Näheres siehe: Ztschr. f. klin. Med. 32.

Moro's Reagenz auf Frauenmilch und Kuhmilch

ist eine 1 %ige Lösung von Neutralrot, in physiologischer Kochsalzlösung. Mischt man 5 ccm Milch mit 2 Tropfen des Reagenzes, so färbt sich Frauenmilch gelb, Kuhmilch rotviolett.

Münchener med. Woch. 1912. 2553.

Moro's Reaktion auf Tuberkulose

ist eine Modifikation von Pirquet's Reaktion, die mit Hilfe einer 50 %igen Tuberkulinsalbe ausgeführt wird.

Münchener med. Woch. 1908. 216.

Morpurgo's Reaktion auf Dulcin.

Wenig Dulcin wird mit 2 Tropfen Phenol und 2 Tropfen konzentr. Schwefelsäure kurze Zeit erwärmt und mit einigen ccm Wasser verdünnt. Diese Lösung überschichtet man mit etwas Ammoniak, wobei sich die Berührungsfläche der beiden Flüssigkeiten blau oder violettblau färbt.

Pharm. Zentrh. 1893. 466.
Ztschr. f. analyt. Chem. 35. 104.
Vergl. Wender's u. Jorissen's Reaktion.

Morpurgo's Reaktion auf Nitrobenzol.

2 Tropfen flüssiges Phenol, 3 Tropfen Wasser und ein erbsengroßes Stück Ätzkali erhitzt man vorsichtig zum Sieden und gibt etwas von der zu prüfenden Flüssigkeit zu. Bei Anwesenheit von Nitrobenzol färben sich nach anhaltendem Sieden die Ränder der Flüssigkeit carmoisinrot. Auf Zusatz von Chlorkalklösung geht die Farbe in Grün über.

Ztschr. d. öst. Apoth. Ver. 30. 110.
Ztschr. f. analyt. Chem. 32. 235.
Pharm. Post 1890. 258.

Morres' Alkoholprobe und Alizarolprobe zur Prüfung der Milch auf ihren Säurungsgrad

beruht auf der flockigen Gerinnung der Milch nach Zusatz von 68 Vol % igem Alkohol oder einer Lösung von Alizarin in Teigform in 68 Vol % igem Alkohol, welcher außer der

Gerinnung noch durch Farbenerscheinungen von Gelb bis zu Lilarot eine Differenzierung des Säurungsgrades der Milch zuläßt. Näheres siehe: Ztschr. Unters. Nahr. Gen.-Mittel 1911. 22. 459. — Pharm. Zentrh. 1912. 637. — Vergl. auch den mikroskop. Nachweis von gekochter Milch: Milchwirtsch. Zentralbl. 5. 416, 502. — Chem. Zentralbl. 1909. II. 1169, 1910. I. 61. — Merck's Bericht 1912. 104.

Morson's Reaktion auf Phenol und Kreosot

gründet sich auf die bekannten Eigenschaften genannter Stoffe in bezug auf ihr Verhalten gegenüber Gycerin. In letzterem löst sich Phenol, nicht aber Kreosot.

Merck's Report 1901. 193.
Vergl. M i c h o n n e a u, Chem. Zentralbl. 1903. I. 671.

Möslinger's Reagenz auf Salpetersäure in Milch

ist eine Lösung von 0,02 g Diphenylamin in 100 ccm verdünnter Schwefelsäure.

K ö n i g, Landw. Stoffe 1906. 971.

Mosnier's Reagenz auf Wasser und Alkohol im Äther

ist Bleiammoniumjodid $(3 PbJ_2 . 4 NH_4 J)$, welches durch Wasser und Alkohol in Bleijodid und Jodammonium zerlegt wird. Schüttelt man Äther mit diesem Reagenz, so kann man in der Lösung Jodammonium nachweisen, wenn Wasser oder Alkohol vorhanden ist.

Annal. de Chim. et de Phys. 12. 382.
Ztschr. f. analyt. Chem. 38. 252.

Mossler's Reaktion auf Paraffin in Wachs.

Sie beruht auf der Unverseifbarkeit des Paraffins. Verseift man nämlich etwa 5 g Wachs mit alkoholischer Kalilauge, verdunstet den Alkohol auf dem Dampfbad, löst den Rückstand unter Erwärmen in 20 g Glycerin und gibt 100 ccm siedendes Wasser zu, so entsteht bei Anwesenheit von Paraffin eine stärkere Trübung oder Fällung, während außerdem nur eine schwach trübe oder durchscheinende Mischung erhalten wird.

Seifensieder Ztg. 1907. 121.

Mosso's Reagenz für mikroskop. Zwecke

ist eine 1 %ige, wässerige Lösung von Osmiumsäure. Gebraucht wie Gower's Reagenz.

Atti Acad. Lincei Rendiconti, 1888. 431.
Ztschr. f. wiss. Mikroskop. 1890. 64.
F l e s c h, Ztschr. f. wiss. Mikroskop. 1888. 83.
E b e r t h - F r i e d l ä n d e r, Mikroskop. Techn. 1894. 283.

Moulin's Reaktion auf Asparagin.

Resorcinhaltige, konzentr. Schwefelsäure wird beim Erwärmen mit Asparagin grünlichgelb gefärbt. Diese Reaktionsflüssigkeit nimmt nach dem Verdünnen mit Wasser auf Zusatz von Natronlauge oder Ammoniak eine grünliche Fluoreszenz an. Wie Asparagin reagiert auch Saccharin.

Journ. de Pharm. et de Chim. (6) 3. 543.
The Analyst 21. 332.
Ztschr. f. analyt. Chem. 36. 715.

Moulin's Reaktion auf Pyramidon.

Bringt man auf gepulvertes Pyramidon konz. Salpetersäure, so entsteht zuerst eine gelbe, dann blauschwarze und schließlich blaue Färbung. (Vergleiche Pevenasse's Reaktion.)
Répert. de Pharm. 1911. 354.

Moulin's Reagenz auf Quecksilberchlorid

ist eine Lösung von 2 g Diphenylcarbazid in 10 ccm Essigsäure, die mit Alkohol auf 20 ccm ergänzt wird. Die zu prüfende Lösung versetzt man mit einigen Tropfen Reagenz, schüttelt um und gibt Natriumacetatlösung (1 : 10) zu. Bei Gegenwart von Sublimat entsteht eine blaue Färbung.
Deutsch-Amerik. Apoth. Ztg. 25. 116.
Ztschr. f. analyt. Chem. 1905. 454.
Südd. Apoth. Ztg. 1904. 908.
Pharm. Rundschau 1904. 362.
L'Union pharm. 1904. Nr. 4.

Much-Holzmann's Psychoreaktion.

Die Autoren fanden, daß die Kobragifthämolyse durch das Blutserum Gesunder nicht gestört wird, wohl aber durch das Serum von Kranken der Dementia-präcox-gruppe und des manischen Irreseins. Aus dieser Hemmung kann man nach ihrer Ansicht diagnostische Schlüsse ziehen.
Münchener med. Woch. 1909. 1001.
Med. Klinik 1910. 831.
Hübner, Deutsche med. Woch. 1909. 1183.
Pförringer, ebenda 1909. 1627.

Mühlmann's Reaktion auf Adrenalin.

Adrenalin wird auf Zusatz von Quecksilberchloridlösung rot gefärbt.
Münchener med. Woch. 1896. 623.
Deutsche med. Woch. 1896. 409, 1909. 982.

Mulder's Reaktion auf Eiweiß.

(Xanthoproteïnreaktion.) Eiweißstoffe werden beim Kochen mit Salpetersäure gelb gefärbt. Beim Übersättigen mit Natronlauge färbt sich das Reaktionsgemisch orangegelb bis bräunlich.
Journ. f. prakt. Chem. 16. 297.
Bernthsen, Lehrb. d. Chem. 1895. 539.
Schmidt, Pharm. Chem. 1896. II. 1621.
Hammarsten, Physiol. Chem. 1899. 26.
Salkowski, Ztschr. f. physiol. Chem. 12. 215.
Rohde, ebenda 44. 170.
Nickel, Die Farbenreakt. d. Kohlenstoff-Verb. 1890. 17.
Inouye, Ztschr. f. physiol. Chem. 1912. 81. 80.

Mulder's Reagenz auf Glukose

ist eine mit Natriumkarbonat alkalisch gemachte Indigocarminlösung, die sich beim Erhitzen mit Glukose (über Grün und Rot) gelb färbt.
Chem. Zentralbl. 1859. 974; 1861. 176; 1863. 445.
Arch. der Pharm. 145. 268.
Ztschr. f. analyt. Chem. 1. 96. 377.
Vogel, Répert. de Pharm. 11. 62.

Mulder's Reaktion auf Silberperoxyd (Ag₂O₂) $\text{(Ag}_2\text{O}_2)$ **und Wasserstoffsuperoxyd**

ist eine Lösung von Diphenylamin in Schwefelsäure, die durch genannte Stoffe gebläut wird.
Chem. Ztg. 1903. Rep. 326.
Chem. Zentralbl. 1904. I. 55.

Müller's Reagenz auf Blut.

(Guajakindikator.) 5 g käufliches Guajakharz werden in 10 ccm Eisessig und 10 ccm Alkohol gelöst, filtriert und das Filtrat mit Wasser auf das doppelte Volumen verdünnt. Vom abgeschiedenen Harz wird abfiltriert und das Filtrat langsam in 100 ccm siedendes Wasser eingetragen. Nach dem Erkalten scheidet sich ein Harz ab, das in 10 Teilen Alkohol gelöst wird. Auf 20 ccm dieser Guajakharzlösung gibt man 1 ccm Perhydrol. Zur Ausführung einer Blutreaktion braucht man 3—5 Tropfen dieses Reagenzes.
Pharm. Ztg. 1911. 555.

Müller's Reaktion auf Cystin.

Eine alkalische, wässerige Lösung von Cystin wird durch Nitroprussidnatrium violettrot gefärbt.
Arch. f. klin. Med. 1876. 259.
Mankiewicz, Pharm. Zentrh. 1883. 301.
Vergl. Liebig's Reaktion.

Müller's Reaktion auf Eiter im Harn.

10 ccm Harn versetzt man tropfenweise mit Kalilauge (15 %) und schüttelt um. Hält man hierauf das Reagenzglas sofort ruhig, so bemerkt man, daß die Luftbläschen (bei Anwesenheit von Eiter) durch die visköse Flüssigkeit nur langsam aufsteigen oder sogar in derselben stehen bleiben.
Berl. klin. Woch. 1903. 918.
Apoth. Ztg. 1903. 706.
Pharm. Ztg. 1903. 835.
Pharm. Zentrh. 1903. 925.
Goldberg, Zentralbl. f. innere Med. 1905. Nr. 20 oder
Deutsche Med. Ztg. 1905. 940.

Müller's Reagenz zur Differenzierung von tuberkulösem und andersartigem Eiter

ist Millon's Reagenz, das unter bestimmten Bedingungen mit tuberkulösem Eiter ein festes Häutchen bildet, während nichttuberkulöser Eiter eine zerfließliche Scheibe bildet. Tuberkulöser Eiter bleibt ungefärbt, Kokkeneiter färbt sich rot.
Merck's Bericht 1907. 191.
Zentralbl. f. innere Med. 1907. Nr. 12.
Deutsche med. Woch. 1907. 602. 685, 1908. 972.
Dreyer, Münch. med. Woch. 1908. 728.
Dold, Deutsche med. Woch. 1908, 869.
Engeland, Chem. Zentralbl. 1910. II. 1762.
Neuberg, Biochem. Ztschr. 26. 529.

Müller's Reagenz auf Natriumhydroxyd in Natriumkarbonat

ist eine verdünnte, wässerige Lösung von Kaliumpermanganat, die sich bei Anwesenheit von Natriumhydroxyd grün färbt.
Merck's Report 1901. 193.

Müller's Reaktion auf Quecksilber im Harn mittelst Kupferfeile siehe:

    Mitteil. aus d. med. Klinik zu Würzburg 2. Bd. 357 oder

    Ztschr. f. analyt. Chem. **26.** 670.

    Vergl. Almén's Reaktion.

Müller's Reagenz zum Entkalken mikroskop. Präparate

ist eine Lösung von 1 g Natriumsulfat und 2,5 g Kaliumdichromat in 100 ccm Wasser mit oder ohne Zusatz von 1 g Salpetersäure.

    H a u g , Ztschr. f. wiss. Mikroskop. 1891. 3.

Müller's Formol siehe Orth's Reagenz.

Müller's Reagenz zum Härten mikroskop. Präparate

ist eine Lösung von 1 g Natriumsulfat und 2 g Kaliumdichromat in 100 ccm Wasser. Gebraucht zum Härten für viele Organe, besonders für das Nervensystem und den Bulbus. M a r c h i und A l g e r i geben auf 10 ccm dieses Reagenzes noch 5 ccm 1 %ige, wässerige Osmiumsäurelösung zu, um damit degenerierende Nervenfasern zu färben.

    L a n g l e y - A n d e r s o n , Ztschr. f. wiss. Mikroskop. 1899. 380.

    M a r c h i , ebenda 1901. 436.

    B e h r e n s ' Tabellen 1892. 57.

    E b e r t h - F r i e d l ä n d e r , Mikroskop. Techn. 1894. 30. 55.

Müller's Reagenz zum Imprägnieren mikroskop. Präparate

besteht aus 3 Lösungen:

    a) 1 %ige, wässerige Silbernitratlösung,

    b) 1 g Jodsilber und eine Spur Jodkalium in 100 ccm Wasser,

    c) 0,1 %ige, wässerige Silbernitratlösung.

    Arch. f. path. Anat. **31.** 110.

    B e h r e n s ' Tabellen 1892. 95.

    Enzyklop. d. mikroskop. Techn. 1903. 1257.

Müller-Boneko's Reaktion auf Schwefelwasserstoff im Harn

ist die Caro'sche Methylenblaureaktion (siehe diese).

    Chem. Zentralbl. 1888. 115.

Müller-Raschig's Reagenz auf Schwefelsäure

ist Raschig's Reagenz (siehe dieses).

Müller's Reagenz zur Phosphorsäurebestimmung.

    a) Man löst 50 g Molybdänsäure in 105 ccm Ammoniakfl. (20 %) und 90 ccm Wasser. — b) Eine Mischung von 460 ccm Salpetersäure (1,42) mit 290 ccm Wasser. — Man gibt Lösung a unter Umschwenken in Lösung b und gibt 10 ccm Ammoniumcitratlösung zu. Nach 24 Stunden wird filtriert.

    Bull. Assoc. Chim. Sucr. Dist. **29.** 619.

    Chem. Zentralbl. 1912. I. 1736.

Mulliken-Scudder's Reaktion auf Methylalkohol

beruht auf der Oxydation des Methylalkohols zu Formaldehyd mittels einer oxydierten, glühenden Kupferspirale. Der entstandene Formaldehyd wird mit diesem Reaktions-

gemisch nach Zugabe von Resorcin und Schichten über konzentr. Schwefelsäure durch einen rosaroten Ring nachgewiesen.

    Americ. Chem. Journ. **21.** 266; **24.** 444.

    Ztschr. f. analyt. Chem. **40.** 608; **42.** 656.

    Journ. Americ. Chem. Soc. **27.** 892; **28.** 1202.

    J a n d r i e r , Annal. chim. analyt. appl. **4.** 656.

    S t a d l e r , Americ. Journ. of Pharm. 1905. 106.

Mulon's Reaktion auf Adrenalin.

Adrenalinlösung wird durch Osmiumsäure oxydiert und rot gefärbt, wähend metallisches Osmium als schwarzer Niederschlag ausgeschieden wird.

    Compt. rend. Soc. Biolog. 1904. 25. Januar.

    Presse méd. 1904. 63.

    Nouv. Reméd. 1905. 326.

Munk's Reaktion auf Gallenfarbstoffe.

10 ccm Harn macht man mit Natriumkarbonatlösung alkalisch und gibt dann solange 10 %ige Calciumchloridlösung zu, als noch ein Niederschlag entsteht. Man sammelt den letzteren auf einem kleinen Faltenfilter, wäscht mit Wasser aus und löst ihn in 10 ccm einer Mischung von 5 ccm konzentr. Salzsäure und 95 ccm Alkohol. Die erhaltene Lösung färbt sich bei Anwesenheit von Gallenfarbstoffen grün bis blau. Empfindlichkeitsgrenze = 0,00002 g Bilirubin in 10 ccm Harn.

    Deutsche Med. Ztg. 1898. 934.

    Pharm. Zentrh. 1899. 61.

    Vergl. Huppert's Reaktion.

Murray's Reagenz auf Eiweiß im Harn

ist eine gesättigte, wässerige Lösung von Salicylsulfosäure.

    Vergl. Roch's Reagenz.

    Ztschr. d. öst. Apoth. Ver. 1904. 578.

Musculus' Reagenz auf Harnstoff.

Mit ammoniakalischem, in Gärung befindlichem Harn tränkt man Filtrierpapier und färbt es nach dem Trocknen mit Curcuma. Der Autor filtriert den Harn durch Filtrierpapier und benützt dann dieses Papier als „H a r n f e r m e n t p a p i e r". Im trockenen Zustande läßt sich das Papier lange aufbewahren. Taucht man dieses Papier in eine Flüssigkeit, die Harnstoff enthält, so färbt sich dasselbe in kurzer Zeit braun.

    Berl. Ber. 1874. 124.

    Ztschr. f. analyt. Chem. **13.** 247; **15.** 363.

    Arch. de Physiol. **12.** 214.

Musculus-Mering's Reaktion auf Urochloralsäure.

Papierstreifen, die mit einer Lösung von Xylidin in 50 %iger Essigsäure befeuchtet sind, werden durch Urochloralsäure rot gefärbt. Näheres siehe: Pharm. Zentrh. 1897. 436.

Musset's Reaktion auf Thiosulfat in Natriumbikarbonat.

Verreibt man 5 g Natriumbikarbonat mit 0,1 g Kalomel und einigen Tropfen Wasser, so färbt sich die Masse bei Anwesenheit von Thiosulfat grau.

> Chem. Ztg. 1890. Rep. 129.
> Pharm. Zentrh. 1890. 230.

Muter-Hackman's Reaktionen auf Bombay-Macis in Banda-Macis.

Befeuchtet man Filtrierpapier mit einem alkoholischen Auszug von Macis und gibt 1 Tropfen Alkali darauf, so bewirkt Banda-Macis eine hellgelbe, Bombay-Macis eine tief orangerote Färbung. — Der alkoholische Auszug der Droge verhält sich bei öfterer Wiederholung verschieden. Banda-Macis gibt nach dreimaliger Extraktion mit Alkohol mit Bleiacetatlösung keine Reaktion mehr, Bombay-Macis gibt noch nach 25 maliger Extraktion bei Zugabe des Reagenzes zu dem alkoholischen Auszug einen gefärbten Niederschlag. Näheres siehe: Pharm. Journ. 1909. 29. 132.

Muthmann's Reagenz zur Trennung von Mineralgemischen

ist Acetylentetrabromid (D. $=$ 2,97—3,00).

> Merck's Index 1910. 2.
> Merck's Bericht 1899. 19.
> Pharm. Zentrh. 1899. 16.
> Ztschr. f. angew. Mikroskop. 1898. 213.

Mya's Reagenz auf Eiweiß.

Eine wässerige Lösung von Nitroprussidkalium gibt mit angesäuertem (Essigsäure), eiweißhaltigem Harn eine Trübung oder einen Niederschlag, ähnlich wie Ferrocyankalium.

> Arch. der Pharm. **225.** 500.
> Ztschr. f. analyt. Chem. **27.** 124.

Mylius' Reaktion auf Cholsäure.

Man löst 0,02 g Cholsäure in 0,5 g Alkohol, gibt 1 ccm $^1/_{10}$ Norm. Jodlösung zu und verdünnt allmählich mit Wasser. Es scheiden sich gelbe, metallglänzende, im durchfallenden Lichte blaue Krystalle ab (Jodcholsäure). Choleinsäure, gepaarte Gallensäuren und Hyocholsäure geben diese Reaktion nicht.

> Berl. Ber. 1887. **20.** 683.

Mylius' Reaktion auf Gallensäuren

siehe: Udranszky's Modifikation von Pettenkofer's Reaktion.

Mylius' Eosinprobe zur Glasuntersuchung

siehe: Ztschr. f. anorgan. Chem. 1907. 235.

Myttenaere's Reaktion auf unechtes Kirschlorbeerwasser.

· Der Indikator Congorot wird durch echtes Bittermandelwasser nicht gebläut, wohl aber durch unechtes, aus Benzaldehyd und Cyanwasserstoff bereitetes, weil Benzaldehyd immer Benzoesäure enthält.

> Répert. de Pharm. 1910. 358.

de Nabias' Reagenz auf Urobilin

ist Roman-Delluc's Reagenz.

> Vergl. Pharm. Zentrh. 1907. 430.
> Journ. de Pharm et de Chim. 1907. 119.
> Compt. rend. biol. **61.** 642.

Nadler's Reaktion auf Morphin.

1. Eine alkalische Lösung von Morphin färbt eine Lösung von Kupferoxydammoniak von Blau in Grünblau.
2. Kocht man etwas Morphin mit einer Mischung von 2 Teilen konzentr. Schwefelsäure und 1 Teil Wasser, versetzt mit überschüssigem Ammoniak und schüttelt mit Chloroform, so färbt sich letzteres noch bei 1 mg Morphin rosenrot.

> Arch. der Pharm. **202.** 553.
> Ztschr. f. analyt. Chem. **13.** 235.

Nägeli's Reagenz (Chlorzinkjodlösung)

ist eine konzentr., wässerige Chlorzinklösung, die mit Jodkalium und dann mit Jod gesättigt wurde.

> Sitz.-Ber. d. Akad. d. Wiss. Wien 1863. 383.
> S t r a s b u r g e r, Kl. Botan. Prakt. 1893. 219.

Nägeli's Reaktion auf Aldehyde und Ketone

beruht auf der Überführung genannter Stoffe in Oxime bei der Behandlung mit Hydroxylamin. Näheres siehe: Berl. Ber. **16.** 494. — Ztschr. f. analyt. Chem. **23.** 74.

Nakai's Reagenz auf Methylalkohol bezw. Formaldehyd

ist Fuchsinschweflige Säure, die man durch Mischen von 50 ccm gesättigter Natriumbisulfitlösung mit 1 Liter 0,1 %iger, wässeriger Fuchsinlösung und 1 ccm Schwefelsäure erhält. 3 ccm des zu prüfenden Weingeistes werden mit 2,5 g Ammoniumpersulfat, 8 ccm verd. Schwefelsäure (1+4) versetzt, mit Wasser auf 50 ccm ergänzt und abdestilliert, wobei man das Destillat der Reihenfolge nach zu je 5 ccm gesondert auffängt. Diese verschiedenen Fraktionen werden nach Zusatz von 2 Tropfen Reagenz gekocht und nach dem Erkalten mit 1—3 ccm einer Stannichlorid enthaltenden Stannochloridlösung gemischt. Enthält der zu prüfende Weingeist keinen Methylalkohol und das Destillat infolgedessen keinen Formaldehyd, so entfärbt sich die 3.—5. Fraktion weit schneller als die ersten beiden Fraktionen. Ist aber Formaldehyd vorhanden, so bleibt die violettblaue bis blaue Färbung der 3.—5. Fraktion viel länger bestehen, als die der ersten Fraktionen.

> Yakugakuzasshi 1912. No. 364.
> Pharm. Zentrh. 1912. 1138.

Nakayama's Reagenz auf Gallenfarbstoffe.

a) Eine Mischung von 1 g rauchender Salzsäure, die 0,4 % Eisenchlorid enthält, mit 99 g Alkohol (96 %).
b) Eine Lösung von 10 g Baryumchlorid in 90 ccm Wasser.

Die Reaktion ist eine Modifikation von Huppert's Reaktion. Näheres siehe: Südd. Apoth. Ztg. 1903. 322. — Ztschr. f. physiol. Chem. **36.** 398. — Chem. Zentralbl. 1902. II. 1154. — S c h i p p e r s, Münchener med. Woch. 1908. 434. — Biochem. Ztschr. 1908. 241. — Maslow, Ztschr. physiol. Chem. **74.** 297.

Napier's Reaktion auf Wasser im Äther.

Gibt man zu Äther blaues Cobaltpapier, so färbt sich dasselbe bei Anwesenheit von Wasser rot.

K r a u c h , Prüfg. d. Reagenzien 1896. 10.

Nasse's Reaktion auf Tannin, Gallus- und Pyrogallussäure.

Die drei genannten Körper geben in wässeriger und alkoholischer Lösung bei Anwesenheit geringer Mengen von neutralen oder sauren Salzen (?) mit Jodlösung eine vorübergehende purpurrote Färbung.

Berl. Ber. 17. 1166.

Ztschr. f. analyt. Chem. 24. 100.

V a u b e l , Ztschr. f. angew. Chem. 1903. 1073.

Chem. Zentralbl. 1903. II. 1477.

Nastioukow's Konservierungsflüssigkeit.

Man löst 2 g Kreosot und 10 g Kaliumnitrat in 800 g Wasser und 200 g Glycerin.

Galli-Valerio, Zentralbl. f. Bakteriol. (Orig.) 1909. 538.

Ztschr. f. wiss. Mikroskop. 1910. 163.

Natanson's Reaktion auf Eisen.

Die bekannte Rhodaneisenreaktion kann in zweifelhaften Fällen durch Schütteln der Reaktionsflüssigkeit mit Äther verschärft werden, da letzterer das Eisenrhodanid aufnimmt.

Liebig's Annal. 1864. 246.

Chem. Zentralbl. 1864. 1104.

B r i o n i , ebenda 1909. I. 508.

B o n g i o v a n n i , ebenda 1907. II. 634; 1908. II. 930.

Neal, siehe Mac Neal.

Neelsen's Reagenz auf Tuberkelbazillen siehe Ziehl-Neelsen's Reagenz.

Neermann's Reaktion auf Gallenfarbstoffe

ist identisch mit Paul's Reaktion. Der Autor verwendet eine Lösung von Methylviolett 1 : 200, die sich in ikterischem Harn in Rot verändert.

Petersen, Deutsche med. Woch. 1911. 1891.

Negro's Reagenz zum Färben mikroskop. Präparate.

Eine Mischung von 4 ccm konzentr., alkoholischer Hämatoxylinlösung mit 150 ccm konzentr. wässeriger Ammoniakalaunlösung läßt man 8 Tage lang an der Luft stehen und gibt dann 25 ccm Methylalkohol und 25 ccm Glycerin zu.

Ztschr. f. wiss. Mikroskop. 1890. 74.

Enzyklop. d. mikroskop. Techn. 1903. 911.

E b e r t h - F r i e d l ä n d e r , Mikroskop. Techn. 1894. 265.

Neisser's Reagenz zur Bakterienfärbung

ist Ziehl-Neelsen's Reagenz oder:

a) Eine Lösung von 1 g Methylenblau in 20 ccm Alkohol (90 %), verdünnt mit 950 ccm Wasser und 50 ccm Eisessig.

b) Eine filtrierte Lösung von 2 g Vesuvin in 1000 ccm Wasser. Gebraucht zur Diphtheriediagnose.

Ztschr. f. wiss. Mikroskop. 1899. 260.

Ztschr. f. Hyg. u. Infekt. 1897. 443.

Enzyklop. d. mikroskop. Techn. 1903. 808.

Neisser's Reagenz zur Färbung von Diphtheriebazillen.

a) Eine Lösung von 1 g Methylenblau in 20 g Alkohol, 50 g Eisessig und 1000 g Wasser.

b) Lösung von 1 g Krystallviolett in 10 g Alkohol und 300 g Wasser.

c) Lösung von 1 g Chrysoidin in 300 g Wasser.

Man färbt in einer Mischung von 2 Teilen der Lösung a und 1 Teil der Lösung b und nach dem Abspülen mit Wasser in Lösung c.

Hygien. Rundsch. 1903. 705.

Pharm. Ztg. 1906. 943.

A b e l , Bakt. Taschenb. 1907. 63.

L ö f f l e r , Deutsche med. Woch. 1907. 169.

B l u m e n t h a l , Zentralbl. Bakt. 38. I. 359.

Neitzel's Reagenz auf Zucker

ist eine Modifikation von Molisch's Reagenz. Statt α-Naphthol wird Kampfer verwendet, der gegen eventuell vorhandene Nitrite nicht reagiert.

Vergl. Udránszky's Reaktion.

Chem. Ztg. 1894. Rep. 93.

Ztschr. f. Rübenzuckerindustrie 1894. 221.

Nelis' Reagenz zum Fixieren mikroskop. Präparate.

Eine Lösung von 2 g Kupfersulfat und 0,5 ccm Eisessig in 100 ccm Formaldehyd (7 %), die mit Quecksilberchlorid gesättigt ist.

Enzyklop. d. mikroskop. Techn. 1903. 402.

Nencki's Reaktion auf Indol.

Versetzt man eine Indollösung mit roter, rauchender Salpetersäure, so entsteht ein hellroter Niederschlag, aus mikroskop. kleinen Nadeln bestehend.

Berl. Ber. 8. 336.

Vergl. Baeyer's Reaktion.

Nencki's Reaktion auf Merkaptan im Harn.

Der Harn wird mit Oxalsäure destilliert und die entweichenden Gase durch Quecksilbercyanidlösung geleitet, der entstandene Niederschlag wird mit Salzsäure destilliert und das Destillat in Bleiacetatlösung aufgefangen. Es bildet sich ein gelber, krystallinischer Niederschlag. Näheres siehe: Neubauer u. Vogel, Analyse d. Harns 1898. 51.

Nencki-Sieber's Reaktion auf Phenol.

Mischt man eine stark verdünnte, wässerige Phenollösung mit wenig p-Oxybenzaldehyd und dem gleichen Volumen konzentr. Schwefelsäure, so färbt sich die Mischung gelb und nach Übersättigen mit Alkali rosarot.

Journ. f. prakt. Chem. (2) 26. 25.

Nencki-Sieber's Reaktion auf Urobilin im Harn

Man schüttelt 20 ccm Harn mit 10 ccm Amylalkohol. Letzterer zeigt auf Zugabe einiger Tropfen 1 %iger, ammoniakalischer, alkoholischer Chlorzinklösung eine grüne Fluoreszenz und ein charakteristisches Absorptionsspektrum.

Journ. f. prakt. Chem. (2) **26.** 336.
Monatsh. f. Chemie. **10.** 573.
L é p i n o i s , Journ. de Pharm. et de Chim.
(6) **6.** 389.
L e o , Chem. Zentralbl. 1897. I. 440.
D e n i g è s , Ztschr. f. analyt. Chem. **36.** 738.
J o l l e s , ebenda **35.** 640.

Neßler's Reagenz auf Aldehyd (im Äther)
ist identisch mit Neßler's Reagenz auf Ammon.
Aldehyd gibt mit diesem Reagenz einen in
Cyankaliumlösung unlöslichen, braunen Nie-
derschlag. Zur Herstellung des Reagenzes
kann an Stelle von Natriumhydroxyd auch
Baryumhydroxyd verwendet werden. Emp-
findlichkeitsgrenze $=$ 0,0005 %.
Liebig's Annal. **284.** 226.
Chem. Ztg. 1895. 58.
W o b b e , Apoth. Ztg. 1903. 488.

Neßler's Reagenz auf Ammon.
Man löst 10 g Quecksilberjodid in 5 g Jod-
kalium und 50 ccm Wasser und gibt eine
Lösung von 20 g Natriumhydroxyd in 50 ccm
Wasser zu. Das Reagenz gibt mit Ammoniak
oder Ammonsalzen in wässeriger Lösung je
nach der vorhandenen Menge eine gelbe Fär-
bung bis zu einem braunroten Niederschlag.
Chem. Zentralbl. 1856. 529.
Merck's Index 1902. 263.
Enzyklop. d. gesamt. Pharm. 1886. I. 304;
1888. V. 612 u. 1889. VII. 305.
Nach H a g e r , Pharm. Praxis 1880. I. 292,
löst man in Jodkaliumlösung (7 : 70) so viel
Quecksilberchlorid, bis eine Trübung entsteht,
hebt letztere durch etwas Jodkalium, gibt 20 g
Kaliumhydroxyd zu und verdünnt mit Wasser
auf 250 ccm.
A r m s t r o n g , Chem. News **17.** 247.
S a l z e r , Ztschr. f. analyt. Chem. **20.** 225.
B o l l e y , ebenda **7.** 478.
K o n i n c k , ebenda **32.** 188.
S c h u l z e , Berl. Ber. **25.** 661.
W i n k l e r , Pharm. Zentrh. 1900. 296.
E g e l i n g , (Kubel), Ztschr. f. Unters. Nahr.-
Genußm. **4.** 27.
K ö n i g , Landwirtsch. Stoffe 1906. 969.
B u i s s o n , Journ. de Pharm. et de Chim.
1906. 289.
Schneider, Pharm. Zentrh. 1909. 546.
F e i s t , Apoth. Ztg. 1910. 104.
Charitschkoff, Journ. d. russ. physik. chem.
Gesellsch. **38.** 1407, **39.** 230.
Vergl. François' Reaktion auf Ammoniak,
Vamvakas Reaktion auf Gelatine, Gummi
und Saponin, Tretzel's Reagenz.

Neßler's Reaktion auf Citronensäure im Wein
beruht auf der Abscheidung von citronen-
saurem Kalk nach besonderem Verfahren.
Näheres siehe: Ztschr. f. analyt. Chem. **21.** 61.
A l c o c k , Pharm. Journ. (4) **17.** 664.

**Neßler's Reaktion auf freie Schwefelsäure im
Wein und Essig.**
Man läßt 30—40 cm lange Streifen von
weißem Filtrierpapier mit dem unteren Ende
in die zu prüfende Flüssigkeit eintauchen.

Nach 24 Stunden wird der Papierstreifen bei
100 ° C. getrocknet. Bei Gegenwart von freier
Schwefelsäure färbt sich das Papier an der
obersten Verdunstungsgrenze braun bis
schwarz. Bei Anwesenheit von Zucker verliert es an Empfindlichkeit.
Pharm. Zentrh. 1877. 329.
Ztschr. f. analyt. Chem. **17.** 223.
Vergl. Mohr's Reaktion auf freie Schwefelsäure.

Neßler's Reagenz auf Weinfarben
ist eine Lösung von 7 g Alaun und 10 g Natriumacetat in 100 ccm Wasser.
Ztschr. f. analyt. Chem. **23.** 318.

Neubauer's Reaktion auf Gallensäuren
ist identisch mit Külz' Reaktion (siehe diese).

Neubauer-Fischer's Glycyltryptophan-Reaktion
auf Magenkrebs.
Die Reaktion beruht auf der Gegenwart
eines Fermentes im Magensaft der Kranken,
das im Gegensatz zu Pepsin imstande ist, Di-
peptide, wie das Glycyltryptophan in ihre Kom-
ponenten zu zerlegen. Näheres siehe: Deutsches Arch. f. klin. Med. 1909. **97.** 499. — Münchener med. Woch. 1911. 674, 1912. 551. —
Arch. of intern. Med. 1912, 445. — Zentralbl.
f. innere Med. 1911. 553. — L e w y , Berl. klin.
Woch. 1911. No. 3. — P e c h s t e i n , ebenda
1911. No. 9.

Neubauer-Lücker's Reagenzien zur Phosphorsäurebestimmung.
a) In einem gut 10 Liter fassenden Glascylinder löst man 500 g Ammoniumsulfat
in 4500 ccm Salpetersäure (1,4). Hierzu
gibt man in dünnem Strahl eine abgekühlte Lösung von 1500 g Ammoniummolybdat in 4 Liter Wasser und ergänzt
die Mischung auf 10 Liter.
b) Salpetersäure vom spez. Gew. 1,2.
c) Mischung von 30 ccm Schwefelsäure (1,84)
mit 1 Liter Salpetersäure (1,2).
d) 2 % ige, wässerige Lösung von Ammoniumnitrat, pro Liter mit einem Tropfen Salpetersäure angesäuert.
e) Aceton.
Ztschr. f. analyt. Chem. 1912. 168.
Vergl. Lorenz' Reagenz.

Neuberg's Reagenz auf aliphatische Alkohole
ist α-Naphthylcarbonimid (Naphthylisocyanat),
das unter geeigneten Bedingungen mit den
Alkoholen gut krystallisierende Additionspro-
dukte mit hohem Molekulargewicht bildet.
Näheres siehe: Biochem. Ztschr. 1907. **5.** 456.
1909. **20.** 445. — Merck's Bericht 1909. 282.

Neuberg's Reaktion auf Bernsteinsäure
beruht auf der Überführung des bernstein-
sauren Ammons in Pyrrol durch Glühen mit
Zinkstaub. Pyrrol gibt die Fichtenspanreak-
tion. Empfindlichkeitsgrenze $=$ 0,0006 g.
Ztschr. f. physiol. Chem. **31.** 574.
Ztschr. f. analyt. Chem. **40.** 193.
Chem. Zentralbl. 1904. II. 1435.

Neuberg's Reagenz auf Formaldehyd

ist eine wässerige Lösung von salzsaurem p-Dihydrazindiphenyl. — Formaldehydlösungen geben mit diesem Reagenz eine gelbe Färbung oder Fällung, besonders beim Erwärmen. Empfindlichkeitsgrenze $=$ 1 : 5000—8000.
Berl. Ber. **32**, 1961.

Neuberg's Reaktion auf Lävulose

beruht auf der Bildung von d-Fruktose-Methylphenyl-Osazon, wenn Lävulose unter geeigneten Bedingungen mit Methyl-Phenylhydrazin behandelt wird. Das Osazon schmilzt bei 153 ⁰ C. Glukose soll die Reaktion nicht geben. Näheres siehe: Berl. Ber. 1902. 960. — O f n e r, ebenda 1904. 2623. — H a n n o v e r, Ztschr. f. angew. Chem. 1905. 1173.

Neuberg siehe auch **Blumenthal-Neuberg.**

Neuberg-Kansky's Reagenz auf aliphatische Alkohole siehe Neuberg's Reagenz.

Neuberg-Manasse's Reagenz auf Aminosäuren

(Isophencyanatreaktion) ist α-Naphthylisocyanat, das mit Aminosäuren schwer lösliche, krystallinische Reaktionsprodukte liefert und auf diese Art eine quantitative Bestimmung ermöglicht. Näheres siehe: Berl. Ber. 1905. 2359. — H i r s c h s t e i n, Berl. klin. Woch. 1906. 734. — G l a e s s n e r, Wiener med. Woch. 1906. 37.

Neuberg-Marx' Reagenz auf Raffinose

ist ein nach besonderer Vorschrift gereinigtes Emulsin, das Raffinose zu d-Galaktose und Rohrzucker spaltet. Dieser Vorgang kann am Auftreten der reduzierend wirkenden Galaktose erkannt werden. (Raffinose reduziert Fehling's Reagenz nicht.) Näheres siehe: Biochem. Ztschr. 3. 519 und 535. — Chem. Zentralbl. 1907. I. 1321, 1403. — Vergl. Bourquelot-Bridel, Compt. rend. **149**, 361 oder Chem. Zentralbl. 1909. II. 1497.

Neuberg - Rauchwerger's Reaktion auf Cholesterin.

Eine alkoholische Lösung von Cholesterin (und Phytosterin) mit etwas Methylfurfurollösung gemischt und über konzentr. Schwefelsäure geschichtet, bewirkt einen himbeerfarbigen Ring.
Festschr. f. Salkowski, Berlin 1904. 279.
Ztschr. f. physiol. Chem. 1906. (**47.**) 335.
Ztschr. f. analyt. Chem. 1905. 68.
Chem. Zentralbl. 1904. II. 1434. 1907. II. 265.
Ztschr. f. angew. Chem. 1907. 967.
O t t o l e n g h i, Atti dei Lincei Roma (5) 15. I. 44.
Chem. Zentralbl. 1906. I. 1463.

Neuberg-Schewket's Reaktion auf Glykuronsäure im Harn.

Die bekannte Orcinprobe oder Naphthoresorcinprobe wird nicht mit dem Harn selbst, sondern mit einem ätherischen Extrakt desselben ausgeführt, wodurch sie weit schärfer wird.
Vergl. Neumann's und Tollen's Reaktionen.
Biochem. Ztschr. 1912. **44.** 502.

Neuhaus' Reaktion auf Santonin im Harn.

Zu 5 ccm Harn gibt man einige Tropfen Fehling's Reagenz, wobei die Farbe des Harns grün und bei weiterem Zusatz dunkelviolettrot wird. Nach Zusatz von Essigsäure erhält man dann eine hellgrüne Färbung.
Deutsche med. Woch. 1906. 466.
Pharm. Ztg. 1906. 278.
Apoth. Ztg. 1906. 255.
Merck's Bericht 1906. 238.

Neumann's Reaktion auf Arabinose im Harn.

Einige Tropfen frischen Harns versetzt man mit 5 ccm Eisessig und etwas alkoholischer Orcinlösung, erhitzt und gibt tropfenweise konz. Schwefelsäure zu. Ist Arabinose vorhanden, so entsteht zunächst ein grünlicher und dann violetter Farbenton, der ein charakteristisches Absorptionsspektrum aufweist (Gelb bis Grün).
Pharm. Zentrh. 1910. 753.

Neumann's Reaktion auf Glukose im Harn

ist eine Modifikation von Fischer's Phenylhydrazinprobe. Näheres siehe: Pharm. Zentrh. 1902. 208. — Berl. klin. Woch. 1900. 881.

Neumann's Reaktion auf verschiedene Zuckerarten.

0,5 ccm der zu prüfenden Zuckerlösung mischt man mit 5 ccm Eisessig und einigen Tropfen einer 5 %igen, alkoholischen Orcinlösung und erhitzt diese Mischung zum Sieden. Alsdann läßt man anfangs 2 mal je 5 Tropfen, dann je 10 Tropfen konzentr. Schwefelsäure zufließen, indem man nach jedem Zusatz gut mischt. Die Flüssigkeit färbt sich bei Anwesenheit von Arabinose violettrot, von Xylose violettblau bis blau, von Glukose braunrot, von Fruktose braun und von Glykuronsäure grün bis grünblau. Näheres siehe: Berl. klin. Woch. 1904. 1073. — Apoth. Ztg. 1904. 825. — Merck's Bericht 1904. 143. — Pharm. Zentrh. 1910. 753. — M a n n, Berl. klin. Woch. 1905. 231.

Neumann's Reaktion auf Zink

beruht auf der elektrolytischen Abscheidung des Zinks auf 0,5 mm dickem Kupferdraht. Näheres siehe: Ztschr. f. Elektrochem. **13.** 751.

Neumann's Reagenz für mikroskop. Zwecke

ist 10 %ige Bromwasserstoffsäure, die sich als praktisches Hilfsmittel bei der Golgi'schen Färbmethode bewährt hat.
G r e p p i n, Arch. f. Anat. 1889. Suppl. 55.
Ztschr. f. wiss. Mikroskop. 1890. 67.

Neumann-Wender's Reagenz auf Alkaloide

ist eine Mischung von 1 g Furfurol und 50 ccm konzentr. Schwefelsäure.
Zusammenstellung der Farbenreaktionen siehe: Chem. Ztg. 1893. 950.

Neumann-Wender's Reaktion auf Glukose im Harn

beruht auf der Reduktion von Methylenblau (oder Safranin). 1 ccm Harn verdünnt man mit 10 ccm Wasser. Von dieser Mischung versetzt man 1 ccm mit 1 ccm Natronlauge und 1 ccm wässeriger Methylenblaulösung (1 : 1000), gibt 2 ccm Wasser zu und kocht eine Minute lang. Tritt Entfärbung der Mischung ein, so ist Glukose vorhanden.

Anleitung zur Untersuchung des Harns, Wien 1890. 33.
Pharm. Post **26.** 393.
Ztschr. f. analyt. Chem. **33.** 118.
F r ö h l i c h , Chem. Ztg. 1898. 45.
B r e m e r , Wiener med. Presse 1898. 635 oder
Pharm. Zentrh. 1898. 315.
Vergl. Goff's Reagenz.
F e r r a n i n i , Gazz. degli osped. e delle clin. 1904. 73.
Neumann-Wender, Biochem. Ztschr. **28.** 523.

Neumann-Wender's Reaktionen auf Diastase.

5 ccm Diastaselösung (1 : 1000) mischt man mit 1 ccm verdünntem Wasserstoffsuperoxyd und 10 Tropfen eines der folgenden Reagenzien:

Guajakharzlösung, alkoholische $+ H_2 O_2 =$ intensive Blaufärbung.
Guajakholztinktur, frisch $+ H_2 O_2 =$ dunkelblaue Färbung.
Guajakholztinktur, alt, ohne $H_2 O_2 =$ dunkelblaue Färbung.
Pyrogallollösung $+ H_2 O_2 =$ orangerote Färbung.
Naphthollösung $+ H_2 O_2 =$ violettblaue Färbung.
Vergl. Wurster's Reagenz auf Ozon etc.
Tetramethylparaphenylendiamin $+ H_2 O_2 =$ violette Färbung.
Jodcadmiumstärkekleister$+ H_2 O_2 =$ dunkelblaue Färbung.
Ursol D., verdünnt$+ H_2 O_2 =$ violettbraune Färbung.
Apoth. Ztg. 1903. 471.

Nicholson's Reagenzien zur Wasseranalyse
siehe: Journ. of the Chem. Soc. 1862. 468.
Chem. Zentralbl. 1863. 502.

Nickel's Reaktion auf Aldehyde
(Unterscheidung von Aldehyden mit oder ohne Hydroxylgruppe)
siehe: Chem. Ztg. **17.** 1413.
Ztschr. f. analyt. Chem. **33.** 468.

Nickel's Reagenz auf Iridol
ist eine Lösung von 1 Teil Natriumnitrit und 2 Teilen Quecksilberchlorid in 40 Teilen Wasser. Gleiche Volumteile dieses Reagenzes und einer alkoholisch-wässerigen Lösung von Iridol zum Kochen erhitzt, zeigen nach einigen Minuten eine bläulichviolette Färbung. (Dieselbe Reaktion gibt Vanillin.)
Chem. Ztg. **18.** 531.
Ztschr. f. analyt. Chem. **36.** 194.

Nickel's Reaktionen der Kohlenstoffverbindungen
siehe: Ztschr. f. analyt. Chem. **28.** 244 und Botan. Zentralbl. 1889. XXIII. od. Nickel, Die Farbenreakt. der Kohlenstoff-Verb.

2. Aufl. 1890, Verlag von H. Peters, Berlin; ferner Ztschr. f. analyt. Chem. **29.** 604 und **30.** 718; Ztschr. f. wiss. Mikroskop. 1898. 237.

Nickel's Reaktion auf Mineralsäuren neben organischen Säuren
ist eine Umkehrung von Wiesner's Reaktion auf Holzstoff. — Die zu prüfende Flüssigkeit (Magensaft, Essig etc.) wird mit Phloroglucin versetzt und mit einem Stück Coniferenholz gekocht. Bei Anwesenheit von freier Mineralsäure färbt sich das Holz rot.
Pharm. Zentrh. 1894. 85.

Nickel's Reaktion auf Phlorhizin.
Versetzt man eine Phlorhizinlösung mit viel Kaliumnitrit in Substanz und kocht die Mischung nach Zugabe von Zinksulfat, so entsteht eine blaue oder violette Färbung.
Die Farbenreakt. d. Kohlenstoff-Verb. 1890. 16.

Nickel's Reaktion auf Vanillin.
Kocht man eine Vanillinlösung mit kaliumnitrithaltiger Quecksilberchloridlösung, so entsteht eine schöne violette Färbung.
Die Farbenreakt. d. Kohlenstoff-Verb. 1890. 16.

Nicklès' Reaktion auf Aprikosenöl im Mandelöl.
Man schüttelt 10 g des zu prüfenden Öles mit 1,5 g Kalkhydrat, erhitzt auf dem Dampfbade und filtriert möglichst heiß. Bei Anwesenheit von Aprikosenöl zeigt das Filtrat nach dem Abkühlen eine weiße Trübung, bei Abwesenheit desselben bleibt es klar.
Journ. de Pharm. et de Chim. (4) **3.** 332.
Bull. Soc. Industr. Mulhouse. **36.** 88.

Nicklès' Reagenz auf Trauben- und Rohrzucker
ist Zweifachchlorkohlenstoff, erhalten durch Einwirkung von Chlor und Wasserdampf auf Schwefelkohlenstoff. Rohrzucker wird mit dem Reagenz bei 100 ° C. gebräunt, nicht aber Glukose.
Compt. rend. **61.** 1053.
Chem. Zentralbl. 1866. 527.

Nicolas' Reaktion auf Formaldehyd in Milch
beruht auf einer Fluoreszenzerscheinung, die durch einen Überschuß von Amidol (Diaminophenol) in formaldehydhaltigen Flüssigkeiten hervorgerufen wird.
Compt. rend. **140.** 1123.

Nicolas' Reaktion auf Indikan im Harn.
Vermischt man indikanhaltigen Harn mit einigen Tropfen einer gesättigten, wässerigen Furfurollösung und dem gleichen Volumen konzentr. Salzsäure und schüttelt vorsichtig mit Chloroform, so nimmt letzteres eine grüne Fluoreszenz an.
Bull. Soc. Chim. Paris **33.** 743.

Nicolas-Favre-Charlet's Intradermoreaktion auf Syphilis
siehe: Lyon médical 1910, No. 25. — Klinisch-therap. Woch. 1910. 731.

Nicolle's Aceton-Alkohol für mikroskop. Zwecke ist Alkohol absolut. mit 17—33 % Aceton.

> Annal. Instit. Pasteur 1895. 664.
> Enzyklop. d. mikroskop. Techn. 1903. 500.

Nicolle's Reagenz zum Färben mikroskop. Präparate (Carbolthionin).

a) Eine konzentr. Lösung von Thionin in 50 %igem Alkohol.

b) Eine 2 %ige, wässerige Phenollösung.

Man mischt 1 Teil von a mit 5 Teilen von b und läßt die Mischung vor dem Gebrauche einige Tage stehen.

> M a r c h o u x , Annal. Instit. Pasteur. 1897. 137.
> Enzyklop. d. mikroskop. Techn. 1903. 1090. 1287.
> Vergl. auch Ztschr. f. wiss. Mikroskop. 1896. 509.

Niebel's Reaktion auf Pferdefleisch

beruht auf der Isolierung von Glykogen und dem Nachweis desselben durch Goldstein's Reaktion.

> Siehe: Ztschr. f. Fleisch- u. Milchhygiene **1.** 185, 210 u. **5.** 86. 130.
> Ztschr. f. analyt. Chem. **36.** 267.
> B r ü c k e , Ztschr. f. analyt. Chem. **10.** 500.
> K ü l z , ebenda **22.** 299.

Niece's Indikator

ist ein wässerig-alkoholischer Auszug von roten Radieschenschalen, der in saurer Lösung rot, in alkalischer grün ist. Man bereitet ihn, indem man 10 g Schalen mit 20 g Alkohol und 40 g Wasser einige Tage an einem warmen Ort stehen läßt, filtriert und das Filtrat mit Wasser auf 60 ccm ergänzt.

> Merck's Report 1906. 320.

Nierenstein's Reaktion auf Formaldehyd

ist eine Modifikation von Lebbin's Reaktion. An Stelle von Resorcin wird Phloroglucin (0,5 %ige Lösung) vorgeschlagen. Näheres siehe: Chem. Zentralbl. 1905. II. 169. — Collegium 1905. 158. — Ztschr. f. angew. Chem. 1907. 79.

Nierenstein's Reagenz zur Differenzierung der Gerbstoffe

ist eine 0,5 %ige, wässerige Lösung von Azobenzolchlorid, die mit Protokatechugerbstoffen Niederschläge verursacht, nicht aber mit Pyrogallolgerbstoffen.

> Chem. Ztg. 1906. 868.
> Südd. Apoth. Ztg. 1906. 664.

Niessing's Reagenz zum Fixieren mikroskop. Präparate.

1. Eine Lösung von 2,5 g Platinchlorid, 0,4 g Osmiumsäure und 5 g Eisessig in Wasser zu 100 ccm.

2. Eine Lösung von 2,5 g Platinchlorid, 0,4 g Osmiumsäure und 5 g Eisessig in 22,5 g Wasser mischt man mit 50 ccm konzentr., wässeriger Quecksilberchloridlösung.

> Arch. f. mikroskop. Anat. 1895. 147.

Niggel's Reaktion auf Lignin (verholzte Zellmembranen). (Indolreaktion.)

Das zu prüfende Objekt wird mit wässeriger Indollösung durchfeuchtet und mit 20 %iger Schwefelsäure versetzt. Lignin gibt sich (unter dem Mikroskope) durch rote bis rotviolette Färbung zu erkennen.

> Flora 1881. 545. 561.
> Merck's Bericht 1888. 35.
> Z i p p e r e r , Pharm. Zentrh. 1888. 474.
> S i n g e r , Sitz.-Ber. d. Akad. d. Wiss. Wien 85. 346.
> N i c k e l , Farbenreaktion d. Kohlenstoff-Verb. 1890. 57.

Nikiforoff's Reagenz zum Fixieren von Blutpräparaten

ist eine Mischung von gleichen Teilen Alkohol und Äther.

> L a b b é , Arch. de Zool. Expér. 1894. 55.
> Enzyklop. d. mikroskop. Techn. 1903. 25.

Nikiforoff's Formolalkohol für mikroskop. Zwecke

ist eine Mischung von 10 Teilen Formaldehyd (40 %) und 90 Teilen Alkohol.

> Lehrb. d. mikroskop. Techn. 1896.

Nikiforoff's Reagenz zum Färben mikroskop. Präparate.

1. (Boraxcarmin.) Man kocht 15 g Carmin mit 500 ccm 5 %iger, wässeriger Boraxlösung unter Zugabe von Ammoniak, bis sich der Carmin gelöst hat, dampft die Lösung auf 250 ccm ein und gibt dann Essigsäure bis zum Verschwinden der kirschroten Färbung zu. Gebraucht zu Kernfärbungen etc.

> Merck's Index 1902. 269.
> Ztschr. f. wiss. Mikroskop. 1888. 337.
> B e h r e n s ' Tabellen 1892. 98.

2. Eine konzentr., wässerige Methylenblaulösung (10 ccm) mischt man mit 1 %iger, alkoholischer Tropäolinlösung (5 ccm) und gibt eine Spur Kalilauge zu (2 Tropfen einer 0,1 %igen KOH-lösung).

> Enzyklop. d. mikroskop. Techn. 1903. 808.
> Ztschr. f. wiss. Mikroskop. 1894. 246.

Nippe's Reagenz zum Blutnachweis in Form der Häminkrystalle

ist eine Lösung von 0,1 Kaliumbromid, 0,1 Kaliumjodid und 0,1 Kaliumchlorid in 100 g Eisessig. Die Häminkrystalle fallen damit besser und dunkler gefärbt aus, als mit der bisher verwendeten Kochsalzlösung, auch wird das mikroskopische Bild nicht durch auskrystallisiertes Natriumchlorid gestört. Näheres siehe: Deutsche med. Woch. 1912. 2222. — Merck's Bericht 1912.

Nissl's Benzincolophonium für mikroskop. Zwecke

ist eine Lösung von Colophonium in Benzin, die durch Eindampfen beliebig dickflüssig oder durch Verdünnen mit Benzin beliebig dünnflüssig gemacht werden kann.

> Zentralbl. f. Nervenheilk. u. Psychiatrie. 1894. 337.

Nissl's Reagenzien zum Färben mikroskop. Präparate.

1. Magentarot: Eine gesättigte, wässerige Lösung.
2. Methylenblau: 3,75 %ige Lösung mit 1,75 g venezianischer Seife in 1000 ccm Wasser. Als Differenzierungsflüssigkeit dient eine Mischung von 10 g Anilin und 90 g Alkohol (96 %).
3. Eine Lösung von Congorot.

Münchener med. Woch. 1886. 528.
Zentralbl. f. Nervenheilk. u. Psychiatrie 1894. 337.
Neurol. Zentralbl. 1894. 781.
Eberth - Friedländer, Mikroskop. Techn. 1894. 239.
Teljatnik, Neurol. Zentralbl. 1896. 1129.
Marina, ebenda 1897. 166.
Lord, ebenda 1898. 1088.
Gothard, Semaine méd. 1898. 230.
Boccardi, Monitore zoolog. ital. 1898. 141.
Reddingius, Beitrg. z. pathol. Anat. 1901. 405.
Retzius, Ztschr. f. wiss. Mikroskop. 1903. 341.

Nitsche's Reagenz zum Bakteriennachweis

ist eine wässerige Aufschwemmung von Collargol (kolloidal. Silber), die wie Burri'sche Tusche verwendet wird.

Zentralbl. f. Bakteriol. 1912. I. 63. 575.
Pharm. Zentrh. 1912. 1050.

Nivière und **Hubert's** Reaktion auf Fluor im Wein

beruht auf der Fällung der Flußsäure als Fluorcalcium und der Überführung des letzteren in Kieselfluorwasserstoff durch Behandeln mit Kieselsäure und Schwefelsäure. Näheres siehe: Monit. scientif. (4) 9. I. 324. — Ztschr. f. analyt. Chem. 35. 372.

Le Noble's Reagenz auf Aceton im Harn.

Eine acetonhaltige Flüssigkeit wird nach Zusatz von Nitroprussidnatriumlösung und Ammoniak beim Schütteln mit Luft erst rosenrot, dann violettrot. Beim Erwärmen verschwindet die Farbe und tritt beim Erkalten wieder hervor. Beim Kochen mit Säuren geht die Farbe in Grünblau über.

Nederl. Tijdschr. v. Geneesk. 1883. 741.
Maly's Jahresber. 1883. 238.
Ztschr. f. analyt. Chem. 24. 148.
Vergl. Légal's u. Weyl's Reaktion.
Jacksontaylor, Lancet 1907. 805.
Vergl. Imbert's Reagenz.

Nocht's Reagenz zum Färben mikroskop. Präparate

ist eine Modifikation von Romanowski's Reagenz.

Vergl. Romanowski-Reuter's Reagenz und Pharm. Zentrh. 1903. 824.

Noguchi's Reaktion I auf Syphilis (Buttersäureprobe).

0,2 ccm Cerebrospinalflüssigkeit werden mit 1 ccm einer 10 %igen Lösung von Butter-

säure in physiologischer Kochsalzlösung zum Sieden erhitzt, 0,2 ccm Norm. Natronlauge zugegeben und nochmals gekocht. Ein flokkiger Niederschlag zeigt die anormale Vermehrung des Globulins an und soll für Syphilis (Parasyphilis, akute und tuberkulöse Meningitis) charakteristisch sein.

Journ. Soc. experim. Biol. and Med. New York 6. No. 2.
Klin. therap. Woch. 1911. 721.
Wiener klin. Woch. 1911. 950.
Greenfield, Lancet 1912. II. 685.
Strouse, Journ. Americ. Med. Assoc. 1911. 16.

Noguchi's Reaktion II auf Syphilis

ist eine Modifikation von Wassermann's Reaktion.

Journ. of experim. Med. 11. No. 2.
Presse méd. 1909. 937.

Noguchi's Reaktion III auf Syphilis (Hautreaktion oder Luetinreaktion)

ist eine nach Injektion von Luetin (Spirochaetenextrakt) lokal auftretende Entzündungserscheinung, die für Syphilis spezifisch sein soll und deshalb für die Diagnose verwendbar ist. Näheres siehe: Journ. of experim. Med. 1911. 14. No. 6. — Münchener med. Woch. 1911. No. 45. — Kämmerer, ebenda 1912. No. 28. — Merck's Bericht 1912. — Howard, Zentralbl. ges. innere Med. 1912. 3. 340. — Ziegel, Zentralbl. f. innere Med. 1912. 1097. — Nobl.-Fluss, Wiener klin. Woch. 1912. 475.

Noll's Reagenz (Corrosionsmittel) für mikroskop. Zwecke (zur Darstellung von Kieselschwammskeletten)

ist Eau de Javelle. Siehe Labarraque's Reagenz.

Zoolog. Anzg. 1882. 528.

Noll's Reagenz zum Konservieren mikroskop. Präparate

ist eine Mischung von Meyer's und Farrant's Reagenz.

Ebenda 1883. 472.

Nonne-Apelt's Reagenz zur Untersuchung der Cerebrospinalflüssigkeit und Anstellung der sog. „Phase-I-Reaktion"

ist eine gesättigte, neutrale, wässerige Lösung von Ammoniumsulfat. Näheres siehe: Archiv f. Psychiatr. 43. No. 2. — Neurolog. Zentralbl. 1908. No. 4. — Nonne, Syphilis und Nervensystem. Berlin 1909. — Georges-Dreyfuß, Münchener med. Woch. 1912. 2569.

Nonotte-Demanche's Reaktion auf Indol in Bakterienkulturen.

Versetzt man eine Bakterienkulturflüssigkeit mit 1 ccm 0,1 %iger Kaliumnitritlösung und etwas verdünnter Schwefelsäure, so färbt sich die Mischung (eventuell nach Erhitzen bis zur Siedetemperatur) rosarot bis rot. (Vergl. Baeyer's Reaktion.)

Compt. rend. biol. 1908. 64. 494.

Norris-Shakespeare's Reagenz zum Färben mikroskop. Präparate

ist identisch mit Merkel's Reagenz (Carmin und Indigocarmin). Vergl. auch Bayerl's Reagenz.

> Americ. Journ. of Med. Scienc. 1877 (Jan.).
> B e h r e n s' Tabellen 1892. 114.
> Enzyklop. d. mikroskop. Techn. 1903. 545.

Nowak-Kratschmer's Reaktion auf Atropin.

Erhitzt man Atropin mit sirupöser Phosphorsäure, so entsteht ein charakteristischer Geruch (Jasmingeruch).

> L u d w i g , Med. Chemie 1895. 276.

Nylander's Reagenz auf Glukose.

Man löst 2 g Wismutsubnitrat und 4 g Seignettesalz in 100 g 8%iger Natronlauge. 10 ccm Harn kocht man mit 1 ccm Reagenz. Bei Anwesenheit von Glukose entsteht eine Schwärzung, bezw. schwarzer Niederschlag. (0,1 % Glukose gibt noch einen reichlichen, schwarzen Niederschlag.) Empfindlichkeitsgrenze = 0,04 %.

> Ztschr. f. analyt. Chem. **23.** 440.
> Ztschr. f. physiol. Chem. **8.** 175.
> Vergl. Almén's u. Böttger's Reagenz.
> L e N o b l e , Zentralbl. f. d. med. Wiss. 1887. 678.
> J o l l e s , Ztschr. f. analyt. Chem. **30.** 260.
> B u c h n e r , Münchener med. Woch. **41.** 991.
> G l a n , Deutsche Med. Ztg. 1895. 689.
> S ü ß , Pharm. Zentrh. 1895. 522.
> F r a n c q u i u. v a n d e V y v è r e , Pharm. Zentrh. 1867. 63.
> N a u n y n , Diabetes mellitus. Wien 1898. 432.
> P f l ü g e r , Arch. f. d. ges. Physiol. **105.** 121.
> Ztschr. f. analyt. Chem. 1905. 136.
> B e c h h o l d , Ztschr. f. physiol. Chem. **46.** 376.
> Therapeut. Monatsh. 1906. 153.
> M a y e r , Südd. Apoth. Ztg. 1906. 218.
> S c h w e i ß i n g e r , Münchener med. Woch. 1904. 1172.
> H a m m a r s t e n , Apoth. Ztg. 1907. 520. — Ztschr. f. physiol. Chem. **50.** 36.
> Pharm. Review 1907. 183.
> Rehfuß-Hark, Pharm. Zentrh. 1910. 804.
> Rusting, Apoth. Ztg. 1907. 907.

Obermayer's Reaktion auf Eiweiß

beruht auf der Bildung einer Diazoverbindung, wenn Eiweiß mit salpetriger Säure und dann mit Phenol und Alkali behandelt wird. Näheres siehe: Berl. Ber. **27.** Ref. 354.

Obermayer's Reaktion auf Indikan.

Der zu prüfende Harn wird mit der ausreichenden Menge 20%iger Bleiacetatlösung gemischt und die Mischung filtriert. Das Filtrat versetzt man mit einem gleichen Volumen rauchender Salzsäure, welche in 500 Teilen 1 bis 2 Teile Eisenchlorid enthält, und

schüttelt 1—2 Minuten lang. Das gebildete Indigoblau wird durch Ausschütteln mit Chloroform sichtbar gemacht, in welches es mit blauer Farbe übergeht.

> Wiener klin. Woch. 1890. 176.
> Chem. Zentralbl. 1890. 274.
> Wiener klin. Rundschau 1898. 537.
> H a r n a c k , Ztschr. f. physiol. Chem. **29.** 205.
> K ü h n , Münchener med. Woch. 1901. 52.
> H e n d r i x , Pharm. Zentrh. 1902. 52.
> B o u m a , Chem. Ztg. 1899. Rep. 225.
> E l l i n g e r , Pharm. Zentrh. 1903. 925.
> M a y e r , Pharm. Ztg. 1905. 792.
> L e e r s u m , Hofmeister's Beitr. z. chem. Phys. u. Path. 5. 510.
> R e i c h a r d t , Pharm. Ztg. 1911. 374.

Obermayer-Popper's Reagenz auf Gallenfarbstoffe im Blut.

1. Eine Lösung von 75 g Natriumchlorid und 12 g Kaliumjodid in 625 ccm Wasser mischt man mit 125 ccm Alkohol und 3,5 ccm Jodtinktur. — Das zu prüfende Serum schichtet man über das Reagenz. Bei Anwesenheit von Gallenfarbstoffen entsteht ein grüner Ring.
2. Eine Mischung von 1,6 ccm Jodtinktur mit 500 ccm Alkohol und 500 ccm verdünnter Salzsäure.
3. Eine Mischung von 30 Tropfen 50%iger Eisenchloridlösung mit 150 ccm Alkohol und 150 ccm verdünnter Salzsäure. Bei der Schichtprobe gibt gallenfarbstoffhaltiges Blutserum grüne, blaue oder blauviolette Ringe.

> Wiener med. Woch. 1910. No. 44.
> Deutsche Med. Ztg. 1911. 357.
> Pharm. Zentrh. 1911. 899, 1028.
> Merck's Bericht 1908. 252.
> Herzfeld-Steiger, Med. Klinik 1910. 1415.

Obermiller's Reagenz zur Unterscheidung von Phenolsulfosäuren

ist Eisenchloridlösung. — Die 3 isomeren Monosulfosäuren des Phenols werden durch das Reagenz violett gefärbt, die Disulfosäuren liefern eine rote bis blaurote Färbung. Näheres siehe: Berl. Ber. 1907. **40.** 3631.

Obermüller's Reaktion auf Cholesterin.

Beim vorsichtigen Zusammenschmelzen von etwas Cholesterin mit Propionsäureanhydrid entsteht dessen Ester. Beim Abkühlen der Masse beobachtet man Farbenerscheinungen von violett, blau, grün, orange und zuletzt rot.

> Ztschr. f. physiol. Chem. **15.** 39.
> Arch. f. Physiol. 1889. 556.
> L i e b r e i c h , Pharm. Zentrh. 1890. 291.

Obregia's Reagenz zum Imprägnieren mikroskop. Präparate.

a) Eine Mischung von 10 Tropfen wässeriger, 1%iger Chlorgoldlösung mit 10 ccm Alkohol.
b) Eine Lösung von Natriumthiosulfat in Wasser 1 : 10.

Gebraucht zum Vergolden der mit Golgi's Sublimat- oder Silberlösung imprägnierten Schnitte.

Vergl. Golgi's Reagenzien.
Virchow's Arch. 1890. 387.
B e h r e n s ' Tabellen 1892. 96.
Enzyklop. d. mikroskop. Techn. 1903. 459.
E b e r t h - F r i e d l ä n d e r , Mikroskop. Techn. 1894. 250.

Oddo's Reagenz auf Quecksilber

ist eine essigsaure Lösung von Diphenylcarbazid, womit Filtrierpapier getränkt wird. Das Papier wird durch Quecksilberlösungen blau gefärbt. Näheres siehe: Gazz. Chim. Ital. 1909. I. 666. — Merck's Bericht 1909. 201.

Oechsner de Coninck's Reagenz und Reaktion auf Amidobenzoesäuren

siehe: Compt. rend. 114. 595. 758. 1275 u. 117. 118 oder
Ztschr. f. analyt. Chem. 31. 569; 32. 233.
Chem. Zentralbl. 1892. I. 666. 743.

Oechsner de Coninck's Reagenz zur Harnstoffbestimmung.

60 g Chlorkalk löst man in 600 ccm ausgekochtem Wasser, filtriert und gibt eine Lösung von 120 g Soda in 300 ccm Wasser zu. Nach gutem Durchschütteln filtriert man und ergänzt das Filtrat mit Wasser zu 1 Liter.
Compt. rend. Soc. Biol. (10) 1. 457.
Ztschr. f. analyt. Chem. 34. 255.
Journ. de Pharm. et de Chim. 1899. I. 410.

Oechsner de Coninck's Reaktion auf Phenylglycin (Phenylglykolsäure).

Eine wässerige Lösung von Phenylglycin versetzt man mit einem gleichen Volumen konzentr. Schwefelsäure und nach einigen Augenblicken abermals mit demselben Volumen konzentr. Schwefelsäure. Während sich die Mischung erhitzt, entsteht auf dem Boden des Gefäßes eine schöne Violettfärbung, die allmählich in Braun umschlägt. Dabei tritt Bittermandelölgeruch auf und es bilden sich zwei Schichten, von denen die obere farblos, dann trübe und gelblich wird.
Compt. rend. 1903. I. 1470.
Chem. Ztg. 1903. 686.
Pharm. Zentrh. 1903. 577.

v. Oefele's Reaktion des Harns.

Zur Vorprüfung, ob ein Harn frisch oder alt bezw. teilweise zersetzt ist, mischt man ihn mit Methylenblaulösung. Frischer Harn bleibt gleichmäßig gefärbt. Zersetzter Harn entfärbt sich von unten nach oben, so daß nur an der Oberfläche eine schmale gefärbte Zone bleibt. Zuweilen behalten auch die Bodensätze ihre blaue Farbe, so daß eine breite Mittelzone entfärbt wird.
Pharm. Zentrh. 1910. 703.

Offer's Reagenz auf Harnsäure

ist Phosphormolybdänsäure, welche in alkalischer Lösung schon in der Kälte durch Harnsäure reduziert wird (auch durch Tannin, Kreatin und Eiweiß) und sich dabei blau färbt.

Enthält eine Lösung 0,05 % Harnsäure oder mehr, so entsteht ein krystallinischer Niederschlag, der unter dem Mikroskop tiefblaue, sechsseitige Prismen darstellt.
Zentralbl. f. Physiol. 8. 801.
Ztschr. f. analyt. Chem. 35. 118.
Vergl. Maschke's Reaktion.

Oglialoro's Reaktion auf Pikrotoxin.

1. Dampft man etwas Pikrotoxin mit wenig konzentr. Salpetersäure auf dem Wasserbade zur Trockene, so färbt sich der Rückstand mit Kaliumkarbonat rot.
2. Pikrotoxin löst sich in konzentr. Schwefelsäure mit gelber bis safrangelber Farbe, welche auf Zusatz von Kaliumdichromat in Grünviolett übergeht.
Gazz. chim. ital. 9. 113.
Arch. der Pharm. (3) 16. 317.

Ogston's Reaktion auf Chloralhydrat.

Eine Lösung, welche Chloralhydrat enthält, wird auf Zusatz von Schwefelammon braun gefärbt; beim Erhitzen bildet sich ein roter Niederschlag.
Viertelj.-Schr. f. gerichtl. Med. (N.F.) 41. 375.
Ztschr. f. analyt. Chem. 25. 607.

Oguro's Reaktionen auf Eiweiß im Harn.

1. 5 ccm des filtrierten Harns säuert man mit einigen Tropfen Essigsäure an und setzt 1 ccm Jodtinktur zu. Hierauf entfärbt man die braune Flüssigkeit durch tropfenweisen Zusatz von Natriumbisulfitlösung. Enthält der Harn Eiweiß, so ist die entfärbte Mischung weiß getrübt.
2. 6 ccm klaren Urin säuert man stark mit Essigsäure an und gibt dann 2 ccm einer mit Natriumbisulfit entfärbten Jodtinktur zu. Bei Gegenwart von Eiweiß tritt sofort oder nach einiger Zeit eine weiße Trübung oder ein weißer Niederschlag auf. Empfindlichkeitsgrenze = 1 : 120 000.
Ztschr. experim. Path. u. Therap. 1909. 7. 349.
Merck's Bericht 1909. 295.
Répert. de Pharm. 1910. 260.

Ohlmacher's Reagenz zum Härten mikroskop. Präparate

ist eine Lösung von zirka 20 g Quecksilberchlorid in 80 g Alkohol, 15 g Chloroform und 5 g Eisessig.
Ztschr. f. wiss. Mikroskop. 1899. 435.
Enzyklop. d. mikroskop. Techn. 1903. 1280.

Ohlmacher's Reagenz zum Färben mikroskop. Präparate

a) Gentianaviolettlösung in Anilinwasser (Ehrlich's Reagenz I z. Bakterienfärbung).
b) Eine Lösung von 1 g Säurefuchsin in 200 g halbgesättigter Pikrinsäurelösung.
Journ. f. exper. Med. 1897. 675.
Zentralbl. f. Bakt. 1895. 213.
Ztschr. f. wiss. Mikroskop. 1896. 506.
Vergl. auch Journ. Americ. Med. Assoc. 1892. 111.

Okajima's Reagenz zum Färben mikroskop. Präparate

ist ein alkoholisches Extrakt aus reifen Capsicumfrüchten. Es färbt Fettsubstanzen ganz elektiv orangerot.

Ztschr. f. wiss. Mikroskop. 1912. 29. 67.

Oliver's Reaktion auf Gallensäuren im Harn.

Eine Lösung von Pepton, Salicylsäure und Essigsäure soll in gallehaltigem Harn eine Trübung hervorbringen.

Pharm. Zentrh. 1885. 225.

Enzyklop. d. gesamt. Pharm. 1891. X. 785.

Oliver's Reagenz-Papiere

sind mit bekannten Eiweiß- und Glukose-Reagenzien getränkte Papiere. Näheres siehe: Pharm. Zentrh. 1884. 3.

Oliviéro's Reagenz auf Urobilin im Harn.

10 g trockenes Chlorzink löst man in der nötigen Menge (zirka 30 g) Ammoniakflüssigkeit und gibt 80 g Alkohol (90 %) und 20 g Essigäther zu. 3 Teile Harn versetzt man mit 1 Teil Reagenz, schüttelt gut durch und filtriert. Bei Gegenwart von Urobilin ist das Filtrat stark fluoreszierend und zeigt im Spektrum ein sehr charakteristisches Band.

L'Union pharm. 1904. 49.

Apoth. Ztg. 1904. 133.

Pharm. Rundschau 1904. 109.

Ondrejovich's Reaktion auf Acetessigsäure im Harn.

5 ccm Harn werden mit 5 Tropfen 50 %iger Essigsäure angesäuert und 2 promillige Methylenblaulösung (1 Tropfen) zugesetzt, bis die Mischung eine ausgesprochen blaue Färbung angenommen hat. Dann gibt man 4 Tropfen Jodtinktur zu, wodurch die Mischung rot gefärbt wird. Ist Acetessigsäure vorhanden, dann ist die Mischung in spätestens 1 Minute wieder blau bezw. grün, andernfalls bleibt die rote Färbung bestehen.

Deutsche med. Woch. 1912. 1414.

Deutsche Mediz. Ztg. 1912. 807.

Oppel's Reagenz zum Färben mikroskop. Präparate.

1. Eine Lösung von 1,2 g Methylgrün. 0,02 g Eosin und 0,4 g Fuchsin S in 160 g Wasser und 40 ccm Alkohol.
2. Eine Lösung von 3 g Methylviolett in 200 ccm Wasser und 40 ccm Alkohol.

Arch. f. mikroskop. Anat. 1889. 511.

Oppel's Reagenz zum Imprägnieren mikroskop. Präparate.

a) Eine Lösung von 0,2 g Osmiumsäure und 3—8 g Kaliumchromat in 100 ccm Wasser.
b) Eine 0,75 %ige, wässerige Silbernitratlösung.

Ztschr. f. wiss. Mikroskop. 1890. 222; 1891. 224.

Anat. Anzg. 1890. 143; 1891. 165.

Enzyklop. d. mikroskop. Techn. 1903. 495.

E b e r t h - F r i e d l ä n d e r , Mikroskop. Techn. 1894. 306.

Oppenheim-Sachs' Reagenz zur Spirochaetenfärbung

ist eine Mischung von 10 ccm konzentr. alkoholischer Gentianaviolettlösung mit 100 ccm 5 %igem Carbolwasser.

Deutsche med. Woch. 1905. 1156.

Ztschr. f. wiss. Mikroskop. 1906. 579.

Oppenheimer's Reagenz auf Aceton.

5 g Quecksilberoxyd löst man in einer Mischung von 20 ccm konzentr. Schwefelsäure und 80 ccm Wasser und filtriert diese Lösung nach 24 Stunden. 3 ccm Harn versetzt man mit diesem Reagenz im Überschuß, läßt absitzen, filtriert, gibt 2 ccm Reagenz und 3 bis 4 ccm 30 %iger Schwefelsäure zu und erhitzt zum Sieden. Bei Anwesenheit von Aceton (auch von Acetessigsäure) entsteht ein weißer Niederschlag, der in Salzsäure löslich ist. Empfindlichkeitsgrenze $=$ 1:50 000.

Berl. klin. Woch. 36. 828.

Oppermann's Reagenz für mikroskop. Zwecke

ist Eugenol oder eine ätherische Lösung des Eugenols. Es dient als Aufhellungsmittel besonders bei der Untersuchung von Pflanzenpulvern.

Ztschr. f. analyt. Chem. 36. 511.

Pharm. Zentrh. 37. 82.

Apoth. Ztg. 1896. 53.

Orloso's Reagenz auf Phenole

ist eine wässerige Lösung von Cerisulfat. Phenol färbt sich damit rot, Phloroglucin braun, Pyrogallol orange, Sulfosalicylsäure braunrot und Natriumsalicylat olivbraun.

Pharm. Journ. 1907. II. 316.

Journ. de Pharm. et de Chim. 1907. II. 82.

Orlow's Reaktion auf Lecithin.

Alkoholische Lösungen von Lecithin und Alloxan färben sich rosa, dann rot, und schließlich entsteht ein roter Niederschlag. Näheres siehe: Chem. Ztg. 1898. Rep. 233. — Farmaz. Journ. 20. 283.

Orlow's Reaktion auf Quecksilberjodid

siehe: Chem. Ztg. 1906. 1301.

Orlow's Reaktion auf Ruthenium

beruht auf der Überführung des Rutheniums in RuO_4, dessen Dämpfe darüber gedecktes Papier schwärzen. Näheres siehe: Chem. Ztg. 1908. 77 oder Chem. Zentralbl. 1908. I. 674.

Orlow's Reagenz auf Thallium

ist eine gesättigte, wässerige Lösung von Caesiumplatinchlorid, die auf Zusatz von Thalliumchlorid oder -sulfat einen gelben Niederschlag (Chlorplatinatthallium) abscheidet.

Farmaz. Journ. 1903. 1657.

Chem. Ztg. 1904. Rep. 21.

Orlow's Reaktionen des Wasserstoffsuperoxyds auf Osmium und des Jodsilbers auf Palladiumchlorid

siehe: Chem. Ztg. 1906. 714.

Chem. Zentralbl. 1906. II. 630.

Orlow-Horst's Reagenz auf Alkaloide

ist eine Lösung von Ammonpersulfat in Schwefelsäure. Es gibt mit Alkaloiden folgende Farbenerscheinungen: C h e l i d o n i n ⇌ gelb, dann grün und zuletzt braun; C h e l e r y t h r i n = violett, dann blau; S a n g u i n a r i n ⇌ dunkelbraun; C o r y d a l i n = gelb, dann schmutziggrün und zuletzt schmutziggelb; M o r p h i n = blaßorange; C o d e ï n = orange; N a r c o t i n = orangerot; P a p a v e r i n = gelb; N a r c e ï n = violett, dann blutrot und zuletzt gelb; A p o m o r p h i n = grün, dann blau.

> Merck's Report 1902. 241.

Orlowski's Reagenz für analytische Zwecke

ist Ammoniumthiosulfat oder Natriumthiosulfat. Gebraucht als Gruppenfällungsreagenz an Stelle von Schwefelwasserstoff.

> Ztschr. f. analyt. Chem. **21.** 214; **22.** 357.
> Berl. Ber. **16.** Ref. 807.
> Journ. Chem. Soc. 1884. 363.
> H i m l y, Liebig's Annal. **43.** 150.
> V o h l, ebenda **96.** 237.
> V a u b e l, Berl. Ber. **22.** 1686.
> V o r t m a n n, ebenda **22.** 2307.
> F a k t o r, Ztschr. f. analyt. Chem. **39.** 345.

Orth's Reagenz zum Fixieren von mikroskop. Präparaten (sogen. M ü l l e r - F o r m o l)

ist eine Mischung von 10 ccm Formaldehyd (40 %) und 100 ccm M ü l l e r's Reagenz zum Härten.

> Berl. klin. Woch. 1896. 273.
> B r a u s, Denkschr. med. nat. Ges. Jena 1896.
> H a m i l t o n, Journ. Anat. Phys. 1878.
> Merck's Bericht 1896. 69.

Orth's Reagenz für Kerntinktionen.

(Lithioncarmin.) Man löst 1 g Lithiumkarbonat und 2—3 g Carmin in 100 ccm Wasser.

> Berl. klin. Woch. 1883. 421.
> K ü h n e, Nachw. d. Bakt. 1888. 44.
> B e h r e n s' Tabellen 1892. 100.

Zu demselben Zwecke dient diese Lösung mit Pikrinsäure versetzt.

Osann's Reaktion auf Arsen

ist identisch mit Bloxam's Reaktion.

Osborne-Harris' Reaktion auf vegetabilische Proteïne

> siehe: Chem. Zentralbl. 1903. II. 910; 1904. II. 673.
> Journ. Americ. Chem. Soc. **25.** Nr. 5.
> Ztschr. f. analyt. Chem. 1904. 299.

Ossendowsky's Reagenz auf Säuren und Alkalien

ist eine wässerige Abkochung der Blüten von Iris Kaempferi, die eine violette Farbe besitzt, durch Säuren hellrot bis himbeerrot, durch Alkalien grün gefärbt wird.

> Journ. of the Soc. of Chem. Industry 1904. 131.
> Merck's Bericht 1904. 105.
> Chem. Zentralbl. 1903. 1471.
> Pharm. Praxis 1904. 58.
> Pharm. Zentrh. 1904. 113.

Ost's Reagenz zur Bestimmung der Glukose.

Man löst 17,5 g reines, krystallisiertes Kupfersulfat, 250 g wasserfreies Kaliumkarbonat und 100 g Kaliumbikarbonat in Wasser zu 1 Liter. Nach dem Autor ist die Kupfersulfatlösung langsam in die Lösung der Karbonate einzutragen, so daß kaum ein Verlust von Kohlensäure entsteht. Die Lösung ist eventuell zu filtrieren.

> Berl. Ber. **23.** 3003.
> Chem. Ztg. **19.** 1784.
> Ztschr. f. analyt. Chem. **36.** 395. (**29.** 638.)
> S c h m o e g e r, Berl. Ber. **24.** 3610 oder
> Ztschr. f. analyt. Chem. **31.** 715.
> J o l l e s, Wiener med. Presse 1906. 2325.

Ost's Reaktion auf Pyridin und empyreumatische Stoffe im Ammoniak (Salmiakgeist).

Man mischt 20 ccm Ammoniak mit 40 ccm Wasser, gibt 1 Tropfen Methylorange zu und läßt aus einer Bürette 20 %ige Schwefelsäure bis fast zur Neutralisation zufließen. Bei diesem Punkte läßt sich der Geruch nach Verunreinigungen leicht wahrnehmen. Alsdann destilliert man, säuert mit Salzsäure an, verdampft zur Trockene, zieht mit Alkohol aus und gibt Platinchlorid zu. Es bilden sich zuerst Krystalle von Ammoniumplatinchlorid und dann orangegelbe Krystallprismen von Pyridinplatinchlorid.

> Pharm. Ztg. 1895. 589.
> Journ. f. prakt. Chem. **28.** 271. (N. F.)
> Ztschr. f. analyt. Chem. **42.** 465; **43.** 215.

Ostromisslensky's Reagenz auf Äthylenverbindungen

ist Tetranitromethan. Dasselbe ruft in neutralen oder sauren Lösungen von Äthylenverbindungen eine gelbe, orangegelbe oder braune Färbung hervor.

> Journal f. prakt. Chem. 1911. 489.
> Apoth. Ztg. 1911. 1009.
> Merck's Bericht 1911. 462.

Oszacki's Reagenz zur Enteiweißung von Blutserum vor der Stickstoffrestbestimmung

ist eine 1,5 %ige, wässerige Lösung von Uranylacetat, das nur Eiweißstoffe, nicht aber andere stickstoffhaltige Körper ausfällt. Näheres siehe: Zentralbl. f. innere Med. 1912. 1165. — Merck's Bericht 1912. — Vergl. Kowalewsky's Reagenz.

Otori's Reagenz zur Differenzierung der Kohlehydrate im Harn

ist eine Lösung von 10 g Phosphorwolframsäure in 10 ccm Salzsäure (D. = 1,124) und 90 ccm Wasser. Näheres siehe: Merck's Bericht 1904. 10. — Ztschr. f. analyt. Chem. 1905. 457. — Ztschr. f. Heilkunde 1904. 133.

Otto's Reaktion auf Alkohol im Chloroform.

Das zu prüfende Chloroform schüttelt man mit etwas Chlorcalcium und gibt dann Jod zu. Bei Gegenwart von Alkohol färbt sich das Chloroform braun, bei Abwesenheit desselben rot.

> Lehrb. d. Chem. 4. Aufl. II. 770.
> B r a u n, Ztschr. f. analyt. Chem. **5.** 254; **6.** 487.

Otto's Reagenz auf Glukose, Pikrotoxin etc.

ist eine Modifikation von Fehling's Reagenz. Man löst 4 g Kupfersulfat in 16 g Wasser, gibt diese Lösung zu 20 g Seignettesalz in 70 g Natronlauge (D. = 1,2) und verdünnt mit Wasser auf 115,5 ccm.

O t t o , Ausmittelg. d. Gifte 5. Aufl. 60.

Otto's Reaktion auf Morphin.

Eine Lösung von Eisenchlorid und Ferricyankalium wird durch Morphin unter Bildung von Berlinerblau gebläut.

Erwärmt man eine Lösung von Morphin in konzentr. Schwefelsäure und gibt nach dem Erkalten ein Kryställchen Kaliumdichromat zu, so entsteht eine braune Färbung.

O t t o , Ausmittelg. d. Gifte 5. Aufl. 40. 42.

Otto's Reaktion auf Pikrotoxin.

Pikrotoxin löst sich in konzentr. Schwefelsäure mit gelblicher Farbe und verkohlt beim Erwärmen unter Schwarzfärbung.

O t t o , Ausmittelg. d. Gifte 5. Aufl. 60.

Otto's Reaktion auf Strychnin.

Eine Lösung von Strychnin in konzentr. Schwefelsäure wird durch ein Kryställchen Kaliumdichromat violett gefärbt.

O t t o , Ausmittelg. d. Gifte 5. Aufl. 47.
Journ. f. prakt. Chem. **38.** 511.
Chem. Zentralbl. 1846. 960.
M a r c h a n d , Chem. Zentralbl. 1849. 29.

Pabst's Reagenz auf Olivenkerne in Pfefferpulver

ist eine Lösung von Dimethylparaphenylendiamin, welche Olivenkernpulver carminrot färbt, nicht aber Pfefferpulver. Näheres siehe: Enzyklop. d. gesamt. Pharm. 1891. X. 676. — Monit. scientif. (4) **4.** I. 470. — Chem. Zentralbl. 1890. I. 1074.

Pacaut's Reagenz zum Fixieren.

Man mischt eine wässerige, gesättigte Lösung von Quecksilberchlorid und Pikrinsäure (100 ccm) mit 16,5 %iger, wässeriger Chromsäurelösung (2,5 ccm) und 3 %iger, wässeriger Platinchloridlösung (3 ccm).

Ztschr. f. wiss. Mikroskop. 1906. 457.

Pacini's Reagenzien für mikroskop. Zwecke.

1. Eine Lösung von 2 g Quecksilberchlorid und 4 g Chlornatrium in 226 g Wasser und 26 g Glycerin.
2. Eine Lösung von 1 g Quecksilberchlorid in 115 ccm Wasser und 43 g Glycerin mit einem Zusatz von 2 ccm Essigsäure. — Dient als Konservierungsmittel für Nerven, Retina und Lymphkörperchen.

Journ. de Micrographie 1880. 138.
M o s s o , Ztschr. f. wiss. Mikroskop. 1890. 64.
B e h r e n s' Tabellen 1892. 66.
E b e r t h - F r i e d l ä n d e r , Mikroskop. Techn. 1894. 282.

Padlewsky's Reagenz (Malachitgrünagar) für den Nachweis von Typhusbazillen.

3 %iger Fleischagar wird mit 2 % Pepton, 1 % Milchzucker und 3 % steriler, filtrierter Ochsengalle versetzt. Reaktion schwach alkalisch gegen Lackmus. Bei 60 ⁰ fügt man zu dem verflüssigten Agar auf 100 ccm 0,5 ccm 1 %iger, wässeriger Malachitgrünlösung, 0,5 g Galle und 0,5 g 1 %ige Lösung von Natriumsulfit. Typhuskolonien durchsichtig goldgelb. Colikolonien intensiv grün.

Zentralbl. f. Bakt. **47.** 540.
Deutsche med. Woch. 1908. 1906.

Pagel's Reaktion auf phosphorige Säure in Phosphorsäure

beruht auf der Reduktion von Quecksilberchlorid durch phosphorige Säure.

Pagenstecher's Reaktion auf Blausäure

siehe: Schönbein-Pagenstecher.

Pagnoul's Reagenz auf Weinfarbstoffe im Wein

ist Seifenlösung, welche nur den natürlichen Weinfarbstoff entfärbt, nicht aber Teerfarbstoffe. Näheres siehe: Chem. Ztg. 1889. Rep. 104 oder Journ. de Pharm. et de Chim. (5) 19. 326. — Chem. Zentralbl. 1889. I. 708.

Pain's Reaktion auf Santonin.

Erwärmt man Santonin mit einer alkoholischen Lösung von Äthylnitrit (Spiritus aetheris nitrosi) und einigen Tropfen Kalilauge, so entsteht eine violettrote Färbung.

Pharm. Journ. (4) **13.** 131.
Ztschr. f. Unters. Nahr.-Genußm. **5.** 327.
Ztschr. f. analyt. Chem. 1904. 719; 1906. 664.
Annal. de Pharm. 1906. 502.

Pal's Reagenz zum Färben mikroskop. Präparate

ist eine Lösung von 1 g Hämatoxylin in 100 ccm Alkohol (70 %).

Wiener med. Jahrb. 1886. 113; 1887. 589.
Ztschr. f. wiss. Mikroskop. 1887. 92 und 1888. 88.
E b e r t h - F r i e d l ä n d e r , Mikroskop. Techn. 1894. 256.

Pal's Säuregemisch für mikroskop. Zwecke

ist eine Lösung von 1 g Oxalsäure und 1 g Kaliumsulfit in 200 ccm Wasser. Gebraucht zum Entfernen von Mangansuperoxyd aus mit Kaliumpermanganat behandelten Schnitten.

Wiener med. Jahrb. 1887. 589.
Ztschr. f. wiss. Mikroskop. 1887. 92.
Enzyklop. d. mikroskop. Techn. 1903. 1050.

Paladino's Reagenz zum Färben mikroskop. Präparate.

1. Eine Mischung von 25 ccm 2 %iger wässeriger Lösung von Scharlach 3 B (Biebricher Scharlach) mit 50 ccm Alaunhämatoxylin.
2. Eine 0,1 %ige, wässerige Lösung von Chlorpalladium und eine 1 %ige Lösung von Jodkalium. Der Autor schlägt später 1—2 %iges Chlorpalladium und 4 %iges Jodkalium vor.

Rendiconti Acad. Napoli 1890. 14; 1892. 227.

Arch. Ital. Biolog. 1894. 40.

Ztschr. f. wiss. Mikroskop. 1890. 237; 1892. 238.

Enzyklop. d. mikroskop. Techn. 1903. 74. 927.

Palas' Reagenz auf Rüböl.

Man löst 0,03 g Fuchsin in 30 ccm Wasser, gibt 20 ccm Natriumbisulfitlösung (D. $=$ 1,25), 200 ccm Wasser und dann 5 ccm konzentr. Schwefelsäure zu. Mischt man 5 ccm des zu prüfenden Öles mit 5 ccm des farblosen Reagenzes, so darf keine schnell zunehmende Rosafärbung entstehen, was bei Anwesenheit von Rüböl geschieht.

Revue internat. falsific. **10.** 85.

Ztschr. d. öst. Apoth. Ver. 1896. 866.

Chem. Zentralbl. 1897. II. 225.

Palier's Reaktion auf Pepsin (Pepton).

6 ccm filtrierten Magensaft versetzt man mit 3 ccm Natronlauge und einigen Tropfen stark verdünnter Kupfersulfatlösung. Es entsteht eine blaue Färbung (Biuretreaktion). Nach gelindem Schütteln und bei Anwesenheit von Pepton bezw. Pepsin entsteht eine rote Färbung. Wenn diese hellrot, violett oder blau ausfällt, ist wenig oder kein Pepsin oder Pepton vorhanden.

Wiener klin. Woch. 1908. 727.

Palm's Reagenzien auf Alkaloide sind:

1. Natriumsulfantimoniat (Schlippe'sches Salz).
2. Bleichlorid.
3. Natriumchlorid, Reagenz auf Bebeerin.

Siehe: Ztschr. f. analyt. Chem. **22.** 224 ff.

Palm's Reaktion auf Milchsäure (im Magensaft)

beruht auf der Bildung von Bleilaktat 3 Pb O. $(C_3 H_6 O_3)_2$, das in Wasser unlöslich ist. Näheres siehe: Ztschr. f. analyt. Chem. **26.** 33 od. Pharm. Zentrh. 1887. 166. — Chem. Ztg. 1887. Rep. 30.

Palm's Reagenz zur Unterscheidung von Chinin und Cinchonin

ist eine Lösung von Fünffach-Schwefelkalium. Näheres siehe: Pharm. Ztschr. f. Rußland 1863. 342 oder Ztschr. f. analyt. Chem. **3.** 153. — Chem. Zentralbl. 1865. 64.

Palm's Reagenzien auf Eiweiß

sind basisches Ferriacetat, basisches Kupferacetat, Bleiessig oder Bleichlorid in alkoholischer Lösung. Näheres siehe: Ztschr. f. analyt. Chem. **26.** 35. ferner **27.** 363. — Chem. Ztg. 1887. Rep. 30.

Palm's Reaktion auf Nicotin.

Erwärmt man 1 Tropfen Nicotin mit 3 Tropfen Salzsäure, so tritt eine bräunlichrote Färbung auf. Nach dem Erkalten bewirkt 1 Tropfen Salpetersäure (D. $=$ 1,3) Violett- bis Orangefärbung.

Vergl. G u a r e s c h i , Alkaloide 1896. 293.

Palm's Reaktion auf Pikrotoxin.

Versetzt man eine ammoniakalische Lösung von Pikrotoxin mit Bleiacetatlösung, so entsteht ein Niederschlag, der sich nach dem Übergießen mit konzentr. Schwefelsäure gelb, gelbrot und dann violettrot färbt.

Ztschr. f. analyt. Chem. **24.** 556; **27.** 99.

Repert. der analyt. Chem. **2.** 265.

Pharm. Ztschr. f. Rußland **26.** 257.

Pancoast-Pearson's Reaktionen auf natürliches und synthetisches Methylsalicylat.

Schüttelt man das Präparat kräftig, so bildet nur das natürliche Präparat einen länger anhaltenden Schaum. — Versetzt man 1 Tropfen des Präparates nacheinander unter Umschütteln mit 2 Tropfen Salzsäure, 1 Tropfen Salpetersäure und 2 Tropfen Schwefelsäure, so färbt sich natürliches Wintergreenöl gelb, synthetisches rot. — Das beste Unterscheidungsmittel ist der Geruch, wozu man die Präparate mit Zucker verreibt, in Alkohol löst und mit Wasser verdünnt.

Americ. Journ. of Pharm. 1908. **80.** 407.

Pancrazio's Reaktion auf Adrenalin.

Adrenalin färbt sich auf Zusatz von Persodin $(= 1\%ige$ Lösung von Natriumpersulfat) rot.

Gazz. degli ospedali 1909. No. 143.

Deutsche med. Woch. 1909. 2285.

Pander's Reaktion auf Brucin.

Läßt man zu einer Lösung von Brucin in Schwefelsäure 1 Tropfen Salpetersäure zufließen, so färbt sich die Mischung erst rosa, dann orange und zuletzt gelb.

Dissertation Dorpat 1871.

Pander's Reaktion auf Emetin.

Eine Lösung von Molybdänsäure in Schwefelsäure wird von Emetin vorübergehend rot und dann grün gefärbt.

Dissertation Dorpat 1871.

Pander's Reaktion auf Physostigmin.

Bromwasser bewirkt in einer Lösung von Eserinsulfat (noch bei 1 : 10 000) eine braunrote Färbung.

Dissertation Dorpat 1871.

Bull. Soc. Chim. Paris 1872. II. 416.

N. Jahrb. d. Pharm. **37.** 217.

Chem. Zentralbl. 1872. 440.

Jahresber. d. Pharm. 1871. 547, 550. 570.

Paneth's Reagenz zum Färben mikroskop. Präparate

ist eine Lösung von 1 g Blauholzextrakt in 100 ccm 10%igem Alkohol, der nach dem Filtrieren 10 Tropfen konzentr. Lithiumkarbonatlösung zugegeben werden.

Ztschr. f. wiss. Mikroskop. 1887. 213.

B r e g l i a , ebenda 1890. 236.

Panum's Reaktion auf Eiweiß.

Versetzt man die zu prüfende Flüssigkeit mit Essigsäure und erhitzt nach Zugabe eines gleichen Volumens gesättigter Natrium- oder Magnesiumsulfatlösung zum Sieden, so entsteht bei Anwesenheit von Eiweiß eine Ausscheidung.

Virchow's Archiv 4. 428.

Vergl. Heynsius' Reaktion.

Panzer's Reaktion auf Pyramidon.

Pyramidon wird in wässeriger Lösung durch Salpetersäure blau, durch Eisenchlorid violett, dann rot gefärbt oder gefällt, durch Millon's Reagenz vorübergehend blau, dann rot gefärbt oder gefällt. Kalilauge bewirkt einen weißen, in Äther löslichen Niederschlag, der mit Salpetersäure keine Blaufärbung erzeugt.

Apoth. Ztg. 1906. 388.
Chem. Zentralbl. 1906. II. 174.

Papasogli's Reaktion auf Nickel.

Gibt man in die Lösung eines Nickelsalzes Cyankalium und einen Streifen Zinkblech, so beschlägt sich letzteres unter Gasentwickelung mit metallischem Nickel und um dasselbe färbt sich die Lösung rot. Cobalt gibt diese Reaktion nicht.

Berl. Ber. **13.** 203 oder
Ztschr. f. analyt. Chem. **19.** 349.
Gazz. chim. ital. **9.** 509.

Papasogli's Reaktion auf Rohrzucker neben Traubenzucker.

Die zu untersuchende Lösung versetzt man mit einigen Tropfen einer wässerigen Lösung von Cobaltchlorid (-nitrat oder -sulfat) und hierauf mit einem geringen Überschuß von Natronlauge. Bei Anwesenheit von Rohrzucker tritt eine violette Färbung ein, während Traubenzucker nur vorübergehend blau, dann schmutziggrün färbt. 1 Teil Rohrzucker soll sich so noch neben 9 Teilen Traubenzucker nachweisen lassen. Gefärbte Lösungen müssen vorher entfärbt werden, Gummi und Dextrin durch Bleiessig oder Baryt ausgefällt werden.

Bull. de l'assoc. chim. **13.** 68.
Dingler's Journ. **77.** 167.
Ztschr. f. analyt. Chem. **36.** 715.
Répert. de Pharm. 1895. 346.
Die Reaktion wurde schon 1856 von Reich angegeben.
Ztschr. f. Unters. Nahr.-Genußm. 1899. 254.
H e r z o g , Pharm. Zentralh. 1899. 537 u. 1907. 41.

Papasogli-Poli's Reaktion auf Äpfelsäure.

Kocht man eine Lösung von Äpfelsäure mit etwas Schwefelsäure und Kaliumdichromat, so soll sich ein Geruch nach frischen Äpfeln (Aldehyd?) entwickeln. Näheres siehe: Ztschr. f. analyt. Chem. **22.** 97. — Ztschr. d. öst. Apoth. Ver. **20.** 106. — Gazz. chim. ital. **7.** 294. — Berl. Ber. **10.** 1383. — Chem. Zentralbl. 1877. 662.

Pape's Reaktion auf Digitalin.

Rührt man (französisches) Digitalin mit der 10 fachen Menge Stärke und konz. Schwefelsäure zu einem Brei an und gibt dann Salzsäure oder Salpetersäure zu, so färbt sich die Mischung grün.

Arch. d. Pharm. 1876. 233.
Merck's Bericht 1911. 51.

Pappenheim's Reagenz zum Färben mikroskop. Präparate

ist eine Mischung von 1 Teil konzentr., wässeriger Pyroninlösung und 3 Teilen konzentr., wässeriger Methylgrünlösung.

Virchow's Archiv 1899. 19.
Zentralbl. f. Bakteriol. 1900. 40.
Monatsh. f. prakt. Derm. 1901. 79.

Pappenheim's (panoptisches) Triacidgemisch

ist eine Modifikation von Ehrlich's Triacidgemisch, bei welcher an Stelle von Methylgrün Methylenblau verwendet wird.

Deutsche med. Woch. 1901. 798.
Enzyklop. d. mikroskop. Techn. 1903. 88.
Vergl. Unna's u. Saathoff's Reagenz.

Pappenheim's Panchromgemisch zur Blutfärbung

ist ein Gemisch von Methylenblau, Toluidinblau, Azur I, Methylenviolett, Eosin, Methylalkohol, Glycerin und Aceton, dessen genauere Zusammensetzung und Herstellung nicht bekannt gegeben wurde.

Berl. klin. Woch. 1911. 1943.
Deutsche med. Woch. 1901. 798.
Folia hämatolog. 1906. 344, 1908. 348.
Med. Klinik 1908. 1244.
Pharm. Zentrh. 1911. 1354.
S z e c s i , Deutsche med. Woch. 1912. 1084.

Parker's (-Floyd's) Formolalkohol für mikroskop. Zwecke

ist eine Mischung von 2 Teilen Formaldehyd (40 %) mit 38 Teilen Wasser und 60 Teilen Alkohol (95 %).

Anat. Anzg. 1895. 156; 1896. 568.

Parker's Reagenz zum Entwässern von Methylenblaupräparaten

ist Aceton oder Methylal. Näheres siehe: Zoolog. Anzg. 1892. 375. — Enzyklop. d. mikroskop. Techn. 1903. 804.

Partheil's Reagenz auf Cystin

ist Kaliumwismutjodidlösung, die mit Cystin einen braunen Niederschlag gibt.

Arch. der Pharm. **231.** 459.

Partsch's Reagenz zum Färben mikroskop. Präparate.

(Alaun-Carmin.) Cochenille kocht man einige Zeit mit 5 %iger Alaunlösung, filtriert und gibt etwas Salicylsäure (zur Konservierung) zu.

Merck's Report 1901. 260.
Arch. f. mikroskop. Anat. 1877. 180.

Partsch's Reagenz zum Entkalken mikroskop. Präparate

ist eine 5 %ige, wässerige Lösung von Trichloressigsäure.

Verhandlg. d. deutsch. Naturforsch. u. Ärzte. Wien 1894.
S c h a f f e r , Ztschr. f. wiss. Mikroskop. 1902. 318. 444.

Partsch-Grenacher's Alaun-Carmin

ist eine Lösung von 1 g Carmin und 1 g Alaun in 100 ccm Wasser.

Vergl. Grenacher's u. Partsch's Reagenz.
E b e r t h - F r i e d l ä n d e r , Mikroskop. Techn. 1894. 274.

Paschorukow's Reagenz auf Eiweiß

ist Quillajasäure. Gibt mit Eiweiß Niederschläge.

Dissertation Dorpat 1887.
Merck's Bericht 1888. 7.

Patein's Reaktion auf Antipyrin in Pyramidon
beruht auf der Bildung eines in Wasser unlöslichen Kondensationsproduktes bei der Einwirkung von Formaldehyd auf Antipyrin,
während Pyramidon unbeeinflußt bleibt.
> Journ. de Pharm. et de Chim. 1905. 5.
> Répert. de Pharm. 1905. 289.
> Chem. Ztg. 1905. Rep. 222.
> Apoth. Ztg. 1905. 538.

Patein's Reagenz auf Eiweiß im Harn.
Man löst 250 g Citronensäure und 50 g Al-
kohol (90 %) in Wasser und der zur Neutrali-
sation nötigen Menge Ammoniakflüssigkeit zu
1 Liter. Auf 10 ccm sauren oder angesäuerten
Harn gibt man 1 ccm Reagenz und erwärmt.
Bei Anwesenheit von Eiweiß entsteht eine
Trübung.
> Pharm. Ztg. 1903. 902.

Patein's Reaktion auf Kryogenin.
Kryogeninlösungen werden durch Fehling's
Reagenz grün gefärbt und in der Siedehitze
wird das Reagenz reduziert. Versetzt man
eine Lösung von 1 g Kryogenin in möglichst
wenig Alkohol mit 1 ccm Formaldehyd (40 %),
so entsteht ein Kondensationsprodukt, das
sich beim Verdünnen mit Wasser und Ansäuern mit 2—3 Tropfen Salzsäure als weißes
Pulver abscheidet. Letzteres schmilzt bei
zirka 205 ° C. unter Zersetzung.
> Journ. de Pharm. et de Chim. 1903. 593.
> Répert. de Pharm. 1903. 530.
> Chem. Ztg. 1903. Rep. 328.
> Apoth. Ztg. 1904. 15.
> Chem. Zentralbl. 1904. I. 544.

Patein's Reagenz zur Milchanalyse.
Zu 220 g Quecksilberoxyd und 3—400 ccm
Wasser gibt man unter Erwärmen so viel
Salpetersäure, daß gerade Lösung eintritt.
Nach dem Abkühlen fügt man Natronlauge
bis zum Eintritt der Trübung zu, ergänzt auf
1 Liter und filtriert. 10 ccm dieser Lösung
genügen zur Klärung von 100 ccm Milch.
> Bull. Soc. Chim. Paris (3) **35.** 1022.
> Ztschr. f. analyt. Chem. 1907. 340.

Patein's Reaktion auf Cocaïn
ist eine Modifikation von da Silva's Reaktion.
> Journ. de Pharm. et de Chim. (5) **23.** 553.

Patein-Dufau's Reagenz zum Klären des Harns.
20 g saures Quecksilbernitrat löst man in
60 ccm Wasser, macht bis zum Eintritt eines
Niederschlages mit Natronlauge alkalisch und
füllt auf 100 ccm mit Wasser auf. 50 ccm
Harn versetzt man mit so viel Reagenz, bis
kein Niederschlag mehr entsteht, macht unter
starkem Schütteln mit Natronlauge alkalisch
und bringt die Mischung auf ein bestimmtes
Volumen. Das Filtrat kann zur Titration oder
Polarisation verwendet werden.
> Journ. de Pharm. et de Chim. **10.** 433.
> Ztschr. f. analyt. Chem. **39.** 603.
> Z o t t e r, Apoth. Ztg. 1909. 902.

Paul's Reaktion auf Cocaïn
ist identisch mit Biel's Reaktion.

Paul's Reaktion auf Gallenfarbstoffe.
Harn, der Galle oder Gallenfarbstoffe enthält, löst Methylviolett (Pariser Violett) mit
roter Farbe, während normaler Harn den Farbstoff mit bläulich-violetter Farbe löst. (Wert
der Reaktion fraglich.)
> Chem. Zentralbl. 1876. 697.
> Pharm. Zentrh. **16.** 396.
> Ztschr. f. analyt. Chem. **16.** 132.
> D e m e l l e u. L o n g u e t s, Chem. Zen-
> tralbl. 1876. 697 und
> Ztschr. f. analyt. Chem. **16.** 260.
> D e u b n e r, Ztschr. f. analyt. Chem. **25.**
> 458.
> Petersen, Deutsche med. Woch. 1911. 1891.
> Torday-Klier, ebenda 1909. 1470.

Paul's Reagenz auf künstliche Farbstoffe in
Weinen und Fruchtsäften
ist 3 %iges Wasserstoffsuperoxyd, — 3 ccm
Kirschsaft, 3 ccm Maulbeersaft, 10 ccm Quit-
tensaft, 3 ccm Erdbeersaft, 3 ccm Stachel-
beersaft und 3 ccm Rotwein werden von 15—
20 ccm Reagenz innerhalb 24 Stunden entfärbt. Mit Anilinfarben versetzte Präparate
werden nicht entfärbt. Auch natürliches
Chlorophyll wird unter genannten Bedingungen
zerstört, so daß Äther nach der Behandlung
des Chlorophylls mit dem Reagenz nicht mehr
grün gefärbt wird.
> Journ. de Pharm. et de Chim. 1910. I. 289.
> Répert. de Pharm. 1910. 299.
> Apoth. Ztg. 1910. 221.

Paul's L-Reaktion
ist eine für die Synthese anwendbare Reaktion. Näheres siehe: Chem. Ztg. 1904. 702. —
Chem. Zentralbl. 1904. II. 703.

Paul's Krystallisationsprobe siehe: Hesse's Reaktion auf Cinchonidin im Chininsulfat.

Pauly's Reagenz auf Kalium.
a) Basische Wismutlösung.
b) Natriumthiosulfatlösung.
Die beiden Lösungen sollen so viel Wismutsubnitrat bezw. Thiosulfat in gleichen Volumteilen enthalten, als theoretisch zur Bildung
des Doppelsalzes $Na^3 Bi(S_2 O_3)_3$ nötig ist. Zum
Gebrauch werden gleiche Volumen a und b
gemischt. 4 Tropfen dieser Mischung werden
mit 1 ccm Wasser und alsdann mit 10—15 ccm
absolutem Alkohol gemischt. Eine eventuell
eingetretene Trübung beseitigt man durch
tropfenweise Zugabe von Wasser. Diese Lösung wird durch kaliumhaltige Flüssigkeiten
unter Ausscheidung von gelbem Kalium-Wis-
mutthiosulfat getrübt.
> Chem. Ztg. 1887. Rep. 111.
> Ztschr. f. analyt. Chem. **36.** 512.
> Pharm. Zentrh. 1887. 187.
> Enzyklop. d. gesamt. Pharm. 1891. X. 779.
> C a r n o t, Compt. rend. 83. 338; 86. 480.
> H a u s e r, Ztschr. f. anorg. Chem. 1903. 1.
> K ü s t e r, Ztschr. f. anorg. Chem. 1903. 325.
> Vergl. Campani's u. Huysse's Reagenz.

Pavesi's Reaktion auf Aporheïn.
Aporheïn wird durch konzentr. Schwefelsäure allmählich orangegelb und schließlich

schmutziggelb gefärbt. Formaldehyd bewirkt eine blaue Färbung, die in Olivschwarz übergeht.

Fröhde's Reagenz = schwärzlich — violett — olivgrün; Lafon's Reagenz = braune Färbung — gelber Niederschlag; Salpetersäure (D. = 1,3) = violett — gelb; Salpetersäure (D. = 1,5) = violett — rot — gelb.

> Gazz. chim. ital. 37. I. 629.
> Apoth. Ztg. 1907. 591.
> Chem. Zentralbl. 1907. II. 820.

Pavy's Reagenz auf Eiweiß besteht aus Ferrocyankalium und Citronensäure.

> Vergl. Hilger's Reagenz.

Pavy's Reagenz auf Glukose.

120 ccm Fehling's Reagenz versetzt man mit 300 ccm Ammoniakflüssigkeit (D. = 0,880) und verdünnt mit Wasser zum Liter. Glukose reduziert diese Lösung unter Entfärbung ohne Abscheidung von Kupferoxydul. 10 ccm entsprechen 0,005 g Glukose.

> Chem. News 39. 77.
> Ztschr. f. analyt. Chem. 19. 98.
> Chem. Zentralbl. 1879. 406.
> Berl. Ber. 13. 1884.
> B a t t a n d i e r, Journ. de Pharm. et de Chim. (5) 1. 221.
> Virchow-Hirsch, Jahresber. 1884. I. 244.
> Vergl. Hehner's Reagenz.

Andere Vorschrift: Man löst 4,158 g Kupfersulfat in 250 ccm Wasser, gibt 10 g Mannit und 50 ccm Glycerin zu und gibt in diese Mischung eine Lösung von 20,4 g Kaliumhydroxyd in 100 ccm Wasser. Nach Zugabe von 300 ccm Ammoniak (D. = 0,88) wird filtriert und mit Wasser auf 1 Liter ergänzt. 25 ccm dieser Lösung = 15 mg Glukose.

> Schweizer Woch. f. Chem. u. Pharm. 1901. 321.
> Pharm. Zentrh. 1901. 618.
> S a h l i, Deutsche med. Woch. 1905. 1417.
> L e v y, Münchener med. Woch. 1906. 212.
> E i g e r, Deutsche med. Woch. 1906. 261.
> G i d i o n s e n, Med. Klinik 1906. 296.

Pawlewski's Reaktion auf Anthranilsäure.

Lösungen von Anthranilsäure in Wasser, Alkohol oder Benzol werden durch p-Dimethylamidobenzaldehyd hochrot gefärbt oder gefällt.

> Berl. Ber. 1908. 2353.

Payen's Reaktion auf Mineralsäuren im Essig.

100 ccm Essig erhitzt man eine halbe Stunde lang mit 0,05 g Stärke und prüft auf letztere nach dem Erkalten des Reaktionsgemisches mit wässeriger Jodlösung. Bei Gegenwart von freien Mineralsäuren tritt keine Bläuung (Jodstärke) ein, da die Stärke verzuckert ist.

> G a n a s s i n i, Apoth. Ztg. 1903. 305.
> Bollet. Chim. Farm. 1903. 241.

Payet's Reaktion auf arab. Gummi in Tragant.

Zu einer abgekühlten, wässerigen Tragantlösung (1 : 30) gibt man 30 ccm einer 1 %igen, wässerigen Guajakollösung und 1 Tropfen Wasserstoffsuperoxyd. Bei Gegenwart von arabischem Gummi tritt sofort Braunfärbung auf.

> Annal. Chim. analyt. appl. 10. 63.
> Pharm. Ztg. 1905. 473.
> Chem. Zentralbl. 1905. I. 967.
> Chem. Ztg. 1904. Rep. 233.
> Répert. de Pharm. 1904. 301.

Payne's Reaktion auf Eiweiß im Harn

ist eine Modifikation von Heller's Reaktion, die darauf beruht, diese bekannte Schichtreaktion in der Wärme auszuführen.

> Medical Record 67. 538.
> Journ. of the Americ. Chem. Soc. 27. 347.
> Pharm. Praxis 1906. 20.

Pechmann-Manck's Reaktion auf Natriumthiosulfat und Kaliumcyanid

beruht auf der Umsetzung der beiden Salze in wässeriger Lösung zu Natriumsulfit und Kaliumrhodanid.

> Berl. Ber. 1895. 28. 2375.
> Vergl. Gutmann's Reaktion auf Thiosulfate.

Pégurier's Reaktion auf Kryogenin.

Erhitzt man trockenes Kryogenin, so entwickelt sich ein nach Ammoniak riechendes, alkalisch reagierendes Gas. Kryogenin gibt mit konzentr. Schwefelsäure und Kaliumbichromatlösung eine granatrote Färbung.

Kryogenin färbt Kaliumpermanganatlösung kastanienbraun.

> Répert. de Pharm. 1904. 438.
> Chem. Ztg. 1904. Rep. 307.

Pégurier's Reaktion auf Veronal.

Veronallösungen geben mit Denigès' Reagenz (Mercurisulfatlösung) einen weißen Niederschlag. Empfindlichkeitsgrenze: = 1:5000. Auch Mercuriacetat gibt diese Reaktion, nicht aber Mercurichlorid-, -jodid oder -oxycyanidlösungen.

> Apoth. Ztg. 1905. 451.
> Bull. des scienc. pharmacol. 1905. 287.

Péligot's Reagenz auf Cellulose

ist eine Modifikation von Schweitzer's Reagenz, erhalten durch Einwirkung von Ammoniakflüssigkeit auf Kupferspäne.

> Compt. rend. 1861. 209.
> Chem. Zentralbl. 1859. 463.

Pellagri's Reaktion auf Morphin.

Die zu untersuchende Substanz löst man in konzentr. Salzsäure und dampft nach Zusatz von wenig konzentr. Schwefelsäure auf dem Ölbade bei 100—120 ° C. ein. Bei Anwesenheit von Morphin entsteht eine purpurrote Färbung. Gibt man nach dem Verdampfen der Salzsäure neue Salzsäure zu und neutralisiert mit Soda, so entsteht eine violette Färbung, die auf Zugabe von Jod in Jodwasserstoff in Grün umschlägt. Die Reaktion gelingt noch bei Anwesenheit einiger $^1/_{10}$ mg Morphin.

> Berl. Ber. 10. 1384.
> Ztschr. f. analyt. Chem. 17. 373.
> Pharm. Zentrh. 1901. 368.
> Gazz. chim. ital. 7. 297.

Pellet's Reagenz auf Glukose

enthält im Liter (Wasser) 68,7 g krystallisiertes Kupfersulfat, 200 g Seignettesalz, 100 g wasserfreies Natriumkarbonat und 7 g Chlorammon. 1 ccm Reagenz entspricht 0,005 g Glukose.

> Compt. rend. 86. 604.
> Realenzyklopaedie der gesamt. Pharm. 1889. VII. 707.
> Ztschr. f. analyt. Chem. 1891. 76.
> Lippmann's Chem. des Zucker's 306.

Pelletier's Reaktion auf Brucin.

Versetzt man eine Brucinlösung mit Chlorwasser, so färbt sich die Mischung hellrot, blutrot und dann gelb.

> Journ. de Pharm. et de Chim. 1838. 153.
> Chem. Zentralbl. 1838. 377.
> Vergl. Kippenberger, Nachw. v. Gift. 1897. 109.

Pelletier's Reaktion auf Narceïn

ist identisch mit Dragendorff's Reaktion.

Pelletier's Reaktion auf Strychnin

beruht auf der Bildung von Trichlorstrychnin unter der Einwirkung von Chlorgas auf wässerige Strychninlösungen. Beim Einleiten von Chlorgas entsteht eine weiße, krystallinische Ausscheidung.

> Chem. Zentralbl. 1838. 376.
> Siehe auch: H a g e r, Pharm. Prax. 1880. II. 1066.

Pellisier-Schaibélé's Reagenz auf Galle im Harn

ist eine Lösung von Methylviolett (Violet de Paris). Versetzt man den klaren Harn mit etwas Reagenz (2 Tropfen auf 10 ccm Harn) und gibt 3 Tropfen Trichloressigsäure zu, so färbt sich die Mischung bei Anwesenheit von Galle weinrot und bei Abwesenheit von Galle blau.

> Répert. de Pharm. 1909. 214.

Pelouze's Reagenz auf Alkaloide

ist Tanninlösung, die mit Alkaloiden amorphe Niederschläge gibt.

> H e n r y, Chem. Zentralbl. 1835. 447.
> Journ. de Pharm. et de Chim. 1835. 213.

Pelouze's Reaktion auf Milchsäure

beruht auf der angeblichen Eigenschaft des Kupferlaktats, durch Kalkmilch nicht vollständig gefällt zu werden.

> S t r e c k e r, Liebig's Annal. **61.** 216.
> Chem. Zentralbl. 1847. 350.

Pelouze's Reaktion siehe auch **Moore-Pelouze.**

Peltier's Reagenz auf (Seide und Wolle) tierische Faserstoffe.

Behandelt man tierische Faserstoffe eine halbe Stunde lang mit einer Mischung von konzentr. Schwefelsäure und konzentr. Salpetersäure (D. = 1,4) bei zirka 20 ° C. und wäscht mit kaltem Wasser aus, so hat sich Wollfaser gelb bis braun gefärbt (Baumwolle färbt sich nicht), Seide hat sich gelöst.

> Siehe auch: H a g e r, Pharm. Prax. 1880. II. 37.

Peltrisot's Reagenz zum Färben der verschiedenen anatomischen Bestandteile des Fleisches

ist eine Lösung von 0,1 g Purpurin und 5 g Phenol in 50 ccm Alkohol (60 %), der noch 5 Tropfen einer 10 %igen, alkoholischen Lösung von Lichtgrün zugesetzt werden. Näheres siehe: Bull. scienc. pharmacol. 1907. 19.

> Pharm. Zentrh. 1907. 430.
> Chem. Zentralbl. 1907. I. 1226.

Peltrisot's Reagenz zum Färben von Tuberkelbazillen.

a) Ziehl's Carbolfuchsin.
b) 1 ccm alkoholische Methylenblaulösung (1 : 10) mischt man mit 9 ccm Aceton und 10 ccm Sodalösung (1 : 10 000). Letztere Mischung dient als Differenzierungsflüssigkeit.

Näheres siehe: Pharm. Zentrh. 1903. 684. — Bull. scienc. pharmacol. 5. 121.

Penfield's Reagenz zur Trennung von Mineralgemischen

ist Silberthalliumnitrat, welches bei 75 ° C. zu einer leicht beweglichen Flüssigkeit vom spezifischen Gewicht 4,5 schmilzt.

> Americ. Journ. of Scienc. 1895. 446.
> Merck's Bericht 1896. 30.
> Chem. Zentralbl. 1896. I. 319.

Penzoldt's Reaktion auf Aceton im Harn.

Acetonhaltiger Harn liefert mit einigen Tropfen Kalilauge und etwas Orthonitrobenzaldehyd (nach Baeyer und Drewsen, Berl. Ber. **15.** 2860) Indigo. Zum Gelingen der Reaktion sind mindestens 1,6 mg Aceton nötig. Beim Schütteln mit wenig Chloroform wird letzteres durch Aufnahme des Indigo blau gefärbt.

> Arch. f. klin. Med. 34. 132. (1883).
> M e l c k e b e k e, Chem. Ztg. 1899. Rep. 84.

Penzoldt's Reaktion auf Gallenfarbstoffe.

Eine möglichst große Menge ikterischen Harnes filtriert man durch ein doppeltes Papierfilter. Nach dem Trocknen des Filters bringt man auf dasselbe einige ccm Eisessig. Die über das Papier laufende Flüssigkeit färbt sich gelbgrün, grün bis blaugrün. Nach dem Trocknen zeigt das Papier grüne Ränder.

> P e n z o l d t, Ältere und neuere Harnproben, Jena 1884. 21.

Penzoldt's Reaktion auf Glukose im Harn.

1 g krystallisierte Diazobenzolsulfosäure löst man durch Schütteln in 60 ccm Wasser. Einige ccm dieser Lösung macht man mit Kalilauge schwach alkalisch und gibt sie in ein gleiches Volumen stark alkalischen Harns. Bei Anwesenheit von Glukose färbt sich die Mischung gelbrot, dann bordeauxrot, bei viel Glukose dunkelrot und undurchsichtig. Empfindlichkeitsgrenze = 1 : 10 000.

> Berl. Ber. 16. 657.
> Berl. klin. Woch. 1883. XIV.
> Ztschr f. analyt. Chem. 22. 466.
> Vergl. Ehrlich's Diazoreaktion.
> R o s e n f e l d, Deutsche med. Woch. 1888. 451 und 479.
> P e t r i, Ztschr. f. physiol. Chem. 8. 293.

Penzoldt's Reaktion auf Naphthalin im Harn.

Schichtet man Naphthalinharn auf konzentr. Schwefelsäure, so färbt er sich dunkelgrün. Allmählich nimmt auch die Säure diese Färbung an.

Arch. f. exper. Pathol. **21.** 34.

Penzoldt-Fischer's Reaktion auf Aldehyde.

Eine Lösung von Acetaldehyd (oder Traubenzucker) gibt mit einer alkalischen Lösung von Diazobenzolsulfosäure nach einiger Zeit eine rote Färbung, die beim Stehen allmählich ins Violette übergeht. — Man löst jedesmal frisch 1 g krystallisierte reine Diazobenzolsulfosäure in 60 ccm kaltem Wasser und etwas Natronlauge, gibt die zu prüfende Substanz und einige Körnchen Natriumamalgam zu und läßt die Mischung ruhig stehen. Bei Anwesenheit eines Aldehyds zeigt sich nach 10—20 Minuten die rotviolette Färbung.

Berl. Ber. **16.** 657.

Ztschr. f. analyt. Chem. **23.** 74.

Penzoldt-Fischer's Reagenz auf Phenol.

Phenol bewirkt mit Diazobenzolsulfosäure in alkalischer Lösung eine dunkelrote Färbung ohne violetten Ton wie bei den Aldehyden.

Ztschr. f. analyt. Chem. **23.** 75.

Vergl. Penzoldt-Fischer's Reagenz auf Aldehyde.

Pépin's Reaktion auf Fichtenteeröl in Kadeöl.

1 ccm Kadeöl schüttelt man mit 15 ccm Petroläther, filtriert letzteren ab und schüttelt 10 ccm des Filtrates mit 10 ccm Kupferacetatlösung (neutral). 5 ccm des abgeschiedenen Petroläthers mischt man mit 10 ccm Äthyläther. Bei Gegenwart von Fichtenteeröl tritt eine grüne Färbung, bei Abwesenheit desselben eine schwach gelbbraune Färbung auf.

Journ. de Pharm. et de Chim. (6) **24.** 49.

H i r s c h s o h n , Pharm. Ztschr. f. Rußland **16.** 1.

Perényi's Reagenz zum Härten mikroskop. Präparate

ist eine Lösung von 0,15 g Chromsäure in 30 ccm Wasser, der 30 ccm Alkohol und 40 ccm Salpetersäure (10 %) zugemischt werden. Gebraucht als Fixierungsmittel für feinere pflanzliche und tierische Objekte.

Zoolog. Anzg. 1882. 459.

Merck's Index 1902. 269.

B o r n e t , Ztschr. f. wiss. Mikroskop. 1890. 252.

B e h r e n s' Tabellen 1892. 58.

Perkin's Reaktion auf Bikarbonate.

Die zu prüfende Substanz gibt man in eine Mischung von Bromkalium (Jodkalium ?) und Natriumhypochloridlösung und schüttelt mit Chloroform. Bei Anwesenheit von Bikarbonat färbt sich das Chloroform.

Chem. Zentralbl. 1903. I. 94.

Journ. Soc. Chem. Ind. **21.** 1375.

F r a n c i s O. T a y l o r , ebenda **25.** 537.

Perkin's Reaktion auf Cottonöl.

Zu einer Mischung von 0,03 g gepulvertem Kaliumdichromat und einigen Tropfen kon-

zentr. Schwefelsäure gibt man 0,5 g des zu prüfenden Öles. Cottonöl ruft nach Zusatz von Wasser und gutem Durchrühren eine grüne Färbung hervor.

The Analyst 1890. 55.

Chem. Zentralbl. 1890. I. 841.

U t z , Seifensieder-Ztg. 1903. 771.

Perkin's Reaktion

ist eine für die Synthese wichtige Reaktion: Bildung ungesättigter, aromatischer Säuren durch Einwirkung von aromatischen Aldehyden auf Fettsäuren.

Siehe: Lehrbücher der Chemie, ferner Liebig's Annal. **216.** 101.

Peroni's Reaktion auf Emetin.

Emetin färbt Kaliumpermanganat-Schwefelsäure blau, Jodsäure-Schwefelsäure rotorange bis rotviolett, Natriumperoxyd-Schwefelsäure schmutziggrün, Molybdän-Schwefelsäure blaugrün, Kaliumchlorat - Salzsäure rotorange, Wolfram-Schwefelsäure grün bis stahlblau, Selen-Schwefelsäure grün, auf Zusatz von Wasser violett. Diphenylcarbazid färbt sich mit Emetin rosa mit rotviolettem Rand.

Bollet. Chim. Farm. 1907. 273.

Répert. de Pharm. 1907. 225.

Chem. Zentralbl. 1907. I. 1643.

Vergl. Power's, Pander's und Snelling's Reaktion.

Perrin's Reaktion auf Inosit.

2 Tropfen der möglichst konzentrierten Inositlösung werden auf dem Platinblech mit 1 Tropfen Silbernitratlösung verdampft und verascht. Der Rückstand hat eine schöne rosa Färbung, die beim Erkalten verschwindet und beim Erwärmen wiederkehrt.

Annal. Chim. analyt. appl. 1909. **14.** 182.

Perrins siehe **Dyson Perrins.**

Perrot's Reagenz auf ätherische Öle

ist eine Lösung von Violet de Paris (Dimethylanilinviolett) in Eisessig und Alkohol. Näheres siehe: Ztschr. f. analyt. Chem. **37.** 402 und Ztschr. d. öst. Apoth. Ver. **46.** 802.

Perrot-Gorris' Reaktion auf Colophonium siehe Gorris' Reaktion.

Perrot-Gorris' Reaktion auf Colophonium in Tolubalsam.

5 g gepulverten Tolubalsam behandelt man mit 30 g Schwefelkohlenstoff, verdampft diesen und nimmt den Rückstand in Petroläther auf. Nach dem Filtrieren schüttelt man die Lösung mit 0,1 %iger wässeriger Kupferacetatlösung. Grünfärbung zeigt Colophonium an.

Bull. Soc. pharmacol. **15.** 636.

Chem. Zentralbl. 1909. I. 405.

Persoz' Reagenz auf echte Seide.

10 g Zinkchlorid löst man in 10 ccm Wasser und schüttelt diese Lösung mit 2 g Zinkoxyd. Echte Seide löst sich beim Erwärmen auf 45 ° C. in diesem Reagenz auf.

Moniteur scientif (4) **1.** 597.

Ztschr. f. analyt. Chem. **2.** 82; **29.** 625.

Compt. rend. **55.** 810.

Chem. Zentralbl. 1863. 165.

Perutz' Reaktion auf Syphilis siehe Hermann-Perutz' Reagenz.

Pesci's Reagenz auf Alkaloide

ist eine mit verdünnter Schwefelsäure angesäuerte Lösung von Kupfersulfat und Natriumthiosulfat.
Vergl. Jaworowski's Reagenz auf Chinin.

Peset's Reaktionen auf Anilin

siehe: Ztschr. f. analyt. Chem. 1909. 37.
Chem. Zentralbl. 1909. I. 583.

Peset's Reaktion auf Sperma

ist eine Modifikation der Reaktion von de Dominicis. Als Reagenz wird eine gesättigte Lösung von Goldchlorid und eine solche von Kaliumbromid verwendet.
Revista Med. Cirujia pract. 1910. 135.
Ztschr. f. analyt. Chem. 1912. 473.
Pharm. Zentrh. 1911. 262.

Peska's Reagenz auf Glukose.

a) Eine Lösung von 6,93 g Kupfersulfat in 160 ccm Ammoniak (25 %), die mit Wasser zu 500 ccm aufgefüllt wird.
b) Eine Lösung von 34,5 g Seignettesalz und 70 ccm 15 %iger Natronlauge, zu 500 ccm mit Wasser aufgefüllt.
Zum Gebrauch mischt man gleiche Volumteile von a und b.
Ztschr. f. analyt. Chem. 35. 93.
Chem. Zentralbl. 1895. I. 1044 u. 1896. I. 138.

Peter's Reagenz zur Plasmafärbung

ist eine Lösung von 0,2 g Lichtgrün oder Säureviolett in 80 g Alkohol.
Arch. f. mikroskop. Anat. 1898. 180.

Petermann's Reaktion auf Kornrade im Mehl

beruht auf dem Nachweise des Githagins. Näheres siehe: Ztschr. f. analyt. Chem. 20. 132. — Annal. de Chim. et de Phys. (5) 19. 243. — Berl. Ber. 13. 829. — Chem. Zentralbl. 1880. 376.

Petersen-Bauer's Reagenz f. mikroskop. Zwecke.

300 ccm 50 %ige Zuckerlösung versetzt man mit 200 ccm 80 %igem Alkohol und fügt dann 100 ccm 50 %ige Dextrinlösung zu. Gebraucht zur Anfertigung von Zuckerplatten.
Zentralbl. f. allgem. Pathol. u. patholog. Anatom. 1902. 119.

Petit's Reagenz (Konservierungsmittel) für mikroskop. Präparate.

Siehe: Ripart's Flüssigkeit.

Petit-Mayer's Reaktionen auf Guajakharz

siehe: Chem. Zentralbl. 1905. II. 790.
Compt. rend. 141. 193.

Petri's Reaktion auf Eiweiß.

Nach Petri kann man Ehrlich's Reagenz (Diazobenzolsulfosäure) auch zum Nachweise von Aceton, Eiweiß und Peptonen verwenden, welche rotgelbe oder braunrote Farbenerscheinungen zeigen.
Ztschr. f. physiol. Chem. 8. 291.
Ztschr. f. analyt. Chem. 24. 152.

Petrunskewitsch's Reagenz zum Härten mikroskop. Präparate

ist eine gesättigte Lösung von Quecksilberchlorid in einer Mischung von 17 Teilen Salpetersäure, 150 Teilen Eisessig, 333 Teilen Alkohol und 500 Teilen Wasser.
Arch. f. mikroskop. Anat. 1905. 106.
Ztschr. f. angew. Mikroskop. 1906. 142.

Petruschky's Lackmusmolke

vergl. Seitz' Reagenz zur Diagnose der Bakterien der Typhus-Coli-Dysenterie-Gruppe.

Pettenkofer's Reaktion auf Gallensäuren.

Gibt man zu dem zu prüfenden Harn etwas Rohrzucker und konzentr. Schwefelsäure, so färbt sich die Mischung bei Anwesenheit von Gallensäuren intensiv rot bis violett.
Annal. der Chem. u. Pharm. 52. 90.
Chem. Zentralbl. 1845. 94.
Griffith, Chem. Gazette 1843. 104.
Koschlakoff u. Bogomoloff, Zentralbl. f. mediz. Wissensch. 1868. 529.
Külz, Zentralbl. d. mediz. Wissensch. 1875. 515.
Mörner, Skandin. Arch. 1895. 371.
Kingzett u. Hake, Berl. Ber. 10. 298.
Mylius, Ztschr. f. analyt. Chem. 27. 259.
Udránszky, ebenda 28. 130 oder Ztschr. f. physiol. Chem. 12. 355 u. 377.
Bardachzi, ebenda 48. 145.
Schenk, Jahresber. f. Tierchem. 2. 232.
Huppert, Ztschr. f. analyt. Chem. 6. 294.
Neukomm, Liebig's Annal. 116. 30.
Ville, Bull. Soc. Chim. Paris 1907. I. 965; 1909. I. 895.
Guérin, Journ. de Pharm. et de Chim. 1908. II. 54.

Pettenkofer's Reagenz auf freie Kohlensäure im Trinkwasser

ist eine Lösung von 1 g Rosolsäure in 500 g Alkohol (80 %), die mit Barytwasser bis zur beginnenden rötlichen Färbung versetzt ist. 50 ccm des zu prüfenden Wassers mischt man mit 0,5 ccm Reagenz. Freie Kohlensäure entfärbt das Reagenz, gebundene Kohlensäure bewirkt Rotfärbung (auch Bikarbonate).
Sitz.-Ber. d. math. phys. Klasse der Akad. d. Wiss. München 1875. 55.
Ztschr. f. Biologie 1875. 11. 308.
Pharm. Zentrh. 1875. 234.
Chem. Zentralbl. 1875. 567.
N. Répert de Pharm. 20. 597.

Pévenasse's Reaktion auf Pyramidon.

Die Reaktion beruht auf Reduktionserscheinungen des Silbernitrates. Die wässerige Lösung von Pyramidon scheidet auf Zusatz von verd. Silbernitratlösung Silber ab und färbt sich durch kolloidales Silber blau bis rotviolett. Salpetersäure bringt diese Erscheinungen unter Lösung des Silbers wieder zum Verschwinden.
Répert. de Pharm. 1911, 22.
Annales de Pharmacie 1910. 385.
Pharm. Ztg. 1910. 908.
Apoth. Ztg. 1910. 850.

Pezopoulo's Reagenz für Malariafärbung.

Eine 1 %ige Methylenblaulösung versetzt man mit 0,3 % Natriumkarbonat und läßt sie 2—3 Tage (bei 55 °) reifen. Zu 3 ccm dieser Lösung gibt man 1 ccm frischbereitete, 1 %ige Methylenblaulösung, dann 10 ccm Eosinlösung (1 °/₀₀) und 10 ccm Wasser.

Ztschr. f. angew. Mikroskop. 1907. 67.
Zentralbl. f. Bakteriol. 1906.

Pfaff's Reaktion auf Äpfelsäure.

Tröpfelt man in eine Lösung von Äpfelsäure Kupferammoniak, so entsteht eine grüne Färbung. Andere Säuren sollen diese Färbung nicht veranlassen.

Chem. Zentralbl. 1831. 205.
T r o m m s d o r f f , Arch. der Pharm. 3. 34 oder
Chem. Zentralbl. 1835. 797.

Pfeiffer's Reaktion auf Pyridin im Ammoniak.

Die zu prüfende Flüssigkeit neutralisiert man mittels Lackmus mit Schwefelsäure oder man übersäuert schwach und gibt Schlämmkreide zu. In beiden Fällen ist Pyridin am Geruch kenntlich.

L u n g e , Chem. techn. Unters. Meth. 1905. Bd. II, 692.

Pfeiffer-Herbst's Reaktion auf Atropin
siehe: Herbst's Reaktion.

Pfeiffer-Wellheim's Reagenz zum Fixieren und Härten von Süßwasseralgen

ist eine Mischung von 1 Teil Formaldehyd (40 %), 1 Teil Holzessig und 1 Teil Methylalkohol.

Ztschr. f. wiss. Mikroskop. 1898. 122.

Pfeiffer von Wellheim's Reagenz zum Färben mikroskop. Präparate.

1. a) Eisenchloridhaltiger Alkohol.
   b) 9 %ige, alkoholische Galleinlösung.
2. a) Eisenchloridhaltiger Alkohol (3 ccm konzentr. alkoholische Eisenchloridlösung und 100 ccm 50 %iger Alkohol).
   b) Eine konzentr. Lösung von Carminsäure in 50 %igem Alkohol.
      Österreich. botan. Ztschr. 1898. Nr. 2. u. 3.
3. Eine Mischung von 1 Teil konzentr. alkoholischer Lösung von Echtgrün (Dinitrosoresorcin) und 9 Teilen Alkohol (80 bis 95 %).

Auch alkoholische Lösungen von Magdalarot, Anilinblau, Eisenchlorid-Gallussäure hat der Autor vorgeschlagen. Siehe Ztschr. f. wiss. Mikroskop. 1894. 529.

Pfister's Reaktionen auf Alkaloide.

Eine Zusammenstellung von Farbenreaktionen verschiedener Alkaloide und mehrerer Reagenzien siehe: Chem. Ztg. 1908. Rep. 499.

Pfitzer's Einbettungsmittel (Transparentseife)

ist eine heiß gesättigte Lösung von Glycerinseife in einer Mischung von gleichen Teilen Glycerin und Alkohol (96 %).

B e h r e n s ' Tabellen 1892. 76.
Ztschr. f. wiss. Mikroskop. 1888. 113.

Pfitzner's Reagenz zur Bakterienfärbung

ist eine Lösung von 1 g Safranin in 300 g 33 %. igem Alkohol.

Pharm. Zentrh. 1890. 718.
Morphol. Jahrb. 6. 478; 7. 291.

Pfitzner's Reagenz zum Färben mikroskop. Präparate.

1. Eine Lösung von 0,2 g Nigrosin in 100 ccm Wasser.
2. Eine konzentr. Lösung von Safranin in Anilinwasser.

Vergl. auch Pfitzner, Morphol. Jahrb. 7. 292.

Pfitzner's Beobachtungsmittel für mikroskop. Zwecke

ist eine Lösung von Dammarharz in Benzol und Terpentinöl.

Morphol. Jahrb. 6. 469.
F l e m m i n g , Arch. f. mikroskop. Anat. 1881. 322.

Pfleiderer's Reaktion auf Indikan.

Versetzt man kochenden Harn mit dem gleichen Volumen roher Salzsäure, so erhält man je nach der vorhandenen Indikanmenge eine blaue, rote, braune oder graue Färbung. Braune und graue Färbungen deutet der Autor diagnostisch ungünstig.

Württembg. Korresp. Blatt 1909. No. 21.
Deutsche Med. Ztg. 1909. 682.

Pflüger's Reaktion auf Glukose

ist eine Modifikation von Worm-Müller's Reaktion.

Siehe: Ztschr. f. analyt. Chem. 1905. 136.

Pflüger-Bleibtreu's Reagenz

ist eine Mischung von 100 ccm Salzsäure (D. $=$ 1,124) und 900 ccm Phosphorwolframsäurelösung (10 %). Sie dient zur Trennung des Harnstoffs von anderen stickstoffhaltigen Körpern des Harns (Kreatin, Kreatinin, Harnsäure etc.). Näheres siehe: Pharm. Zentrh. 1898. 315. — Ztschr. f. analyt. Chem. 28. 379. — C h a s s e v a n t , Répert. de Pharm. 1898. 148. — S c h ö n d o r f f , Ztschr. f. analyt. Chem. 34. 770; 40. 66 oder Pflüger's Arch. der Physiol. 54. 423; 62. 1; 74. 357. — Vergl. Huppert's Reaktion auf Harnsäure.

Philip's Reaktion auf Gerbstoffe

ist identisch mit Eitner-Meerkatz' Schwefelammoniumreaktion. Näheres siehe: Collegium 1909. 249. — Chem. Zentralbl. 1909. II. 872. — Chem. Ztg. 1909. Rep. 636. — Baltische pharm. Monatshefte 1910. 192.

Philipp's Reaktion auf künstliche Weinfarbstoffe.

Echter Rotwein soll sich mit Eisenchlorid braunrot färben. Malven-, Kirschen- und Heidelbeerenfarbstoff soll sich dagegen rötlich bis blau färben.

Journ. f. prakt. Chem. 101. 320.
Chem. Zentralbl. 1868. 864.

Phipson's Reaktion auf Benzoe-, Salicyl- und Hippursäure

siehe: Ztschr. f. analyt. Chem. 13. 66.
Chem. News 28. 13.
Chem. Zentralbl. 1873. 603.

Phipson's Reaktion auf Frangulin.
Frangulin färbt sich mit konzentr. Schwefelsäure zuerst grün, dann purpur- bis dunkelrot.

Phipson's Reaktion auf Rhinanthin.
Erhitzt man eine wässerige Lösung dieses Glykosides mit einigen Tropfen Salzsäure, so färbt sich die Mischung braun und es scheidet sich ein dunkelbrauner Niederschlag (Rhinanthogen) aus.
Chem. News 58. 99.
Ztschr. f. analyt. Chem. 28. 354.

Phipson's Reaktion auf Zimtsäure
beruht auf der bekannten Eigenschaft der Säure, mit Schwefelsäure und Kaliumdichromat Benzaldehyd zu bilden, welches leicht am Geruche wahrnehmbar ist.
Chem. News 63. 275.
Böttcher, Ztschr. f. analyt. Chem. 5. 253.

Pianese's Reagenz zum Färben mikroskop. Präparate.
a) Eine Mischung von 50 ccm gesättigter, wässeriger Lithiumkarbonatlösung mit 100 ccm gesättigter, wässeriger Methylenblaulösung.
b) Eine Mischung von 50 ccm gesättigter, wässeriger Lithiumkarbonatlösung mit einer Lösung von 0,25 g Eosin (gelbstichig) in 50 ccm 70 %igem Alkohol.
Gebraucht zur Doppelfärbung von Geweben und Mikroorganismen.
Riforma med. 1893. II. 828. (Napoli).
Vergl. auch Ameisensäure-Hämatoxylin, Ameisensäure-Carmin etc. in Ztschr. f. wiss. Mikroskop. 1894. 501—503. 345.

Picard's Reaktion auf Morphin im Harn
siehe: Ztschr. d. öst. Apoth. Ver. 1906. 751.

Picard's Reagenz auf (Gummi) Ammoniacum
ist eine wässerige Lösung von Natriumhypochlorid. — Eine alkoholische Lösung von Ammoniacum wird durch dieses Reagenz rot gefärbt.
Vergl. Plugge's Reagenz.
Pharm. Zentrh. 1884. 121.

Piccard's Reaktionen auf mehrwertige Säuren
siehe: Berl. Ber. 42. 4341.

Piccard's Reaktion auf Titan.
Oxalsäure und besonders Brenzkatechin geben mit Lösungen von dreiwertigem Titan eine gelborange Lösung. Bei starker Verdünnung erhält man eine gelbe Färbung, die 15 mal so empfindlich ist als die Reaktion mit Wasserstoffsuperoxyd. Empfindlichkeitsgrenze $=$ 0,2 mg $TiCl_3$ in 1 Liter.
Berl. Ber. 1909. 4343.
Répert. de Pharm. 1910. 264.

Piccini's Reaktion auf Nitrate neben Nitriten
beruht auf der Zerstörung der Nitrite durch Harnstoff, worauf Jodkaliumstärkekleister in saurer Lösung keine Blaufärbung mehr gibt. Bei Anwesenheit von Nitraten entsteht aber eine solche, sobald man metallisches Zink zugibt.
Gazz. chim. ital. 9. 395.
Ztschr. f. analyt. Chem. 19. 354.
Chem. Zentralbl. 1879. 812.

Piccinini's Reagenz auf Kalium und Natrium
ist eine 2,5 %ige Lösung von γ-Methyldicyandioxyhydropyridin. Gibt mit Kalium- und Natriumsalzen unlösliche Niederschläge. Bei Mitverwendung von Alkohol fällt nur Kalium. Das Natriumsalz bildet feine lange Nadeln, das Kaliumsalz Prismen.
Rendiconti Soc. Chim. Roma 1907. 6.
Ztschr. f. angew. Chem. 1907. 1949.

Pichard's Reagenz auf salpetrige Säure.
Eine Mischung von gleichen Teilen der nitrithaltigen Flüssigkeit und Salzsäure wird durch Brucin zinnoberrot bis hellgelb gefärbt. Empfindlichkeitsgrenze $=$ 1 : 640 000.
Pharm. Zentrh. 1897. 326.
Répert. de Pharm. 1897. 110.

Pichard's Reaktion auf Mangan
beruht auf dem Nachweis desselben in Form von Übermangansäure durch Oxydation mit Bleisuperoxyd und Salpetersäure.
Compt. rend. 126. 550.

Pick's Reaktion auf Hetero- und Protalbumosen
siehe: Ztschr. f. physiol. Chem. 1899. (28.) 243—248.
Adler, Dissert. Leipzig 1907. 13 u. 17.

Pick's Reagenz zur Bakterienfärbung
ist Jacobsohn's Reagenz.

Pick's Reagenz zum Konservieren anatomischer Präparate
ist eine Lösung von 1 g Kaliumsulfat, 9 g Chlornatrium, 18 g Natriumbikarbonat und 22 g trockenem Natriumsulfat in 1 Liter Wasser mit einem Zusatz von 50 ccm Formaldehyd (40 %).
Gynäkolog. Zentralbl. 1896. 1898.
Berl. klin. Woch. 1900. 935.
Merck's Bericht 1900. 100.
Vergl. Wickersheimer's Reagenz.

Pickering's Reaktion auf Indol und Skatol.
Versetzt man Axenfeld's Reagenz (siehe dieses) mit einer Lösung von Indol oder Skatol, so tritt Blaufärbung (Reduktion) ein.
Journ. of Physiolog. 1893. 371.

Pictet's Reagenz (künstliches Serum)
ist eine Lösung von 1—3 resp. 5—10 g Manganchlorür in 100 ccm Wasser, mit einem Zusatz von Spuren Dahliaviolett. Gebraucht in der mikroskop. Technik als Beobachtungsflüssigkeit.
Mitteilg. d. zoolog. Stat. Neapel 1891. 8.
Ztschr. f. wiss. Mikroskop. 1893. 482.

Pictet-Kramers' Reaktionen auf Papaverin und Kryptopin
siehe: Berl. Ber. 1910. 1329.
Apoth. Ztg. 1910. 521.
Archiv der Pharm. 248. 225.
Chem. Zentralbl. 1910. II. 229.

Pieper's Reaktion zur Unterscheidung von Exsudaten und Transsudaten mittels Essigsäure ist Moritz' bezw. Rivalta's Reaktion (siehe diese).
Münchener med. Woch. 1910. 11.

Pieraerts' Reaktion auf Pentosen
ist eine Modifikation von Bial's Reaktion.

Bull. Assoc. Chim. de Sucr. et Dist. **26. 46.**
Chem. Ztg. 1908. Rep. 486.
Südd. Apoth. Ztg. 1908. 737.
Chem. Zentralbl. 1908. II. 1209.

Pieraerts' Reagenz zum Nachweis von Lävulose neben anderen Zuckerarten.

Man löst 15 g Kupfersulfat, 100 g Kaliumbikarbonat und 140 g Kaliumkarbonat mit Wasser zu 1 Liter. Man kann auch 6 g Kupferoxydhydrat mit einer auf 60—70 ° erwärmten Lösung von 100 g Kaliumkarbonat und 50 g Kaliumbikarbonat schütteln, filtrieren und mit Wasser auf 1 Liter ergänzen. Schließlich empfiehlt der Autor noch eine Lösung von 12 g Amidoessigsäure, 50 g Kaliumkarbonat und 6 g Kupferoxydhydrat im Liter. Lävulose reduziert diese Lösungen schon in der Kälte zum Unterschied von anderen natürlichen Zuckerarten.

> Bullet. assoc. des chimistes de sucr. 1908. 830.
> Merck's Bericht 1908. 229.
> Chem. Ztg. 1908. Rep. 257.
> Ztschr. f. analyt. Chem. **50.** 770.

Piest's Reaktionen auf Kienöl in Terpentinöl.

5 ccm Terpentinöl mischt man mit 5 ccm Essigsäureanhydrid, kühlt gut ab und gibt 10 Tropfen konz. Salzsäure zu. Die Mischung erwärmt sich. Nach dem Abkühlen gibt man abermals 5 Tropfen Salzsäure zu. Terpentinöl liefert eine klare Lösung. Kienöl bewirkt Schwarzfärbung. 10 % Kienöl geben noch eine deutliche Reaktion.

> Chem. Ztg. 1912. 198.
> Südd. Apoth. Ztg. 1912. 272.

Pieverling's Reaktion auf Quecksilberoxycyanid.

Versetzt man Quecksilberoxycyanidlösung (1: 20) tropfenweise mit Jodkaliumlösung (1: 3), so färbt sie sich gelb und auf Zusatz von Ammoniak unter Trübung orangerot. Beim Stehen bildet sich ein rotbrauner Niederschlag, der sich in Jodkaliumlösung zu einer farblosen Flüssigkeit löst. Diese Lösung scheidet silberglänzende Krystalle ab.

> Pharm. Zentrh. 1898. 616; 1899. 22.
> Chem. Zentralbl. 1899. I. 504.
> W o b b e , Pharm. Zentrh. 1898. 934.
> Ztschr. f. analyt. Chem. **41.** 459.

Piffard's Reagenz auf Glukose im Harn
ist ein modifiziertes Fehling's Reagenz in Form einer Paste.

Pighini's Reagenz zum Härten mikroskop. Präparate.

1. Mischung von 1 Teil Salzsäure, 10 ccm Sublimatlösung (4 %) und 40 ccm Ammoniummolybdatlösung (4 %).
2. Mischung von 25 Tropfen Salzsäure, 50 ccm Sublimatlösung (4 %) und 100 ccm Ammoniummolybdatlösung (4 %).

> Bibliogr. Anat. 1905. 94.
> Ztschr. f. angew. Mikroskop. 1906. 262.
> Ztschr. f. wiss. Mikroskop. 1905. 441.

Pikos' Reaktion des russischen Kienöls
beruht auf Nebelbildung, wenn die aus dem Kienöl verdampfenden Stoffe mit den (ammoniakalischen) Ausdünstungen der Pferde in geeigneter Weise zusammentreffen. Näheres siehe: Ztschr. f. angew. Chem. 1909. 2235. — F o l e y , ebenda 1910. 108. — Chem. Zentralbl. 1909. II. 2160, 1910. I. 823.

Pilhashy's Reagenz auf Formaldehyd.

Man löst 1 g salzsaures Phenylhydrazin und 1,5 g Natriumacetat in 10 ccm Wasser. Erhitzt man 5 ccm der zu prüfenden Flüssigkeit mit 5 Tropfen Reagenz und 5 Tropfen Schwefelsäure etwa 1 Minute lang, so entsteht nach einigen Minuten eine grüne Färbung. Empfindlichkeitsgrenze $=$ 1 : 250 000.

> Ztschr. f. analyt. Chem. **41.** 250.

Piñerúa y Alvarez' Reaktion auf Aconitin.

1 mg Aconitin erwärmt man auf dem Dampfbade mit 8 Tropfen Brom, gibt 2 ccm rauchende Salpetersäure zu und verdampft diese Mischung zur Trockene. Der Rückstand wird mit 1 ccm alkoholischer Kalilauge zur Trokkene eingedampft und dann nach dem Erkalten 5 Tropfen 10 %ige Kupfersulfatlösung zugegeben. Es entsteht eine intensive grüne Färbung.

> Chem. News **91.** 179.
> Pharm. Ztg. 1905. 399.
> Chem. Zentralbl. 1905. I. 1671.
> Ztschr. f. angew. Chem. 1905. 1547.
> Nouv. Remèd. 1906. 328.
> Pharm. Zentrh. 1907. 403.

Piñerúa y Alvarez' Reagenz auf Äpfel-, Citronen- und Wein-Säure
ist eine Lösung von 0,02 g β-Naphthol in 1 ccm reiner konzentr. Schwefelsäure (D. $=$ 1,83). Etwa 0,05 g des zu prüfenden Präparates versetzt man in einem Porzellanschälchen mit 10—15 Tropfen des Reagenzes und erhitzt vorsichtig auf freier Flamme. Äpfelsäure liefert eine grüngelbe Schmelze, die bei weiterem Erhitzen hellgelb wird. In Wasser löst sich die Schmelze mit hellorangegelber Färbung. Citronensäure liefert eine blaue Schmelze, die sich in Wasser farblos oder hellgelb löst. Weinsäure liefert eine blaue Schmelze, die bei weiterem Erhitzen in Grün übergeht und sich in Wasser mit gelbroter Farbe löst.

> Chem. News **75.** 61.
> Ztschr. f. analyt. Chem. **36.** 713.
> Chem. Ztg. 1897. Rep. 34.
> Pharm. Zentrh. 1906. 361.

Piñerúa y Alvarez' Reagenz auf Brenztraubensäure
ist eine Lösung von 0,05 g α- oder β-Naphthol in 1 ccm Schwefelsäure (1,83). — 10 Tropfen Reagenz und 1 Tropfen Brenztraubensäure erwärmt man gelinde. β-Naphthol liefert eine rote bis blaue Färbung, die bei starker Verdünnung mit Alkohol oder Wasser in Gelb übergeht. α-Naphthol gibt in der Kälte eine gelbe, beim Erwärmen eine orangefarbige Lösung, die beim Verdünnen mit Wasser nicht verändert wird.

> Chem. News **91.** 209.
> Ztschr. f. analyt. Chem. 1910. 53.

Piñerúa y Alvarez' Reagenz auf Chlorsäure

ist eine Lösung von 0,1 g Diphenylamin und 0,1 g β-Naphthol in 10 ccm konzentr. Schwefelsäure. Näheres siehe: Pharm. Ztg. 1905. 399. — Bull. Soc. Chim. Paris (3) 33. 717. — Gazz. chim. ital. 35. II. 431.

Piñerúa y Alvarez' Reaktion auf Cobalt

ist Donath's Reaktion (siehe diese).

Piñerúa y Alvarez' Reagenz auf Cobalt, Nickel und Zink.

Abgekochtes (von Luft befreites) Wasser sättigt man mit Schwefeldioxyd und löst in 100 ccm dieser schwefligen Säure 10 g Cobaltsulfat. Zu der Lösung gibt man so viel Kaliumcyanid, bis sich der entstandene Niederschlag gerade wieder gelöst hat. Man erhält so eine Lösung von Cobaltocyankalium, die mit Cobaltsalzen einen roten Niederschlag (Cobaltocobaltocyanid), der sich im Überschuß des Reagenzes mit roter Farbe löst, ergibt.—Nickelsalzlösungen geben mit dem Reagenz einen gelben Niederschlag (Nickelcobaltocyanid), der sich im Überschuß des Reagenzes mit gelber Farbe löst. — Zinksalze geben mit dem Reagenz einen orangeroten Niederschlag, der sich im Überschuß des Reagenzes dunkelrot löst. Näheres siehe: Annal. Chim. analyt. appl. 1910. 15. 129. — Chem. Zentralbl. 1910. I. 2035.

Piñerúa y Alvarez' Reagenz auf Kalium

ist eine 5 %ige Lösung von amino-β-naphtholsulfosaurem Natrium [1,2,6 $C_{10}H_5(NH_2)(OH)^2(SO_3Na)^6$] (Eikonogen). Das Reagenz bildet mit Kaliumsalzen schwer lösliche Salze der genannten Sulfosäure.

Gazz. chim. ital. 1905. II. 463.
Chem. News **91**. 146.
Chem. Zentralbl. 1905. I. 1338.
Pharm. Ztg. 1905. 399.
Journ. de Pharm. et de Chim. 1905. 556.
Ztschr. f. angew. Chem. 1906. 768.
Leffmann, Chem. Zentralbl. 1907. I. 372.

Piñerúa y Alvarez' Reagenz auf α- und β-Naphthol ist Brenztraubensäure.

Siehe des Autors Reagenz auf Brenztraubensäure.

Piñerúa y Alvarez' Reagenz auf Nickel in Cobalt

ist mit Salzsäure gesättigter Äther, der das Nickel als wasserfreies Chlorid abscheidet. Empfindlichkeitsgrenze $= 1$ mg Nickel in 1 g Cobalt.

Ztschr. f. analyt. Chem. 1902. 699.
Gazz. chim. ital. **27**. II. 56.
Chem. Zentralbl. 1897. I. 1177.
Compt. rend. 1897. (124) 862.

Piñerúa y Alvarez' Reagenz auf organische Verbindungen

ist Natriumperoxydhydrat. Behandelt man etwa 0,1 g der betreffenden organischen Substanz mit 0,3 g Reagenz und 5 ccm Alkohol und verdünnt nach 4—6 Minuten mit 15 ccm Wasser, so treten folgende Farbenerscheinungen auf: Eurhodin $=$ rosa, mit Essigsäure gelb; Chrysazolin $=$ weinrot, mit Essigsäure

gelb; Dioxyanthrachinon $=$ blauviolett, mit Säuren gelb; Alizarinrot $=$ violett, mit Säuren orangegelb; Trioxyanthrachinon $=$ violettrot, mit Wasser kirschrot; Chrysophansäure $=$ kirschrot; Rosolsäure $=$ purpurrot; Purpurinalizarin $=$ rosa; Anthragallol $=$ dunkelblau; Dioxychinon $=$ kastanienbraun, mit Wasser rot; Elainsäure $=$ braun bis schwarz, mit Wasser gelb.

Annal. Chim. analyt. appl. 1907. 9.
Chem. News 1906. 297.
Chem. Ztg. 1906. 450.
Chem. Zentralbl. 1907. I. 669.

Piñerúa y Alvarez' Reaktion auf Osmiumsäure.

2 ccm Jodkaliumlösung (1 %) und 20 Tropfen Phosphorsäure (D. $= 1,7$) werden auf Zusatz von Spuren Osmiumsäure grün gefärbt. Die Färbung geht beim Schütteln mit Äther in letzteren über. Sie ist dann noch erkennbar, wenn man 1—2 Tropfen einer Osmiumsäurelösung 1 : 10 000 verwendet.

Compt. rend. 1905. 1254.
Gazz. chim. ital. 1905. 421.
Pharm. Ztg. 1906. 18.
Pharm. Zentrh. 1906. 363.

Piñerúa y Alvarez' Reaktion auf Persalze (Natriumpernitrat, Natriumperphosphat, Natriumperarseniat, Natriumperwolframat, Natriumperphosphowolframat)

siehe: Chem. News 94. 269.
Annal. Chim. analyt. appl. **11**. 401.
Chem. Zentralbl. 1907. I. 86.

Piñerúa y Alvarez' Reagenz auf Phenole

siehe: Chem. News 1905. 125.
Chem. Ztg. 1905. Rep. 122.
Chem. Zentralbl. 1905. II. 321. 1694.
Journ. de Pharm. et de Chim. 1906. 534.
Pharm. Zentrh. 1906. 973.

Piñerúa y Alvarez' Reaktion auf Rhodium

siehe: Gazz. chim. ital. 1905. 430.
Pharm. Ztg. 1906. 10.
Pharm. Prax. 1906. 53.
Compt. rend. **140**. 1341.
Chem. Zentralbl. 1905. I. 1738.

Piñerúa y Alvarez' Reagenz auf Salpetersäure und salpetrige Säure

ist eine Lösung von 0,1 g Diphenylamin und 0,1 g sublimiertem Resorcin in 10 ccm konzentr. Schwefelsäure. Nitrite geben damit eine gelblichgrüne Farbe mit blauen Rändern, die durch Alkoholzusatz in Orange übergeht, Nitrate liefern eine tiefblauviolette Farbe mit roten Rändern, Alkohol bewirkt Rotfärbung.

Vergl. des Autors Reagenz auf Chlorsäure. Näheres siehe: Pharm. Ztg. 1905. 399. — Chem. News 1905. 155. — Ztschr. f. analyt. Chem. 49. 383.

Pinoff's Reaktion auf Lävulose.

Versetzt man 10 ccm des zu prüfenden Harns mit 10 %iger Ammoniummolybdatlösung und 0,2 ccm Eisessig, so färbt sich die Mischung bei Anwesenheit von Lävulose nach dem Erhitzen (im Wasserbade) auf 95—98 ° innerhalb 3 Minuten blau.

Berl. Ber. **38.** 3308.
Fleischer-Takeda, Apoth. Ztg. 1910. 719.
Pharm. Praxis 1911. 70.

Pinoff's Zuckerreaktionen
siehe: Berl. Ber. **38.** 3308.
Chem. Zentralbl. 1905. II. 1555.
S c h o o r l - K a l m t h o u t, Berl. Ber. **39.** 280.
B e y t h i e n - F r i e d r i c h, Pharm. Zentrh. 1907. 41.
Fleischer - Takeda, Deutsche med. Woch. 1910. 1650.

Pintus' Reaktion auf Abrastol
beruht auf einer gelbschillernden Färbung, die durch Quecksilbernitrat (Millon's Reagenz) erzeugt wird.
Supplemento Selmi 1904—1905. 225.
Giorn. Farm. Chim. 1906. 483.

Piotrowski's Reaktion auf Eiweiß
(Biuretreaktion) ist identisch mit Humbert's Reaktion.
Ber. d. Wiener Akad. 1857. 335.

Piria's Reaktion auf Tyrosin.
Eine in der Wärme bereitete Lösung von Tyrosin in konzentr. Schwefelsäure neutralisiert man nach Zusatz von etwas Wasser mit Calcium- oder Baryumkarbonat und versetzt das Filtrat mit neutralem Ferrichlorid. Es entsteht eine violette Färbung.
Liebig's Annal. **82.** 252.

Piria-Staedeler's Reaktion auf Tyrosin
ist identisch mit Piria's Reaktion.

Piron-Delin's Reaktion auf Sublimat in Kalomel.
0,2 g Kalomel mischt man mittels eines Glasstabes mit 1 Tropfen einer 10 %igen, alkoholischen Seifenlösung (Sapo medic.), 1 Tropfen einer frisch bereiteten, 10 %igen, alkoholischen Guajakharzlösung und 2 ccm Äther. Bei Anwesenheit von Quecksilberchlorid entsteht nach dem Verdunsten des Äthers eine grüne Färbung. Empfindlichkeitsgrenze $=$ 1 : 30 000.
Le Moniteur du Pract. **2.** 178.
Chem. Ztg. 1886. Rep. 216.

Pirquet's Allergieprobe
ist eine Tuberkulinreaktion zur Diagnose der Tuberkulose im Kindesalter. Näheres siehe: Wiener med. Woch. 1907. 1369. — Med. Klinik 1907. 1153.

Pirquet's Hautreaktion auf Tuberkulose
beruht auf dem Auftreten entzündlicher Hauterscheinungen, wenn Tuberkulin in geeigneter Weise auf die verwundete Haut gebracht wird. Die Entzündungserscheinungen gelten als positive Reaktion auf vorhandene Tuberkulose. Näheres siehe: Merck's Bericht 1907. 241. — Wiener med. Woch. 1907. No. 27. — Med. Klinik 1907. No. 40. — Wiener med. Presse 1907. No. 48. — Wiener klin. Woch. 1907. No. 38.

Pisani's Reaktion auf Salpetersäure
ist eine Modifikation von Desbassins de Riche. mont's Reaktion. Die zu prüfende Substanz

erhitzt man mit Kaliumbisulfat und läßt die entweichenden Dämpfe in geeigneter Weise über einen Tropfen Ferrosulfatlösung streichen. Letzterer bräunt sich bei Gegenwart von Salpetersäure.
Répert de Chim. appl. 1862. 24.
Chem. Zentralbl. 1863. 226.

Piutti's Reaktion auf Lignin
beruht auf einer Gelbfärbung des Holzstoffes durch Ortho-Bromphenetidin. Näheres siehe: Chem. Ztg. 1898. Rep. 271. — Gazz. chim. ital. 1898. 168. — Chem. Zentralbl. 1898. II. 990.

Planta's Reagenz auf Alkaloide
ist Kaliumquecksilberjodidlösung (identisch mit Mayer's Reagenz). Eine Lösung von Quecksilberchlorid in Wasser versetzt man mit so viel Jodkalium, bis der entstandene Niederschlag sich wieder gelöst hat. D e l f f s benützt eine Lösung von Quecksilberjodid in Jodkalium.
Liebig's Annal. **74.** 245.
O t t o, Ausmittelg. d. Gifte 5. Aufl. 34.
D r a g e n d o r f f, Ermittelg. v. Giften 1888. 122.

Platner's Reagenz zum Färben mikroskop. Präparate
ist eine konzentr., wässerige Lösung von Nigrosin (Kernschwarz).
Ztschr. f. wiss. Mikroskop. 1887. 349.
„Zur Nervenfärbung empfiehlt der Autor Eisenchlorid und Dinitrosoresorcin (Echtgrün).
Ebenda 1889. 186.
B e e r, Jahrb. d. Psychiatr. 1893. Nr. 1.
E b e r t h - F r i e d l ä n d e r, Mikroskop. Techn. 1894. 127.
Enzyklop. d. mikroskop. Techn. 1903. 1263.

Platner's Reagenz zum Fixieren mikroskop. Präparate
ist eine Lösung von 2,8 g Eisenchlorid in 100 ccm Wasser oder 70 %igem Alkohol. (Siehe das vorige Reagenz.)
Ztschr. f. wiss. Mikroskop. 1889. 187.
B e h r e n s' Tabellen 1892. 56.

Plehn's Reagenz zum Färben mikroskop. Präparate.
Man löst 0,1 g Eosin in 20 ccm Alkohoi (75 %) und gibt 60 ccm konzentr., wässerige Methylenblaulösung, 40 ccm Wasser und 12 Tropfen Kalilauge (20 %) zu. Gebraucht zur Blutuntersuchung auf Malaria.
Ätiolog. u. klin. Malariastudien, Berlin 1890.
Ztschr. f. wiss. Mikroskop. 1891. 359.
Vergl. Chenzinsky-Plehn's Reagenz.

Pleijel's Indikator für Titration mit Knapp's Reagenz.
10 g Zinnchlorür schüttelt man mit 50 ccm Wasser und gibt Natronlauge (25 %) bis zur Lösung zu. Nach 24 Stunden dekantiert man und gibt Salzsäure (25 %) bis zur sauren Reaktion zu. Näheres siehe: Farmaceutisk Revy 1907. 137. — Apoth. Ztg. 1907. 396.

Plesch's Reaktion auf Gallenfarbstoffe
ist eine Modifikation von Ehrlich's Reaktion. Man trocknet 1 Tropfen ikterischen Harn auf

Filtrierpapier ein und gibt auf dieselbe Stelle 1 Tropfen einer Lösung von 0,5 g Sulfanilsäure und 5 g Salzsäure in 100 ccm Wasser und dann 1 Tropfen 0,5%iger Natriumnitritlösung. Es entsteht ein Farbenring, von innen nach außen grün, violett, blau und rosarot.

Schichtet man je 1 Tropfen der genannten Reagenzien auf ikterischen Harn, so entsteht ein roter Ring.

Zentralbl. f. innere Mediz. 1906, Nr. 17.
Merck's Bericht 1906. 19.

Plessen-Rabinovicz' Reagenz zum Färben mikroskop. Präparate.

   a) Eine Lösung von 1 g Hämatoxylin in 5 g Alkohol, 100 ccm Wasser und 2 g Eisessig;

   b) eine Lösung von 0,5 g Ferricyankalium in 50 ccm Wasser, gemischt mit 50 ccm gesättigter. wässeriger Lithiumkarbonatlösung.

Arb. d. hist. Instit. München 1891.
Ztschr. f. wiss. Mikroskop. 1891. 390.

Plessy siehe **Matthieu-Plessy.**

Plugge's Reagenz auf (Gummi) Ammoniacum.

Man löst 3 g Natriumhydrat in 20 ccm Wasser, gibt 2 g Brom zu und verdünnt mit Wasser auf 100 ccm. — Versetzt man einen mit verdünnter wässeriger oder alkoholischer Natronlauge gefertigten Auszug von Ammoniakgummi mit diesem Reagenz, so entsteht eine vorübergehende violette Färbung.

Merck's Index 1902. 263.
Arch. der Pharm. **221.** 801.
Chem. Zentralbl. 1884. 69.

Plugge's Reagenz auf Ceriumoxyduloxyd.

Man löst 1 g Strychninsulfat in 1000 g konzentr. Schwefelsäure. Die zu prüfende Flüssigkeit macht man mit Natronlauge alkalisch, verdunstet zur Trockene und gibt einige Tropfen Reagenz zu. Bei Anwesenheit von Cerhydroxyd (Cersalzen) entsteht eine blaue bis violettblaue Färbung. Empfindlichkeitsgrenze = 0,01 mg Ceriumoxyd.

   Vergl. Sonnenschein's Reagenz auf Alkaloide.

Arch. der Pharm. **229.** 558.
Ztschr. f. analyt. Chem. **32.** 337.
Chem. Zentralbl. 1892. I. 179.

Plugge's Reaktion auf Narceïn.

Verdampft man eine Spur Narceïn in verdünnter Schwefelsäure auf dem Dampfbade, so entsteht bei genügender Konzentration der Schwefelsäure eine schöne violette Färbung, die allmählich in Kirschrot übergeht. Nach dem Abkühlen ruft Kaliumnitrit in dieser Lösung blauviolette Streifen hervor.

Pharm. Zentrh. 1887. 289.
Nederl. Tijdschr. voor Pharm. 1887. 163.
Chem. Zentralbl. 1887. 1242.

Plugge's Reaktion auf Phenol.

Kocht man verdünnte Phenollösung mit einer Lösung von Quecksilberoxydulnitrat, die etwas salpetrige Säure enthält, so entsteht unter Abscheidung von metallischem Quecksilber eine rotgefärbte Lösung. Dabei macht sich der Geruch nach salicyliger Säure bemerkbar. Die Rotfärbung ist in einer Lösung von 1 : 60 000 noch deutlich und läßt sich noch in einer Lösung von 1 : 200 000 erkennen.

Ztschr. f. analyt. Chem. **11.** 173.
Chem. Zentralbl. 1872. 586.
   P l u g g e, ebenda **29.** 455 oder
Arch. der Pharm. **228.** 9.
   N i c k e l, Die Farbenreaktionen der Kohlenstoff-Verb. 1890. 13.

Plugge's Reagenz auf salpetrige Säure.

Wässerige Phenollösung und salpetersaures Quecksilberoxydul geben bei Anwesenheit von Spuren salpetriger Säure beim Kochen eine Rotfärbung. Empfindlichkeitsgrenze = 1 : 500 000.

Ztschr. f. analyt. Chem. **14.** 130.
Chem. Zentralbl. 1875. 519.

Plunket's Reagenz auf Kalium

ist eine konzentr., wässerige Lösung von Natriumbitartrat, welches mit Kaliumsalzlösungen einen Niederschlag von Weinstein gibt.

Journ. de Pharm. et de Chim. (3) **34.** 371.

Podwyssotzki's Reaktion auf Emetin.

Eine frisch bereitete Lösung von Natriumphosphomolybdat in konzentr. Schwefelsäure färbt Emetin braun; gibt man einen Tropfen konzentr. Salzsäure zu, so schlägt die Farbe in Indigoblau um.

Pharm. Ztschr. f. Rußland **19.** 1.
Ztschr. f. analyt. Chem. **19.** 484.
Chem. Zentralbl. 1880. 34.

Podwyssotzki's Reagenz zum Fixieren mikroskop. Präparate

ist eine Lösung von 1,5 g Chromsäure, 0,75 g Quecksilberchlorid, 0,8 g Osmiumsäure und 60 Tropfen Eisessig in 190 ccm Wasser.

Ztschr. f. wiss. Mikroskop. 1886. 405.

Pohl's Reaktion auf Atropin neben Pilocarpin und Eserin.

Pilocarpin und Eserin stören die Vitali'sche Reaktion des Atropins. Wenn man die schwach alkalisch gemachte Lösung der Alkaloide aber mit Schwefelkohlenstoff ausschüttelt und diesen verdampft, gelingt die Reaktion sehr gut.

Therap. Monatshefte 1910. 691.

Pohl's Reagenz zum Fällen der Globuline

ist eine ammoniakalische, gesättigte, wässerige Lösung von Ammonsulfat.

Arch. f. experim. Pathol. **20.** 426.

Pokrowski's Celloïdinlösung

ist eine Lösung von Celloïdin in Äther. Gebraucht als Einbettungsmittel.

Ztschr. f. wiss. Mikroskop. 1900. 331.
Enzyklop. d. mikroskop. Techn. 1903. 106.

Poleck-Thümmel's Reaktion auf Vinylalkohol im Äther.

Schüttelt man Äther mit einer Mischung von 4,5 Volumen gesättigter Kaliumbikarbonat-

lösung und 1 Volumen gesättigter Quecksilber-chloridlösung, so entsteht bei Anwesenheit von Vinylalkohol in der wässerigen Lösung eine weißliche Trübung.
Berl. Ber. **22.** 2863.
Arch. der Pharm. **227.** 964.
Ztschr. f. analyt. Chem. **29.** 717.

Poljakoff's Pikrocarmin
wird durch Eindampfen einer gesättigten, wässerigen Pikrinsäurelösung und ammoniakalischer Carminlösung bis zum Verschwinden des Ammoniakgeruches dargestellt.
Arch. f. mikroskop. Anat. 1895. 575.
R a n v i e r , Traité techn. 100.
Enzyklop. d. mikroskop. Techn. 1903. 1063.
S t r a s b u r g e r , Botan. Prakt. 1902. 691.

Pollacci's Reaktion auf Chinin.
0,01 g der zu prüfenden Substanz erwärmt man mit 1 ccm Wasser, 2 Tropfen Schwefel-säure und einem erbsengroßen Stück Blei-superoxyd allmählich zum Sieden, entfernt von der Flamme, erhitzt nochmals und ver-dünnt mit 3—4 ccm Wasser. Überschichtet man die geklärte Flüssigkeit mit etwas Am-moniak, so entsteht bei Anwesenheit von Chinin ein grüner Ring.
Gazz. chim. ital. **28.** I. 391.
Chem. Ztg. **22.** Rep. 202.
Ztschr. f. analyt. Chem. **40.** 60.

Pollacci's Reagenz auf Eiweiß im Harn.
Man löst 1 g Weinsäure und 5 g Queck-silberchlorid in 100 ccm Wasser, filtriert und gibt 5 ccm Formaldehyd (40 %) zu. Man schichtet den Harn über das Reagenz. Ein an der Berührungsfläche entstehender Ring zeigt Eiweiß an.
Bollet. Chim. Farm. **40.** 789.
Südd. Apoth. Ztg. 1902. 157.
Pharm. Zentrh. 1902. 302.
L i n d s a y - G i e s , Americ. Med. **5.** 175.

Pollacci's Reagenz auf Formaldehyd
ist eine Lösung von Codeïn in konzentr. Schwefelsäure. Es wird durch Formaldehyd violett gefärbt.
Bollet. Chim. Farm. **38.** 601.
Chem. Zentralbl. 1899. II. 881.
Pharm. Zentrh. 1903. 62.

Pollacci's Reaktion auf Jodsäure
beruht auf der Reduktion derselben mit rotem Phosphor und Nachweis des Jodes auf die übliche Art.
Gazz. chim. ital. **3.** 477.
Berl. Ber. **7.** 81.
Journ. f. prakt. Chem. (N. F.) **9.** 47.
Arch. der Pharm. (3) **10.** 67.

Pollacci's Reaktion auf Phenol.
Man schüttelt 1 Tropfen Anilin mit 30 ccm Wasser. Hiervon mischt man 10 Tropfen mit 10 ccm Wasser und tröpfelt bis zur Blau- und Braunfärbung Natriumhypochloritlösung zu. Sobald die blaue Färbung verschwunden ist, gibt man Ammoniak und Phenollösung zu. Es tritt wieder Blaufärbung ein, die auf Säure-

zusatz in Rot übergeht (Dragendorff's Modifi-kation).
Gazz. chim. ital. **4.** 8.
Berl. Ber. **7.** 360.

Pollacci's Reagenz auf Glukose und reduzie-rende organ. Stoffe
ist frisch gefälltes Eisenhydroxyd, das, mit Glukose und Natronlauge behandelt, reduziert wird. Das entstandene Eisenoxydul wird nach dem Ansäuern durch Ferricyankalium nach-gewiesen.
Gazz. chim. ital. **8.** 80.
Berl. Ber. **11.** 1248.
Chem. Zentralbl. 1878. 600.

Pollacci's Reaktion auf Rhodan
beruht auf der Abscheidung von metallischem Quecksilber bei der Einwirkung von Rhoda-niden auf Kalomel.
Arch. Farmacol. sperim. **7.** 94.
Chem. Ztg. 1906. 432.
Chem. Zentralbl. 1904. II. 478; 1908. I. 1576.
Annal. Chim. analyt. appl. **9.** 162.

Pollak's Reaktion auf Gallenfarbstoffe
ist eine Modifikation von Biffi's Reaktion. Man schüttelt die zu prüfende Flüssigkeit mit Chloroform aus, verdunstet dasselbe und ver-setzt den Rückstand mit einigen Tropfen Essigsäure und 1 Tropfen 0,5 %iger Natrium-nitritlösung. Bei Anwesenheit von Gallenfarb-stoffen entsteht eine grüne über Grünblau und Violett in Rot übergehende Färbung.
Med. Klinik 1910. 1416.
Pharm. Zentrh. **52.** 1028.

Pollet's Reagenz ist identisch mit Kopp's Rea-genz.

Pollitis' Reagenz auf Glukose.
24,95 g Kupfersulfat, 140 g Seignettesalz und 25 g Natriumhydroxyd löst man in Wasser und füllt zum Liter auf. Zur quantitativen Be-stimmung der Glukose wird die zu prüfende Flüssigkeit mit einem Überschuß des Reagenzes gekocht und das restierende Kupfersulfat titrimetrisch mit $^{1}/_{10}$ N-Natriumthiosulfat-lösung bestimmt. Näheres siehe: Ztschr. f. analyt. Chem. **30.** 64. — Journ. de Pharm. et de Chim. (5) **20.** 62. — Chem. Zentralbl. 1889. II. 390. — L e h m a n n , Archiv. f. Hygiene **30.** 267. — B a r t h , Schweizer Woch. f. Chem. u. Pharm. **37.** 290.

Pölzam's Einbettungsmittel für mikroskop. Zwecke
(Transparentseife) ist eine heiß bereitete Lö-sung von 10 g getrockneter Kernseife in einer Mischung von 35 g Alkohol (90 %) und 22 g Glycerin.
Morphol. Jahrb. 1887. 558.
Enzyklop. d. mikroskop. Techn. 1903. 1081.

Pommer's Reagenz zum Färben mikroskop. Prä-parate.
1. Eine Lösung von 0,1 g Dahliaviolett in 250 ccm Wasser;
2. von 0,025 g Safranin in 250 ccm Wasser;

3. von 0,15 g Methylgrün in 500 ccm Wasser. Gebraucht zum Färben von Knochengeweben.

Ztschr. f. wiss. Mikroskop. 1885. 151.
E b e r t h - F r i e d l ä n d e r, Mikroskop. Techn. 1894. 230.

Ponder's Reagenz zur Färbung von Diphtheriebazillen.

Man löst 0,02 g Toluidinblau in 2 ccm Alkohol und 1 ccm Eisessig und ergänzt die Lösung mit Wasser auf 100 ccm.

Lancet 1912. II. 22.
Wiener klin. Woch. 1912. 1761.

Pons' Reagenz auf Eiweiß im Harn

ist Natrium chondroitinsulfuricum (Lösung 1 : 1000 Wasser). Zu ein Drittel Reagenzglas voll Harn gibt man 5 Tropfen des Reagenzes und etwas verd. Essigsäure. Bei Gegenwart von Eiweiß trübt sich die Mischung. Gibt der Harn mit Essigsäure allein schon eine Trübung, so muß er nach Zusatz derselben erst filtriert und dann erst das Reagenz zugesetzt werden.

Revue de Pharm. des Flandres 1910. 73.
Apoth. Ztg. 1910. 263.
Merck's Bericht 1910. 274.
Répert. de Pharm. 1910. 218.

Pool's Reaktion auf Nelkenöl im Zimtöl.

1 ccm einer verdünnten Anilinlösung versetzt man bis zur Violettfärbung mit Natriumhypochloritlösung und gibt dann 1 Tropfen des zu prüfenden Zimtöles zu. Nach kräftigem Durchschütteln und Verdünnen mit Wasser wird die Mischung filtriert. Bei Anwesenheit von Nelkenöl ist das Filtrat dunkelgrün, bei Abwesenheit desselben hellviolett gefärbt.

Pharm. Weekblad 1903. 1101.
Vergl. S c h i m m e l, Pharm. Zentrh. 1904. 356.
Chem. Zentralbl. 1904. I. 404.

Popescu's Reaktionen auf Cichorienfarbstoff im Wein

siehe: Annal. chim. analyt. appl. 13. 101.
Chem. Zentralbl. 1908. I. 1497.

Porcher-Hervieux' Reaktion auf Indikan im Harn.

Mit Bleiessig gereinigter Harn (1 ccm) wird mit 1 ccm Salzsäure, 1 ccm Chloroform und 1 Tropfen Wasserstoffsuperoxyd versetzt und kräftig geschüttelt. Der gebildete Indigo geht in das Chloroform über und färbt dasselbe schön blau.

Ztschr. f. physiol. Chem. 1903. (39.) 153.
P o r c h e r - P a n i s s e t, Compt. rend. biol. 66. 624.
Compt. rend. 148. 1336.

Porges' Reaktion auf Syphilis.

Frisch bereitete, 1 %ige, wässerige Lösung von Natriumglykocholat wird mit völlig klarem, ¹/₂ Stunde bei 56 ⁰ inaktiviertem Blutserum zu gleichen Teilen gemischt. Nach 16— 20 Stunden zeigt sich die positive Reaktion an deutlichen Flocken.

Berl. klin. Woch. 1908. 731.
Wiener klin. Woch. 1908. 831.

Merck's Bericht 1910. 275.
Rosenfeld, Deutsche med. Woch. 1910. 165.
Merian, Med. Klinik 1910. 1057.
Mott, Deutsche med. Woch. 1910. 1561.
Löwenberg, ebenda 1910. 1609.
Sourd-Pagniez, Répert. de Pharm. 1910. 504.
Vergl. Hermann-Perutz' Reagenz.

Posner's Reaktion auf Pepton und Eiweiß im Harn.

Den zu prüfenden Harn macht man alkalisch und überschichtet ihn mit sehr verdünnter (fast farbloser) Kupfersulfatlösung. Bei Anwesenheit von Pepton bildet sich in der Kälte eine violette Zone, Eiweiß ruft sie erst beim Erwärmen hervor.

du Bois-Reymond's Archiv f. Physiol. 1887. 495.
Archiv f. patholog. Anatomie v. Virchow 104. 497.
Ztschr. f. analyt. Chem. **27.** 408.
Chem. Zentralbl. 1888. 338.
F r e u n d, Wiener klin. Rundschau. 1898. 37.

Potain's Reagenz für mikroskop. Zwecke.

Man stellt wässerige Lösungen von Natriumsulfat, Chlornatrium und arabischem Gummi auf ein spezifisches Gewicht von 1,02 g ein und mischt sie zu gleichen Teilen.

Vergl. Gower's Reagenz.
E b e r t h - F r i e d l ä n d e r, Mikroskop. Techn. 1894. 282.

Pougnet's Reagenz auf Phenole

ist eine frisch bereitete Mischung von 20 Tropfen Formaldehyd (40 %), 10 ccm Wasser und 10 ccm reiner konzentr. Schwefelsäure. In 2 ccm des Reagenzes bringt man etwa 0,2 der zu prüfenden trockenen Substanz. Liegt eine Flüssigkeit vor, so mischt man 1 ccm davon mit 1 ccm Schwefelsäure und gibt 2 Tropfen Formaldehyd zu. Phenol: rosa Niederschlag, — Pyrokatechin: weißlicher Niederschl., beim Erwärmen braun, — Resorcin: weißer Niederschl., dann rot, — Hydrochinon: schmutziggrauer Niederschl., beim Erwärmen braun, — Pyrogallol: Weinhefeniederschl., — Phloroglucin: blaßgelber Niederschl., beim Erwärmen goldgelb, — Orcin: mahagonifarbig, — Guajakol: wie Pyrokatechin, — Eugenol: ziegelroter Niederschl., beim Erwärmen schwarz, — Vanillin: gelbgrünlich, beim Erwärmen rot, — Parakresol: weißgrünlicher Niederschl., — Trikresol: dunkelvioletter Niederschl., — Buchenkreosol: roter Niederschl., dann violett und braun, — α-Naphthol: hellrosa Niederschl., — β-Naphthol: rosa Niederschl. und grün fluoreszierende Flüssigkeit, — Salicylsäure: weißer Niederschl., — Acetylsalicylsäure: rosa Niederschl., — Parachlorphenol: weißer bis rosa Niederschl., — Diamidoresorcin: beim Erwärmen gelb, — Gallussäure: purpurrot, — Tannin: rosa Niederschl., in der Wärme braun, — Diacetyltannin: rotbrauner Niederschl., — Thymol: gelber Niederschl., beim Erwärmen rotbraun, — Asaprol: braun, — Chrysophansäure: rotbraun, — Myrosin: smaragdgrün, —

An Stelle des Formaldehyds hat der Autor auch andere Aldehyde verwendet.
Bull. Sciences pharmacol. 1909. **16.** 142.
Répert. de Pharm. 1909. 265.
Schweizer Woch. f. Pharm. 1909. 350.
Baltische pharmaz. Monatshefte 1910. **195.**
Pharm. Ztg. 1909. 281.
Chem. Zentralbl. 1909. I. 1508.

Pouquet (?) siehe Pougnet.
Pharm. Ztg. 1909. 281.

Poutet's Reaktion auf fette Öle
ist eine Elaidinprobe mit rauchender Salpetersäure und Quecksilber. Näheres siehe: Benedikt, Anal. d. Fette 3. Aufl. 382. — Chem. Zentralbl. 1832. 783; 1838. 723.

Power's Reaktion auf Emetin.
Versetzt man Emetinlösung mit Calciumhypochlorit und Essigsäure, so entwickelt sich eine orange bis braungelbe Färbung.
Journ. de Pharm. et de Chim. 1878. II. 482.
Journ. de Pharm. Alsace-Lorraine 1878. 150.
Vergl. Peroni's und Snelling's Reaktion.

Power's Reaktion auf Wintergreenöl.
Die Reaktion beruht auf dem Nachweis der Salicylsäure, die durch Verseifen des Methylsalicylats mit Natronlauge und Ausfällen der Salicylsäure isoliert wird.
Western Drugg. **70.** 706.

Power-Tutin's Reaktion auf Homoeriodictyol
beruht auf einer braunroten Färbung seiner Lösungen durch Eisenchlorid.
Journ. Chem. Soc. 1907. **91.** 887.
Proceed. Chem. Soc. **23.** 133.

Pozzi-Escot's Reaktion auf Brom
beruht auf der Entwickelung von Brom aus den Bromiden durch Chromsäure und Schwefelsäure und Überleiten der Bromdämpfe über einige Tropfen einer frisch bereiteten, wässerigen Anilinlösung. Es entsteht Tribromanilin, das unter dem Mikroskop als ein Haufwerk dünner Prismen kenntlich ist.
Annal. Chim. analyt. appl. **12.** 316.
Chem. Zentralbl. 1907. II. 1355.

Pozzi-Escot's Reaktion auf Cobalt.
Cobaltlösungen werden nach Zusatz von überschüssiger Natronlauge und Wasserstoffsuperoxyd oder Ammoniumpersulfat braun gefällt (Cobaltioxyd).
Zum mikrochemischen Nachweis des Cobalts kann auch Helianthin verwendet werden, das mit Cobalt ein in violetten oder schwarzen Nadeln krystallisierendes Salz gibt, während Nickel damit ein in gelben, hexagonalen Krystallen krystallisierendes Salz bildet. Näheres siehe: Annal. Chim. analyt. appl. 1908. **13.** 390 u. 1909. **14.** 207. — Chem. Zentralbl. 1908. II. 1830, 1909. II. 656.

Pozzi-Escot's Reagenz auf Cobalt (Phenyl- oder β-Naphthyl-Thiohydantoïnsäure).
Versetzt man eine verdünnte Cobaltlösung mit einigen Tropfen einer alkoholischen Lösung von Phenyl- oder β-Naphthylthiohydan-

toïnsäure und einem Tropfen Ammoniakflüssigkeit, so entsteht eine karmoisinrote Färbung. Konzentr. Lösungen geben einen braunroten Niederschlag. Nickellösungen geben eine ockergelbe Färbung bezw. einen grauen Niederschlag, der sich in überschüssigem Ammoniak löst, worauf die rote Cobaltreaktion sichtbar wird.
Annal. Chim. analyt. appl. 1905. 147.
Ztschr. f. angew. Chem. 1906. 100.
Chem. Zentralbl. 1905. I. 1483.

Pozzi-Escot's Reaktion auf Gold.
Versetzt man eine Lösung, die sehr geringe Mengen Gold enthält, mit einer Lösung von Phenylhydrazinacetat, so erscheint die Mischung im auffallenden Lichte braun und im durchfallenden Lichte bläulich. Gibt man erst einen Überschuß von Citronensäure zu der Goldlösung und dann essigsaures Phenylhydrazin, so tritt eine violette, mehrere Stunden anhaltende Färbung auf.
Annal. Chim. analyt. appl. 1907. **12.** 90.
Chem. Zentralbl. 1907. I. 1460.

Pozzi-Escot's Indikator
ist eine Lösung von Dimethylbraun in absolutem Alkohol. In neutraler und saurer Lösung braun, in alkalischer Lösung gelb. Näheres siehe: Bull. Assoc. Chim. Sucr. Dist. 1909. **27.** 560. — Chem. Zentralbl. 1910. I. 960.

Pozzi-Escot's Reagenz auf Metalle.
Helianthin (p-Sulfobenzolazodimethylanilin) gibt mit Metallsalzen Fällungen, die der Autor für mikrochemische Reaktionen empfiehlt.
Annal. Chim. analyt. appl. **14.** 207.
Bull. Soc. Chim. Belge **23.** 299.
Journ. Chem. Soc. **96.** II. 760.
Chem. Zentralbl. 1909. II. 656, 753 u. 1911. I. 840.
Ztschr. f. analyt. Chem. 1911. 189.

Pozzi-Escot's Reaktion auf Molybdänsäure bezw. Tannin
siehe: Annal. Chim. analyt. appl. 1907. 92.
Compt. rend. **138.** 200.
Chem. Ztg. 1904. 156.
Pharm. Zentrh. 1904. 460.
Chem. Zentralbl. 1907. I. 1460.

Pozzi-Escot's Reagenz auf Kupfer
ist Jodkalium, das der ammoniakalischen Kupferlösung zugesetzt wird. Es entstehen kleine blaue Tetraëder.
Compt. rend. **130.** 90.
Chem. Ztg. 1900. Rep. 146.
Pharm. Zentrh. 1900. 380.

Pozzi-Escot's Reaktion auf Nickel neben Cobalt.
Versetzt man die neutralen oder schwach sauren Lösungen von Nickel und Cobaltchloriden mit einem Überschuß von gesättigter Ammonmolybdatlösung, so bleibt Cobalt in Lösung, Nickel scheidet sich als grünlichweißer Niederschlag aus. Nickel läßt sich so noch in der 500 fachen Menge Cobalt nachweisen.

Compt. rend. 1907. 435, 1334.
Merck's Bericht 1907. 25.
Répert. de Pharm. 1907. 452.
Chem. Zentralbl. 1907. II. 1356; 1908. I. 890.
Annal. chim. analyt. appl. **13.** 16.
Chem. Ztg. 1908. 804.
Großmann-Schück, Bull. Soc. Chim. de France (4) **3.** 14.
Tschugajeff, Compt. rend. 1907. 679.

Pozzi-Escot's Reaktionen auf Saccharose.

Schichtet man eine Lösung von Saccharose über konz. Schwefelsäure, so bildet sich ein rosaroter, oben hellgelber Ring. — Schichtet man eine Saccharoselösung über Molybdän-schwefelsäure, so entsteht ein blauer Ring. Man kann auch etwas Molybdänsäure in der Zuckerlösung lösen und dann über Schwefel-säure schichten. Die Reaktionen sind selbst-verständlich nicht eindeutig.

Bull. Assoc. Chim. Sucr. Dist. **25.** 1078, **27.** 179.
Chem. Zentralbl. 1908. II. 729, 1910. I. 205.

Pozzi-Escot's Reaktion auf Salpetersäure neben anderen oxydierenden Stoffen

beruht auf der Überführung der Nitrate in Ammoniak durch Behandlung mit Zinkstaub und Natronlauge. Ammoniak wird durch Neßler's Reagenz nachgewiesen.

Bull. Assoc. Chim. Sucr. Dist. **27.** 367.
Annal. Chim. analyt. appl. **14.** 413.
Chem. Zentralbl. 1910. I. 380.
Tamayo, Annal. Chim. analyt. appl. **15.** 135.
Chem. Zentralbl. 1910. I. 2034.

Pozzi-Escot's Reaktion auf Strychnin.

Versetzt man eine stark verdünnte, alkoho-lische Lösung von Wismuttrichlorid mit einem großen Überschuß von Salzsäure und Kalium-jodid, so erhält man auf Zusatz von Strychnin einen braunen Niederschlag, der sehr bald krystallinisch wird. Unter dem Mikroskop sieht man stark lichtbrechende Krystallnadeln.

Annal. Chim. analyt. appl. 1907. **12.** 1661.

Pozzi-Escot's Reagenz auf Yttrium, Erbium und Didym

ist eine Lösung von Ammoniumchromat. Es dient zum mikrochemischen Nachweise ge-nannter Stoffe.

Compt. rend. **130.** 1136.
Chem. Ztg. 1900. 387.
Pharm. Zentrh. 1900. 348.
Vergl. Couquet's Reagenz.

Pozzi-Escot und Couquet's Reaktion auf Palla-dium.

Versetzt man eine Lösung von Palladium-chlorid mit Natriumnitrit und überschüssigem Ätz-kali, -natron oder -ammoniak, so bilden sich schöne, rhomboidische Krystalle des orthorhombischen Systems. Sie sind volu-minös und mehr oder weniger gefärbt.

Compt. rend. **130.** 1073.
Chem. Ztg. 1900. 365.
Pharm. Zentrh. 1900. 351.

Pradine's Reagenz zur Prüfung des Weines auf fremde Farbstoffe

ist ein mit Ammoniak gesättigter Äther, der echten Wein grün, gefärbten dunkel färben soll (?).

Pharm. Zentrh. 1883. 566.
Enzyklop. d. gesamt. Pharm. 1890. VIII. 335.

Prätorius' Indikator für Alkalimetrie

ist Azurphthalein. In alkalischer Lösung gelb, in saurer Lösung farblos. Näheres siehe: Pharm. Prax. 1904. 218. — Merck's Bericht 1904. 105. — Ztschr. f. analyt. Chem. 1907. 437. — Ztschr. d. öst. Apoth. Ver. **58.** 480.

Prelinger's Reagenz auf Guanidine

ist Pikrinsäure, welche mit genannten Stoffen schwerlösliche Salze gibt. So gibt α-Tri-phenylguanidin in Lösung 1 : 10 000 mit Pikrin-säure noch einen Niederschlag, Phenylguanidin gibt in Lösung 1 : 7800 nach einigen Stunden eine deutliche Krystallisation (Nadeln) etc.

Monatsh. f. Chem. **13.** 97.
Emich, ebenda **12.** 23.
Brieger, Ztschr. f. analyt. Chem. **31.** 461.

Presch's Reaktion auf Thiosulfat im Harn.

100 ccm Harn versetzt man mit Baryum-hydroxyd und Baryumnitrat im Überschuß, be-freit das Filtrat mittels Ammoniumkarbonat vom Baryt, neutralisiert mit Salpetersäure und erwärmt nach Zusatz von Silbernitrat in ge-ringem Überschuß. Das Filtrat dampft man möglichst ein und gibt Baryumnitrat zu. War Thiosulfat zugegen, so entsteht ein Nieder-schlag von Baryumsulfat.

Virchow's Arch. 1890. **119.** 148.

Prescott's Reaktion auf Methylalkohol in Al-kohol.

1 ccm des zu prüfenden Weingeistes ver-dünnt man mit Wasser zu 10 ccm und taucht in diese Mischung mehrmals eine glühende Kupferspirale. Alsdann erhitzt man bis zum Verschwinden des Acetaldehydgeruches und gibt 5 Tropfen einer 1 %igen Phloroglucin-lösung (in 20 %iger Natronlauge) zu. Eine 2—3 Minuten anhaltende, tiefrote Färbung zeigt Formaldehyd (und mit demselben Methylalkohol) an.

Americ. Journ. of Pharm. 1905. 106.

Presslich's Reaktion auf Gallenfarbstoffe.

15 ccm Harn versetzt man mit 1 Tropfen rauchender Salpetersäure. Bei Anwesenheit von Gallenfarbstoff entsteht eine grüne Fär-bung.

Münchener med. Woch. 1905. 220.

Preuss' Reagenz auf Glukose

ist das modifizierte Reagenz von Soldaini.

Ztschr. f. Rübenzuckerindustrie **38.** 722.
Chem. Ztg. **13.** Rep. 239.
Deutsche Zuckerindustrie 1889. 1414.
Ztschr. d. Ver. f. Rübenzuckerindustrie 1890. 18.
Chem. Zentralbl. 1890. I. 448.

Preyer's Reagenz auf Blausäure.

Eine verdünnte, etwas Kupfersulfat enthaltende Guajaktinktur wird durch Blausäure intensiv blau gefärbt. Schon Blausäuredämpfe genügen, um diese Reaktion hervorzubringen. (Vergl. auch Schönbein - Pagenstecher's Reaktion.)

Die Blausäure von W. Preyer (Monographie), Bonn, 1870.
Schaer, Ztschr. f. analyt. Chem. **13.** 7.
Belohubek, Csasop. lecaruv cesk. 1882. 48.

Preyer's Reaktion auf Kohlenoxyd im Blut

beruht darauf, daß Kohlenoxydblut nach Zugabe von Cyankalium und 5 Minuten langem Erwärmen auf 40⁰ C. seiner Spektralreaktion nicht beraubt wird, während normales Blut die Sauerstoffhämoglobinstreifen mit einem breiten Absorptionsband vertauscht. Man verwendet zu dieser Probe 3—4 Tropfen des defibrinierten Blutes mit 12 ccm Wasser und 5 ccm Cyankaliumlösung (1 : 2).

Zentralbl. f. d. mediz. Wissensch. 1867. 259. 274.
Ztschr. f. analyt. Chem. **6.** 288.

Prileschajew's Reagenz auf ungesättigte organische Verbindungen

ist Benzoylhydroperoxyd. Näheres siehe: Berl. Ber. 1909. 4811 u. 1910. 959. — Südd. Apoth. Ztg. 1910. 228. — Chem. Zentralbl. 1910. I. 418, 1588.

Primavera's Reaktion auf Indikan.

30 ccm Harn versetzt man mit 0,3 oder soviel Silbernitrat, daß auf erneuten Zusatz kein Niederschlag mehr entsteht. Zum klaren Filtrat gibt man ein gleiches Volumen verdünnte Schwefelsäure (1+5), erwärmt auf dem Dampfbad und entnimmt der Mischung von Zeit zu Zeit eine kleine Probe, um sie nach dem Abkühlen mit etwas Chloroform zu schütteln. Bei Gegenwart von Indikan färbt sich das Chloroform blau.

Giorn. internaz. scienze med. 1908. No. 4.
Merck's Bericht 1908. 138.
Répert. de Pharm. 1909. 82.
Monatsh. prakt. Dermatol. 1908. **47.** 177.

Primot's Reagenz auf Antipyrin und Kryogenin

ist eine Lösung von 1 g Vanillin in 6 g Salzsäure und 100 g Alkohol. — Dampft man ein Kryställchen Antipyrin mit 2 ccm Reagenz auf dem Dampfbad ein, so bildet sich ein orangegelber Rückstand. Kryogenin gibt mit dem Reagenz eine grüngelbe Färbung.

Répert. de Pharm. 1909. 306.
Bull. Sciences pharmacol. **16.** 270.
Pharm. Zentrh. 1909. 568.
Chem. Zentralbl. 1909. II. 479.

Primot's Reagenzien auf salpetrige Säure in Wasser.

1—1,5 %ige Lösungen von Benzidin oder o-Toluidin oder Dianisidin in 30—40 %igem Alkohol. 10 ccm Wasser versetzt man mit 5 Tropfen Reagenz und 5 Tropfen Essigsäure

und schüttelt um. Bei Anwesenheit von salpetriger Säure entsteht eine gelbliche Färbung, die bei Benzidin in Gelb, bei Toluidin in Orangegelb und bei Anisidin in Orangerot übergeht. Das Maximum der Färbung ist nach etwa 30 Minuten erreicht. Empfindlichkeitsgrenze: 0,01 HNO_2 in 1 Liter Wasser.

Bull. Scienc. Pharmacol. 1912. **19.** 546.

Prince's Reagenz zur Blutfärbung

besteht aus 1 Teil gesättigter, wässeriger Säurefuchsinlösung, 2 Teilen 2 %iger Eosinlösung und 24 Teilen gesättigter, wässeriger Toluidinblaulösung.

Microscop. Bull. 1898. 42.
Ztschr. f. wiss. Mikroskop. 1899. **468.**

Pritchard's Reaktion auf Bombay-Macis.

Übergießt man Macispulver mit 1 %iger Natronlauge, so tritt bei Gegenwart von Bombay-Macis eine deutliche Rotfärbung auf. Reines Macispulver gibt keine Reaktion.

Ztschr. f. angew. Mikroskop. 1905. 331.
Utz, Chem. Ztg. 1905. 988 und
Chem. Zentralbl. 1905. II. 1197.

Pritchard's Chromsäurealkohol

ist eine Lösung von 1 g Chromsäure in 20 ccm Wasser, der 180 ccm Alkohol (84 %) zugegeben werden. Gebraucht als Fixierungsmittel.

Quart. Journ. Mikroskop. Sc. 1873. 427.

Pritchard's Reagenz für die Imprägnierung mit Goldlösung

(eine Reduktionsflüssigkeit) ist eine Mischung von 1 g Amylalkohol und 1 g Ameisensäure mit 98 g Wasser.

Carrière, Arch. f. mikroskop. Anat. 1882. 146.
Enzyklop. d. mikroskop. Techn. 1903. 36 137.

Proca-Vasilescu's Reagenz zur Spirochaetenfärbung.

a) Eine Lösung von 50 g Carbolsäure und 40 g Tannin in 100 ccm Wasser mischt man mit einer Lösung von 2,5 g Fuchsin (basisch) in 100 ccm absolutem Alkohol. (Gino di Rossi's Reagenz.)

b) 10 ccm konzentrierte, alkoholische Gentianaviolettlösung mischt man mit 5 ccm Carbolsäure und 100 ccm Wasser.

Revista stiintelor medicale 1905. 173.
Münchener med. Woch. 1906. 617.
Med. Klinik 1906. 1056.

Procter's Reagenz und Reaktion zur Differenzierung der Gerbstoffe

siehe: Der Gerber **20.** 170 oder
Ztschr. f. analyt. Chem. **34.** 228.

Procter's Reaktion auf Gerbsäure.

Versetzt man eine Lösung von Gerbsäure mit Kaliumarseniat, so färbt sie sich unter Sauerstoffaufnahme aus der Luft grün, auf Zusatz von Säuren rotviolett und durch oxydierende Stoffe braun.

Chem. News **29.** 161.
Berl. Ber. **7.** 598.
Ztschr. f. analyt. Chem. **13.** 326.

Pröscher's Reagenz (eosinsaures Toluidinblau).

Zu einer konzentr., wässerigen Lösung von Toluidinblauchlorhydrat (chlorzinkfrei) gibt man so lange von einer 1 %igen wässerigen Eosinlösung zu, bis ein reichlicher Niederschlag entstanden ist und die Lösung rot gefärbt erscheint. Der Niederschlag wird auf einem Filter gesammelt, mit destilliertem Wasser gewaschen und bei 60—70° getrocknet. — Zum Gebrauch löst man den Farbstoff in Methylalkohol und gibt 10 % Glycerin zu.

Zentralbl. f. allg. Pathol. u. pathol. Anat. 1905. 849.

Pröscher's Reagenz zum Färben von Blutpräparaten.

1. Eine Mischung von 6 ccm einer 0,1 %igen, wässerigen Eosinlösung mit 1 ccm einer 0,1 %igen Lösung von Toluidinblauchlorhydrat (chlorzinkfrei) und 1 ccm einer 1 %igen Methylenazurlösung (nach Michaëlis).
2. 5 Teile einer Lösung von 0,5 g Eosin in 10 ccm Wasser und 90 ccm Methylalkohol mischt man mit 1 Teil einer kalt gesättigten, wässerigen Lösung von Methylenblau.
3. a) Eine Lösung von 0,5 g Eosin in 1 ccm Wasser, 9 ccm Glycerin und 90 ccm Methylalkohol. — b) Eine Mischung von 4 ccm konzentr., wässeriger Methylenblau-lösung mit 1 ccm einer konzentr., wässerigen Lösung von Toluidinblauchlorhydrat. — Zum Gebrauch mischt man 5 ccm der Lösung a mit 1 ccm der Lösung b.

Zentralbl. f. allg. Pathol. u. pathol. Anat. 1905. 849.

Prudden's Alaunhämatoxylin

ist identisch mit Delafield's Alaunhämatoxylin.

Prud'homme's Reagenz auf Aldehyde (Benzaldehyd)

ist eine Modifikation von Schiff's Reagenz, in dem die schweflige Säure durch Natriumthiosulfat, eventuell auch das Fuchsin durch Diazofuchsin ersetzt ist.

Bull. Soc. Ind. Mulhouse **74.** 169.
Journ. Chem. Soc. **86.** 687.
Ztschr. f. analyt. Chem. 1907. 185.

Puckner's Reagenz auf Formaldehyd (in Hamameliswasser).

Man gibt 1 ccm des zu prüfenden Präparates zu 5 ccm einer frisch bereiteten Lösung von 0,01 g Salicylsäure in 100 ccm Schwefelsäure. Tritt nach einiger Zeit Rotfärbung auf, so ist Formaldehyd zugegen. Empfindlichkeitsgrenze = 1 : 10 000.

Americ. Journ. of Pharm. 1905. 501.
Chem. Zentralbl. 1905. II. 1833.

Puppe's Reaktion auf Blut

ist eine Hämochromogenreaktion, zu der als Reagenz eine Mischung von 2 Teilen Pyridin mit 3 Teilen konzentr. wässeriger Hydrazinsulfatlösung verwendet wird. Das Blutmaterial wird auf einem Objektträger mit dieser Mischung versetzt und gelinde erwärmt.

Näheres siehe: Viertelj. Schr. f. gerichtl. Med. **43.** No. 2. — Nippe, Deutsche med. Woch. 1912. 2222.

Purdy's Reagenz auf Glukose.

Man löst 4,15 g Kupfersulfat und 10 g Mannit in Wasser, 50 g Glycerin, 125 ccm Kalilauge (D. = 1,14) und 300 ccm 33 %igem Ammoniak und verdünnt mit Wasser zu 1 Liter.

Schweizer Woch. f. Pharm. **28.** 142.
Chem. Zentralbl. 1890. I. 1031.
Vergl. Peska's u. Moritz' Reagenz.

Purgotti's Reagenz.

1,1 g Ammoniummolybdat löst man in 30 ccm Wasser und 5 ccm Schwefelsäure und fügt nach und nach 4—5 g Zinkstaub zu, wobei die Lösung eine braune Farbe annimmt. Nach dem Filtrieren bringt man die Lösung mit Wasser auf 200 ccm und gibt eine Lösung von 4,2 g Ammonmolybdat in 2 ccm Schwefelsäure und 800 ccm Wasser zu. Man erhält so eine grün gefärbte Flüssigkeit, die beim Erwärmen blau wird. Über die Anwendung derselben siehe:

Gazz. chim. ital. **26.** II. 197.
Chem. Zentralbl. 1896. II. 925.
Ztschr. f. analyt. Chem. 1904. 306.

Pusch's Reaktion auf Weinsäure in Citronensäure.

1 g gepulverte Citronensäure erhitzt man mit 10 g konzentr. Schwefelsäure eine Stunde lang im siedenden Wasserbade. Reine Citronensäure gibt eine gelbe Lösung, solche, die nur 0,5 % Weinsäure enthält, wird bräunlich bis rotbraun.

Arch. der Pharm. **222.** 315.
Ztschr. f. analyt. Chem. **23.** 437.
S c h m i d t , Lehrb. der pharm. Chem. (organ. Teil) 539.
Deutsches Arzneibuch V. 17.
H i l l , Pharm. Journ. 1910. **30.** 245.
Chem. Zentralbl. 1910. I. 1293.

Püschel's Lackmustinktur
siehe: Österr. Chem. Ztg. 1910. 185.

Puscher's Reaktion auf Alkohol in ätherischen Ölen

beruht auf der Unlöslichkeit von Fuchsin in ätherischen Ölen. 1 % Alkohol bewirkt schon Lösung und Rotfärbung.

Deutsche Industrie-Ztg. 1866. 68.
Nach O t t o und Z e i s e ist diese Reaktion nicht maßgebend.
Siehe: Ztschr. f. analyt. Chem. **6.** 487.
H a g e r , Pharm. Zentrh. **4.** 75; **8.** 19.
F r a n k , Neues Jahrb. f. Pharm. **27.** 129.

Quagliariello-Agostino's Indikatoren zur Feststellung der Harnreaktion.

1. Eine Lösung von 1 g p-Nitrophenol in 60 ccm Alkohol und 940 ccm Wasser. — 2. Eine Lösung von 0,2 g Neutralrot in 500 ccm Alkohol und 500 ccm Wasser. Näheres siehe: Deutsche med. Woch. 1912. 2171.

Als Standardlösungen sind für die Probe noch nötig: a) Eine Lösung von trockenem KH_2PO_4, 13,61 g im Liter Wasser. — b) $^1/_{10}$ Normal-Kalilauge.

Quehl-Köhler's Reaktionen auf Apomorphin

siehe: Neues Jahrb. der Pharm. **39.** 26. Chem. Zentralbl. 1873. 171.

Quincke's Reaktion auf Copaivabalsam im Harn.

Nach dem Genuß von Copaivabalsam wird der Harn mit Mineralsäuren rosa bis purpurrot gefärbt und es tritt allmählich ein schmutzig violetter Niederschlag auf. Die rote Lösung zeigt ein Absorptionsspektrum, und zwar einen schmalen Streifen im Orange, einen breiten zwischen D und E im Blau.
Berl. Ber. **17.** 6.

Quincke's Reagenz zur pathologisch-histologischen Untersuchung auf Eisen auf mikroskop. Wege

ist Schwefelammonlösung, womit sich die eisenhaltigen Pigmentkörner schwarzgrün färben.
Arch. f. klin. Mediz. **25** (über Siderosis).
Arch. f. exper. Patholog. 1896. 183.
Eberth - Friedländer, Mikroskop. Techn. 1894. 125.
Ztschr. f. wiss. Mikroskop. 1897. 44.

Quirini's Reagenz auf Glukose im Harn

ist eine 0,5 %ige Lösung von Orthonitrophenylpropiolsäure in Natronlauge.
Pharm. Post **27.** 54.
Vergl. Hoppe-Seyler's Reagenz.

Raabe's Reaktion auf Eiweiß im Harn.

Den filtrierten Harn versetzt man mit etwas krystallisierter Trichloressigsäure. Letztere löst sich in der Flüssigkeit auf und es entsteht bei Anwesenheit von Eiweiß eine trübe Zone.
Pharm. Ztschr. f. Rußland **20.** 445.
Ztschr. f. analyt. Chem. **21.** 303; **24.** 551.
Das Reagenz wurde zuerst von Großstern und Fudakowsky angegeben.
Obermayer, Zentralbl. f. Physiolog. 1889. 223.
Martin, Journ. of Physiol. **15.** 376.

Rabl's Reagenzien zum Fixieren mikroskop. Präparate.

1. Man löst 0,3 g Chromsäure und 2 Tropfen Ameisensäure in 100 ccm Wasser. Gebraucht zum Fixieren tierischer Gewebe.
Ztschr. f. wiss. Mikroskop. 1885. 240; 1887. 240.
2. Man löst 0,1—0,3 g Platinchlorid in 100 ccm Wasser. Gebraucht zum Fixieren von Kernstrukturen.
3. Eine Mischung von konzentr., wässeriger Quecksilberchloridlösung, desgl. Pikrinsäurelösung und Wasser 1 : 1 : 2.
4. Eine Mischung von 1%iger Platinchloridlösung, konzentr. Quecksilberchloridlösung und Wasser 1 : 1 : 2.

5. Eine Mischung von 1 %iger Platinchloridlösung, konzentr., wässeriger Pikrinsäurelösung und Wasser 1 : 2 : 7.
Morphol. Jahrb. 1884. 215.
Ztschr. f. wiss. Mikroskop. 1894. 42. 164 u. 517.
Wasielewski, ebenda 1899. 315.
Behrens' Tabellen 1893. 55. 59.
Eberth - Friedländer, Mikroskop. Techn. 1894. 52.

Rabl's Reagenz zur Schleimfärbung.

Eine Lösung von 1 g Carminsäure und 2 g Aluminiumchlorid in 50 ccm Wasser und 50 ccm Alkohol dampft man auf dem Dampfbade zur Trockene ein und löst den Rückstand in 50 ccm Wasser und 50 ccm Alkohol.
Anat. Anzg. 1899. 439.

Rabl's Reagenzien zum Färben mikroskop. Präparate.

1. a) Hämatoxylinlösung, siehe: Delafield's Reagenz.
b) Lösung von 0,2 g Safranin in 100 ccm 50 %igem Alkohol.
Gebraucht zu Doppelfärbungen.
Morphol. Jahrb. 1884. 215.
Merck's Index 1902. 270.
2. (Alauncarmin.) 25 g Cochenille und 25 g Alaun kocht man mit 800 g Wasser bis auf 600 g ein. (Vor dem Gebrauch zu filtrieren.)
Ztschr. f. wiss. Mikroskop. 1894. 168.
Behrens' Tabellen 1892. 116.
Eberth - Friedländer, Mikroskop. Techn. 1894. 118.

Rabuteau's Reaktion auf überchlorsaures Kalium im Harn.

Der zu untersuchende Harn wird durch Silbernitrat von Chlor (bezw. Chloriden) befreit, filtriert und im Filtrat durch Ätzkali das überschüssige Silber ausgefällt. Nach dem Filtrieren dampft man die Lösung zur Trockene und erhitzt den Rückstand zur Rotglut, wobei vorhandenes überchlorsaures Kalium in Chlorkalium übergeht. Die wässerige Lösung des Glührückstandes wird dann nach dem Ansäuern mit Salpetersäure auf Zusatz von Silbernitrat wieder Chlorsilber abscheiden.
Neues Répert. f. Pharm. **18.** 43.
Ztschr. f. analyt. Chem. **8.** 233.

Rabuteau's Reagenz auf Salzsäure im Magensaft.

Die zu prüfende Flüssigkeit versetzt man mit einem Überschuß von frisch gefälltem Chinin und digeriert die Mischung mehrere Stunden bei 40—50 ° C. Hierauf verdampft man zur Trockene, extrahiert mit Amylalkohol und verdunstet letzteren. War freie Säure vorhanden, so findet sie sich an Chinin gebunden im Rückstand des Amylalkohols und kann auf die übliche Art identifiziert werden.
Gaz. méd. de Paris 1874. IX.
Zentralbl. f. d. mediz. Wissensch. 1874. 572.
Ztschr. f. analyt. Chem. **13.** 348.
Ztschr. f. physiol. Chem. **1.** 152.

Raby's Reaktion auf Codeïn und Aesculin.

Codeïn färbt sich mit Natriumhypochloritlösung und konzentr. Schwefelsäure blau. Aesculin gibt eine violette Färbung, wenn man zuerst Schwefelsäure und dann Hypochloritlösung zugibt. Näheres siehe: Pharm. Zentrh. 1884. 502. — Chem. Ztg. 1884. 791. — Journ. de Pharm. et de Chim. 5. 402.

Raciborski's Reaktionen zum mikrochemischen Nachweis von Proteïnen, Aminosäuren etc. mittels p-Benzochinon

siehe: Chem. Zentralbl. 1907. I. 1595.

Raciborski's Reaktion auf Skatol, Indol und Pyrrol mit Dimethylamidobenzaldehyd

siehe: Chem. Zentralbl. 1907. I. 1596.

Raciborski's Reagenzien für die Diazoreaktion zu mikrochemischen Zwecken

siehe: Anzeiger Akad. Wiss. Krakau 1906. 553.
Chem. Zentralbl. 1907. I. 1596.

Radcliffe's Reaktionen auf Tetrachlorkohlenstoff.

Tetrachlorkohlenstoff bildet mit Phenylhydrazin eine krystallinische, bei 198—200 ⁰ schmelzende Substanz, deren alkoholische Lösung mit Natronlauge rot gefärbt wird. Auf Säurezusatz verschwindet die Rotfärbung. — Tetrachlorkohlenstoff bildet mit Triäthylphosphin in wasserfreiem Äther eine rosarote Färbung, die nach einiger Zeit unter Bildung eines weißen Niederschlages verschwindet. Unverdünnt reagieren die beiden Stoffe unter Violettfärbung und Entzündung des Triäthylphosphins. — Reiner Tetrachlorkohlenstoff gibt in ätherischer Mischung mit Triäthylphosphin keine Färbung, sondern nur den weißen Niederschlag.

Journ. Soc. Chem. Ind. 28. 229.
Chem. Zentralbl. 1909. I. 1907.

Radlkofer's Reagenz für mikroskop. Zwecke

ist eine nach besonderer Vorschrift dargestellte Chlorzinkjodlösung vom spez. Gew. 1,75—1,90. Näheres siehe: Liebig's Annalen 94. 332. — Chem. Zentralbl. 1855. 566.

Radulescu's Reaktion auf Morphin.

Gibt man zu einer Morphinlösung ein Körnchen Natriumnitrit und säuert mit einer Säure an, so bewirkt Kalilauge vor Beendigung der Gasentwickelung eine rote Färbung, die beim Ansäuern verschwindet und durch Kalilauge wieder zum Vorschein gebracht werden kann.

Chem. Zentralbl. 1906. I. 1378.
Pharm. Ztg. 1906. 403.
Ztschr. f. angew. Chem. 1907. 83.
Südd. Apoth. Ztg. 1912. 352.
Fabinyi, Pharm. Ztg. 1911. 820.

Rafaële's Reagenz

ist Spiegler's Reagenz auf Eiweiß.

Raikow's Reagenz auf Halogene in organischen Verbindungen

ist eine Lösung von Silbernitrat in konzentr. Schwefelsäure.

Erwärmt man eine halogenhaltige Substanz mit diesem Reagenz, so färbt sie sich zunächst unter Entwickelung brauner Dämpfe gelb bis braun. Beim Kochen wird die Mischung farblos. Die dabei auftretenden Erscheinungen sind folgende:

Jodverbindungen entwickeln Joddämpfe, eventuell bildet sich auch etwas Jodsilber, welches sich aber ebenfalls unter Jodbildung zersetzt, wenn man das Erwärmen fortsetzt.

Brom- und Chlorverbindungen geben beim Erhitzen mit dem Reagenz weiße bis hellgelbe Niederschläge, die sich bei weiterem Erhitzen auflösen. Mit einiger Übung kann man aus der Farbe des Niederschlages auf das betreffende Halogen schließen.

Chem. Ztg. 19. 902.
Ztschr. f. analyt. Chem. 36. 522.

Raikow's Reaktion auf Halogene, Schwefel und Stickstoff in organischen Verbindungen mittelst Phloroglucin-Vanillin

siehe: Chem. Ztg. 1898. 20 oder
Jahresber. f. Pharm. 1898. 366.
Vergl. Raikow's Reagenz auf Schwefel.

Raikow's Reaktion auf Chlor in Benzoesäure.

Man löst 1 g Vanillin und 1 g Phloroglucin in 100 ccm Äther. Etwa 0,5 ccm läßt man auf einem Porzellandeckel verdunsten und hält letzteren über eine Weingeistflamme, in der man die Benzoesäure an einer Platinöse verbrennt. Je nach dem Chlorgehalt der Säure färbt sich die Vanillin-Phloroglucinmischung rosarot bis carminrot.

Spezielle Reaktion der vorhergehenden Methode.
Chem. Ztg. 22. 20.
Chem. Zentralbl. 1898. I. 415.
Öst. Chem. Ztg. 2. 121.
Süß, Pharm. Zentrh. 41. 449.
Ztschr. f. analyt. Chem. 1906. 726.

Raikow's Reagenz auf Salpeter- und salpetrige Säure.

1. Eine Lösung von 0,2 g Diphenylamin in 100 ccm reiner, konzentr. Schwefelsäure (D. = 1,78).
2. Eine Lösung von 0,2 g Diphenylamin in 100 ccm Phosphorsäure (D. = 1,7).

Näheres siehe: Südd. Apoth. Ztg. 1905. 34. — Pharm. Zentrh. 1905. 913. — Merck's Bericht 1905. 67. — Öst. Chem. Ztg. 1904. 557. — Pharm. Ztg. 1904. 1114.

Raikow's Reagenz auf Schwefel in organischen Verbindungen

ist eine Lösung von 1 g Vanillin und 1 g Phloroglucin in 100 g Äther, mit der man Papier befeuchtet. Hält man dieses über die Verbrennungsgase einer schwefelhaltigen Substanz, so färbt es sich rot.

Österr. Chem. Ztg. 1899.
Chem. Ztg. 22. 20.
Ztschr. f. analyt. Chem. 1906. 726, 1910. 701.
Chem. Zentralbl. 1908. I. 415, 1899. I. 1043.

Raikow-Ürkewitsch's Reaktion auf Nitrotoluol in Nitrobenzol

beruht auf der Braunfärbung des Nitrotoluols durch gepulvertes Ätznatron (nicht Ätzkali!). Nitrobenzol färbt sich nicht.
Chem. Ztg. 1906. 295.
Ztschr. f. angew. Chem. 1907. 964.
Chem. Zentralbl. 1905. I. 1800.

Ramón y Cajal's Reagenz für mikroskop. Zwecke.
a) Eine Lösung von 0,2 g Osmiumsäure und 2,4 g Kaliumdichromat in 100 ccm Wasser.
b) Eine 0,75 %ige, wässerige Silbernitratlösung.
Gebraucht zum Imprägnieren von Kleinhirn und Retina.
Ztschr. f. wiss. Mikroskop. 1892. 241; 1890. 332.
La Cellule 1883. 129; 1891. 129.
Anat. Anzg. 1890. 85.
K a l l i u s , Anat. Hefte 1894. 527.
B e h r e n s ' Tabellen 1892. 95.
Enzyklop. d. mikroskop. Techn. 1903. 479. 487. 491.
E b e r t h - F r i e d l ä n d e r , Mikroskop. Techn. 1894. 250.

Ramón y Cajal's Reagenz zum Fixieren mikroskop. Präparate
ist eine Lösung von 0,25 g Osmiumsäure und 3 g Kaliumdichromat in 125 ccm Wasser.
Ztschr. f. wiss. Mikroskop. 1890. 66. 235.
R i e s e , Anat. Anzg. 1891. 401.

Ramón y Cajal's Reagenz zum Färben mikroskop. Präparate
ist eine Lösung von 0,25 g Indigocarmin in 100 ccm gesättigter, wässeriger Pikrinsäurelösung.
Vergl. C a l l e j a , Ztschr. f. wiss. Mikroskop. 1898. 323.

Ramón y Cajal's Reagenz zur Nervenfärbung.
1. Fixierlösung: Mischung von 5 Tropfen Ammoniakflüssigkeit und 50 ccm absolutem Alkohol.
2. Färbelösung: a) 1 %ige Silbernitratlösung; b) Lösung von 1—1,5 g Hydrochinon oder Pyrogallol in 100 ccm Wasser, 5—10 ccm Formaldehyd und 5—10 ccm Alkohol.
Bibliogr. Anat. 1904. 242.
Ztschr. f. angew. Mikroskop. 1906. 263.
Vergl. auch Ztschr. f. wiss. Mikroskop. 1905. 155. 273. 443. 444.

Ramón y Cajal's Methylenblau-Fixierungsmittel.
a) Eine Lösung von 10 g Ammoniummolybdat in 100 g Wasser mit 10 Tropfen Salzsäure. — b) Eine Mischung von 5 ccm 1 %iger Platinchloridlösung mit 40 ccm Formaldehyd (40 %) und 60 ccm Wasser. — c) 0,3 %ige, alkoholische Lösung von Platinchlorid.
Revista trimestrale micrograf. Bd. 1.
Ztschr. f. wiss. Mikroskop. 27. 17.

Ramsay's Reaktion auf Phosgen im Chloroform.
Überschichtet man Chloroform mit Barytwasser, so entsteht bei Anwesenheit von Phosgen an der Berührungsfläche der beiden Flüssigkeiten ein weißes Häutchen.
Chem. Ztg. 1892. 1230.
Pharm. Zentrh. 1893. 80.

Rank's Reaktion auf Glukose im Harn.
2—3 ccm Harn versetzt man mit ebensoviel Kalilauge und 0,1—0,2 g Phenylhydrazin. Nach dem Aufkochen der Mischung säuert man langsam mit verdünnter Essigsäure an. Bei Gegenwart von Glukose wird die Mischung undurchsichtig trüb. Soll empfindlicher sein als Nylander's und Fehling's Reagenz.
Ztschr. d. öst. Apoth. Ver. 1905. 1038.
Chem. Zentralbl. 1906. I. 98.
Ztschr. f. analyt. Chem. 1907. 200.

Ranvez' Reaktion auf Lebertran.
Eine Mischung von 5 ccm Lebertran und 5 ccm Äther versetzt man mit 25 ccm Alkohol. Von dem entstandenen Niederschlag gießt man ab und gibt tropfenweise rauchende Salpeteräure. zu Es ensteht eine vorübergehende blaue Färbung.
Südd. Apoth. Ztg. 1907. 537.

Ranvier's Drittelalkohol zum Härten und Mazerieren von organischen, mikroskop. Präparaten
ist 30 %iger Alkohol oder eine Mischung von 30 ccm 90 %igem Alkohol und 60 ccm Wasser.
R a n v i e r , Traité technique d'Histologie 1875. 241; 1888. 68.
B e h r e n s ' Tabellen 1892. 81.
E b e r t h - F r i e d l ä n d e r , Mikroskop. Techn. 1894. 44.
Ztschr. f. wiss. Mikroskop. 1885. 514.

Ranvier's Reagenzien zum Färben mikroskop. Präparate.
1. Eine alkoholische Lösung von Pikrocarmin. Gebraucht zur Doppelfärbung. Die Kerne werden rot, das Bindegewebe rosa, elastische Fasern gelb etc. Nach anderer Lesart ist das Reagenz eine 1 %ige Lösung von Pikrocarmin in Wasser oder eine Lösung von 1 g Carmin und 2 g Pikrinsäure in 100 ccm Wasser und 5 ccm Ammoniak.
Ranvier, Traité technique d'Histologie 1875. 100.
Merck's Index 1902. 271.
2. Eine Lösung von 0,1 g Anilinblau in 125 ccm Wasser und 75 ccm Alkohol. Gebraucht für Knochenschliffe etc.
Arch. de Physiol. 1875. 113.
3. Eine Lösung von Chinolinblau in 50 %igem Alkohol. Gebraucht zum Färben von Muskeln, Nerven, Kernen etc.
Traité technique 1875. 102.
B e h r e n s ' Tabellen 1892. 108.
E b e r t h - F r i e d l ä n d e r , Mikroskop. Techn. 1894. 116.
Enzykl. d. mikroskop. Techn. 1903. 123.

Ranvier's Reagenz zum Imprägnieren mikroskop. Präparate
ist eine Lösung von 1 g Chlorgold in 100 ccm Wasser mit einem Zusatz von 25 ccm Ameisensäure oder eine Lösung von 1 g Goldchloridchlorkalium in 100 ccm Wasser. Letzteres Reagenz wird für Präparate verwendet, die vorher mit Citronensäure behandelt wurden. Die Reduktion geschieht nach Zugabe von Essigsäure im Tageslicht.

Quart. Journ. Microsc. Sc. 1880. 456.
Ranvier, Traité 1875. 813.
R e t z i u s , Biolog. Unters. 1881.
G r ü n h a g e n , Arch. f. mikroskop. Anat.
1882.
B e h r e n s' Tabellen 1893. 93. 94.
Enzyklop. d. mikroskop. Techn. 1903. 453.

Ranvier's Reagenz zum Injizieren mikroskop.
Präparate.
1. a) Eine Lösung von 1 g Silbernitrat in
3—500 ccm Wasser; b) eine Lösung von
2—4 g Silbernitrat und 300 g Gelatine in
900 ccm Wasser.
2. Rote Masse ist ein dem Gerlach'schen
ähnliches Präparat.
B e h r e n s' Tabellen 1892. 91. 92.

Ranvier-Frey's Reagenz (Jodserum) für mikro-
skop. Zwecke.
Man löst 0,2—2 g Chlornatrium und 15 g
Eiweiß in 135 g Wasser, gibt 3 ccm Jodtinktur
zu und filtriert.
Ranvier, Traité 1875. 76.
Frey, Das Mikroskop. 1877. 75.
B e h r e n s' Tabellen 1892. 64.
E b e r t h - F r i e d l ä n d e r , Mikroskop.
Techn. 1894. 35.

Raphael's Reaktion auf Gallenfarbstoffe.
Man benutzt die zur Diazoreaktion ge-
bräuchlichen Lösungen: A $=$ Lösung von 5 g
Sulfanilsäure, 50 g Salzsäure und 100 g Wasser;
B $=$ Lösung von 0,5 g Natriumnitrit in 100 g
Wasser.
Reaktion I. 2—3 Tropfen von Lösung B
mischt man mit 5 ccm der Lösung A und gibt
dann 5 ccm des zu prüfenden Harns zu. Bei
Anwesenheit von Gallenfarbstoff entsteht eine
amethystfarbige, dann kirschrote Färbung.
Reaktion II. 2—3 Tropfen der Lösung B
mischt man mit 5 ccm Harn und gibt dann
5 ccm der Lösung A zu. Bei Gegenwart von
Gallenfarbstoff entsteht eine gelbgrüne Fär-
bung, die in 24 Stunden allmählich in Kirschrot
übergeht.
Petersburger med. Woch. 1905. 128.
Vergl. Clemens' und Masset's Reaktion.

Raschig's Benzidinreagenz zur Schwefelsäure-
bestimmung.
Einen Brei von 40 g Benzidin und 40 ccm
Wasser gibt man mit zirka 750 ccm Wasser
in einen Literkolben, gibt 50 ccm Salzsäure
(D $=$ 1,19) zu, füllt mit Wasser zum Liter auf
und schüttelt gut um. Die so erhaltene braune
Lösung dient (auf das 20 fache verdünnt) zur
Fällung der Schwefelsäure, und zwar auf 0,1 g
$H_2SO_4 = $ 150 ccm der verdünnten, eventuell
filtrierten Lösung. Näheres siehe: Ztschr. f.
angew. Chem. 1903. 818. — Chem. Zentralbl.
1903. II. 771. — M ü l l e r - D ü r k e s , Berl.
Ber. 35. 1587 und Ztschr. f. analyt. Chem. 42.
477. — Merck's Bericht 1906. 62.

Raskin's Reagenz zum Färben von Diphtherie-
bakterien
ist eine Mischung von 5 ccm Eisessig, 95 ccm
Wasser, 100 ccm Alkohol (95 %), 4 ccm einer

alten, gesättigten, wässerigen Methylenblau-
lösung und 4 ccm Ziehl's Carbolfuchsin.
Deutsche med. Woch. 1911. 2384.
Merck's Bericht 1911. 359.

Raspail's Reaktion auf Eiweiß
beruht auf einer Rotfärbung bei Einwirkung
von Zucker und konzentr. Schwefelsäure.
(Auch viele Alkaloide geben eine Rotfärbung.)
Annal. d. scienc. d'observ. 1829. 72.
R a s p a i l , Nouv. système de chim. organ.
1833. 289.
Enzyklop. d. gesamt. Pharm. 1889. VII. 642;
1890. VIII. 497.
Merck's Report 1901. 96.
W è v r e , Bull. Soc. Belge Microsc. 1894. 91.
Ztschr. f. wiss. Mikroskop. 1894. 408.
N i c k e l , Die Farbenreaktion. d. Kohlen-
stoff-Verb. 1890. 37.

Raspail's Reaktion auf Lecithin.
(Oleo-Chlorid-Reaktion.) Löst man Lecithin
in konzentr. Schwefelsäure, so erhält man eine
gelbe Lösung, die auf Zusatz von Zucker eine
purpurrote Färbung annimmt. (Vergl. die vorhergehende Reaktion.)
Kade, Zur Synthese des Lecithins. Dissertation Zürich 1911.

Rath's Reagenz zum Konservieren mikroskop.
Präparate
ist eine Lösung von 1 g Osmiumsäure
4 ccm Eisessig in 1 Liter gesättigter, wässe-
riger Pikrinsäurelösung.
Zoolog. Anzg. 1891. 363.
Anat. Anzg. 1895. 280.
Ztschr. f. wiss. Mikroskop. 1895. 488.

Rath's Reagenz zum Fixieren mikroskop. Präparate.
1. Eine Lösung von 1 g Platinchlorid in
10 ccm Wasser und 25 ccm einer 20 %-
igen, wässerigen Osmiumsäurelösung gibt
man zu 200 ccm gesättigter, wässeriger
Pikrinsäurelösung und säuert mit 2 ccm
Eisessig an.
2. Obige Lösung ohne Osmiumsäure.
3. Eine Mischung von 100 ccm gesättigter,
wässeriger Pikrinsäurelösung und 100 ccm
in der Wärme gesättigter Quecksilberchloridlösung (in Wasser oder 0,75 %iger
Kochsalzlösung), der 2 ccm Eisessig zugegeben sind.
4. Reagenz 3 mit 20 ccm 2 %iger Osmiumsäurelösung.
5. Eine Lösung von 1 g Quecksilberchlorid
und 2 ccm Eisessig in 200 ccm Alkohol.
Anat. Anzg. 1895. 280.
Ztschr. f. wiss. Zoolog. 1893. 97.
Ztschr. f. wiss. Mikroskop. 1891. 510; 1895.
56 u. 488.

Raupenstrauch's Reaktion auf Phenole und ana-
loge Körper mit Chloroform und Alkalien
siehe: Pharm. Ztg. 33. 737.
Chem. Zentralbl. 1889. I. 36.
Chem. Ztg. 13. Rep. 9 oder
Ztschr. f. analyt. Chem. 28. 711.

Die Reaktion ist im wesentlichen identisch mit Guareschi's, Reuter's, Crismer's und Schwarz' Reaktion auf Resorcin bezw. Chloral und Chloroform (siehe diese).

Rausch's Reagenz für mikroskop. Zwecke
ist eine gesättigte, wässerige Lösung von Salicylsäure oder Natriumsalicylat. Gebraucht als Mazerationsmittel.
Monatsh. f. prakt. Dermatol. 1897.

Rauwerda's Reaktion auf Cytisin.
1 Tropfen Nitrobenzol, das etwas Dinitrothiophen enthält, gibt mit Cytisin eine beständige, violettrote Färbung. Die Reaktion gelingt noch mit 0,5 mg Cytisin. Coniin gibt eine ähnliche Reaktion, allein die Färbung verschwindet sehr bald.
Nederl. Tijdschr. v. Pharm. 12. 161.

Ravenna's Reagenz auf Blut
ist eine reduzierte, alkalische Lösung von Phenolphthalein oder Resorcinphthalein. Vergl. Boa's und Utz' Reagenz.
Riforma med. 1911.
Wiener klin. Woch. 1912. 285.

Rawitz' Alauncarmin zum Färben mikroskop. Präparate.
Man löst 1 g Carminsäure und 10 g Ammoniakalaun in 75 ccm Wasser und 75 ccm Glycerin.
Anat. Anzg. 1899. 438.

Rawitz' Jodalkohol für mikroskopische Zwecke
ist eine Mischung von 10 ccm Jodtinktur (Ph. G. V.) und 90 ccm Alkohol (95 %).
Ztschr. f. wiss. Mikroskop. 1911. 28. 2.

Rawitz' Reagenz zum Färben mikroskop. Präparate
(Glychämalaun) ist eine Lösung von 1 g Hämateïn und 6 g Ammoniakalaun in 200 ccm Wasser und 200 ccm Glycerin.
Leitf. f. hist. Unters., Jena 2. Aufl. 63.

Rawitz' Reagenz zum Färben mikroskop. Präparate.
1. a) Eine konzentr., wässerige Lösung von Eosin.
   b) Hämalaun.
      Die Schnitte werden erst in a, dann in b gefärbt; Kerne = dunkelblau, Protoplasma = rot, Bindegewebe = graublau.
2. Eine Lösung von 0,1 g Cörulein S und 1 g Brechweinstein in 100 ccm Wasser.
Anat. Anzg. 1895. 454; 1902. 554.

Rawitz' Azofuchsin-Reagenzien.
Man löst 1 g Azofuchsin G oder Azofuchsin B und 5 g Aluminiumammoniumsulfat in 100 ccm Wasser und 100 ccm kalt gesättigter, wässeriger Pikrinsäurelösung und erhitzt die Lösung in einem Glaskolben etwa 3 Minuten lang zum Sieden. Nach 24 Stunden wird filtriert. Gebr. zum Färben mikroskopischer Präparate.
Ztschr. f. wiss. Mikroskop. 1911. 28. 1.
Merck's Bericht 1911. 357.
Als Ersatz des van Gieson'schen Reagenzes schlägt Rawitz folgende Lösungen vor:

Eine Mischung von 30 ccm einer 5 %igen, wässerigen Lösung von Azofuchsin G (oder B) und 300 ccm kalt gesättigter, wässeriger Pikrinsäurelösung.

Rawitz' Formol-Fuchsin.
Man löst 4 g Fuchsin (groß cryst.) in 100 ccm 95 %igem Alkohol, 100 ccm Wasser und 20 ccm Formaldehyd (40 %). Zur Schnittfärbung wird das Reagenz mit der 25 bis 50 fachen Menge Wasser verdünnt.
Ztschr. f. wiss. Mikroskop. 1911. 28. 1.
Merck's Bericht 1911. 356.

Rawitz' Reagenzien zum Färben mikroskop. Präparate.
Nitrohämatein: Man löst 10 g Aluminiumnitrat in 250 ccm Wasser, gibt 1 g Hämatein zu, erhitzt zum Sieden und fügt dann 250 ccm Glycerin zu.
Nitrocochenille: Man löst 4 g Aluminiumnitrat in 100 ccm Wasser, gibt 4 g fein gepulverte Cochenille zu, erhitzt zum Sieden, kocht 5 Minuten lang, läßt erkalten, filtriert und fügt 100 ccm Glycerin zu.
Cobaltcochenille: Man kocht 4 g Cochenille in einer Lösung von 4 g Cobaltammoniumsulfat in 100 ccm Wasser und gibt nach dem Erkalten 100 ccm Glycerin zu.
Säure-Alizarinblau: Man kocht 1 g Säure-Alizarinblau BB Höchst und 10 g Aluminiumammoniumsulfat in 100 ccm Wasser und gibt dann 100 ccm Glycerin zu.
Säure-Alizaringrün: Man kocht 1 g Säure-Alizaringrün mit einer Lösung von 10 g Aluminiumammoniumsulfat in 100 ccm Wasser, läßt erkalten, filtriert und gibt 100 ccm Glycerin zu.
Ztschr. f. wiss. Mikroskop. 25. 391.

Rawitz' Alizarin- und Alizarincyanin-Reagenz
siehe: Ztschr. f. wiss. Mikroskop. 1896. 34.
Anat. Anzg. 1895. 294.

Rawitz' Viertelalkohol für mikroskop. Zwecke
ist 25 %iger Alkohol. Gebraucht als Mazerationsflüssigkeit.

Rawitz' Reagenz zum Fixieren mikroskop. Präparate
ist eine Mischung von 40 ccm Phosphorwolframsäurelösung (10 %), 50 ccm Alkohol (95 %) und 10 ccm Eisessig.
Ztschr. f. wiss. Mikroskop. 1909. 25. 385.
Merck's Bericht 1909. 96.

Rawson's Reaktion zur Unterscheidung von Gallus- und Gerbsäure.
Chlorammon und Ammoniak erzeugen in Tanninlösungen einen weißen, rasch in rötlichbraun übergehenden Niederschlag. Gallussäure wird durch genannte Mischung rot gefärbt, aber nicht gefällt. Eine Tanninlösung 1 : 5000 gibt die Fällung nur allmählich. Durch Schichtproben soll sich Tannin noch 1 : 100 000 erkennen lassen.
Chem. News 59. 52.
Ztschr. f. analyt. Chem. 28. 351.
Chem. Ztg. 1889. Rep. 39.
Pharm. Zentrh. 1889. 257.

Read's Reaktion auf Phenol und Kreosot.
Phenol löst sich in konzentr. Ammoniak, nicht aber Kreosot.
Merck's Report 191. 297.
American. Journ. of Pharm. 1873. 135.
Neues Jahrb. d. Pharm. 40. 324.
Chem. Zentralbl. 1874. 170.

Reale's Reaktion auf freie Salzsäure in Eisenchlorid.
Eine Eisenchloridlösung, die freie Salzsäure enthält, wird durch eine 1 %ige Phenollösung grün, bei Abwesenheit von freier Salzsäure aber amethystfarbig gefärbt.
Merck's Report 1901. 297.

Recklinghausen's Reagenz für mikroskop. Zwecke
ist eine Lösung von Silbernitrat in Wasser (1 : 500). Gebraucht zur Darstellung von Saftlücken, Lymph- und Blutgefäßen etc.
Die Lymphgefäße etc. Berlin, 1862. 5.
D e k h u y z e n , Anat. Anzg. 1889. 789.
B e h r e n s' Tabellen 1892. 95.
Enzyklop. d. mikroskop. Techn. 1903. 1257.
E b e r t h - F r i e d l ä n d e r , Mikroskop. Techn. 1894. 122.

Reed's Reagenz zur Bakterienfärbung.
Eine gesättigte, alkoholische Lösung von Dahliaviolett mischt man mit der 5 fachen Menge Wasser.
Americ. Microscop. Soc. Trans. 1897. 182.
Enzyklop. d. mikroskop. Techn. 1903. 164.

Rees' Reagenz zum Fällen der Albumine
ist alkoholische, essigsaure Gerbsäurelösung (identisch mit Almén's Reagenz).

Regaud's Reagenz zum Färben mikroskop. Präparate.
a) Eine Lösung von 1 g Osmiumsäure in 100 ccm gesättigter, wässeriger Pikrinsäurelösung.
b) Eine Lösung von 1 g Silbernitrat in 100 ccm Wasser oder in genannter Pikrinsäurelösung.
Näheres siehe: Ztschr. f. wiss. Mikroskop. 1895. 74. — Journ. Anat. Physiol. Paris 1894. 719. — Archiv. Anat. Microscop. 1901. 101. — Enzyklop. d. mikroskop. Techn. 1903. 538.

Regnauld's Reaktion auf Chloroform.
Erhitzt man Chloroform mit alkoholischer Kalilauge, so entsteht Äthylformiat und Kaliumchlorid. Verwendet man genügend Kalilauge, so wird das Äthylformiat verseift und es bildet sich Kaliumformiat.
Vergl. Hofmann's Reaktion.
Auf Alkohole in Chloroform prüft Regnault mittels Fuchsin (HCl) und Anilinblau (Triphenylrosanilin-HCl), die das Chloroform nur bei Anwesenheit von Alkoholen färben.
Journ. de Pharm. et de Chim. (4) 30. 160.

Regnauld-Retterer's Reagenz für mikroskop. Zwecke
ist eine Mischung von 5 g Ameisensäure mit 50 g Alkohol (36 Volum %).
Journ. Anat. Physiol. Paris 1892. 109.
Enzyklop. d. mikroskop. Techn. 1903. 24.

Rehm's Reagenz zum Färben mikroskop. Präparate.
1. Eine konzentr., wässerige Lösung von Congorot. Gebraucht wie Alt's Reagenz.
2. a) Eine 1 %ige Lösung von Ammoniakcarmin;
b) eine 0,1 %ige Lösung von Methylenblau.
Münchener med. Woch. 1892. 217.
Enzyklop. d. mikroskop. Techn. 1903. 158.

Rehm's Benzincolophonium
ist eine Lösung von 1 Teil Colophonium in 10 Teilen Benzin, die nach dem Absetzen der unlöslichen Substanzen eine hellgelbe, dünnflüssige Masse darstellt. Gebraucht als Einschlußmittel für mikroskopische Zwecke. Ebenso kann auch ein Chloroformcolophonium dargestellt und verwendet werden.
Münchener med. Woch. 1892. Nr. 13.
Ztschr. f. wiss. Mikroskop. 1892. 387.

Reich's Reaktionen auf ätherische Öle.
Nelkenöl enthält Furfurol und gibt daher mit Sesamöl und Salzsäure die bekannte Rotfärbung. — Nelkenöl, Pimentöl, Bayöl und andere Eugenol enthaltende Öle geben mit konz. Salzsäure beim Erwärmen sowie mit Zinnchlorür und Vanillinsalzsäure rote oder gelb- bis braunrote Färbungen. — Zimtaldehyd gibt mit Sesamöl und Salzsäure eine rotviolette Färbung, Vanillin eine blauviolette, Benzaldehyd eine gelbrote Färbung.
Ztschr. f. Unters. Nahr. Gen.-Mittel 1908. 452.
Chem. Zentralbl. 1908. II. 1895.

Reich's Reaktion auf Blut.
Erhitzt man Blut mit einer Mischung von 10 g Salzsäure und 90 g Aceton am Rückflußkühler, so erhält man eine rote Lösung, die für sich und nach Zusatz von Ammoniak charakteristische Absorptionsspektra und nach 1—2 Wochen eine schöne grüne Fluoreszenz zeigt.
Chem. Ztg. 1912. 138.

Reich's Reaktion auf Rohrzucker (und Stärkezucker).
Erhitzt man eine konzentr. Rohrzuckerlösung mit Kaliumdichromat zum Sieden, so wird letzteres unter Grünfärbung reduziert. Stärkezucker verhält sich indifferent.
Setzt man zu der konzentr. Lösung von reinem Rohrzucker etwas Kalilauge, erhitzt zum Sieden und gibt einige Tropfen Cobaltoxydlösung zu, so entsteht ein blauvioletter Niederschlag (auch nach dem Verdünnen mit Wasser). Stärkezucker bewirkt bei gleicher Behandlung einen schmutziggrünen Niederschlag (verdünnte Lösungen werden nicht gefällt).
Arch. der Pharm. 50. 293.
Chem. Zentralbl. 1847. 670.
Pharm. Zentrh. 1896. 452 u. 1907. 41.

Reichard's Reaktion auf Aconitin.
Man erwärmt eine Spur Aconitin mit einem Kryställchen orthoarsensaurem Natrium und einem Tropfen konzentr. Schwefelsäure, läßt

erkalten und gibt ein durchsichtiges Splitterchen Kaliumferrocyanid zu. Letzteres färbt sich nach 10 bis 15 Minuten hellblau und umgibt sich später mit einer blauen Zone.
Pharm. Zentrh. 1905. 479.
Chem. Zentralbl. 1905. II. 357.

Reichard's Reaktion auf Alkaloide
siehe: Chem. Zentralbl. 1904. II. 369. 1169. 1257. 1437. 1520. 1762.

Reichard's Reaktion auf Arbutin
siehe: Pharm. Zentrh. 1906. 555.
Chem. Zentralbl. 1906. II. 634.

Reichard's Reaktion auf Arekolin
siehe: Pharm. Zentrh. 1911. 711.

Reichard's Reaktionen auf α-Äthylidenmilchsäure
siehe: Pharm. Zentrh. 1912. 51.
Chem. Zentralbl. 1912. I. 1055.

Reichard's Reaktion auf Aluminium
ist identisch mit Wislicenus-Kaufmann's Reaktion (siehe diese).

Reichard's Reaktion auf Atropin
siehe: Chem. Ztg. 28. 1048.
Chem. Zentralbl. 1904. II. 1762.

Reichard's Reaktion auf Berberin
siehe: Pharm. Zentrh. 1906. 473.
Pharm. Ztg. 1906. 615.
Ztschr. f. analyt. Chem. 1912. 265.

Reichard's Reaktion auf Borax mit α-Nitroso-β-Naphthol
siehe: Pharm. Zentrh. 1907. 429.
Pharm. Ztg. 1906. 298.

Reichard's Reaktion auf Brucin
siehe: Chem. Ztg. 1904. 912.
Pharm. Ztg. 1904. 864.
Chem. Zentralbl. 1904. II. 1437. 1520.
M o s e r, Chem. Ztg. 1909. 309.

Reichard's Reaktionen auf Butterfett
siehe: Ztschr. f. analyt. Chem. 1910. 717.
Pharm. Zentrh. 1910. 107.

Reichard's Reaktionen auf Chinaalkaloide
siehe: Pharm. Ztg. 1905. 877.
Chem. Zentralbl. 1905. II. 1560.
Ztschr. f. angew. Chem. 1906. 579.
Südd. Apoth. Ztg. 1907. 26.

Reichard's Reaktionen auf Chinin und Cinchonin
siehe: Südd. Apoth. Ztg. 1905. 378 u. 654. u. 1907. 26.
Pharm. Ztg. 1905. 314.

Reichard's Reaktion auf Chinoidin
siehe: Pharm. Ztg. 1906. 532.
Ztschr. f. angew. Chem. 1907. 965.

Reichard's Reaktion auf Chlor-, Brom- und Jodalkalien
siehe: Pharm. Ztg. 1907. 221.
Chem. Ztg. 1907. Rep. 157.

Reichard's Reaktion auf Cobalt neben Nickel
siehe: Ztschr. f. analyt. Chem. 42. 10.
Chem. Zentralbl. 1903. I. 361.

Reichard's Reaktion auf Cocaïn
siehe: Pharm. Ztg. 1906. 168 u. 591.
Chem. Zentralbl. 1906. I. 974.
Pharm. Zentrh. 1906. 347.
Pharm. Zentrh. 1904. 645.
Chem. Zentralbl. 1904. II. 1169.
Ztschr. f. angew. Chem. 1907. 965.

Reichard's Reaktion auf Cocaïn und Tropacocaïn
siehe: Pharm. Zentrh. 1908. 337.
Pharm. Ztg. 1907. 698.
Ztschr. f. analyt. Chem. 1912. 325.
Chem. Ztg. 1907. 458.
Chem. Zentralbl. 1908. I. 2210.

Reichard's Reaktion auf Codeïn
siehe: Pharm. Zentrh. 1906. 727.
Chem. Zentralbl. 1906. II. 1220.

Reichard's Reaktionen auf Colchicin
siehe: Südd. Apoth. Ztg. 1912. 588.

Reichard's Reaktionen auf Convallarin und Convallamarin
siehe: Pharm. Zentrh. 1911. 183.
Chem. Zentralbl. 1911. I. 1451.

Reichard's Reaktionen auf Eiweiß.
Läßt man eine Mischung von Hühnereiweiß, Salzsäure und Quecksilberchlorid an der Luft eintrocknen, so färbt sich der Rückstand blau bis violett. Andere Reaktionen siehe: Pharm. Zentrh. 1910. 831. — Pharm. Ztg. 1910. 158. — Chem. Zentralbl. 1910. I. 1385. — Ztschr. f. analyt. Chem. 1911. 386.

Reichard's Indikator
ist Wismutoxyjodid. Zur Titration von Alkalien und Karbonaten benützt man eine Aufschwemmung von Wismuthydroxyd in Wasser mit einem genügenden Zusatz von Kaliumjodid, wovon man in die zu titrierende alkalische Flüssigkeit so viel zugibt, daß sie etwas getrübt erscheint. Diese weiße Trübung geht in Gelb über, sobald die Mischung sauer wird. Näheres siehe: Pharm. Zentrh. 1912. 1033.

Reichard's Reaktionen auf Milchsäure
siehe: Pharm. Zentrh. 1912. 51.
Zentralbl. d. ges. Arzneimittelkunde 1912. 76.

Reichard's Reaktion I auf Morphin
ist eine Modifikation von Marquis' Reaktion unter Verwendung von Formaldoxim.
Pharm. Ztg. 49. 523.
Andere Reaktionen siehe: Chem. Ztg. 28. 1182.
Chem. Zentralbl. 1904. II. 1763.
W ö r n e r, Pharm. Ztg. 49. 628.

Reichard's Reaktion II auf Morphin.
Bringt man etwas Morphinhydrochlorid nach Zusatz einiger Tropfen Formaldehyd (35 %) fast zur Trockene und setzt Zinnchlorürlösung zu, so entsteht bei vorsichtigem Eindampfen in der Wärme eine violette Färbung.
Pharm. Zentrh. 1906. 247.
Chem. Zentralbl. 1906. I. 1465.
Ztschr. f. analyt. Chem. 1906. 72.

Reichard's Reaktion auf Narceïn
siehe: Pharm. Zentrh. 1906. 1028.
Chem. Zentralbl. 1907. I. 379.

Reichard's Reaktion auf Narcotin
siehe: Pharm. Zentrh. 1907. 44.
Chem. Zentralbl. 1907. I. 848.

Reichard's Reaktion auf Nickel.
Wird ein entwässertes Nickelsalz in einer Porzellanschale mit trockenem Methylaminchlorhydrat erhitzt, so färbt sich die Mischung dunkelblau. Beim Erkalten verschwindet diese Färbung, um bei erneutem Erhitzen wieder zum Vorschein zu kommen.
Chem. Ztg. 1906. 556.
Pharm. Ztg. 1906. 545.
Chem. Zentralbl. 1906. II. 166.
Ztschr. f. angew. Chem. 1907. 959.

Reichard's Reaktionen der Opiumalkaloide mit Borsäure
siehe: Pharm. Ztg. 1906. 817.
Ztschr. f. angew. Chemie 1907. 965.

Reichard's Reaktion auf Papaverin
siehe: Pharm. Zentrh. 1907. 288. 313.
Chem. Zentralbl. 1907. I. 1812.

Reichard's Reaktion des Phenanthrenchinons
siehe: Pharm. Zentrh. 1905. 813.
Chem. Zentralbl. 1905. II. 1554.

Reichard's Reaktionen auf Physostigmin
siehe: Pharm. Zentrh. 1909. 375.
Chem. Zentralbl. 1909. I. 2025.

Reichard's Reaktion auf Pikrotoxin
siehe: Chem. Ztg. 30. 109.
Pharm. Prax. 1906. 414.

Reichard's Reaktion auf Pilocarpin
siehe: Pharm. Zentrh. 1907. 417.
Apoth. Ztg. 1907. 435.
Chem. Zentralbl. 1907. II. 190.

Reichard's Reaktionen auf Piperin
siehe: Pharm. Zentrh. 1905. 935.
Chem. Zentralbl. 1906. I. 290.
Pharm. Prax. 1906. 303.
Ztschr. f. analyt. Chem. 1912. 324.

Reichard's Reaktionen auf Saccharose
siehe: Pharm. Zentrh. 1910. 979.
Chem. Zentralbl. 1910. II. 1950.

Reichard's Reaktionen auf Salicylsäure
siehe: Pharm. Zentrh. 1910. 743—749.

Reichard's Reaktion auf Salpetersäure.
a) Nitrathaltige Lösungen werden bei Anwesenheit von Arbutin durch Schwefelsäure gelb gefärbt.
b) Erwärmt man Berberinhydrochlorid mit Salpetersäure, so geht die anfangs gelbe Färbung in Rotbraun über.
Näheres siehe: Chem. Ztg. 1906. 790. — Vergl. auch Südd. Apoth. Ztg. 1907. 247.

Reichard's Reaktion auf Santonin
siehe: Pharm. Ztg. 1907. 88.
Pharm. Zentrh. 1907. 230.
Chem. Zentralbl. 1907. I. 996.
Südd. Apoth. Ztg. 1907. 237.
Ztschr. d. öst. Apoth. Ver. 1907. 225.
Merck's Report 1907. 140.

Reichard's Reaktion auf Saponin
siehe: Pharm. Zentrh. 1910. 1199.

Reichard's Reaktionen auf Scopolamin
siehe: Pharm. Zentrh. 1907. 659.
Répert. de Pharm. 1908. 78.
Ztschr. f. analyt. Chem. 1912. 326.
Chem. Zentralbl. 1907. II. 1022.

Reichard's Reaktionen auf Sparteïn, Coniïn und Nicotin
siehe: Pharm. Zentrh. 1905. 255. 313. 385.
Chem. Zentralbl. 1905. I. 1261. 1486; II. 171.

Reichard's Reaktion auf Terpineol, Terpinhydrat und Terpentinöl
siehe: Pharm. Zentrh. 1905. 971.
Chem. Zentralbl. 1906. I. 403.
Pharm. Praxis 1906. 303.

Reichard's Reaktion auf Thebaïn
siehe: Pharm. Zentrh. 1906. 624.

Reichard's Reaktionen zur Unterscheidung von Butter und Schweinefett
siehe: Pharm. Zentrh. 1910. 107.
Chem. Zentralbl. 1910. I. 1061.

Reichard's Reaktionen zur Unterscheidung von Chloriden, Bromiden und Jodiden
siehe: Pharm. Ztg. 1907. 221.
Chem. Zentralbl. 1907. I. 1456.

Reichard's Reaktion auf Wismut
siehe: Pharm. Ztg. 1904. 947.
Chem. Zentralbl. 1904. II. 1554.

Reichard's Reaktionen auf Yohimbin
siehe: Pharm. Zentrh. 1907. 755.
Pharm. Ztg. 1907. 851.
Chem. Zentralbl. 1907. II. 1939.

Reichard's Reaktion auf Zinn
siehe: Pharm. Zentrh. 1906. 391.
Pharm. Ztg. 1906. 615.

Reichardt's Reaktion auf Arsen im Harn
beruht auf dem Verfahren von Marsh.
Arch. der Pharm. 217. 1.
Chem. Zentralbl. 1880. 826.

Reichardt's Reaktion auf Chloroform im Harn
beruht auf der Reduktion von Fehling's Reagenz unter Abscheidung von Kupferoxydul beim Erhitzen mit Chloroform. Empfindlichkeitsgrenze $= 1 : 4500$.
Arch. der Pharm. (3) 13. 252.
Chem. Zentralbl. 1878. 712.

Reichardt's Reaktion auf Jod.
Jod läßt sich neben Bromsalzen nachweisen, wenn man die wässerige Lösung der Salze mit 1 %igem Chlorgoldnatrium erhitzt und nach dem Abkühlen mit Chloroform schüttelt. Jod färbt dieses violett.
Pharm. Ztg. 1909.
Chem. Zentralbl. 1909. I. 783.

Reichardt's Reaktion auf Methylalkohol.
Zu 1 ccm Natronlauge (15 %) läßt man 2,5 ccm Alkohol mittels Pipette einlaufen, setzt 3 Tropfen einer 1 %igen Lösung von Natriumalizarinsulfonat zu und schwenkt um, so daß eine klare, blauviolette Mischung entsteht.

Nun fügt man auf einmal 0,30—0,35 g Oxalsäure in Substanz zu und schüttelt mehrmals tüchtig durch. Liegt Äthylalkohol vor, so bleibt die Färbung bestehen, andernfalls bildet sich eine am Reagenzglas haftende schmutzig violettfarben gelatineartige Masse, die nach einigen Stunden gelb wird.

Pharm. Ztg. 1912. 33. 134.
Zentralbl. d. ges. Arzneimittelk. 1912. 59.
Merck's Bericht 1912. 110.

Reichardt's Reaktion auf reduzierende Stoffe im Harn.

Zu einer Mischung von 8 ccm Wasser, 0,5 ccm neutraler 1%iger Goldchloridchlornatriumlösung und höchstens 0,1 ccm frisch bereiteter 1%iger Kaliumjodidlösung gibt man 1 ccm (eiweiß- und zuckerfreien) Harn (mit saurer Reaktion). Die Mischung färbt sich nach 1 Stunde violett, nach 6 Stunden blau. Nach 12 bis 15 Stunden fällt ein blaugefärbter Niederschlag aus. Näheres siehe: Pharm. Ztg. 1909. 1007.

Reichardt's Reaktion auf Salpetersäure.

Salpetersäure enthaltende Flüssigkeiten erzeugen in einer Lösung von Brucin in konzentr. Schwefelsäure eine intensiv rote Färbung. Empfindlichkeitsgrenze $= 1 : 256\,000$.

Ztschr. f. analyt. Chem. 9. 214.
Chem. Zentralbl. 1871. 495.
K e r s t i n g, Liebig's Annal. 125. 254.
L o n g i, Ztschr. f. analyt. Chem. 23. 350.

Reiche's Reaktion auf Gummi.

Kocht man Gummi einige Zeit mit Orcin und konzentr. Salzsäure, so entsteht eine rote bis violette Färbung und schließlich ein blauer Niederschlag, der sich auf Zusatz von Alkohol mit grünlichblauer Farbe löst. Diese Lösung nimmt mit Natronlauge eine violette Farbe und grüne Fluoreszenz an. Auch Bassorin und Kirschgummi verhalten sich ähnlich. Dextrin, Stärke und Cellulose geben unter gleichen Verhältnissen eine gelbe bis braungelbe Färbung.

Chem. News 38. 145.
Ztschr. f. analyt. Chem. 19. 357.

Reicher-Stein's Reagenzien zur kolorimetrischen Zuckerbestimmung im Blut und Serum.

a) Schwefelsäure (D. $= 1,84$).
b) Test-Traubenzuckerlösung von 0,02 %, für jedesmaligen Gebrauch herzustellen durch 50 fache Verdünnung einer 1%igen, 10 % Zinksulfat enthaltenden Stammlösung (2—3 Wochen haltbar).
c) Kohlenhydratfreie α - Naphtholtabletten von 0,05 g.
d) Solutio Ferri oxydati dialysati 10 % (D $=$ 1,15) (frei von Eisenchlorid), dient zur Enteiweißung des Serums.

Gebrauchsanweisung siehe: Biochem. Ztschr. 1911. 37. 343.

Reichl's (Mikosch's) Reagenz auf Eiweiß.

Eiweiß gibt mit einer Mischung von Ferrisulfat, verdünnter Schwefelsäure und alkoholischer Benzaldehydlösung eine blaue Färbung. Empfindlichkeitsgrenze $= 1 : 1500$.

Chem. Zentralbl. 1890. II. 475.
Chem. Ztg. 1889. Rep. 221.
Monatshefte f. Chem. 10. 317 u. 11. 155.
Ber. d. deutsch. botan. Ges. 1890. 33.

Reichl's Reaktion auf Glycerin (Glycereïnprobe).

Gleiche Teile Glycerin, Phenol und konzentr. Schwefelsäure, auf 120° C. erhitzt, scheiden eine braungelbe Masse aus, die sich in Wasser und Ammoniak mit carminroter Färbung löst.

Dingler's Journ. 235. 232.
Ztschr. f. analyt. Chem. 20. 381.

Reidisch-Celler's Reagenz auf Glukose

ist Fehling's Reagenz mit Rhodankalium, welch letzteres das Ausfallen von Kupferoxydul verhindert.

Journ. Americ. Med. Assoc. 1907. Nr. 4.
Klin. therap. Woch. 1907. 249.

Reimann-Unna's Reagenz zum Fixieren mikroskop. Präparate

ist eine 2%ige, wässerige Lösung von Chlorzink (oder Chlorcalcium). Näheres siehe: Med. Klinik 1912. 1319.

Reinhardt's Reagenzien zur Schwefelbestimmung im Eisen.

1. Eine Lösung von 20 g Cadmiumacetat in 1 Liter 10%igem Ammoniak.
2. Eine Lösung von 10 g Jod und 20 g Kaliumjodid in 2 Liter Wasser.
3. Eine Lösung von 25 g Natriumthiosulfat in 1 Liter Wasser.
4. 5 g Reisstärke verteilt man in einem Literkolben in 50 ccm Wasser, gibt 25 ccm Natronlauge (250 : 1000) zu und erhitzt nach Zugabe von 500 ccm Wasser zum Sieden. Nach dem Abkühlen werden 400 ccm Wasser zugesetzt.
5. Man löst 50 g Bleiacetat in 500 ccm Wasser und 10 ccm Essigsäure (50 %). 100 ccm dieser filtrierten Lösung versetzt man mit 150 ccm Natronlauge (25 : 100).

Näheres über die Anwendung dieser Reagenzien siehe:
Stahl u. Eisen 26. 799.
Ztschr. f. analyt. Chem. 1907. 332.

Reinitzer's Reaktion auf Pentosen

ist identisch mit Allen-Tollen's Orcinreaktion.
Ztschr. f. physiol. Chem. 14. 453.
Ztschr. f. analyt. Chem. 40. 544.

Reinsch's Reaktion auf Arsen.

Erhitzt man eine mit Salzsäure versetzte Arsenlösung mit einem blanken Kupferblech, so bildet sich auf diesem ein grauer Beschlag. (Die Abwesenheit von Quecksilber und Antimon vorausgesetzt.)

Ztschr. f. analyt. Chem. 1. 220; 3. 206. 5. 202; 39. 657.
L i p p e r t, Chem. Zentralbl. 1860. 968.
Vergl. auch M e i e r, Pharm. Zentralh. 1890. 105.
Journ. f. prakt. Chem. 82. 286.

Dieselbe Reaktion benutzt der Autor zum Nachweis der schwefligen Säure.

Neues Jahrb. d. Pharm. **16.** 277.
Chem. Zentralbl. 1862. 72.
O d l i n g , Journ. of the Chem. Soc. 1863.
247.

Reischauer's Reaktion auf Saccharin
siehe: Herzfeld-Reischauer's Reaktion.

Reischauer siehe Vogel-Reischauer.

Reitmann's Reagenzien zur Spirochaetenfärbung.
a) Alkohol absolut.; b) 2 %ige Phosphorwolframsäurelösung; c) Carbolfuchsin.
Deutsche med. Woch. 1905. 997.
Ztschr. f. wiss. Mikroskop. 1906. 577.

Remak's Reagenz zum Härten mikroskop. Prä-
parate.
Man löst 20 g Kupfersulfat in 150 ccm
Wasser und gibt 3 ccm Holzessig und 50 ccm
Alkohol zu.
Nach anderer Lesart: Eine Mischung von
50 ccm 2 %iger, wässeriger Kupfersulfatlösung
mit 50 ccm 25 %igem Alkohol und 35 Tropfen
Holzessig (Götte's Modifikation).
F o l , Lehrbuch 1884. 106.
Enzyklop. d. mikroskop. Techn. 1903. 540.

Remsen's Reaktion auf Saccharin neben Salicylsäure
ist identisch mit Börnstein's Reaktion. (Siehe
diese.)

Rénard's Reaktion auf Arachisöl im Olivenöl
besteht in der Isolierung der Arachinsäure,
deren Schmelzpunkt 75 ⁰ C. ist.
Journ. de Pharm. et de Chim. **15.** 48.
W i t t s t e i n 's Viertelj.-Schr. f. Pharm. **21.**
571.
Chem. Ztg. 1895. 451.
Ztschr. f. analyt. Chem. **12.** 231.
Chem. Zentralbl. 1872. 692.
Pharm. Zentrh. 1908. 231.
K r e i s , Chem. Ztg. 1895, 451.
S m i t h , Journ. Americ. Chem. Soc. **29.**
1756.

Renaut's Reagenzien zum Färben mikroskop.
Präparate.
1. Ein Gemisch von Ehrlich's Glycerin-
hämatoxylin (siehe dieses) mit getrennt
bereiteten Lösungen von Eosin in (1 %)
kochsalzhaltigem Glycerin und von Kalialaun (1 %) in reinem Glycerin. Das Reagenz färbt Kerne violett, Bindegewebe
perlgrau, elastische Fasern und Blutkörperchen dunkelrot. Das Zellprotoplasma und das Protoplasma der Achsen-
zylinder werden rosa, die Schleimzellen
blau gefärbt.
2. Eine Lösung von 1 g Hämatoxylin und 1 g
Alaun in 50 ccm Alkohol, 50 ccm Glycerin
und 50 ccm Wasser. Das Reagenz muß
einige Wochen an Licht und Luft reifen,
bis der Alkoholgeruch verschwunden ist.
3. Eine Lösung von Eosin (-Natrium) in
Wasser oder 30 %igem Alkohol.
Arch. de Physiol. 1881. 640.
S t r a s b u r g e r , Kl. Botan. Prakt. 1893.
220.

B e h r e n s' Tabellen 1892. 104. 109.
E b e r t h - F r i e d l ä n d e r , Mikroskop.
Techn. 1894. 118.
Ztschr. f. wiss. Mikroskop. 1884. 95.

Renker's Reaktionen auf Lignin.
Eine kritische Besprechung der bekannten
Ligninreaktionen.
Siehe: Papierfabrikant, Fest- und Auslands-
heft 1910.
Chem. Zentralbl. 1910. II. 999.

Renteln's Reagenz auf Alkaloide.
Man löst 3 g Natriumselenat in 80 ccm
Wasser und 60 ccm konzentr. Schwefelsäure.
Das Reagenz gibt mit verschiedenen Alka-
loiden charakteristische Farbenerscheinungen.
Dissert. Dorpat 1881.
B r a n d t , Dissert. Rostock 1875.

Renz' Reaktion auf Thallisalze.
Thallisalze, wie z. B. Thallichlorid bewirken
in alkoholischer Lösung auf Zusatz von α-
Naphthylamin eine violette Färbung oder Fällung. β-Naphthylamin (-chlorhydrat) bildet
mit Thallichlorid eine silberglänzende, krystallinische Doppelverbindung. Die Reaktion
kann auch zur Unterscheidung von α- und β-
Naphthylamin dienen.
Berl. Ber. 1902. 1114.
Chem. Zentralbl. 1902. I. 937.

Renz' Reaktion zur Unterscheidung von α- und
β-Naphthylamin
siehe: Renz' Reaktion auf Thallisalze.

Reoch's Reaktion auf freie Mineralsäuren im
Magensaft
beruht auf der Rotfärbung eines neutralen Gemisches von Rhodankalium- und Eisenchinin-
citratlösung, welche durch Mineralsäuren,
nicht aber durch verdünnte Milchsäure (2 %)
hervorgebracht werden soll.
The acidity of gastric juice. Journ. of Anat.
and Physiol. 1874. 274.
Pharm. Zentrh. 1888. 322.

Reoch's Reaktion auf Oxalsäure im Harn
beruht auf der Fällung des Calciumoxalates
mit Alkohol.
Siehe: Salkowski's Reaktion.

Réole's (Crouzel de la Réole's) Reagenz zur Prüfung der Bordeauxbrühe
ist eine 0,1 %ige, wässerige Lösung von Fluo-
reszein. Näheres siehe: Annal. Chim. analyt.
appl. 1912. **17.** 409. — Chem. Zentralbl. 1913.
I. 69.

Répiton's Reaktion auf Phenacetin, Aspirin und
Salophen
siehe: Répert. de Pharm. 1907. 113.
Apoth. Ztg. 1907. 249.
Ztschr. d. öst. Apoth. Ver. 1907. 225.
Südd. Apoth. Ztg. 1907. 314.

Répiton's Reaktion auf freie Säuren in organischen Flüssigkeiten
beruht auf der Reduktion von Fehling's Reagenz durch freie Mineral- oder organische
Säuren. Näheres siehe: Annal. Chim. analyt.
1908. 269. — Ztschr. f. analyt. Chem. 1910. 699.
— Chem. Zentralbl. 1908. II. 729.

Retger's Reagenz zur Bestimmung der Dichte von in Wasser löslichen Krystallen

ist Jodmethylen (D. $=$ 3,3), das mit Benzol auf ein niedrigeres spezifisches Gewicht gebracht werden kann. Näheres siehe: Ztschr. f. physik. Chem. (1898) **3.** 289 u. **4.** 189. — Chem. Zentralbl. 1898. I. 737 u. II. 733.

Das Reagenz läßt sich auch zur Trennung von Krystallen verschiedener Dichte verwenden.

Retterer's Reagenz zum Fixieren mikroskop. Präparate

ist eine Lösung von 5 g Platinchlorid und 6 g Eisessig in 100 ccm Wasser und 100 ccm Formaldehyd.

Journ. Anat. Physiol. Paris 1897. 463.
Enzyklop. d. mikroskop. Techn. 1903. 1143.

Reuss' Reaktion auf Atropin

ist identisch mit Gulielmo's Reaktion.

Reuter's Reaktionen zur Unterscheidung von Naphthalin

α- und β-Naphthol beruhen auf Farbenerscheinungen, welche beim Erhitzen genannter Stoffe mit geschmolzenem Chloralhydrat eintreten. Näheres siehe: Pharm. Ztg. **36.** 289. — Chem. Ztg. **15.** Rep. 143. — Ztschr. f. analyt Chem. **30.** 717.

Reuter's Reagenz auf p-Phenetidin im Phenacetin.

In 2,5 g geschmolzenes Chloralhydrat trägt man 0,5 g Phenacetin ein. Ist das letztere rein, so löst es sich farblos auf, wenn es nicht länger als 3 Minuten im siedenden Wasserbade erhitzt wurde. Spuren von Phenetidin bewirken eine intensive Blau- oder Violettfärbung.

Pharm. Ztg. **36.** 184.

Reuter's Reaktion auf Resorcin.

Einige ccm einer Lösung von Resorcin in Kalilauge (0,1 : 50) erwärmt man im Wasserbade und gibt einige Tropfen Chloroform zu. Die Flüssigkeit färbt sich sehr bald intensiv rot. An Stelle von Chloroform kann man auch Bromoform, Chloralhydrat oder Bromalhydrat verwenden.

Pharm. Ztg. **36.** 292.
Chem. Ztg. **15.** Rep. 143.
Ztschr. f. analyt. Chem. **30.** 718.
Diese Reaktion stammt von Guareschi:
Pharm. Ztg. **36.** 299.
Berl. Ber. 1872. 1055.

Reuter's Reagenz zum Färben mikroskop. Präparate

siehe: Romanowsky-Reuter's Reagenz und Ztschr. f. Bakt. **30.** 248.

Reuter's Formolalkohol (zum Fixieren)

ist eine Mischung von 10 g Formaldehyd (40 %) und 90 g absolutem Alkohol.

Ztschr. f. wiss. Mikroskop. **23.** 465.

Reynold's Reaktion auf Aceton im Harn.

Man schüttelt den Harn mit frisch gefälltem Quecksilberoxyd und filtriert; war Aceton vorhanden, so läßt sich im Filtrate Quecksilber nachweisen, das als Acetonquecksilber in Lösung gegangen ist. Der Nachweis des Quecksilbers geschieht entweder mit Schwefelammon (Schichtprobe) oder mit Bettendorf's Reagenz.

Proc. Roy. Soc. **19.** 431. (1871).
Ztschr. f. Chem. (2) **7.** 254.
Ztschr. f. analyt. Chem. **24.** 148.
S a l k o w s k i , Ztschr. f. analyt. Chem. **34.** 125.
S t a d l e r , Americ. Journ. of Pharm. 1905. 106.
Apoth. Ztg. 1905. 319.
W e s t e r , Pharm. Weekbl. **44.** 601.

Reynold's Reaktion auf Methylalkohol im Äthylalkohol.

Eine kleine Menge des zu prüfenden Alkohols destilliert man, gibt 3 Tropfen sehr verdünnte Quecksilberchloridlösung und überschüssige Kalilauge zu und schüttelt unter Erwärmung um. Bei Anwesenheit von Methylalkohol löst sich der entstandene Niederschlag von Quecksilberoxyd auf. Man teilt die erwärmte Lösung in 2 Teile. Der eine Teil gibt nach dem Ansäuern mit Essigsäure einen flockigen, gelblichweißen Niederschlag, der andere Teil gibt einen ähnlichen Niederschlag beim Erhitzen bis zum Sieden, wenn Methylalkohol vorhanden war.

Pharm. Journ. **5.** 272.
Ztschr. f. analyt. Chem. **3.** 504; **4.** 220.

Reynold's Reaktionen auf Natriumthiosulfat.

1. Man kocht mit etwas Salzsäure und weist den abgeschiedenen Schwefel nach Zusatz von Natronlauge durch Nitroprussidnatrium nach (Béchamp's Reaktion). Empfindlichkeitsgrenze $=$ 1 : 6000.
2. Thiosulfat wird noch in Lösung 1 : 30 000. Wasser durch Eisenchlorid rot gefärbt.
3. Jodamylumlösung wird von Thiosulfat in Lösung 1 : 160 000 noch entfärbt.
4. Eisenchloridlösung wird durch Thiosulfat reduziert. Empfindlichkeitsgrenze $=$ 1 : 130 000.
5. Thiosulfat wird noch 1 : 500 000 durch Zink- und Salzsäure unter Bildung von Schwefelwasserstoff zersetzt (Bleipapier).

Chem. News 1863. 283.
Ztschr. f. analyt. Chem. **3.** 146.

Reynold-Gunning's Reaktion auf Aceton.

Siehe: Reynold's Reaktion.

Rhead's Reagenz zur Bestimmung von Kupfersalzen

ist eine volumetrische Lösung von Titantrichlorid, welche Cupri- und Ferrisalze bei Gegenwart von Salzsäure und Kaliumsulfocyanid reduziert. Näheres siehe: Proceed. Chem. Soc. **22.** 244. — Journ. Chem. Soc. London **89.** 1491. — Chem. Zentralbl. 1906. II. 1662.

Ribbert's Reagenz zur Bakterienfärbung

ist eine konzentr., wässerige Lösung von Dahliaviolett, der auf 100 ccm noch 50 ccm

Alkohol und 12,5 ccm Eisessig zugemischt sind.

Eberth - Friedländer, Mikroskop. Techn. 1894. 201.

Ztschr. f. wiss. Mikroskop. 1885. 556.

Ricci's Reaktion auf Aceton.

10 ccm Harn versetzt man mit 10 Tropfen Eisessig, 10 Tropfen gesättigter Natriumcyanidlösung (Natriumnitroprussiat?) und schichtet über diese Mischung einige Tropfen Ammoniakflüssigkeit. Bei Gegenwart von Aceton entsteht ein violetter Ring. Empfindlichkeitsgrenze 2 cg Aceton im Liter.

Il policlinico 1907, 17. Nov.

Münchener med. Woch. 1908. 814.

Ztschr. f. angew. Mikroskop. 1908. 38.

Rice's Reagenz auf Phenol.

Man löst 1 g Kaliumchlorat in 10 ccm konzentr. Salzsäure und gibt nach 10 Minuten 15 ccm Wasser zu. Nach dem Entfernen des über der Flüssigkeit befindlichen Chlorgases schichtet man über die Flüssigkeit Ammoniakflüssigkeit. Gibt man einen Tropfen einer phenolhaltigen Flüssigkeit zu, so färbt sich die Ammoniakschicht rosenrot bis rotbraun. Empfindlichkeitsgrenze $= 1 : 12\,000$. (Kreosot gibt diese Reaktion ebenfalls.)

Americ. Journ. of Pharm. **45.** 98.

Ztschr. f. analyt. Chem. **13.** 237.

Neues Jahrb. d. Pharm. **39.** 334.

Chem. Zentralbl. 1873. 717.

Richard's Reaktion auf Morphin.

Erwärmt man Morphin mit einer farblosen, 0,1 %igen Lösung von Ammoniummetavanadat und Schwefelsäure, so entsteht eine bläulichgrüne bis hellgrüne Färbung. Bei Verwendung von Natriumwolframat erhält man unter denselben Bedingungen eine hellblaue bis violette Färbung. Farblose Titanschwefelsäure wird mit Morphin an der Berührungsstelle schwarz, beim Umschwenken blutrot gefärbt, beim Verdünnen mit Wasser alsdann entfärbt.

Ztschr. f. analyt. Chem. **42.** 95.

Pharm. Praxis 1903. 181.

Richard's Reaktionen auf Quecksilberoxycyanid.

Behandelt man Quecksilberoxycyanid mit konzentr. Ammoniakflüssigkeit, so löst es sich nur teilweise, während ein gelber Niederschlag zurückbleibt. Quecksilbercyanid löst sich dagegen vollständig.

Journ. de Pharm. et de Chim. (6) **18.** 553.

Chem. Zentralbl. 1904. I. 508.

Chem. Ztg. **27.** Rep. 325.

Ztschr. f. analyt. Chem. 1905. 133.

Richardson's Reaktion auf α- und β-Naphthol.

0,05 g Sulfanilsäure löst man in 5 ccm Normal-Natronlauge und gibt 5 ccm Normal-Schwefelsäure und dann 0,02 g Natriumnitrit (in einigen Tropfen Wasser gelöst) zu. Diese Mischung gießt man in eine Lösung von 0,04 g Naphthol in 0,5 ccm Natronlauge. α-Naphthol gibt eine dunkelblutrote, β-Naphthol eine rötlichgelbe Färbung. α-Naphthol wird alsdann auf Zusatz von verdünnter Schwefelsäure dunkelbraun gefällt, β-Naphthol bleibt damit unverändert.

Chem. News 65. 18.

Ztschr. f. analyt. Chem. **31.** 330.

Richardson's Reagenz auf Wasserstoffsuperoxyd.

Man kocht Titandioxyd mit starker Schwefelsäure, verdünnt, filtriert und versetzt das Filtrat mit Ammoniak. Der entstandene Niederschlag wird nach dem Auswaschen in kalter, verdünnter Schwefelsäure gelöst. Mit Wasserstoffsuperoxyd gibt das Reagenz Gelbfärbung. Empfindlichkeitsgrenze $= 1 : 1\,800\,000$.

Journ. of the Chem. Soc. **63.** 1109.

Ztschr. f. analyt. Chem. **35.** 630.

Vergl. Staedel, Ztschr. f. angew. Chem. 1902. 642.

Vergl. Jackson's Reaktion auf Titan.

Knecht-Hibbert, Berl. Ber. **38.** 3318.

Richardson's Reagenz auf Typhus siehe Gruber-Widal.

Richaud - Bidot's Reaktion zur Prüfung von galenischen Präparaten

dient zum Nachweis von Chlorophyll, ob das betreffende Präparat aus den Wurzeln, Blüten und Samen oder aus den Blättern bereitet worden ist. Zu diesem Zweck löst man das Präparat in Wasser, verdünnt bis zur Farblosigkeit und setzt dann einige Tropfen Ammoniakflüssigkeit zu. Nur bei Blätterpräparaten bildet sich an der Oberfläche ein grünlichgelber Ring. (Nur Präparate aus Polygalawurzel sollen diese Reaktion auch geben.)

Journ. de Pharm. et de Chim. 1908. I. 278.

Pharm. Ztg. 1908. 786.

Apoth. Ztg. 1908. 245.

Répert de Pharm. 1908. 139.

Richaud-Bidot's Reagenz auf Ferrosalze

ist eine Lösung von 25 g Natriumphosphowolframat in 5 ccm Salzsäure und 250 ccm Wasser. — Ferrosulfatlösung wird durch das Reagenz nach Zusatz von Natronlauge blau gefärbt. Die Färbung verschwindet beim Ansäuern.

Journ. de Pharm. et de Chim. 1909. I. 230.

Apoth. Ztg. 1909. 218.

Chem. Zentralbl. 1909. I. 1196.

Merck's Bericht 1909. 95.

Répert. de Pharm. 1909. 138, 213.

Riche-Bardy's Reaktion auf Äthylalkohol im Methylalkohol.

Erhitzt man Methylalkohol mit Schwefelsäure, verdünnt mit Wasser und destilliert, so wird das Destillat nach Zusatz von Schwefelsäure und Kaliumpermanganat und zuletzt von Natriumthiosulfat bei Anwesenheit von Äthylalkohol durch verdünnte Fuchsinlösung violett gefärbt.

Compt. rend. **82.** 768.

Berl. Ber. 1876. 638.

Rupp, Chem. Ztg. 1887. Rep. 25.

Riche-Bardy's Reaktion auf Methylalkohol im Äthylalkohol

beruht auf der Überführung der Alkohole in Methyl- und Äthylanilin durch Behandlung mit Jod, Phosphor und Anilin und der Oxydation des Reaktionsproduktes (mit Zinnchlorid etc.) in alkalischer Lösung, wobei ein Körper entsteht, der je nach der Menge des vorhandenen Methylalkohols sich mit mehr oder weniger violetter Farbe in Alkohol löst. Näheres siehe: Berl. Ber. 8. 697. — Ztschr. f. analyt. Chem. 15. 342. — Compt. rend. 80. 1076. S c u d d e r , Journ. Americ. Chem. Assoc. 27. 893.

Richemont siehe Desbassins de Richemont.

Richmond's Reaktion auf halogenhaltige Triazokörper.

Schüttelt man die alkoholische Lösung eines halogenhaltigen Triazokörpers mit Quecksilber und konz. Schwefelsäure, so bildet sich eine Abscheidung von Halogenquecksilber.
The Analyst 33. 180.
N e a v e , ebenda 34. 345.
Chem. Zentralbl. 1909. II. 1078.

Richmond-Boseley's Reaktion auf Formaldehyd in Milch

ist eine Modifikation von Hehner's Reaktion. Hiernach mischt man gleiche Teile Milch und Wasser mit 4 Volumteilen konzentr. Schwefelsäure, in der eine geringe Menge Ferrisulfat gelöst wurde. Bei Anwesenheit von Formaldehyd entsteht eine violette Färbung.
A c r e e , Journ. Biol. Chem. 1906. 145.
Chem. Zentralbl. 1906. II. 1361.
Man destilliert die Milch, versetzt das Destillat mit Peptonlösung und dann mit konzentr. Schwefelsäure. Formaldehyd bewirkt Blaufärbung.
Eine Lösung von Diphenylamin in Wasser und Schwefelsäure gibt mit Formaldehyd einen weißen, flockigen Niederschlag. Zusatz von Salpeter bewirkt Grünfärbung.
The Analyst 1895. 154.
Chem. Zentralbl. 1895. II. 463 u. 1896. I. 1145.

Rideal's Reaktion auf Formaldehyd in Milch
beruht auf der rötlichen Färbung, die Formalin-Milch mit Schiff's Reagenz erzeugt.
The Analyst 1895. 157.
R i c h m o n d - B o s e l e y , ebenda 1896. 92.
Chem. Zentralbl. 1896. I. 1145.

Ridenour's Reaktion auf Salicylsäure.
Eine Lösung von Salicylsäure wird bei Anwesenheit von Ammoniumkarbonat durch Wasserstoffsuperoxyd (zirka 2,3 %) kirschrot gefärbt.
Chem. Zentralbl. 1899. II. 848.
Pharm. Zentrh. 1899. 785.

Riechelmann-Leuscher's Reaktion auf Teerfarbstoffe in Teigwaren
beruht auf der Gelbfärbung von Wasser, wenn das betreff. Präparat mit Wasser und Aceton am Rückflußkühler erhitzt und das Aceton abdestilliert wird. Das restierende gelbe Wasser färbt auch weiße, unpräparierte Wolle gelb. Näheres siehe: Ztschr. f. öffentl. Chem. 1902. 204. — Fresenius, Ztschr. Unters. Nahr. Gen.-Mitt. 1907. 13. 133. — Heiduschka, Pharm. Zentrh. 1908. 177.

Rieckher's Reaktion auf Arsen
beruht auf der Bildung von Silberarseniat (gelber Niederschlag) auf Zusatz von Silbernitrat zu einer möglichst neutralen Arseniatlösung. Empfindlichkeitsgrenze $= 1 : 200\,000$. Näheres siehe: Ztschr. f. analyt. Chem. 3. 204; 5. 201.

Riedel's Reaktionen auf Antituman (chondroitinschwefelsaures Na.).

Kocht man 5 ccm Antituman mit 1 ccm Salzsäure und setzt dann Baryumchlorid zu, so entsteht ein Niederschlag von Baryumsulfat. — Antituman reduziert alkalische Kupfertartratlösung in der Wärme nicht, wohl aber nach dem Erhitzen mit Salzsäure. — Antituman gibt mit Gelatinelösung nach dem Ansäuern mit Essigsäure einen Niederschlag, Eiweißreagenzien sind ohne sichtbare Einwirkung. — Bleiessig bewirkt einen weißen Niederschlag. — Beim Erwärmen mit Natronlauge entwickelt sich unter Gelbfärbung Ammoniak.
Pharm. Zentrh. 1910. 949.

Riegel's Reaktion auf Formaldehyd (in Milch)
beruht auf einer dunkelroten Färbung der Milch durch salpetersäurehaltige Schwefelsäure bei Anwesenheit von Formaldehyd.
Molkerei Ztg. 1902. 369.

Riegler's Reagenz auf Acetessigsäure im Harn
ist eine Lösung von 6 g krystallisierter Jodsäure in 100 ccm Wasser. 50 ccm des zu prüfenden Harns säuert man mit 20—30 Tropfen konzentr. Schwefelsäure an und mischt dann mit 50 ccm Reagenz. Bei Anwesenheit von Acetessigsäure entsteht eine Rosafärbung, welche nach zirka $^1/_2$ Stunde wieder verschwindet. Die Färbung geht beim Schütteln mit Chloroform in letzteres nicht über (charakteristisch!), während normaler Harn unter gleichen Bedingungen das Chloroform violett färbt.
Wiener med. Blätter 1902. 227.
Pharm. Zentrh. 1902. 249.
Südd. Apoth. Ztg. 1903. 216.
G a b r i t s c h e w s k y , Berl. klin. Woch. 1902. 498.
V o l t o l i n i , Münchener med. Woch. 1903. 698.
Apoth. Ztg. 1903. 281.
R u h e m a n n , Berl. klin. Woch. 1905. 1252.
2 ccm n o r m a l e n Harn versetzt man mit 2 ccm 10 %iger Jodsäurelösung und 3 ccm Chloroform und schüttelt um. Das Chloroform wird violett gefärbt sein. Jetzt gibt man 10 ccm des zu prüfenden Harns zu und schüttelt abermals. Ist Acetessigsäure vorhanden, so entfärbt sich das Chloroform. Letztere Reaktion soll eindeutiger sein.
Münchener med. Woch. 1906. 448.

Riegler's Reaktion II auf Acetessigsäure
ist eine Modifikation von Arnold's Reaktion.
Münch. med. Woch. 1906. 448.
Pharm. Ztg. 1906. 335.
Pharm. Zentrh. 1907. 579.

Riegler's Reagenz auf Albumosen und Peptone ist Paradiazonitranilinlösung (siehe: Riegler's Reagenz auf Salicylsäure). — 10 ccm Harn versetzt man mit 10 ccm Reagenz und dann mit 30 Tropfen Natronlauge (10 %). Bei Anwesenheit von Albumosen und Peptonen entsteht eine gelbrote bis blutrote Färbung. Näheres siehe: Pharm. Zentrh. 1899. 707.

Auch Eiweiß läßt sich mit diesem Reagenz nachweisen.

Wiener med. Blätter 1899. 811.

Riegler's Reaktion auf Aldehyde

siehe dessen Reaktion auf Formaldehyd und Glukose oder

Ztschr. f. analyt. Chem. **42.** 168.

Riegler's Reagenz auf Alkaloide.

Asaprol gibt mit sauren Alkaloidlösungen einen Niederschlag, der beim Erwärmen sich löst, beim Erkalten sich wieder ausscheidet.

Pharm. Zentrh. 1896. 845.

Ztschr. f. analyt. Chem. **37.** 726.

Riegler's Reagenz auf Ammoniak (und stickstoffhaltige organische Stoffe, welche mit starken Basen Ammoniak geben).

1 g p-Nitranilin löst man unter Erwärmen in 2 ccm Salzsäure und 20 ccm Wasser, gibt 160 ccm Wasser und dann (nach dem Erkalten) eine Lösung von 0,5 g Natriumnitrit in 20 ccm Wasser zu. Näheres siehe: Chem. Ztg. 1897. Rep. 307. — Chem. Zentralbl. 1898. I. 272.

Riegler's Reagenz auf Blutfarbstoffe.

Man löst 10 g Natriumhydroxyd in 100 ccm Wasser, gibt 5 g Hydrazinsulfat hinzu, schüttelt, bis Lösung erfolgt ist, und setzt schließlich 100 ccm Alkohol (96 %) zu. Nach 2 Stunden wird die Mischung filtriert. Dieses Reagenz gibt mit Blut, Oxyhämoglobin, Hämoglobin und Hämatin eine schöne purpurrote Lösung mit charakteristischen Absorptionsstreifen.

Ztschr. f. analyt. Chem. 1904. 541.

Palleske, Ärztl. Sachverst. Ztg. 1905, Nr. 19.

Merck's Bericht 1904. 99.

Pharm. Ztg. 1904. 1042.

Riegler's Asaprolreagenzien auf Eiweiß im Harn.

1. 8 g Asaprol (Abrastol) und 8 g Citronensäure löst man in 200 ccm Wasser. Eiweißhaltiger Harn wird durch dieses Reagenz getrübt. Die refraktometr. Bestimmung des Eiweißes nach Riegler siehe Wiener mediz. Blätter 1895 Nr. 48. Nach dieser Methode wird das Eiweiß durch Asaprol gefällt und in Kalilauge von bekanntem Brechungsexponenten gelöst. Aus der Differenz dieses Exponenten mit dem Exponenten der alkalischen Eiweißlösung berechnet sich nach Riegler das chemisch reine Albumin. (Bestimmung im Refraktometer von Pulfrich.)

2. Auch eine 10 %ige Lösung von Asaprol, die mit $^1/_{10}$ Volumen konzentr. Salzsäure versetzt ist, zeigt Eiweiß und Peptone noch in 0,01 %iger Lösung an.

Répert. de Pharm. **51.** 60.

Wiener klin. Woch. 1894. Nr. 52.

Ztschr. f. analyt. Chem. **38.** 485.

Merck's Bericht 1895. 52.

Riegler's Reagenz I auf Eiweiß und Albumosen.

Man löst 4 g Alumnol (β-naphtholdisulfosaures Aluminium) und 4 g Citronensäure in 100 ccm Wasser. 10 ccm der zu prüfenden Flüssigkeit versetzt man mit 20—30 Tropfen Reagenz. Eiweiß bewirkt eine Trübung, die sich beim Erwärmen nicht löst, Albumosen bewirken eine Trübung, die beim Erwärmen verschwindet. Auch die freie β-Naphtholsulfosäure (Naphtholdisulfosäure?) in 5 %-iger, wässeriger Lösung kann als Reagenz benützt werden. Empfindlichkeitsgrenze = 1 : 40 000.

Pharm. Zentrh. 1897. 379.

Ztschr. f. analyt. Chem. **38.** 68.

Riegler's Reagenz II auf Eiweiß.

Man löst 5 g β-Naphthalinsulfosäure in 100 ccm Wasser und filtriert. 5—6 ccm Harn versetzt man mit 20—30 Tropfen Reagenz. Bei Anwesenheit von Eiweiß, Albumosen und Peptonen entsteht eine Trübung oder Fällung. Der durch Eiweiß hervorgerufene Niederschlag verschwindet beim Erwärmen nicht, wohl aber der durch Albumosen und Peptone erzeugte. Empfindlichkeitsgrenze = 1 : 40 000.

Merck's Bericht 1897. 22.

Merck's Index 1902. 263.

Pharm. Zentrh. 1897. 379.

Riegler's Reaktion auf Formaldehyd in Milch.

2 ccm Milch und 2 ccm Wasser schüttelt man mit zirka 0,1 g salzsaurem Phenylhydrazin bis zu dessen Lösung und gibt 10 ccm Natronlauge (10 %) zu. Hierauf schüttelt man etwa $^1/_2$ Stunde lang. Bei Anwesenheit von Formaldehyd entsteht eine rosarote Färbung.

Pharm. Zentrh. 1900. 769.

Ztschr. f. analyt. Chem. **40.** 564 u. **42.** 168.

Riegler's Reagenz auf Gallenfarbstoffe.

Man löst 5 g p-Nitranilin in 25 ccm Wasser und 6 ccm konzentr. Schwefelsäure, gibt 100 ccm Wasser und eine Lösung von 3 g Natriumnitrit in 25 ccm Wasser zu und ergänzt die klare Lösung mit Wasser auf 500 ccm. Die Lösung von Nitranilin und Natriumnitrit bewahrt man getrennt auf. — 20 ccm Harn werden mit 5 ccm Chloroform etwa 3 Minuten lang geschüttelt. Nach $^1/_2$ Stunde läßt man die Chloroformschicht abfließen, gibt ein gleiches Volumen absoluten Alkohol zu derselben und schüttelt die Mischung mit 2 ccm Reagenz. Bei Anwesenheit von Gallenfarbstoffen färbt sich die Chloroformschicht nach einiger Zeit gelbrot bis rot.

Wiener med. Blätter 1899. 271.

Ztschr. f. analyt. Chem. **39.** 735.

Wiener med. Presse 1905. 638.

Vergl. Clemens' u. Ehrlich's Reaktion auf Gallenfarbstoffe.

Schildbach, Zentralbl. f. innere Med. 1905. Nr. 45.

Riegler's Reaktion I auf Glukose im Harn.

1 ccm Harn erhitzt man auf der Flamme mit je einer Messerspitze kryst. Natriumacetats und Phenylhydrazinchlorhydrats. Bei Anwesenheit von Glukose tritt innerhalb einer Minute eine rotviolette Färbung auf.

Deutsche med. Woch. 1901. 40.
Ztschr. f. analyt. Chem. 40. 564.
Pharm. Zentrh. 1901. 120.

Riegler's Reaktion II auf Glukose im Harn.

1 ccm Harn kocht man mit einer Messerspitze voll oxalsaurem Phenylhydrazin und 10 ccm Wasser unter Umschütteln bis zur Lösung. Nach Zugabe von 10 ccm Kalilauge (10 %) verschließt man das Kölbchen und schüttelt kräftig. Bei Anwesenheit von Glukose wird die Mischung sofort oder innerhalb einer Minute rosarot. Später auftretende Färbung ist nicht beweisend. Empfindlichkeitsgrenze = 0,05 %.

Deutsche med. Woch. 1903. 266.
Apoth. Ztg. 1903. 250.
Pharm. Ztg. 1903. 371.
Ztschr. f. analyt. Chem. 42. 169.
Merck's Bericht 1903. 152.

Riegler's Reagenz auf Harnsäure.

(Diazoreagenz.) 0,5 g p-Nitranilin bringt man durch vorsichtiges Erhitzen in 10 ccm Wasser und 15 Tropfen konzentr. Schwefelsäure zur Lösung und gibt nach dem Erkalten 20 ccm Wasser und dann unter Kühlen und Umschütteln 10 ccm 2,5 %ige Natriumnitritlösung zu. Nach $^1/_4$ Stunde verdünnt man mit 60 ccm Wasser und filtriert. Versetzt man 10 ccm einer Harnsäurelösung mit 10 Tropfen Reagenz und 10 Tropfen 10 %iger Natronlauge, so färbt sich die Mischung erst gelbrötlich, dann blau oder grün. Die Reaktion ist zum direkten Nachweise der Harnsäure im Harn nicht geeignet.

Wiener med. Blätter 1897. 427.
Ztschr. f. analyt. Chem. 38. 130.

Riegler's Reaktion auf Harnsäure.

Man schüttelt 5 ccm der zu prüfenden Flüssigkeit mit etwas Phosphormolybdänsäure und läßt dann 10—15 Tropfen konzentr. Natronlauge zufließen. Bei Anwesenheit von Harnsäure (auch von Guanin, Alloxan und Alloxantin) färbt sich die Mischung sofort intensiv blau. Empfindlichkeitsgrenze = 1 : 100 000.

Wiener med. Blätter 1901. 789 oder
Pharm. Zentrh. 1902. 787.
R o s e n b e r g, Wiener med. Blätter 1902. 480.
Pharm. Zentrh. 1903. 621.

An Stelle von Natronlauge läßt sich auch eine 10 %ige Lösung von Dinatriumphosphat verwenden: 10 Tropfen oder einige Körnchen der zu prüfenden Substanz und einige Kryställchen Phosphormolybdänsäure versetzt man in einem Schälchen mit 20 Tropfen Dinatriumphosphatlösung. Sofortige Blaufärbung zeigt Harnsäure an.

Wiener med. Blätter 1902. 405.
Pharm. Zentrh. 1902. 338.

Ztschr. f. analyt. Chem. 1912. 466.
L e t u r c, Répert. de Pharm. 1907. 248.

Riegler's Reagenz zur Harnstoffbestimmung.

(Modifikation von Millon's Reagenz.) 10 ccm Quecksilber löst man in 130 ccm Salpetersäure (D. = 1,4) und verdünnt mit 140 ccm Wasser. Näheres siehe: Ztschr. f. analyt. Chem. 33. 49. u. Ztschr. f. Krankenpflege 1904. Nr. 6.

Riegler's Reaktion auf Milchzucker in Milch.

Eine Mischung von 1 ccm Milch, 2—3 ccm Wasser, zirka 0,1 g salzsaurem Phenylhydrazin und einer Messerspitze voll Natriumacetat erhitzt man zum Sieden und gibt 10 ccm Natronlauge (10 %) zu. Die Mischung färbt sich rosa und nach einigen Minuten rot. Mit dieser Reaktion läßt sich auch Traubenzucker im Harn etc. nachweisen.

Pharm. Zentrh. 1900. 770.
Chem. Zentralbl. 1901. II. 872.

Riegler's Reaktion auf Indikan im Harn.

10 ccm Harn, 2—3 ccm Chloroform, eine Federmesserspitze voll (zirka 0,05 g) Baryumsuperoxyd und 10 ccm konzentr. Salzsäure schüttelt man 1—2 Minuten lang kräftig durch. Bei Anwesenheit von Indikan färbt sich das Chloroform blau.

Pharm. Zentrh. 1903. 567.
Apoth. Ztg. 1903. 603.
Südd. Apoth. Ztg. 1903. 624.

Riegler's Reaktion auf Jod im Harn.

10 ccm Harn versetzt man mit 0,05 g Baryumsuperoxyd und 2—3 ccm Stärkelösung, schüttelt um und gibt 10 Tropfen Salzsäure zu. Bei Anwesenheit von Jod tritt Blaufärbung auf.

Pharm. Zentrh. 1903. 565.
Pharm. Ztg. 1903. 835.
Chem. Zentralbl. 1903. II, 772.

Riegler's Reaktion auf Phosphorsäure

beruht auf der Tatsache, daß aus einer ammoniakalischen Lösung von Ammoniumphosphomolybdat durch Chlorbaryum die Phosphorsäure quantitativ gefällt wird (als $Ba_{27}[MoO_4]_{24}P_2O_8 + 24H_2O$). Näheres siehe: Ztschr. f. analyt. Chem. 41. 675.

Riegler's Reaktion auf Saccharin.

(p-Diazonitranilinlösung.) Man löst 2,5 g p-Nitranilin in 25 ccm Wasser und 5 ccm konzentr. Schwefelsäure. Hierauf verdünnt man mit 25 ccm Wasser und gibt eine Lösung von 1,5 g Natriumnitrit in 20 ccm Wasser zu. Nach gutem Umschwenken ergänzt man die Mischung mit Wasser auf 250 ccm und filtriert. — Zum Nachweis des Saccharins wird seine wässerige, schwach alkalische Lösung tropfenweise und unter Umschwenken mit obigem Reagenz versetzt, mit Äther ausgeschüttelt und die abgehobene ätherische Schicht mit Natronlauge oder Ammoniak geschüttelt. Die ätherische Schicht färbt sich dabei grün bis blaugrün. Näheres siehe: Ztschr. f. analyt. Chem. 41. 121 u. Pharm. Zentrh. 1900. 563.

Riegler's Reaktion auf Salicylsäure.

Zu einer Lösung von 0,01 g Salicylsäure in 10 ccm Wasser und 2 Tropfen 10 %iger Natronlauge läßt man unter Umschwenken tropfenweise p-Diazonitranilinlösung (siehe: Riegler's Reagenz auf Saccharin) zufließen, bis die auftretende rote Färbung eben wieder verschwunden ist. Man schüttelt mit 10 ccm Äther aus, hebt letzteren ab und schüttelt ihn mit 20 Tropfen 10 %iger Natronlauge. Der Äther ist farblos, die Natronlauge rot gefärbt. Gibt man zu dem abermals abgehobenen Äther 5 ccm Ammoniak und schüttelt, so färbt sich letzterer rot. Der Äther bleibt farblos.

Ztschr. f. analyt. Chem. **41.** 121.

Pharm. Zentrh. 1900. 564.

Riegler's Naphthionsäurereagenz auf salpetrige Säure.

0,02—0,03 g krystallisierte Naphthionsäure schüttelt man mit zirka 5 ccm der zu prüfenden Flüssigkeit, gibt 3 Tropfen konzentr. Salzsäure zu und schüttelt eine Minute lang kräftig um. Schichtet man über diese Mischung vorsichtig 20—30 Tropfen Ammoniak, so bildet sich bei Anwesenheit von salpetriger Säure ein rosa gefärbter Ring. Beim Mischen wird die Flüssigkeit rosa bis dunkelrot.

Ztschr. f. analyt. Chem. **35.** 677.

Colorimetrische Bestimmung der salpetrigen Säure mit Riegler's Reagenz siehe: Ztschr. f. analyt. Chem. **36.** 306.

Riegler's Naphtholreagenz auf salpetrige Säure.

2 g Natriumnaphthionat und 1 g β-Naphthol werden mit 200 ccm destilliertem Wasser kräftig geschüttelt und filtriert. Zu 10 ccm der zu prüfenden Flüssigkeit gibt man 10 Tropfen Reagenz, 2 Tropfen konzentr. Salzsäure und läßt nach dem Umschütteln 20 Tropfen Ammoniak vorsichtig zufließen. An der Berührungsfläche tritt ein mehr oder weniger rot gefärbter Ring auf, beim Umschütteln wird je nach Menge der vorhandenen salpetrigen Säure die Flüssigkeit rosa bis rot. Salpetrige Säure läßt sich noch in einer Verdünnung von 1 : 100 Millionen nachweisen. (Das Reagenz kann auch in Pulverform verwendet werden. Die Mischung besteht aus gleichen Teilen α-Naphthionsäure und β-Naphthol.)

Ztschr. f. analyt. Chem. **36.** 377.

Merck's Bericht 1897. 21.

Pharm. Zentrh. 1897. 191. 209.

Riegler's Reaktion auf freie Säuren.

Man mischt 3—4 ccm der zu prüfenden Flüssigkeit mit 5 Tropfen 1 %iger Natriumnitritlösung und 10 Tropfen Riegler's Naphtholreagenz und schichtet 15 Tropfen Ammoniakflüssigkeit darüber. Bei Anwesenheit von freier Säure entsteht ein roter Ring. Zum Gelingen der Reaktion muß die zu prüfende Lösung mindestens 0,02—0,04 g Säure im Liter enthalten.

Wiener med. Blätter **22.** 335.

Ztschr. f. analyt. Chem. **40.** 170.

Riesenfeld-Reinhold's Reagenz zur Unterscheidung der echten Perkarbonate von Karbonaten mit Krystall-Wasserstoffsuperoxyd

ist eine Lösung von 10 g Kaliumjodid in 30 ccm Wasser. Gibt man hierzu das zu prüfende gepulverte Präparat, so bemerkt man bei echten Perkarbonaten sofort eine dunkelrote Färbung (Jod), während bei Wasserstoffsuperoxydkarbonaten keine Färbung, sondern eine Gasentwickelung (Sauerstoff) auftritt.

Berl. Ber. 1909. **42.** 4377, 1910. **43.** 566. 2594.

T a n a t a r , ebenda 1910. **43.** 127.

Rimini's Reaktion auf Aceton (im Harn).

Acetonhaltige Flüssigkeiten werden auf Zusatz eines aliphatischen Amins (besonders der Monamine) wie Methyl-, Äthyl-, Propyl-, Isopropyl-, Allylamin oder ihrer Chlorhydrate und einiger Tropfen Nitroprussidnatriumlösung fuchsinrot gefärbt. Essigsäure bewirkt alsdann Violettfärbung. Empfindlichkeitsgrenze = 1 : 1000.

Annal. Farmacol. 1898. 193.

Chem. Ztg. 1898. Rep. 159. u. 199.

Ztschr. f. analyt. Chem. **41.** 438.

P i l h a s h y , Ztschr. f. analyt. Chem. **41. 250.**

Rimini's Reaktion auf Formaldehyd (in Milch).

15 ccm einer stark verdünnten Formaldehydlösung versetzt man mit 1 ccm einer verdünnten, wässerigen Lösung von Phenylhydrazinchlorhydrat, gibt einige Tropfen einer frisch bereiteten Nitroprussidnatriumlösung und dann einige Tropfen Natronlauge zu. Die Mischung färbt sich blau und nach einiger Zeit rot. Es soll sich 1 g Formaldehyd in 30 Liter Milch noch nachweisen lassen.

Annal. Farmacol. 1898. 97.

Bull. Soc. Chim. Paris (3) **20.** 896.

Ztschr. f. analyt. Chem. **42.** 451.

M e t h , Pharm. Ztg. 1906. 615 oder Ztschr. f. angew. Chem. 1907. 962.

Rindfleisch's Reagenz für mikroskop. Zwecke

ist eine Lösung von 0,1 g Osmiumsäure in 100 ccm Wasser. Gebraucht als Mazerationsflüssigkeit für das Zentralnervensystem.

Arch. f. mikroskop. Anat. 1872. 135.

Rindfleisch's Hämatoxylin

siehe: Ztschr. f. wiss. Mikroskop. 1884. 97.

Ringer's Reagenz (künstliches Serum)

ist eine Lösung von 0,01 Natriumbikarbonat, 0,075 g Kaliumchlorid, 0,01 g Calciumchlorid und 0,6 g Natriumchlorid in 100 ccm Wasser.

Revue internat. med. chirurg. 1906. 116.

Med. Klinik 1906. 421.

Für medizinische Zwecke werden nach Treuenfels zwei verschieden konzentrierte Lösungen verwendet: 7,5 g NaCl, 0,125 g $CaCl_2$, 0,075 g KCl, 0,125 g $NaHCO_3$ in 1 Liter Wasser oder 9 g NaCl, 0,24 g $CaCl_2$, 0,42 g KCl, 0,3 g $NaHCO_3$ in 1 Liter Wasser.

Vergl. Hager's Handbuch d. pharm. Prax. Ergänzungsbd. 1908. 506.

Rinmann's Reaktion auf Zink.

Glüht man Zinkoxyd oder andere Zinkverbindungen, mit einer stark verdünnten Cobaltlösung befeuchtet, auf Kohle oder Platin, so bildet sich eine grüne Masse.

E l s n e r , Mitteil. 1862. 191.

V o l h a r d , Anleitg. z. Analys. 1889. 38.

Schmidt, Pharm. Chem. I. 707. (1893).
Bloxam, Journ. of the Chem. Soc. 3. 98.

Ripart's Flüssigkeit (auch Ripart-Petit's Reagenz genannt)

ist eine mit 1 g Essigsäure versetzte Lösung von 0,3 g Kupferchlorid und 0,3 g Kupferacetat in 150 ccm Kampferwasser. Gebraucht als Konservierungsmittel für Algen.

Carnoy, La Biologie cellulaire 1884. 95.
Amann, Ztschr. f. wiss. Mikroskop. 1896. 19.
Behrens' Tabellen 1892. 65.
Enzyklop. d. mikroskop. Techn. 1903. 830.
Ztschr. f. wiss. Mikroskop. 1890. 213.

Ritsert's Reaktionen auf Acetanilid.

1. Man kocht 0,1 g Acetanilid mit 1 ccm Salzsäure einige Male auf, läßt erkalten und gibt in diese Lösung 5 Tropfen Chlorwasser. Es entsteht eine kornblumenblaue Färbung, welche nach etwa 5 Minuten verschwindet und durch Chlorwasser wieder zum Erscheinen gebracht wird.
2. 1 ccm derselben Lösung nach und nach mit Chlorkalklösung (1 : 200) versetzt, gibt ebenfalls kornblumenblaue Färbung.
3. 1 ccm derselben Lösung mit 1—2 Tropfen Kaliumpermanganatlösung versetzt, gibt eine klare, grüne Lösung.
4. 1 ccm derselben Lösung mit 1—2 Tropfen einer 3 %igen Chromsäurelösung versetzt, färbt sich gelbgrün, dann trüb dunkelgrün; auf Zusatz von Kalilauge scheidet sich ein dunkelblauer Niederschlag aus.

Pharm. Ztg. 33. 383.
Ztschr. f. analyt. Chem. 27. 667.
Schwarz, Pharm. Ztg. 33. 364.

Ritsert's Reaktionen auf Phenacetin.

1. Man kocht 0,1 g Phenacetin mit 1 ccm Salzsäure einige Male auf, läßt erkalten und gibt in diese Lösung tropfenweise Chlorwasser. Nach 5 Minuten ist die Mischung rubinrot gefärbt. Durch mehr Chlorwasser wird die Farbe blasser.
2. Dieselbe Lösung gibt mit Chlorkalklösung (1 : 200) rubinrote Färbung.
3. Dieselbe Lösung gibt mit Kaliumpermanganatlösung violette bis rubinrote Färbung.
4. Dieselbe Lösung, mit dem 10 fachen Wasser verdünnt, wird nach Zusatz von 3 Tropfen Chromsäurelösung allmählich tief rubinrot.

Pharm. Ztg. 33. 383.
Ztschr. f. analyt. Chem. 27. 667.
Chem. Ztg. 1888. Rep. 193.

Ritsert's Reaktion auf Phenacetin.

Gibt man zu einer Lösung von Phenacetin in kalter, konzentr. Schwefelsäure einige Tropfen konzentr. Salpetersäure, so färbt sich die Lösung gelb, auf Zusatz von mehr Salpetersäure scheidet sich nach einiger Zeit ein citronengelber Niederschlag aus. Nach einer anderen Angabe des Autors soll man einige

Tropfen der schwefelsauren Lösung in Salpetersäure geben.

Pharm. Ztg. 34. 98 u. 175.
Ztschr. f. analyt. Chem. 28. 749.

Ritsert's Reaktion auf Sulfonal.

Erhitzt man Sulfonal mit Natriumamalgam oder Pyrogallol, so entsteht Mercaptan. Schmilzt man Sulfonal mit Kaliumhydroxyd, so tritt ein stechender, senfölhaltiger Geruch auf.

Pharm. Ztg. 33. 312.
Ztschr. f. analyt. Chem. 27. 665.

Ritsert's Reaktion auf Verunreinigungen im Glycerin.

Modifikation des Deutschen Arzneibuches IV: Wird eine Mischung von 1 ccm Ammoniak und 1 g Glycerin auf 60 ° C. erwärmt und dann sofort mit 3 Tropfen Silbernitratlösung versetzt, so soll innerhalb 5 Minuten in dieser Mischung weder eine Färbung noch eine braunschwarze Ausscheidung erfolgen (eine solche könnte durch Acroleïn, Ameisensäure etc. bewirkt werden).

Deutsches Arzneibuch IV. 180 u. V. 253.
Lunge, Chem. Techn. Unters.-Method. 1905. III. 263.
Schmatolla, Pharm. Ztg. 1906. 363.

Ritthausen's Reaktion auf Proteïnstoffe

ist eine Biuretreaktion.

Siehe: Journ. f. prakt. Chem. 102. 376.
Ztschr. f. analyt. Chem. 7. 266.
Vergl. Brücke's und Rose's Reaktion.

Rivalta's Reaktion zur Unterscheidung von Exsudaten und Transsudaten.

Läßt man in einen Maßzylinder mit 100 ccm Wasser, dem 2 Tropfen Eisessig zugesetzt sind, tropfenweise die Punktionsflüssigkeit einfallen, so zerfließt der Tropfen bei einem Exsudat in mehrere milchweiß getrübte, zigarettenrauchähnliche Streifen, die zuweilen allerdings erst auf einem dunklen Hintergrund deutlich sichtbar sind, während bei einem Transsudat der Tropfen sich ungetrübt zerteilt oder wie in seltenen Fällen eine ganz schwache graue nur auf dunklem Hintergrund erkennbare Trübung annimmt. Niemals findet man aber bei einem Transsudat dieses streifenförmige Zerfließen des einfallenden Tropfens. Trübe Flüssigkeiten müssen vor der Probe filtriert werden.

Policlinico, 1904. No. 4 u. 1905. No. 10.
Riforma medica 1895 u. 1903.
Semaine méd. 1895. 228.
Biochem. Zentralbl. 1906.
Berliner klin. Woch. 1908. 630.
Merck's Bericht 1910. 67.
Pieper, Münchener med. Woch. 1910. 11.
Vergl. Moritz' Reaktion.
Janowski, Berl. klin. Woch. 1907. 1412.

Rivat's Reaktion auf Blut (Hämoglobin).

Versetzt man eine Lösung von Oxyhämoglobin mit 2 Tropfen einer alkalischen Phenolphthalinlösung und dann einem Tropfen einer 0,5 %igen Manganalbuminatlösung, so erhält man in einigen Sekunden eine rosarote Färbung, die nach etwa 1 Minute in Violettrot übergeht. Empfehlenswert ist es, sehr wenig Manganalbuminat zu verwenden, da sich dasselbe in der alkalischen Mischung zersetzt und bräunt und so die Reaktion verdeckt. Den Vorgang der Reaktion stellt sich der Autor in der Weise vor, daß das Manganalbuminat in der alkalischen Lösung sich in kolloidales Manganoxyd verwandelt und daß dieses dann als Sauerstoff übertragender Katalysator wirkt, d. h. den Sauerstoff vom Oxyhämoglobin auf das Phenolphthalin überträgt.

Lyon médical 1911, 15. Oktober.
Merck's Bericht 1911. 420.

Rivat's Reagenz zur Untersuchung von Stärke auf Dextrin

ist eine Jodlösung, die im ccm 0,00012 g Jod enthält. Näheres siehe: Chem. Ztg. 1910. 1141.

Riza's Reagenz auf Cystin im Harn.

Man löst 5 g Mercurioxyd in 100 g Wasser und 20 g konzentr. Schwefelsäure. Von den Harnbestandteilen gibt nur Cystin mit diesem Reagenz einen weißen Niederschlag. Näheres siehe: Bull. Soc. Chim. Paris (3) **29.** 249. — Ztschr. f. angew. Mikroskop. 1903. 74. — Chem. Zentralbl. 1903. I. 997.

Robert's Reagenz I auf Eiweiß

ist eine Lösung von 1 Teil Kochsalz in 2,5 Teilen Wasser, der 5 % Salzsäure (D. $=$ 1,052) zugesetzt ist. Man gibt zu 5 ccm Harn 5 ccm Reagenz, wobei bei Anwesenheit von Eiweiß (oder Pepton) eine Trübung oder ein Niederschlag entsteht. (Eventuell Schichtprobe.)

Chem. Zentralbl. 1883. 424.
New Remedies 12. 17.
Arch. der Pharm. (3) **21.** 378.
Ztschr. f. analyt. Chem. 6. 503; **22.** 629.
Nach H a g e r , Pharm. Prax. 1880. II. 1180 kann man unter Robert's Reagenz auch Salpetersäure (D. $=$ 1,3) verstehen.
Siehe auch Pharm. Zentrh. 1867. 182.

Robert's Reagenz II auf Eiweiß

ist eine Mischung von 5 Teilen gesättigter Magnesiumsulfatlösung und 1 Teil konzentr. Salpetersäure. Man mischt 5 ccm Reagenz mit 5 ccm Harn; bei Anwesenheit von Eiweiß entsteht eine Trübung oder flockige Ausscheidung.

Chem. Zentralbl. 1885. 412.
Tunis, Journ. Americ. Chem. Soc. **28.** 603.

Robert's Reaktion auf Glukose im Harn

beruht auf der Abnahme des spezifischen Gewichts durch Gärung. Eine Abnahme desselben um 0,001 entspricht einem Gehalte von 0,23 % Glukose.

Vergl. H a m m a r s t e n , Physiol. Chem. 1899. 517.

Robert's Reagenz zum Konservieren

ist eine Mischung von 10 ccm Essigsäure und 40 ccm gesättigter, wässeriger Sublimatlösung.

Gebraucht zum Konservieren von kontraktilen Aplysien (Moluskenart, Seehasen).
Bull. Scienc. France Belg. 1890. 449.

Robin's Reaktion auf Alkaloide

beruht auf Farbenerscheinungen, die beim Mischen von Alkaloid, Zucker und konzentr. Schwefelsäure entstehen. Näheres siehe: Pharm. Zentrh. 1881. 392.

Robin's Indikator für Alkalimetrie

ist ein wässeriger Auszug von gelben Mimosablüten, der durch Säuren entfärbt und durch Alkalien gelb gefärbt wird. Der Indikator soll sich auch zum Nachweis von Borsäure eignen. Näheres siehe: Nouv. Remèdes 1904. 252. — Merck's Bericht 1904. 105.

Robin's Reagenz auf Borsäure

ist Robin's Indikator (siehe diesen!).

Nach der neuesten Mitteilung Robin's verwendet man zum Nachweis von Borsäure einen alkoholischen Auszug von Mimosenblüten. 2 Tropfen davon verdampft man nach Zusatz von 5 Tropfen Wasser, 3 Tropfen Sodalösung und 2 Tropfen der zu prüfenden salzsauren Lösung in einer Porzellanschale zur Trockne ein. Nach dem Erkalten feuchtet man den Rückstand mit Ammoniak an. Rosafärbung zeigt Borsäure an. Empfindlichkeitsgrenze: 0,0004 mg Borsäure in 1 ccm Lösung.

Chem. Ztg. 1912. 1302.

Robin's Reagenzien für mikroskop. Zwecke.

1. G l y c e r i n - G e l a t i n e : Man löst 10 g Gelatine in 60 g ((arsenige Säure enthaltendem) Wasser und 30 g Glycerin und gibt einen Tropfen Phenol zu.
2. C a r m i n m a s s e : Man löst 3 g Carmin in einer genügenden Menge Wasser und Ammoniak, gibt 50 g Glycerin zu und filtriert. Das Filtrat mischt man mit Glycerin und Eisessig (50+5), bis es schwach sauer reagiert. 1 Teil dieser Masse mischt man mit 3—4 Teilen Glycerin-Gelatine.
3. F e r r o c y a n k u p f e r m a s s e : a) Man mischt eine konzentr. Lösung von Ferrocyankalium (20 ccm) mit 50 ccm Glycerin; b) ebenso 35 ccm konzentr. Kupfersulfatlösung mit 50 ccm Glycerin. Unter Umrühren werden a und b gemischt.
4. G e l b e M a s s e enthält Bleichromat oder Cadmiumsulfid.
5. B l a u e M a s s e enthält Berlinerblau.
6. G r ü n e M a s s e ist eine Mischung von 4 und 5 oder enthält Kupferarsenit.

Traité du Microscope, Paris 1871. 32—37.
Näheres siehe: L e e e t H e n n e g u y , Traité 1896. 291. — Enzyklop. d. mikroskop. Techn. 1903. 576—580.

Robinet's Reagenz auf Morphin

ist eine verdünnte, Eisenoxychlorid enthaltende Eisenchloridlösung, die mit neutralen Morphinlösungen eine vorübergehende Blaufärbung liefert.

Enzyklop. d. gesamt. Pharm. 1890. VIII. 592.

Roch's Reaktion auf Eiweiß im Harn.

Zu dem zu prüfenden Harn gibt man einige Krystalle Salicylsulfosäure und schüttelt um. Bei Anwesenheit von Eiweiß entsteht eine Trübung oder ein flockiger Niederschlag. Empfindlichkeitsgrenze = 0,005 %, nach Mac William = 1 : 130 000.

Pharm. Zentrh. 1889. 549. 1912. 1146.
Ztschr. f. analyt. Chem. 29. 241; 30. 749.
W i l l i a m , Brit. med. Journ. 1891. 837.
Merck's Bericht 1891. 21.
P r a u m , Deutsche med. Woch. 1901. 220.
N e u m a n n , Dissert. (Erlangen) 1891.
M u r r a y , Brit. med. Journ. 1904. 883.

Rochaix' Reagenz auf Nitrite in Trinkwasser

ist eine Lösung von 0,2 g (symetr.) Dimethyl-diamidotoluphenazinchlorhydrat (Toluylenrot) in 1000 ccm Wasser. — 10 ccm des zu prüfenden Wassers versetzt man mit 20 ccm Reagenz und 1—3 ccm verd. Schwefelsäure (20 %). Enthält das Wasser Nitrite, so färbt sich die Mischung violett bis blau.

Répert. de Pharm. 1909. 139.

Rochaix-Thévenon's Reaktion auf gekochte und ungekochte Milch.

20 ccm Milch säuert man mit Essigsäure an, gibt etwas Magnesiumsulfat zu und schüttelt, bis sich das Casein abgesetzt hat. Nach dem Filtrieren mischt man 2 ccm des Filtrats mit 5 Tropfen Wasserstoffsuperoxyd (3 %) und 3 ccm Pyramidonlösung (4 %) und erwärmt vorsichtig. Ungekochte Milch verursacht eine vorübergehende Violettfärbung.

Journ. de Pharm. et de Chim. 1909. II. 573.
Pharm. Jahrb. 1911. 1247.
Répert. de Pharm. 1910. 12.
Merck's Bericht 1911. 399.

Rochleder's Reaktion auf Coffeïn.

Verdampft man Coffeïn mit wenig konzentr. Salpetersäure oder Chlorwasser auf dem Dampfbade zur Trockene, so erhält man einen gelben Rückstand, der sich mit Ammoniak purpurrot färbt.

Ber. d. Wiener Akadem. 1864. 259.
Vergl. Deutsches Arzneib. V. 124. und
G u a r e s c h i , Alkaloide 1896. 404.

Rodillon's Reaktion auf Pyramidon.

Eine Lösung von 0,1 g Pyramidon in 5 ccm Wasser wird durch einen Tropfen Eau de Javelle sofort blau gefärbt. Einige Tropfen Wasserstoffsuperoxyd bewirken dieselbe Färbung.

Über die Blaufärbung des Pyramidons mit arabischem Gummi (einer Wirkung von Oxydasen)

siehe: Pharm. Ztg. 1902. 646.
Journ. de Pharm. et de Chim. 1903. 173.
The Analyst **28.** 112.
Pharm. Ztg. 1903. 184. 425.
Apoth. Ztg. 1903. 225.
K o b e r t , Arch. intern. de Pharm. **6.** 171.
Pharm. Ztg. 48. 425.
Chem. Zentralbl. 1903. II. 262.

Rodionow's Reaktion zur Unterscheidung von Codeïn und Dionin.

Versetzt man 2 ccm einer 1 %igen, wässerigen Lösung von Codeïn mit 10 Tropfen Jod-jodkaliumlösung, so entsteht ein rotbrauner Niederschlag, der sich bei kräftigem Schütteln nicht verändert und sich wieder zu Boden setzt. Dionin gibt unter denselben Bedingungen einen ebenso gefärbten Niederschlag, allein bei starkem Schütteln wird er braun-orange und steigt an die Oberfläche der Flüssigkeit. Diese Reaktion gelingt in neutraler oder saurer Lösung.

Chem. Ztg. 1905. Rep. 187.
Pharm. Ztg. 1905. 561.
Pharm. Zentrh. 1906. 298.
Nouv. Remèd. 1906. 251.

Röer's Reagenz zur Kupferbestimmung

ist eine Lösung von zirka 41 g Kaliumcyanid (98—100 %) in 2 Liter Wasser. 1 ccm entspricht 0,005 g Kupfer. Nach mehrtägigem Stehen wird diese Lösung auf eine Lösung von Kupfer in Salpetersäure eingestellt. Näheres siehe: Tidskr. f. Kemi, Farm. og Terapi 1907. 205. — Apoth. Ztg. 1907. 654.

Roethlisberger's Silberpapier zur Harnsäure-bestimmung im Blut

ist ein mit Silbernitrat befeuchtetes und getrocknetes Filtrierpapier. Bei der Ausführung der Reaktion, die möglichst unter Lichtabschluß vorgenommen werden soll, wird auf das Papier ein Tropfen Natriumkarbonatlösung und hierauf dann ein Tropfen Blutserum gegeben. Nach 2 Minuten wird das Papier in reines Wasser und nach 10—15 Minuten in eine Mischung von 1 Teil Ammoniakflüssigkeit und 3 Teilen Wasser gebracht. Es wird dann nochmals mit Wasser gewaschen und getrocknet. An der Stelle, an der das harnsäurehaltige Serum mit dem Silberkarbonat in Berührung gekommen ist, wird dasselbe zu metallischem Silber reduziert. Näheres siehe: Münchener med. Woch. 1910. 344.

Roger's Reaktion auf Zinn

beruht auf der Blaufärbung von Ammonium-molybdatlösung durch Zinnchlorür, welche weit empfindlicher ist als Quecksilberchlorid. Empfindlichkeitsgrenze = 1 : 250 000.

Chem. Ztg. 1900. Rep. 135.
Pharm. Zentrh. 1900. 355.
Vergl. Longstaff's Reaktion.

Roger-Levy's Reaktion auf Tuberkulose

beruht auf einer Eiweißreaktion im Sputum. Man verdünnt das Sputum etwas mit Wasser, versetzt mit einigen Tropfen Essigsäure und filtriert vom entstandenen Niederschlag ab. Nach dem Erwärmen der Flüssigkeit gibt man einige Tropfen einer konzentr. Kaliumferrocyanidlösung zu. Entsteht eine Trübung oder ein Niederschlag, so soll das ein Beweis für vorhandene Tuberkulose sein.

L'Italia Sanitaria 1910, No. 15, p. 303.
G o g g i a , Gazz. degli osped. e delle clin. 1910, No. 91.

Rohde's Reaktionen der Eiweißkörper mit p-Dimethylamidobenzaldehyd und anderen aromatischen Aldehyden
    siehe: Ztschr. f. physiol. Chem. 1905. (44) 161.
    W e e h u i z e n , Chem. Zentralbl. 1907. I. 134.

Rohrbach's Reagenz zur Trennung von Mineralgemischen
ist eine Lösung von Baryumquecksilberjodid (D. = 3,5).
    Jahrb. f. Mineral. 1883. II. 186.
    Merck's Index 1902. 264 u. 274.
    R e t g e r s , Jahrb. f. Mineral. 1889. II. 185.

du Roi-Köhler's Reaktion auf gekochte und ungekochte Milch.
50 ccm Milch schüttelt man kräftig mit 1 ccm Wasserstoffsuperoxyd. 3 ccm dieser Mischung versetzt man mit 3 ccm Jodkaliumstärkekleister und schüttelt um. Rohe Milch färbt sich blau, gekochte Milch bleibt rein weiß.
    Chem. Ztg. 1902. Rep. 13.
    Milch-Ztg. 1902. 17.
    P o p p , Ztschr. f. angew. Mikroskop. 1903. 99.
    S i e g f e l d , Ztschr. f. angew. Chem. 1903. 764.

Rollet's Celloidinlösung
ist eine Lösung von 10 g Celloidin in 20 g Alkohol und 20 g Äther. Gebraucht als Einbettungsmittel in der mikroskop. Technik.
    Ztschr. f. wiss. Mikroskop. 1886. 92.

Roman-Delluc's Reagenz auf Urobilin im Harn.
Man löst 1 g krystallisiertes Zinkacetat in 1 Liter 95 %igem Alkohol. — 100 ccm Harn säuert man mit 10 Tropfen Salzsäure an und schüttelt mit 20 ccm Chloroform aus. 2 ccm dieses Chloroforms überschichtet man mit 4 ccm Reagenz. Es entsteht bei Anwesenheit von Urobilin ein grüner Ring und beim Mischen eine grüne Fluoreszenz, während die Flüssigkeit im durchfallenden Lichte rosa gefärbt erscheint.
    Chem. Ztg. 1900. Rep. 211.
    Pharm. Zentrh. 1900. 800; 1905. 396; 1907. 430.
    G r i m b e r t , Journ. de Pharm. et de Chim. 1904. 175.

Roman-Delluc's Reagenz auf Zink
ist eine Urobilinlösung, welche man aus Harn von Leberkranken durch Ausschütteln mit Chloroform erhält. 2 ccm dieses Chloroformauszuges mischt man mit 5 ccm absolutem Alkohol und gibt einige Tropfen der zu prüfenden (neutralen oder mit Ammoniak neutralisierten) Flüssigkeit zu. Bei Anwesenheit von Zink entsteht sofort eine grüne Fluoreszenz.
    Journ. de Pharm. et de Chim. (6) **12.** 265.
    Ztschr. f. Unters. Nahr.-Genußm. 1901. 419.
    Chem. Zentralbl. 1900. II. 498. 1008.

Romanowsky's Reagenzien zum Färben mikroskop. Präparate.
    a) Eine Lösung von 2 g Methylenblau (chlorzinkfrei) in 200 ccm Wasser kocht man mit 10 ccm $^1/_{10}$ Normal-Natronlauge 15 Minuten lang, läßt erkalten und gibt 10 ccm $^1/_{10}$ Normal-Schwefelsäure zu.
    b) Eine Lösung von 1 g Eosin in 1 Liter Wasser. Zum Gebrauch mischt man 1 ccm von a mit 6 ccm von b.
Vergl. Michaeli's Azurblau.
    H a r r i s , Zentralbl. f. Bakteriol. 1903. 188.
    Enzyklop. d. mikroskop. Techn. 1903. 303. 740. 782. 1091.
    L e e - M a y e r , Grundz. d. mikroskop. Techn. 1901. 219.
    F e i n b e r g , Deutsche med. Woch. 1900. 256.
    M a n a h a n , Boston Med. Surg. Journ. 1906. 3.
    M a y , Münchener med. Woch. 1906. 358.
    S p i e g e l , Deutsche med. Woch. 1906. 194.
    V i e r e c k , Münchener med. Woch. 1906. 1414.
    H u i s m a n , Merck's Bericht 1906. 189.

Romanowsky-Reuter's Reagenz zum Färben mikroskop. Präparate.
Eine Lösung von 1 g Methylenblau und 0,5 g Natriumbikarbonat in 100 ccm Wasser erwärmt man 2—3 Tage lang im Thermostaten bei 40—60 ° C. Die Flüssigkeit wird nach dem Erkalten filtriert, mit einem kleinen Überschuß von gesättigter, wässeriger Eosinlösung gefällt, der Niederschlag ausgewaschen und getrocknet. Man löst 0,1 g davon in 50 g Alkohol und 1 g Anilin. Zum Gebrauch verdünnt man 1 ccm Reagenz mit 15—20 ccm Wasser.
    N o c h t , Zentralbl. f. Bakteriolog. 1898. 839 u. 1899. 17. 764.
    R e u t e r , ebenda 1901. 248.

Romanowsky-Ziemann's Reagenz ist eine Modifikation des vorhergehenden Reagenzes.
    K o s s e l - W e b e r , Arbeiten d. k. Ges. Amtes 1900.
    Z i e m a n n , Zentralbl. f. Bakteriol. **24.** 945.
    Enzyklop. d. mikroskop. Techn. 1903. 1032.
    Ztschr. f. wiss. Mikroskop. 1898. 456.

Romei's Reaktion auf Fuchsin in Wein und Sirupen
beruht auf der Löslichkeit desselben in Amylalkohol. Näheres siehe: Ztschr. f. analyt. Chem. **11.** 176. — Berl. Ber. **5.** 437. — R o m e i - S e s t i n i , ebenda **6.** 178.

Romei's Reagenz auf Wasser im Äther
ist trockenes Phenolkalium, das sich in wasserhaltigem Äther teilweise löst, während sich der ungelöste Teil rotbraun färbt. In wasserfreiem Äther soll das Reagenz fast unlöslich sein. Der Autor will noch 0,25 % Wasser mit dem Reagenz nachgewiesen haben.
    Ztschr. f. analyt. Chem. **8.** 390.

Romijn's Reaktionen auf Formaldehyd.
    Siehe: Nederl. Tijdschr. v. Pharm. 1895. 169.

Ztschr. f. analyt. Chem. **36.** 44.
Pharm. Zentrh. 1895. 630.
Chem. Zentralbl. 1895. II. 257.

Ronceray's Reagenz auf Orcin in Orseilleflechte
ist eine Lösung von Vanillin in gleichen Teilen
Schwefelsäure und Wasser.
> A r n o u l d - G o r i s, Compt. rend. **145.**
> 1199.
> Bull. Sciences pharmacol. **16.** 191.

Ronnet's Reagenz auf Caramel in Essig.
Man mischt 50 ccm Essig mit einem Überschuß von Schlämmkreide und bringt die
Mischung auf dem Dampfbade zur Trockne.
Nach dem Zerreiben des Rückstandes extrahiert man mit 20 ccm Äther, filtriert diesen
und schichtet ihn über 10 ccm des folgenden
Reagenzes: 1 g Resorcin in 100 ccm Salzsäure 1,125. An der Berührungsstelle der beiden Flüssigkeiten bildet sich ein blauroter
Ring, wenn Caramel vorhanden war.
> Annal. des Falsific. 1912. **5.** 517.

Roosevelt's Reagenz zum Färben mikroskop.
Präparate
ist eine Mischung von 20 Tropfen konzentr.
Ferrosulfatlösung mit 30 ccm Wasser und
20 Tropfen Pyrogallollösung.
> Medical Record 1887. 84.
> Ztschr. f. wiss. Mikroskop. 1887. 481.

Rosa's Reagenz auf Salpetersäure
ist eine gesättigte, wässerige Lösung von
Ferroammonsulfat, mit welcher die bekannte
Schichtprobe ausgeführt wird.
> Berl. Ber. **18.** 692.
> Vergl. Desbassins de Richemont's Reagenz.

Rose's Reaktion auf Eiweiß
(Biuretreaktion). Gibt man zu einer Eiweißlösung Natronlauge und dann tropfenweise
unter Umschütteln zirka 2 %ige Kupfersulfatlösung, so wird die Flüssigkeit erst rosa, dann
violett, dann immer stärker blau, ohne aber
den roten Stich zu verlieren. Empfindlichkeitsgrenze $= 1 : 1000$.
> Poggendorff's Annal. **28.** 132 (1833).
> N e u m e i s t e r, Ztschr. f. analyt. Chem.
> **30.** 110.
> P i o t r o w s k i, Ber. d. Wiener Akad. **24.**
> 335 oder Jahresber. f. Chem. 1857. 534.

Rosen's Reagenzien zum Färben mikroskop.
Präparate.
1. 0,1 %ige, wässerige Fuchsinlösung und
   0,2 %ige Methylenblaulösung.
2. 0,1 %ige, wässerige Säurefuchsinlösung
   und 0,2 %ige Methylenblaulösung.
3. Wässerige Jodgrün- und alkoholische
   Safraninlösung.
4. Wässerige Lösung von Säurefuchsin und
   Methylenblau.
5. Wässerige Lösung von Rhodamin und
   Methylenblau.
> Näheres siehe: Cohn's Beitr. z. Biolog. d.
> Pflanzen. **5.** 443. — Ztschr. f. wiss. Mikro-
> skop. 1892. 404.

Rosenbach's Reagenz auf Eiweiß im Harn.
Versetzt man eiweißhaltigen Harn mit
einigen Tropfen Chromsäurelösung (5 %), so
erhält man eine Trübung oder flockige Abscheidung. Schichtet man (nach Zülzer) den
Harn über die Chromsäurelösung, so erhält
man einen trüben Ring.
> Deutsche med. Woch. 1892. XVII.
> G u é r i n, Ztschr. f. analyt. Chem. **32.** 635.

Rosenbach's Reaktion I auf Gallenfarbstoffe.
Filtriert man ikterischen Harn durch Filtrierpapier und betupft die Innenfläche des
noch feuchten Filters mit konzentr., schwach
rauchender Salpetersäure, so färbt sich die
betreffende Stelle gelb, gelbrot und am Rande
violett. An der Peripherie bildet sich ein intensiv blauer Ring und an diesen schließt sich
ein immer deutlicher werdender, smaragdgrüner Kreis an.
> Chem. Zentralbl. 1876. 150.
> Ztschr. f. analyt. Chem. **15.** 501.
> Zentralbl. f. d. mediz. Wissensch. 1876. 5.
> D e u b n e r, Ztschr. f. analyt. Chem. **25.**
> 458.
> J o l l e s, Ztschr. f. analyt. Chem. **29.** 402.
> H a m m a r s t e n, Physiol. Chem. 1899. 507.

Rosenbach's Reaktion II auf Gallenfarbstoffe.
Versetzt man ikterischen Harn vorsichtig
mit einigen Tropfen 5 %iger Chromsäurelösung, so färbt er sich grün. Ein Überschuß
des Reagenzes ist zu vermeiden. Mit Chromsäure getränktes Filtrierpapier färbt sich mit
solchem Harn ebenfalls grün.
> Deutsche med. Woch. 1892. XVII.
> Chem. Zentralbl. 1892. II. 557.
> Z e e h u i z e n, Ztschr. f. klin. Med. 1895.
> 188.

Rosenbach's Reagenz auf Glukose.
Erhitzt man Glukose enthaltende Lösungen
(Harn) mit Natronlauge und gesättigter Nitroprussidnatriumlösung, so entstehen braunrote oder orangerote Färbungen, die noch bei
0,1 % Glukose erkennbar sind. (Auch Milchzucker gibt diese Reaktion.) Die gekochte
Probe färbt sich bei Anwesenheit von Zucker
nach dem Ansäuern lasurblau, in Abwesenheit
von Zucker schmutziggrün.
> Zentralbl. f. klin. Med. **13.** 257.
> Ztschr. f. analyt. Chem. **31.** 724.

Rosenbach's Reaktion auf Indirubin im Harn.
Zum Sieden erhitzter Harn wird bis zur
Purpurfärbung mit Salpetersäure versetzt.
Nach dem Abkühlen gibt man Ammoniak im
Überschuß zu und schüttelt mit Äther. Färbt
sich letzterer purpurrot. so enthält der Harn
Indigorot.
> Ztschr. f. analyt. Chem. **29.** 240.

Rosenbach's Reaktion des Urins bei Darmaffek-
tionen.
Beim Kochen von Urin mit Salpetersäure
nimmt derselbe oft eine dunkelrote Farbe an,
die allmählich in Gelb übergeht. Salzsäure
gibt dieselbe Reaktion, aber schwächer.
> Enzyklop. d. gesamt. Pharm. 1891. X. 813.

Rosenberg's Reaktion auf Harnsäure.

Versetzt man Harn mit dem gleichen Volumen 5%iger Phosphorwolframsäure und 1 Tropfen Natronlauge, so entsteht eine blaue Färbung. Diese Reduktionserscheinung kann auch durch andere reduzierende Stoffe als durch Harnsäure hervorgerufen werden.

Zentralbl. f. klin. Med. 1890. 249.
Ztschr. f. analyt. Chem. 29. 633.

Rosenbladt's Reaktion auf Borsäure.

Die zu prüfende Substanz bringt man mit Salzsäure angesäuert in eine Woulf'sche Flasche, gibt Methylalkohol zu und läßt durch diese Mischung Wasserstoffgas oder Leuchtgas streichen. Das austretende Gas färbt sich bei Gegenwart von Borsäure nach dem Entzünden grün.

Ztschr. f. analyt. Chem. 1887. 18.
Chem. Ztg. 1905. 567.

Rosenfeld's Reagenz auf salpetrige Säure.

Man löst 0,5 g Pyrogallussäure in 90 ccm Wasser und 10 ccm konzentr. Schwefelsäure. 100 ccm Brunnenwasser versetzt man mit 2 ccm Reagenz. 0,4 mg N_2O_3 im Liter bewirken sofort eine Gelbfärbung, 0,3 mg N_2O_3 im Liter nach etwa 6 Minuten, 0,2 mg nach etwa 23 Minuten, 0,1 mg nach 7 Stunden.

Ztschr. f. analyt. Chem. 29. 663.

Rosenfeld's Reagenz auf Salpetersäure

ist eine Lösung von 0,5—1 g Pyrogallussäure in 100 ccm Wasser. 3 ccm des Prüfungsobjektes (z. B. Brunnenwasser) mischt man mit 6 ccm konzentr. Schwefelsäure und gibt einen Tropfen Reagenz zu. Bei Anwesenheit von Salpetersäure färbt sich die obere Schicht der Lösung sofort oder nach einigen Minuten violett bis dunkelbraun.

Ztschr. f. analyt. Chem. 29. 661.

Rosenheim's Reaktion auf Cholin

siehe: Chem. Zentralbl. 1906. I. 285; 1907. II. 927.

Rosenheim-Pinsker's Reaktion auf Unterphosphorsäure.

Lösungen von Unterphosphorsäure oder von Subphosphaten werden durch Guanidinkarbonat gefällt (unter Bildung von schwer löslichem Guanidinsubphosphat).

Berl. Ber. 1910. 43. 2003.

Rosenstiehl's Reaktion auf Anilin

ist eine Modifikation von Runge's Reaktion. (Siehe diese.) Der Autor schlägt vor, zu dieser Reaktion Äther zu verwenden, da dieser braun gefärbte Produkte, welche die Schönheit der Farbenreaktion beeinträchtigen, aufnimmt.

Polytechn. Journ. 190. 57.
Ztschr. f. analyt. Chem. 6. 357; 8. 78.

Rosenthal's Reagenz zum Konservieren mikroskop. Präparate

ist eine Lösung von 5 g Chinolinchlorhydrat und 6 g Chlornatrium in 900 g Wasser und 100 g Glycerin.

Biolog. Zentralbl. 1890. 767.
Enzyklop. d. mikroskop. Techn. 1903. 123.
Ztschr. f. wiss. Mikroskop. 1891. 342.

Rosenthaler's Reaktion auf Alkohole (Hydroxylgruppe).

Erwärmt man Alkohole in Gegenwart von Natriumhydroxyd mit Diazobenzolsulfosäure, so erhält man rote bis violettrote Färbungen. Zur Ausführung der Reaktion versetzt man den Alkohol mit einer Mischung von 4 Teilen 0,5%iger Sulfanilsäurelösung und 1 Teil 0,7%iger Natriumnitritlösung und erwärmt dann nach Zusatz von überschüssiger Natronlauge im siedenden Wasserbade. Die Reaktion gelingt mit primären, sekundären und tertiären Alkoholen, auch mit Benzylalkohol, Äpfel- und Zitronensäure, nicht aber mit Weinsäure.

Chem. Ztg. 1912. 830.

Rosenthaler's Reagenz auf Hydroxylgruppen zur Differenzierung von primären und sekundären von tertiären Alkoholen

ist Neßler's Reagenz, das durch erstere beim Kochen reduziert wird, durch letztere nicht. Näheres siehe: Arch. der Pharm. 244. 373. — Chem. Zentralbl. 1906. II. 1627. — Ztschr. f. angew. Chem. 1907. 961. — Südd. Apoth. Ztg. 1907. 412.

Rosenthaler's Reaktionen der Ketone und ätherischen Öle mit Vanillin-Salzsäure

siehe: Ztschr. f. analyt. Chem. 1905. 292.
Pharm. Zentrh. 1907. 252.
C h a r i t s c h k o f f, Chem. Ztg. 1907. 716.
K o b e r t, Ztschr. f. analyt. Chem. 1907. 711.
Südd. Apoth. Ztg. 1907. 830.
T u n m a n n, Schweiz. Woch. Chem. Pharm. 1909. 47. 517.

Rosenthaler's Reagenz auf Wein-, Oxal- und Citronensäure

ist eine 5%ige Eisenchloridlösung. Näheres siehe: Arch. der Pharm. 1903. 479. — Chem. Ztg. 1903. Rep. 240. — Pharm. Ztg. 1903: 834. — Chem. Zentralbl. 1903. II. 1025. — Ztschr. f. analyt. Chem. 1906. 351. — Arch. der Pharm. 1903. 479.

Rosenthaler's Reaktion auf Methylpentosen und Pentosen.

Erhitzt man Methylpentosen 10 Minuten lang im Wasserbade mit 10 ccm Salzsäure und 1—2 ccm Aceton, so färbt sich die Mischung himbeerrot und zeigt ein charakteristisches Absorptionsspektrum auf D. Pentosen geben braune Fällungen und kein Absorptionsspektrum.

Ztschr. f. analyt. Chem. 1909. 165.
Chem. Zentralbl. 1909. I. 1116.

Rosenthaler's Reagenz auf Zucker

ist eine Lösung von 17,5 g Kupfersulfat, 75 g Glycerin, 125 g Natriumcitrat und 100 g Natronlauge (15%) in Wasser zu 1 Liter. Der Gebrauch dieser Lösung beruht auf der Überführung von Dextrose und Lävulose in Säuren, die alkalimetrisch bestimmt werden. Näheres siehe: Ztschr. f. analyt. Chem. 1904. 282. — Pharm. Zentrh. 1904. 746. — Merck's Bericht 1904. 54.

Rosenthaler-Görner's Reagenzien auf Alkaloide sind aromatische Nitroderivate, wie Nitrophenole, Nitrokresole, Trinitroresorcin, Trinitrothymol, Dinitro-α-Naphthol etc.
Ztschr. f. analyt. Chem. 49. 340.

Rosenthaler-Türk's Reagenz auf Opiumalkaloide ist eine Lösung von 1 g arsensaurem Kalium in 100 g konzentr. Schwefelsäure. Die Opiumalkaloide geben mit diesem Reagenz charakteristische Farbenerscheinungen. Näheres siehe: Pharm. Zentrh. 1904. 692. — Ztschr. f. analyt. Chem. 1905. 438. — Chem. Zentralbl. 1904. I. 1106. — Chem. Ztg. 1904. Rep. 79. — Apoth. Ztg. 1904. 186. — Pharm. Prax. 1904. 145.

Rosin's Reaktion auf Gallenfarbstoffe.
Schichtet man über ikterischen Harn Jodtinktur, die mit Alkohol bis zur Färbung des Portweines verdünnt wurde, so erhält man einen grasgrünen Ring. Diese Reaktion soll schärfer sein als Gmelin's Reaktion.
Berl. klin. Woch. 1893. 106.
Munk, Archiv f. Physiol. 1898. 361.

Rosin's Reaktion auf Zucker
ist eine Modifikation von Seliwanoff's Reaktion (siehe diese).
Ztschr. f. physiol. Chem. 1903. 555.
Chem. Ztg. 1903. Rep. 217.
Chem. Zentralbl. 1903. II. 262.
Voit, Ztschr. f. physiol. Chem. 1908. 58. 122.

Rosin's Reagenz I zum Färben mikroskop. Präparate
ist eine Modifikation des von Ehrlich-Biondi-Heidenhain angegebenen Reagenzes. Es besteht aus der Lösung des Niederschlages, den man beim Mischen wässeriger Lösungen von Methylenblau und Eosin erhält. Es dient zum Färben des Nervensystems. Näheres siehe: Neurol. Zentralbl. 1893. 1 oder Ztschr. f. wiss. Mikroskop. 1895. 77; 1899. 238. — Enzyklop. d. mikroskop. Techn. 1903. 88. — Vergl. Romanowsky's Reagenz.

Rosin's Reagenz II zum Färben mikroskop. Präparate
ist eine Lösung von Eosin und Methylenblau. Gebraucht zu Gewebsfärbungen (Kern $=$ blau, Protoplasma $=$ rot).
Berl. klin. Woch. 1899. 251.
Merck's Bericht 1899. 115.

Roß' Reagenzien zur Unterscheidung von lebenden und toten Zellen.
a) Man mischt 3 ccm Agarlösung und 1 ccm polychromes Methylenblau (1 : 3),
b) man löst 4,5 g Natriumcitrat und 1,5 g Natriumchlorid in 100 ccm Wasser, neutralisiert die Lösung gegen Lackmuspapier und gibt 0,225 g Atropinsulfat zu,
c) 5 %ige Natronlauge. Ausführung der Reaktion siehe: Lancet 1909. I. 152.
Deutsche med. Woch. 1909. 262.

Rossel's Reaktion auf Blutfarbstoff im Harn.
Der zu prüfende Harn wird mit Essigsäure stark angesäuert und mit dem gleichen Volumen Äther ausgeschüttelt. Den Äther gibt man dann in ein Reagenzglas, fügt einige Tropfen Wasser, 15—30 Tropfen altes Terpentinöl (oder statt dessen 5—10 Tropfen Wasserstoffsuperoxyd) und nach dem Schütteln 10—20 Tropfen frisch bereitete, 2 %ige Aloinlösung (Barbados-Aloin in verd. Spiritus) zu und schüttelt gut um. Bei Anwesenheit von Blutfarbstoff tritt Rotfärbung ein.
Schweizer Woch. f. Chem. u. Pharm. 1901. 557.
Ztschr. d. öst. Apoth. Ver. 1902. 958.
Pharm. Zentrh. 1903. 223.
Deutsch. Arch. f. klin. Med. 1903. 76.
Ztschr. f. analyt. Chem. 42. 9, 46. 625.
Koziczkowsky, Münchener med. Woch. 1904. 1525.
Deutsche med. Woch. 1904. 1198.

Rossel's Reagenz auf Glukose im Harn.
34,56 g krystallisiertes Kupfersulfat löst man in 100 ccm Wasser, gibt 150 g Glycerin zu, löst in dieser Mischung 130 g Kaliumhydroxyd und ergänzt mit Wasser zu 1 Liter. 1 ccm entspricht 0,005 g Glukose.
Schweizer Woch. f. Pharm. 1891. 442.
Ztschr. f. analyt. Chem. 33. 239.

Rossi's Reaktion auf Indikan im Harn
ist identisch mit Klett's Reaktion. (Vergl. diese.)
Gazz. chim. ital. 36. II. 877.
Chem. Zentralbl. 1907. I. 1079.
Chem. Ztg. 1907. Rep. 261.

Rossi's Reagenzien zum Färben mikroskop. Präparate. (Geisselfärbung.)
a) Eine Lösung von 25 g Tannin in 100 ccm Wasser.
b) Eine Lösung von 0,25 g Fuchsin und 5 g Phenol in 10 g Alkohol und 100 g Wasser.
Arch. per le scienze mediche 1900. 297.

Rössler's Reaktion auf Skatolrot im Harn
beruht auf der Ausschüttelung desselben mit Amylalkohol nach Zusatz von rauchender Salzsäure. Näheres siehe: Zentralbl. f. innere Med. 22. 847.

Roth's Reagenz für fette Öle
ist mit Salpetrigsäuredämpfen gesättigte Schwefelsäure (D. $=$ 1,4). Man beobachtet die Zeit, nach welcher ein mit dem Reagenz geschütteltes Öl fest wird. Auch lassen sich durch Farbenerscheinungen fremde Öle im Olivenöl nachweisen.
Merck's Index 1902. 263.
Krauch, Réactifs chimiques, Edit. franç. 1892. 257.
Enzyklop. d. gesamt. Pharm. 1890. VIII. 621.

Rothenbach's Reaktionen auf Gärungsessig
siehe: Ztschr. f. Unters. Nahr.-Genußm. 1902. 817.
Ztschr. f. angew. Chem. 1906. 1610.
Südd. Apoth. Ztg. 1906. 650.

Rothenburg's Pyrazolonreaktionen
siehe: Chem. Ztg. 1894. Rep. 103.
Berl. Ber. 27. 782.

Rothenfußer's Reagenz auf Formaldehyd.

1. 10 ccm Kalilauge (15 %) mischt man mit 10—15 Tropfen ammoniakalischer Silberlösung (bestehend aus 2 g Silbernitratlösung und der nötigen Menge Ammoniakflüssigkeit) in der Weise, daß man nach jedem Tropfen gut schüttelt, bis Lösung eingetreten ist. Wenn eine bräunliche Trübung eintreten sollte, gibt man zu deren Behebung etwas Ammoniak zu. — Formaldehyd gibt mit dem Reagenz schon in der Kälte, Ameisensäure erst beim Erwärmen eine dunkle Färbung.
2. Man löst etwas Ammoniummolybdat in einer Mischung von 100 Teilen Schwefelsäure und 20 Teilen Wasser. — Gleiche Teile dieser Lösung und der zu prüfenden Flüssigkeit mischt man mit etwas ammoniakalischer Caseinlösung und erwärmt. Formaldehyd verursacht eine violette Färbung.

Ztschr. Unters. Nahr. Gen.-Mittel 1908. **16.** 590.

Rothenfußer's Reagenz auf gekochte und ungekochte Milch.

1 g reines p-Phenylendiaminchlorhydrat wird in 15 ccm Wasser gelöst und mit einer Lösung von 2 g krystallisiertem Guajakol in 135 ccm Alkohol (96 %) vermischt.

Ztschr. Unters. Nahr. Gen.-Mittel **16.** 63.
Milchwirtschaftl. Zentralbl. **6.** 468.
Chem. Zentralbl. 1908. II. 908. 1910. II. 1413.

Rothenfußer's Reagenz auf Saccharose und Zuckerkalk in Milch.

a) Diphenylaminreagenz: eine Mischung von 10 ccm 10 %iger, alkoholischer Diphenylaminlösung mit 25 ccm Eisessig und 65 ccm Salzsäure (1,19).
b) Bleiacetatlösung: eine Lösung von 5 g Bleiacetat in 12 ccm Wasser.
c) Ammoniak: ein 8,07 und ein 14,469 %iger, wässeriger Liquor.
d) Ammoniakalische Bleiacetatlösung: eine Mischung von 2 ccm Bleiacetatlösung mit 1 ccm des 14,4 %igen Ammoniakliquors oder eine Mischung von 2 ccm Bleiacetatlösung mit 1 ccm 8,07 %igen Ammoniakliquors.

Die Ausführung der Reaktionen vergl. Ztschr. f. Unters. d. Nahr.- und Genußmittel 1909. **18.** 135, 1910. **19.** 465.
Pharm. Zentrh. 1911. 110.
Apoth. Ztg. 1910. 220.
Chem. Ztg. 1912. 716.

Rothenfußer's Reagenz auf Wasserstoffsuperoxyd und Persulfate.

Frische Milch versetzt man mit 6 Volum % Bleiessig, filtriert und gibt zum Filtrat sofort Essigsäure (auf 180 Filtrat 20 ccm Essigsäure 30 %). — 10 ccm der zu prüfenden Flüssigkeit versetzt man mit 10 Tropfen Reagenz und 10—20 Tropfen 2 %iger alkoholischer Benzidinlösung. Bei Anwesenheit von Wasserstoffsuperoxyd entsteht eine blaue Färbung. Empfindlichkeitsgrenze $= 1 : 6$ Millionen. Persulfate geben eine ähnliche Reaktion.

Ztschr. Unters. Nahr. Gen.-Mittel 1908. **16.** 590.

Rothera's Reaktion auf Aceton.

Die zu prüfende Lösung versetzt man mit Ammoniumchlorid, einigen Tropfen 5 %iger Nitroprussidnatriumlösung und 1—2 ccm Ammoniakflüssigkeit. In einer halben Stunde tritt bei Anwesenheit von Aceton Rotfärbung auf. Empfindlichkeitsgrenze $= 1 : 20\,000$.

Ztschr. f. analyt. Chem. 1910. 328, 1912. 65.

Röthig's Reagenz zum Färben mikroskopischer Präparate.

a) Eine Lösung von 0,5 g Kresolfuchsin in 3 g Salzsäure und 100 g Alkohol (95 %).
b) Eine Mischung von 2 ccm Pikrinsäurelösung (1 : 3) mit 24 ccm Alkohol und und 40 ccm der Lösung a.

Arch. f. mikroskop. Anatom. **56.**
Handb. d. embryolog. Techn. 1904. 27.
Ergebn. d. allgem. Pathol. 1908. **12.** 701.
Med. Klinik 1910. 425.

Roucher's Reaktion auf Pfefferminzöl.

Gibt man wenig Pfefferminzöl zu 10 %iger Essigsäure, so entsteht nach etwa einer halben Stunde eine schöne blaue Färbung, die allmählich in Grün und Gelb übergeht.

Arch. der Pharm. (3) **19.** 235.
Ztschr. f. analyt. Chem. **21.** 576.
Südd. Apoth. Ztg. 1902. 932.
S c h a c k , Arch. der Pharm. (3) **19.** 428.
W e l m a n s , Pharm. Ztg. 1901. 532.

Rouillard-Goujon's Reaktion auf Hexamethylentetramin

ist eine Formaldehydreaktion mittels fuchsinschwefliger Säure. Näheres siehe: Annal. des Falsific. 1910. **3.** 14, 60. — Chem. Zentralbl. 1910. I. 1160, 1629. — H u b e r t , Annal. Chim. analyt. appl. 15. 100. — Chem. Zentralbl. 1910. I. 1629. — F o n z e s , ebenda 1910. I. 1801. — B o n i s , ebenda 1910. I. 1802.

Roussin's Reagenz zur Unterscheidung von Dextrin und arab. Gummi

ist eine möglichst neutrale Lösung von Ferrichlorid oder Ferrisulfat. Das Reagenz gibt mit Gummilösung einen gelblichen, voluminösen Niederschlag. Dextrin gibt denselben nicht.

Pharm. Zentrh. 1868. 218.

Roussin's Reaktion auf Nicotin.

Eine ätherische Lösung von Nicotin gibt mit ätherischer Jodlösung eine Krystallisation von roten Nadeln, die 1—2 Zoll lang sind.

O t t o , Ausmittel. d. Gifte, 5. Aufl. 37.
D r a g e n d o r f f , Ermittlg. von Giften 1888. 268.
K i p p e n b e r g e r , Ztschr. f. analyt. Chem. 42. 232.
Enzyklop. d. gesamt. Pharm. 1890. VIII. 625.

Roussin's Reaktion auf Pikrinsäure
beruht auf der Bildung von Pikraminsäure
(Rotfärbung) beim Erwärmen mit alkalischer
Zinnchlorürlösung. Man bereitet letztere, indem man Zinnchlorürlösung mit so viel Natronlauge versetzt, bis sich der entstandene
Niederschlag wieder gelöst hat.
> Beilstein, Handb. d. org. Chem. 1896. II.
> 687.
> Ztschr. f. analyt. Chem. **23**. 93.
> Vergl. K i p p e n b e r g e r , Nachw. v. Gift.
> 1897. 234.

le Roy's Reaktion auf Chlor in Salzsäure.
Gibt man zu Salzsäure etwas Diphenylamin,
so färbt sie sich bei Anwesenheit von Chlor
blau.
> Chem. Ztg. 1890. Rep. 5.
> Bull. Soc. Chim. Paris (3) **2**. 739.

le Roy's Reaktion auf Weinsäure in Apfelwein
ist identisch mit Mohler's Reaktion.

de la Royère's Reaktion auf fette Öle in Mineralölen.
Zu einer Lösung von 0,5 g Fuchsin in 1 Liter
Wasser gibt man gerade so viel Natronlauge,
als zur Entfärbung nötig ist. — Versetzt man
einige Tropfen des zu prüfenden Öles mit
2—3 Tropfen Reagenz, so färbt sich die Mischung bei Anwesenheit von tierischen oder
pflanzlichen Fetten rötlich.
> Répert. de Pharm. 1894. 261.
> Nach J e a n ist diese Reaktion nicht
> charakteristisch.
> Répert. de Pharm. 1894. 452.
> Revue de Chim. analyt. Septembre 1894.
> H a l p h e n , Chem. Ztg. 1896. Rep. 36.

Rubner's Reaktion auf Glukose und Laktose.
Traubenzuckerlösungen geben nach Zusatz
von Bleizucker und Ammoniak beim Erwärmen
einen rosenroten bis fleischroten Niederschlag.
Empfindlichkeitsgrenze = 1 : 10 000. Milchzuckerlösung färbt sich beim Kochen mit Bleizucker gelb bis bräunlich. Auf Zusatz von
Ammoniak entsteht eine ziegelrote Färbung
und dann ein kirschroter bis kupferroter Niederschlag. Näheres siehe: Ztschr. f. Biolog.
20. 367. — Ztschr. f. analyt. Chem. **24**. 477 u.
603. — Chem. Zentralbl. (3) **16**. 122. — Pharm.
Zentrh. 1897. 560. — R o s e n f e l d , Deutsche
med. Woch. 1888. 451 u. 479. — G e n t i l ,
Chem. Zentralbl. 1893. II. 338.

Rubner's Reaktion auf Kohlenoxyd im Blute.
Das zu prüfende Blut schüttelt man eine
Minute lang mit dem 4—5 fachen Volum. Bleiessig. Kohlenoxydblut wird schön rot, normales Blut bräunlich und beim Stehenlassen
braun bis braungrau.
> Arch. f. Hygiene **10**. 397.
> Ztschr. f. analyt. Chem. **30**. 112.
> Franzen-Mayer, Ztschr. f. analyt. Chem.
> **50**. 673.

Rubner's Reaktion auf gekochte und ungekochte
Milch
beruht auf dem Nachweis des Albumins durch
die Kochprobe. — Man scheidet das Kaseïn

durch einen Überschuß von Kochsalz ab, fil-
triert und erhitzt das gelbliche Filtrat zum
Sieden. Geronnenes Eiweiß beweist, daß die
Milch nicht gekocht war.
> Hygien. Rundschau 1895. 1021.
> Pharm. Zentrh. 1896. 18; 1901. 149.
> Ztschr. f. analyt. Chem. **41**. 579.
> Vergl. Bernstein's Reaktion.

Ruddimann's Reaktionen neuerer Arzneimittel
wie Agurin, Alumnol, Diuretin, Europhen,
Heroin, Ichthyol, Phenocoll, Piperazin, Protar-
gol und Salophen
> siehe: Pharm. Ztg. 1903. 817.
> Pharm. Praxis 1904. 59.

Ruggeri's Reaktion auf Dulcin.
Dampft man Dulcin mit Silbernitrat- oder
Quecksilberchloridlösung auf dem Wasserbade
ein, so entsteht eine Violettfärbung, die von
warmem Alkohol mit weinroter Farbe aufgenommen wird.
> Annali Labor. chim. central. delle gabelle
> **3**. 138.
> Pharm. Zentrh. 1898. 45.
> Bianchi-Nola, Boll. Chim. Farm. **47**. 599.
> Chem. Zentralbl. 1908. II. 2039.

Ruhemann's Reagenz auf Salicylsäure im Harn
ist eine Eisenchloridlösung (1+14).
> Med. Klinik 1907. 113.
> Pharm. Zentrh. 1907. 406.

Rühle's Reaktion auf Saponin.
Verreibt man Saponin mit konz. Schwefelsäure, so färbt sich die Mischung rosarot,
dann purpurrot, rotviolett und schließlich
grau. — Verreibt man Saponin mit Fröhde's
Reagenz, so tritt eine blauviolette Färbung
auf, die nach einiger Zeit in Grün und dann
in Grau übergeht.
> Ztschr. Unters. Nahr. Gen.-Mittel 1908. **16**.
> 165.
> Pharm. Ztg. 1908. 724.

Ruini's Reagenz auf Glukose im Harn
ist eine Lösung von o-Nitrophenylpropiolsäure
in 6 %iger Natronlauge. 5 ccm Reagenz kocht
man $^1/_2$ Minute lang mit einigen Tropfen des
zu prüfenden Harns. Bei Anwesenheit von
Glukose entsteht eine blaue Färbung, die
beim Schütteln mit Chloroform in letzteres
übergeht.
> Bollet. Chim. Farm. **40**. 753.
> Gazz. chim. ital. **31**. II. 445.
> Chem. Ztg. 1902. Rep. 60.
> Pharm. Zentrh. 1902. 236.

Rümpler's Reagenz auf freie Säuren in fetten
Ölen
ist eine konzentr., wässerige Lösung von Natriumkarbonat (frei von NaOH) und Chlornatrium. — Schüttelt man gleiche Teile Reagenz und Öl, so bildet sich bei Gegenwart von
freier Säure eine Emulsion, bei Abwesenheit
von Säure scheidet sich das Öl nach dem
Schütteln wieder ab.
> Deutsche Industrie-Ztg. 1869. 457.

Runge's Reagenz auf Anilin.

Gibt man zu einer Anilinlösung Chlorammon und Chlorkalklösung, so entsteht eine rot-violette Färbung, die auf Säurezusatz in Rosa umschlägt. Empfindlichkeitsgrenze $= 1:25\,000$.

Befeuchtet man einen Fichtenspan mit stark verdünnter Anilinlösung, so wird er gelb gefärbt.

Vergl. auch Rosenstiehl's Reaktion u. Hager, Pharm. Prax. 1880. I. 361.

Raschig, Ztschr. f. angew. Chem. 1907. **20**. 2065.

Runge's Fichtenspan-Reaktion.

Ein Fichtenspan mit Salzsäure und Pyrrol befeuchtet, färbt sich rot.

Poggendorff's Annalen **131**. 65.

Baeyer, Liebig's Annal. **7**. 59.

Runge's Reaktion auf Rohrzucker

beruht auf der Schwärzung, d. h. Verkohlung des Zuckers beim Eindampfen mit verdünnter Schwefelsäure.

Enzyklop. d. gesamt. Pharm. 1890. VIII. 643.

Ruoss' Reagenzien auf Gerbsäure:

1. a) Eine Lösung von 20 g Ferrisulfat im Liter.
   b) 28 g krystallisiertes Natriumkarbonat im Liter.
   c) Essigsäure (D. $= 1{,}04$) mit 5 g Natriumtartrat im Liter (kann auch zur Differenzierung von Gallus- und Gerbsäure dienen).
2. a) 10 g Ferrisulfat, 15 g Natriumacetat und 1,7 g Natriumtartrat im Liter.
   b) 1,25 g Gelatine löst man in 125 ccm heißem Wasser und mischt mit 875 ccm Essigsäure (D. $= 1{,}064$).

Über die Verwendung dieser Reagenzien siehe:

Ztschr. f. analyt. Chem. **41**. 730.

Pharm. Zentrh. 1903. 139.

Chem. Ztg. 1903. Rep. 22.

Apoth. Ztg. 1903. 331.

Rupp's Reaktion auf Chlor in Benzoesäure.

Man glüht ein Stückchen Kupferoxyd am Platindraht in der Bunsenflamme so lange, bis die Flamme nicht mehr gefärbt erscheint. Alsdann bringt man auf das Oxyd etwas Benzoesäure und verbrennt sie in der Flamme. Letztere nimmt bei Gegenwart von Chlor eine grüne Färbung an. Man kann auch ein kleines Streifchen Kupferdrahtnetz zu einem erbsengroßen Stück zusammenrollen und ausglühen und damit die Reaktion ausführen.

Pharm. Zentrh. **41**. 529.

Ztschr. f. analyt. Chem. **46**. 475.

Apoth. Ztg. 1912. 92.

Rupp's Reaktion auf Äthylalkohol im Methylalkohol

ist identisch mit Riche-Bardy's Reaktion (siehe diese).

Rupp's Reaktion auf Methylalkohol im Äthylalkohol

beruht auf der Bildung von Methylviolett, wenn nach besonderer Vorschrift verfahren wird. Näheres siehe: Chem. Ztg. 1887. Rep. 25.

Rupp's Reagenz zur Ameisensäurebestimmung

ist eine Lösung von 15 g Natriumhydroxyd in 450 ccm Wasser, der man nach dem Abkühlen 15 g Brom zufügt und dann mit Wasser auf 500 ccm ergänzt. Ameisensäure wird durch dieses Reagenz im Sinne der Gleichung „$HCOOH + NaOBr = H_2O + CO_2 + NaBr$" zersetzt. Näheres siehe: Arch. der Pharm. **243**. 69. — Chem. Zentralbl. 1905. I. 962. — Südd. Apoth. Ztg. 1905. 488.

Rupp's Reaktion auf Chlorverbindungen in Benzaldehyd.

Ein Stückchen Kupferdrahtnetz von $^1/_2$ cm Breite und 1 mm Maschenweite rollt man zusammen und glüht es in der Bunsenflamme aus, damit es sich oxydiert und keine grüne Flamme mehr zeigt. Taucht man es in Benzaldehyd und bringt es wieder in die Flamme, so färbt sich diese bei Gegenwart von Chlorverbindungen grün.

Apoth. Ztg. 1912. 92.

Zentralbl. d. ges. Arzneimittelkunde 1912. 61.

Rupp's Reaktion auf Flußsäure.

Kombination der Glasätzung durch Flußsäure mit der Wassertrübung durch Siliciumfluorid. Die übliche Zersetzung der Fluoride wird in einem Platintiegel vorgenommen, der mit einem durchbohrten Gummistopfen verschlossen ist. Durch das Bohrloch ragt 3 mm weit ein Glasstab hervor, an dem ein Wassertropfen angebracht wird. Beim Erwärmen auf dem Wasserbade beschlägt sich bei Gegenwart von Fluor der Glasstab mit einem trockenen Reif. Wird ein trockener Glasstab verwendet, so wird derselbe durch die Flußsäure angeätzt.

Ztschr. Unters. Nahr. Gen.-Mittel 1911. **22**. 496.

Sartori, Chem. Ztg. 1912. 229.

Rupp-Loose's Indikator (p-Dimethylaminoazobenzol-o-karbonsäure)

(Methylrot) ist eine Azokombination von o-Amidobenzoesäure und Dimethylanilin. Als Indikatorflüssigkeit dient eine 0,2 %ige, alkoholische Lösung dieses Stoffes. In alkalischer und neutraler Lösung gelblich, in saurer Lösung violettrot.

Berl. Ber. 1908. 3905.

Apoth. Ztg. 1908. 883.

Merck's Bericht 1908. 267.

Cahen, The Analyst 1910. 307.

Frey, Ztschr. österr. Apoth. Ver. 1910. 393.

Rupp-Nöll's Reaktion auf Quecksilbersuccinimid.

0,1 g des Präparates mit 0,5 g Zinkstaub in einem trockenen Reagenzglase erhitzt, entwickelt Dämpfe, die einen mit Salzsäure befeuchteten Fichtenspan rot färben.

Versetzt man eine Lösung von 0,1 g Quecksilbersuccinimid in 10 ccm Wasser mit 20 ccm Barytwasser, so entsteht ein weißer Niederschlag, der sich beim Erwärmen oder bei längerem Stehen grau färbt.

Pharm. Ztg. 1905. 271.

Arch. der Pharm. **243**. 1.

Chem. Zentralbl. 1905. I. 960.

Rupp-Seeger's Indikatoren.
1. Nitrophenolphthalein — in saurer Lösung farblos, in alkalischer Lösung gelb.
2. Tetrachlortetrabromphenolphthalein — in saurer Lösung farblos, in alkalischer Lösung violett.
>Pharm. Ztg. 1907. 851.
>Merck's Bericht 1907. 153.
>Apoth. Ztg. 1907. 748.

Rusconi's Reaktion auf Alkohol in Chloroform
beruht auf der Oxydation des Alkohols mittels Kaliumdichromat und Schwefelsäure und dem Nachweis des gebildeten Aldehyds mit Nitroprussidnatrium und Dimethylamin. Bei Gegenwart von Alkohol färbt sich das Destillat des Reaktionsgemisches blau.
>Arch. Farmacol. sperim. 8. 157.
>Chem. Zentralbl. 1909. II. 67.
>Pharm. Zentrh. 1912. 1146.

Russo's Methylenblau-Reaktion des Harns. (Ersatz für Ehrlich's Diazoreaktion des Harns.)
4—5 ccm Urin versetzt man mit 4 Tropfen einer 1 promilligen, klaren Methylenblaulösung. Bei verschiedenen Krankheiten wie Typhus, Masern, Pocken und anderen tritt eine prompte Verfärbung des Blaus in Grün ein.
>Riforma medica 1905. Nr. 19.
>Semaine médicale 1905. 367.
>Münchener med. Woch. 1905. 1990.
>Merck's Bericht 1905. 141 u. 1906. 188.
>Cousin, Deutsche Med. Ztg. 1906. 421.
>Dunger, Deutsche med. Woch. 1906. 1582.
>Dmitrenko, Med. Woche 1906. 481.
>Ferrari, Gazz. degli ospedali 1907. No. 1.
>Lemaire, Ztschr. d. österr. Apoth. Ver. 1912. 284.
>Dibailow, Pharm. Zentrh. 1909. 1026.
>Utz, Pharm. Praxis 1910. 302.
>Peskow, Semaine méd. 1912. 103.

Russow's mikrochemisches Reagenz auf Stärke, Alkaloide etc.
ist eine Lösung von Jod und Jodkalium in Wasser oder in verdünnter Schwefelsäure (2+1 Wasser).
>Merck's Index 1902. 271.
>Sitz.-Ber. d. nat. Ges. Dorpat, 24. IX. 1881.
>Strasburger, Kl. Botan. Prakt. 1893. 221.

Rust's Reagenz auf Kreosot oder Phenol
ist Collodium, welches beim Schütteln mit Phenol eine Gallerte bildet, nicht aber mit Kreosot. (Prüfung des Kreosots auf Phenol nach Vorschrift des deutschen Arzneibuches.)
>Pharm. Zentrh. 1867. 151.
>Enzyklop. d. gesamt. Pharm. 1890. VIII. 645.

Rusting's Reaktion auf Cobalt.
Eine Cobalt enthaltende Lösung versetzt man mit einigen Krystallen Natriumthiosulfat, dann mit Rhodankalium und schüttelt mit Ätheralkohol. Letzterer färbt sich intensiv blau.

>Nederl. Tijdschr. v. Pharm. 1899. 42.
>Pharm. Post 1899. 722.
>Pharm. Zentrh. 1900. 77.
>Faktor, Ztschr. f. analyt. Chem. 39. 345.

Rusting's Reaktion auf Glukose im Harn.
10 ccm Harn mischt man mit 1 ccm Nylander's Reagenz und 2 Tropfen Platinchloridlösung und stellt die Mischung ins siedende Wasserbad oder man erhitzt nur bis zum beginnenden Sieden und stellt dann beiseite. Ist binnen 1 Minute keine Schwärzung eingetreten, so ist kein Zucker vorhanden oder doch nur belanglose Mengen.
>Pharm. Weekblad 1907. 1178.
>Apoth. Ztg. 1907. 907.

Ružička's Reagenzien auf Sauerstoff in Luft
dienen bei bakteriologischen Arbeiten zur Herstellung sauerstoffreier Luft bezw. zur Prüfung der Luft auf Sauerstofffreiheit. Der Autor verwendet alkalische Pyrogallollösung oder alkalische Traubenzuckerlösung, ferner eine Lösung von Indigweiß oder Kabrhel's alkalische Zuckergelatine, die Methylenblauleukobase enthält. Näheres siehe: Arch. f. Hygiene 58. 327.

Rymsza's Reaktion zur Unterscheidung von Pikrinsäure und Dinitrokresolkalium.
1. Ammoniakalische Zinnchlorürlösung wird durch Dinitrokresolkalium kirschrot, durch Pikrinsäure braunrot gefärbt.
2. Zink und Salzsäure bringen in Dinitrokresollösung eine hellrote, nach einiger Zeit verschwindende Färbung, in Pikrinsäurelösung eine blaue, dann beständig braungrünliche Färbung hervor.

Rymsza's Reaktionen auf Pikrinsäure.
1. Isopurpursäurereaktion. Erwärmt man Pikrinsäurelösung mit Natronlauge und Cyankalium, so entsteht eine blutrote Färbung. Empfindlichkeitsgrenze = 1 : 5000. Wenn man die Pikrinsäurelösung zur Trockene verdampft und etwas Ammoniak und Cyankalium zugibt, so lassen sich noch 0,0005 g Pikrinsäure nachweisen.
Vergl. Lea's Reaktion II auf Blausäure.
2. Pikraminsäurereaktion ist Braun's Reaktion (siehe diese).
3. Beim Erhitzen von Pikrinsäure mit Natronlauge und Schwefelammon entsteht Rotfärbung.
Vergl. Girard's Reaktion.
4. Ammoniakalische Kupferlösung bewirkt mit Pikrinsäure einen gelbgrünen Niederschlag.
Vergl. Christel's u. Lea's Reaktion.
5. Weiße Wolle wird noch in einer Pikrinsäurelösung 1 : 110 000 gelblich gefärbt.
>Dissert. Dorpat 1890.
>Pharm. Zentrh. 1890. 306.
>Ztschr. f. analyt. Chem. 36. 813.
>Apoth. Ztg. 1890. Rep. 49.

Saathoff's Reagenz zum Färben von Bakterien
ist eine Lösung von 0,15 g Methylgrün und 0,5 g Pyronin in 5 g Alkohol (96 %) und 20 g Glycerin, mit 2 %igem Carbolwasser zu 100 g verdünnt. (Filtrieren!)
Deutsche med. Woch. 1905. 2048.
Merck's Bericht 1905. 142.

Saathoff's Reagenz zum Färben von Fett in Faeces bei der mikroskopischen Untersuchung
ist eine Lösung von einer Messerspitze voll Sudan III in 10 g Alkohol (96 %) und 90 g Eisessig. Färbt Fette und Seifen gelb bis rot.
Münchener med. Woch. 1912. 2382.

Sabanin-Laskowsky's Reaktion auf Citronensäure.
Erhitzt man etwas Citronensäure mit Ammoniakflüssigkeit in einem zugeschmolzenen Glasrohr oder Kölbchen einige Stunden auf 120 ° C., so färbt sich die Mischung nach darauffolgendem Stehen an der Luft blau oder grün. Näheres siehe: Ztschr. f. analyt. Chem. 17. 73. — S a r a n d i n a k i , Berl. Ber. 5. 1100. — K ä m m e r e r , ebenda 8. 736.

Sabatier's Reaktion auf Kupfer
ist eine Modifikation von Denigès' Reaktion. Minimale Kupfermengen lassen sich in einem Tropfen Lösung noch durch eine Rot- bis Violettfärbung nachweisen, die durch konzentr. Bromwasserstoffsäure hervorgerufen wird.
Revue internat. falsific. 7. 101.
Compt. rend. 118. 980.
Pharm. Zentrh. 1894. 226.
Répert. de Pharm. 50. 109.

Sabatier-Senderen's Reaktion auf primäre, sekundäre und tertiäre Alkohole.
Leitet man die Dämpfe der Alkohole über fein verteiltes auf 300 ° erhitztes Kupfer, so zerfallen die primären Alkohole in Aldehyd und Wasserstoff, sekundäre in Ketone und Wasserstoff, tertiäre in ungesättigte Kohlenwasserstoffe und Wasser. Näheres siehe: Bull. Soc. Chim. France 1905. I. 263. — N e a v e , The Analyst 34. 346. — Chem. Zentralbl. 1909. II. 1082.

Sabrazès' Reagenz zum Färben mikroskop. Präparate.
Zum Gebrauch mischt man 10 Tropfen einer 1 %igen, wässerigen Eosinlösung, 2 Tropfen Buchenholzteerkreosot und 10 Tropfen einer gesättigten, wässerigen Methylenblaulösung.
H u i s m a n , Méthodes de coloration (vergl. Huisman's Reagenz).

Sacher's Indikator für Alkalimetrie.
Die frischen Schalen von roten Radieschen werden bei gewöhnlicher Temperatur mit Alkohol (96 %) extrahiert. Die Farblösung wird durch Säuren (auch Kohlensäure) intensiv rot, durch Alkalien grün bis blau.
Chem. Ztg. 1910. 1192.
S c h w e r t s c h l a g e r , ebenda 1910. 1257.
Vergl. Niece's Indikator.

Sachs' Reaktion auf Eiweiß im Harn.
Auf einem Objektträger läßt man einen Tropfen des zu prüfenden Harns mit einem Tropfen konzentr. Salpetersäure zusammenfließen. An der Schleierbildung ist Eiweiß zu erkennen, und zwar bis zu 0,01 %.
Deutsche med. Woch. 1907. 66.

Sachsse's Reagenz auf Glukose.
18 g Quecksilberjodid, 25 g Jodkalium und 80 g Kaliumhydroxyd löst man mit Wasser zu 1 Liter. 40 ccm dieser Lösung (= 0,72 g HgJ_2 oder 0,31818 g Hg) entsprechen im Mittel 0,15 g Glukose oder 0,1072 g Invertzucker. Dieses Reagenz wird beim Kochen mit Glukose reduziert. Als Indikator verwendet man Schwefelwasserstoff in essigsaurer Lösung oder eine alkalische Zinnoxydullösung. (Vergleiche auch Sachsse-Heinrich's Reagenz.)
Pharm. Ztschr. f. Rußland 1876. 549.
Ztschr. f. analyt. Chem. 16. 121.
Chem. Zentralbl. 1877. 471; 1878. 409.
S o x h l e t , Journ. f. prakt. Chem. 21. 227 oder
Ztschr. f. analyt. Chem. 20. 425.
H a a s , Ztschr. f. analyt. Chem. 22. 215.
v. M e r i n g , Du Bois Reymond's Arch. f. Physiolog. 1877. 379.
O e r u m , Ztschr. f. analyt. Chem. 1904. 356.

Sachsse-Heinrich's Reagenz auf Glukose.
18 g Quecksilberjodid, 25 g Jodkalium und 10 g Kaliumhydroxyd löst man mit Wasser zu 1 Liter. Dieses Mischungsverhältnis gestattet die Bestimmung von Traubenzucker neben Rohrzucker besser als die Lösung von Sachsse, weil sie nicht so stark alkalisch ist.
Chem. Zentralbl. 1878. 409.
Ztschr. f. analyt. Chem. 18. 352.
Merck's Index 1902. 263.

Sadtler's Reaktion auf Methylalkohol
beruht auf der Bildung von Formaldehyd beim Behandeln von Methylalkohol mit einer glühenden Kupferspirale.
Americ. Journ. of Pharm. 1905. 106.
Chem. Zentralbl. 1905. I. 1113.

Saglier's Reaktion auf Fuselöl im Alkohol.
Erwärmt man gleiche Teile Alkohol und konzentr. Schwefelsäure zum Sieden, so tritt bei Anwesenheit von Fuselöl eine gelbbraune Färbung auf. Empfindlicher wird diese Reaktion bei Verwendung von alkoholischer Furfurollösung (1 : 1000): Man mischt 10 ccm Alkohol mit 10—20 Tropfen Furfurollösung, gibt 10 ccm Schwefelsäure zu und erhitzt zum Sieden. Bei Gegenwart von Fuselöl tritt eine braunrote Färbung ein.
Analys. des matières aliment. Girard-Dupré 285.
Vergl. Udranszky's Reaktion auf Isoamylalkohol u. Savalle's Reaktion.
K o m a r o w s k y , Chem. Ztg. 1903. 808.

Sahli's Reaktion auf Albumin und Albumosen
beruht auf der Fällbarkeit beider durch 30 %ige Chlornatriumlösung, in der sich Albumosen beim Erwärmen lösen, nicht aber Eiweiß.
Ztschr. f. angew. Mikroskop. 1903. 162.

Sahli's Reaktion auf Bilirubin im Harn.

Versetzt man ikterischen Harn mit Essigsäure, so tritt Grünfärbung auf. Die Reaktion gelingt nur bei Gegenwart oxydierender Substanzen, weshalb man am besten gleich eine solche, wie z. B. Wasserstoffsuperoxyd oder Magnesiumperhydrol, zusetzt.

Sahli's Lehrbuch der klinischen Untersuchungsmethoden.

Günther, Med. Klinik 1910. 1056.

Vergl. Günther's Reaktion.

Sahli's Reagenz auf Glukose

ist eine Modifikation von Pavy's Reagenz.

a) Eine Lösung von 4,158 g Kupfersulfat in 500 ccm Wasser.

b) Eine Lösung von 20,4 g Seignettesalz, 20,4 g Ätzkali und 300 g Ammoniakflüssigkeit (D. $=$ 0,88) zu 500 ccm Wasser.

Zum Gebrauch mischt man je 5 ccm von a und b, die 0,005 g Glukose entsprechen.

Deutsche med. Woch. 1905. 1417.

Pharm. Zentrh. 1907. 468.

Sahli's Reagenz für mikroskopische Zwecke

ist eine wässerige Lösung von Methylenblau und Borax (25 g gesättigte, wässerige Methylenblaulösung mischt man mit einer Lösung von 0,8 g Borax in 55 g Wasser oder man löst 0,75 g Methylenblau und 0,8 g Borax in 80 ccm Wasser). Das Reagenz färbt die Markscheiden tiefblau, die Ganglienzellen grünlich und die Gliakerne blau.

Ztschr. f. wiss. Mikroskop. 1885. 50.

Methylenblau-Säurefuchsin siehe ebenda 1885. 1.

B e h r e n s' Tabellen 1892. 108.

E b e r t h - F r i e d l ä n d e r , Mikroskop. Techn. 1894. 242.

Sahli's Desmoidreaktion

ist eine für medizinisch-diagnostische Zwecke gebrauchte Reaktion zur Prüfung der sekretorischen Magenfunktion. Näheres siehe Korrespondenzbl. f. Schweizer Ärzte 1905. Nr. 8—10. — Merck's Bericht 1905. 141. — S a i t o , Berl. klin. Woch. 1906. 1305. — H e i s e l e r , Petersbg. med. Woch. 1906. 387. — Aldor, Berl. klin. Woch. 1906. 1477. — Horwitz, Arch. f. Verdauungskr. 1906. 313. — Einhorn, Deutsche med. Woch. 1906. 793. — Alexander, ebenda 1906. 872. — Frauenberger, Wiener med. Woch. 1907. 1465. — Kühn, Münchener med. Woch. 1905. 2412. — Fricker, Deutsche med. Woch. 1906. 1925. — Lewinski, ebenda 1907. 487. — Thiis, ebenda 1907. 1610. — Stauder, Münchener med. Woch. 1906. 1837.

Sailer's Reaktion I auf Methylalkohol.

5 ccm des fraglichen Alkohols werden mit 0,1 ccm Chromsäure und 10 ccm Schwefelsäure versetzt. Sobald diese Mischung eine grüne Färbung angenommen hat, gibt man 6 Tropfen davon in eine Porzellanschale und fügt 20 Tropfen Schwefelsäure und einige Körnchen Morphium hinzu. Spuren von Methylalkohol kennzeichnen sich durch eine dunkelgelbbraune, geringe Mengen durch eine dunkelkarmoisinrote und große Mengen durch eine dunkelviolette Färbung. An Stelle des Morphiums kann man auch einige Tropfen einer 5%igen Pyrogallollösung verwenden. Größere Mengen Methylalkohol bewirken eine schokoladebraune Färbung.

Pharm. Ztg. 1912. 165.

Merck's Bericht 1912. 110.

Sailer's Reaktion II auf Methylalkohol

beruht auf der Überführung des Methylalkohols in Methylsalicylat durch Behandlung mit Salicylsäure und Schwefelsäure und der Identifizierung des Methylsalicylates durch seinen eigentümlichen Geruch. Näheres siehe: Pharm. Ztg. 1912. 93. — Merck's Bericht 1912. 111.

Sakaguchi-Watabiki's Reaktion auf Gonorrhoe

ist eine Kutanreaktion mit Gonotoxin. Näheres siehe: Dermatol. Wochenschr. 1912. 54. 717.

Salkowski's Reaktion auf Albumosen (Pepton) im Harn

beruht auf der Biuretreaktion des mit Phosphorwolframsäure aus dem Harn abgeschiedenen Peptons.

Zentralbl. f. d. mediz. Wissensch. 1894. 113.

Berl. klin. Woch. 1897. 353.

Ztschr. f. analyt. Chem. 36. 739.

A l d o r , Chem. Ztg. 1899. Rep. 285.

Salkowski's Reagenz auf Albumosen und Leim

ist Bromwasser. — Versetzt man je 10 ccm Albumosepepton aus Fibrin und 1%ige Gelatinelösung mit je 1 ccm Bromwasser, so bildet sich bei der Albumoselösung im Momente des Einfließens ein Niederschlag, der beim Mischen sofort wieder verschwindet. Die Gelatinelösung wird hingegen bleibend getrübt. Beim Erhitzen gibt die Albumoselösung Brom ab, die Gelatinelösung aber nicht.

Ztschr. f. physiol. Chem. 1908. 57. 515.

Chem. Zentralbl. 1908. II 1879.

Salkowski's Reaktion auf Cholesterin.

Löst man etwas (einige cg) Cholesterin in Chloroform (2 ccm) und gibt das gleiche Volumen konzentr. Schwefelsäure zu, so färbt sich das Chloroform blutrot und die Schwefelsäure zeigt eine grüne Fluoreszenz. Gibt man einige Tropfen der Chloroformlösung in eine Porzellanschale, so färbt sich die Lösung schnell blau, dann grün und zuletzt gelb.

Arch. d. Physiol. 6. 207.

Ztschr. f. analyt. Chem. 11. 443.

R e i n i t z e r , Monatsh. f. Chem. 9. 421.

V o g t , Schweizer Woch. f. Pharm. 43. 674.

Ottolenghi, Chem. Zentralbl. 1906. I. 541.

Tolman, Journ. Americ. Chem. Soc. 28. 391.

Salkowski's Reaktion auf Brom im Harn.

10 ccm Harn werden in einer Platinschale mit einigen Tropfen Sodalösung alkalisch gemacht, eingedampft und verkohlt, mit einigen Tropfen Wasser und 1 g Salpeter versetzt und geschmolzen. Die Schmelze wird in Wasser gelöst, mit Salzsäure und eventuell mit Chlorwasser versetzt und mit Chloroform geschüt-

telt. Bei Gegenwart von Brom färbt sich das Chloroform gelb. Empfindlichkeitsgrenze = 0,01 g Bromkalium in 10 ccm Harn.

Ztschr. f. physiol. Chem. **38.** 157.
Ztschr. f. angew. Chem. 1903. 1084.
S t i c k e r , Ztschr. f. klin. Med. **45.** Nr. 5 u. 6.

Salkowski's Farbenreaktion des Eiweiß.

Siehe Virchow's Archiv **68.** 9 oder Ztschr. f. analyt. Chem. **16.** 261.

Salkowski's Reaktion auf Gallenfarbstoffe.

Man macht ikterischen Harn mit Natriumkarbonat alkalisch und setzt Chlorcalcium zu. Der erhaltene Niederschlag wird in salzsäurehaltigem Alkohol gelöst. Erhitzt man diese Lösung, so tritt grüne bis blaue Färbung ein.

Salkowski und Leube's Lehre vom Harn. 1882. 156.
Vergl. auch Ztschr. f. physiol. Chem. **4.** 134.

Salkowski's Reaktion auf Glukose im Harn

beruht auf einer Fällung des Traubenzuckers durch Kupfersulfatlösung (199,52 g im Liter) und Natronlauge und der Isolierung desselben aus dieser Kupferverbindung durch Schwefelwasserstoff etc. Näheres siehe: Ztschr. f. physiol. Chem. **3.** 78. — Ztschr. f. analyt. Chem. **18.** 635.

Salkowski's Reaktion auf Indikan.

Versetzt man 8 ccm eines indikanhaltigen Harns mit 1 ccm Kupfersulfatlösung (10 %), gibt 1 ccm Salzsäure (1,19) und dann einige ccm Chloroform zu und mischt durch gelindes Hinundherneigen, so färbt sich das Chloroform blau.

Ztschr. f. physiol. Chem. 1908. **57.** 520.
Journ. de Pharm. 1909. I. 35.
Presse méd. 1909. 96.
Med. Klinik 1909. 860.
Apoth. Ztg. 1908. 863.
Répert. de Pharm. 1909. 122.
Imabuchi, Pharm. Zentrh. 1912. 14.

Salkowski's Reaktion auf Indol.

Löst man wenig Indol in Eisessig und gibt konzentr. Schwefelsäure zu, so entsteht eine schön violette Färbung mit grünlicher Fluoreszenz.

Ztschr. f. physiol. Chem. **12.** 221.
Vergl. Adamkiewicz' Reaktion.

Salkowski's Reaktion auf Inosit.

(Modifikation von Scherer's Reaktion.) Eine Spur der zu prüfenden Substanz löst man in 1—2 Tropfen Salpetersäure (1,2), gibt 1 Tropfen Chlorcalciumlösung (10 %) und 1 Tropfen Platinchloridlösung (1—2 %) zu und verdampft vorsichtig, unter Aufblasen auf einem Porzellandeckel. Inosit bewirkt eine rosarote bis ziegelrote Färbung.

Ztschr. f. physiol. Chem. **69.** 478.
Ztschr. f. analyt. Chem. 1912. 268.

Salkowski's Reaktion auf Kalium im Harn.

Man verdampft 100 ccm Harn auf etwa 15 ccm und gibt nach dem Filtrieren etwas konzentr. Weinsäurelösung zu. Nach dem Erkalten scheidet sich Weinstein ab.

Arch. f. d. ges. Physiol. 1869. **2.** 351.

Salkowski's Reaktionen auf Kohlenoxyd im Blut.

1. Das zu prüfende Blut verdünnt man mit der 20fachen Menge Wasser und dem gleichen Volumen Natronlauge (D. = 1,34). Kohlenoxydblut trübt sich weißlich, dann lebhaft hellrot und trennt sich in hellrote Flocken und eine schwach rosa gefärbte Flüssigkeit. Normales Blut wird schmutzigbräunlich.

   Ztschr. f. physiol. Chem. **12.** 227.
   Ztschr. f. analyt. Chem. **27.** 541.

2. Etwa 0,9 ccm Blut verdünnt man mit 50 ccm Wasser und gibt $^1/_2$ bis $^3/_4$ Volumen gesättigtes Schwefelwasserstoffwasser zu. Kohlenoxydblut ändert seine Farbe kaum merklich, normales Blut wird innerhalb einiger Minuten schmutziggrün.

   Ztschr. f. physiol. Chem. **7.** 114.
   Ztschr. f. analyt. Chem. **22.** 471.
   Deutsche Med. Ztg. 1883. 316.
   Franzen-Mayer, Ztschr. f. analyt. Chem. **50.** 672.

Salkowski's Reaktion auf Kreatinin

ist eine Modifikation von Weyl's Reaktion: Kreatininlösung wird durch Nitroprussidnatrium und Natronlauge rot, dann gelb gefärbt. Übersättigt man die gelb gewordene Lösung mit Essigsäure und erhitzt, so färbt sie sich grünlich, dann blau (Berlinerblau).

Ztschr. f. physiol. Chem. **4.** 133.

Salkowski's Reaktion auf Oxalsäure im Harn.

200 ccm Harn versetzt man bis zur schwach alkalischen Reaktion mit Kalkwasser und dann mit Calciumchloridlösung. Der erhaltene Niederschlag wird mit 60 %igem Alkohol und mit wenig heißem Wasser gewaschen, in Salzsäure gelöst, die Lösung mit Ammoniak alkalisch gemacht und dann mit Essigsäure angesäuert. Nach längstens 24 Stunden hat sich das Calciumoxalat in glitzernden Krystallen abgeschieden.

Ztschr. f. physiol. Chem. **10.** 120.

Salkowski's Reaktion I auf Pentosen im Harn.

(Orcinreaktion.) Mischt man Harn, der Pentosen enthält, mit dem gleichen Volumen rauchender Salzsäure und erhitzt mit etwas Orcin, so färbt sich die Mischung vorübergehend rot oder violett und dann grünlich. Schüttelt man die Mischung nach dem Erkalten mit Amylalkohol, so färbt sich derselbe, je nach der Menge der vorhandenen Pentosen, mehr oder weniger intensiv grün.

Ztschr. f. physiol. Chem. **27.** 507.
Ztschr. f. analyt. Chem. **39.** 132.
Vergl. Tollens Reaktion.

Salkowski's Reaktion II auf Pentosen im Harn.

Man löst etwas Phloroglucin unter Erwärmen in 5—6 ccm rauchender Salzsäure, so daß ein kleiner Überschuß ungelöst bleibt, teilt in zwei Teile und setzt nach dem Erkalten dem einen Teile $^1/_2$ ccm des zu prüfenden Harns, dem anderen Teile $^1/_2$ ccm normalen Harns zu. Taucht man beide Proben in siedendes Wasser, so zeigt der pentosehaltige Harn nach kurzer Zeit einen intensiv roten oberen Saum, von dem sich die Färbung allmählich nach unten verbreitet, während normaler Harn seine Farbe nicht oder nur unbedeutend verändert.

Vergl. Tollens' Reaktion.

Zentralbl. f. d. med. Wissensch. 1892. 594.

Ztschr. f. analyt. Chem. 34. 772 u. 39. 132.

Salkowski's Reaktion auf Pepton im Harn.

Der zu prüfende Harn wird mittels Phosphorwolframsäure (nach Salkowski, Ztschr. f. analyt. Chem. 33. 503 und 36. 739) gefällt, der Niederschlag nach dem Auswaschen mit Wasser in erwärmter Natronlauge gelöst und 1—2 Tropfen Kupfersulfat zugegeben. Bei Anwesenheit von Pepton tritt Rotfärbung ein. Nach Freund stört ein eventueller Gehalt des Harns an Eiweiß. Er fällt letzteres durch Bleizucker und stellt im Filtrate die Biuretreaktion an.

Siehe Wiener klin. Rundschau 1898. 37 oder Pharm. Zentrh. 1898. 94.

Bang, Deutsche med. Woch. 1898. 17.

Czerny, Ztschr. f. analyt. Chem. 40. 592.

Salkowski's Reaktion auf Phenol.

In ammoniakalischer Lösung wird Phenol durch oxydierende Agenzien, wie z. B. Chlorkalklösung, grün oder blau gefärbt.

Arch. d. ges. Physiol. 5. 353.

Ztschr. f. analyt. Chem. 11. 316.

Chem. Zentralbl. 1873. 26.

Enzyklop. d. gesamt. Pharm. 1890. VIII. 710.

Salkowski's Reaktion auf Phytosterin.

Siehe Pharm. Zentrh. 1894. 424 u. 1897. 435.

Bömer, Ztschr. f. Unters. Nahr.-Genußm. 1898 Nr. 1 u. 2 oder

Pharm. Zentrh. 1898. 161 und

Ztschr. f. analyt. Chem. 41. 637.

Vergl. Liebermann's u. Forster-Richelmann's Reaktion.

Kreis u. Wolf, Chem. Ztg. 1898. 805.

Zetzsche, Pharm. Zentrh. 1898. 877.

Salkowski's Reaktion auf Quecksilber im Harn.

Der Harn wird eingedampft, mit Kaliumchlorat und Salzsäure oxydiert, der Rückstand mit Alkohol extrahiert, filtriert, zur Trockene eingedampft, mit Wasser aufgenommen und ein blankes Kupferblech in die Lösung gehängt. Das Quecksilber schlägt sich auf dem Kupfer nieder.

Ztschr. f. physiol. Chem. 72. 387, 73. 401.

Abelin, Münchener med. Woch. 1912. 1812.

Bürgi, Arch. exp. Pathol. Pharm. 54. 439.

Salkowski's Reaktion auf Thiosulfat im Harn.

Destilliert man 100 ccm Harn nach Zusatz von 10 ccm Salzsäure (1,12), bis $^2/_3$ oder $^3/_4$ übergegangen sind, so bildet sich bei Gegenwart von Thiosulfaten im oberen Teile des Kühlrohres ein schmaler, bläulich- oder gelblichweißer Anflug von Schwefel.

Arch. f. gesamt. Physiol. 39. 213.

Presch, Virchow's Arch. 1890. 119. 152 bis 155.

Salm's Reagenz auf Glukose im Harn

ist eine Modifikation von Bonnan's Reagenz.

1. Eine Lösung, die 35 g Kupfersulfat und 5 g Schwefelsäure im Liter enthält.
2. Eine Lösung, die 150 g Seignettesalz und 300 ccm Natronlauge (D. $=$ 1,32) im Liter enthält.
3. Eine 5 %ige, wässerige Lösung von Ferrocyankalium.

Chem. Weekblad 1. 12.

Pharm. Ztg. 1903. 982.

Chem. Zentralbl. 1903. II. 1150.

Salomon's Magenkarzinomprobe

beruht auf der Untersuchung der Magenspülflüssigkeit auf Eiweiß und Stickstoff. Bei bestimmter Kost und einer am Abend vorgenommenen Spülung wird der Magen morgens mit 400 ccm physiologischer Kochsalzlösung gespült und das Spülwasser mit Eßbach's Reagenz geprüft. Ruft dieses eine Trübung hervor, so liegt Verdacht auf Karzinom vor. Auch die Stickstoffbestimmung der Spülflüssigkeit nach Kjeldahl soll Anhaltspunkte für die Diagnose ergeben.

Deutsche med. Woch. 1903. 546.

Wiener klin. Woch. 1906. 694.

Klin. therap. Woch. 1906. 646.

Salomon-Saxl's Schwefelreaktion zur Diagnose des Karzinoms

besteht darin, daß der Harn des Kranken mittels Baryumchlorid und Baryumhydroxyd von Schwefelsäure und Ätherschwefelsäure befreit und dann der im Harn von Krebskranken zumeist in Form von Oxyproteinsäuren vorhandene Schwefel durch Perhydrol oxydiert wird. Die so entstehende Schwefelsäure bildet dann mit den im Überschuß vorhandenen Baryumsalzen einen Niederschlag von Baryumsulfat, das die positive Reaktion kennzeichnet.

Wiener klin. Woch. 1911. 449.

Münchener med. Woch. 1912. 53.

Merck's Bericht 1911. 399.

Petersen, Deutsche med. Woch. 1912. 1536.

Salomone's Reaktionen auf Asaprol (Abrastol).

Abrastol gibt mit rauchender (gelber) Salpetersäure eine rubinrote Farbe, die weder in Äther noch Chloroform übergeht. Alkalien färben blaßgelb. Empfindlichkeitsgrenze $=$ 1 : 300 000. Schmilzt man Abrastol mit metallischem Natrium, so bildet sich Schwefelnatrium, das sich leicht mit Hilfe von Nitroprussidnatrium nachweisen läßt. (Vergl. Béchamp's Reaktion.)

Giorn. Farm. Chim. 1906. 481.

Salzer's Reaktion auf Acetanilid.

Löst man 0,1 g Acetanilid in 2 ccm Salzsäure und überschichtet mit Chlorkalklösung, so entsteht eine milchige Trübung, die beim Umschwenken verschwindet. Nach einiger

Zeit scheiden sich weiße, seideglänzende Nadeln ab.
Pharm. Ztg. 1888. 364.
Chem. Zentralbl. 1888. 1043.

Salzer's Reaktion auf Alkohol siehe Puscher.

Salzer's Reaktion auf Weinsäure in Citronensäure

beruht auf der Reduktion von Chromsäure zu Chromoxydsalz (violett) durch Weinsäure bei gewöhnlicher Temperatur. Empfindlichkeitsgrenze = 1 : 200. Näheres siehe Pharm. Zentrh. 1888. 399. — Chem. Zentralbl. 1888. 1244.

Samter's Alkannaparaffin

ist eine Lösung von Alkannin in Paraffin, die zur Färbung von Objekten dient, um letztere nach der Einbettung in Paraffin leichter auffinden zu können. Näheres siehe: Ztschr. f. wiss. Mikroskop. 1894. 470.

Sandlund's Reaktion auf Jod im Harn.

Zu 5 ccm Harn gibt man 1 ccm verdünnte Schwefelsäure (1 : 4) nebst 1—3 Tropfen Natriumnitritlösung (1 : 500) und schüttelt die Mischung mit Schwefelkohlenstoff oder Chloroform. Bei Anwesenheit von Jod färbt sich das Chloroform deutlich rosa. Empfindlichkeitsgrenze = 0,001 Prozent.
Chem. Ztg. 1894. 128.
Arch. der Pharm. **232.** 177.
J o l l e s , Ztschr. f. analyt. Chem. **33.** 543.
R o g o v i n , Pharm. Ztg. 1903. 835.
Berl. klin. Woch. 1903. 863.

Sandmeyer's Reaktionen

sind synthetische Reaktionen, bei deren Verlauf unter der Einwirkung von Cuprosalzen oder Kupferpulver die Amido- bezw. Diazogruppe gegen Halogene oder Cyan augetauscht wird.
Berl. Ber. **17.** 1633. 2650; **18.** 1492; **23.** 1218. 1628.
Siehe Lehrbücher der Chemie.

Sanfelice's Reagenz zum Färben mikroskop. Präparate.

(Jodhämatoxylin.) Man mischt eine Lösung von 0,7 g Hämatoxylin in 20 ccm Alkohol mit einer Lösung von 0,2 g Alaun in 60 ccm Wasser. Nach mehrtägigem Stehen am Lichte filtriert man und gibt 10—15 Tropfen Jodtinktur zu. Nach dem Absetzen ist die Mischung gebrauchsfähig.
Boll. della Soc. de Natural. in Napoli Vol. III. 1889. 37.
M a y e r , Mitteilg. d. zoolog. Stat. Neapel. 1891. 178.
B e h r e n s ' Tabellen 1892. 105.
E b e r t h - F r i e d l ä n d e r , Mikroskop. Techn. 1894. 107.

Sanglé-Ferrière-Cuniasse's Reaktion auf Methylalkohol

siehe Chem. Zentralbl. 1906. II. 1285.

Sanio's Reagenz auf Gerbsäuren

ist Kaliumdichromat, das mit Gerbstoffen einen dunkelroten bis braunen Niederschlag hervorruft. Gebraucht zum mikrochemischen Nachweis der Gerbsäuren in Pflanzenteilen.
Botan. Ztg. 1863. 17.
N i c k e l , Die Farbenreakt. d. Kohlenstoff-Verb. 1890. 74.

Sankey's Reag. zum Färben mikroskop. Präparate

ist eine Lösung von 1 g Anilinschwarz in 200 ccm Alkohol (98 %).
Quart. Journ. Microsc. Scienc. 1876. 69.
B e h r e n s ' Tabellen 1892. 108.
Enzyklop. d. mikroskop. Techn. 1903. 81.

Sans' Reaktion auf Colophonium.

Methylsulfat oder Äthylsulfat wird beim Erwärmen mit Colophonium rosarot bis violett gefärbt. Die Färbung verschwindet bei stärkerem Erhitzen.
Annal. Chim. analyt. appl. **14.** 140.
Pharm. Ztg. 1909. 442.
Apoth. Ztg. 1909. 958.
Chem. Zentralbl. 1909. I. 1730.
C a r l e s , ebenda 1910. II. 695.

Saporetti's Reaktionen zur Unterscheidung von Cocain und dessen Ersatzprodukten siehe: Bollett. Chim. Farm. 1909. 479. — Répert. de Pharm. 1910. 365. — Chem. Zentralbl. 1909. II. 1015.

Saporetti's Reaktionen auf α- und β-Eucain.

Behandelt man β-Eucain mit gesättigtem Bromwasser, so entsteht ein gelber Niederschlag, der sich beim Erwärmen zum Teil löst. Erhitzt man zum Sieden, so bildet sich ein weißer Niederschlag. α-Eucain liefert beim Erhitzen mit Bromwasser zwar auch eine gelbe Ausscheidung, beim Sieden aber keinen weiteren Niederschlag.
Bollett. Chim. Farm. 1909. 479.
Pharm. Zentrh. 1910. 731.
Chem. Zentralbl. 1909. II. 1015.

Sargent's Reagenz zum Färben mikroskop. Präparate.

Man löst 1 g Hämatoxylin und 10 g Chloralhydrat in 400 ccm Wasser und gibt 1 ccm Phosphormolybdänsäurelösung (10 %) zu.
Anat. Anzg. 1898. 212.

Sasaki's Reaktion auf Skatol.

Man versetzt 3 ccm Skatollösung mit 3 Tropfen Methylalkohol und schichtet die Mischung über Schwefelsäure. Es entsteht ein violettroter Ring und beim Mischen eine violettrote Färbung. Empfindlichkeitsgrenze = 1 : 5 Million. Indol gibt die Reaktion nicht.
Biochem. Ztschr. 1910. **23.** 402.
Ztschr. f. analyt. Chem. 1911. 660.

Sato's Reaktion auf Schwefelharnstoff.

Versetzt man eine Lösung von Schwefelharnstoff in Wasser (1 : 100) mit Essigsäure oder Salzsäure, so färbt sich die Mischung auf Zusatz von Ferrocyankaliumlösung allmählich blau. Gibt man zur Schwefelharnstofflösung Natriumkarbonat und Ferrocyankalium, so erscheint allmählich eine rosarote bis violette

Färbung, die später verschwindet, um einer deutlichen Opaleszenz Platz zu machen. Gibt man jetzt nochmals Ferrocyankalium zu, so färbt sich die Mischung bald blaurot-violett.
Biochem. Ztschr. 1910. **23**. 45.

Sauer's Reagenz zum Fixieren mikroskop. Präparate

ist eine Mischung von 10 ccm Eisessig oder Salpetersäure und 90 ccm Alkohol. Gebraucht zum Fixieren von Nierenepithel.
Arch. f. mikroskop. Anat. 1895. 110.
Enzyklop. d. mikroskop. Techn. 1903. 23. 24.

Saul's Reaktion auf Eserin.

Erhitzt man eine wässerige Lösung von Eserin zum Sieden und gibt einige Tropfen konzentr. Salpetersäure zu, so entsteht eine orangerote Färbung, die durch überschüssiges Alkali in Violett verwandelt wird.
Merck's Report 1901. 331.

Saul's Reagenz auf gekochte und ungekochte Milch

ist eine frisch bereitete, 1 %ige Lösung von o-Methylaminophenolsulfat. — 10 ccm Milch versetzt man mit 1 ccm Reagenz und 1 Tropfen Wasserstoffsuperoxyd (3%). Ist die Milch ungekocht, so verschwindet die rote Farbe innerhalb einer halben Minute. (Saure Milch muß vor Anstellung der Probe neutralisiert werden.) Das Reagenz kann auch zum Nachweis von Formaldehyd in der Milch dienen. Näheres siehe: Chem. Zentralbl. 1903. I. 1377. — Pharm. Journ. (4) **16**. 617.

Saul's Reaktion auf Gallus- und Gerbsäure.

Löst man 0,015 g Tannin in 3 ccm Wasser, gibt 3 Tropfen einer 20 %igen, alkoholischen Thymollösung zu und mischt mit 3 ccm konzentr. Schwefelsäure, so entsteht eine trübe Rosafärbung. Gallussäure gibt diese Reaktion nicht.
Merck's Report 1901. 331.

Savalle's Reaktion auf Fuselöl im Alkohol
beruht auf einer Bräunung des Alkohols beim Kochen mit gleichen Teilen konzentr. Schwefelsäure bei Anwesenheit von Fuselöl.
Gen. industr. 1870. 113.
Polytechn. Journ. **196**. 473.
K o m a r o w s k y, Chem. Ztg. 1903. 808.

Saxl's Schwefelreaktion siehe Salomon-Saxl's Schwefelreaktion zur Diagnose des Karzinoms.

Schacht's Reaktion auf Siambenzoesäure.
Alkalische Kaliumpermanganatlösung wird durch Siambenzoesäure entfärbt, durch andere Benzoesäuren nur grün gefärbt.
Arch der Pharm. **219**. 321.

Schacht's Reaktion auf gekochte und ungekochte Milch
beruht auf einer Blaufärbung der ungekochten Milch durch Guajaktinktur.
Arch der Pharm. 1842. 3.
Vergl. Arnold-Weber's Reaktion.

Schack's Reaktion auf Pfefferminzöl
ist identisch mit Roucher's Reaktion.
Ztschr. f. analyt. Chem. **21**. 576.

Schaer's Reagenz auf Alkaloide.
(Perhydrol-Schwefelsäure.) Man mischt 10 ccm konzentr. Schwefelsäure mit 1 ccm Perhydrol. Nach dem Erkalten der Mischung wird der zu prüfende Stoff in Substanz (5 bis 10 mg) zugegeben. C h i n i n gibt eine zitronen- bis kanariengelbe Färbung, B e r b e r i n eine dunkel kirschrote, H y d r a s t i n eine schokoladenrote, E m e t i n eine dunkel orangerote und N i k o t i n eine blutrote Färbung. Die Farbenintensität wird mitunter durch kleine Mengen Platinsol erhöht. (Perhydrol-Salzsäure.) Eine Mischung von Salzsäure und Perhydrol unter Zusatz von etwas Platinsol kann wie Chlor- oder Bromwasser zum Nachweis von Koffein und Theobromin dienen.
Apoth. Ztg. 1910. 705.
Archiv der Pharm. 1910. 458.
Merck's Bericht 1910. 310.

Schaer's Reaktion I auf Blut.
Die zu prüfende Flüssigkeit versetzt man mit Guajaktinktur (1 g Harz zu 100 ccm absol. Alkohol) und filtriert. War Blut vorhanden, so bleibt dasselbe nebst fein verteiltem Harz auf dem Filter zurück. Das Filter schüttelt man mit Hühnerfeld's Reagenz, das bei Anwesenheit von Blut eine Blaufärbung hervorruft.
Archiv der Pharm. 1898, 236. 571; 1900, 238. 279.
Ztschr. f. analyt. Chem. **34**. 130 u. **39**. 134.
Ztschr. f. angew. Mikroskop. 1904. 294.
M o i t e s s i e r, ebenda 1904. 298.
L i e b e r m a n n, Pharm. Ztg. 1904. 948.
S c h u m m, Ztschr. f. physiol. Chem. **50**. 374.
B o l l a n d, Chem. Ztg. 1907. 784.
Gehrmann, Münchener med. Woch. 1909. 612.
Dreyer, ebenda 1909. 1384.
Linz, ebenda 1909. 1742.
Zoeppritz, ebenda 1912. 180.

Schaer's Reaktion II auf Blut.
(Aloin-Blutreaktion.) Eine etwas Blut enthaltende 75 %ige, wässerige Chloralhydratlösung mischt man mit einer schwachen Aloin-Chloralhydratlösung und überschichtet mit Wasserstoffsuperoxydlösung oder mit Hühnerfeld's Reagenz. Nach einiger Zeit entsteht eine violettrote Zone, die allmählich in eine gleichmäßige rote Farbe der Aloinlösung übergeht.
Ztschr. f. analyt. Chem. **42**. 8.
Pharm. Ztg. 1903. 191.
Südd. Apoth. Ztg. 1903. 858.
Ztschr. f. angew. Mikroskop. 1903. 246.
Vergl. auch Pharm. Zentrh. 1905. 568.
Deutsche med. Woch. 1904. 1198.
B o l l a n d, Chem. Zentralbl. 1908. I. 990.
O h l y, Pharm. Ztg. 1909. 799.

Schaer's Reaktion auf Morphin
beruht auf einer Blaufärbung der Morphinlösung durch stark verdünnte Eisenchloridlösung in möglichst neutraler Lösung.

Schaer's Reagenz und Reaktion zur Unterscheidung von Acetanilid, Morphin und Strychnin

siehe Arch. der Pharm. **232**, 249 oder Ztschr. f. analyt. Chem. **35**, 121 ff.

Schaer's Reagenz für analytische Zwecke

ist eine konzentrierte bezw. gesättigte alkoholische oder wässerige Lösung von Chloralhydrat, welche bei der Untersuchung auf Alkaloide, Harze etc. als Extraktionsmittel verwendet werden kann.

Berichte (der Sektion VIII) des internat. Congr. f. angew. Chem. Berlin 1903. IV. 37.
Pharm. Post. **36**. 426.
Mauch, Arch. d. Pharm. **240**. 113, 166.
Herder, ebenda **244**. 120.
Merck's Bericht 1906. 150.

Schäfer's Reaktion auf Cinchonidin im Chininsulfat.

(Tetrasulfatprobe.) Man löst 1 g Chininsulfat in 9 g absolutem Alkohol und 3 g 5 %iger Schwefelsäure und läßt unter öfterem Umschütteln 24 Stunden stehen. Bei Anwesenheit von Cinchonidin hat sich dasselbe als Tetrasulfat krystallinisch abgeschieden.

Pharm. Ztg. 1887. 97.
Ztschr. f. analyt. Chem. **27**. 561 u. 573.
Chem. Ztg. 1887. Rep. 53.
Vergl. auch Arch der Pharm. **224**. 844 u.
Ztschr. f. analyt. Chem. **26**. 655.

Schäfer's Reaktion auf Nebenalkaloide im Chininsulfat (Oxalatprobe).

2 g Chininsulfat (krystallisiert) löst man in 60 ccm siedendem Wasser, gibt eine Lösung von 0,5 g neutralem Kaliumoxalat in 5 ccm Wasser zu und ergänzt das Gemisch auf 67,5 g. Man kühlt auf 20 ° C. ab und erhält unter öfterem Umschütteln auf dieser Temperatur ½ Stunde lang. Das Filtrat dieser Mischung versetzt man mit Kalilauge oder Natronlauge. Enthält das angewendete Chininsulfat mehr als 1 % Cinchonidin, so entsteht ein Niederschlag.

Ztschr. f. analyt. Chem. **26**. 662; **27**. 584.
Arch. der Pharm. 1887. 64.
Chem. Ztg. 1887. Rep. 52.

Schäffer's Reaktion auf Martiusgelb in Teigwaren.

Ein alkoholischer Auszug des Untersuchungsobjektes wird bei Anwesenheit von Färbemitteln gelb gefärbt sein. Durch einige Tropfen Salzsäure wird die Lösung farblos, wenn Martiusgelb vorhanden ist; die Farbe ändert sich nicht, wenn Safran zum Färben verwendet wurde; Rotfärbung zeigt Metanilgelb an.

Schweizer Woch. f. Chem. u. Pharm. **33**. 251.
The Analyst **20**, 225.
Ztschr. f. analyt. Chem. **36**. 404.

Schäffer's Reaktion auf gekochte und ungekochte Milch.

10 ccm Milch schüttelt man mit 1 Tropfen 0,2 %igem Wasserstoffsuperoxyd und 2 Tropfen 2 %iger p-Phenylendiaminlösung. Ungekochte Milch färbt sich blau.

Merck's Report 1901. 376.

Schäffer's Reagenz auf Nebenalkaloide im Cocaïn

ist eine 3 %ige, wässerige Lösung von Chromsäure. 0,05 g Cocaïnhydrochlorid löst man in 20 ccm Wasser und gibt bei 15 ° C. 5 ccm Reagenz und 5 ccm 10 %ige Salzsäure zu; ist das Cocaïn rein, so bleibt die Lösung klar, je mehr fremde Cocabasen vorhanden, desto stärker die entstehende Trübung.

The Chemist and Druggist 1899. 591.
Lunge's Chem. techn. Unters.-Method. 1911. III. 969.
Pharm. Journ. 1899. 336.
Chem. Ztg. 1899. Rep. 247.

Schäffer's Reaktion auf Nitrite im Harn.

Versetzt man eine farblose Flüssigkeit mit verdünnter Essigsäure und einem Tropfen Ferrocyankaliumlösung, so entsteht bei Anwesenheit von Nitriten eine intensive Gelbfärbung. Nach Jolles verfährt man am besten in folgender Weise: 3—4 ccm mit Tierkohle entfärbten Harn versetzt man mit 3—4 ccm 10 %iger Essigsäure und mit höchstens 3 Tropfen 5 %iger Ferrocyankaliumlösung. Empfindlichkeitsgrenze $=$ 0,000045 g N_2O_3 in 100 ccm.

Ztschr. f. analyt. Chem. **32**. 764.
Karplus, ebenda **33**. 117.
Deventer, Berl. Ber. **26**. 589. 932.
Blunt, The Analyst 1903. 313.

Schäffer's Reagenzien zur Gonokokkenfärbung.

a) Man löst 0,1 g Fuchsin in 5—10 ccm heißem Wasser, fügt 200 g 5 %iges Carbolwasser zu und gibt zu dieser Mischung 20 g Alkohol.

b) Zu 10 ccm einer 1 %igen Lösung von Äthylendiamin gibt man 2—3 Tropfen einer 10 %igen Lösung von Methylenblau in Wasser.

Bei richtiger Färbung ist das Protoplasma der Leukozyten hellrot, die Kerne hellblau und die Gonokokken schwarzblau; die Köpfe der Spermatozoën werden blau, die Schwänzchen rot gefärbt.

Monatsh. f. prakt. Derm. 1898. 54.
Pharm. Zentrh. 1899. 46.
Enzyklop. d. mikroskop. Techn. 1903. 499.

Schaffgotsch's Reagenz auf Magnesium

ist eine Lösung von 235 g Ammonkarbonat und 180 ccm 25 %igem Ammoniak in Wasser zu 1 Liter verdünnt. Magnesiumsalze werden in nicht zu starker Verdünnung durch das Reagenz gefällt.

Fresenius, Qualitat. chem. Anal. 13. Aufl. 117..
Lunge, Chem. Techn. Unters.-Meth. 1904. I. 716.

Schall's Reagenz auf ultraviolette Strahlen

ist p-Phenylendiamin-Papier, das durch ultraviolette Lichtstrahlen blau gefärbt wird, während Sonnenstrahlen nicht darauf einwirken. Näheres siehe: Südd. Apoth. Ztg. 1908. 738. — Journ. f. prakt. Chem. 1908. 262. — Chem. Zentralbl. 1908. I. 1386.

Schapringer's Reagenz auf Holzstoff im Papier.

2 Tropfen Anilin und einige Tropfen verdünnte Schwefelsäure färben Holzstoff enthaltendes Papier gelb.

Dingler's Journ. 176. 166.
Wochenschr. d. niederösterr. Gewerbever. 1865. Nr. 15.
Chem. Zentralbl. 1865. 623.

Schardinger's Reagenz auf gekochte und ungekochte Milch.

5 ccm gesättigte, alkoholische Methylenblaulösung mischt man mit 5 ccm Formaldehyd (40 %) und 190 ccm Wasser. — 20 ccm Milch entfärben 1 ccm Reagenz bei 45—50 ° C., wenn die Milch nicht gekocht war.

Ztschr. f. Unters. Nahr.-Genußm. 1902. 1113.
Chem. Zentralbl. 1903. I. 96.
U t z , ebenda 1903. I. 854.
R u l l m a n n , Südd. Apoth. Ztg. 1904. 241.
Vergl. auch Pharm. Zentrh. 1904. 674.
S e l i g m a n n , Ztschr. f. angew. Chem. 1906. 1540.
S e l i g m a n n , Chem. Zentralbl. 1908. I. 151.
O p p e n h e i m e r , ebenda 1908. II. 265.
J e n s e n , ebenda 1910. I. 869.
B a r t h e l , ebenda 1910. I. 868.
Brand, ebenda 1907. II. 85.
R ö m e r , ebenda 1910. II. 689; 1912. II. 153.
H e s s e , Chem. Zentralbl. 1908. I. 895.
R ö m e r - S a m e s , Chem. Zentralbl. 1910. II. 689.
S a m e s , Chem. Zentralbl. 1910. II. 1412.
R o t h e n f u ß e r , Chem. Zentralbl. 1910. II. 1413.
H e s s e - K o o p e r , Chem. Zentralbl. 1910. II. 1249.
R u l l m a n n , Biochem. Ztschr. 32. 446.
S c h e r n , Biochem. Ztschr. 18. 261.
Barthel, Ztschr. f. Unters. Nahr.-Genußm. 15. 385.

Schärges' Reaktion auf Cocaïn.

Eine Lösung von 0,02 g Cocaïnhydrochlorid in 1 ccm konzentr. Schwefelsäure gibt mit 1 Tropfen Kaliumdichromat einen schnell wieder verschwindenden Niederschlag; die gelbrote Farbe der Lösung geht beim Erwärmen in Grün über und bei stärkerem Erhitzen entweichen Dämpfe von Benzoesäure.

Pharm. Ztschr. f. Rußland 32. 667.
Ztschr. f. analyt. Chem. 36. 541.
Schweizer Woch. f. Chem. u. Pharm. 1893. 341.

Scheel's Reagenz auf Gallenfarbstoffe im Blutserum

ist eine Lösung von 0,06 g Natriumnitrit in 300 g Salpetersäure (25 %). Näheres siehe:

Ztschr. f. klin. Med. 1912. 74. Nr. 1 u. 2. —
Münchener med. Woch. 1912. 491.

Scheele's Reagenz auf arsenige Säure

ist Kupfersulfatlösung. Arsenite geben mit dem Reagenz einen grünen Niederschlag (Scheeles Grün = Kupferarsenit).

Schriften der Stockholmer Akademie 1778.
D a m m e r , Anorg. Chem. 1894. II. 725.
K o p p , Geschichte d. Chem. 1847. IV. 172.

Scheele's Reagenz auf Schwefelwasserstoff

ist mit ammoniakalischer Nitroprussidnatriumlösung getränktes Papier, das durch Spuren von Schwefelwasserstoff purpurrot—violett gefärbt wird. (Modifizierte Béchamp'sche Reaktion.)

Deutsch-amerik. Apoth. Ztg. 17. 23.
Ztschr. f. analyt. Chem. 42. 181.
Vergl. Béchamp u. Král's Reaktion.

Scheerer's Reaktion auf Phosphor und Phosphorwasserstoff

beruht auf der Schwärzung von Silbernitratpapier (Bildung von Phosphorsilber) durch Phosphordämpfe. Die Reaktion dient nur zur Vorprüfung.

Liebig's Annal. 112. 216.

Scheffer's Reagenz zum Färben mikroskop. Präparate

ist eine 0,05 %ige, wässerige Safraninlösung. Gebraucht zum Färben von Knochengeweben.

E b e r t h - F r i e d l ä n d e r , Mikroskop. Techn. 1894. 236.

Scheibler's Reagenz auf Alkaloide

ist eine Mischung von Natriumwolframatlösung mit 25 %iger Phosphorsäure. Das Reagenz gibt mit Alkaloiden (auch mit Eiweiß) Niederschläge. So läßt sich S t r y c h n i n noch in einer Lösung 1 : 200 000, C h i n i n 1 : 100 000 nachweisen.

Ztschr. f. analyt. Chem. 12. 316.
Arch. der Pharm. 59. 182.
E r d m a n n , Journ. f. prakt. Chem. 80. 211.

Scheitz' Indikatoren.

1. Ein nach besonderem Verfahren gereinigtes Azolitmin.
2. Ein aus dem alkohollöslichen Teil des Lackmus isolierter Stoff, der Azolitmin an Empfindlichkeit übertreffen soll.

Ztschr. f. analyt. Chem. 49. 735.

Schell's Reaktion auf Cocaïn.

Mischt man gleiche Teile Cocaïnhydrochlorid und Kalomel, so wird diese Mischung beim Anhauchen oder Befeuchten mit Wasser oder Weingeist schwarz gefärbt.

Pharm. Ztg. 36. 55.
Ztschr. für analyt. Chem. 30. 264.
Deutsches Arzneibuch V. 121.
F l ü c k i g e r , Pharm. Ztg. 36. 72.

Scherbatschew's Reagenzien zur Unterscheidung des Cocains von seinen Ersatzmitteln.

a) Ammoniakflüssigkeit 10 %, b) Kalilauge 10 %, c) gesättigte, wässerige Lösung von Natriumbikarbonat. Ausführung und Ausfall der Reaktionen siehe: Apoth. Ztg. 1912. 441.

Scherer's Reaktion auf Inosit.

Dampft man Inosit mit konzentr. Salpetersäure auf dem Dampfbade zur Trockene und wiederholt dieselbe Operation mit etwas Ammoniak und Chlorcalcium, so hat der erhaltene Rückstand eine rosarote Färbung. Empfindlichkeitsgrenze = 0,0001 g.

Verhandlg. der phys. med. Ges. Würzburg.
1851. 212.
Anal. der Chem. u. Pharm. **81**. 375.
B o e d e c k e r. Ztschr. f. rat. Medic. (3) **10**.
162.
M a q u e n n e, Chem. Ztg. 1887. 316.
N i c k e l, Die Farbenreaktionen der Kohlen-
stoff-Verb. 1890. 18.
M e i l l è r e, Nouv. Reméd. 1906. 442.
M a y e r, Biochem. Ztschr. 1907. **2**. 393.
M ü l l e r, Berl. Ber. 1907. **40**. 1824.
R o s e n b e r g e r, Ztschr. f. physiol. Chem.
64. 341.

Scherer's Reaktion auf Leucin.

Verdampft man Leucin mit Salpetersäure in
einer Platinschale zur Trockene und erhitzt
den Rückstand auf freier Flamme mit einigen
Tropfen Natronlauge, so bildet sich ein nicht
adhärierender, ölartiger Tropfen.
Liebig's Annal. **112**, 257.
Arch. f. pathol. Anat. **10**. 228.
Neues Jahrb. f. Pharm. **7**. 306.
Verhandl. d. phys. med. Ges. Würzburg **2**.
323 und **7**. 123.

Scherer's Reaktion auf Tyrosin.

Dampft man etwas Tyrosin mit Salpetersäure
ein, so wird der Rückstand durch Ammoniak
und Natronlauge rotbraun gefärbt.
Journ. f. prakt. Chem. 1857. 406.

Schermer's Reaktion auf Santonin.

Schmilzt man Santonin mit Cyankalium, so
erhält man eine rote, schnell braungelb werdende Schmelze, die, in Wasser gelöst, eine
starke, grüne Fluoreszenz zeigt.
Mit Ätzkali liefert Santonin eine rote
Schmelze. Letztere löst sich in Wasser mit
roter Farbe, die bald in Braungelb und Gelb
übergeht.
Pharm. Ztschr. f. Rußland **32**. 120.
Ztschr. f. analyt. Chem. **36**. 408.

**Schern-Schellhase's Reagenz auf gekochte und
ungekochte Milch**

ist guajakolhaltige Guajaktinktur, welche in
ungekochter Milch nach Zusatz von Perhydrol
eine Blaufärbung erzeugt. Näheres siehe:
Berl. tierärztl. Woch. 1911. 868 und 1912. **221**.
— Merck's Bericht 1912. 232.

**Schiefferdecker's Reagenzien zum Färben mikro-
skop. Präparate.**

1. Man mazeriert Blauholz 2—3 Wochen mit
   Wasser. Die erhaltene Farblösung versetzt man mit Alaun, bis sie burgunder-
   rot geworden ist und filtriert sie nach
   nochmaligem 24 stündigem Stehen. Gebraucht zu Kernfärbungen.
2. Eine schwache, wässerige Lösung von
   Methylviolett 5 B.
3. Eine Lösung von 0,2 g Nigrosin in 100 ccm
   Wasser.
4. a) Eine konzentr., wässerige Lösung von
   Eosin (-Natrium) versetzt man mit Essigsäure im Überschuß, sammelt, wäscht
   und trocknet den erhaltenen Niederschlag und löst ihn in Alkohol.

b) 1 g Dahliaviolett oder Methylviolett
   löst man in 200 ccm Wasser.
Arch. f. mikroskop. Anat. 1878. 30.
B e h r e n s' Tabellen 1892. 102. 112. 115.

Schiefferdecker's Reagenzien f. mikroskop.
Zwecke

1. (Methylmixtur, Mazerationsflüssigkeit für
   Retina und Zentralnervensystem) ist eine
   Mischung von 10 ccm Methylalkohol,
   200 ccm Wasser und 100 ccm Glycerin.
2. (Mazerationsflüssigkeit zur Darstellung
   der Epidermis und Epithelzellen) ist eine
   gesättigte, wässerige Lösung von Pankrea-
   tin.
Arch. f. mikroskop. Anat. 1886. 305.
Ztschr. f. wiss. Mikroskop. 1886. 518.
B e h r e n s' Tabellen 1892. 82.
Enzyklop. d. mikroskop. Techn. 1903. 1243.

Schiff's Reagenz auf Aldehyde

ist eine mit Schwefeldioxyd entfärbte, wäs-
serige Lösung von Fuchsin 0,25 : 1000. Das
Reagenz färbt sich mit sehr geringen Mengen
Aldehyd violettrot.
Liebig's Annal. **140**. 93.
C a r o, Berl. Ber. **13**. 2342.
M e y e r, ebenda.
T i e m a n n, ebenda **14**. 791.
S c h m i d t, ebenda **14**. 1848.
T o l l e n s, Handb. d. Kohlehydrate 1888. 9.
N i c k e l, Reimann's Färber-Ztg. 1887. 223
   oder Farbenreakt. d. Kohlenstoff-Verb.
   1890. 56.
Vergl. Gayon's, Chantard's u. Mohler's Reag.
P a u l, Dissertation 1895, Würzburg u.
   Ztschr. f. analyt. Chem. **39**. 647.
B é l a v. B i t t ó, Ztschr. f. analyt. Chem.
   36. 373.
B l a s e r verwendet eine an der Sonne ge-
   bleichte Lösung von Fuchsin 1 : 100 000.
   Pharm. Zentrh. 1899. 607.
Klobb-Fandre, Chem. Zentralbl. 1907. I. 574.
Prud'homme, Ztschr. f. analyt. Chem. 1907.
   185.

Schiff's Reaktion auf Allantoin

ist dieselbe Reaktion wie dessen Reaktion auf
Harnstoff mit Furfurol (siehe diese).
Berl. Ber. 1877. 774.
Ascher, Biochem. Ztschr. 1910. **26**. 370.

Schiff's Reaktion auf Cholesterin.

1. Konzentr. Schwefelsäure und Jod geben
   mit Cholesterin eine grüne Farbenreaktion.
2. Eine Lösung von Cholesterin in konzentr.
   Schwefelsäure wird durch Ammoniak rot
   gefärbt.
3. Cholesterin bewirkt beim Kochen mit
   Salzsäure und Eisenchlorid eine rote
   Farbenerscheinung.
4. Der beim Verdampfen von Cholesterin
   mit Salpetersäure verbleibende Rückstand
   wird durch Ammoniak rot gefärbt.
Liebig's Annal. **115**. 313.
Chem. Zentralbl. 1860. 1006.
H a g e r, Pharm. Prax. Erg.-Bd. 1883. 1185.
Enzyklop. d. gesamt. Pharm. 1890. IX. 101.

Schiff's Reaktion auf Chromsäure.

Eine mit Schwefelsäure schwach angesäuerte Lösung von Chromsäure oder Chromaten wird durch Guajaktinktur (1 Teil Harz : 100 Teilen verdünntem Spiritus) intensiv blau gefärbt. Empfindlichkeitsgrenze = 1 : 10 Millionen.

Liebig's Annal. **120.** 208.

Schiff's Reagenz auf Glukose (Kohlehydrate).

(Furfurolreaktion.) Man tränkt Papierstreifen mit einer Mischung gleicher Teile Eisessig und Xylidin in etwas Alkohol. Setzt man solche Streifen den Dämpfen aus, wie sie beim Erhitzen von Kohlehydraten entstehen (Furfuroldämpfe), so färben sie sich rot. Die Reaktion gelingt noch bei Verwendung von 2 Tropfen 0,1 %iger Zuckerlösung und 1 ccm Schwefelsäure (beim Erwärmen).

Berl. Ber. **20.** 540.

Ztschr. f. analyt. Chem. **27.** 72.

Chem. Ztg. 1887. Rep. 83.

Udránzky, Ztschr. f. physiol. Chem. **68.** 88.

Schiff's Reaktion auf Harnsäure.

Man befeuchtet weißes Filtrierpapier mit Silbernitratlösung und tropft darauf Natriumkarbonatlösung. Bringt man hierauf eine Lösung, die Harnsäure enthält, so entsteht ein schwarzer Fleck.

Liebig's Annal. **109.** 67.

Schiff's Reaktion auf Harnstoff.

Versetzt man ein Harnstoffkryställchen mit einem Tropfen Furfurolwasser und einem Tropfen konzentr. Salzsäure, so färbt sich die Mischung über Gelb, Grün, Blau und Violett schön purpurviolett.

Berl. Ber. **10.** 773.

Schiff's Reagenz zum Ersatz des Schwefelwasserstoffs

ist eine 30 %ige, wässerige Lösung von Ammoniumthioacetat. Näheres siehe Merck's Bericht 1895. 38 oder Berl. Ber. 1894. 3437 u. 1895. 1204.

Schindelmeiser's Reaktion auf Nicotin.

Versetzt man Nicotin mit 1 Tropfen ameisensäurefreiem (30 %) Formaldehyd und dann mit 1 Tropfen konzentr. Salpetersäure, so tritt eine rosa bis rote Färbung ein. 0,5 mg Nicotin geben noch deutliche Reaktionen. Coniin gibt sie nicht.

Pharm. Zentrh. 1899. 703.

Chem. Zentralbl. 1900. I. 67.

Schindler's Reaktion auf Bombaymacis.

5 g der zu prüfenden Bandamacis werden durch zweimaliges Aufgießen von 8 ccm 98 %igem Alkohol ausgezogen, dieser erste Auszug für sich aufbewahrt und mit dem Rückstand noch zwei Auszüge hergestellt. Versetzt man die drei erhaltenen Auszüge mit einigen Tropfen Bleiessig, so entsteht bei echter Bandamacis im ersten Auszug ein stark gelber bis roter Niederschlag, der im zweiten Auszug weit schwächer ist und im dritten Auszug nicht eintritt. Bei Bombay-

macis oder einem Gemenge ist es umgekehrt; im letzten Auszug ist die Färbung stärker als im ersten. — Versetzt man den alkoholischen Auszug von Macis mit Ammoniak, so liefert echte Macis eine hellgelbe, Bombaymacis eine blutrote bis braunrote Färbung.

Ztschr. f. öffentl. Chem. 1902. 288.

Südd. Apoth. Ztg. 1902. 750.

Chem. Zentralbl. 1902. II. 849.

Schipper's Reaktion auf Gallenfarbstoffe

ist eine Modifikation von Huppert-Salkowski's Reaktion. 10 ccm Harn werden mit 2 ccm Natriumkarbonatlösung (20 %) und 3 ccm Calciumchloridlösung versetzt, der entstandene Niederschlag auf einem Filter gesammelt, mit Wasser gewaschen, in 3 ccm Salzsäure-Alkohol (95 ccm Alkohol und 5 ccm konz. Salzsäure) gelöst und (eventuell nach Zusatz von einigen Tropfen Natriumnitritlösung) erhitzt. Grünfärbung zeigt Gallenfarbstoffe an.

Biochem. Ztschr. 1908. **9.** 242.

Pharm. Ztg. 1908. 380.

Schirm's Reagenz für analytische Zwecke

(Bestimmung von Zink, Mangan, Cobalt, Nickel, Kupfer, Cadmium) ist eine Lösung von 17 g Trimethylphenylammoniumkarbonat und 3 g Trimethylphenylammoniumjodid in 80 g Wasser. Näheres siehe: Chem. Ztg. 1911. 1177. — Chem. Zentralbl. 1911. II. 1747.

Schirmer's Reaktion auf Methylalkohol

ist Riche-Bardy's Reaktion (siehe diese).

Pharm. Ztg. 1912. 74.

Schlagdenhauffen's Reagenz auf Alkaloide

ist eine Lösung von seleniger Säure in konzentr. Schwefelsäure.

Vergl. Lafon's u. da Silva's Reagenz.

Auch Pyrogallol ist vom Autor als Reagenz auf Alkaloide vorgeschlagen worden.

Jahresber. f. Chem. 1874. 956.

Schlagdenhauffen's Reagenz zur Differenzierung von Alkaloiden und Glykosiden

ist eine Mischung von gleichen Teilen Guajaktinktur (3 %) und gesättigter Quecksilberchloridlösung. Das Reagenz wird nur durch Alkaloide, nicht durch Glykoside blau gefärbt.

Merck's Index 1902. 263.

Enzyklop. d. gesamt. Pharm. 1886. I. 232.

Schlagdenhauffen's Reagenz auf Magnesium

ist eine Lösung von Natriumhypojodit oder eine goldgelbe Lösung von Jod in 2 %iger Natronlauge, die man am besten immer frisch darstellt. Das Reagenz gibt mit Magnesiumsalzlösungen einen braunroten Niederschlag.

Ztschr. d. öst. Apoth. Ver. 1878. 384.

Chem. Zentralbl. 1879. 576.

Polytechn. Notizbl. **34.** 29.

Grimbert schlägt folgende Modifikation vor:

Man verwendet als Reagenz eine 10 %ige Kaliumjodidlösung, der man auf 5 ccm 2—3 Tropfen konzentr. Natriumhypochloritlösung zufügt. 10 ccm der zu prüfenden (neutralen)

Lösung versetzt man mit 5 ccm Reagenz. Bei Anwesenheit von Magnesium entsteht ein rötlichbrauner, flockiger Niederschlag. Empfindlichkeitsgrenze $= 1 : 2000$.

Journ. de Pharm. et de Chim. (6) **23.** 237.
Chem. Zentralbl. 1906. I. 1116.
Pharm. Ztg. 1906. 33.

Nach B e l l i e r verfährt man folgendermaßen:

Zu 10 ccm der zu prüfenden Flüssigkeit gibt man 1 ccm mit Jod gesättigte, 1 %ige Jodkaliumlösung und dann 15 Tropfen $^1/_{10}$ Normal-Natronlauge. Bei 0,01 % Magnesia färbt sich die Mischung rotbraun und es scheiden sich schnell rotbraune Flocken aus, bei 0,005 % tritt nur die genannte Färbung, aber kein Niederschlag auf.

Journ. de Pharm. et de Chim. 1906. I. 378.
Répert. de Pharm. 1906. 202.

Schlecht's Reaktion auf Trypsin (Pankreasfunktionsprüfung)

siehe: Münchener med. Woch. 1908. 727. — Deutsche med. Woch. 1909. 523.

Schlemmer's ammoniakalische Silberlösung für mikroskop. Zwecke

ist eine Lösung von Silberhydroxyd in Ammoniakflüssigkeit. Man stellt sie her, indem man Silbernitratlösung beliebiger Konzentration mit einem geringen Überschuß von Natronlauge fällt, den erhaltenen Niederschlag bis zum Verschwinden der alkalischen Reaktion mit Wasser auswäscht und ihn dann in möglichst wenig Salmiakgeist löst.

Ztschr. f. wiss. Mikroskop. 1910. 23.

Schlesinger's Reagenz auf Urobilin im Harn

ist eine 10 %ige, alkoholische Lösung von Zinkacetat. Versetzt man urobilinhaltigen Harn mit dem gleichen Volumen Reagenz und filtriert, so zeigt die Flüssigkeit Fluoreszenz und ein charakteristisches Absorptionsspektrum. Näheres siehe Deutsche med. Woch. 1903. 561. — Apoth. Ztg. 1903. 566. — Chem. Zentralbl. 1903. II. 855. — Ztschr. f. analyt. Chem 1904. 328. — S t r a u ß, Münchener med. Woch. 1908. 2537. — W e i t z, Chem. Zentralbl. 1910. II. 501.

Schlicht's Reagenz auf Kalium.

Durch Schmelzen von Ammoniumphosphomolybdat, wie es bei der von Lorenz'schen Methode der Phosphorsäurebestimmung erhalten wird, mit Soda und Natriumnitrat erhält man ein Natriumphosphomolybdat von bestimmter Zusammensetzung, das, in Wasser gelöst und mit Salpetersäure übersättigt, eine Lösung gibt, die Kaliumsalze fällt.

Chem. Ztg. 1906. 1300. 1908. 1125. 1138.
Pharm. Zentrh. 1907. 429.
Vergl. Wörner's Reagenz.

Schlickum's Reaktion auf Arsen.

In eine Lösung von 0,3—0,4 g Zinnchlorür in 3—4 g Salzsäure (D. $= 1,124$) gibt man 0,01 g Natriumsulfid und schichtet über diese Lösung die zu prüfende Flüssigkeit. $^1/_{20}$ mg arsenige Säure gibt auf der Berührungsfläche sofort einen gelben Ring von Schwefelarsen.

Pharm. Ztg. **30.** 465.
Arch. der Pharm. **223.** 710.
Ztschr. f. analyt. Chem. **26.** 635.

Schlickum's Reaktion auf Nebenalkaloide im Chinin.

0,5 g Chininsulfat werden mit 10 ccm Wasser zum Sieden erhitzt und 0,15 g zerriebenes Kaliumchromat zugegeben. Die Mischung wird gut durchgeschüttelt, während mindestens 4 Stunden öfter umgerührt, filtriert und das Filtrat mit 1 Tropfen Natronlauge versetzt. Innerhalb einer Stunde darf sich keine Ausscheidung bilden. 0,5 % Cinchoninsulfat und 1 % Chinidin- oder Cinchonidinsulfat geben noch eine flockige Ausscheidung.

Pharm. Ztg. 1887. 23.
Chem. Ztg. 1887. Rep. 24.

Schlömann's Reagenz auf primäre Amine

ist eine konzentr. Lösung von Metaphosphorsäure in Wasser (25 % P_2O_5). Näheres siehe Berl. Ber. 1893. 1020.

Schloss' Reagenz auf Glyoxylsäure im Harn

ist eine 0,2 %ige, wässerige Lösung von Indol oder Skatol. — 20 ccm Harn werden mit Tierkohle entfärbt und das farblose Filtrat zur Austreibung eventuell vorhandener salpetriger Säure mit 1—2 ccm verdünnter Schwefelsäure geschüttelt. Nach etwa 10 Minuten langem Erwärmen auf 50 ° C. gibt man Indollösung zu und schichtet über konzentr. Schwefelsäure. Ein roter Ring zeigt Glyoxylsäure an. Eine andere Probe des entfärbten Harns prüft man direkt mit Skatollösung und Schwefelsäure.

Vergl. auch Eppinger's Reaktion.
Hofmeister's Beitr. z. chem. Phys. u. Path. 1906. (8.) 449.
Chem. Zentralbl. 1906. II. 1140.
Merck's Bericht 1906. 154.
G r a n s t r ö m, Hofmeister's Beitr. 1907. 132.

Schlossberger's Reagenz zur Unterscheidung von Gespinstfasern

ist eine Lösung von frischgefälltem Nickelhydroxydul in konzentr. Ammoniakflüssigkeit. Das Reagenz löst Seidenfaser, aber nicht Wolle oder Baumwolle.

Merck's Index 1902. 263.
Journ. f. prakt. Chem. **73.** 369.
Chem. Zentralbl. 1858. 478.

Schmatolla's Reaktion auf Benzoesäure (Benzokörper).

20 ccm der zu prüfenden Lösung versetzt man bei gewöhnlicher Temperatur mit 5 ccm reinem Wasserstoffsuperoxyd und träufelt dann von einer Lösung von 5 g Ferrosulfat und 5 g Borsäure in 100 ccm Wasser unter Umschwenken zu. Bei Anwesenheit von Benzoesäure entsteht eine Blaufärbung. Hippursäure gibt diese Reaktion ebenfalls; man kann die Benzoesäure aber von dieser durch Ausschütteln mit Petroläther trennen. Näheres siehe: Pharm. Ztg. 1912. 947.

Schmatolla's Reaktion auf Wasserstoffsuperoxyd.

200 ccm des zu prüfenden Wassers versetzt man mit 5—10 Tropfen verdünnter Schwefelsäure und 5—8 Tropfen Cobaltnitratlösung (1 %). Träufelt man zu dieser Mischung Kalilauge, so zeigt sich noch bei 0,5—1 mg H_2O_2 im Liter eine sehr deutliche Braunfärbung (Cobaltoxydhydrat).

Pharm. Ztg. 1905. 642.

Schmatolla's Reaktion auf Zinn.

Bringt man Zinnsalze mit Salzsäure in die nicht leuchtende Bunsenflamme, so wird diese bläulichweiß gefärbt.

Chem. Ztg. 1901. 468.
Ztschr. f. analyt. Chem. 1907. 603.

Schmaus' Reagenzien zum Färben mikroskop. Präparate.

1. Urancarminlösung: 1 g Urannitrat und 2 g carminsaures Natrium kocht man mit 200 ccm Wasser $^1/_2$ Stunde lang unter Ersatz des verdampfenden Wassers. Nach dem Erkalten wird die Lösung filtriert.
2. Blaulösung: Man löst 0,5 g Reinblau in 100 ccm Wasser und gibt 100 ccm Alkohol mit etwas Pikrinsäure zu.

Ztschr. f. wiss. Mikroskop. 1891. 230.
Münchener med. Woch. 1891. 147.
G i e r k e , Ztschr. f. wiss. Mikroskop. 1884. 92.
E b e r t h - F r i e d l ä n d e r , Mikroskop. Techn. 1894. 241. 242.
Enzyklop. d. mikroskop. Techn. 1903. 638. 82.

Schmelck's Reagenz auf Blutflecke an Eisen und Stahl

ist Wasserstoffsuperoxyd. Betüpfelt man mit diesem eine auf Blut zu prüfende Stelle, so tritt bei Anwesenheit von eingetrocknetem Blut Schaumbildung auf.

Ztschr. f. Unters. Nahr.-Genußm. 2. 510.
Norske Apoth. Forenings Tidskr. 1907. 107.
Apoth. Ztg. 1907. 654.
Vergl. Merck's Berichte 1904. 155 u. 1905. 165.

Schmid's Reaktion auf Glukose im Harn

ist eine Modifikation der Phenylhydrazinprobe (Fischer's Reagenz auf Glukose) unter Zuhilfenahme des Mikroskopes. Näheres siehe Apoth. Ztg. 1907. 533. — Chem. Ztg. 1907. Rep. 331.

Schmidt's Reagenz auf Aldehyd

ist eine Lösung von 8 g Silbernitrat in 30 g Ammoniakflüssigkeit, der man noch eine Lösung von 3 g Natriumhydroxyd in 30 ccm Wasser zugibt.

Lehrb. d. pharm. Chem. 3. Aufl. II. 207.
Vergl. Wobbe's Reagenz.

Schmidt's Reaktionen auf Apomorphin.

1 Tropfen 1:10 verd. Eisenchloridlösung färbt 10 ccm Apomorphinhydrochloridlösung (1:10 000) blau.

Werden 10 ccm Apomorphinhydrochloridlösung (1:10 000) mit 1 ccm Chloroform ver-

setzt und alsdann, nach Alkalisieren mit Natronlauge, sofort mit Luft geschüttelt, so nimmt die wässerige Flüssigkeit vorübergehend eine rotviolette, das Chloroform eine blaue Färbung an.

Apoth. Ztg. 1908. 657.
Répert. de Pharm. 1909. 76.

Schmidt's Reaktion auf Fichtenharz im Bienenwachs.

5 g Wachs erhitzt man in einem Glaskolben 1 Minute lang mit 20—25 g Salpetersäure (D. = 1,32—1,33) zum Sieden. Dann gibt man 25 ccm Wasser und unter Umschütteln so viel Ammoniak zu, bis die Mischung danach riecht. Bei Anwesenheit von Harz ist die vom abgeschiedenen Wachs abgegossene Flüsisgkeit rotbraun, außerdem gelb. Es soll sich noch 1 % Harz nachweisen lassen.

Berl. Ber. 10. 837.
Ztschr. f. analyt. Chem. 17. 509.
D o n a t h , Dingler's Journ. 205. 131 oder
Ztschr. f. analyt. Chem. 12. 325.

Schmidt's Reaktion auf Gärungsessig.

Dieselbe beruht auf dem Nachweis der durch die Lebenstätigkeit der Essigbakterien gebildeten Stoffe, die in Essigessenzen nicht vorhanden sein können. Man destilliert 100 ccm Essig und gibt zum Destillationsrest Jodjodkaliumlösung zu. Eine Trübung oder Fällung zeigt Gärungsessig an.

Ztschr. f. angew. Chem. 1906. 1611 u. 1866.
Ztschr. f. Unters. Nahr.-Genußm. 11. 386.
Chem. Zentralbl. 1906. I. 1678.
Südd. Apoth. Ztg. 1906. 398.
Vergl. Kraszewski's Reakt.

Schmidt's Reaktion auf Leim.

Leim wird in der Kälte selbst in sehr starker Verdünnung durch das bekannte Ammoniummolybdatreagenz (vergl. Wagner's Reagenz auf Phosphorsäure) gefällt. Es entsteht ein weißer amorpher Niederschlag, der sich rasch absetzt.

Chem. Ztg. 1910. 839.
Apoth. Ztg. 1910. 670.
Merck's Ber. 1910. 96.

Schmidt's Reaktion zur Unterscheidung von Rohr- und Traubenzucker.

Versetzt man Glukoselösung mit Ammoniak und Bleiessig, so entsteht ein weißer, beim Erwärmen schnell rot werdender Niederschlag, Rohrzucker gibt einen weißen Niederschlag, der sich nicht färbt.

Liebig's Annal. 119. 102.
Ztschr. f. analyt. Chem. 3. 338.
Chem. Zentralbl. 1865. 448.

Schmidt's Reagenz auf Salpetersäure

ist eine Lösung von 10 g Anilin in 100 ccm verdünnter Schwefelsäure. 5 ccm Reagenz und 5 ccm der zu prüfenden Lösung mischt man und schichtet sie über konzentr. Schwefelsäure. Bei Anwesenheit von Salpetersäure oder Nitraten entsteht ein roter Ring.

Enzykl. d. gesamt. Pharm. 1891. X. 609.

Schmidt's Reaktion auf Saccharose in Milchzucker.

Stäubt man Milchzuckerpulver auf konzentr. Schwefelsäure, so schwärzt sich dasselbe bei Gegenwart von Saccharose innerhalb einer Stunde.

E. Schmidt, Pharm. Chem. 1901. II. 924.
Beythien, Pharm. Zentralh. 1907. 43.

Schmidt's Reaktion auf Urobilin

beruht auf einer Rotfärbung des Urobilins mit 10%iger Quecksilberchloridlösung. Näheres siehe: Verhandl. d. Kongr. f. innere Med. 1899. Bd. 13. 320. — Schorlemer, Arch. f. Verdauungskrankh. 6. Nr. 3. — v. Oefele, Ber. d. deutschen pharm. Ges. Berlin 1904. 254.

Schmidt's Kernprobe

ist eine zu medizinisch-diagnostischen Zwecken in Vorschlag gebrachte Reaktion zur Prüfung der Magen- und Darmfunktion. Näheres siehe: Ztschr. f. experim. Path. u. Therap. 8. 353. — Deutsche med. Woch. 1911. 466. — Kashiwado, ebenda 1912. 180. — Merck's Bericht 1912. 225.

Schmidt-Lumpp's Reagenz auf Salpetersäure

ist eine Lösung von 0,1 g Di-(9,10-monoxyphenanthryl-)amin in 1 Liter konzentr. Schwefelsäure. Diese blaue Lösung wird durch Salpetersäure oder Nitrate in Substanz oder in konzentr. Schwefelsäure gelöst, blaurot bis weinrot gefärbt.

Berl. Ber. 1910. 794.
Ztschr. f. angew. Chem. 1910. 1284.
Pharm. Ztg. 1910. 665.
Merck's Bericht 1910. 177.
Apoth. Ztg. 1910. 292.

Schmiedeberg's Reaktion auf Chloroform

beruht auf der Zersetzung desselben über glühendem Calciumoxyd unter Bildung von Chlorcalcium, welches mit Silbernitrat qualitativ und quantitativ bestimmt werden kann.

Dissert. Dorpat 1866.
Arch. f. Heilkunde 8. 273.
Gréhant-Quinquaud, Compt. rend. 97. 753.
Ztschr. f. analyt. Chem. 23. 274. 448.

Schmiedeberg's Reaktion auf Digitonin.

Kocht man Digitonin mit konz. Salzsäure oder mäßig verdünnter Schwefelsäure, so entsteht eine granatrote bis violette Färbung.

Arch. f. experim. Pathol. 1875. 16.

Schmiedeberg's Reagenz auf Glukose.

34,632 g Kupfersulfat löst man in 200 ccm Wasser, ferner 16 g Mannit in 100 ccm Wasser, mischt beide Lösungen, gibt 480 ccm Natronlauge (D. = 1,145) zu und verdünnt mit Wasser zum Liter. Das Reagenz wird wie Fehling's Lösung verwandt.

Chem. Ztg. 9. 1432.
Ztschr. f. analyt. Chem. 26. 77.
Arch. f. experim. Path. u. Pharm. 28. 363.
Chem. Zentralbl. 1885. 960.

Schmitt's Reagenz auf Oxydasen

ist eine 5°/ooige, alkoholische Lösung von Guajacin, eines aus Guajakholz durch ein besonderes Verfahren gewonnenen, harzigen Produktes. Das Reagenz zeigt durch Blaufärbung Oxydasen an.

Le bois de Gajac, Thèse de Nancy 1875.
Merck's Index 1910. 282.
Merck's Bericht 1902. 75.
Neumann-Wender, Chem. Ztg. 1902. 1217.
Bertrand, Agenda du Chim. 1897. 550.
Kastle-Lövenhart, Americ. Chem. Journ 26. 539.
Aso, Chem. Zentralbl. 1903. II. 674.

Schmitt's Reaktion auf Saccharin in Wein etc.

10 ccm des stark angesäuerten Weines schüttelt man 3mal mit je 50 ccm einer Mischung gleicher Teile Äther und Petroläther aus, verdunstet die vereinigten, ätherischen Auszüge, versetzt den Rückstand in einer Silberschale mit etwas Natronlauge, dampft zur Trockene ein und erhitzt mit 1 g Natriumhydroxyd ½ Stunde lang auf 250° C. Bei Anwesenheit von Saccharin enthält die Schmelze jetzt Salicylsäure, die nach dem Ansäuern mit Schwefelsäure und Extrahieren mit Äther durch Eisenchlorid identifiziert werden kann.

Repert. d. analyt. Chem. 7. 437.
Ztschr. f. analyt. Chem. 27. 396.
Haas, Ztschr. f. Nahrungsmittelunters. u. Hygiene 3. 53.
Mahler, Chem. Ztg. 1905. 32.

Schneider's Reaktion auf Alkaloide

beruht auf dem Verhalten einiger Alkaloide gegenüber Zucker und konzentr. Schwefelsäure. Gibt man zu einem Tropfen Schwefelsäure in einem Porzellanschälchen einige mg einer Mischung von 1 Teil Morphin und 6—8 Teilen Zucker, so färbt sich diese sofort schön purpurrot. Die Farbe geht langsam in Blauviolett, Schmutzigblaugrün und schließlich in Gelb über. Dem Morphin ähnlich verhält sich Codeïn. Die Reaktionen von Aconitin, Delphinin, Chelerythrin und Chelidonin siehe die Originalabhandlung:

Poggendorff's Annalen 147. 128 oder
Ztschr. f. analyt. Chem. 12. 219.
Vergl. Weppen's Reakt.
Wangerin, Pharm. Ztg. 1903. 667.

Schneider's Reaktion auf schwefelhaltige Öle im Olivenöl.

Zu einer Mischung von Öl und Äther (1+2) gibt man 5 ccm konzentr., alkoholische Silbernitratlösung. Bei Anwesenheit von schwefelhaltigen Ölen (Cruciferenöl) tritt innerhalb 12 Stunden eine Schwärzung der Mischung auf.

Ztschr. f. analyt. Chem. 33. 550.
Benedikt, Anal. d. Fette. 2. Aufl. 345.

Schneider's Reagenz auf Wismut.

Man löst 3 Teile Weinsäure und 1 Teil Zinnchlorür in der nötigen Menge Kalilauge. Die damit versetzte neutrale oder alkalische

Lösung des Wismuts wird einige Zeit auf 70—80 ° C. erwärmt. Es erfolgt ein schwarzbrauner Niederschlag. Empfindlichkeitsgrenze = 1 : 200 000.
Hager, Pharm. Prax. Erg.-Bd. 1883. 150.
Enzyklop. d. gesamt. Pharm. 1890. IX. 130.

Schneider's Reagenz für mikroskop. Zwecke

ist eine heiß gesättigte Lösung von Carmin in 45 %iger Essigsäure. Gebraucht verdünnt oder unverdünnt zu Kernfärbungen.
Zoolog. Anz. 1880. 254.
Behrens' Tabellen 1892. 100.
Enzyklop. d. mikroskop. Techn. 1903. 636.

Scholvien's Reaktion auf Phosgen im Chloroform.

Gibt man zu Chloroform eine Lösung von Anilin in wasserfreiem Benzol oder auch Amidophenetol, so entsteht bei Anwesenheit von Phosgen eine Trübung (von Phenylharnstoff bezw. Phenetolharnstoff).
Pharm. Zentrh. 1895. 611.
Ztschr. f. analyt. Chem. 33. 488; 36. 274.
Ber. d. pharm. Ges. 3. 213.

Schönbein's Reaktion auf Blausäure im Blut.

Wasserstoffsuperoxyd färbt blausäurehaltiges Blut braun.

Nach D. Huizinga ist diese Reaktion für sich allein kein Beweis für das Vorhandensein von Blausäure oder Cyankalium im Blute, da jede Spur irgendeiner Säure im freien Zustande ebenfalls eine Bräunung verursacht.
Zentralbl. f. d. mediz. Wissensch. 1868. 865.
Ztschr. f. analyt. Chem. 8. 233.
Répert. f. Pharm. 16. 605.
Schönn, Zentralbl. f. d. mediz. Wissensch. 8. 340.
Chem. Zentralbl. 1870. 393.

Schönbein's Reaktion auf Blut

ist eine Modifikation von Almén's Reaktion.
Jahresbericht über d. Fortschr. d. Chemie 1863. 639.
Enzyklop. d. gesamt. Pharm. 1888. V. 71.
Ztschr. f. analyt. Chem. 7. 486.

Schönbein's Reaktion auf Kupfer.

Ein mit Guajaktinktur und verdünnter Cyankaliumlösung getränktes Papier wird durch Kupfersalzlösungen blau gefärbt; ebenso eine stark verdünnte Cyankaliumlösung mit Guajaktinktur.
Vergl. Schönbein-Pagenstecher's Reaktion auf Blausäure.
Enzyklop. d. ges. Pharm. 1890. IX. 133.

Schönbein's Reagenz auf Nitrite

ist Pyrogallussäure, welche in wässeriger, mit Schwefelsäure angesäuerter Lösung durch Nitrite gebräunt wird. Empfindlichkeitsgrenze = 1 : 50 000.
Ztschr. f. analyt. Chem. 1. 319.

Schönbein's Reaktion auf Ozon.

Mit Jodkaliumstärkekleister getränktes Papier wird durch Ozon blau gefärbt, mit Thalliumoxydul getränktes Papier wird durch Ozon gebräunt. Andere Reaktionen des Autors siehe:
Journ. f. prakt Chem. 35. 185; 84. 193; 86. 72.
Ztschr. f. analyt. Chem. 2. 77.
Heldt, Chem. Zentralbl. 1862. 886.
Lamy, Bull. Soc. Chim. Paris 1869. 210.
Huizinga, Chem. Zentralbl. 1868. 791.

Schönbein's Reaktion auf salpetrige Säure in Salpetersäure.

Zu der braunen Lösung von Ferriferricyanid (Ferricyankalium und Ferrinitrat) gibt man von der zu prüfenden Salpetersäure. Bei Gegenwart von salpetriger Säure entsteht Berlinerblau.
Chem. Zentralbl. 1843. 934.

Die Reaktion muß jedenfalls bei gewöhnlicher Temperatur vorgenommen werden, da sich Ferricyankalium beim Erhitzen mit Salpetersäure unter Bildung von Berlinergrün zersetzen kann.
Vergl. Meßner, Ztschr. f. anorg. Chem. 9. 133.

Schönbein's Reagenz auf Säuren und Alkalien

ist Cyanin, das in alkoholischer Lösung durch Säuren entfärbt und dann durch Alkalien wieder blau gefärbt wird.
Polytechn. Journ. 179. 164.
Chem. Zentralbl. 1866. 495.

Schönbein's Reaktion auf Wasserstoffsuperoxyd.

Eine Wasserstoffsuperoxyd enthaltende Lösung wird nach Zusatz von Ferrosulfat durch Jodkalium- oder Jodzink-Stärkekleister gebläut. Die Mischung soll neutral oder nur schwach sauer sein.
Ztschr. f. analyt. Chem. 1. 9. 440.

Nach Traube gelingt diese Reaktion auch in sehr sauren Lösungen, ohne an ihrer Empfindlichkeit etwas einzubüßen, wenn etwas Kupfersulfat zugegen ist. Zu 8 ccm der zu prüfenden Lösung gibt man etwas Schwefelsäure und Jodzinkstärkelösung, höchstens 4 Tropfen einer 2 %igen Kupfersulfatlösung und zuletzt wenig 0,5 %ige Ferrosulfatlösung. Spuren von Wasserstoffsuperoxyd bringen in einigen Sekunden Blaufärbung hervor.
Berl. Ber. 17. 1062.
Ztschr. f. analyt. Chem. 7. 468; 24. 586.
Journ. f. prakt. Chem. 1879. 67.
Wobbe, Apoth. Ztg. 1903. 489.

Schönbein's Reagenz auf Wasserstoffsuperoxyd, Ozon und salpetrige Säure

ist eine mit Salzsäure versetzte und mit Schwefelalkalien entfärbte, wässerige Indigolösung. Dieses Reagenz wird durch oben genannte Stoffe gebläut. Näheres siehe:
Journ. f. prakt. Chem. 92. 150 oder Ztschr. f. analyt. Chem. 4. 116.

Schönbein's Reagenzien auf Wasserstoffsuperoxyd sind:

1. Jodkaliumstärkelösung.
2. Ferricyankalium und Ferrichlorid.
3. Kaliumpermanganat.
4. Indigotinktur und Ferrosulfat.
5. Chromsäure.

Näheres siehe: Ztschr. f. analyt. Chem.
1, 9—13 und Chem. Zentralbl. 1859. 20;
1862. 702.

6. Bleiessig.
7. Guajaktinktur.
Näheres siehe: Ztschr. f. analyt. Chem.
6, 114.

Schönbein-Pagenstecher's Reaktion auf Blausäure.

Man imprägniert weißes Filtrierpapier
zuerst mit Guajaktinktur und nach dem Trocknen mit einer 0,1 %igen, wässerigen Kupfersulfatlösung. Dieses Papier wird durch Blausäure blau gefärbt.

Hager, Pharm. Prax. 1880. I. 66.
Schönn, Ztschr. f. analyt. Chem. 9. 210.
Schaer, ebenda 13. 7.
Link, ebenda 17. 457.
Doebner, Arch. der Pharm. 1896. 614.
Pharm. Zentrh. 1897. 485.
Breteau, Journ. de Pharm. et de Chim.
1898. I. 569.
Pharm. Zentrh. 1898. 706.
Lebaigne, Journ. de Pharm. et de Chim.
9. 107.
Eckmann, Neues Jahrb. d. Pharm. 32. 30.
Brünnich, Chem. Zentralbl. 1903. I. 1158.

Schöndorff's Reagenz auf Harnsäure

ist identisch mit Pflüger-Bleibtreu's Reagenz,
nämlich Phosphorwolframsäure. Die Reaktion
wird mit dem durch genannte Säure bewirkten
Niederschlag ausgeführt. Dieser wird durch
Alkali in eine blaue Lösung verwandelt.

Ztschr. f. analyt. Chem. 34. 770.
Arch. f. ges. Physiol. 1895. 62. 29.
Herzfeld, Zentralbl. f. innere Med. 1912. 645.

Schönheimer's Reagenz auf Aldehyd im Äther

ist fuchsinschweflige Säure. Näheres siehe:
Pharm. Zentrh. 1894. 369. — Thoms, ebenda 1894. 735. — Wobbe, Apoth. Ztg. 1903.
466. — Dietze, Südd. Apoth. Ztg. 1898. 229.

Schönleben's Reaktion auf Aloë.

Sättigt man Aloëlösungen 1 : 1000 mit
Borax, so entsteht nach etwa 20 Minuten eine
intensiv grüne Fluoreszenz. Natalaloë gibt
diese Erscheinung nicht.
Pharm. Zentrh. 1900. 34.

Schönn's Reaktion auf Cobalt.

Cobaltsalzlösungen werden durch Rhodannatriumlösung blau gefärbt.
Ztschr. f. analyt. Chem. 9. 209.
Chem. Zentralbl. 1871. 493.

Schönn's Reaktion auf Wasserstoffsuperoxyd.

Wasserstoffsuperoxyd wird durch Titansäurelösung intensiv gelb gefärbt.
Ztschr. f. analyt. Chem. 9. 41. 330.
Chem. Zentralbl. 1871. 271.
Vergl. Jackson's Reaktion auf Titan.

Schönn's Reaktion auf Molybdän.

Befeuchtet man ein Molybdat mit konzentr.
Schwefelsäure und erhitzt auf freier Flamme
vorsichtig bis zum Verdampfen der letzteren,
so färbt sich die Mischung ultramarinblau.
1 mg Ammon-, Natrium- oder Baryummolybdat gibt noch sehr deutliche Reaktion.

Ztschr. f. analyt. Chem. 8. 379; 12. 383.
Chem. Zentralbl. 1870. 530.
Maschke, ebenda 12. 383.
Arch. der Pharm. (3) 5. 67 u. 6. 125.
v. Kobell, Ztschr. f. analyt. Chem. 14. 317.

Schönvogel's Reagenz zur Unterscheidung von Tier- und Pflanzenölen

ist eine gesättigte, wässerige Lösung von
Borax. Schüttelt man Öle mit diesem Reagenz,
so bilden die Pflanzenöle eine Emulsion; Tieröle und Olivenöl bilden keine Emulsion, sondern scharf getrennte Schichten.

Schönvogel's Reagenz zur Prüfung der Butter

ist ebenfalls Boraxlösung. 6 ccm Reagenz und
5 Tropfen geschmolzene Butter schüttelt man
bei 20—25 ° C. Butter, Rindertalg und Olivenöl geben keine Emulsion, alle anderen Fette
geben eine Emulsion.

Chem. Ztg. 1894. 1449; 1895. 1832.
Chem. Zentralbl. 1894. II. 716.

Schoorl's Reaktion auf Atropin

beruht auf der charakteristischen Krystallform der Tropinjodhydrate, die aus dem
Atropin durch ein besonderes Verfahren hergestellt werden. Näheres siehe: Nederlandsch
Tijdschr. Pharm. Chem. Toxikol. 13. 208. —
Ztschr. f. Unters, Nahr.-Genußm. 5. 326. —
Ztschr. f. analyt. Chem. 1904. 456.

Schoorl's mikrochemische Reaktionen in der Eisengruppe (Eisen, Cobalt, Nickel, Aluminium, Chrom) siehe: Ztschr. f. analyt. Chem.
48. 209. — Apoth. Ztg. 1909. 515.

Schoorl's mikrochemische Reaktionen auf Magnesium, Lithium, Kalium und Natrium siehe:
Ztschr. f. analyt. Chem. 48. 593. — Chem.
Zentralbl. 1909. II. 931.

Schoorl's Reagenz zum mikrochemischen Nachweis von Silber, Quecksilber und Blei
siehe: Ztschr. f. analyt. Chem. 47. 220.

Schoorl's Reaktion auf Naphthalin.

Kocht man etwas Naphthalin einige Minuten lang mit konzentr. Schwefelsäure unter
Zusatz von gelbem Quecksilberoxyd, erhitzt
das Reaktionsprodukt mit etwas Resorcin,
gibt die Masse nach dem Erkalten in Wasser
und macht mit Natronlauge alkalisch, so tritt
eine grüne Fluoreszenz (des entst. Fluoresceins) auf.

Pharm. Weekbl. 1904. 865.

Schoorl's Reaktion auf Natriumhydroxyd in Natriumkarbonat.

Versetzt man eine Lösung von 1 g Natriumkarbonat in 10 ccm Wasser bei gewöhnlicher
Temperatur mit 30 ccm Baryumnitratlösung
und 3 Tropfen Phenolphthaleinlösung, so färbt
sich die Mischung bei Anwesenheit von Natriumhydroxyd rot.

Pharm. Weekblad 1912. 76.

Schott's Reagenz auf Schwefelwasserstoff und Schwefelalkali

ist mit Bleiweiß überzogenes Papier (Polkapapier), das durch Schwefelalkali braunschwarz gefärbt wird. Gebraucht u. a. auch zur titrimetrischen Bestimmung von Zink mittels Schwefelnatrium.

> Ztschr. f. analyt. Chem. 10. 209.
> Chem. Zentralbl. 1871. 487.

Schott's Reagenz zum Färben geformter Harnbestandteile.

> a) 5 %ige, wässerige Lösung von Anilinblau.
> b) 2,5 %ige von Eosin in Glycerin mit einem Zusatz von 5 % Phenol.
> Münchener med. Woch. 1912. 183.

Schotten-Baumann's Reaktion

ist eine für die Synthese wichtige Reaktion: Entstehung der Ester (der Benzoësäure) durch Einwirkung von Benzoylchlorid auf Alkohole.

> Vergl. die Lehrbücher der Chemie, ferner Baumann's Reagenz auf mehrwertige Alkohole.
> Reinbold, Pflüger's Archiv 91. 35.

Schoutelen's Reaktion auf Aloë.

> Konzentr. Boraxlösung gibt mit aloëhaltigen Flüssigkeiten nach 20—25 Minuten eine grüne Fluoreszenz, welche bei längerem Stehen wieder verschwindet. Empfindlichkeitsgrenze $= 1 : 10\,000$.
> Ztschr. d. öst. Apoth. Ver. 46. 249.
> Ztschr. f. analyt. Chem. 31. 723.
> Pharm. Zentrh. 1901. 65.
> Jahresbericht f. Pharm. 1892. 112.

Schramm's Reaktion auf fette Öle in ätherischen Ölen.

> Man tränkt Docht oder Baumwolle mit einer Lösung des betreffenden Öles in Alkohol und zündet an. Nach dem Verbrennen des Alkohols kann man fette Öle am Geruch erkennen.
> Dingler's Journ. 101. 375.
> Chem. Zentralbl. 1871. 655.

Schreiber's Reagenz auf Glukose im Harn.

> Man löst 2 g Kupfersulfat, 2 g Natriumsalicylat und 2 g Natriumkarbonat in 88 g Wasser. Kocht man 5 ccm Reagenz, so bildet sich ein grauer bis schwarzer Niederschlag; kocht man mit gleichen Teilen glukosehaltigem Harn, so ist der Niederschlag schmutziggrün mit gelber Ausscheidung am Boden des Gefäßes; kocht man mit überschüssigem Urin, so wird die Reduktion vollständig und der entstandene Niederschlag ist gelb.
> Merck's Report 1901. 377.

Schreiber's Reaktion auf Kryofin im Harn.

> 1. Versetzt man Harn mit 2 Tropfen Salzsäure, dann mit 2 Tropfen Natriumnitritlösung (1 %) und zuletzt mit einigen Tropfen einer alkalischen, wässerigen α-Naphthollösung, so verursacht ein Überschuß von Alkali bei Anwesenheit von Kryofin eine rote Färbung, die auf Zusatz von Salzsäure in Violett übergeht.

> 2. Versetzt man den Harn mit Salzsäure und kocht ihn kurze Zeit, so tritt nach dem Erkalten auf Zusatz von wässeriger (5 %iger) Phenollösung eine indigoblaue Färbung auf, wenn Kryofin vorhanden ist.
> Pharm. Zentrh. 1898. 100.
> Deutsche med. Woch. 1897. Therap. Beil. 73.
> Chem. Zentralbl. 1898. I. 636.

Schröder's Reaktion auf Acetanilid im Phenacetin.

> 0,5 g Phenacetin kocht man mit 5—8 ccm Wasser, läßt erkalten und filtriert vom auskrystallisierten Phenacetin ab. Das Filtrat wird mit verdünnter Salpetersäure und etwas Kaliumnitrit gekocht und dann nach Zugabe von salpetrigsäurehaltiger Salpetersäure abermals gekocht. Reines Phenacetin verändert sich nicht, Acetanilid bewirkt noch bei Anwesenheit von 2 % eine Rotfärbung.
> Chem. Ztg. 1889. Rep. 40.
> Pharm. Ztg. 34. 57.
> Ztschr. f. analyt. Chem. 28. 376.

Schuchardt's Reagenz auf Salzsäure im Magensaft ist Tropäolin.

> Vergl. Töpfers Reagenz.

Schueninoff's Reagenz zum Färben mikroskop. Präparate.

> (Fibrintinktionsmethode.) a) Wasserstoffsuperoxyd; b) Lösung von Hämatoxylin in Karbolsäure und Phosphorwolframsäure. Färbt Fibrin tiefblau.
> Deutsche med. Woch. 1908. 345.
> Zentralbl. f. pathol. Anatomie 19. 1.

Schüffner's Reagenz zur Färbung von Leukozyten.

> a) Eine Lösung von 4 g Natriumchlorid, 0,1 g Borax, 3 g Phenol und 1 g Formaldehyd in 1000 ccm Wasser. — b) 1 %ige Methylenblaulösung durch Zusatz von 0,1 % Kaliumhydroxyd polychromatisch gemacht.
> Münchener med. Woch. 1911. 1451.

Schultze's (Schulze's) Reagenz auf Alkaloide.

> Man löst 10 g Antimonchlorid in 40 g gesättigter Natriumphosphatlösung. (Auch eine Lösung von Antimonchlorid in Phosphorsäure kann verwendet werden.) Das Reagenz gibt mit Alkaloidlösungen weiße Niederschläge.
> Merck's Index 1902. 263.
> Hager, Pharm. Prax. 1880. I. 206.
> Liebig's Annal. 109. 177.
> Chem. Zentralbl. 1859. 388.

Schultze's Reagenz auf Cellulose

ist eine Lösung von 250 g Zinkchlorid und 80 g Jodkalium in 85 ccm Wasser, die mit Jod gesättigt ist. Das Reagenz färbt Cellulose blau.

> Merck's Index 1902. 263.
> Enzyklop. d. gesamt. Pharm. 1890. IX. 138.

Schultze's Reaktion auf Eiweiß.

> Eine Lösung von Eiweiß in mäßig konzentr. Schwefelsäure wird nach Zusatz von etwas Zuckerlösung beim Erwärmen auf 60° C. bläulichrot gefärbt.

Schultze's Reagenz zum mikroskopischen Nachweis von Oxydasen in Gewebsschnitten.

a) Eine 2%ige, wässerige Lösung von β-Naphtholnatrium (Microcidin), b) eine 2%ige wässerige Lösung von Dimethyl-p-phenylendiaminchlorhydrat. Zum Gebrauch werden gleiche Teile a und b gemischt und filtriert. Näheres siehe: Münchener med. Woch. 1910. 2171.

Auch eine filtrierte Mischung von gleichen Teilen 1%iger α-Naphthollösung und 1%iger, wässeriger Lösung von p-Nitrosodimethylanilin wurde vom Autor in Vorschlag gebracht.

Schultze's Reagenz zum Fixieren mikroskop. Präparate

1. ist eine wässerige Lösung von Osmiumsäure 1 : 100.

 Gebraucht zum Fixieren und Härten von zarten Geweben, ferner zum Färben der Fette und des Nervenmarkes;

2. ist eine Lösung von 0,1—0,3 g Palladiumchlorür in 100 ccm Wasser.

 Gebraucht zum Fixieren und Härten für Präparate von niederen Pflanzen und Infusorien.

Arch. f. mikroskop. Anat. 1867. 477.
Zentralbl. f. med. Wissensch. 1867. 117.
B e h r e n s' Tabellen 1892. 57. 58.
M a n n , Ztschr. f. wiss. Mikroskop. 1894. 480.
Enzyklop. d. mikroskop. Techn. 1903. 1044.

Schultze's Reagenzien für mikroskop. Zwecke.

1. Mazerationsflüssigkeit zum Isolieren der Muskelfasern ist eine Mischung von 10 g Kaliumchlorat (mit Wasser angefeuchtet) mit 40 g Salpetersäure oder eine Lösung von 0,06 g Kaliumchlorat in 100 ccm Wasser und 1 ccm Salpetersäure.

2. Mazerationsflüssigkeit zum Isolieren verholzter Pflanzenteile ist eine Lösung von Kaliumchlorat in Salpetersäure.

 S t r a s b u r g e r , Kl. Bot. Prakt. 1893. 89. 102.

3. Einschlußflüssigkeit ist eine konzentr., wässerige Lösung von Kaliumacetat.

 K ü h n e , Ranvier's Traité 79.
 Arch. f. mikroskop. Anat. 1872. 180.

4. Jodserum ist eine Lösung von Jod in Serum (aus Amnioswasser von Schafen und Kühen). Näheres siehe: Arch. Path. Anat. 1864. 263. — B e h r e n s' Tabellen 1892. 65. 81. 83. — E b e r t h - F r i e d l ä n d e r , Mikroskop. Techn. 1894. 35. 129.

5. Mazerationsflüssigkeit für Zentralnervensystem, Muskeln, Schleimhäute etc. ist wässerige Chromsäurelösung von 0,01 bis 0,1 %.

v. Schulz' Reaktionen auf Kaliumchlorat in Kaliumbromid.

(Zur Prüfung des Kalium bromatum.) 0,5 g zerriebenes Kaliumbromid mit 2 ccm Salzsäure (25 %) 2 Minuten geschüttelt, darf nach Zusatz von 6 ccm Wasser und 10 Tropfen Jodzinkstärkelösung im Verlauf von 5 Minuten (oder nicht sofort) keine Blaufärbung geben.

1 g zerriebenes Kaliumbromid, mit 0,5 ccm verd. Schwefelsäure übergossen, darf weder in der Kälte noch nach Zusatz von 0,5 ccm Wasser beim Erwärmen eine Gelbfärbung liefern.

Apoth. Ztg. 1909. 726.

Schulz' Reagenz auf Kohlenoxyd im Blute

ist eine Modifikation von Kunkels Reagenz.

Ztschr. f. Med. Beamte 1895. 529.
Pharm. Zentrh. 1895. 701.
Ztschr. f. analyt. Chem. 36. 412. 50. 678.

Schulz' Reaktion auf Mineralöle.

Mineralöle geben mit einer Lösung von Pikrinsäure in Benzin eine rote Färbung, nicht aber tierische und pflanzliche Öle. Die Reaktion wird von einer Verunreinigung der käuflichen Pikrinsäure ausgelöst, es darf also nicht chemisch reine Säure dazu verwendet werden. Petroleum wird kirschrot, Vaselin, Schmieröl und Harzöl wird dunkelrot gefärbt. Es soll sich mit diesem Reagenz noch 1 Teil Vaselinöl in 100 Teilen Rüböl nachweisen lassen.

Chem. Ztg. 1908. 345.
Apoth. Ztg. 1908. 271.
Pharm. Ztg. 1908. 922.
Répert. de Pharm. 1908. 270.
Merck's Bericht 1908. 120.
K r a u z , Chem. Ztg. 1909. 409.

Schulz' Reaktion auf Nitronaphthalin in Ölen

beruht auf der Überführung des Nitronaphthalins in Naphthylamin, das mit Chromsäure eine blaue Fällung liefert. Näheres siehe: Chem. Ztg. 1909. 1093. — Pharm. Zentrh. 1910. 571.

Schulz' Reagenz auf Salicylsäure.

Eine wässerige Lösung von Salicylsäure oder Natriumsalicylat wird auf Zusatz von wenig Kupfersulfatlösung smaragdgrün gefärbt. Empfindlichkeitsgrenze für Natriumsalicylat $= 1 : 2000$. Freie Mineralsäuren beeinträchtigen die Reaktion, ebenso Ammoniak.

Chem. Zentralbl. (3) 10. 694.
Ztschr. f. analyt. Chem. 19. 85.
Arch. der Pharm. (3) 15. 246.

Schulze's Reagenz auf Karbonate im Trinkwasser

ist eine wässerige Lösung von Bleichlorid. Das Reagenz gibt mit gebundener, nicht aber mit freier Kohlensäure eine milchige Trübung. Empfindlichkeitsgrenze $= 1 : 240\,000$.

Chem. Ztg. 1890. Rep. 84.

Schulze's Reaktion auf Isocholesterin.

Löst man Isocholesterin in erwärmtem Essigsäureanhydrid und gibt nach dem Erkalten einen Tropfen konzentr. Schwefelsäure zu, so färbt sich die Lösung gelb bis gelbrot. Dabei zeigt sich eine grüne Fluoreszenz. Empfindlichkeitsgrenze $= 1$ mg Isocholesterin.

Burchard gibt an, daß die Farbenreaktion dunkelgrün sei.

Ztschr. f. physiol. Chem. 14. 522.
Ztschr. f. analyt. Chem. 31. 90.
B u r c h a r d , Zur Kenntnis der Cholesterine, Rostock 1889.

Schulze's Reaktion auf Salpetersäure im Harn.

Kocht man salpetersäurehaltigen Harn mit Ferrochlorid und Salzsäure, so entwickelt sich Stickstoff. Näheres siehe: Fresenius, Quant. Analyse. 6. Aufl. II. 154.

Schumm's Reaktion auf Blut

ist eine Modifikation von Weber's Reaktion. Der zu prüfende Stuhl wird zunächst entfettet und gereinigt, indem er mit Äther-Alkohol gewaschen wird, dann wird er mit Eisessig extrahiert, der Essigsäureextrakt mit Äther ausgeschüttelt und mit ihm die Guajak-Terpentinreaktion ausgeführt.

Die Untersuchung der Faeces auf Blut. Jena 1906.
Münchener med. Woch. 1909. 612.

Schumpelitz' Reagenz auf Veratrin siehe **Czumpelitz.**

Schur's Reaktion des normalen Harns.

Schur hat gefunden, daß auch normaler Harn mit Jodlösung eine rote Färbung annimmt, wie dies bei adrenalinhaltigem Harn der Fall ist. Er glaubt dies auf einen Adrenalingehalt des normalen Harns zurückführen zu dürfen.

Wiener klin. Woch. 1909. 1587.
Deutsche med. Woch. 1909. 2134.

Schürhoff's Reagenz zum Einbetten mikroskop. Präparate

ist eine Mischung von 80 Teilen Liquor Natrii silicici mit 10 Teilen Wasser und 10 Teilen Glycerin.

Zentralbl. f. Bakteriol. 8. 80.
Apoth. Ztg. 1902. 20.
Pharm. Zentrh. 1902. 254.
Ztschr. f. analyt. Chem. 1904. 415.
Chem. Zentralbl. 1902. I. 540.

Schürmann's Reagenz auf Syphilis

ist eine Lösung von 0,5 g Phenol in 34,5 g Wasser mit einem Zusatz von 0,62 g Eisenchloridlösung (5 %). — Syphilitisches Blutserum soll mit diesem Reagenz einen schwarzbraunen Ton annehmen, während normales Serum nur eine leichte grünblaue Färbung annimmt. Näheres siehe: Deutsche med. Woch. 1909. 616. — Merck's Bericht 1909. 328. — Biach, Wiener klin. Woch. 1909. 606. — Simanski, Berl. klin. Woch. 1909. 874. — Schminke-Stoeber, Deutsche med. Woch. 1909. 937. — Meirowsky, ebenda 1909. 937. — Stern, Berl. klin. Woch. 1909. 1068. — Galambos, Deutsche med. Woch. 1909. 976. — Rot-Goldner, Orvosi Hetilap 1909. No. 19. — Moldovan, Deutsche med. Woch. 1909. 1725. — Braunstein, Ztschr. f. klin. Med. 1909. No. 3. — Chirivino, Wiener klin. Woch. 1910. 786.

Schuster's Reagenz auf Bierfarbstoffe.

Schüttelt man Bier mit Tanninlösung, so wird es entfärbt, nicht aber, wenn es mit Zuckercouleur und ähnlichen Färbemitteln versetzt ist.

Dingler's Journ. 205. 388.

Schütz' Reagenz zur Gonokokkenfärbung

ist eine gesättigte Lösung von Methylenblau in 5 %igem Carbolwasser und eine stark verdünnte wässerige Safraninlösung oder eine alkoholische Methylenblaulösung und eine alkoholische Eosinlösung.

Münchener med. Woch. 1889. Nr. 14.
E b e r t h - F r i e d l ä n d e r , Mikroskop. Techn. 1894. 199.
Enzyklop. d. mikroskop. Techn. 1903. 499.

Schützenberger's Reaktion auf Anthrachinon.

Eine alkalische Lösung von Anthrachinon wird durch hydroschwefligsaures Natrium rot gefärbt. Beim Stehen an der Luft wird das Anthrachinon zurückgebildet.

Compt. rend. 69. 196.
Pharm. Zentrh. 1878. 167.
Ztschr. f. analyt. Chem. 17. 500.

Schuyten's Reagenz auf salpetrige Säure

ist eine Lösung von 1 g Antipyrin in 100 g 10 %iger Essigsäure. — 5 ccm Reagenz mischt man mit 5 ccm der zu prüfenden Flüssigkeit. Bei Anwesenheit von Nitriten tritt Grünfärbung ein. — Empfindlichkeitsgrenze = 1 : 20 000.

Pharm. Zentrh. 1897. 4.
Ztschr. f. angew. Mikroskop. 1904. 300.
R e i c h a r d , Chem. Ztg. 1904. 339.

Schwabe's Reaktion auf Rizinusöl und Copaivabalsam im Perubalsam.

1 g Perubalsam wird mit 4—5 Tropfen konzentr. Schwefelsäure zusammengerieben. Ist der Balsam unverfälscht, so bildet sich eine zähe, knetbare Masse, welche beim Erkalten so hart wird, daß man sie mit dem Pistill ganz aus dem Mörser herausheben kann. Verfälschter Balsam wird dagegen salbenartig schmierig.

Arch. der Pharm. 142. 241.

Schwanda's Reaktion auf Gallenfarbstoffe.

Den zu prüfenden Harn verdampft man zur Trockene, wäscht den Rückstand mit Wasser und bringt ihn auf ein Filter. Nach dem Trockenen extrahiert man das Filter mit Chloroform und prüft letzteres mit Salpetersäure, wie bei Gerhardt's Reaktion angegeben.

Ztschr. f. analyt. Chem. 6. 501.

Schwarz' Reaktion auf Chloral oder Chloroform.

Beim Erhitzen von Chloral oder Chloroform mit Resorcin und überschüssiger Kalilauge entsteht eine intensiv rote Färbung, welche auf Zugabe von Salzsäure verschwindet, durch Alkali regeneriert wird. Verwendet man zu dieser Reaktion überschüssiges Resorcin und wenig Kalilauge, so entsteht eine gelbrote Färbung mit gelbgrüner Fluoreszenz. Näheres siehe: Pharm. Ztg. 1888. 419. — Vergl. Crismer's Reaktion.

Schwarz' Reaktion auf Gelsemin.

Gelsemin gibt mit Schwefelsäuretrihydrat und Kaliumdichromat behandelt eine grüne bis blaugrüne Mischung.

Dissert. Dorpat 1882.
Pharm. Ztschr. f. Rußland 1882.
Dragendorff, Ermittel. v. Giften 1888. 171.

Schwarz' Reaktion auf Glukose.

(Modifikation der Phenylhydrazinprobe.) 10 ccm Harn versetzt man mit 1—2 ccm Bleiessig und filtriert. 5 ccm des Filtrates mischt man mit 5 ccm Normal-Kalilauge nebst 1 bis 2 Tropfen Phenylhydrazin und erhitzt zum Sieden. Glukose bewirkt Gelbfärbung und auf Zusatz von überschüssiger Essigsäure entsteht sofort ein gelber Niederschlag.

Pharm. Ztg. **33.** 465.
Chem. Zentralbl. 1888. 1187.
Ztschr. f. analyt. Chem. **28.** 380.

Schwarz' Reaktion auf Naphthalin.

Eine Lösung von Naphthalin in Chloroform wird beim Erwärmen mit geschmolzenem (wasserfreiem) Aluminiumchlorid im Moment der Salzsäureentwicklung grünblau gefärbt.

Berl. Ber. 1881. 1532.

Schwarz' Reaktion auf Sulfonal.

Erhitzt man Sulfonal mit Kohlepulver in einem Reagenzglase, so bilden sich dichte, nach Mercaptan riechende Nebel.

Pharm. Ztg. **33.** 405.
Ztschr. f. analyt. Chem. **27.** 665.
Deutsches Arzneib. V. 501.

Schwarz' Reagenz zum Fixieren mikroskop. Präparate

ist eine Lösung von 0,2 g Osmiumsäure und 1 g Eisessig in 100 ccm Wasser.

Ber. d. naturf. Ges. Freiburg 1888. 133.

Schwarzenbach's Reagenz auf Alkaloide

ist Kaliumplatincyanür. Siehe Delff's Reagenz II und Schwarzenbach-Delff's Reagenz.

Schwarzenbach's Reaktion auf Coffeïn.

Mit Chlorwasser zur Trockene eingedampftes Coffeïn färbt sich purpurrot, bei stärkerem Erhitzen gelb und durch Ammoniak wieder rot.

Chem. Zentralbl. 1861. 989; 1864. 1007.
Sitz.-Ber. d. Würzburger physik. med. Ges. 1859. 10.
Arch. der Pharm. 1864. 281.

Schwarzenbach-Delff's Reagenz auf Alkaloide

ist Kaliumplatincyanür, welches mit Alkaloidlösungen krystallinische Niederschläge gibt.

Ztschr. f. Chem. u. Pharm. 1863. 630.
Ztschr. f. analyt. Chem. **4.** 237.
Wittstein's Viertelj.-Schr. f. Pharm. **6.** 422; **8.** 518.

Schweiger-Seidel's Reagenz zum Färben mikroskop. Präparate.

Man versetzt Gerlach's Reagenz mit überschüssiger Essigsäure und filtriert. Gebraucht zu Zellkernfärbungen.

Ranvier, Traité 99.
Frey, Das Mikroskop. 1877. 96.
Behrens' Tabellen 1892. 100.

Schweissinger's Reagenz auf Alkalien

ist Jodgalläpfeltinktur. Es gibt mit alkalischen Flüssigkeiten eine rosenrote Färbung. Kohlensaures Kalium gibt die Reaktion noch 1 : 100 000.

Ztschr. f. analyt. Chem. **25.** 99.
Chem. Zentralbl. 1885. 26.

Schweissinger's Reaktion auf Atropin

ist identisch mit Gerrard's Reaktion. (Siehe diese.)

Schweissinger's Reaktionen auf Kairin.

1. Mit Eisenchloridlösung färbt sich Kairin violett, dann schmutzigbraun; gibt man zu dieser Mischung konzentr. Schwefelsäure, so tritt purpurrote Färbung ein.
2. Kairin färbt sich mit Kaliumdichromat violett.
3. Kairin färbt sich mit Chlorkalklösung rot, dann schmutzigbraun.

Arch. der Pharm. 1884. 686.

Schweissinger's Reaktion auf Pyridin im Ammoniak.

10 ccm der alkoholischen, Pyridin enthaltenden Flüssigkeit versetzt man mit 10 Tropfen einer alkoholischen (konzentr.) Lösung von Quecksilberchlorid. Noch bei Anwesenheit von 0,025 % Pyridin entsteht ein krystallinischer Niederschlag.

Ztschr. f. analyt. Chem. **43.** 215.

Schweissinger's Reaktion auf Strychnospräparate.

Erwärmt man etwas Strychnosextrakt oder -Tinktur mit verdünnter Schwefelsäure in einer Porzellanschale, so entsteht eine intensiv violette Färbung. $^1/_{10}$ Tropfen Tinktur oder 0,00005 g Extrakt gibt noch diese Reaktion, die wahrscheinlich durch das Glykosid Loganin hervorgerufen wird. Diese Reaktion kann sehr zweckmässig als Unterscheidungsmittel von Strychnostinktur und anderen gleichgefärbten Tinkturen, z. B. Strophanthustinktur verwandt werden.

Pharm. Ztg. **31.** 186.
Ztschr. f. analyt. Chem. **25.** 463.

Schweitzer's Reaktion auf Wasser im Aceton.

Man mischt 50 ccm Aceton und 50 ccm Petroleumäther vom Siedepunkt 40—60 ° C. Bei Anwesenheit von Wasser bilden sich zwei Schichten. Wasserfreies Aceton mischt sich klar mit Petroleumäther.

Chem. Ztg. **19.** 1384.
Ztschr. f. analyt. Chem. **37.** 57.
Lunge, Chem. techn. Unters. Meth. 1911. III. 924.

Schweitzer's Reagenz auf Wolle etc.

ist eine gesättigte Lösung von frisch gefälltem Kupferhydroxyd in konzentr. Ammoniak. Das Reagenz löst Baumwolle, Seide und Leinen, nicht aber Wolle.

Merck's Index 1902. 263.
Chem. Zentralbl. 1863. 445.

10 g Kupfersulfat löst man in 100 ccm Wasser und gibt 5 g Ätzkali in 50 ccm Wasser zu. Der entstandene Niederschlag wird gesammelt, mit Wasser gewaschen, etwas getrocknet und mit 20 g Ätzammonlösung (20 %) einen Tag unter Umschütteln mazeriert.

Enzyklop. d. gesamt. Pharm. 1886. I. 169.
H a g e r , Pharm. Prax. 1880. I. 976.
S c h l o ß b e r g e r , Liebig's Annal. 107. 24.
P é l i g o t , Compt. rend. 1861. 209.
K n o p , Chem. Zentralbl. 1859. 463.
Cramer, ebenda 1858. 50.

Schweitzer-Lungwitz' Reaktion auf Wasser im Aceton

siehe Schweitzer.

Schwicker's Reaktion auf Aceton

ist identisch mit Gunning's Reaktion. (Siehe diese.)

Pharm. Zentrh. 1891. 475.
Chem. Ztg. 1891. 914.

Scoville's Reaktion auf indischen Gummi in Traganth.

2 g Traganth schüttelt man mit 100 ccm kaltem Wasser gut durch, nachdem man das Pulver vorher mit 3 ccm Alkohol angefeuchtet hat. Hierauf löst man in der Mischung 2 g Borax auf und läßt über Nacht stehen. Ist indisches Gummi vorhanden, so nimmt der Traganth je nach dessen Menge eine mehr oder weniger schleimige und klebrige Beschaffenheit an. Nimmt man ihn zwischen Daumen und Zeigefinger, so zieht er Fäden.

Pharm. Journ. 1909. 28. 493.

Scoville's Reaktion zur Unterscheidung von Benzoesäure und Zimtsäure.

Gibt die zu prüfende Lösung mit Eisenchlorid eine gelbliche Trübung, so gibt man Mangansulfat zu. Bei Anwesenheit von Zimtsäure entsteht im Laufe einer Stunde ein weißer, krystallinischer Niederschlag. Wenn dieser ausbleibt, so kann die mit Eisenchlorid erhaltene Trübung auf das Vorhandensein von Benzoesäure zurückgeführt werden.

Americ. Journ. of Pharm. 1907. 79. 549.

Scriba's Reagenz auf Wasser.

Man taucht Papierstreifen in eine Lösung von 1 g Ferroammonsulfat in 20 ccm Wasser, trocknet sie und zerreibt auf denselben trockenes, fein gepulvertes Kaliumferricyanid. Solche Streifen werden durch den kleinsten Wassertropfen blau gefärbt.

Chem. Zentralbl. 1906. II. 1458.
Ztschr. f. physik. u. chem. Unterr. 1906. 298.
Chem. Ztg. 1907. Rep. 133.
Südd. Apoth. Ztg. 1907. 330.

Scudder-Rigg's Reaktion auf Methylalkohol

siehe Journ. Americ Chem. Soc. 28. 1202.
Chem. Zentralbl. 1906. II. 1285.

Seaman's Einschlußmittel für mikroskop. Zwecke

ist eine gesättigte Lösung von Phosphor in Zimtöl oder eine Lösung von Schwefel in Anilin (1 : 1).

Journ. Roy Microsc. Soc. 1886. 357.

Searl's Reagenz auf Hefeextrakt (im Fleischextrakt).

Man löst 200 g Kupfersulfat und 200 g Natriumtartrat in 120 ccm Wasser und gibt eine Lösung von 250 g Natriumhydrat in 120 ccm Wasser zu. — 0,6 g des zu prüfenden Extraktes löst man in 45 ccm Wasser, setzt 25 ccm Reagenz zu und kocht die Mischung 1—2 Minuten lang. Bei Gegenwart von Hefeextrakt entsteht ein massiger, geronnener, bläulichweißer Niederschlag.

Pharm. Journ. 1903. 516.
Chem. Ztg. 1903. Rep. 269.
Apoth. Ztg. 1903. 757.
Pharm. Ztg. 1903. 903.
Merck's Bericht 1903. 129.
A r n o l d - M e n t z e l , Pharm. Ztg. 1904. 176.
Grieb, Pharm. Journ. 1908. 26. 441.

Sechler-Becker's Reaktionen auf Ammoniacum, Galbanum und Asa foetida.

Man verwendet wässerige 10 %ige Emulsionen der Gummiharze. — Bei der Schichtprobe mit Natriumhypobromit (40 g Ätznatron, 10 ccm Brom und Wasser zu 200 ccm) gibt Asa foet. eine olivgrüne und Galbanum und Ammoniacum eine braunrote Färbung. Eine Mischung von Asa foet. mit Ammoniacum wird vorübergehend rot. — Mit konz. Schwefelsäure wird nur Galbanum violett, die beiden anderen Harze liefern keine Färbung. — Phloroglucin-Salzsäure gibt mit Asa foet. eine rotbraune Färbung, nach dem Behandeln mit Schwefelsäure und Neutralisieren mit Ammoniak eine blaue Fluoreszenz.

Americ. Journ. of Pharm. 84. 4.
Chem. Zentralbl. 1912. I. 612.

Seegen's Reaktion auf Glukose im Harn.

Der mit Blutkohle vollständig entfärbte Harn wird mit Fehling's Reagenz erhitzt. Die Reduktion ist so deutlicher zu erkennen als in gefärbtem Harn und soll eindeutiger sein. Empfindlichkeitsgrenze = 1 : 10 000. Näheres siehe: Pharm. Zentrh. 1892. 730. — Ztschr. f. analyt. Chem. 10. 501.

Seeliger's Reagenz auf (Cellulose) Holzstoff im Papier.

Man löst 0,1 g Jod, 0,5 g Jodkalium und 30 g reines krystallisiertes Calciumnitrat in 25 g Wasser. Das Reagenz färbt Cellulose je nach Reinheit licht- bis dunkelblau, Leinen und Halbleinen weinrot, Holzschliff und stark verholzte Fasern gelbbraun.

Apoth. Ztg. 1903. 818.
Südd. Apoth. Ztg. 1903. 858.

Sehlen's Reagenz zur Harnuntersuchung auf Tuberkelbazillen.

Man löst 10 g Borax und 10 g Borsäure in 250 ccm Wasser.

Daiber, Mikroskopie d. Harns 40.
Verhandl. d. Kongr. d. deutschen dermatol.
Gesellsch. 1894.

Seidel's Reaktion auf Inosit.

Wird etwas Inosit mit konzentr. Salpetersäure auf dem Dampfbade zur Trockene verdampft, in wenig Wasser gelöst und Strontiumacetat zugegeben, so tritt eine violette Färbung ein.
Chem. Ztg. 1887. 316. 676.
Fick, Pharm. Ztschr. f. Rußland **26.** 81.
Maquenne, Compt. rend. **104.** 225 u.
297 od. Chem. Ztg. 1887. 316.

Seidell's Reagenz auf Acetanilid.

Eine kalte, wässerige Lösung von 100 g Kaliumhydroxyd versetzt man mit Brom, bis nichts mehr aufgenommen wird, verjagt das überschüssige Brom durch Kochen und ergänzt mit Wasser zu 1 Liter. Es dient zur quantitativen Bestimmung des Acetanilids in Mischungen mit Zucker, Coffeïn, Salol und Natriumbikarbonat. Bei Gegenwart von Phenacetin und Antipyrin ist es nicht brauchbar. Näheres siehe: Journ. Americ. Chem. Soc. **29.** 1091. — Chem. Zentralbl. 1907. II. 1009.

Seidell's Reagenz

ist eine Vergleichsflüssigkeit für die kolorimetrische Jodbestimmung. Sie besteht aus 0,02 g Fuchsin S und 200 ccm Wasser, das 3—5 % Salzsäure enthält. 10 ccm dieser Lösung mit salzsäurehaltigem Wasser auf 200 ccm aufgefüllt, geben eine Mischung, von der 10 ccm = 0,00102 g Jod entsprechen. Näheres siehe: Journ. of biolog. Chem. 1907. 391. — Apoth. Ztg. 1908. 42. — Chem. Zentralbl. 1907. II. 2076.

Seiler's Reagenzien zum Färben mikroskop. Präparate.

a) Eine Lösung von 1 g Carmin und 3 g Borax in 150 ccm Wasser und 330 ccm Alkohol.
b) Eine Mischung von 10 ccm Salzsäure mit 40 ccm Alkohol.
c) Eine Mischung von 4 Tropfen einer gesättigten, wässerigen Lösung von indigoschwefelsaurem Natrium mit 60 ccm Wasser.
Gebraucht für histologische Präparate.
Americ. Quart. Microscop. Journ. 1879. 220.
Journ. Roy. Microsc. Soc. 1879. 613.
Behrens' Tabellen 1892. 115.
Enzyklop. d. mikroskop. Techn. 1903. 544.

Seiler-Verda's Reagenz zur Charakterisierung der Amidogruppe

ist Phosphormolybdänsäure. Näheres siehe Chem. Ztg. 1903. 1121. — Chem. Zentralbl. 1904. I. 55.

Seiffert's Syphilisreaktion

siehe: Deutsche med. Woch. 1910. 2333. — Pharm. Zentrh. 1911. 217.

Seiter-Enger's Reaktionen auf Cocain

vergleiche Americ. Journ. of Pharm. 1911. 195. — Merck's Ber. 1911. 236. — Répert. de Pharm. 1911. 277.

Seitz' Reagenz zur Differenzialdiagnose der Bakterien der Typhus-Coli-Dysenterie-Gruppe (Ersatz für Petruschky's Lackmusmolke)

ist eine Lösung von 20 g Milchzucker, 0,4 g Traubenzucker, 0,5 g Dinatriumphosphat, 1 g Ammoniumsulfat, 2 g Trinatriumcitrat, 5 g Natriumchlorid, 0,05 g Pepton siccum und 0,25 g Azolitmin in 1000 g dest. Wasser.
Ztschr. f. Hygiene u. Infekt. Kr. 1912. 71. 450.
Münchener med. Woch. 1912. 1340.
Zentralbl. ges. innere Med. 1912, **2.** 250.

Seligmann's Reaktion auf Formaldehyd in Milch.

5 ccm der zu prüfenden Milch versetzt man mit 2—3 Tropfen verdünnter Schwefelsäure und gibt 1 ccm durch etwas Natriumsulfit entfärbte Fuchsinlösung zu. Bei Anwesenheit von Formaldehyd entsteht eine rötlichviolette Färbung. Empfindlichkeitsgrenze = 1 : 40 000. Diese Probe macht eine vorherige Destillation überflüssig.
Ztschr. f. Hygiene u. Infektionskr. 1905. 325.
Zentralbl. f. Bakt. u. Parasiten.-K. 1905. II. Abt. 346.
Münchener med. Woch. 1905. 278.

Seligsohn's Reaktion auf Cinchonin

siehe Bill's Reaktion.
Chem. Zentralbl. 1861. 231.

Seliwanoff's Reaktion auf Lävulose.

Erwärmt man eine Lösung von Resorcin in 1 Teil konzentr. Salzsäure und 2 Teilen Wasser mit etwas Lävulose, so entsteht eine intensive Rotfärbung und allmählich ein dunkler Niederschlag, der sich in Alkohol mit roter Farbe löst. Milchzucker, Glukose, Maltose, Mannose, Galaktose und Pentosen geben diese Reaktion nicht.
Berl. Ber. **20.** 181.
Fischer, Berl. Ber. **27.** 1359.
Tollens, Landw. Versuchsst. **39.** 421.
Miura, Ztschr. f. Biolog. **32.** 262.
Rosin, Ztschr. f. physiol. Chem. **38.** 555.
Adler, ebenda **41.** 206.
Ofner, Monatshefte f. Chem. **25.** 611.
Jolles, Wiener med. Presse 1906. 2324.
— Biochem. Ztschr. 1912 41. 331.
Borchardt, Ztschr. f. physiol. Chem. **55.** 241.
Koenigsfeld, Biochem. Ztschr. 38. 310.

Seliwanoff's Reaktion auf Rohrzucker (Fruchtzucker).

Eine Lösung von Resorcin in Salzsäure (D. = 1,19) wird beim Erwärmen mit Rohrzucker rot gefärbt. Beim Erkalten scheidet sich ein dunkler Niederschlag ab, der sich in Alkohol mit roter Farbe löst. Nach dem Autor soll diese Reaktion dem Fruchtzucker und den Zuckerarten eigen sein, die bei der Spaltung Fruchtzucker geben.
Berl. Ber. **20.** 181.
Tollens, Ztschr. f. analyt. Chem. **40.** 559.
Ihl, Chem. Ztg. **9.** 231.
Rosin, Ztschr. f. physiol. Chem. **38.** 555.
Chem. Zentralbl. 1903. II. 262.

Dekker, Pharm. Weekblad 1905. 186.
Pharm. Zentralh. 1905. 396.
Ofner, Chem. Zentralbl. 1905. II. 1168.
Utz, Milch-Ztg. 1902. Nr. 52.
Carlson, Pharm. Zentralh. 1903. 133.
Adler, Ztschr. f. physiol. Chem. 1904. 206.

Selmi's Reagenzien auf Alkaloide.

Als Reagenzien auf Alkaloide im allgemeinen und zur Unterscheidung einzelner Alkaloide lassen sich Jod in Jodwasserstoff, Goldbromid, Natriumgoldhyposulfit, Kaliumgoldjodid, Kaliumplatinjodid, Bleitetrachlorid und Mangansuperoxyd in Schwefelsäure verwenden.
Nuovo processo generale per la ricerca delle sostanze venefiche, Bologna 1875. 54.
Berl. Ber. 8. 1198; 9. 195 u. 196.
Ztschr. f. analyt. Chem. 16. 245.
Merck's Index 1902. 263.
Dragendorff, Ermittelg. v. Giften 1888. 126.

Selmi's Reaktion auf Blut.

Das Untersuchungsobjekt mazeriert man einige Zeit mit Ammoniakflüssigkeit, fällt die abfiltrierte Flüssigkeit mit Natriumwolframat und Essigsäure und behandelt den erhaltenen Niederschlag nach dem Auswaschen mit einer Mischung von 1 Volumen Ammoniakflüssigkeit und 8 Volumen absolutem Alkohol. Die erhaltene Lösung läßt man verdunsten. Der Rückstand zeigt, falls Blut vorhanden war, unter dem Mikroskope mit Kochsalz und Essigsäure behandelt, sehr deutlich Häminkrystalle.
Journ. de Pharm. et de Chim. 1879.
Ztschr. d. öst. Apoth. Ver. 17. 214.
Ztschr. f. analyt. Chem. 19. 129.

Selmi's Reaktion auf Coniin und Nicotin.

Versetzt man eine wässerige Lösung von Coniin oder Nicotin mit Kaliumplatinjodid, so entsteht ein schwarzer Niederschlag. Bei Anwesenheit von 50 % Essigsäure gibt Coniin diese Reaktion nicht, wohl aber Nicotin.
Memorie sopra argomenti tossicologici 1878. 61.

Selmi's Reaktion auf Strychnin.

Strychnin, mit einer Lösung von Jodsäure in Schwefelsäure wenig befeuchtet, färbt sich gelb, dann ziegelrot und später, aber sehr langsam, violettrot.
Berl. Ber. 11. 1692.
Ztschr. f. analyt. Chem. 18. 292.

Senft's Reaktionen auf Physcion (Hesse), Parietin (Thomson, Zopf in den Flechten) siehe:
Pharm. Praxis 1908. 7. 3.

Senft's Reagenz zum mikrochemischen Nachweis von Zucker in Pflanzengewebe:
a) Eine Lösung von Phenylhydrazinchlorhydrat in Glycerin (1 : 10).
b) Eine Lösung von Natriumacetat in Glycerin (1 : 10).
Die Schnitte werden auf dem Objektträger mit je einem Tropfen von a und b erwärmt.

Zucker läßt sich unter dem Mikroskope an der Bildung von Phenylglukosazonkrystallen erkennen.
Pharm. Post. 1902. 425.

Senier-Lowe's Reaktion auf Glycerin.

Befeuchtet man Borax mit einer glycerinhaltigen Substanz und bringt ihn in die Bunsenflamme, so entsteht die charakteristische, grüne Borflamme.
Chem. News 37. 246.
Fittica's Jahresber. 1878. 1074.
Ztschr. f. analyt. Chem. 20. 382.
Senier, Journ. Chem. Soc. 1878. 438.
Journ. de Pharm. et de Chim. 1879. 370.

Serger's Reagenz auf Pflanzenöle

ist eine frisch bereitete Lösung von 0,1 g Natriummolybdat in 10 ccm Schwefelsäure. — 5 ccm Öl löst man in 10 ccm Äther und schüttelt mit 1 ccm Reagenz. Nach der Trennung der Schichten zeigt die untere Schicht eine charakteristische Färbung: Baumwollsamenöl = dunkelblau, Erdnußöl = blau, Sesamöl = dunkelgrünblau, Olivenöl = dunkelgrasgrün, Cocosfett = gelb, Rindertalg = weiß.
Chem. Ztg. 1911. 581.
Chem. Zentralbl. 1911. II. 396.
Utz, ebenda, 1912. II. 642.

Serullas' Reagenz zur Differenzierung von Ameisensäure und Essigsäure

ist Quecksilberoxyd, das von Essigsäure gelöst, von Ameisensäure reduziert wird.
Journ. de Chim. méd. 1831. 768.
Chem. Zentralbl. 1831. 868.

Serullas' Reaktion auf Morphin

beruht auf der Reduktion von Jodsäure unter Braunfärbung.
Journ. de Chim. méd. 1830. 257.
Chem. Zentralbl. 1830. 169.
Brett, Journ. de Pharm. et de Chim. (3) 27. 116.
Chem. Zentralbl. 1855. 336.
Vergl. Lefort's Reaktion.

Seybel-Wikander's Reaktion auf Arsen.

Um in Salz- oder Schwefelsäure Arsen nachzuweisen, versetzt man einige ccm der betreffenden Säure mit einigen Tropfen Jodkaliumlösung. Bei Anwesenheit von Arsen entsteht ein gelber Niederschlag (AsJ_3) oder eine gelbe Färbung. Empfindlichkeitsgrenze = 0,001 %.
Pharm. Zentrh. 1902. 121.
Chem. Ztg. 1902. 50.
Ztschr. f. analyt. Chem. 1904. 415.
Emmet, Chem. Zentralbl. 1831. 43.

Serullas' Reaktion auf Alkohol

ist identisch mit Lieben's Reaktion.

Seyda's Reaktion auf Chrom neben Eisen.

Die mit Natronlauge alkalisch gemachte Lösung wird 15 Minuten lang mit Kaliumpermanganat erhitzt und das überschüssige Permanganat mit Alkohol zerstört. Bei Anwesenheit von Chrom ist die Lösung dann gelb gefärbt (Chromat).
Chem. Ztg. 22. 1085.
Ztschr. f. analyt. Chem. 289.

Seyda's Reaktion auf Gerbsäure.

Lösungen, die minimale Mengen Gerbsäure enthalten, werden durch einen Tropfen einer sehr verdünnten Lösung von Auronatriumchlorid nach einigen Minuten purpurrot gefärbt. Konzentrierte Lösungen geben eine Fällung.

Chem. Ztg. 1898. 1085.

Shaffer's Reaktion auf β-Oxybuttersäure im Harn

siehe Journ. biol. Chem. 5. 211. — Chem. Zentralbl. 1908. II. 1897.

Shieb's Reagenz auf Glukose im Harn.

a) Eine Lösung von 1,2 g Ammoniumsulfat und 2,6 g Kupfersulfat in 50 ccm Wasser; b) eine Lösung von 20 g Kaliumhydroxyd in 50 ccm Wasser, der man 50 ccm Glycerin und 300 ccm Ammoniakflüssigkeit zusetzt. Die beiden Lösungen a und b werden gemischt und mit Wasser auf 1 Liter gebracht.

Vierteljahres-Schr. prakt. Pharm. 1911. 71. Pharm. Zentrh. 1911. 900.

Shmamine's Reagenz zur Spirochaetenfärbung.

Nach der Fixation mit Methylalkohol wird mit wässeriger Fuchsin- oder Krystallviolettlösung gefärbt.

Zentralbl. f. Bakt. Parasitenk. 1911. 410. Apoth. Ztg. 1912. 10.

Shrewsbury-Knapp's Reaktion auf Formaldehyd in Milch.

5 ccm Milch erhitzt man im Wasserbade mit 10 ccm einer Mischung von 1,6 ccm Norm. Salpetersäure und 100 ccm konz. Salzsäure 10 Minuten lang auf 50 ⁰ und kühlt rasch ab. Bei Anwesenheit von Formaldehyd entsteht eine violette Färbung.

The Analyst 1909. 34. 12. Chem. Zentralbl. 1909. I. 585.

Sieben's Reaktion auf Lävulose

beruht auf der leichteren Zersetzlichkeit der Lävulose unter Einwirkung heißer 7,5 %iger Salzsäure als der Dextrose. Erhitzt man z. B. ein Gemisch gleicher Teile Dextrose und Lävulose in 1 %iger Lösung mit Salzsäure (7,5 %) 3 Stunden lang im siedenden Wasserbade, so wird die Lävulose unter Braunfärbung und Abscheidung brauner Flocken zerstört, während die Dextrose unverändert bleibt.

v. Lippmann, Chemie der Zuckerarten. 1904. 895.

Hannover, Ztschr. f. angew. Chem. 1905. 1171.

Siebold's Reaktion auf Eiweiß im Harn.

Der zu prüfende Harn wird mit Ammoniak schwach alkalisch gemacht, filtriert und mit Essigsäure angesäuert. Diese Lösung verteilt man auf zwei Reagenzgläser. Den einen Teil erhitzt man zum Sieden und vergleicht ihn dann mit dem anderen Teil. Auf diese Art läßt sich die geringste Trübung entdecken.

Chem. Zentralbl. 1874. 169. Ztschr. f. analyt. Chem. 13. 248.

Siebold's Reagenz auf Morphin.

Erwärmt man 0,1 mg oder mehr Morphin mit konzentr. Schwefelsäure und gibt Kaliumperchlorat zu, so entsteht eine tiefbraune Färbung.

Vergl. Grove's Reaktion.

Americ. Journ. of Pharm. 45. 514. Pharm. Journ. 1873. 309.

Siegfried-Neumann's Carbaminoreaktion

siehe Ztschr. f. physiol. Chem. 1905. 44. 85, 1906. 46. 402, 1908. 54. 423.

Siemssen's Reaktionen auf Alkaloide

siehe Pharm. Ztg. 1904. 92. Chem. Zentralbl. 1904. I. 612.

Siemssen's Reaktion auf Cocaïn

siehe Chem. Zentralbl. 1903. II. 466; 1904. I. 58.

Pharm. Ztg. 1903. 534.

Siemssen's Reagenz auf Gold

ist m-Phenylendiaminsulfat. Eine Goldlösung wird durch die Lösung des Reagenzes (5 : 1000) je nach der vorhandenen Goldmenge gelb bis dunkelbraun gefärbt. Eine 0,005 %ige Goldlösung wird durch das Reagenz noch violett gefärbt.

Chem. Ztg. 1912. 934. Chem. Zentralbl. 1912. II. 956.

Siemssen's Reaktion auf Merkurisalze.

Quecksilberchlorid gibt mit Äthylendiamin ein amorphes, in Säuren, Alkalien, Kaliumjodidlösung und Äthylendiamin lösliches Salz, das nur in schwach salpeter- oder salzsaurer Lösung, nicht aber in schwefelsaurer Lösung ausfällt.

Chem. Ztg. 35. 742, 36. 214. Chem. Zentralbl. 1911. II. 640. 1912. I. 1054.

Siemssen's Reagenz auf Uran

ist Äthylendiamin. Versetzt man eine Uransalzlösung mit diesem Reagenz, so entsteht ein hellgelber, krystallinischer Niederschlag, der sich im Überschuß des Reagenzes wieder auflöst.

Chem. Ztg. 1911. 139. 742. Merck's Bericht 1911. 160.

Silbermann's Reaktion auf Eiweiß.

Kocht man trockenes Eiweiß einige Zeitlang mit Salzsäure (D.⹀ 1,19), so entsteht eine rotviolette Lösung.

Silbermann-Ozorowitz' Reaktion auf Resorcin.

Erhitzt man Resorcin mit Formaldehyd und Salzsäure, so bilden sich nach kurzer Zeit weiße Flocken, die beim Eintragen in konz. Schwefelsäure eine karminrote Färbung liefern. Beim Verdünnen mit Wasser geht die Farbe in Orange, beim Zusatz von Alkali in Bordeauxrot über.

Pharm. Ztg. 1908. 880. Bulbeck, ebenda 1908. 901.

da Silva's Reagenz auf Alkaloide

ist eine Lösung von selenigsaurem Ammon in konzentr. Schwefelsäure 1 : 20. Es gibt mit

Alkaloiden, besonders mit Opiumalkaloiden, Farbenreaktionen.

> Merck's Index 1902, 262.
> Progrés therap. 1891, 59.
> Vergl. Lafon's u. Schlagdenhauffen's Reagenz.

da Silva's Reaktion auf Cocaïn.

Dampft man etwas Cocaïn mit rauchender Salpetersäure (D. = 1,4) auf dem Wasserbade zur Trockene ein und gibt dann 1—2 Tropfen einer konzentr., alkoholischen Kalilösung zu, so entsteht ein an Pfefferminz erinnernder Geruch (Benzoësäureäthylester).

Nach Flückiger erhält man denselben Geruch, wenn man Cocaïn mit konzentr. Schwefelsäure bis zur Bildung von Benzoësäure erhitzt.

> Compt. rend. 111, 348.
> Chem. Ztg. 14, Rep. 251.
> Ztschr. f. analyt. Chem. 30, 265.
> Patein, Chem. Ztg. 1891, Rep. 177.

da Silva's Eserinreaktion.

Ein sandkorngroßes Stückchen Eserin oder Eserinsalz löst man in einigen Tropfen rauchender Salpetersäure, wobei eine klare, gelbe Lösung entsteht, die beim Erwärmen dunkler bis orangefarben wird und nach dem Eindampfen auf dem Wasserbade einen rein grünen Rückstand hinterläßt. Letzterer löst sich mit unveränderter Farbe in Wasser und Alkohol. Die Lösung in verdünnter Salpetersäure fluoresziert im durchfallenden Lichte grünlichgelb, im auffallenden Lichte blutrot.

> Pharm. Ztschr. f. Rußland 32, 629.
> Comp. rend. 117, 330.
> Ztschr. f. analyt. Chem. 33, 504; 36, 540.
> Pharm. Zentrh. 1893, 628.
> Vergl. auch Formánek's Reaktion.

Simon's Reaktion auf Acetaldehyd.

Versetzt man die zu prüfende Lösung mit einigen Tropfen einer wässerigen Trimethylaminlösung und mit stark verdünnter, kaum gefärbter Natriumnitroprussiatlösung, so entsteht bei Anwesenheit von Aldehyd eine blaue Färbung. Empfindlichkeitsgrenze = 0,0001 %.

> Vergl. Légal's Reaktion.
> Bull. Soc. Chim. Paris, 1898, 1.
> Ztschr. f. angew. Chem. 1898, 977.
> Journ. de Pharm. et de Chim. 1898, 135.
> Rimini, Annali di Farmacoterapia 1899, 249.
> Ztschr. f. analyt. Chem. 42, 451.

Simon's Reaktion auf Glykogen im Harn.

Man mischt 90 ccm Harn mit 10 ccm Kalilauge (40 %), filtriert und gibt zum Filtrate 10 g Jodkalium und 50 ccm Alkohol (90 %). Bei Anwesenheit von Glykogen entsteht eine flockige Abscheidung. Näheres siehe: Pharm. Zentrh. 1903, 478. — Südd. Apoth. Ztg. 1903, 684.

Simon's Reaktion auf Hydroxylamin.

Erhitzt man eine Lösung von Hydroxylamin mit einigen Tropfen stark verdünnter, wäs-

seriger Nitroprussidnatriumlösung und einem geringen Überschuß von Natronlauge allmählich zum Sieden, so tritt unter Entwickelung von N und N_2O eine orangerote bis kirschrote Färbung ein, die beim Verdünnen der Mischung rosa wird. Die Reaktion verschwindet bald.

> Compt. rend. 137, 986.
> Ztschr. d. allg. öst. Apoth. Ver. 1903, 226.
> Südd. Apoth. Ztg 1904, 154.
> Ztschr. f. angew. Mikroskop. 1904, 20.
> Chem. Zentralbl. 1904, I, 145.

Simon's Indikator

ist eine Lösung von Ferrum isopyrotritaricum, die durch Alkalien gelb, durch Säuren violettrosa gefärbt wird.

> Revue internat. des falsific. 15, 120.
> Ztschr. f. analyt. Chem. 1904, 111.
> Merck's Bericht 1904, 106.

Simon's Reaktion auf Phenylhydrazin.

Erhitzt man eine Lösung von Phenylhydrazin mit einigen Tropfen einer wässerigen Lösung von Trimethylamin und verdünnter Nitroprussidnatriumlösung, so färbt sich die Mischung blau. Kalilauge bewirkt dann eine dunklere Färbung, Essigsäure eine himmelblaue Färbung. Die Beständigkeit dieser Farbe ist der Unterschied gegenüber der Aldehydreaktion.

> Pharm. Zentrh. 1898, 301.
> Ztschr. f. analyt. Chem. 38, 458.
> Rimini, Chem. Ztg. 1898, Rep. 159.

Simon's Reaktion auf Pyrouvinsäure.

Behandelt man Pyrouvinsäure mit Ammoniak und gibt Nitroprussidnatrium zu, so entsteht, besonders beim Erwärmen, eine blauviolette Färbung, die nach längerem Stehen in Orange übergeht. Näheres siehe: Chem. Ztg. 1897, 896. — Pharm. Zentrh. 1898, 192.

Simon's Reagenz auf freie Salzsäure im Magensaft

ist eine Lösung einer kleinen Messerspitze voll reinen, trockenen Guajakharzes in 1 ccm Spiritus aetheris nitrosi und 4 ccm Alkohol. Über 5 ccm filtrierten Magensaft schichtet man einige ccm dieses Reagenzes. An der Berührungsstelle bildet sich ein weißer Ring, der bei Anwesenheit freier Salzsäure eine grüne bis blaue Farbe annimmt.

> Berl. klin. Woch. 1906, 1431.
> Merck's Bericht 1906, 234.
> Journ. de Pharm. et de Chim. 1907, 38.
> Pharm. Journ. 1907, 749.
> Südd. Apoth. Ztg. 1907, 438.

Simon-Chavanne's Reaktion auf Glyoxylsäureäthylester.

Lösungen von Glyoxylsäureester geben mit Ammoniak eine rote Färbung. Der Ester selbst gibt mit Ammoniak einen weißen Niederschlag, der eine gelbe, orangerote und zuletzt blauschwarze Färbung annimmt.

> Compt. rend. 142, 930.

Sinnat's Indikator siehe: Sturdy Sinnat.

Sjollema's Reaktion auf Arsen

ist eine Modifikation von Gutzeit's Reaktion. An Stelle von Papier wird eine Glasplatte verwendet, da die Gelbfärbung, die auf dem Papier hervorgerufen wird, durch Krystalle veranlaßt wird, die je nach dem Vorhandensein von Arsen, Antimon oder Phosphor eine verschiedene, mit dem Mikroskop unterscheidbare Form aufweisen. Näheres siehe: Chem. Weekblad **5.** 11 oder Chem. Zentralbl. 1908. I. 762.

Sjollema's Reagenzien zur Unterscheidung von Glukosen untereinander und von Rohrzucker.

1. Man löst 10 g Kupfersulfat in 100 ccm Wasser und gibt so viel Ammoniak zu, daß sich der entstandene Niederschlag eben wieder löst. Ein Überschuß von Ammoniak darf nicht vorhanden sein.
2. Man löst 5 g Kupferacetat in 100 ccm Wasser und verfährt wie bei 1.

Verschiedene Hexosen geben mit dem einen oder anderen Reagenz eine unlösliche Verbindung. Näheres siehe: Chem. Ztg. 1897. 739 oder Pharm. Zentrh. 1898. 99.

Sjollema's Reaktion auf Perchlorsäure im Chilisalpeter.

Zu einer Lösung von 20 g Salpeter in 20 ccm Wasser gibt man unter Abkühlung 15 ccm konzentr. Schwefelsäure und leitet Schwefelwasserstoff ein, um die Salpetersäure zu reduzieren. Nach dem Abfiltrieren des gebildeten Schwefels gibt man zum Filtrat Rubidiumchloridlösung. Bei Gegenwart von Perchlorsäure entsteht ein krystallinischer Niederschlag.
Chem. Ztg. **20.** 1002.
Ztschr. f. analyt. Chem. **37.** 44.

Skelton's Reagenz zur Blutfärbung.

a) eine Lösung von 1 g Eosin (wasserlöslich) in 100 ccm Methylalkohol, b) eine Lösung von 1 g Methylenblau (medicinale) in 100 ccm Methylalkohol.
Journ. Americ. Med. Assoc. **52.** 1100.
Med. Klinik 1910. 557.

Skey's Reagenz auf Alkaloide

ist Kaliumzinkrhodanid oder überhaupt Rhodankalium in Verbindung mit einem Metallsalz.
Jahresbericht f. Chem. 1868. 747.
Vergl. Gmelin's Reaktion.

Skey's Reaktion auf Cobaltsalze.

Versetzt man eine Cobaltlösung mit Weinsäure oder Citronensäure, überschüssigem Ammoniak und Ferricyankalium, so färbt sich die Lösung dunkelrot.
Ztschr. f. analyt. Chem. **6.** 227 u. **8.** 207.

Nach T y r o lassen sich auch andere Säuren wie Oxalsäure, Salzsäure, Chromsäure etc. verwenden.
Chem. News 1867. 328.
G i n t e l, Ztschr. f. analyt. Chem. **9.** 231.
A l l e n, ebenda **11.** 79.

Skorczewski's Reaktion des Atophanharns.

Versetzt man konzentr. Salzsäure mit einigen Tropfen Atophanharn, so nimmt die Mischung eine zeisiggelbe Färbung an. Phosphorwolframsäure bewirkt im Atophanharn einen gelben Niederschlag, Ammoniumchlorid und Ammoniak eine grüne Färbung. Atophanharn gibt die Ehrlichsche Diazoreaktion.
Wiener klin. Woch. 1911. 1700. 1912. 593.
Zentralbl. f. ges. innere Med. 1912. **2.** 210.
Klin. therap. Woch. 1912. 932.
Dohrn, Biochem. Ztschr. 1912. **43.** 240.

Skraup's Reaktion auf Thallin.

Thallinlösungen werden durch Eisenchlorid, Chlor, Chromsäure und andere Oxydationsmittel grün gefärbt.
Monatshefte f. Chem. **6.** 767.

Slawik's Reagenz auf Ferrosalze

ist gesättigte, alkoholische Lösung von Dimethylglyoxim. Versetzt man einen Tropfen Ferrosalzlösung mit etwas Weinsäure und 1 ccm Reagenz, so tritt nach Übersättigung mit Ammoniak eine intensive Rotfärbung auf. Ferrisalze geben diese Reaktion nicht.
Chem. Ztg. 1912. 54.
Apoth. Ztg. 1912. 62.
Merck's Bericht 1912. 193.

Slawik's Reaktion auf Vanadium im Stahl.

Man löst die Stahlspähne in verdünnter Salpetersäure, gibt Ammoniumpersulfat zu und erwärmt, bis die Gasentwickelung aufgehört hat. Nach dem Abkühlen setzt man zur Entfärbung der Mischung Phosphorsäure zu und schichtet vorsichtig Wasserstoffsuperoxyd darüber. Vanadium (0,01 %) bewirkt eine rotbraune Zone.
Chem. Ztg. 1910. 648.

Slowzow's Reagenz auf Blut

ist eine mit 10 g Zinkstaub reduzierte Lösung von 2 g Phenolphthalein in 100 g 20 %iger Natronlauge. — Man versetzt 2 ccm der zu prüfenden Flüssigkeit mit 1 ccm Reagenz und höchstens 2 Tropfen Wasserstoffsuperoxyd (10 %). Minimale Blutspuren bewirken Rotfärbung.
Russkij Wratsch 1909. 641.
Pharm. Ztg. 1909. 632.
Merck's Bericht 1909. 309.

Smith's Reagenz auf Alkaloide

ist Antimonbutter (-trichlorid). Das zu prüfende Alkaloid gibt man in das geschmolzene Reagenz. B r u c i n = dunkelrot, V e r a t r i n = ziegelrot, A c o n i t i n = broncefarbig, N a r c o t i n = dunkelgrün, N a r c e ï n = gelb, M o r p h i n und C o d e ï n = grünlich, T h e b a ï n = rot.
Berl. Ber. **12.** 1420.

Smith's Reaktion auf Ameisensäure.

Gibt die betreffende neutrale Lösung mit Eisenchlorid eine Rotfärbung, so wird sie pro ccm mit 5 ccm Alkohol (95 %) versetzt. Ist Ameisensäure vorhanden, so entsteht ein Niederschlag. Die etwa vorhandenen Acetate bleiben in Lösung. Näheres siehe: Journ. Americ. Chem. Soc. **29.** 1236. — Chem. Zentralbl. 1907. II. 1436.

Smith's Reaktion auf Gallenfarbstoffe

ist eine Modifikation von Maréchal's und anderer Reaktion. Auf den in einem Reagenzglase befindlichen Harn läßt man vorsichtig einen Tropfen Jodtinktur fließen. Bei Anwesenheit von Gallenfarbstoffen färbt sich die Lösung schön grün. An Stelle von Jodtinktur läßt sich nach dem Autor auch Wasserstoffsuperoxyd, Eisenchlorid und Bleisuperoxyd verwenden.

Chem. Zentralbl. (3) **8.** 299.
Dublin. Journ. of Med. Scienc. 1876. 449.
Ztschr. f. analyt. Chem. **16.** 478.
D e u b n e r , ebenda **25.** 458.
H a m m a r s t e n , Physiol. Chem. 1899., 508.

Smith's Reaktion auf Santonin.

Erhitzt man Santonin mit konzentr. Salpetersäure zum Sieden, so entsteht eine grüngelbe Flüssigkeit, die sich mit überschüssiger Natronlauge orangerot färbt.

Vergl. K i p p e n b e r g e r , Nachw. v. Gift. 1897. 94.
Merck's Report 1901. 414.
Chem. Zentralbl. 1871. 486.
Ztschr. f. analyt. Chem. **10.** 254.

Smith's Reagenz auf freie Säuren.

Man löst frisch gefälltes Chlorsilber in einer unzureichenden Menge von Ammoniakflüssigkeit, d. h. in so viel Ammoniak, daß nicht alles Chlorsilber gelöst ist, das Ammoniak aber mit Chlorsilber gesättigt ist. Dieses Reagenz soll so empfindlich sein, daß sogar die in Brunnenwasser enthaltene Kohlensäure einen Niederschlag von Chlorsilber bewirken soll. (?)

Neues Jahrb. f. Pharm. **30.** 313.
Ztschr. f. analyt. Chem. **8.** 208.

Smith-James' Reagenz auf Thorium

ist Sebazinsäure, die Thoriumlösungen in Form von sebazinsaurem Thorium fällt. Näheres siehe: Chem. News **105.** 109. — Journ. Americ. Chem. Soc. **34.** 281. — Chem. Zentralbl. 1912. I. 1589.

Smith's Einschlußmittel für mikroskop. Zwecke

ist eine Lösung von Zinnchlorid in Glycerin-Gelatine (von der Konsistenz des Honigs). Näheres siehe: Ztschr. f. wiss. Mikroskop. 1885. 566. — Americ. Monthly Microsc. Journ. 1885. 161.

Auch eine Lösung von Antimonbromid in einer Lösung von Borglycerin wurde vom Autor empfohlen. Näheres siehe: Ztschr. f. wiss. Mikroskop. 1886. 235. — Americ. Monthly Microscop. Journ. 1886. **3.** — Journ. Roy. Microscop. Soc. 1886. 356.

Smith's Reagenzien zum Färben mikroskop. Präparate.

1. a) Eine Mischung von 10 ccm Tanninlösung (20 %), 5 ccm gesättigter, wässeriger Eisensulfatlösung, 1 ccm gesättigter, alkoholischer Fuchsinlösung und $^1/_2$ ccm Natronlauge (1 %).
b) Carbolfuchsin.

2. a) Eine Mischung von 1 ccm Alaunlösung (1 %), 1 ccm Osmiumsäure (2 %), 3 ccm Tanninlösung (20 %) und 3 Tropfen Essigsäure.
b) Silbernitratlösung (1 %).
Ztschr. f. angew. Mikroskop. 1906. (12.) 61.

Smithson's Reaktion auf Quecksilber in Flüssigkeiten

ist Gmelin's Reaktion, siehe diese.

Snelling's Reaktion auf Emetin.

Gibt man zu etwas Kaliumchlorat einige Tropfen Salzsäure und fügt 1 Tropfen Emetinlösung zu, so entsteht eine rotorange Färbung, die in Violett übergeht. — Calciumhypochlorit erzeugt mit Emetin eine braunorange bis braungelbe Färbung.

Journ. de Pharm. et de Chim. 1882. I. 372.
Vergl. Powers' und Peroni's Reaktion.

Sobbe's Reaktion auf Wasserstoffsuperoxyd.

Wasserstoffsuperoxyd gibt mit ammoniakalischer Silberlösung einen charakteristischen, grauen Niederschlag, der in Salzsäure unlöslich ist.

Chem. Ztg. 1911. 898.

Sobolewa-Zaleski's Reagenz auf Aldehyde.

a) Eine Lösung von Pyrrol, die durch Schütteln von 1—2 g Pyrrol mit 1 Liter Wasser hergestellt wird (filtrieren!), b) 2—4 %ige Salzsäure. Die zu prüfende Lösung mit der Salzsäure angesäuert gibt auf Zusatz der Pyrrollösung eine weiße Trübung. Größere Aldehydmengen bewirken Rotfärbung. (Vergl. Ihl's Reagenz auf Aldehyd.)

Ztschr. f. physiol. Chem. **69.** 441.
Ztschr. f. analyt. Chem. 1912. 266.

Solbrig's Sechstelalkohol für mikroskop. Zwecke

ist eine Mischung von 1 Teil Alkohol (96 %) mit 5 Teilen Wasser. Gebraucht als Mazerationsflüssigkeit.

Enzyklop. d. mikroskop. Techn. 1903. 770.

Soldaïni's Reagenz auf Glukose.

15 g gefälltes Kupferkarbonat löst man allmählich in der Wärme in einer Lösung von 416 g Kaliumbikarbonat in 1,4 Liter Wasser. Diese Lösung wird durch Glukose und Milchzucker (auch durch Gerbsäure und Ameisensäure) reduziert, nicht aber durch Rohrzucker und Dextrin.

Berl. Ber. **9.** 1126.
Ztschr. f. analyt. Chem. **16.** 248.
D e g e n e r u. S c h w e i t z e r , Chem. Zentralbl. (3) **17.** 430 oder
Ztschr. f. analyt. Chem. **26.** 247.
O s t , ebenda **29.** 639.
S t r i e g l e r , Chem. Ztg. 1889. Rep. 260.
S c h e l l e r , Pharm. Zentrh. 1889. 696.

Solera's Reagenz auf Rhodanwasserstoff
ist Jodsäure.

Vergl. Chem. Zentralbl. 1904. II. 318 und Ganassini's Reaktion.

Solger's Reagenz für mikroskopische Zwecke
ist eine Mischung von 2 Teilen Collodium und
1 Teil Ricinusöl. Es dient als Klebemittel
bei der Untersuchung von Spermien. Der
lufttrockene Aufstrich wird damit überpinselt
und nach dem Eintrocknen mit Alkohol (90 %)
behandelt, der das Öl herauslöst. Alsdann
wird das Präparat gefärbt.
Dermatolog. Zentralbl. 1912. No. 11.
Berl. klin. Woch. 1912. 2235.

Sollmann's Reagenz auf Glukose
ist Duyk's Reagenz. (Siehe dieses!)

Solm's Reagenz auf Pepsin
ist eine Lösung von 0,5 g Ricin in 50 ccm
5 %iger Kochsalzlösung, die nach dem Filtrieren mit 0,5 ccm $^1/_{10}$-Norm. Salzsäure versetzt wird. Es ist eine milchig getrübte Flüssigkeit, die bei 40° unter der Einwirkung von
Pepsin klar wird. Näheres siehe: Ztschr. f.
klin. Med. 1907. No. 1 u. 2. — Pharm. Ztg.
1907. 823. — Merck's Bericht 1907. 222. —
Witte, Berl. klin. Woch. 1907. 1338.

Soltsien's Reaktion auf Cottonöl.
10 g des zu prüfenden Öles oder Fettes erhitzt man in einem mit Steigrohr versehenen,
weiten Reagenzglase $^1/_4$ Stunde lang mit 2 ccm
einer Lösung von Schwefel in Schwefelkohlenstoff (1 : 100). Bei Anwesenheit von Cottonöl tritt Rotfärbung ein.
Ztschr. f. öffentl. Chem. 1899. 106.
Vergl. Halphen's Reaktion.
S o l t s i e n , Seifensieder-Ztg. etc. 1903.
Nr. 1—4.

Soltsien's Honig-Reaktion.
Man mischt 80 g Honig mit 160 ccm Wasser,
säuert 5 ccm hiervon mit Essigsäure an und
gibt einige Tropfen Kaliumferrocyanidlösung
zu. Naturhonig gibt eine starke Fällung,
Kunsthonig wird nur wenig getrübt und
die Trübung ist blau gefärbt (Eisen).
Pharm. Ztg. 1907. 1071.

Soltsien's Reaktion auf Sesamöl.
6 g des zu prüfenden Öles schüttelt man
mit 2 ccm Bettendorf's Reagenz unter Erwärmen im siedenden Wasserbade einmal kräftig
durch und läßt die entstandene Emulsion im
Wasserbade sich trennen. Bei Anwesenheit
von Sesamöl ist die Zinnchlorürlösung hell
himbeerrot bis dunkel weinrot gefärbt. Es soll
sich noch 1 % Sesamöl nachweisen lassen.
Ztschr. f. öffentl. Chem. 1897. 65.
Pharm. Zentrh. 1897. 195; 1899. 171; 1901.
546.
H o f s t ä d t e r , Ztschr. Unters. Nahr.
Gen. Mittel 17. 436.
Chem. Zentralbl. 1906. II. 171, 1907. II. 1455.
U t z , Chem. Ztg. 1902. 309; Chem. Zen-
tralbl. 1902. II. 666, 1907. II. 851.
D i e t e r i c h , Pharm. Zentrh. 1894. 610.
G e r b e r , Chem. Ztg. 1907. Rep. 205.
Empfindlicher wird die Reaktion, wenn man
nach Angabe des Autors bei Anstellung der-
selben Benzin mitverwendet, da sich die ent-

standene Emulsion schneller trennt. Man löst
das Öl oder Fett in dem doppelten Volumen
Benzin, gibt die Zinnchlorürlösung zu (etwa
halb so viel als Öl) und schüttelt kräftig durch,
bis eine gleichmässige Mischung entstanden
ist (nicht länger!). Das Gefäß taucht man in
Wasser von 40° C. und nach Abscheidung der
Zinnchlorürlösung bis zur Benzinschicht in
solches von 80° C., so daß das Benzin nicht
ins Sieden kommt.
Pharm. Ztg. 1903. 524.
Chem. Ztg. 1903. Rep. 191.
D u n b a r - F a r n s t e i n e r , Ber. d. hygien.
Instit. Hamburg 1897. 28.

Sommer's Formolit-Reaktion.
Dient zur Beurteilung des Paraffins in Bezug auf seine Vergilbungsmöglichkeit. — 20 g
Paraffin werden geschmolzen, mit 20 ccm
konzentr. Schwefelsäure versetzt und 20 ccm
Formaldehyd allmählich zugemischt. Die Mischung färbt sich rot. Nach dem Erkalten
wird das erstarrte Paraffin abgehoben und die
wässerige Flüssigkeit nach dem Verdünnen mit
viel Wasser mit Chloroform ausgeschüttelt.
Nach dem Verdunsten des Chloroforms restiert
das Formolit, das nach dem Trocknen bei
105° gewogen werden kann. Je höher die
Formolitzahl, desto höher ist die Vergilbungsmöglichkeit des Paraffins.
Petroleum 7. 409.
Chem. Zentralbl. 1912. I. 1151.

Sommerfeld's Reagenzien zur Färbung von
Diphtheriebazillen.
1. Eine wässerige oder alkoholische Lösung
von Methylenblau oder Löffler's Methylen-
blaulösung. — 2. Eine Mischung gleicher
Teile Alkohol und Formaldehyd (40 %).
Deutsche med. Woch. 1910. 505.
Merck's Bericht 1910. 269.

Sonnenberg's Reaktion auf Glukose
(sogenannte „doppelte, reduzierende Zucker-
probe"). Die Reaktion gründet sich auf die
Beobachtung, daß Glukose in einer alkalischen Lösung, die gleichzeitig Kupfer und
Wismut enthält (also einer Mischung von Fehling's und Nylander's Reagenz), das Kupfer
zuerst reduziert und als Oxydul ausscheidet.
(Klinisch nicht von Bedeutung.)
Dermatalog. Zentrbl. 1912. 15. 290.

Sonnenschein's Reagenz I auf Alkaloide
ist Ceroxyduloxyd. Man löst das zu prüfende
Alkaloid in konzentr. Schwefelsäure und gibt
wenig Ceroxyduloxyd zu. S t r y c h n i n liefert
eine prachtvolle blaue Färbung, die langsam in Violett und schließlich in ein beständiges Kirschrot übergeht. Weniger schön
sind die Reaktionen mit anderen Alkaloiden:
A t r o p i n $=$ citronengelb; B r u c i n $=$ gelblich; C h i n i n $=$ citronengelb (ebenso Chinidin, Cinchonin, Cocaïn, Delphinin, Emetin,
Morphin, Veratrin); E s e r i n $=$ rötlich-bläu-
lich; T h e b a i n $=$ rotbraun.
H a g e r , Pharm. Prax. 1880. I. 207.
Berl. Ber. 3. 633.

Arch. der Pharm. **193.** 252.
Ztschr. f. analyt. Chem. **9.** 494. u. **11.** 440.
Merck's Index 1902. 263.
D i u r b e r g , Chem. Zentralbl. 1872. 153.

Sonnenschein's Reagenz II auf Alkaloide (und Eiweiß)

ist eine Lösung von Phosphormolybdänsäure in Salpetersäure (30 %). Das Reagenz fällt Alkaloide und Eiweiß aus wässeriger Lösung.
Chem. Zentralbl. 1858. 59 u. 1873. 423.
H a g e r , Pharm. Prax. 1880. I. 203.
Jahresber. f. Pharm. 1886. 244.
Liebig's Annal. **104.** 45.

Sonnenschein's Reagenz auf Blut.

Phosphorwolframsäure, d. i. eine mit Phosphorsäure versetzte, wässerige, gesättigte Lösung von Natriumwolframat, gibt mit einer verdünnten, filtrierten Blutlösung einen voluminösen, rotbraunen Niederschlag. Letzterer löst sich in Ammon zu einer roten, dichroisierenden Flüssigkeit von stärkerer Färbung, als eine entsprechende Menge Blut in Ammoniak annimmt. Die Lösung zeigt das Spektrum des alkalischen Methämoglobins.
Ztschr. f. analyt. Chem. **12.** 344.
Chem. Zentralbl. 1873. 424.

Sonnerat's Reagenz auf Glukose.

Man löst 0,639 g Kupfersulfat in 34 ccm **kaltem** Wasser und gibt diese Lösung nach und nach zu einer **kalt** bereiteten Lösung von 173 g Kaliumtartrat in 600 g Natronlauge (D. $=$ 1,12). Die erhaltene Mischung wird mit Wasser auf 1 Liter ergänzt.
Ztschr. f. analyt. Chem. **23.** 208.
Arch. der Pharm. (3) **21.** 708.
Journ. de Pharm. et de Chim. (5) **8.** 28.

Sonntag's Reagenz zum Färben verkorkter und kutikularisierter Membranen

ist eine filtrierte, alkoholische Lösung von Orleanextrakt (Extr. Orleanae spirit. spiss. Merck).
Ztschr. f. wiss. Mikroskop. 1907. (**24.**) 22.

Sonstadt's Reagenz auf Calcium (neben Magnesium)

ist eine gesättigte, wässerige Lösung von Natriumwolframat, die beim Erwärmen mit neutralen Kalksalzen, nicht aber mit Magnesiumsalzen einen Niederschlag gibt. Empfindlichkeitsgrenze $=$ 1 : 114 000.
Chem. News 1865. 97.
Chem. Zentralbl. 1866. 110; 1867. 512; 1879. 757.
Jahresber. d. physikal. Ver. Frankfurt a. M. 1864/65.
H a g e r , Pharm. Zentrh. **20.** 380.

Sörensen's Indikator

ist p-Benzolsulfonsäureazo-α-naphthol (Natriumsalz). Man löst davon 0,1 g in 600 ccm Alkohol und 400 ccm Wasser. Der Farbenumschlag ist ähnlich dem des Methylorange.
Biochem. Ztschr. 1909. **21.** 240; 1910. **24.** 381.

Sörensen-Palitzsch' Indikator

ist α-Naphtholphthalein. Als Indikatorflüssigkeit benützt man eine Lösung von 0,1 g in 150 ccm Alkohol und 100 ccm Wasser. Saure Lösungen sind fast farblos, schwach saure rötlich, schwach alkalische grünlich und stark alkalische blau.
Biochem. Ztschr. 1910. **24.** 381.
Chem. Zentralbl. 1910. I. 1749 u. II. 1163.

Soubeiran's Reaktion auf Chloroform

ist identisch mit Regnault's Reaktion.

de la Souchère's Reaktion auf Sesamöl

beruht auf der Rotfärbung, die beim Schütteln sesamölhaltiger Öle mit konzentr. Salzsäure und Zucker entsteht. (Baudouin's Reaktion.)

de la Souchère's Reaktion auf Arachis-(Erdnuß-)öl und Cruciferenöl.

Verseift man 10 g Olivenöl mit alkoholischer Natronlauge, so tritt bei Anwesenheit von Cruciferenöl Braunfärbung ein. Nach dem Verdampfen des Alkohols und Auflösen der Seife in Wasser fällt man die Fettsäuren mit Säure und löst dieselben in heißem Alkohol. Bei Anwesenheit von Arachisöl krystallisiert beim Erkalten Arachinsäure in perlmutterglänzenden Krystallen aus.

de la Souchère's Reaktion auf Cottonöl.

Schüttelt man das zu prüfende Öl mit dem gleichen Volumen Salpetersäure (D. $=$ 1,37), so entsteht bei Anwesenheit von Cottonöl eine mehr oder weniger braune Färbung.
Monit. Prod. Chim. **2.** 610.
Chem. Ztg. **5.** 650.
Pharm. Zentrh. 1881. 437.
Ztschr. f. analyt. Chem. **21.** 445.
Monit. scientif. 1881. 790.

Soudakewitsch's Reagenz zum Färben mikroskop. Präparate

ist identisch mit Herxheimer's Reagenz.
E b e r t h - F r i e d l ä n d e r , Mikroskop. Techn. 1894. 232.

de la Source's Reaktionen auf Weinsäure

siehe Compt. rend. 81. Nr. 21.
Pharm. Zentrh. 1896. 337.

de la Source's Reaktion auf Harnsäure

(Murexidreaktion) siehe Jaksch's Reaktion.
Répert de Pharm. **3.** 103.
Arch. der Pharm. (3) **8.** 84.
Chem. Zentralbl. 1876. 111.

de Souza's Reagenz zum Härten mikroskop. Präparate

ist Pyridin, das zu gleicher Zeit härten, aufhellen und entwässern soll.
Ztschr. f. wiss. Mikroskop. 1888. 65.
G o o d a l l , Brit. Med. Journ. 1893. 947.
L e e - M a y e r , Grundzüge d. mikroskop. Techn. 1901. 61.

Soxhlet's Reaktion auf gekochte und ungekochte Milch.

Die zu prüfende Milch säuert man mit Essigsäure an und filtriert von dem ausgeschiedenen Kaseïn ab. Das Filtrat erhitzt man nach Zusatz von etwas Essigsäure zum Sieden. Tritt ein Niederschlag ein (Albumin), so war die Milch nicht gekocht, tritt kein Niederschlag ein, so war sie gekocht.

S t o h m a n n, Die Milch u. Molkereiprodukte 1898. 338.

Ztschr. f. angew. Mikroskop. 1903. 96.

Soxhlet's Reagenz auf Glukose.

a) 34 632 g Kupfersulfat löst man mit Wasser zu 1 Liter.

b) 63 g Natriumhydroxyd und 173 g Seignettesalz löst man mit Wasser zum Liter.

Zum Gebrauch mischt man gleiche Volumina von a und b.

Chem. Zentralbl. 1878. 218 u. 236.

Ztschr. f. analyt. Chem. 18. 349.

K ö n i g, Landwirtschaftl. Stoffe. 1906. 966.

Spaink's Reagenz zum Färben mikroskop. Präparate.

a) eine Lösung von 1 g Nigrosin in 100 ccm 10 %igem Alkohol.

b) Eine Lösung von 1 g Safranin in 100 ccm Wasser und 200 ccm Alkohol.

Zum Gebrauch mischt man 30 ccm a mit 10 ccm b und 10 ccm Alkohol.

Moleschott's Unters. z. Naturl. 1891. 449.

E b e r t h - F r i e d l ä n d e r, Mikroskop. Techn. 1894. 245.

Enzyklop. d. mikroskop. Techn. 1903. 1038.

Spaink's Hämatoxylin

ist eine Lösung von 1 g Hämatoxylin in 10 g Alkohol und 90 g Wasser.

Moleschott's Unters. z. Naturl. 1891. 449.

Spallitta's Reaktion auf Gallenfarbstoffe.

Erwärmt man 15 ccm einer gallehaltigen Flüssigkeit nach dem Mischen mit 5 ccm Salpetersäure (50 %) auf dem Wasserbade unter ständigem Umrühren, so beginnt die Mischung bei etwa 35° dunkelgrün, bei 55° blau, bei 60° violett, bei 65° rot, bei 70° orange und schließlich gelb zu werden. Diese Modifikation der Gmelin'schen Reaktion soll sehr empfindlich sein.

Zentralbl. f. Physiol. 18. 91.

Ztschr. f. analyt. Chem. 1905. 580.

Chem. Zentralbl. 1904. II. 153.

Spee's Einbettungsmittel für mikroskop. Präparate

ist sogenanntes überhitztes Paraffin, das man am besten aus einer Schmelze zweier Paraffinsorten vom Schmelzpunkt 45 und 55° C. herstellt. Näheres siehe: Ztschr. f. wiss. Mikroskop. 1885. 7. — E b e r t h - F r i e d l ä n d e r, Mikroskop. Techn. 1894. 73. — Enzyklop. d. mikroskop. Techn. 1903. 1075.

Spehl's Reagenz auf Gallenfarbstoffe.

a) Eine gesättigte Lösung von Citronensäure in Eisessig, b) eine Lösung von Natriumnitrit 1 : 10 000. — 1—2 ccm Harn versetzt man mit 1 ccm der Lösung a und dann mit einigen Tropfen der Lösung b. Grünfärbung zeigt Gallenfarbstoffe an.

Spehl's Reagenz auf Blut

ist eine aus gepulvertem Guajakholz frisch bereitete Guajaktinktur. 4 ccm dieser Tinktur mischt man mit 1 ccm Natriumkarbonatlösung (20 %), 4 ccm Wasserstoffsuperoxyd (3 %) und 1 ccm Alkohol.

Journ. méd. de Bruxelles 1911. No. 14.

Wiener klin. Woch. 1911. 1230.

Merck's Ber. 1911. 422.

Sperling's Reaktion auf Antipyrin und dessen Derivate.

2—3 ccm einer wässerigen (1 %igen) Antipyrinlösung versetzt man mit 2 Tropfen rauchender Salpetersäure und unterschichtet nach Eintritt der Isonitrosoreaktion (Grünfärbung) mit 5 ccm konzentr. Schwefelsäure. Es entsteht ein kirschrot gefärbter Ring, beim Schütteln eine rote Flüssigkeit. (Amidopyrin gibt diese Reaktion nicht.) P y r a m i d o n färbt sich mit Salpetersäure violett und dann mit konzentr. Schwefelsäure gelb.

Ztschr. d. österr. Apoth. Ver. 1906. 51.

Chem. Zentralbl. 1906. I. 1118.

Pharm. Praxis 1906. 60.

Vergl. Cohn's Reaktion.

Spicea's Reaktion auf Salicylsäure im Wein

beruht auf der Überführung der Salicylsäure in Pikrinsäure durch Salpetersäure. Pikrinsäure kann an ihrer stark färbenden Eigenschaft erkannt werden.

Merck's Report. 1901. 415.

Spiegel's Reagenz auf Salpetersäure

ist eine Lösung von Diphenylamin in konzentr. Schwefelsäure und identisch mit Hofmann's Reagenz (siehe dieses).

Chem. Zentralbl. 1887. 363.

Ztschr. f. Hygiene. 2. 163.

Merck's Index 1902. 263.

Spiegel's Reagenz auf salpetrige Säure im Trinkwasser

ist eine gesättigte, wässerige Lösung von Guajakol (vergl. Adrian's Reagenz). Das zu prüfende Wasser mischt man mit dem Reagenz und gibt einige Tropfen verdünnter Schwefelsäure zu. Bei Anwesenheit von salpetriger Säure entsteht eine orangegelbe Färbung. Eine $^1/_{100\,000}$ Normal-Nitritlösung gibt die Reaktion fast sofort, eine $^1/_{1\,000\,000}$ Normal-Nitritlösung innerhalb einer Stunde.

Berl. Ber. 33. 639.

Ztschr. f. analyt. Chem. 41. 705.

Spiegel-Maass' Reagenz auf Molybdän

ist eine Lösung von 1 g Phenylhydrazin (frisch destilliert) in 70 g Essigsäure (50 %). — 10 ccm der zu prüfenden Lösung erhitzt man mit 5 ccm Reagenz 1—2 Minuten lang zum Sieden. Bei Anwesenheit von Molybdän tritt Rotfärbung ein. Wenn die Färbung nicht deutlich ist, schüttelt man mit etwas Chloroform, in welches der rote Farbstoff übergeht. W, V, As, Sb, Cr, Sn, Fe, Mn u. U geben diese Reaktion nicht. Empfindlichkeitsgrenze = 0,001 Mo : 1000.

Berl. Ber. 36. 512.

Chem. Centralbl. 1903. I. 670.

Chem. Ztg. 1903. Rep. 84.
Ztschr. f. angew. Chem. 1903. 325.

Spiegler's Reagenz auf Eiweiß im Harn.

8 g Quecksilberchlorid, 4 g Weinsäure und 20 g Rohrzucker löst man zu 200 ccm Wasser. Eiweißhaltiger Harn wird durch dieses Reagenz getrübt. Überschichtet man das Reagenz mit solchem Harn, so tritt an der Berührungsfläche ein weißer Ring auf. Auf diese Art soll Eiweiß im Verhältnis von 1 : 150 000, nach einigem Stehen sogar noch 1 : 225 000 erkennbar sein.

Berl. Ber. **25.** 375.
Wiener med. Blätter 1894. 38.
Ztschr. f. analyt. Chem. **32.** 125.
J o l l e s , Ztschr. f. physiol. Chem. **21.** 307.

Um das Reagenz haltbarer zu machen, kann man nach Spiegler an Stelle von Zucker auch Glycerin verwenden.

Zentralbl. f. klin. Med. 1893. 49.
P o l l a c c i , Pharm. Zentrh. 1902. 301.
H a m m a r s t e n , Physiol. Chem. 1899. 497.
S c h w e i s s i n g e r , Münchener med. Woch. 1904. 1172.

Spindler's Reaktion auf Weinsäure in Citronensäure

ist eine Modifikation von Denigès' Reaktion.
Chem. Ztg. 1904. 15. u. Chem. Zentralbl. 1904. I. 696.
Siehe auch Pharm. Ztg. 1904. 189.
Ztschr. f. angew. Chem. 1904. 931.

Spitta-Weidert's Reagenz zur Abwässerprüfung (zum Nachweis organischer Substanzen)

ist Methylenblau, das durch organische Stoffe entfärbt wird. Näheres siehe: Mitteilungen der kgl. Prüfungsanst. f. Wasserversorg. u. Abwässerbeseit. 1906. Heft 6.

Sprengel's Reagenz auf Salpetersäure

ist eine Lösung von 1 T. Phenol in 2 T. Wasser und 4 T. konzentr. Schwefelsäure. Salpetersäure bewirkt mit diesem Reagenz bei 100° eine rötlichbraune Färbung.

Nach anderen Quellen wird das Reagenz durch Erhitzen von Phenol u. Schwefelsäure erhalten, enthält also wahrscheinlich wechselnde Mengen der drei Phenolsulfosäuren u. Schwefelsäure.

Ztschr. f. anal. Chem. **3.** 116.
Poggendorf's Annal. 1863. 188.
Journ. Chem. Soc. 1863. 396.
Chem. Zentralbl. 1864. 271.
W a g n e r , Pharm. Zentrh. **48.** 5.
Chem. Zentralbl. 1907. I. 666.
A n d r e w s , Journ. Americ. Chem. Soc. **26.** 388.
M o n t e n a r i , Gazz. chim. ital. 1902. 87.

Springer's Reagenz auf Kupfer im Wasser

ist Hydroxylaminchlorhydrat, das empfindlicher sein soll als Ammoniak und Ferrocyankalium. Nähere Angaben fehlen.

Chem. Ztg. 1898. 299.
Pharm. Zentrh. 1898. 316.

A n m e r k u n g : Stark verdünnte Kupfersulfatlösung reagiert mit salzsaurem Hydroxyl-

amin in wässeriger, neutraler, saurer und ammoniakalischer Lösung nicht, wohl aber entsteht auf Zusatz von überschüssiger Kalilauge ein gelber bis orangegelber Niederschlag (Kupferoxydul). Die Reaktion ist so scharf wie die mit Ammoniak, tritt aber bei sehr starker Verdünnung erst nach einigem Stehen ein.

Vergl. auch P u r g o t t i , Chem. Ztg. 1897. Rep. 116.

Spuler's Reagenz zum Färben mikroskop. Präparate.

Man kocht gepulverte Cochenille mit Wasser, filtriert, dampft das Filtrat nicht ganz zur Trockene ein, löst den Rückstand in Wasser und filtriert.

Deutsche med. Woch. 1901. 110.
Enzyklop. d. mikroskop. Techn. 1903. 153.

Spuler's Reagenz zum Fixieren mikroskop. Präparate

ist eine Lösung von 0,1 g Osmiumsäure und 1,2 ccm Eisessig in 200 ccm Wasser.

Arch. f. mikroskop. Anat. **40.** 541.
E b e r t h - F r i e d l ä n d e r , Mikroskop. Techn. 1894. 50.

Squibb's Reagenz zur Harnstoffbestimmung (Hypochloritlösung). 27 g Chlorkalk schüttelt man mit 200 ccm Wasser, filtriert und schüttelt den Rückstand nochmals mit 75 ccm Wasser. Die vereinigten Filtrate werden mit einer Lösung von 48 g Natriumkarbonat in 90 ccm Wasser gemischt und filtriert.

Chem. Zentralbl. 1892. II. 270.
Journ. of the analyt. Chem. **6.** 216.

Squibb's Reaktion auf Isatropylcocaïn im Cocaïn.

Erwärmt man 5 g Cocaïn mit 2 ccm konzentr. Salzsäure auf freier Flamme bis zum Aufhören der Gasentwickelung und dem beginnenden Kochen, so entsteht bei Anwesenheit von Isatropylcocaïn eine dunkle bis tiefbraune Färbung, während reines Cocaïn eine fast farblose Lösung liefert.

The Chem. and Drugg. 1889. 307.

Squire's Reagenz zum Färben mikroskop. Präparate.

Eine Lösung von 2 g Hämatoxylin und 0,4 g Ammonkarbonat in 40 ccm verdünntem Alkohol läßt man 24 Stunden an der Luft stehen, erwärmt dann, wenn sich Krystalle ausgeschieden haben sollten, ergänzt eventuell den verdunsteten Alkohol und gibt dann eine Lösung von 2 g Ammoniakalaun in 80 ccm Wasser zu. Zu dieser Mischung werden noch 100 ccm Glycerin, 80 ccm Alkohol und 10 ccm Eisessig gegeben. Zum Gebrauch verdünnt man dieses Reagenz mit 9 Teilen Wasser.

Squire's Methods and Formulae etc. 1892. 24.

Squire's Pikrocarmin.

1. Man löst 1 g Carmin unter gelindem Erwärmen in 3 ccm Ammoniak (D. = 0,91) und 5 ccm Wasser und gibt hierzu 200 ccm gesättigte, wässerige Pikrinsäurelösung. Diese Mischung wird zum Sieden erhitzt und nach dem Erkalten filtriert.

2. Man löst 10 g Carmin in 1000 ccm heißer, 0,1 %iger, wässeriger Natronlauge. Die filtrierte Lösung wird mit 1000 ccm Wasser verdünnt und so lange 1 %ige Pikrinsäurelösung zugegeben, als der entstandene Niederschlag beim Umrühren wieder verschwindet.

Squire's Methods and Formulae etc. 1892. 35.

Squire's Reagenz zum Entkalken mikroskop. Präparate
ist eine Mischung von 5 g Salzsäure und 95 g Glycerin.

Squire's Methods and Formulae etc. 1892. 12.

Squire's Glyceringelatine für mikroskop. Zwecke.
100 g in Chloroformwasser aufgeweichte Gelatine löst man in 750 g warmem Glycerin auf, gibt 400 g Chloroformwasser und 50 g Hühnereiweiß zu, kocht die Mischung 5 Minuten lang und ergänzt sie dann mit Chloroformwasser auf 1550 g.

Squire's Methods and Formulae etc. 1892. 84.

Squire's Reagenzien zum Konservieren mikroskop. Präparate.
1. Eine Lösung von 10 g Dammarharz in 20 ccm Terpentinöl mischt man mit einer Lösung von 5 g Mastix in 20 ccm Chloroform.
2. Eine Lösung von 10 g Dammarharz in 10 ccm Benzol.

Squire's Methods and Formulae etc. 1892. 84.

Staedeler-Krause's Reagenz auf Glukose.
a) Man löst 10 g Kupfer in 50 ccm Salzsäure und etwas Salpetersäure, neutralisiert mit Kalilauge und füllt mit Wasser zum Liter auf.
b) Eine wässerige Lösung von Weinsäure (37,5 %ig).
c) Eine Lösung von 150 g Ätzkali in Wasser zu 1 Liter aufgefüllt. Zum Gebrauche mischt man 2 ccm der Lösung b mit je 10 ccm der Lösungen a und c.

Pharm. Zentralbl. 1854. 936.
S c h m i d t , Neues Jahrb. f. Pharm. **29.** 270.

Stahel's Reagenz auf Glukose (neben Lävulose)
ist Diphenylhydrazin. Näheres siehe: Chem. Ztg. 1890. Rep. 246. — Pharm. Zentrh. 1890. 651. — Liebig's Annal. **258.** 242. — Berl. Ber. 1890. Ref. 582.

Stahl's Reagenz auf aromatische Oxykörper
ist Molybdänsäure oder Ammonmolybdat. Es läßt sich mit dem Reagenz entscheiden, ob ein solcher Körper seine Hydroxyle in der Orthostellung hat oder nicht, indem die Orthokörper auf das Reagenz reduzierend wirken (z. B. Brenzcatechin), nicht aber die Isomeren mit Meta- oder Parastellung (z. B. Hydrochinon und Resorcin). Näheres siehe: Berl. Ber. 1892. 1600.

Stahl's Reagenz auf Feuchtigkeit.
Mit Cobaltchlorid befeuchtetes Papier trocknet man (eventuell bei 100° C.), bis es blau geworden ist. An feuchter Luft oder in wasserhaltigen Flüssigkeiten färbt sich dasselbe rot.

Botan. Ztg. 1894. 117.
Chem. Zentralbl. 1894. II. 616.

Stahl's Reaktion auf Pyrogallol.
Eine Mischung von Eisenchlorid und Ferricyankaliumlösung wird durch Spuren von Pyrogallol (reduziert) gebläut. Empfindlichkeitsgrenze $=$ 0,005 mg.
Pharm. Zentrh. **33.** 675.
Ztschr. f. analyt. Chem. **32.** 476.

Stähler's Reagenz auf Gold
ist Titantrichlorid, das wie Zinnchlorür mit Goldlösungen sofort eine starke violette Färbung erzeugt.
Berl. Ber. 1911. 2914.
Schweiz. Woch. Chem. Pharm. 1912. 266.

Stahre's Reaktion auf Citronensäure.
0,01 g Citronensäure löst man in 1 ccm Wasser, fügt einige Tropfen $^1/_{10}$ Normal-Kaliumpermanganat zu, erwärmt (aber nicht bis zum Kochen), bis die rote Farbe der Mischung verschwunden ist und gibt dann 3—5 Tropfen gesättigtes Bromwasser zu. Sofort oder nach dem Erkalten entsteht eine Trübung und auf Zusatz von Natronlauge entwickelt sich Bromoformgeruch. Mit 0,0002 g Citronensäure erhält man noch eine Opaleszenz.
Nord. Pharm. Tidsskrift **2.** 141.
Ztschr. f. analyt. Chem. **36.** 195.
W ö h l k , ebenda **41.** 77. 93.

Stas-Otto's Reaktionen auf Alkaloide.
Ein von B r u n n e r zusammengestelltes Schema befindet sich:
Arch. der Pharm. **202.** Beilage.
Ztschr. f. analyt. Chem. **13.** 73.

Steensma's Reagenz auf Antipyrin
ist eine Lösung von 1 g p-Dimethylamidobenzaldehyd in 5 ccm Salzsäure (1,124) und 95 ccm Alkohol (absolut.). Verdampft man eine Spur Antipyrin mit einigen ccm dieses Reagenzes auf dem Dampfbad zur Trockene, so hinterbleibt ein roter Fleck.
Pharm. Weekblad 1907. No. 36.
Merck's Bericht 1907. 97.
Apoth. Ztg. 1907. 819.
Répert. de Pharm. 1908. 78.

Steensma's Reagenz I auf Eiweiß, Indol und Skatol.
a) Eine 2 %ige, alkoholische Lösung von p-Dimethylamidobenzaldehyd.
b) Eine 0,5 %ige, wässerige Lösung von Natriumnitrit.

Kocht man Eiweißlösung mit 25 %iger Salzsäure und mit Lösung a, so wird die Mischung rot und auf Zusatz von Lösung b blau.

Gibt man zu 2 Teilen Indollösung 1 Teil Lösung a und tropfenweise 25 %ige Salzsäure, so färbt sich die Mischung rot und auf Zusatz von Lösung b tiefrot. Skatol bewirkt unter gleichen Bedingungen eine blauviolette bezw. rein blaue Färbung.
Ztschr. f. physiol. Chem. 1906. **(47.)** 25.
Chem. Zentralbl. 1906. I. 968.
Merck's Bericht 1906. 102.
Hygien. Rundsch. 1907. 605.
R h o d e , Ztschr. f. phys. Chem. 1905. **(44.)** 161.

Steensma's Reagenz II auf Eiweiß, Indol und Skatol.
a) Eine 5 %ige, alkoholische Lösung von Vanillin.
b) Eine 0,5 %ige, wässerige Lösung von Natriumnitrit.
Eiweiß liefert (siehe Reagenz I) rote, mit Lösung b eine blaue Färbung. Indol liefert eine orangerote Färbung, die durch Lösung b nicht geändert wird. Skatol liefert eine rotviolette, mit Lösung b eine blauviolette Färbung.
Ztschr. f. physiol. Chem. **47.** 27.

Steensma's Reagenz III auf Eiweiß
ist p-Nitrobenzaldehyd Eiweiß mit diesem Reagenz in Substanz und Salzsäure gekocht, gibt eine grüne Farbe, die auf Zusatz von Natriumnitrit in Dunkelblau übergeht. (Indol und Skatol geben keine Farbenerscheinung.)
Ztschr. f. physiol. Chem. **47.** 27.
R o h d e , ebenda 44. 161.
Merck's Bericht 1906. 199.

Steensma's Reaktion auf Gallenfarbstoffe im Harn
ist eine Modifikation von Salkowski's Reaktion. Man versetzt 10 ccm Harn mit 10 Tropfen Sodalösung und 20 Tropfen Calciumchlorid-Lösung, sammelt den entstandenen Niederschlag auf einem Filter und wäscht mit Wasser aus. Anwesenheit von Gallenfarbstoffen ist an der Gelbfärbung des Niederschlages zu erkennen. Man löst ihn in 3 ccm Salzsäure-Alkohol und gibt 1 Tropfen Natriumnitritlösung zu. Grünfärbung.
Nederl. Tijdschr. voor Geneesk. **1909.** II.
Münchener med. Woch. 1910. 811.
Répert de Pharm. 1910. 414.

Steensma's Reaktion auf Salzsäure im Magensaft
ist eine Lösung von 2 g Phlorhizin und 1 g Vanillin in 30 ccm absolutem Alkohol. Gebraucht wie Günzburg's Reagenz.
Biochem. Ztschr. **8.** 210.
Nederl. Tijdschr. voor Geneeskd. 1907. Nr. 3.
Med. Woch. 1907. 234.
Apoth. Ztg. 1907. 127.
Journ. de Pharm. et de Chim. 1907. 503.
Pharm. Weekblad 1907. 208.
Pharm. Ztg. 1907. 201.
Münchener med. Woch. 1907. 1049.
Pharm. Zentrh. 1907. 431.
Répert de Pharm. 1908. 366.

Steensma's Reaktion auf Urobilin in den Faeces
ist Roman-Delluc's Reaktion mit Zinkacetat oder Zinkchlorid.
Pharm. Zentrh. 1908. 147.

Steensma's Reaktionen (Farbenreaktionen) in der Biochemie siehe: Biochem. Ztschr. 8. 203.

Stefanelli's Reaktion auf Alkohol im Äther.
Man schüttelt den Äther mit etwas Anilinviolett. Alkoholhaltiger Äther färbt sich, alkoholfreier färbt sich nicht. Empfindlichkeitsgrenze = 1 : 100.
Berl. Ber. 8. 439.
Ztschr. f. analyt. Chem. 14. 371.

Stein's Reagenz auf freies Alkali in Seifen
ist eine wässerige Lösung von Quecksilberchlorid. Das Reagenz gibt mit neutralen Seifenlösungen einen weißen, mit alkalischen einen gelbroten Niederschlag.
Chem. Zentralbl. 1868. 128.
Pharm. Zentrh. 1867. 87.
Pharm. Japonic. Ed. II. 208.

Stein's Reaktion auf Fuselöl im Weingeist.
Chlorcalcium in Stücken befeuchtet man in einem Becherglase mit dem zu prüfenden Weingeist. Alsdann macht sich Fuselöl durch seinen Geruch bemerkbar.
Polytechn. Zentralbl. 1859. 1627.
Chem. Zentralbl. 1860. 109.

Stein's Reaktion auf Jod in Salpetersäure oder Salpeter.
Die zu prüfende Säure (oder die mit Salpetersäure versetzte Salpeterlösung) behandelt man mit Stangenzinn, bis sich keine roten Dämpfe mehr entwickeln Alsdann schüttelt man die Reaktionsflüssigkeit mit Schwefelkohlenstoff, der sich bei Anwesenheit von Jod rot färbt.
Chem. Zentralbl. 1858. 577.
Polytechn. Zentralbl. 1858. 145.

Stein's Reagenz auf Narceïn
ist eine freies Jod enthaltende Jodzinkjodkaliumlösung. Narceïnlösungen geben mit diesem Reagenz blaue, haarförmige Krystalle.
Journ. f. prakt. Chem. **106.** 310.

Stein's Reaktion auf künstliche Weinfarbstoffe.
Ausführliche Beschreibung siehe Originalabhandlung:
Dingler's Journ. **224.** 329. 533.
Ztschr. f. analyt. Chem. **17.** 111 oder
Chem. Zentralbl. 1877. 472. 508.

Stein's Reaktion auf Salpetersäure.
Die zu prüfende Substanz erhitzt man mit Bleiglätte und läßt das hierbei entstehende Gas auf mit Ferrosulfat getränktes Filtrierpapier einwirken. Letzteres färbt sich durch salpetrige Säure gelblich bis braun.
Polytechn. Zentralbl. 1859. 1624.
Chem. Zentralbl. 1860. 29.

Stein's Reagenz auf freie Säure in Alaun
ist Natriumthiosulfat oder metallisches Zink. Vom Autor selbst als unzuverlässig bezeichnet. Besser soll sich Tonerdeultramarinpapier eignen, das durch freie Säuren entfärbt wird.
Chem. Zentralbl. 1868. 126 u. 130.

Stenhouse's Reaktion auf Coffeïn.
Etwas Coffeïn kocht man einige Minuten mit rauchender Salpetersäure und verdampft die Flüssigkeit auf dem Wasserbade zur Trokkene. Befeuchtet man den Rückstand mit Ammoniak, so färbt er sich intensiv purpurrot. Diese Färbung verschwindet auf Zusatz von Kalilauge.
H a g e r , Pharm. Praxis 1880. I. 921.

Stenhouse's Reaktion auf Pikrinsäure
ist identisch mit Gerhardt's Reaktion.

Stepanoff's Celloidinlösung.

Man löst 6 g getrocknete Celloidinspähne in 20 ccm Nelkenöl oder Eugenol und 80 ccm Äther und gibt tropfenweise Alkohol (bis 4 ccm) zu, bis die Lösung erfolgt ist. Gebraucht als Einbettungsmittel.

Ztschr. f. wiss. Mikroskop. 1900. 185.

Tschemischeff, Neurol. Zentralbl. 1902. 130.

Stephenson's Reagenz für mikroskop. Zwecke

ist eine Lösung von 65 g Quecksilberjodid und 50 g Jodkalium in 25 ccm Wasser.

Journ. Roy. Microsc. Soc. 1882. 167.

Behrens' Tabellen 1892. 65.

Enzyklop. d. mikroskop. Techn. 1903. 632.

Stephenson's Beobachtungsmittel für mikroskopische Zwecke

ist eine konzentr. Lösung von Phosphor in Schwefelkohlenstoff mit dem Brechungsindex 1,95.

Journ. Roy. Microsc. Soc. 1880. Nr. 4.

Behrens' Tabellen 1892. 65.

Dippel, Botan. Zentralbl. 1882. 158.

Retgers, Neues Jahrb. f. Mineralog. 1893. 130.

Sternberg's Reaktion auf Aceton.

Zu einer mit Phosphorsäure angesäuerten, wässerigen Acetonlösung gibt man wenig Kupfersulfatlösung und Jodjodkaliumlösung. Es entsteht eine bräunliche Trübung; beim Erwärmen entfärbt sich die Flüssigkeit und es scheidet sich ein grauweißer Niederschlag aus. Alkohol gibt diese Reaktion erst nach längerem Kochen und nicht so stark.

Chem. Ztg. 1901. Rep. 181.

Pharm. Zentrh. 1901. 636.

Zentralbl. f. Physiol. 15. 69.

Stevens-Warren's Reaktion auf Rhus vernix.

Der Saft von Rhus vernix, soweit er in Alkohol unlöslich ist, färbt Guajaktinktur blau, Naphthollösung blau und Guajakol nach einiger Zeit rot.

Americ. Journ. of Pharm. 79. 499.

Chem. Zentralbl. 1908. I. 270.

Stewart's Reaktion auf Dammarharz in Kauriharz.

Löst man eine Probe in Chloroform oder Äther und gibt absoluten Alkohol zu, so bewirkt Dammarharz einen voluminösen, weißen Niederschlag, während Kauriharz nicht gefällt wird.

Journ. Soc. Chem. Ind. 1909. 348.

Apoth. Ztg. 1909. 958.

Stiassny's Reaktionen auf Gerbstoffe

siehe: Der Gerber 1905. 186. — Collegium 1906. 396. 1908. 419. 1912. 483. — Chem. Zentralbl. 1906. II. 1887, 1908. II. 1832. 1912. II. 1406.

Stiassny's Kolloidreaktion

siehe: Collegium 1908. 348. — Chem. Zentralbl. 1908. II. 1296. — Ztschr. f. Chem. u. Industr. d. Kolloide 2. 257. — Der Gerber Juli 1907.

Stirling's Reagenz zum Färben mikroskopischer Präparate.

Man mischt eine Lösung von 10 g Gentianaviolett in 176 ccm Wasser mit einer Lösung von 4 g Anilin in 20 g Alkohol und filtriert.

Merck's Report 1901. 415.

Hämatoxylin-Jodgrün siehe Journ. of Anat. and Phys. 1881. 353.

Pikrocarmin-Jodgrün siehe ebenda 1881. 349.

Stirling's Reagenz zum Mazerieren mikroskop. Präparate

ist eine 10 %ige, wässerige Lösung von Rhodankalium oder Rhodanammonium.

Journ. of Anat. and Phys. 1883. 208.

Enzyklop. d. mikroskop. Techn. 1903. 773.

Stock's Reaktion auf Aceton

(Hydroxylaminprobe) siehe Blumenthal-Neuberg's Reaktion.

Fröhner, Deutsche med. Woch. 1901. 79.

Stockvis' Reaktion auf Gallenfarbstoffe.

(Cholecyaninprobe.) 30 ccm Harn versetzt man mit 10 ccm Zinkchloridlösung (20 %) und fällt mit Natriumkarbonatlösung. Der Niederschlag wird nach dem Auswaschen in Ammoniak gelöst. Bei Anwesenheit von Gallenfarbstoff (Bilirubin) zeigt die Lösung ein charakteristisches Absorptionsspektrum und neben grüner Färbung meistens auch Fluoreszenz.

Maandbl. 1870. Nr. 3. 10 u. Nr. 5. 65.

Jahresber. f. Tierchem. 1882. 226.

Hammarsten, Physiol. Chem. 1899. 508.

Stockvis' Reaktion auf Indikan im Harn

siehe Maandbl. 1870. Nr. 2. 3.

Chem. Zentralbl. 1871. 37.

Stöder's Reaktion auf Aloë

ist eine Modifikation von Klunge's Cyanreaktion.

Nederl. Tijdschr. v. Pharm. 11. 32.

Stöder's Reaktion zur Differenzierung von Belladonna- und Bilsenkraut-Extrakt.

Man löst 1 g Extrakt in 2 g Wasser und schüttelt mit 10 ccm Äther. Den abgegossenen Äther schüttelt man mit 5 ccm Wasser und gibt dann 2 Tropfen Ammoniak zu. Fluoresziert die wässerige Lösung intensiv gelbgrün, so liegt Belladonnaextrakt vor.

Merck's Report 1902. 241.

Vergl. auch Vogl's Kommentar zur Pharmacop. Austriac. VII. 1890. 186.

de Stoecklin's Reagenz auf Alkohol.

a) Eine Lösung von Eisenchinhydron, die in 1 ccm 1 mg Eisen enthält. Man erhält sie, wenn man einer Eisenoxydsalzlösung eine frisch bereitete Lösung von Chinhydron zusetzt.

b) Eine Lösung von Eisentannat, die im ccm 1 mg Eisen enthält. Erhalten durch Mischen einer Eisenoxydsalzlösung mit 3 %iger Tanninlösung.

c) Eine 5 %ige, aus Perhydrol bereitete Wasserstoffsuperoxydlösung.

d) Fuchsin-Schweflige-Säure.

Der Nachweis des Alkohols wird in der Weise geführt, daß der Alkohol durch Wasserstoffsuperoxyd oxydiert und der hierbei entstandene Aldehyd mit Fuchsin-Schwefliger-Säure identifiziert wird.
Compt. rend. **150.** 43.
Apoth. Ztg. 1910. 114.
Pharm. Ztg. 1910. 283.

Stoepel's Reaktion auf Banda- und Bombay-Macis.

0,5 g Macispulver digeriert man 15 Minuten lang mit 5 ccm Alkohol und gießt den erhaltenen Auszug auf Filtrierpapier. Nach dem Trocknen gibt man heißes Barytwasser auf das Papier. Bandamacis verursacht eine helle, gelbbräunliche, Bombaymacis eine ziegelrote Färbung.
Apoth. Ztg. 1908. 34.

Stoepel's Reaktion auf Elemi.

Schmilzt man Elemi auf dem Dampfbad und gibt konz. Schwefelsäure zu, so entsteht eine eosinrote Färbung.
Apoth. Ztg. 1908. 440.
Pharm. Ztg. 1908. 946.
Répert. de Pharm. 1908. 406.

Stoepel's Reaktion auf Terpentin in Elemi.

Die alkoholische Lösung von Elemi (1 : 10) reagiert gegenüber Lackmuspapier neutral. Terpentin bewirkt hingegen Rotfärbung. Die alkoholische Lösung von Elemi wird durch Wasser rein weiß milchig getrübt, bei Anwesenheit von Terpentin scheiden sich harzige, bräunlichgelbe Flocken ab.
Ztschr. österr. Apoth. Ver. 1908. 346.
Apoth. Ztg. 1908. 440.
Chem. Ztg. 1908. Rep. 359

Stöhr's Carminlösung.

Man löst 1 g Carmin in 50 g Wasser und 5 ccm Ammoniakflüssigkeit und filtriert nach 2 tägigem Stehenlassen.
Ztschr. f. wiss. Mikroskop. 1890. 25.

Stolba's Reaktion auf Alkalinitrate in Silbernitrat.

Versetzt man eine konzentr., wässerige Lösung von Silbernitrat mit Kieselfluorwasserstoffsäure, so werden Kalium und Natrium krystallinisch abgeschieden. Näheres siehe: Chem. Zentralbl. 1881. 772.

Stolba's Reagenz auf Cäsium

ist Zinnchlorid, das mit Cäsiumchlorid eine schwer lösliche Verbindung eingeht. Näheres siehe: Polytechn. Journ. **198.** 225. — Chem. Zentralbl. 1870. 758.

Stolba's Reaktion auf tellurige Säure.

Beim Erhitzen von telluriger Säure in alkalischer Lösung mit Traubenzucker wird metallisches Tellur als schwarzes Pulver abgeschieden.
Ztschr. f. analyt. Chem. **11.** 437.
Chem. Zentralbl. 1873. 231.
Die Reaktion ist nicht eindeutig, da sie auch selenige Säure angibt.
Chem. Zentralbl. **1874.** 115.

Stolba's Reagenz auf Kalium

ist eine konzentr., wässerige Lösung von Fluorbornatrium, welche mit Kaliumsalzlösungen einen krystallinischen Niederschlag gibt. Näheres siehe: Ztschr. f. analyt. Chem. **14.** 339. — Chem. Zentralbl. 1875. 395.

Stoll's Reaktion auf Blut

ist eine Hämochromogenprobe mit Hülfe von Pyridin und konzentr. Natriumhydrosulfitlösung. Näheres siehe: des Autors Habilitationsschrift Tübingen 1912.

Stone's Reaktion auf Wismut.

Eine Lösung von Wismutsulfat (noch 0,01 mg Wismutoxyd in 10 ccm Wasser) gibt mit Jodkalium eine hellgelbe Färbung.
Journ. Soc. Chem. Ind. 1887. 416.

Stooke's Reagenz auf Oxyhämoglobin-Blut

ist eine mit Ammoniak und Weinsäure versetzte Lösung von Ferrosulfat, welche zu Hämoglobin reduziert. Näheres siehe: Kippenberger, Nachw. v. Gift. 1897. 242.

Storch's Reaktion auf Essigsäure.

Alkaliacetate werden in wässeriger Lösung durch Ferrichlorid oder Ferrisulfat rot gefärbt.
Chem. Zentralbl. 1831. 638.
Tiedemann-Gmelin hatten diese, jetzt noch übliche Reaktion zuerst bemerkt (siehe deren Werk über Verdauung I. p. 9). Auch Kühn hatte sie bereits früher beobachtet (Schweigg. Journ. **59.** 373), Storch empfiehlt sie aber als erster zur analytischen Identifizierung der Essigsäure bezw. deren Salze.

Storch's Reagenz auf gekochte und ungekochte Milch

ist eine 2%ige, wässerige Lösung von p-Phenylendiamin. Versetzt man 5 ccm Milch mit 2 Tropfen Reagenz und 1 Tropfen Wasserstoffsuperoxyd (0,2 %), so färbt sich ungekochte Milch indigoblau, war die Milch über 80 ° C. erhitzt, so tritt keine Blaufärbung ein.
Pharm. Zentrh. 1898. 617.
Jahresber. f. Pharm. 1898. 625.
Chem. Ztg. 1898. Rep. 199.
Milch-Ztg. 1898. 374.
S i e g f e l d , Ztschr. f. angew. Chem. 1903. 764.
R u l l m a n n , Südd. Apoth. Ztg. 1904. 241.
L a u t e r w a l d , Milch-Ztg. 1903. 241. 262.
N i c o l a s , Bull. Soc. Chim. 1911. 266.
W a e n t i g , Chem. Zentralbl. 1907. II. 1118.
B o r d a s , Compt. rend. **148.** 1057, **150.** 119, 341.
S a r t h o u , Journ. de Pharm. et de Chim. 1909. II. 350.
Compt. rend. **149.** 809.
D r o s t , Pharm. Zentrh. 1912. 943.

Storch-Morawski's Reaktion auf Harz oder Harzöl in Öl.

Man löst etwas von dem zu prüfenden Objekt bei gelinder Wärme in Essigsäureanhydrid und läßt nach dem Erkalten einen Tropfen konzentr. Schwefelsäure zufließen.

Bei Anwesenheit von Harz oder Harzöl entstehen vorübergehende blauviolette oder rote Färbungen. Die Lösung färbt sich dann braungelb und zeigt Fluoreszenz.

Ztschr. f. analyt. Chem. **28.** 123.

M o r a w s k i , Chem. Ztg. **12.** Rep. 270; **13.** Rep. 134.

G r o s s e r , Chem. Ztg. 1906. 330 oder Pharm. Zentrh. 1906. 781.

Storer's Reaktion auf Chromsäure

ist identisch mit Barreswil's Reaktion.

Störmer's Reaktion auf Thymol.

Erhitzt man etwas Thymol in mäßig konzentr. Kalilauge mit einigen Tropfen Chloroform, so entsteht sofort eine violette Färbung, die beim Schütteln in Violettrot übergeht. 0,01 g Thymol gibt diese Reaktion noch sehr deutlich.

Pharm. Ztg. **31.** 744.

Arch. der Pharm. (3) **25.** 37.

Ztschr. f. analyt. Chem. **26.** 642.

Stoss' Reagenz auf freies Alkali in Seifen

ist Kalomel (Quecksilberchlorür), das sich mit alkalihaltigen Seifenlösungen schwärzt.

Chem. Zentralbl. 1868. 128.

Stowell's Reagenz zum Entkalken mikroskop. Präparate

ist eine Lösung von 1 g Chromsäure und 2 ccm Salpetersäure in 200 ccm Wasser.

Stowell's Reagenz zum Fixieren mikroskop. Präparate

ist eine Lösung von 0,05 g Chromsäure in 35 g Wasser und 65 g Alkohol.

The Mikroskope 1884. 80.

Ztschr. f. wiss. Mikroskop. 1884. 575.

Strachan's Reaktion auf freien Alaun in Papier.

Auf ein Stückchen Papier gibt man 1 Tropfen 20%ige, wässerige Kaliumjodidlösung, bedeckt mit einem Uhrglas und läßt 1 Stunde lang in einer säure- und ammoniakfreien Atmosphäre stehen. Bei Gegenwart von ungebundenem Alaun (**und** von Stärke) wird die befeuchtete Stelle rötlich bis violettbraun gefärbt. Alaun allein ohne Stärke bildet nur gelbe Flecken.

Chem. News **103.** 193.

Chem. Zentralbl. 1911. I. 1724.

Strasburger's Chromessigsäure für mikroskop. Zwecke

ist eine Lösung von 0,7 g Chromsäure und 0,3 g Essigsäure in 100 ccm Wasser.

S t r a s b u r g e r , Kl. Botan. Prakt. 1893. 133.

Strasburger's Reagenz zum Entkieseln mikroskop. Präparate

ist Fluorwasserstoffsäure.

Vergl. Mayer's Reagenz.

B e h r e n ' s Tabellen 1892. 86.

Strasburger's Reagenzien zum Färben mikroskop. Präparate.

1. 100 ccm gesättigte, wässerige Lösung von Orange G mischt man mit 20 ccm einer

gesättigten, wässerigen Lösung von Fuchsin S und 50 ccm gesättigter, wässeriger Lösung von Methylgrün. Zum Gebrauch mischt man diese Lösung mit gleichen Teilen Wasser und so viel 0,2%iger Essigsäure, daß die Mischung purpurrot wird.

(Das Reagenz wird auch Ehrlich-Biondi-Heidenhain's Reagenz genannt.)

2. Eine Lösung von 5 g Methylgrün in 200 ccm 1%iger Essigsäure.

Arch. f. mikroskop. Anat. 1882. 476.

Zu färbetechnischen Zwecken schlägt der Autor auch Lösungen von Gentianaviolett und Jodgrün in 1—2%iger Essigsäure vor.

Vergl. dessen Botan. Prakt. 1893. 220.

3. Eine mit Natriumkarbonat versetzte, wässerige Lösung von Corallin (1 g Corallin, 25 g Natriumkarbonat und 100 ccm Wasser). Gebraucht zum Färben von Pflanzengeweben.

Merck's Index 1902. 269.

S t r a s b u r g e r , Kl. Botan. Prakt. 1893. 220.

B e h r e n s' Tabellen 1892. 109.

4. Eine Lösung von Jodgrün in 50%igem Alkohol versetzt man mit so viel Fuchsinlösung (in 50%igem Alkohol), daß die Mischung violett gefärbt erscheint.

5. (Pikrin-Anilinblau.) Eine gesättigte Lösung von Pikrinsäure in 5%igem Alkohol versetzt man mit Anilinblau, bis sie eine blaugrüne Farbe angenommen hat.

Ebenda 1893. 213.

6. Gesättigte, wässerige Pikrinsäurelösung mischt man mit wässeriger Nigrosinlösung, bis sie tief olivengrün geworden ist.

Ebenda 1893. 222.

Strasburger's Reagenz zum Härten von Pflanzenpräparaten

ist eine Mischung von 25 ccm Alkohol, 25 ccm Wasser und 25 ccm Glycerin.

B e h r e n s ' Tabellen 1892. 54.

Strasburger's Pankreatin-Pepsin-Glycerin.

(Corrosionsmittel, gebraucht in der mikroskop. Technik.) Man mischt 10 ccm Pepsinglycerin, 10 ccm Pankreatinglycerin und 100 ccm Wasser und gibt einen Tropfen verdünnte Salzsäure zu. Vergl. „Verdauung als histologische Methode" in

Enzyklop. d. mikroskop. Techn. 1903. 1320 bis 1335.

B e h r e n s ' Tabellen 1892. 86.

E b e r t h - F r i e d l ä n d e r , Mikroskop. Techn. 1894. 46.

Strasburger's Jodlösungen für mikroskopische Zwecke.

1. Eine Lösung von 5 g Jod und 0,2 g Jodkalium in 15 ccm Wasser.

2. (Jodglycerin.) Eine Lösung von Jod in Glycerin, eventuell mit Wasser verdünnt.

Kl. Botan. Prakt. 1893. 221.

Strasburger's Pikrinalkohol
ist mit Pikrinsäure gesättigter, 5 %iger Alkohol.

Strassburg's Reaktion auf Gallensäuren.

Die zu untersuchende Flüssigkeit (Harn) versetzt man mit etwas Rohrzucker und taucht in diese Lösung Streifen von Filtrierpapier. Nach dem Trocknen der Streifen bringt man einen Tropfen konzentr. Schwefelsäure auf dieselben und läßt ihn abfließen. Bei Anwesenheit von Gallensäuren wird das Papier besonders im durchfallenden Lichte schön violett gefärbt. (Modifikation von Pettenkofer's Reaktion.)

> Journ. de Pharm. et de Chim. (4) **16.** 364.
> P f l ü g e r ' s Archiv der Physiologie **4.** 461.
> Ztschr. f. analyt. Chem. **11.** 97.

Strasser's mikroskop. Einbettungsmittel.

1. Eine Lösung von Talg und Wallrat in Rizinusöl (8 : 8 : 2).
> Morphol. Jahrb. 1879. 137.
> B e h r e n s' Tabellen 1892. 77.
> Enzyklop. d. mikroskop. Techn. 1903. 1081.
2. Eine Mischung von 3 g Rizinusöl mit 2 g Äther und 2 g Collodium oder eine Mischung von 2 g Rizinusöl mit 4 g Collodium.
> Ztschr. f. wiss. Mikroskop. 1887. 45.

Straub's biologische Reaktion auf Morphin.

Spritzt man Mäusen unter die Rückenhaut 0,01—0,1 mg Morphin, so gerät ihr Schwanz in eine katatonische Starre nahezu parallel zur Wirbelsäule. Diese kann stundenlang anhalten. Andere Alkaloide verursachen diese Erscheinung nicht.

> Deutsche med. Woch. 1911. 1462.

Straub's Reaktion auf Phosphor in Phosphorölen.

Schüttelt man 10 ccm des zu prüfenden Phosphoröles mit 5 ccm einer 5 %igen, wässerigen Kupfersulfatlösung, so färbt sich die entstandene Emulsion sofort oder nach einigem Stehen hellbraun bis schwarz, je nach der Menge des vorhandenen Phosphors. Der Nachweis des letzteren ist für klinische Zwecke bestimmt.

> Münchener med. Woch. **50.** 1145.
> Chem. Zentralbl. 1903. II. 317. 690.
> Ztschr. f. anorg. Chem. 1903. 460.
> Arch. der Pharm. 1903. 335.
> Chem. Ztg. 1903. Rep. 170.
> Pharm. Ztg. 1903. 616.
> Pharm. Zentrh. 1903. 747.
> Ztschr. f. angew. Chem. 1903. 919.
> K a t z , Pharm. Ztg. 1903. 784.

Straub's Reaktion auf Malvenblütenfarbstoff.

Wässerige Auszüge von Malvenblüten in der Farbe des Rotweins werden beim Erwärmen mit 5 ccm 1 %iger Zinnchlorürlösung und 3 g Kaliumacetat grünblau gefällt.

> Pharm. Zentrh. 1911. 868.
> Merck's Bericht 1911. 455.

Straub's Reaktion auf Zuckercouleur.

Man verdünnt die Zuckercouleurlösung bis zur Farbe des Weißweins und erwärmt mit 3 ccm 1 %iger Zinnchlorürlösung und 0,5 g Kaliumacetat bis zur Flockenbildung. Zuckercouleur fällt mit aus und färbt den Niederschlag gelb.

> Pharm. Zentrh. 1911. 868.

Strauß' Reaktion auf Milchsäure im Magensafte.

In einem Scheidetrichter schüttelt man 10 ccm Magensaft mit 40 ccm Äther, läßt die wässerige Schicht abfließen, gibt (zum Äther) etwas Wasser und 3—4 Tropfen Eisenchloridlösung (1 ccm offizinellen Liquor mit 9 ccm Wasser verdünnt) zu und schüttelt um. Bei Anwesenheit von Milchsäure entsteht eine grüne Färbung. Empfindlichkeitsgrenze = 0,5 : 1000.

> Berl. klin. Woch. 1895. 805.
> Pharm. Zentrh. 1895. 32.
> Chem. Zentralbl. 1895. II. 845.

Strauß' Reaktion auf Urobilin.

Der mit Essigsäure angesäuerte Harn wird mit $^1/_4$ seines Volumens Bleiacetatlösung (10 %) versetzt, filtriert und das Filtrat mit Amylalkohol geschüttelt. Bei Gegenwart von Urobilin färbt er sich gelb bis orangerot. Versetzt man das Filtrat mit Zinkchlorid und Ammoniak, so tritt eine intensive Fluoreszenz auf.

> Münchener med. Woch. 1908. 2537.
> Pharm. Ztg. 1909. 47.

Strecker's Reaktion auf Xanthin.

Verdampft man Xanthin mit wenig konzentr. Salpetersäure auf dem Wasserbade zur Trockene, so erhält man einen gelben Rückstand, der durch Kalilauge (nicht Ammoniak) gelbrot und nach dem Erkalten rotviolett gefärbt wird.

> Liebig's Annal. **131.** 121.

Streng's mikroskop. Reaktionen
siehe Ztschr. f. analyt. Chem. **23.** 185; **25.** 537.

Als Reagenz auf Natrium empfiehlt der Autor Uranacetat, das mit Natriumsalzen charakteristisch geformte Krystalle gibt.

> Lenz-Schoorl, Ztschr. f. analyt. Chem. **50.** 263.

Stricker's Einbettungsmittel
ist eine Schmelze gleicher Teile Wachs und Olivenöl.

> S t r i c k e r ' s Handb. d. Lehre v. d. Geweben 1871.
> B e h r e n s ' Tabellen 1892. 77.
> Enzyklop. d. mikroskop. Techn. 1903. 1081.

Ströbe's Reagenzien zum Färben mikroskop. Präparate.

a) Eine gesättigte, wässerige Lösung von Reinblau.
b) Eine mit dem gleichen Volumen Wasser verdünnte, wässerige, gesättigte Lösung von Safranin.

> Ztschr. f. wiss. Mikroskop. 1893. 386.
> Zentralbl. f. Patholog. 1893. 49.
> Enzyklop. d. mikroskop. Techn. 1903. 939.
> E b e r t h - F r i e d l ä n d e r , Mikroskop. Techn. 1894. 242.

Strobel's Reaktion auf Antifebrin, Antipyrin, Phenacetin, Sulfonal und andere Antipyretica beruht auf dem Eintreten verschiedener Färbungen und verschiedenartig riechender Dämpfe etc. beim Schmelzen mit Zinkchlorid.
Deutsch-Amerik. Apoth. Ztg. **16.** 100.
Ztschr. f. analyt. Chem. **40.** 687; **41.** 74.
Chem. Zentralbl. **66.** II. 1088.

Strohl's Reagenz auf Mineralsäuren im Essig.
Sehr verdünnte Lösungen von oxalsaurem Ammon (8 : 100) und von Chlorcalcium (3 : 100) geben mit Essig einen Niederschlag von Calciumoxalat, wenn keine freien Mineralsäuren vorhanden sind. Bei Gegenwart von letzteren entsteht kein Niederschlag. Näheres siehe: Ztschr. f. analyt. Chem. **13.** 459. — Journ. de Pharm. et de Chim. (4) **20.** 172. — Chem. Zentralbl. 1874. 617.

Strohmeyer's Reagenz auf Xanthin
ist Quecksilberchloridlösung, welche mit Xanthin in wässeriger Lösung noch im Verhältnis 1 : 30 000 eine deutliche Trübung gibt.
Ztschr. f. analyt. Chem. **4.** 495.

Struve's Reaktion auf Blutfarbstoff im Harn.
Der zu prüfende Harn wird mit Natronlauge alkalisch gemacht, Tannin zugegeben und dann mit Essigsäure angesäuert. Bei Anwesenheit von Blut entsteht ein roter Niederschlag, mit dem man die Häminprobe anstellt (siehe Teichmann's Reaktion).
Ztschr. f. analyt. Chem. **11.** 29 u. 151.
Chem. Zentralbl. 1872. 392. 582.

Struve's Reaktion auf Colchicin.
Versetzt man Colchicin mit Salpetersäure (D. $=$ 1,4), so entsteht eine violette, dann braunrote Färbung, die auf Zusatz von Wasser in Gelb übergeht. Natronlauge färbt alsdann orangerot.
Ztschr. f. analyt. Chem. **12.** 166.

Struve's Reaktion auf Morphin.
Der durch Phosphormolybdänsäure in Morphinlösung erzeugte Niederschlag wird durch konzentr. Schwefelsäure blau, beim Erwärmen braun gefärbt.
Ztschr. f. analyt. Chem. **12.** 174.

Strzyzowski's Reaktion auf Arsen
beruht auf der Reduktion der Fehling'schen Lösung durch Arsen bezw. durch einen dünnen Arsenbelag (Arsenspiegel). Näheres siehe: Österr. Chem. Ztg. 1904. 77 oder Chem. Zentralbl. 1904. I. 1228.

Strzyzowski's Reagenz auf Blut
ist eine Mischung von je 1 ccm Wasser, Alkohol und Eisessig mit 3—5 Tropfen Jodwasserstoffsäure (D. = 1,5). Gebraucht zum mikroskopischen Nachweis von Blut.
Therapeut. Monatsh. 1902. 459.
Merck's Bericht 1902. 5.

Strzyzowski's Reaktion auf Glukose im Harn
beruht auf dem Auftreten einer grün fluoreszierenden Färbung des Diabetesharns nach Zusatz von 5 % Formaldehyd. Näheres siehe: Therapeut. Monatsh. 1905. 109. — Ztschr. d. allg. öst. Apoth. Ver. 1905. 245. — Klin. therapeut. Woch. 1905. 348. — Med. Klinik 1905. 507. — K ü h n , Münchener med. Woch. 1907. 1055. — Gaupp, Biochem. Ztschr. 1908. **13.** 138.

Strzyzowski's Reagenz auf Eiweiß im Harn
ist eine 10 %ige, wässerige Lösung von Ammoniumpersulfat. Den zu prüfenden Harn schichtet man über dieses Reagenz. Bei Anwesenheit von Eiweiß entsteht eine weißgraue, trübe Zone. Empfindlichkeitsgrenze $=$ 1 : 100 000.
Schweizer Woch f. Chem. u. Pharm. 1898. 545.
Ztschr. f. analyt. Chem. **38.** 205.
Chem. Ztg. 1900. 147.
Pharm. Zentrh. 1901. 110.
Merck's Bericht 1899. 33.

Strzyzowski's Reaktion auf Indikan im Harn.
20 ccm Harn versetzt man mit 5 ccm neutraler Bleiacetatlösung (10 %) und 5 ccm Wasser, filtriert und gibt zu 15 ccm Filtrat einen Tropfen Kaliumchloratlösung (1 %), 5 ccm Chloroform und 15 ccm Salzsäure (D. $=$ 1,19). Bei Anwesenheit von Indikan färbt sich das Chloroform beim Schütteln blau.
Österr. Chem. Ztg. 1901. 465.
Pharm. Zentrh. 1903. 248.
Ztschr. f. analyt. Chem. **41.** 713.

Stubenrauch's Reaktion auf Jodoform.
Gibt man zu 1—2 ccm einer wässerigen Jodoformlösung **einen** Tropfen rauchende Salpetersäure und etwas Stärkelösung, so tritt keine Blaufärbung auf. Gibt man der Lösung nach vorhergehendem Erhitzen mit etwas Zinkstaub und 1 Tropfen Essigsäure 1 Tropfen Salpetersäure und dann Stärkelösung zu, so tritt sofort Blaufärbung ein.
Ztschr. f. Unters. Nahr.-Genußm. 1898. 737.
Pharm. Ztg. 1898. 824.
M e l c k e b e k e , Ztschr. f. analyt. Chem. **42.** 530.

Studer's Reaktion auf Aceton im Harn.
Man destilliert 50 ccm Harn mit 5 ccm Salzsäure, bis 2 ccm übergegangen sind und versetzt das Destillat mit 10 Tropfen einer frisch bereiteten Lösung von Nitroprussidnatrium (10 %) und mit einigen Tropfen Natronlauge bis zur deutlich alkalischen Reaktion. Bei Anwesenheit von Aceton färbt sich die Mischung purpurrot. Bei nur hellroter Färbung (Spuren von Aceton) gibt man 6 bis 8 Tropfen Essigsäure zu, wodurch bei Anwesenheit von Aceton eine weinrote Färbung eintritt.
Chem. Ztg. 1898. Rep. 127.
Schweizer Woch. f. Chem. u. Pharm. 1898. 149.

Sturdy-Sinnat's Indikator für Jodometrie
ist eine Lösung von 0,05 g Methylenblau in 1 Liter Wasser. Auf 50 ccm der zu titrieren-

den Flüssigkeit gibt man 1 ccm dieses Indikators. Ein Überschuß von Jod bewirkt Umschlag in Gelbgrün und dann in Gelbbraun.

Analyst 1910, 309.
Chem. Ztg. 1910, Rep. 378.
Merck's Bericht 1910, 270.
Répert. de Pharm. 1911, 27.

Stütz' Reagenz auf Eiweiß

besteht aus Gelatinekapseln, die Quecksilberchlorid-Chlornatrium, Citronensäure und Chlornatrium enthalten.

Siehe Fürbringer's Reagenz Deutsche med. Woch. 1885, 467.
Enzyklop. d. gesamt. Pharm. 1888, IV. 443.

Stutzer's Reagenz zur Trennung der Proteïne von anderen Stickstoffverbindungen

ist in Wasser aufgeschlämmtes, von Alkali vollkommen befreites Kupferhydroxyd in Breiform. Nach Faßbender ist die Darstellung folgende: 100 g Kupfersulfat und 2,5 ccm Glycerin löst man in 5 Liter Wasser und fällt mit verdünnter Natronlauge. Der erhaltene Niederschlag wird auf einem Filter gesammelt, dann mit Glycerinwasser (5 : 1000) angerieben und durch Dekantieren völlig von der Lauge befreit. Den Niederschlag sammelt man auf einem Filter und reibt ihn mit Glycerinwasser (10 %) zu einem Brei an.

Stutzer, Chem. Ztg. **4**, 360 oder Ztschr. f. analyt. Chem. **20**, 307, 588.
Berl. Ber. **13**, 251.
Faßbender, Berl. Ber. **13**, 1822.
Schulze-Barbieri, Landw. Versuchsst. **26**, 213.
Dehmel-Ritthausen, Ztschr. f. analyt. Chem. **17**, 241.
König, Landw. Stoffe 1906, 965.

Stutzer's Verdauungsflüssigkeiten

siehe König, Untersuchg. landw. u. gewerbl. wichtiger Stoffe 1906, 965.

Stutzer's Reagenz zum Färben mikroskop. Präparate

ist eine Lösung von 1 g Orceïn in 100 ccm Alkohol mit einem Zusatz von 50 ccm Wasser und 50 Tropfen Salzsäure. Gebraucht zum Färben elastischer Fasern.

Arch. f. Ophthalm. 1898, 173.
Enzyklop. d. mikroskop. Techn. 1903, 193.

Suchanek's Reagenz f. mikroskop. Zwecke

ist eine Lösung von venetianischem Terpentin in einem gleichen Volumen absolutem Alkohol. Gebraucht als Beobachtungsmittel. Näheres siehe: Ztschr. f. wiss. Mikroskop. 1891, 463.

Sullivan-Crampton's Reaktion auf Weinsäure

beruht auf der charakteristischen Form der Calciumtartrat-Krystalle. Näheres siehe: Americ. Chem. Journ. **36**, 419. — Chem. Ztg. 1907. Rep. 4. — Pharm. Zentrh. 1907, 744. — Chem. Zentralbl. 1907. I. 374. — Oetker, Chem. Ztg. 1907. 74.

Sulzer's Reaktion auf echten und künstlichen Weinfarbstoff.

Gleiche Teile Rotwein und Salpetersäure (konzentr. rein oder roh) werden gemischt. Echter Rotwein hält seine Farbe mindestens eine Stunde lang; gefärbter Wein verliert oder ändert seine Farbe sofort oder innerhalb einer Minute. Die Reaktion soll für folgende Farbstoffe zutreffen: Heidelbeer, Maulbeer, Phytolacca decandra, Malven, Campeche, Fernambuk, Carmin und Fuchsin.

Schweizer Woch. f. Pharm. 1876. 160.
Polytechn. Notizbl. **31**, 176.
Ztschr. f. analyt. Chem. **15**, 485.
Vergl. Cottini-Fantogini's Reaktion; ferner Sestini, Ztschr. f. analyt. Chem. **11**, 232 und **15**, 486.

Surre's Reagenz auf Formaldehyd und Hexamethylentetramin

ist Codein und Schwefelsäure, die durch genannte Stoffe blau gefärbt werden. Näheres siehe: Annales des falsifications **3**, 292 u. Chem. Zentralbl. 1910. II. 1782.

Suter's Reaktion auf Cysteïn.

Cysteïnlösung gibt mit Kupfersulfatlösung eine vorübergehende Violettfärbung und dann einen grauen Niederschlag.

Ztschr. f. physiol. Chem. **20**, 562.
Vergl. Andreasch's Reaktion.

Suter's Reagenz zur Prüfung der Nierenfunktion

ist eine Lösung von 4 g Indigokarmin in 100 ccm physiologischer Kochsalzlösung. Näheres siehe: Korresp. Blatt f. Schweizer Ärzte 1907, 457. — Merck's Bericht 1907, 151.

Swoboda's Reagenz auf Pikrinsäure

ist eine wässerige Lösung von Methylenblau. Pikrinsäure gibt mit diesem Reagenz einen flockigen, violetten Niederschlag, der in Äther, Chloroform oder heißem Wasser mit blauer bis grüner Farbe löslich ist.

Ztschr. d. öst. Apoth. Ver. 1896, 617.
Ztschr. f. analyt. Chem. **36**, 518.
Chem. Zentralbl. 1896. II. 717.

Szabó's Reagenz auf Salzsäure im Magensaft

beruht auf der Rotfärbung einer Mischung von 0,5 %iger Natriumferritartratlösung und 0,5 %iger Rhodanammoniumlösung oder auch auf der Blaufärbung eines mit Jodkalium und jodsaurem Kalium versetzten Stärkekleisters.

Ztschr. f. physiol. Chem. **1**, 153.
Chem. Zentralbl. 1878, 181.
Vergl. Reoch's und Rabuteau's Reaktion.

Tafel's Reaktion auf Anilide.

Löst man das Anilid in konzentr. Schwefelsäure und gibt Kaliumdichromat zu, so entstehen rote bis violette Färbungen, so z. B. Acetanilid = rotviolett, Benzanilid = violett, Propionanilid = blutrot etc.

Berl. Ber. 1892, 412.
Chem. Zentralbl. 1892, I. 480.
Suida, Monatsh. f. Chem. **31**, 583.

Tafel's Reaktion auf Strychnin.

Behandelt man Strychninsalzlösungen mit Zinkstaub oder Natriumamalgam, so entstehen Reduktionsprodukte, die mit Eisenchlorid eine charakteristische, gelbrote Färbung zeigen.

Nach L e n z tritt die Reaktion bei Anwesenheit von 0,005 g Strychninnitrat und 0,003 g Strychninsulfat noch deutlich ein, wenn mit Zinkstaub reduziert wird.

Pharm. Zentrh. 1898. 849; 1899. 168.
Ztschr. f. analyt. Chem. 38. 743.
Pharm. Ztg. 1898. 786.

Tagliarini's Reaktion auf Weinsäure.

Erwärmt man die Lösung von freier Weinsäure mit Mennige, filtriert und kocht das Filtrat nach Zusatz von Rhodankalium, so tritt Schwärzung auf und es bildet sich unter Entwicklung von Schwefelwasserstoff Schwefelblei.

Bollett. Chim. Farm. 46. 493.
Ztschr. f. analyt. Chem. 49. 372.
Ztschr. Unters. Nahr. Gen. Mittel 18. 470.

Taguchi's Reagenz zum Injizieren mikroskop. Präparate

ist eine wässerige Anreibung von chinesischer oder japanischer Tusche.

Arch. f. mikroskop. Anat. 1888. 565.
Enzyklop. d. mikroskop. Techn. 1903. 575.
G r o s s e r, Ztschr. f. wiss. Mikroskop. 1900. 178.
H o c h s t e t t e r, ebenda 1898. 186.

Takahashi's Reaktion auf Fuselöl.

Zu 5 ccm der zu prüfenden Flüssigkeit gibt man 5—10 Tropfen einer 1 %igen, alkoholischen Lösung von Benzaldehyd, Anisaldehyd oder Orthooxybenzaldehyd und unterschichtet mit Schwefelsäure. Bei Gegenwart von Fuselöl gibt Benzaldehyd eine rötliche Färbung auf gelber Schicht, Anisaldehyd bräunlichgelbe, später rote Färbung auf einer grünen, später blauen Schicht. Orthooxybenzaldehyd eine purpurrote Färbung auf roter Schicht.

Bullet. College of Agric. Tokyo 6. 437.
Chem. Zentralbl. 1905. I. 1483.

Takahashi's Reaktion auf Methyllaktat (Milchsäuremethylester).

Versetzt man einige ccm Methyllaktat mit 3—4 Tropfen einer 1 %igen, alkoholischen Anisaldehydlösung, so entsteht eine intensive, blaugrüne Färbung.

Bullet. College of Agric. Tokyo 7. 565.
Chem. Zentralbl. 1907. II. 1660.

Takeuchi's Reagenz auf Harnstoff

ist ein wässeriges Extrakt der Sojabohne, deren Ferment (Urease) bei gewöhnlicher Temperatur aus Harnstoff Ammoniak entwickelt. Als Indikator benützte Takeuchi Phenolphthalein.

Journ. Coll. Agric. Tokyo 1909. 1. 1.
The Drugg. Circular 1910. 115.

Tambon's Reagenz auf Sesamöl.

Man löst 3—4 g chemisch reine Glukose in 100 ccm Salzsäure. 15 ccm des zu prüfen-den Öles schüttelt man mit 8 ccm Reagenz und erhitzt bis zum beginnenden Sieden. Bei Anwesenheit von Sesamöl färbt sich die Säure sofort oder nach einigen Minuten rosa bis kirschrot.

Journ. de Pharm. et de Chim. 1901. I. 57.
Südd. Apoth. Ztg. 1901. 236.
Pharm. Zentrh. 1901. 355.
Siehe auch Lalande-Tambon's Reaktion.

Tangl's Alaun-Carmin.

Man kocht Carminpulver 10 Minuten lang mit einer gesättigten, wässerigen Alaunlösung und filtriert die erhaltene Lösung nach dem Erkalten.

Merck's Report 1902. 20.

Tanret's Reagenz auf Alkaloide.

Man löst 13,546 g Quecksilberchlorid und 49,8 g Jodkalium zu ein Liter Wasser. Schwach saure Alkaloidlösungen werden durch das Reagenz getrübt bezw. gefällt.

Compt. rend. 86. 1270.
Siehe Mayer's Reagenz.

Tanret's Reagenz auf Eiweiß.

3,32 g Jodkalium, 1,35 g Quecksilberchlorid und 20 ccm Essigsäure werden mit Wasser zu 60 ccm gelöst. Eiweißhaltiger Harn gibt nach dem Ansäuern mit diesem Reagenz einen weißen Niederschlag.

Zur quantitativen Eiweißbestimmung verwendet man eine Lösung von 3,32 g Jodkalium und 1,35 g Quecksilberchlorid in 100 ccm Wasser. 10 ccm Harn und 2 ccm Essigsäure versetzt man tropfenweise mit dem Reagenz, bis die Lösung mit 1 %igem Quecksilberchlorid einen gelben Niederschlag gibt. Von der verbrauchten Tropfenzahl zieht man 3 ab; die restierende Tropfenzahl gibt den Eiweißgehalt des Harns für je 1 Liter in halben Grammen an.

Journ. de Pharm. et de Chim. (5) 28. 490.
Zentralbl. f. d. med. Wissensch. 1877. 493.
Chem. Zentralbl. 1894. I. 111, 1907. II. 1712.
Ztschr. f. analyt. Chem. 17. 525.
V e n t u r o l i, Ztschr. f. analyt. Chem. 30. 108.
S t e p h e n, Lancet 1882. Nr. 15.
R e p i t o n, Bull. Soc. Chim. Paris (4) 1. 751.
T a n r e t, ebenda (4) 1. 974.

Tanret's Reaktionen auf Ergosterin und Fungisterin

siehe: Compt. rend. 1889. 108. 98, 1908. 147. 75. — Chem. Zentralbl. 1908. II. 716, 1933.

Tanret's Reaktion auf Ergotinin.

Gibt man zu einer Spur Ergotinin einige Tropfen Essigäther und konzentr. Schwefelsäure, so entsteht eine gelbrote Färbung, die schnell in Violett und Blau umschlägt. Wasser verändert die entstandene Farbe nicht.

Annal. de Chim. et de Phys. (5) 17. 493.
Ztschr. f. analyt. Chem. 20. 119.

Tänzer siehe Unna-Tänzer.

Tartuferi's Reagenz zum Färben von Corneazellen.

a) Eine Lösung von 15 g Natriumthiosulfat in 100 ccm Wasser.
b) Eine wässerige Suspension von Chlorsilber.
Anat. Anzg. 1890. 524.
Ztschr. f. wiss. Mikroskop. 1894. 346.
Enzyklop. d. mikroskop. Techn. 1903. 495.

Tassinari-Piazza's Reaktion auf Salpetersäure.

Erwärmt man die zu prüfende Substanz mit Kalilauge und Zinkstaub, so entwickelt sich bei Anwesenheit von Nitraten Ammoniak. Empfindlichkeitsgrenze = 1 : 160 000.
Nuovo Cimento 1856. A. II. 456.
L o n g i, Ztschr. f. analyt. Chem. **23.** 351.

Tatlock-Thomson's Reaktion auf Blei in Wein- und Citronensäure siehe: The Analyst 33. 173.
— Chem. Zentralbl. 1908. II. 100.

Tattersall's Reaktion auf Cobalt.

Versetzt man die Lösung eines Cobaltsalzes mit Cyankalium, bis der anfangs entstandene Niederschlag wieder gelöst ist, so wird die gelbe Lösung auf Zusatz von gelbem Schwefelammon blutrot gefärbt. Nickelsalze verhindern die Reaktion nicht, wohl aber Kupfersalze.
Chem. News 39. 66.
Ztschr. f. analyt. Chem. **18.** 474.
P a p a s o g l i, Berl. Ber. **12.** 297 oder Ztschr. f. analyt. Chem. **18.** 584.

Tattersall's Reaktion auf Delphinin.

Man reibt Delphinin mit der gleichen Menge Äpfelsäure zusammen, gibt dann einige Tropfen konzentr. Schwefelsäure zu und mischt das Ganze ohne zu erwärmen. Man erhält anfangs Orangefärbung, die in Rosa übergeht. Allmählich färbt sich die Mischung blauviolett und zuletzt schmutzigcobaltblau.
Chem. News 41. 63.
Ztschr. f. analyt. Chem. **20.** 118.

Tattersall's Reaktion auf Morphin.

Gibt man zu Morphin etwas konzentr. Schwefelsäure und Natriumarseniat, so färbt sich die Mischung schmutzigviolett und hierauf meergrün. Erhitzt man bis zur Dampfbildung, so entsteht ein flüchtiges Dunkelgrau.
Chem. News 41. 63.
Ztschr. f. analyt. Chem. **20.** 119.
Chem. Zentralbl. 1880. 315.

Tattersall's Reaktion auf Papaverin und Codeïn.

Die zu prüfende Substanz erwärmt man in einer Porzellanschale mit einigen Tropfen konzentr. Schwefelsäure, gibt etwas Natriumarseniat zu und erwärmt auf einer kleinen Flamme, indem man die Flüssigkeit durch Hin- und Herneigen auf dem Schälchen möglichst verteilt. Dabei wird die Lösung weinrot bis violett. Beim Verdünnen mit 10 ccm Wasser färbt sich letztere orange und auf Zusatz von Ätznatron dunkel bis schwarz.

C o d e ï n gibt bei gleicher Behandlung eine tief dunkelblaue Färbung und auf Zusatz von Wasser und Ätznatron eine Orangefärbung.
Chem. News 40. 126.
Chem. Zentralbl. 1879. 694.
Ztschr. f. analyt. Chem. **19.** 90.

Taylor's Reaktion auf Codeïn.

Codeïn und Aloïn geben in wässeriger oder alkoholischer Lösung eine schöne rote Färbung.
Nouv. Remèd. 1907. 257.

Teeter's Reagenz auf Kalium

ist o-Nitrophenol in alkoholischer Lösung (1 : 50). Eine Lösung von Chlorkalium in 75 %igem Alkohol wird mit dem doppelten Volumen Reagenz versetzt. Es entstehen gelbe, prismatische Nadeln von Nitrophenolkalium. Näheres siehe: Americ. Drugg. 1887. 81. — Chem. Ztg. 1887. Rep. 143.

Teichmann's Reaktion auf Blut.

Durch Einwirkung von Eisessig und Chlornatrium auf Blut in der Wärme erhält man braunrote, mikroskopische Krystalle (Teichmann's Blutkrystalle), die sog. Häminkrystalle.
Ztschr. f. rat. Mediz. (N. F.) **4.** 375; **8.** 141.
G o r u p - B e s a n e z, Physiolog. Chem. 1878. 163.
Vergl. Selmi's u. Struve's Reaktion.
B r ü c k e, Arch. der Pharm. **147.** 71.
G u n n i n g - G e u n s: H a g e r's Pharm. Prax. 1880. II. 879.
B l o n d l o t, E r d m a n n, ebenda 880.
H ö g y e s, Chem. Zentralbl. (3) **11.** 367.
H u p p e r t, Schmidt's Jahrbücher 1862. 273.
W e s s e l, Arch. der Pharm. **118.** 217.
G w o s d e w, Zentralbl. f. mediz. Wissensch. 1866. 772.
D a n n e n b e r g, Ztschr. f. analyt. Chem. **26.** 127 u. 268 od. Pharm. Zentrh. **27.** 449.
S t r z y z o w s k i, Pharm. Post 1897. **2.** oder Pharm. Zentrh. 1897. 44 u. Ztschr. f. analyt. Chem. **40.** 195. — Merck's Ber. 1902. 5.
M a z z a r o n, Ztschr. f. analyt. Chem. **39.** 200.
K u n z - K r a u s e, Pharm. Zentrh. 1904. 257.
G u é r i n, Pharm. Ztg. 1909. 357.
Vergl. Nippe's Reagenz.

Teichmüller's Reagenz zum Färben mikroskop. Präparate.

a) Eine 0,5 %ige, alkoholische Lösung von Eosin. Gebraucht zur Sputumfärbung.
b) Eine konzentr., wässerige Methylenblaulösung.
Deutsches Arch. f. klin. Mediz. 1899. 444.
F u c h s, ebenda 1899. 424.

Teljatnik's Reagenz zur Ganglienzellenfärbung

ist identisch mit Nissl's Methylenblau-Reagenz (siehe dieses).

Tellyesniczky's Reagenz zum Fixieren (Härten) mikroskop. Präparate

ist eine Lösung von 3 g Kaliumdichromat und 5 ccm Essigsäure in 100 ccm Wasser.

Arch. f. mikroskop. Anat. 1898. 202.
W a s i e l e w s k i, Ztschr. f. wiss. Mikroskop. 1899. 331.
L i m o n, ebenda 1902. 506.

Telmon-Sardou's Reaktion auf Blut im Harn.
(Modifikation von Meyers Reaktion.) Zu 3 ccm Harn gibt man 3 ccm 2%ige alkoholische Essigsäurelösung und fügt dann 1 ccm Meyer's Reagenz und H_2O_2 hinzu. Bei Spuren von Blut tritt innerhalb einiger Sekunden Rotfärbung auf.
Lejeune, Pharm. Ztg. 1910. 409.
Chem. Zentralbl. 1910. II. 690.

Ternuchi-Toyoda's Reaktion auf Syphilis
mit Hülfe des Cuorins (sogenannte Cuorinseroreaktion) siehe: Wiener klin. Woch. 1910. 919. — Merck's Bericht 1910. 162. — Erlandsen, Ztschr. f. physiol. Chem. 1907. 51. 71.

Terreil's Reagenz auf Zinnoxydul und arsenige Säure
ist eine Lösung von weinsaurem Kupferoxydkali (Fehling's Reagenz), die in der Wärme durch genannte Stoffe unter Abscheidung von Kupferoxydul reduziert wird.
Bull. Soc. Chim. Paris 1862. 64.
Chem. Zentralbl. 1863. 190.

Tessier's Reaktion auf Jod bei Gegenwart von Gerbstoffen
beruht auf der Isolierung des Jodes durch Eisenchlorid. Näheres siehe: Ztschr. f. analyt. Chem. 11. 313. — Schweizer Woch. f. Pharm. 1871. 285. — Chem. Zentralbl. 1873. 7.

Teubner-Eschka's Reaktion auf Quecksilber
(Golddeckelprobe) siehe:
Dingler's Journ. 204. 47.
Österreich. Ztschr. f. Berg- u. Hüttenwesen 27. 423.
Ztschr. f. analyt. Chem. 11. 344 u. 19. 198.

Thäter's Reaktion auf Santonin.
Erwärmt man 2—3 Tropfen alkoholische Santoninlösung mit 1—2 Tropfen alkoholischer Furfurollösung und 2 ccm konzentr. Schwefelsäure auf dem Wasserbade, so entsteht beim Verdunsten des Alkohols eine purpurrote, carmoisinrote, blauviolette und dann dunkelblaue Färbung. Die Reaktion gelingt noch mit 0,1 mg Santonin.
Arch. der Pharm. 1897. 408.
Chem. Zentralbl. 1897. II. 813; 1900. I. 233; II. 647.

Thénard's Reaktion auf Aluminium.
Glüht man eine Aluminiumverbindung auf Kohle vor dem Lötrohre, befeuchtet mit Cobaltlösung und glüht abermals, so erhält man einen schön blau gefärbten Rückstand (Thénard's Blau).
D a m m e r, Handb. d. anorg. Chem. 1893. III. 485.
D a m m e r, Lexik. d angew. Chem. 1882. 274.
F r e s e n i u s, Qualit. Anal. 13. Aufl. 122.
M e d i c u s, Qualit. Anal. 3. Aufl. 9.

Thevenon's Reaktion auf Formaldehyd.
Erwärmt man eine Lösung von Methylparaamidophenolsulfat oder von Metol (Methylparaamidometakresolchlorhydrat) mit Formaldehyd auf 70—75 °, so tritt eine granatrote Färbung ein. Empfindlichkeitsgrenze $=$ 1 : 10 000.
Bullet. Soc. Pharmacol. 1905. 97.
Pharm. Zentrh. 1906. 586.

Thiele's Reaktion auf Arsen
ist identisch mit Loof's Reaktion. Der Autor gibt zu der Arsen enthaltenden Flüssigkeit Salzsäure und dann unterphosphorigsaures Natrium, durch welches Arsen metallisch abgeschieden wird.
Liebig's Annal. 256. 55.
Chem. Ztg. 1891. Rep. 213.
Pharm. Zentrh. 1891. 511.
Vergl. Engel-Bernard's Reagenz.

Thiele's Reagenz auf Eiweiß in der Magenflüssigkeit
ist eine Lösung von 0,3 g Phosphorwolframsäure und 1 g Salzsäure in 20 g Alkohol und 180 g Wasser. Schichtet man das Reagenz über Magenflüssigkeit, so tritt bei Gegenwart von Eiweiß ein weißer Ring auf.
Berl. klin. Woch. 1912. 544.

Thiersch's Reagenzien zum Färben mikroskop. Präparate.
1. B o r a x c a r m i n : Man löst 10 g Borax und 2,5 g Carmin in 140 ccm Wasser und mischt mit 300 ccm Alkohol.
2. O x a l s a u r e r C a r m i n : Eine heiß bereitete Lösung von 5 g Carmin in 5 ccm Ammoniak und 5 ccm Wasser mischt man mit einer Lösung von 4 g Oxalsäure in 80 ccm Wasser, gibt zu dieser Mischung 120 ccm Alkohol und filtriert.
Arch. f. mikroskop. Anat. 1865. 150.
S c h a f f e r, Ztschr. f. wiss. Mikroskop. 1888. 5.
S t r a s b u r g e r, Kl. Botan. Prakt. 1893. 219.
B e h r e n s' Tabellen 1892. 98. 101.

Thiersch's Reagenz für mikroskop. Zwecke.
(Warmflüssige Leimmasse, gebraucht als Injektionsflüssigkeit.)
a) Eine warme Lösung von 10 g Leim in 5 g Wasser mischt man mit 5 ccm kaltgesättigter Ferrosulfatlösung.
b) Eine warme Lösung von 20 g Leim in 10 g Wasser mischt man mit 8 ccm kaltgesättigter Oxalsäurelösung und 10 ccm gesättigter Ferricyankaliumlösung.
Bei einer Temperatur von 30 ° C. gibt man a tropfenweise und unter Umrühren in b, erwärmt diese Mischung auf 100 ° C. und filtriert sie dann durch ein Stückchen dünnen Flanells.
Arch. f. mikroskop. Anat. 1865. 148.
Gelbe und grüne Injektionsmasse, sowie Carminmasse siehe ebenda 149.
B e h r e n s' Tabellen 1892. 89. 90.
E b e r t h - F r i e d l ä n d e r, Mikroskop. Techn. 1894. 63.
Enzyklop. d. mikroskop. Techn. 591—593.

Thiersch's Reagenz zum Entkalken mikroskop. Präparate
ist 2 %ige, wässerige Chromsäurelösung.
Ztschr. f. wiss. Mikroskop. 1891. 3.
Vergl. W a l d e y e r 's Reagenz.

Thiéry's Reagenz auf Blausäure
ist ein mit Kupfersulfatlösung (1 : 2000) imprägniertes Filtrierpapier, das nach dem Trocknen noch mit einer alkalischen Lösung von Phenolphthalin getränkt wird. Dieses Papier wird durch Cyanwasserstoff rosa gefärbt. Empfindlichkeitsgrenze $= 1 : 2$ Millionen.
Journ. de Pharm. et de Chim. 1907. I. 51.
Apoth. Ztg. 1907. 92.
Chem. Zentralbl. 1907. I. 994.

Thiéry's Reaktion auf α- und β-Naphtholkampfer.
Mischt man 1 Tropfen Naphtholkampfer mit 5 Tropfen einer 5 %igen, alkoholischen Piperonallösung und gibt 4 ccm konzentr. Schwefelsäure zu, so gibt α-Naphtholkampfer eine rot schillernde, violette Färbung, β-Naphtholkampfer eine gelbgrünliche Farbenerscheinung.
Journ. de Pharm. et de Chim. 1907. II. 62.
Apoth. Ztg. 1907. 719.
Répert. de Pharm. 1907. 414.
Bullet. de Pharm. de Sud-Est 1907. 383.

Thoma's Reagenz zum Entkalken mikroskop. Präparate
ist eine Mischung von 20 ccm Salpetersäure (D. $= 1,153$) und 100 ccm Alkohol.
Ztschr. f. wiss. Mikroskop. 1891. 191.
G a g e , Proceed. Americ. Microsc. Soc. 1892. 21. oder Ztschr. f. wiss. Mikroskop. 1893. 104.
B e h r e n s' Tabellen 1892. 87.

Thoma's Pikrinsäure-Carmin.
Eine erwärmte und filtrierte Lösung von 1 g Pikrinsäure in 100 ccm Wasser erhitzt man nach Zusatz von 0,5 g Carminpulver langsam unter Umschwenken bis zum einmaligen Sieden. Nach langsamem Abkühlen und 24 stündigem Stehen wird filtriert.
Ztschr. f. wiss. Mikroskop. 1907. 139.

Thomann's Reaktion auf Naphthalin
siehe Schweizer Woch. f. Chem. u. Pharm. 1906 Nr. 9.
Pharm. Ztg. 1906. 336.

Thomas' Reaktion auf Ammoniak.
Versetzt man 5 ccm einer stark verdünnten Lösung von Ammoniak oder Ammonsalzen 1 : 10 000—500 000) mit 1 ccm Phenollösung (4 %) und 1 ccm 10 fach verdünnten Eau de Javelles, so entsteht eine rein blaue Färbung, die zur kolorimetrischen Bestimmung des Ammoniaks verwendet werden kann. Näheres siehe: Bull. Soc. Chim. France 1912, 11. 796.

Thomas' Reaktion auf Milchsäure im Magensaft.
6 ccm frischen auf dem Wasserbade eingedampften Magensaft versetzt man mit 3—4 Tropfen Chromsäurelösung (30 %) und erwärmt etwa 10 Minuten lang. Bei Gegenwart von Milchsäure tritt eine rotbraune

Färbung auf. Wasserstoffsuperoxyd beschleunigt die Reaktion.
Ztschr. f. physiol. Chem. 50. 540.
Chem. Zentralbl. 1907. I. 849.
Giornale Farm. Chim. 1908. 117.

Thomé's Reagenz zum Färben mikroskop. Präparate
ist eine Modifikation von Mallory's Reagenz. Es besteht aus 1,75 g Hämatoxylin, 1 g Phosphormolybdänsäure, 5 g Phenol und 210 ccm Wasser.
Jena. Ztschr. f. Naturwiss. 1902. 133.
Ztschr. f. wiss. Mikroskop. 1902. 236.

Thomé-Mallory's Reagenz
ist identisch mit Thomé's Reagenz.

Thompson's Reagenz für mikroskop. Zwecke (Beobachtungsmedium) besteht aus Schwefel, Brom und Arsenik.
Journ. Roy. Microsc. Soc. 1882. 137.
Vergl. Meates' Reagenz.

Thompson-Hurst's Reaktion auf Paraffin in Schweinefett.
Man erhitzt 3 ccm Fett mit 10 ccm einer Mischung von absolutem Alkohol und Chloroform (1 + 1) und kühlt ab. Bei Gegenwart von Paraffin (noch 1,5 %) trübt sich die Mischung.
Chem. News 101. 109.
Chem. Zentralbl. 1910. I. 1389.

Thoms' Reagenz auf Kupferoxydsalze
ist Jodkaliumlösung für sich oder mit Stärkelösung. Kupfersulfatlösung 1 : 100 000 bis 200 000 wird durch Jodkaliumlösung gelb bis gelblich gefärbt. Gibt man noch einige Tropfen Stärkelösung zu, so entsteht eine deutliche Violettfärbung.
Pharm. Zentrh. 1890. 31.
Ztschr. f. analyt. Chem. 33. 464.

Thoms' Reaktion auf Piperazin im Harn.
100 ccm Harn erwärmt man nach Zugabe von einigen Tropfen Natronlauge, filtriert nach dem Erkalten, säuert mit Salzsäure an und gibt Jodkaliumwismutjodidlösung zu. Man erwärmt kurze Zeit auf 40—50° C., **kühlt rasch ab** und filtriert. Nach dem Erkalten (eventuell beim Reiben der Gefäßwand mit einem Glasstab) krystallisiert die Wismutverbindung als feines, granatrotes Pulver aus, das unter dem Mikroskop aus sternförmigen Krystallaggregaten besteht.
Pharm. Post. 1891. 511.
Pharm. Zentrh. 1891. 339.
Chem. Zentralbl. 1891. II. 134.

Thoms' Reaktion auf g-Strophanthin.
Die Lösung von 0,01 g g-Strophanthin in 1 ccm Wasser, mit konz. Schwefelsäure unterschichtet, färbt diese rosa bis rot, während die wässerige Flüssigkeit eine schmutziggrüne Färbung annimmt.
Ber. d. dtsch. pharm. Gesellsch. 1904. 120.

Thomson's Reagenz auf Alkalien
ist ein alkoholischer Auszug von Parmelia parietina Ach., bezw. damit gefärbtes Papier, das durch Alkalien rot gefärbt wird.
Chem. Zentralbl. 1845. 143.

Genannte Flechte enthält einen Farbstoff, den Thomson „Parietin" nannte. Unter dem Namen Parietinsäure wurde es früher mit Chrysophansäure identifiziert, ist damit aber nicht identisch.

> Vergl. hierzu: L i l i e n t h a l, Beiträge z. Chem. d. Farbst. d. Wandflechte, Dorpat 1893, — S t e i n, Arch. der Pharm. 1864. 118, 230, — H e s s e, Berl. Ber. 1897. 30.

Thomson's Reagenz auf Arabin

ist Kaliumsilikat, das mit Arabinlösung eine Trübung bezw. Fällung hervorruft. Bleiessig soll aber nach G u é r i n empfindlicher sein.

> Chem. Zentralbl. 1862. 17.
> Journ. de Chim. méd. 1831. 732.

Thomson's Reagenz auf Formaldehyd (in Milch).

Man löst 1 g Silbernitrat in 30 ccm Wasser und gibt so viel Ammoniak zu, bis der entstandene Niederschlag sich wieder gelöst hat. Die Lösung ergänzt man mit Wasser auf 50 ccm. Das Reagenz gibt mit Formaldehyd enthaltenden Flüssigkeiten schwarze Färbung oder schwarzen Niederschlag. In Milch lassen sich noch 12 mg Formaldehyd in 1 Liter nachweisen, wenn man 20 ccm Destillat aus 100 ccm Milch mit 5 ccm Reagenz mehrere Stunden im Dunkeln stehen läßt.

> Chem. News 71. 247.
> Chem. Zentralbl. 1895. II. 65.
> Ztschr. f. analyt. Chem. 39. 329.
> R i c h m o n d   u n d   B o s e l e y, The Analyst 20. 154; 21. 92.

Thomsons' Reaktion auf Veratrin.

Versetzt man Veratrin mit konzentr. Schwefelsäure, so tritt nur eine sehr schwache Färbung ein; erst nach 3—4 Minuten entsteht eine blutrote Färbung, welche 2—3 Stunden anhält.

> Ztschr. f. analyt. Chem. 1. 228.

Thoulet's Reagenz zur Trennung von Mineralgemischen

ist eine konzentr., wässerige Lösung von Quecksilberjodid und Jodkalium vom Spec. Gew. 3,17.

> Bull. Soc. mineralog. de France 1879. I.
> Merck's Index 1902. 263.
> R e t g e r s, Neues Jahrb. f. Mineral. 1889. 185.
> C h u r c h, Ztschr. f. analyt. Chem. 20. 391.
> G o l d s c h m i d t, ebenda oder Neues Jahrb. f. Mineral. 1881.
> G r o t h, Ztschr. f. Krystallogr. u. Mineralog. 4. 421.

Thresh' Reagenz auf Alkaloide.

Man löst 2,4 g Wismutcitrat in 20 ccm Wasser und der zur Lösung nötigen Menge Ammoniak und ergänzt mit Wasser auf 30 ccm. Diese Mischung gibt man in eine Lösung von 2 g Jodkalium in 45 ccm Salzsäure. — Das Reagenz fällt Alkaloide (auch Eiweiß).

> Merck's Index 1902. 263.

Zu 30 g Liquor Bismuthi jodati Ph. Brit. gibt man 6 g Kaliumjodid und 6 g Salzsäure.

> Pharm. Journ. Transact. 1880. Nr. 503.
> Chem. Zentralbl. 1880. 376.

Man löst 1,8 g Kaliumjodid in 45 g Salzsäure und gibt 30 ccm Liquor Bismuthi Ph. Brit. zu. (Liquor Bismuthi wird bereitet, indem man 2,5 g Wismut in 70 g Salpetersäure löst, 60 g Citronensäure zugibt, mit Ammoniak schwach alkalisch macht und mit Wasser auf 600 ccm bringt.)

> Real-Encyklop. der Pharm. 1904. I. 415.

Thresh's Reaktion auf Alkohol

siehe Ztschr. f. analyt. Chem. 18. 487.

> Chem. News. 38. 251.

Thresh's Reaktion auf Wismut.

S c h w a c h saure Wismutlösungen werden durch überschüssige Jodkaliumlösung orangerot gefärbt. Empfindlichkeitsgrenze $= 1 : 40\,000$.

> Pharm. Journ. Transact. 1880. 641.
> Ztschr. d. öst. Apoth. Ver. 18. 261.
> Ztschr. f. analyt. Chem. 22. 432.

Thugutt's Reagenz auf Aragonit neben Calcit

ist eine 0,1 %ige, wässerige Lösung von Congorot oder eine mit Natronlauge versetzte Lösung von Alizarin. Beide Reagenzien färben nur den Aragonit schwach rosa, Calcit bleibt ungefärbt. Auch Silberchromat kann verwendet werden. Zu diesem Zweck befeuchtet man das grob gepulverte Mineral mit $^1/_{10}$ Norm. Silbernitratlösung, spült mit Wasser ab und befeuchtet mit Kaliumchromatlösung. Nur der Aragonit wird rot gefärbt.

> Chem. Zentralbl. 1910. II. 1084.

Tichborne's Reagenz auf Metalloxyde.

Eine 10 %ige, wässerige Lösung von Natriumbikarbonat versetzt man mit Phenolphthaleïn und so viel Salpetersäure, daß die Lösung eben farblos wird. Die zu prüfende Probe reibt man mit diesem Reagenz an. Rötung bewirken: PbO, Ag_2O, HgO, Bi_2O_3, SnO_2, Sb_2O_3, FeO, Fe_3O_4, MnO und ZnO. Es reagieren nicht: Pb_3O_4, Hg_2O, CuO, Al_2O_3, Fe_2O_3, MnO_2. Selbstredend reagieren die Alkalien und Erdalkalien.

> Scientific Proceedings of the Royal Dublin Society 10. Nr. 28.
> Chem. Zentralbl. 1905. I. 1049.

Tidy siehe Meymott Tidy.

Tiemann's Reaktion auf Coniferin.

Coniferin nimmt nach dem Befeuchten mit Phenol und Salzsäure nach kurzer Zeit eine intensiv blaue Farbe an. Im Sonnenlicht tritt die Reaktion sofort ein.

> Berl. Ber. 1874. 608.
> N i c k e l, Die Farbenreakt. d. Kohlenstoff.-Verb. 1890. 33.

Tillmans' Reaktion auf gekochte und ungekochte Milch

ist eine Modifikation von Storch's Reaktion. Auf 20 ccm Milch streut man aus Streubüchsen eine Brise einer Mischung von gleichen Teilen p-Phenylendiamin und Seesand und eine Brise Baryumsuperoxyd. Ungekochte Milch färbt sich beim Umschütteln über Grün in wenigen Sekunden tiefblau.

Ztschr. Unters. Nahr.-Genußm. 1912. **24.** 61.

Tillmans-Sutthoff's Nitratreagenz

wird hergestellt, indem man 0,085 g Diphenylamin in einer 500 ccm fassenden Meßflasche mit 190 ccm verd. Schwefelsäure (1 : 3) übergießt und dann konz. Schwefelsäure zugibt. Mit konz. Schwefelsäure wird auf 500 ccm ergänzt. — 500 ccm des zu prüfenden Wassers mischt man mit 2 ccm gesättigter Natriumchloridlösung und gibt zu 1 ccm dieser Mischung 4 ccm Reagenz. Blaufärbung zeigt Salpetersäure an. Empfindlichkeitsgrenze = 0,1 mg in 1000 ccm.

Ztschr. f. analyt. Chem. 1911. **50.** 473.
Merck's Bericht 1911. 256.

Tillmans-Sutthoff's Nitritreagenz

ist eine Mischung von 500 ccm Nitratreagenz mit 200 ccm Wasser. 5 ccm des zu prüfenden Wassers mischt man mit 5 ccm Nitritreagenz. Die bei Gegenwart von salpetriger Säure auftretende Blaufärbung zeigt nach 10 Minuten ihre höchste Intensität. Empfindlichkeitsgrenze = 0,1 mg in 1000 ccm Wasser.

Ztschr. f. analyt. Chem. 1911. **50.** 473.
Merck's Bericht 1911. **256.**

Timpe's Nährgelatine für mikroskop. Zwecke
siehe Zentralbl. f. Bakt. 1893. 845.
Ztschr. f. wiss. Mikroskop. 1895. 108.

Tison's Reagenzien zum Färben verkorkter Zellmembranen
sind konzentr. alkoholische, mit Ammoniak entfärbte Lösungen von Dahlia, Gentianaviolett, Methylgrün und Säuregrün. Näheres siehe: Compt. rend. Assoc. Française 1899. 454. — Ztschr. f. wiss. Mikroskop. 1901. 110.

Tobey's Reaktion auf Indol.
Zum Nachweis von Indol in Bakterienkulturen säuert man diese mit Schwefelsäure an und schichtet über die Mischung etwas Natriumnitritlösung (0,02 %). Indol ist an einem violetten Ring zu erkennen.

Journ. Med. Research 15. 301.
Vergl. Kitasato-Salkowski's Reaktion.

Tocher's Reaktion I auf Sesamöl (Formaldehydreaktion).
Man mischt 10 ccm Formaldehyd (40 %) mit 50 ccm Wasser und 100 ccm Schwefelsäure. — Mischt man 5 ccm Reagenz und 5 ccm Sesamöl, so nimmt die entstandene Emulsion allmählich eine beständige, blauschwarze Färbung an. Es lassen sich noch 2 % Sesamöl in anderen Ölen nachweisen.

Répert. de Pharm. 1899. 438.
Pharm. Zentrh. 1900. 57.
(Dieses Reagenz wird von Bellier angegeben im Répert. de Pharm.)
Vergl. Bellier's Reagenz.

Tocher's Reaktion II auf Sesamöl (Pyrogallolreaktion).
Man schüttelt 15 ccm des zu prüfenden Öles mit einer Lösung von 1 g Pyrogallol in 14 ccm Salzsäure. Nach erfolgter Trennung der Schichten läßt man die Säureschicht abfließen und erwärmt sie einige Minuten lang. Bei Anwesenheit von Sesamöl entsteht eine violette Färbung.

Répert. de Pharm. 1899. 437.
Pharm. Journ. 1891. 638.
Utz, Chem. Zentralbl. 1902. II. 666.

Tocher's Reaktion III auf Sesamöl (Resorcinreaktion).
Schüttelt man 2 ccm Sesamöl mit einer Mischung von 2 ccm gesättigter Resorcinlösung (in Benzin) und 2 ccm Salpetersäure (D. = 1,38), so entsteht eine blauviolette Färbung. Bei der Trennung der Schichten nimmt die Säure eine vorübergehende grünlichblaue Färbung an.

Répert. de Pharm. 1899. 437.
Pharm. Zentrh. 1900. 57.

Tocher's Reaktion IV auf Sesamöl (Vanadinreaktion).
Man löst 2 g Ammoniumvanadat in 50 ccm Wasser und 100 ccm konzentr. Schwefelsäure. Schüttelt man Sesamöl mit dieser Lösung, so entsteht eine grüne Färbung, die bald in Grünschwarz übergeht.

Répert. de Pharm. 1899. 437.
Pharm. Zentrh. 1900. 57.
Gawalowski, Merck's Bericht 1904. 21.
Vergl. Bellier's Vanadinreaktion.

Tocher's Reaktionen auf Weinsäure, Citronensäure und Äpfelsäure.
1. Erhitzt man die betreffende Säure mit konzentr. Schwefelsäure, so gibt Weinsäure eine kohlige Masse, Citronensäure eine gelbliche Lösung und Äpfelsäure eine dunkle Lösung.
2. Weinsäurelösung wird durch Cobaltnitrat rot gefärbt. Auf Zusatz von Natronlauge verschwindet die Färbung. Beim Kochen färbt sich diese Mischung blau. Citronensäurelösung wird durch Cobaltnitrat und Natronlauge tiefblau gefärbt; ebenso Äpfelsäurelösung.
3. Erhitzt man Äpfelsäure mit verdünnter Schwefelsäure und Kaliumdichromat, so tritt ein Geruch nach Äpfeläther (Aldehyd?) auf.

Pharm. Journ. 1906. II. 87.
Chem. Zentralbl. 1906. II. 823.
Ztschr. d. öster. Apoth. Ver. 1906. 474.
Pharm. Zentrh. 1906. 973.
Ztschr. f. analyt. Chem. 1909. 642.

Todenhaupt's Reaktion auf Formaldehyd.
Versetzt man verdünntes Schwefelammon mit wenig Formaldehyd, so entsteht ein feiner weißer Niederschlag. Verwendet man konzentr. Schwefelammon und konzentr. Formaldehyd, so setzt sich unter Erwärmen eine zähe, glasige Masse ab. Näheres siehe: Chem. Ztg. 1908. 1045.

Tognetti's Reagenz auf Eiweiß im Harn
ist eine mit Salzsäure versetzte alkoholische Lösung von Tannin. Beim Erwärmen des Harns mit diesem Reagenz entsteht bei Anwesenheit von Eiweiß ein Niederschlag. Empfindlichkeitsgrenze $= 1 : 200\,000$.

> Gazz. degli osped. et delle cliniche 1906. Nr. 60.
> Deutsche med. Woch. 1906. 930.
> Klin. therap. Woch. 1906. 625.
> Merck's Bericht 1906. 20.
> Vergl. Almén's Reagenz.

Toison's Reagenz für mikroskop. Zwecke
ist eine Lösung von 4 g Natriumsulfat und 0,5 g Chlornatrium in 80 ccm Wasser und 15 ccm Glycerin, der 0,0125 g Methylviolett 5 B zugegeben werden. Gebraucht wie Gower's Reagenz.

> Journ. Scienc. méd. de Lille 1885. 4.
> Ztschr. f. wiss. Mikroskop. 1885. 398.
> R e i n e c k e, Fortschr. d. Medic. 1889. 411.
> E b e r t h - F r i e d l ä n d e r, Mikroskop. Techn. 1894. 283.
> Enzyklop. d. mikroskop. Techn. 1903. 90.

Tollens' Reagenz auf Formaldehyd.
Eine Lösung von 3 g Silbernitrat in 30 ccm Ammoniakflüssigkeit $(D. = 0,923)$ mischt man mit 30 ccm 10%iger Natronlauge. Dieses Reagenz wird durch Formaldehyd reduziert.

Tollen's Reaktion auf Glukose.
Ammoniakalische Silberlösung, mit etwas Natronlauge versetzt, wird durch Glukoselösung reduziert. Empfindlichkeitsgrenze $= 1 : 100\,000$. Näheres siehe: Berl. Ber. **15.** 1636. — F a r n s t e i n e r, Chem. Zentralbl. 1897. I. **133.**

Tollen's Reaktion auf Glykuronsäure.
Ein Körnchen der zu prüfenden Substanz wird mit 5 ccm Wasser, 1 ccm 1%iger, alkoholischer Naphthoresorcinlösung und 6 ccm Salzsäure 1 Minute lang gekocht. Nach dem Abkühlen schüttelt man mit Äther aus. Dieser färbt sich bei Anwesenheit von Glykuronsäure rot bis blaurot.

> Ztschr. Ver. dtsch. Zucker-Ind. 1908. 521, 526.
> Berl. Ber. **41.** 1783, 1788.
> Ztschr. f. physiol. Chem. **56.** 115, **61.** 95, **64.** 39.
> Chem. Zentralbl. 1908. II. 448, 1909. II. 1014, 1910. I. 670.
> Münchener med. Woch. 1909. 652.
> Merck's Bericht 1908. 274.
> J o l l e s, Chem. Zentralbl. 1910. I. **482.**
> B e r n i e r, ebenda 1910. II. **1954.**
> M a y e r - N e u b e r g, Pharm. Zentrh. 1909. 341.

Tollens' Reagenz auf Lävulose
ist eine Lösung von 1 g Resorcin in 60 ccm Wasser und 60 ccm Salzsäure $(D. = 1,19)$. Die zu prüfende Lösung versetzt man mit einem gleichen Volumen Salzsäure $(D. = 1,19)$, etwas Reagenz und erhitzt langsam über kleiner Flamme. Bei Anwendung von Lävulose entsteht eine feuerrote Färbung.

> Ztschr. f. analyt. Chem. **40.** 559.
> Vergl. Ihl's und Seliwanoff's Reaktion.

Tollen's Reaktion auf Pentosen.
(Blumenthal's Modifikation.) 5 ccm Harn erhitzt man mit 1 Messerspitze voll Orcin und 5 ccm Salzsäure $(D. = 1,19)$ zum Sieden, bis eine deutliche blaugrüne Färbung eingetreten ist und schüttelt dann mit einigen ccm Amylalkohol. Letzterer nimmt den grünen oder violettblauen Farbstoff auf, welcher ein charakteristisches Spektrum zeigt. — An Stelle von Orcin kann man auch Phloroglucin verwenden; man erhält dann bei Anwesenheit von Pentosen eine kirschrote Färbung.

> Liebig's Annal. 1889. 254.
> Pharm. Zentrh. 1900. 52.
> Vergl. S a l k o w s k i's und B i a l's Reaktion.
> S a l k o w s k i, Chem. Ztg. 1899. Rep. 249.
> P i n o f f, Berl. Ber. **38.** 766.
> E m m e t t - G r i n d l e y, Journ. Americ. Chem. Soc. **27.** 263.

Tollens-Rorive's Reaktionen der Zuckerarten
siehe: Berl. Ber. 1908. **41.** 1783.

Tolmann's Reagenzien zur Aldehydbestimmung.
1. Über Kaliumhydroxyd und dann über m-Phenylendiaminhydrochlorid destillierter (also aldehydfreier) Alkohol.
2. Eine mit 5 g SO_2 entfärbte Lösung von 0,5 g Fuchsin in 1 Liter Wasser.
3. Eine Lösung von 1 g Acetaldehyd in 100 ccm Wasser.

> Näheres siehe Journ. Americ. Chem. Soc. 1906. 1619. — Chem. Zentralbl. 1907. I. 193.

Tommasi's Reaktion auf Phenol im Harn.
Ein Fichtenholzstäbchen tränkt man mit dem zu prüfenden Harn und taucht es dann in eine Lösung von 0,2 g Kaliumchlorat in 50 ccm Salzsäure und 50 ccm Wasser. Setzt man es nun den direkten Sonnenstrahlen aus, so färbt es sich blau, wenn Phenol zugegen. Empfindlichkeitsgrenze $= 1 : 6000$.

> Berl. Ber. **14.** 1834.
> Ztschr. f. analyt. Chem. **21.** 300.

Tompa's Reagenzien zum Färben mikroskop. Präparate.
1. a) Safflortinktur; b) Alkannatinktur; c) Eisenchloridlösung von 0,25 % Fe_2Cl_6; d) Ferrocyankaliumlösung (0,5 %).
2. a) Eine schwache Zinnchlorürlösung, 0,5 auf 10 ccm Wasser; b) eine 0,1 %ige Goldchloridlösung; c) 50 %iges Glycerin.

> Näheres siehe: Ztschr. f. wiss. Mikroskop. 1903. 24. — Chem. Zentralbl. 1903. II. 908.

Tonegutti's Reaktion auf Steinkohlenteer und Holzteer.
Zur Unterscheidung von Holz- und Steinkohlenteer benützt der Autor die völlige Lös-

lichkeit des Holzteers in Alkohol, Chloroform oder Benzol, da Steinkohlenteer in diesen Flüssigkeiten nur unvollständig löslich ist. Der in diesen Stoffen lösliche Teil des Steinkohlenteers zeigt eine grünliche Fluoreszenz.

> Giorn. Farm. Chim. 1911. 105.
> Südd. Apoth. Ztg. 1911. 492.

Töpfer's Reaktion auf Salzsäure im Magensaft.

Zu 5 ccm filtrierten Magensaftes gibt man 1 Tropfen 1 %ige, alkoholische Phenolphthaleïnlösung und 1 Tropfen 0,5 %ige Lösung von Dimethylamidoazobenzol. Man titriert mit $^1/_{10}$ Normal-Natronlauge, bis die rote Färbung des Dimethylamidoazobenzols in Gelb übergegangen ist und erfährt so die im Magensafte enthaltene Menge freier Salzsäure in Prozenten, indem man die verbrauchte Anzahl ccm NaOH mit 20 und dann mit 0,00365 multipliziert. — Titriert man die Flüssigkeit mit NaOH bis zum Eintritt der Rotfärbung des Phenolphthaleïns, so kann man aus dem Verbrauch an NaOH die Gesamtsäuremenge berechnen.

> Ztschr. f. physiol. Chem. 19. 104.
> Jolles, Chem. Ztg. 1898. 456.
> Jahresber. d. Pharm. 1898. 610.
> Skillman, The. Journ. of the Americ. Chem. Soc. 1903. 924.
> Pharm. Praxis 1904. 63.
> Elmsle, Brit. Med. Journ. 1907, 1341.

Torday-Klier's Reagenz auf Gallenfarbstoffe

ist eine Lösung von Methylenazur (Giemsa) 1 : 10 000. Zu 10 ccm dieser Lösung gibt man 0,5—1,0 ccm Harn. Bei Anwesenheit von Gallenfarbstoffen tritt Grünfärbung auf.

> Deutsche med. Woch. 1909. 1470.
> Merck's Bericht 1909. 278.
> Répert. de Pharm. 1910. 260.
> Petersen, Deutsche med. Woch. 1911. 1891.
> Vergl. Paul's Reaktion.

Tornier's Reagenz (künstl. Serum)

ist eine Lösung von 0,6 g Natriumchlorid in 100 ccm Wasser, der 20 ccm einer 2 %igen Lösung von Liebig's Fleischextrakt und eine Spur Pepton zugesetzt wird.

> Inaugural-Dissert. Breslau 1890.

Torrese's Reaktion auf Nicotin und Cicutin

siehe Chem. Zentralbl. 1905. II. 416.

Tortelli-Piazza's Reaktion auf Saccharin.

In ein 5—6 cm langes Röhrchen bringt man 0,5 g metallisches Magnesiumpulver und gibt die zu prüfende Substanz zu. Man erhitzt unter Umschütteln vorsichtig, bis sich das Magnesium entzündet. Hierbei bindet das Magnesium etwa vorhandenen Schwefel des Saccharins. Man löst die verbrannte Masse in 40 ccm Wasser und weist den Schwefel mit Nitroprussidnatrium nach.

> Staz. sperim. agr. ital. 43. 563.
> Ztschr. Unters. Nahr. Gen. Mittel 1910. 489.
> Pharm. Zentrh. 1911 387.

> Annal. des falsific. 3. 313.
> Chem. Zentralbl. 1910. II. 1688.
> Chem. Ztg. 1910. 621.

Tortelli-Ruggeri's Reaktion auf Cottonöl

beruht auf der Abscheidung der Fettsäuren, deren Reinigung und Behandlung in alkoholischer Lösung mit 5 %iger, wässeriger Silbernitratlösung bei 60—70° C., wobei bei Anwesenheit von Baumwollsamenöl Schwärzung eintritt.

> L'Orosi 1898. 181.
> Pharm. Zentrh. 1898. 535 und 888.
> Ztschr. f. angew. Chem. 1898. 20.
> Vergl. Bechi's Reaktion.
> Petkow, Ztschr. f. öffentl. Chem. 1907. 21.

Tortelli-Ruggeri's Reaktion auf Erdnußöl

beruht auf der Abscheidung und Reinigung der Fettsäuren und Lösen derselben in 90 %igem Alkohol bei 60° C. Aus dieser Lösung krystallisiert beim Erkalten bei Anwesenheit von Erdnußöl Lignocerinsäure in feinen, silberglänzenden Nadeln und Arachinsäure in perlmutterglänzenden Blättchen. Andere Öle zeigen keine Ausscheidung, außer Cottonöl, welches aber nur eine amorphe Abscheidung liefert.

> Gazz. chim. ital. 28. I. 310.
> L'Orosi 21. 37.
> Pharm. Zentrh. 1898. 888.
> Chem. Zentralbl. 1898. I. 860.
> Ztschr. f. angew. Chem. 1898. 464.

Tortelli-Ruggeri's Reaktion auf Sesamöl

beruht auf der Abscheidung und Reinigung der Fettsäuren, welch letztere beim Schütteln mit dem gleichen Volumen konzentr. Salzsäure und einigen Tropfen alkoholischer Furfurollösung bei Anwesenheit von Sesamöl eine Rotfärbung erzeugen.

> Gazz. chim. ital. 28. II. 1.
> Chem. Ztg. 22. 600.
> Chem. Zentralbl. 1898. II. 642.
> Pharm. Zentrh. 1889. 888.
> Vergl. Baudouin's und Villavecchia-Fabri's Reaktion.

Toulet siehe Thoulet.

Tower's Reagenz zum Färben mikroskop. Präparate.

a) Eine Lösung von 1 g Methylenblau in 1 Liter Wasser; b) 60 g Eiweiß und 40 ccm Wasser; c) Mischung von 10 ccm Ammonmolybdatlösung (10 %), 2 ccm Wasserstoffsuperoxyd und 6 Tropfen Salzsäure.

> Zoolog. Jahrb. 1900. 359.

Tralapatani und **Tralapatano** siehe: Tsalapatani.

Trambusti's Reagenz zum Färben mikroskop. Präparate

ist eine Mischung von Biondi's Reagenz (1 : 150 Wasser) mit 2,5 ccm 1 %iger Essigsäure.

> Ric. Lab. Anat. Roma 1896. 82.
> Ztschr. f. wiss. Mikroskop. 1896. 347.

Trapani's Reagenz auf Bilirubin
ist eine Lösung von 2,5 g Mercuricyanid und 5 g Kaliumhydroxyd in 100 g Wasser. Bilirubin färbt das Reagenz rot. Essigsäure entfärbt wieder.
Semaine médicale 1905. 615.
Merck's Bericht 1905. 108.
Deutsche Med. Ztg. 1906. 283.
Annal. de Pharm. 1906. 505.

Trapp's Reaktion auf Cevadin.
Löst man Cevadin in Salzsäure (D. = 1,19) und erhitzt zum Sieden, so erhält man eine violette, bei weiterem Kochen purpurrote Färbung. Ähnlich wirkt konzentr. Schwefelsäure und Erdmann's Reagenz.

Trapp's Reagenz auf Veratrin.
Veratrin gibt bei längerem Kochen mit konzentr. Salzsäure eine intensiv rote, dauernde Färbung. Bei gewöhnlicher Temperatur tritt keine Färbung ein.
Pharm. Ztschr. f. Rußland 1862. Nr. 2.
Buchner's Repert. 11. 556.
Ztschr. f. analyt. Chem. 2. 215.
Chem. Zentralbl. 1864. 384.

Trapp's Reaktion auf Digitalin.
Versetzt man eine wässerige Lösung von Digitalin mit Phosphormolybdänsäure, so färbt sich die Mischung grün. Überschuß von Ammoniak bewirkt dann Blaufärbung.
Pharm. Ztschr. f. Rußland 1864. 3.
Canstatt's Jahresber. 1864. 147.
H a g e r , Pharm. Prax. 1880. I. 1005.
D r a g e n d o r f f , Ermittel. v. Giften 1888. 121.
B i n z , Chem. Ztg. 1904. Rep. 157.
Ztschr. f. analyt. Chem. 1906. 144.

Traube's Reaktion auf Wasserstoffsuperoxyd.
Jodkaliumstärkelösung wird bei Gegenwart von Ferrosulfat und Kupfersulfat in saurer Lösung durch Wasserstoffsuperoxyd gebläut.
Berl. Ber. 1884. 1062.

Trenkmann's Reagenz zum Färben von Bakteriengeißeln (Modifikation von Löffler's Reagenz.)
a) Eine Mischung von 1 Tropfen gesättigter, alkoholischer Fuchsinlösung mit 10 Tropfen Carbolwasser (1 %);
b) eine Lösung von 1 g Tannin in 100 ccm 0,5 %iger Salzsäure.
Zentralbl. f. Bakt. u. Parasitenk. 1889. 433.
Vergl. Löffler's Reagenz.

Trétrôp's Reaktion auf Eiweiß im Harn.
Versetzt man 6 ccm Harn mit 1 ccm Formaldehyd (40 %), so entsteht bei Gegenwart von Eiweiß eine Trübung, die beim Kochen in einen deutlichen Niederschlag übergeht.
La Clinique 15. 403.
Gazzetta degli ospedali 1903. 110.
Ztschr. f. analyt. Chem. 41. 393.
Ztschr. f. angew. Mikroskop. 1903. (9.) 161. 247.
Ztschr. d. öst. Apoth. Ver. 1902. 796.

Tretzel's Reagenz auf Ammoniak
ist eine Modifikation von Neßler's Reagenz.
Pharm. Ztg. 1909. 568.
Merck's Bericht 1909. 292.

Triboulet's Reagenz auf Urobilin in den Faeces
ist eine Lösung von 3,5 g Quecksilberchlorid und 1 g Essigsäure in 100 g Wasser. Vergl. Schmidt's Reaktion auf Urobilin.
Presse méd. 1909, 777.
Zentralbl. f. innere Med. 1910, 399.

Triboulet-Perineau's Reagenz auf Blut im Harn
(Hämoglobinurie) ist Meyer's Reagenz (Phenolphthalinlösung).
Revue internat. de méd. 1910. 229.
Répert. de Pharm. 1910. 210.

Triepel's Reagenz zum Färben mikroskopischer Präparate
ist eine Lösung von 0,5 g Orceïn in 70 ccm Alkohol und 20 Tropfen Salzsäure.
Ztschr. f. wiss. Mikroskop. 1897. 31.

Trillat's Reagenz auf Blei und Mangan.
Eine Mischung von 30 g Dimethylanilin, 10 g Formaldehyd, 200 ccm Wasser und 10 g konzentr. Schwefelsäure erhitzt man 1 Stunde lang im Wasserbade, macht nach dem Erkalten mit Natriumhydroxyd stark alkalisch, treibt das unveränderte Dimethylanilin mit Wasserdampf ab und krystallisiert den Rückstand aus Alkohol um. 5 g der erhaltenen reinen Base (Tetramethyldiamidodiphenylmethan) löst man in 100 ccm 10 %iger Essigsäure. (Vor Licht zu schützen!) Das Reagenz darf sich weder in der Kälte noch in der Siedehitze blau färben. Das Reagenz gibt mit Blei- und Mangansuperoxyd eine intensive blaue Färbung. Näheres siehe: Compt. rend. de l'Acad. des scienc. 136. 1205. — Chem. Zentralbl. 1903. II. 68. — Vergl. Carney's Reagenz auf Gold.

Trillat's Reaktion auf Formaldehyd.
1. Die zu prüfende Lösung versetzt man mit 0,5 ccm Dimethylanilin, säuert mit Schwefelsäure an und erwärmt eine halbe Stunde auf dem Dampfbade. Nachdem man mit Natronlauge alkalisch gemacht hat, kocht man die Mischung bis zum Verschwinden des Dimethylanilingeruches, filtriert durch ein kleines Filter, welches man dann mit Essigsäure befeuchtet und mit Bleisuperoxyd bestreut. Bei Anwesenheit von Formaldehyd tritt Blaufärbung auf.
2. Gibt man zu einer verdünnten Lösung von Formaldehyd eine Lösung von Anilin (3 : 1000), so entsteht eine weißliche Trübung oder Fällung. Empfindlichkeitsgrenze = 1 : 20 000. (Acetaldehyd gibt diese Reaktion auch.)
Ztschr. f. analyt. Chem. 33. 85.
P i l h a s h y , ebenda 41. 249.

Trillat's Reaktion auf Methylalkohol
beruht auf dem Nachweise des Methylals (blaue Färbung mit Essigsäure und Bleisuperoxyd), das bei der Behandlung des Methylalkohols mit Kaliumdichromat und Schwefelsäure entsteht. Vergl. des Autors Reaktion auf Formaldehyd. Näheres siehe: Compt. rend. 127. 232; 128. 438. — Bull. Soc. Chim. Paris (3.) 19. 984; 21. 439. — Ztschr. f. analyt. Chem. 42. 532. — S c u d d e r, Journ. Americ. Chem. Soc. 27. 895.

Trillat-Turchet's Reaktion auf Ammoniak in Wasser.
Versetzt man 20—30 ccm Wasser mit 3 Tropfen einer 10 %igen Jodkaliumlösung und gibt 2 Tropfen einer konzentr. Natriumhypochloritlösung zu, so entsteht bei Anwesenheit von Ammoniak eine dunkle Färbung (Jodstickstoff), die sehr beständig ist. Empfindlichkeitsgrenze $= 1 : 500\,000$.
Presse méd. 1905. 102.
Apoth. Ztg. 1905. 155.
Bull. Soc. Chim. Paris 1905. 304 u. 308.
Ztschr. f. angew. Chem. 1906. 98.
Annal. Chim. analyt. appl. 10. 179.
C a v a l i e r - A r t u s, Bull. Soc. Chim. Paris 1905. 745.
Leffmann, Journ. Franklin Instit. 1906. 162. 371.

Troeger-Hille's Indikator für Alkalimetrie
ist das Alkalisalz einer Sulfosäure des Diamidoazotoluols, das sich als Indikator und im Farbenwechsel dem Methylorange sehr ähnlich verhält.
Journ. f. prakt. Chem. (2.) 68. 297.
Chem. Zentralbl. 1903. II. 1143.

Trommer's Reaktion auf Glukose.
Die zu prüfende Flüssigkeit versetzt man im Reagenzglase mit 2—3 Tropfen Kupfersulfatlösung (1 : 10) und dann mit 5 ccm Natronlauge (15 %). Beim Kochen der Mischung entsteht Kupferoxydul, wenn Glukose vorhanden ist. Empfindlichkeitsgrenze $= 1 : 500$.
Liebig's Annal. 39. 360.
Chem. Zentralbl. 1840. 763.
H a m m a r s t e n, Physiol. Chem. 1899. 509.
J a s t r o w i t z, Deutsche med. Woch. 1891. 253 u. 292.
M a l y, Ztschr. f. analyt. Chem. 10. 382.
N e u m a y e r, Arch. f. klin. Med. 67. 195.
N a u n y n, Diabetes mellitus; Wien 1898. 431.
M a y e r, Südd. Apoth. Ztg. 1906. 218.
M a c l e a n, Brit. Med. Journ. 1907. I. 1471.

Trommsdorff's Reagenz auf salpetrige Säure.
Versetzt man Trinkwasser mit Jodzinkstärkelösung und Schwefelsäure, so entsteht bei Anwesenheit von salpetriger Säure eine Blaufärbung.
Ztschr. f. analyt. Chem. 8. 358.
L e e d s, Ztschr. f. analyt. Chem. 18. 536.
J o l l e s, ebenda 32. 762.

F r e s e n i u s, ebenda 12. 427.
K ä m m e r e r, ebenda 12. 377.
G r a t a m a, ebenda 14. 72.
T s c h i r i k o w, Chem. Ztg. 1892. Rep. 13.
G i l l - R i c h a r d s o n, ebenda 1896. Rep. 37.

Trommsdorff's Milchleukozytenprobe
siehe: Münchener med. Woch. 1906. 541. — Arch. f. Hygiene 62. 136 und 63. 122. — R ü h m, Ztschr. Fleisch-Milch-Hygiene 19. 210. — Chem. Zentralbl. 1906. I. 1564; 1909. I. 1728.

Trotarelli's Reaktion auf Alkaloide
ist identisch mit Vitali's Atropinreaktion.

Trotarelli's Reaktion auf Fäulnisalkaloide (Ptomaïne)
beruht auf Farbenerscheinungen, die durch Nitroprussidnatrium und Palladiumnitrat hervorgerufen werden sollen.
Annali univers. di Med. Chir. (1879) 247. 329.
G r ä b n e r erhielt mit dieser Reaktion nur negative Resultate.
Pharm. Ztschr. f. Rußland 21. 512.
Ztschr. f. analyt. Chem. 22. 478.

Trousseau's Reaktion auf Gallenfarbstoffe
siehe Dumontpallier's Reaktion.

Trousseau-Dumontpallier's Reaktion auf Gallenfarbstoffe
siehe Dumontpallier's Reaktion.

Truax' Reaktion auf Eiweiß im Harn
beruht auf der Ausscheidung des Albumins durch Alkohol. Näheres siehe: Pharm. Zentrh. 1896. 81.

Truchot's Reagenz auf künstliche Seide.
Man löst das zu untersuchende Objekt in konzentr. Schwefelsäure und gibt Diphenylamin zu. Künstliche Seide bewirkt infolge ihres Gehaltes an Nitraten eine blaue Färbung.
Revue internat. falsific. 10. 87.
Chem. Ztg. 1897. Rep. 101.
Pharm. Zentrh. 1897. 491.

Truchot's Reaktion auf Molybdän.
Raucht man Molybdänsäure mit Schwefelsäure ab und haucht über den erkalteten Trockenrückstand, so färbt er sich blau und bei gleichzeitiger Anwesenheit von Vanadium grün.
Annal. chim. analyt. appl. 1905. 254.
Ztschr. f. angew. Chem. 1907. 69.
Chem. Zentralbl. 1905. II. 573.

Truneček's (künstliches) Serum
ist eine Lösung von 0,44 g Natriumsulfat, 4,92 g Natriumchlorid, 0,15 g Natriumphosphat, 0,21 g Natriumkarbonat und 0,4 g Kaliumsulfat in 100 ccm Wasser.
Presse méd. 1902. 51.
Schweiz. Woch. Chem. Pharm. 1912. 377.

Tsalapatani's Reaktion auf Amylalkohol.

Erwärmt man eine Amylalkohol. enthaltende Flüssigkeit auf dem Dampfbade mit einigen cg Chloranil (Tetrachlorchinon), so erhält man eine orangerote Mischung und beim Erkalten scheidet sich ein ebenso gefärbter Niederschlag aus.

Buletinul de Chim. 1907. 62.
Pharm. Zentrh. 1907. 956.

Tsalapatani's Reagenz

ist eine gesättigte, wässerige Kochsalzlösung. Näheres siehe: Pharm. Ztg. 1906. 119. —
Répert. de Pharm. 1906. 18. — Bull. Pharm. Chim. Roumanie 1905.

Tsalapatani's Reaktion auf Chinin.

Der durch Trichloressigsäurelösung (1 : 5) in wässeriger Lösung von Chininhydrochlorid erzeugte weiße Niederschlag gibt nach dem Trocknen beim Erhitzen auf 95—115° Chloroform ab und färbt sich hellrot. Chinidin behält bei gleicher Behandlung seine weiße Farbe bei.

Ztschr. d. allg. österr. Apoth. Ver. 1906. 474.
Südd. Apoth. Ztg. 1906. 204 u. 570.
L'Union pharm. 1906. Nr. 8.
Répert. de Pharm. 1906. 75.
Bulletin Pharm. Chim. Roumanie 1905.

Tsalapatani's Reaktion auf Methylamin neben Ammoniak.

Man neutralisiert die zu prüfende Lösung mit Salzsäure, verdampft zur Trockene, löst in Alkohol (95 %) und erwärmt 5 ccm dieser Mischung mit 0,05 g Tetrachlorchinon auf 70—75°. Bei Anwesenheit von Mono-, Di- oder Trimethylamin tritt eine violette Färbung auf. Ammoniak gibt diese Reaktion nicht.

Ztschr. f. analyt. Chem. 50. 768.
Chem. Zentralbl. 1908. I. 299.

Tschassownikow's Reagenz zum Fixieren mikroskop. Präparate

ist eine Mischung von 30 g (in physiolog. Kochsalzlösung gesättigter) Sublimatlösung, 10 g wässeriger Osmiumsäurelösung (2 %) und 1 g Eisessig.

Ztschr. f. wiss. Mikroskop. 1901. 349.

Tscheppe's Reaktion auf Alkohol.

Die zu prüfende Flüssigkeit schichtet man über 70 %ige Salpetersäure. Bei Anwesenheit von Alkohol entsteht eine grüne Färbung, auch bemerkt man nach kurzer Zeit den Geruch des Äthylnitrits.

Chem. Ztg. 15. Rep. 13.
Ztschr. f. analyt. Chem. 30. 716.
Pharm. Rundschau 1890. 282.

Tschernogubow's Reaktion auf Syphilis

ist eine Modifikation von Wassermann's Reaktion. Näheres siehe: Russkij Wratsch 1908. Nr. 25—28. — Berl. klin. Woch. 1908. Nr. 47. — Deutsche med. Woch. 1909, 668. — Guth, Deutsche med. Woch. 1909, 2319.

Tschirch's Reaktion auf Euphorbium.

Einen filtrierten Auszug von Euphorbium mittels Petroläther (0,1 : 10) schichtet man über konzentr. Schwefelsäure, die in 20 ccm 1 Tropfen konzentr. Salpetersäure enthält. An der Berührungsfläche der beiden Flüssigkeiten entsteht ein beständiger blutroter Ring.

Arch. der Pharm. 1905. 256.
Pharm. Ztg. 1905. 561.
U t z , Apoth. Ztg. 1905. 691.

Tschirch's Reaktion zur Unterscheidung von Rhabarber und Rhapontik.

10 g des zu prüfenden Pulvers kocht man ¹/₄ Stunde lang mit 50 ccm verdünntem Alkohol, filtriert und dampft das Filtrat auf 10 ccm ein. Nach dem Erkalten schüttelt man den Rückstand mit 10—15 ccm Äther. Liegt Rhabarber vor, so bleibt die Mischung klar, liegt Rhapontik vor, so bildet sich innerhalb 24 Stunden ein beträchtlicher krystallinischer Bodensatz (Rhaponticin), bestehend aus farblosen, nadelförmigen Prismen. Letztere lösen sich in Schwefelsäure mit purpurroter Farbe, die bald in Orange übergeht.

Schweizer Woch. f. Chem. u. Pharm. 1905. 253.
Apoth. Ztg. 1905. 396.
Pharm. Ztg. 1905. 477.

Tschirch-Bergmann's Reaktionen auf echte Myrrhe (Herabol-Myrrha)

siehe Arch. der Pharm. 243. 641.

Tschirch-Hoffbauer's Reaktionen auf Aloë

siehe Schweizer Woch. f. Chem. u. Pharm. 1905. 153.
Pharm. Ztg. 1905. 271.
Apoth. Ztg. 1905. 256.
Südd. Apoth. Ztg. 1905. 338.

Tschirikow's Reagenz auf salpetrige Säure

ist eine gesättigte Lösung von α-Naphthylamin. — 100 ccm Trinkwasser versetzt man mit je 5 Tropfen Salzsäure (D. ⚌ 1,19) und gesättigter, wässeriger Sulfanilsäurelösung. Nach 5 Minuten gibt man 5 Tropfen Reagenz zu. Bei Anwesenheit von salpetriger Säure entsteht eine Rosafärbung.

Pharm. Ztschr. f. Rußland 30. 802.
Vergl. Griess' Reaktion.

Tschugajeff's Reaktion auf Cholesterin.

Erhitzt man eine Lösung von Cholesterin in Eisessig mit überschüssigem Acetylchlorid und Zinkchlorid zum Sieden, so entsteht eine eosinrote Färbung mit grünlich-gelber Fluoreszenz. Empfindlichkeitsgrenze ⚌ 1 : 80 000.

Chem. Ztg. 1900. 542.
Pharm. Zentrh. 1900. 472.
Journ. d. russisch-phys. chem. Ges. 32. 363.
Zentralbl. f. Physiol. 16. 757.
Ztschr. f. analyt Chem. 1904. 724.

Tschugajeff's Reaktion auf Hydroxylverbindungen

gründet sich auf Grignard's Reaktion, nach der verschiedene organische Hydroxylverbindungen wie Säuren, Alkohole, Phenole und Oxime mit Alkylmagnesiumjodid reagieren. Bei Anwendung von Methylmagnesiumjodid entsteht Methan, das an der Gasentwickelung erkannt werden kann. Letztere ist, die Abwesenheit von Wasser vorausgesetzt, der Beweis für das Vorhandensein einer Hydroxylverbindung.

Berl. Ber. 35. 3912.
Ztschr. f. analyt. Chem. 1904. 445.
Chem. Ztg. 1902. Rep. 354.
Chem. Zentralbl. 1903. I. 14.

Tschugajeff's Reagenz auf Nickel

ist α-Dimethylglyoxim [CH₃C(N.OH)C(N.OH)CH₃]. Die zu prüfende Lösung macht man stark mit Ammoniak alkalisch, schüttelt gut um, gibt gepulvertes Reagenz zu und erhitzt zum Sieden. Nickelsalze geben einen scharlachroten Niederschlag, bei sehr geringen Mengen einen roten Schaum.

Ztschr. f. anorg. Chem. 1905. 144.
Berl. Ber. 38. 2520.
Merck's Bericht 1905. 62, 1910. 176.
Chem. Zentralbl. 1905. II. 651.
Chem. Ztg. 1905. Rep. 247.
B r u n c k, Ztschr. f. angew. Chem. 1907. 834.
K r a u t, ebenda 1906. 1793.
B i a n c h i - N o l a, Boll. Chim. Farm. 1910. 517.

Tschugiya's Reagenz auf Eiweiß

ist eine Lösung von 1,5 g Phosphorwolframsäure und 5 g Salzsäure in 100 g Alkohol (96 %).

Zentralbl. f. innere Med. 1908, Nr. 5.
Deutsche med. Woch. 1908. 347.
Merck's Bericht 1908. 118.
S c h i e m a n n, Zentralbl. f. innere Med. 1910. 769.

Tswett's Reaktionen auf Carotin

Ber. d. dtsch. botan. Ges. 29. 630.
Chem. Zentralbl. 1912. I. 951.

Tswett's Reagenz zum Färben von Callose

(Resoblau-Lösung) erhält man durch Lösen von 1 g Resorcin und 0,1 g Ammoniakflüssigkeit in 100 ccm Wasser. Die Mischung läßt man bei Luftzutritt stehen, wobei sie sich blau färbt.

Compt. rend. 153. 503.
Merck's Bericht 1911. 423.

Tuchen's Reaktion auf ätherische Öle

beruht auf der Einwirkung von Jod auf ätherische Öle (0,1 g Jod und 5—6 Tropfen Öl). Bei dieser Probe findet entweder eine Verpuffung, wie bei Terpentinöl und Citronenöl, oder eine Erwärmung und Dampfentwickelung, z. B. bei Anis- und Fenchelöl, oder gar keine Reaktion statt, wie bei Nelken- und Pfefferminzöl.

Siehe Zusammenstellung in H a g e r, Pharm. Prax. 1880. II. 565.

Tucholka's Reaktion auf Bisabol-Myrrha.

6 Tropfen eines Petrolätherauszuges (1 : 15) und 3 ccm Eisessig schichtet man über 3 ccm konzentr. Schwefelsäure. Es entsteht ein rosaroter Ring und allmählich färbt sich auch die Essigsäure rosarot. Herabol-Myrrha zeigt bei dieser Reaktion einen grünen Ring und nur sehr schwache Rosafärbung der Essigsäure.

Arch. der Pharm. 1897. 290.

Tuck's Reagenz auf Methylalkohol neben Äthylalkohol.

Man löst 1 g Quecksilberjodid und 1,6 g Jodkalium in 30 ccm Wasser und 30 ccm Kalilauge. Den zu prüfenden Alkohol versetzt man mit etwas Reagenz und erhitzt zum Sieden. Methylalkohol bewirkt einen reichlichen Niederschlag.

Ztschr. f. analyt. Chem. 4. 240.
Pharm. Journ. Transact. 6. 215. 218.
R e y n o l d s, ebenda 292.

Tugendreich's Reaktion zur Unterscheidung von Frauenmilch und Kuhmilch.

Mischt man gleiche Teile Frauenmilch und 1 %ige Silbernitratlösung, erhitzt rasch zum Sieden und läßt 3 mal aufkochen, so färbt sich die Mischung milchkaffeebraun bis braunviolett. Kuhmilch gibt diese Reaktion nicht.

Berl. klin. Woch. 1911. 224.
Merck's Ber. 1911. 185.

Tunmann's Reagenzien und Reaktionen auf Alkaloide in den Blättern von Pilocarpus pennatifolius siehe: Schweiz. Woch. Chem. Pharm. 47. 177. — Chem. Zentralbl. 1909. I. 1510.

Tunmann's Reaktion auf Arbutin.

Arbutin verursacht mit Salpetersäure eine intensiv gelbe Färbung. (Vergl. Reichard's Reaktion auf Salpetersäure mit Arbutin, Chem. Ztg. 1906. 65.)

Pharm. Zentrh. 1906. 945.

Tunmann's Reagenz für mikroskopische Zwecke

ist eine konzentr. Rohrzuckerlösung mit einem Zusatz von 0,5 % Kaliumjodid und 0,5 bis 0,75 % Jod. Benützt zur Ermittelung der Gestalt und Größe der Aleuronkörner in Zellen und zur Färbung von Stärkekörnern.

Apoth. Ztg. 1912. 261.
Pharm. Ztg. 1912. 393.

Turner's Reagenz auf Borax

ist eine Mischung von 1 Teil Flußspat und 9 Teilen Kaliumbisulfat. Bringt man Borax mit dieser Mischung in die nicht leuchtende Bunsenflamme, so entsteht eine grüne Färbung.

Merck's Report 1902. 58.
S p i n d l e r, Chem. Ztg. 1905. 567.

Turner's Reaktion auf Gurjun in Copaivabalsam.

3—4 Tropfen Copaivabalsam löst man in 3 ccm Eisessig, gibt 1 Tropfen einer frisch bereiteten Natriumnitritlösung zu und schichtet diese Mischung sehr vorsichtig über konzentr. Schwefelsäure. Bei Anwesenheit von Gurjun (noch 3 %) färbt sich die Essigsäureschicht dunkelviolett.

Pharm. Zentrh. 1907. 425.
Apoth. Ztg. 1907. 435.
Chem. Ztg. 1907. Rep. 282.

Ztschr. d. öst. Apoth. Ver. 1907. 363.
Chem. Zentralbl. 1907. II. 193.
Chem. Ztg. 1910. 921.
U t z , Chem. Zentralbl. 1908. II. 1212.

Tuz' Reaktion auf Gallenfarbstoffe im Harn

ist eine Modifikation von Biffi's Reaktion:
200 ccm Harn versetzt man mit 1 ccm
5 %iger Schwefelsäure und 10 ccm 10 %iger
Baryumchloridlösung. Nach dem Absetzenlassen gießt man die Flüssigkeit ab und gibt
den Niederschlag samt dem Rest der Mutter-
lauge auf ein Filter, das aus Watte und einer
Scheibe Filtrierpapier besteht. Auf dem Papier wird der Niederschlag mit konzentr.
Salpetersäure angefeuchtet. Farbenringe zeigen
Gallenfarbstoffe an.
Deutsche Med. Ztg. 1908. 514.

Tyro's Reaktion auf Cobalt.

Eine Mischung von Ferricyankalium, Am-
moniak und Weinsäure (statt letzterer auch
Oxalsäure, Chromsäure, Salzsäure oder Schwe-
felsäure) ruft in Cobaltsalzlösungen eine dun-
kelrote Färbung hervor.
Chem. News 1867. 328.
Journ. f. prakt. Chem. **104**. 57.
Chem. Zentralbl. 1868. 784.

Udránszky's Reaktion auf Cholesterin.

5 ccm alkoholische Cholesterinlösung mischt
man mit 5 Tropfen 0,5 %iger, wässeriger Furfurollösung und schichtet diese Mischung über
5 ccm konzentr. Schwefelsäure. Mischt man
dann unter Abkühlung langsam die beiden
Schichten, so entsteht eine intensiv rote Färbung, die allmählich in Blau übergeht.
Ztschr. f. physiol. Chem. **12**. 355.

Udránszky's Reaktion auf Gallensäuren

ist eine Modifikation von Pettenkofer's Reaktion.
5 ccm der zu prüfenden Flüssigkeit (Harn)
versetzt man mit 5 Tropfen 0,1 %igem Furfurolwasser und gibt unter Kühlung 5 ccm konzentr. Schwefelsäure zu. Bei Anwesenheit von
Gallensäuren tritt Rotfärbung ein.
Ztschr. f. physiol. Chem. **12**. 372.
N i c k e l , Farbenreakt. d. Kohlenstoff-Verb.
1890. 41.

Udránszky's Reaktion auf Glukose im Harn.

5 ccm konzentr. Schwefelsäure überschichtet man mit 2—3 ccm Harn, dem 5 Tropfen
alkoholische α-Naphthollösung (15 : 100) zugemischt wurde. Bei Anwesenheit von Glukose
(und von Kohlehydraten überhaupt) entsteht
in kurzer Zeit ein violetter Ring. Beim Mischen färbt sich die Flüssigkeit carminrot und
zeigt ein charakteristisches Absorptionsspektrum. Empfindlichkeitsgrenze = 1 : 2000 bis
10 000.
Ztschr. f. physiol. Chem. **12**. 358. 68. 88.
B i n e t , Jahresber. f. Tierchem. 1892. 506.
T r e u p e l , Ztschr. f. physiol. Chem. **16**. 54.
R o o s , Ztschr. f. physiol. Chem. **15**. 519.
H a m m a r s t e n , Physiol. Chem. 1899. 513.

Udránszky's Reaktion auf Kohlehydrate

siehe Berl. Ber. **21**. 2744.
L u t h e r , Pharm. Zentrh. 1890. 670.
S c h w e i s s i n g e r , Münchener med.
Woch. 1904. 1172.

Udránszky's Reaktion auf p-Kresol

siehe dessen Reagenz auf Phenol.

Udránszky's Reagenz auf Phenol

ist eine 0,5 %ige, wässerige Lösung von Furfurol. — Versetzt man 5 ccm wässerige Phenollösung mit 5 Tropfen Reagenz und 5 ccm konzentr. Schwefelsäure, so färbt sich die Mischung bläulichrot bis blau. p-Kresollösung
wird bei dieser Probe hellrot, dann violett
und zuletzt blau.
Ztschr. f. physiol. Chem. **12**. 355.

Udránszky's Reaktion auf Skatol.

Gibt man zu Skatollösung 1 Tropfen Furfurolwasser (2 %) und schichtet diese Mischung über konzentr. Schwefelsäure, so entsteht eine rötlichbraune Färbung.
Ztschr. f. physiol. Chem. **12**. 355.

Udránszky's Reaktion auf Tyrosin.

Versetzt man wässerige Tyrosinlösung mit
einigen Tropfen Furfurolwasser und dem
gleichen Volumen konzentr. Schwefelsäure
(unter Abkühlung), so entsteht eine blaßrote
Färbung.
Ztschr. f. physiol. Chem. **12**. 355.

**Udránszky-Baumann's Reaktion auf mehrwertige
Alkohole.**

Vergl. Baumann's Reagenz.

Uffelmann's Reaktion auf Kornrade im Mehl.

Kocht man das zu prüfende Mehl mit verdünnter, alkoholischer Natronlauge, so entsteht zuerst eine gelbe, dann eine rote Färbung, wenn Kornrade vorhanden ist.
M e d i c u s - K o b e r , Ztschr. f. Unters.
Nahr.-Genußm. 1902. 1077.

**Uffelmann's Reagenz auf Milchsäure im Magen-
saft.**

1 Tropfen Eisenchloridlösung und 0,4 g
Phenol löst man in 50 ccm Wasser. Das blau-
gefärbte Reagenz wird durch Milchsäure gelb
gefärbt. Empfindlichkeitsgrenze = 1 : 10 000.
Pharm. Zentrh. 1887. 582; 1888, 323.
B r u n n e r , Pharm. Zentrh. 1887. 581.
S t r a u ß , Berl. klin. Woch. 1895. 805.
B ö n n i g e r , Deutsche med. Woch. 1902.
738.
v. J a k s c h , Klin. Diagnostik innerer
Krankheiten 1896. (4. Aufl.)
K e l l i n g , Ztschr. f. analyt. Chem. **33**. 498.
K w i s d a , Ztschr. d. öst. Apoth. Ver. 1906.
431.
Krokiewicz, Wiener klin. Woch. 1912. 264.
K ü h l , Pharm. Ztg. 1910. 120.

Uhlenhuth's Reagenz auf Kupfer

ist eine Lösung von 0,5 g 1,2-Diamidoanthra-
chinon-3-sulfosäure in 500 ccm Wasser und
40 ccm Natronlauge (40 ° Bé). Läßt man zu

diesem Reagenz eine kupferhaltige Flüssigkeit zufließen, so entsteht eine intensiv blaue Färbung. Empfindlichkeitsgrenze: 1,9 : 10 000 000.
Chem. Ztg. 1910. 887.
Merck's Bericht 1910. 166.
Répert de Pharm. 1910. 512.

Ulex' Reaktion auf Terpentinharze im Tolubalsam.
Zerreibt man Tolubalsam mit konzentrierter Schwefelsäure, so entwickelt sich bei Anwesenheit von Terpentinharzen ein Geruch nach schwefliger Säure.
H a g e r , Pharm. Prax. 1880. I. 560.

Ultzmann's Reaktion auf Gallenfarbstoffe.
10 ccm Harn versetzt man mit 3—4 ccm 25 %iger, wässeriger Natronlauge und säuert dann mit Salzsäure an. Bei Gegenwart von Gallenpigment färbt sich die Mischung smaragdgrün.
Zentralbl. f. d. med. Wiss. 1877. 831.
Ztschr. f. analyt. Chem. 17. 523.
Wiener med. Presse 1877. 32.
D e u b n e r , Ztschr. f. analyt. Chem. 25. 458.
J o l l e s , Ztschr. f. analyt. Chem. 29. 402.
H a m m a r s t e n , Physiol. Chem. 1899. 508.

Umber's Reaktion zur Unterscheidung von scharlachartigen Exanthemen von echtem Scharlach
gründet sich auf Ehrlich's Amidobenzaldehydreaktion. Man bereitet das Reagenz, indem man 2 g p-Dimethylamidobenzaldehyd in einem Porzellanmörser mit 30 g konz. Salzsäure anreibt, mit 70 ccm Wasser verdünnt und filtriert. — Zu einigen ccm frisch gelassenen Harns gibt man 2 Tropfen Reagenz. Die positive Reaktion kennzeichnet sich durch Rotfärbung. Sie tritt fast ausschließlich bei echtem Scharlach auf.
Med. Klinik 1912. 322.
Merck's Bericht 1912. 191.
Die Diazoreaktion ist zur Unterscheidung von Scharlach und Exanthem nicht brauchbar.
W o o d y - K o l m e r , Arch. of Pediatr. 1912. 29. 12.

Umney's Reaktion auf Pfefferminzöl.
Erhitzt man 1 ccm Pfefferminzöl mit 0,25 g Citronensäure und 0,25 g Formaldehyd, so färbt sich die Mischung blaßrot und nach 15 bis 30 Sekunden rötlichbraun. (Japanisches Öl gibt diese Reaktion nicht.)
Apoth. Ztg. 1912. 62.

Unna's Aethylenglykol (u. Propylenglykol).
Beide Präparate wurden zur Differenzierung von Zellen und zur Entfärbung vorgeschlagen.
Ztschr. f. wiss. Mikroskop. 1891. 528.

Unna's Dahlialösung.
Man löst 1 g Dahliaviolett in 50 ccm Wasser und 50 ccm Alkohol (95 %) und gibt 10 g Salpetersäure, 90 ccm Wasser und 50 ccm Alkohol zu.
Monatsh. f. prakt. Derm. 1886. Nr. 6.
Ztschr. f. wiss. Mikroskop. 1886. 255.
H a n s e n , Virchow's Arch. 1894. 25.

Unna's Reagenz zum Färben von Epithelfasern.
a) Lösung von 1 g Orcein, 1 g Wasserblau, 5 g Eisessig und 20 g Glycerin in 50 g Alkohol und der nötigen Menge Wasser zu 100 ccm. — b) Lösung von 1 g Eosin (spritlösl.) in 50 g Alkohol. — c) 1 %ige, wässerige Lösung von Safranin.
Monatsh. prakt. Dermatol. 1903. — 1909. 191.

Unna's Reagenzien zum Färben von Plasmazellen und Mastzellen.
1. Eine Lösung von 1 g Methylenblau in 100 ccm 0,05 %iger Kalilauge, die zum Gebrauche mit dem 10—100 fachen Volumen Anilinwasser gemischt wird.
2. Eine Lösung von 1 g Methylenblau und 1 g Kaliumkarbonat in 100 ccm Wasser und 20 g Alkohol wird auf dem Dampfbade auf 100 ccm eingedampft.
3. Eine Lösung von 1 g Methylenblau und 1 g Kaliumkarbonat in 100 ccm Wasser oder Carbolwasser.
Ztschr. f. wiss. Mikroskop. 1892. 475.
4. Methylenblau-Orceïn-Reagenz siehe Monatsh. f. prakt. Derm. 1891. 394; 1894. 518.
Ztschr. f. wiss. Mikroskop. 1892. 89. 94; 1895. 240.
Enzyklop. d. mikroskop. Techn. 1903. 523.
5. Eine Lösung von 0,15 g Methylgrün und 0,25 g Pyronin in 2,5 g Alkohol und 20 g Glycerin mit 0,5 %igem Carbolwasser zu 100 g verdünnt.
Monatsh. f. prakt. Derm. 1902. 76.
Deutsche Med. Ztg. 1902. 813.
Merck's Bericht 1905. 142.

Unna's Glycerinäthermischung
ist eine Mischung von Glycerinäther ($C_6H_{10}O_3$), Alkohol und Glycerin. Gebraucht zum Entfärben mit basichen Anilinfarben gefärbter mikroskop. Präparate.
Ztschr. f. wiss. Mikroskop. 1891. 528.
Monatsh. f. prakt. Derm. 1891. 225. 286.

Unna's Hämatoxylinlösungen (Alaunhämatoxylin).
1. Besteht aus 1 g Hämatoxylin, 10 g Alaun, 100 g Spiritus, 200 g Wasser und 2 g sublim. Schwefel. (Letzterer soll dem Verderben des Reagenzes vorbeugen.)
2. Besteht aus einer alkoholischen Hämatoxylinlösung, gemischt mit einer wässerigen Alaunlösung (mit Soda blau gefärbt).
Näheres siehe: Ztschr. f. wiss. Mikroskop. 1891. 486; 1892. 483. — Vergl. auch U n n a , Monatsh. f. prakt. Derm. 1894. 1, 277. — Enzyklop. d. mikroskop. Techn. 1903. 513.

Unna's Reagenz zur Bakterienfärbung etc.
1. Eine Lösung von 1 g Methylenblau und 1 g Borax in 100 ccm Wasser.
2. Eine Lösung von 1 g Methylviolett in 100 ccm Alkohol (50 %).
Vergl. Ztschr. f. wiss. Mikroskop. 1891. 405.
ferner:
H a n s e n , ebenda 1894. 383.
Monatsh. f. prakt. Derm. 1891. 225. 286.

Unna's Reagenz zur Collagenfärbung.
1. Eine Lösung von 0,02 g Säurefuchsin und 0,01 g Orange in 100 ccm Wasser und 7 ccm Glycerin;
2. Orceïn 1 g und Wasserblau 0,25 g löst man in 60 g Alkohol, 100 g Wasser und 10 g Glycerin;
3. Orceïn 1 g, Säurefuchsin 0,1 g und 2 g Salzsäure löst man in 100 g Wasser, 60 g Alkohol und 10 g Glycerin.
Monatsh. f. prakt. Derm. 1892. 359.
Ztschr. f. wiss. Mikroskop. 1903. 219.

Unna's Reagenz zur Granoplasmafärbung
ist eine Modifikation von Pappenheim's Reagenz zum Färben mikroskop. Präparate. Man löst 0,15 g Methylgrün und 0,25 g Pyronin in einer Mischung von 2,5 g Alkohol, 20 g Glycerin und 100 g Carbolwasser (0,5 %).
Monatsh. f. prakt. Derm. 1902. 76.
Ztschr. f. wiss. Mikroskop. 1903. 196.
Merck's Bericht 1905. 142.

Unna's Hydroxylamin-Reagenz für mikroskop. Zwecke
ist eine 1 %ige, wässerige Lösung von salzsaurem Hydroxylamin.
Ztschr. f. wiss. Mikroskop. 1891. 529.

Unna's Resorcinlösung zum Entfärben von Methylenblaupräparaten
ist eine 1 %ige, alkoholische oder 5 %ige, wässerige Lösung von Resorcin.
Monatsh. f. prakt. Derm. 1891. 225. 286.
Ztschr. f. wiss. Mikroskop. 1891. 527.

Unna's Seifenlösung zum Entfärben mikroskop. Präparate
ist eine 1 %ige, neutrale, wässerige Seifenlösung.
Ztschr. f. wiss. Mikroskop. 1891. 529.

Unna's Styron (Zimtalkohol, $C_6H_5CH{=}CH.CH_2OH$) zur Differenzierung von Methylenblaupräparaten
siehe Ztschr. f. wiss. Mikroskop. 1891. 528.

Unna's Orceïn-Wasserblau-Reagenz
ist eine Lösung von 1 g Wasserblau, 1 g Orceïn, 5 g Eisessig und 20 g Glycerin in 100 g Wasser und 50 g Alkohol. Gebraucht zum Färben der Epithelfasern.
Monatsh. f. prakt. Derm. 1903. 1.

Unna-Golodetz' Hautreagenzien.
Nilrot: Man löst 0,25 g Nilblausulfat in 10 g Alkohol, gibt 1 Tropfen ½ Norm. alkohol. Kalilauge und 30 g Paraffinum liquidum zu und erhitzt auf dem Dampfbad, bis der Alkohol verflüchtigt ist. Das rot gefärbte Reagenz wird bei Berührung mit sauer reagierenden Stoffen blau.
Chrysophangelb: Man löst 1 g Nitrochrysophansäure in 100 g Xylol und gibt 100 g Paraffinum liquidum zu. Mit Essigsäure angesäuert dient es zum Nachweis des Reduktionsvermögens der Haut, da es durch reduzierende Mittel von Gelb in Rot übergeführt wird.

Rongalitweiß: Man löst 1 g Methylenblau in Wasser, gibt 2 g Rongalit (Natriumsalz der Sulfoxylsäure gebunden an Formaldehyd) zu und erhitzt zum Sieden. Die entfärbte, schwach gelbe Lösung wird filtriert. Durch oxydationsfähiges Hautsekret wird das Reagenz blau gefärbt.
Monatsh. prakt. Dermatol. 1910. 50. 451.
Merck's Bericht 1910. 389.

Unna-Golodetz' Reagenz auf Keratine
ist Millon's Reagenz. Näheres siehe: Monatsh. f. prakt. Dermatol. 1908. 595.

Unna-Golodetz' Reaktion auf Schwefel
(Sulfhydrylreaktion) beruht auf der Reduktionswirkung von Eiweißstoffen, derzufolge in Wasser aufgeschwemmter Schwefel in Schwefelwasserstoff übergeführt wird. Dieser ist am Geruch kenntlich und kann mittels Bleipapier nachgewiesen werden. So bildet z. B. Cystein mit in Wasser aufgeschwemmtem Schwefel H_2S.
Monatsh. f. prakt. Dermatol. 52. 511.

Unna-Tänzer's Reagenz zum Färben mikroskop. Präparate.
1. a) Eine Lösung von 1 g Orceïn in 200 g Alkohol und 50 g Wasser.
   b) Eine Lösung von 1 g konzentr. Salzsäure in 200 g Alkohol und 50 g Wasser. In Ztschr. f. wiss. Mikroskop. 1895. 240 empfiehlt Unna eine Lösung von 1 g Orceïn und 1 g Salzsäure in 100 g Alkohol.
2. Eine Lösung von 1 g Fuchsin in 100 ccm 50 %igem Alkohol und 20 ccm Salpetersäure (25 %).
Vergl. Hermann's Reagenz.
Monatsh. f. prakt. Derm. 1891. 394.
Behrens' Tabellen 1892. 110.
Eberth-Friedländer, Mikroskop. Techn. 1894. 230.
Enzyklop. d. mikroskop. Techn. 1903. 193.

Unverdorben-Franchimont's Reagenz zum mikroskop. Nachweis von Harzen und Terpenen in Pflanzenteilen
ist eine konzentr., wässerige Lösung von Kupferacetat, womit sich genannte Stoffe grün färben.
Tschirch, Ber. d. Deutsch. botan. Ges. 1901. 25.
Enzyklop. d. mikroskop. Techn. 1903. 1040.

Unverhau's Reaktion auf Strophanthin.
1. Erwärmt man Strophanthin mit konzentr. Salpetersäure, so entsteht eine rote bis violettrote Lösung, die plötzlich in Hellgelb übergeht.
2. Strophanthin färbt sich mit Nitroprussidnatriumlösung und Natronlauge rot.
3. Löst man Strophanthin in konzentr., phenolhaltiger Salzsäure, so erhält man beim Erwärmen eine violette, später grüne Lösung.

Unverhau's Reaktion auf Helleboreïn.

Helleboreïn löst sich in einer Mischung von Alkohol und Schwefelsäure mit blaßroter Färbung, in konzentr. Schwefelsäure anfangs mit gelbbrauner, dann dunkelbrauner Färbung.

Vergl. D r a g e n d o r f f, Ermittel. v. Giften 1888. 308.

K i p p e n b e r g e r, Nachw. v. Gift. 1897. 82.

Upson's Reagenz zum Färben mikroskop. Präparate.

1. Eine Lösung von 1 g Chlorgold in 100 ccm Wasser und 2 g Salzsäure.
2. Zu einer Mischung von 5 ccm schwefliger Säure und 10 Tropfen 3 %iger Jodtinktur gibt man 1 Tropfen Eisenchloridlösung.

Neurolog. Zentralbl. 1888. 319.

M e r c i e r, Ztschr. f. wiss. Mikroskop. 1891. 474.

Enzyklop. d. mikroskop. Techn. 1903. 458.

E b e r t h - F r i e d l ä n d e r, Mikroskop. Techn. 1894. 244.

Upson's Reagenz zum Härten mikroskop. Präparate

ist eine 1—2,5 %ige, wässerige Lösung von Kaliumdichromat.

Upson's Carmin-Reagenzien für mikroskop. Zwecke.

1. Man kocht 1 g Carmin und 5 g Alaun 20 Minuten lang mit 100 ccm Wasser, läßt erkalten, filtriert und gibt auf je 10 ccm des Filtrates 20—40 Tropfen Eisessig und 2—6 Tropfen Phosphormolybdänsäurelösung zu.
2. Obiges Reagenz mit Zinksulfat gesättigt.
3. 6 Teile Carminsäure löst man in 1 Raumteil Alkohol und 4 Raumteilen Wasser.

Neurol. Zentralbl. 1888. 319.

Ure's Reaktion auf Methylalkohol.

Man versetzt die zu prüfende Flüssigkeit mit gepulvertem Ätzkali. Bei Anwesenheit von Methylalkohol tritt innerhalb einer halben Stunde Braunfärbung auf.

Ztschr. f. analyt. Chem. 3. 504.

Ury's Reaktionen auf Eiweiß in Faeces

sind die üblichen Reaktionen des Eiweißnachweises im Harn, wie Kochprobe und Reaktionen mit Ferrocyankalium und Salpetersäure. Näheres siehe: Arch. f. Verdauungskr. 9. 219. — Schlößmann, Ztschr. f. klin. Med. 60. 272. — Chem. Zentralbl. 1907. I. 138.

Ussow's Injektions-Reagenz für mikroskop. Zwecke

ist eine Lösung von 0,25 g Methylenblau in 100 ccm 0,5 %iger Kochsalzlösung.

Ztschr. f. wiss. Mikroskop. 1901. 320.

Utz' Reagenz auf Blut

ist eine alkalische, durch Reduktion mit Zinkstaub entfärbte Lösung von Phenolphthaleïn, die nach Zusatz von Wasserstoffsuperoxyd durch Blut rosenrot gefärbt wird.

Merck's Bericht 1903. 151.
Chem. Ztg. 1903. 1151.
Südd. Apoth. Ztg. 1903. 839.
Weitbrecht, Pharm. Zentrh. 1911. 580.
Kober, Münchener med. Woch. 1911. 1834.
Sartory, Pharm. Ztg. 1911. 922.

Utz' Reagenz zur Balsamuntersuchung

ist Zinnchlorürlösung (Bettendorf's Reagenz).
Chem. Revue über d. Fett- und Harz-Ind. 1907. 185.
Pharm. Zentrh. 1907. 769.

Utz' Reaktion auf Formaldehyd in Milch.

Erwärmt man gleiche Teile Milch und konzentr. Salzsäure (D. $=$ 1,19) und einige Körnchen Vanillin, so entsteht eine schöne Violettfärbung. Bei Anwesenheit von Formaldehyd tritt dagegen eine gelbe Färbung ein.

Chem. Ztg. 1905. 669.

Utz' Reagenz auf gekochte und ungekochte Milch

ist eine Lösung von 1 g Ursol D (p-Phenylendiamin) in 300 ccm Alkohol. — 2 ccm Milch mischt man mit 0,5 ccm Wasserstoffsuperoxyd (3 ccm 30 %iges $H_2 O_2$ und 97 ccm Wasser) und schüttelt mit einigen Tropfen Reagenz. Ungekochte Milch färbt sich sofort blau, gekochte Milch färbt sich nicht.

Chem. Ztg. 26. 1121.
Chem. Zentralbl. 1903. I. 59.
Pharm. Zentrh. 1903. 264.

An Stelle von Wasserstoffsuperoxyd schlägt der Autor später Ammonpersulfat oder Kaliumperkarbonat vor.

Chem. Ztg. 27. 300.
Chem. Zentralbl. 1903. I. 1046.
Vergl. Storch's Reag.
W i r t h l e, Chem. Ztg. 1903. 432.

Utz' Reaktion auf Mineralsäuren im Essig.

Man invertiert eine Lösung von 4 g Rohrzucker in 10 ccm Essig, schüttelt 3 mal mit Äther aus, läßt die ätherische Lösung nach dem Filtrieren verdunsten, trocknet den Rückstand auf dem Dampfbad und gibt einige Tropfen Resorcinsalzsäure (1 : 100) zu. Bei Gegenwart von Mineralsäuren tritt rosa bis rote Färbung auf.

Österr. Chem. Ztg. 1908. 326.
Chem. Zentralbl. 1909. I. 405.

Valenta's Reagenz zur quantitativen Ermittelung von Holzschliff in Papier

ist eine Lösung von Anilinsulfat 1 : 10 oder Phloroglucinsalzsäure. Näheres siehe: Chem. Ztg. 1904. 502; Pharm. Zentrh. 1904. 746.

Valenta's Reagenz auf Teeröle

ist Dimethylsulfat, das nur Benzolkohlenwasserstoffe, nicht aber aliphatische Kohlenwasserstoffe in der Kälte lösen soll. Näheres siehe: Chem. Ztg. 1906. 266. — Ztschr. f. angew. Chem. 1907. 1002. — Chem. Zentralbl. 1906. I. 1912. — G r a e f e, ebenda 1907. I. 1813.

Valenta's Reagenz zur Prüfung der Fette

ist Eisessig, in dem sich Fette und fette Öle je nach ihrer Abstammung bei verschiedener Temperatur klar lösen. Näheres sowie tabellarische Zusammenstellung siehe: Ztschr. f. analyt. Chem. 24. 295. — Dingler's Journ. 252. 296.

Valentiner's Reaktion auf Galle im Harn.

Man schüttelt 50 ccm Harn mit 5 ccm Chloroform. Bei Anwesenheit von Galle färbt sich letzteres gelb.

Ztschr. f. analyt. Chem. 5. 264.
C u n i s s e t , Journ. de Pharm. 3. 50.

Valser's Reagenz auf Alkaloide

ist eine gesättigte, wässerige Lösung von Quecksilberjodid (Quecksilberjodür?) in 10 %iger Jodkaliumlösung.
Vergl. Mayer's Reagenz.
Répert. de Chim. pure et appl. 1862. 460.
Ztschr. f. analyt. Chem. 2. 79.
Arch. der Pharm. 1864. 254.
Chem. Zentralbl. 1864. 1103.

Vamvakas' Reaktion auf Gelatine (in Stärkesirup).

10 %ige Gelatinelösung gibt mit Neßler's Reagenz beim Kochen sofort einen glänzenden, in verdünnterer Lösung mehr matten, bleigrauen Niederschlag, auch wenn man dem Reagenz etwas Weinsäure zusetzt.
Annal. analyt. appl. 12. 58. 139.
Chem. Zentralbl. 1907. I. 1158. 1706.
Apoth. Ztg. 1907. 293.
Pharm. Journ. 1907. 807.
Südd. Apoth. Ztg. 1908. 714.

Vamvakas' Reagenz auf Gummiarten

ist Neßler's Reagenz. Näheres siehe: Annal. Chim. analyt. appl. 12. 12. — Chem. Zentralbl. 1907. I. 676.

Vamvakas' Reagenz auf Saponin

ist Neßler's Reagenz (auf Ammon.). Kocht man eine wässerige Saponinlösung und gibt nach dem Abkühlen etwas Reagenz zu, so entsteht ein gelber bis orangegelber Niederschlag, der sich nach einigen Stunden grüngrau und dann grau färbt. Die nicht abgekühlte Lösung liefert sofort einen grauen Niederschlag. Salpetersäure oder konzentr. Weinsäurelösung verhindert eine Fällung.
Annal. Chim. analyt. appl. 1906. 161.
Chem. Zentralbl. 1906. II. 167.
R o s e n t h a l e r , Pharm. Zentrh. 1906. 581; Chem. Zentralbl. 1906. II. 717.
Südd. Apoth. Ztg. 1907. 306.
Ztschr. f. angew. Chem. 1907. 796.
Apoth. Ztg. 1907. 384.
Lübeck, Pharm. Ztg. 1908. 682.
B e h r e , Ztschr. Unters. Nahr.-Genußm. 1911. 22. 498.
Pharm. Zentrh. 1912. 1045.

Vanderkleed's Reaktion auf Gurjun in Copaivabalsam

ist eine Modifikation von Dodge Olcott's Reaktion.

Vergl. Pharm. Zentrh. 1907. 425.
Americ. Journ. of Pharm. 80. 11.
Südd. Apoth. Ztg. 1908. 454.
Chem. Zentralbl. 1908. I. 1097.
Vergl. Turner's Reaktion.

Vanino's Reagenz auf colloidale Metallösungen

ist Baryumsulfat, das colloidale Lösungen von Gold, Silber etc. fällt und entfärbt, nicht aber gelöste Farbstoffe, wie Anilinfarben etc. Es dient also zum Nachweise, ob die Färbung einer Lösung von gelösten oder fein suspendierten Stoffen herkommt.
Chem. Repert. 1902. 66.
Berl. Ber. 1902. 662.
Chem. Zentralbl. 1902. I. 736.

Vanino-Seemann's Reaktion auf Gold

beruht auf der Reduktion von Goldlösungen durch Wasserstoffsuperoxyd und Natronlauge, wobei das Metall quantitativ abgeschieden wird.
Berl. Ber. 1899. 1968.

Vanlair's Reagenz zum Fixieren mikroskop. Präparate.

a) Man löst 0,2 g Osmiumsäure und 0,7 g Chromsäure in 180 ccm Wasser und 10 ccm Eisessig.
b) Man löst 0,5 g Osmiumsäure und 0,5 g Kaliumdichromat in 200 ccm Wasser und gibt 20 g 2 %ige Eosinlösung zu.

Arch. d. Biol. 1885. 130.
Bull. Acad. royale de Méd. Belg. 1891. 626.
Ztschr. f. wiss. Mikroskop. 1892. 99.

Vasmer's Reagenz auf Veratrin

ist rauchende Schwefelsäure, die mit Veratrin eine amethystfarbige bis dunkelrote Färbung gibt.
Arch. der Pharm. 2. 74.
Chem. Zentralbl. 1835. 636.

Vassale's Reagenz zum Färben mikroskop. Präparate.

a) Eine heiß bereitete Lösung von 1 g Hämatoxylin in 100 ccm Wasser.
b) Eine gesättigte, wässerige Lösung von neutralem Kupferacetat.
c) Eine Lösung von 2,5 g Ferricyankalium und 2 g Borax in 300 ccm Wasser.

Ztschr. f. wiss. Mikroskop. 1890. 518.
E b e r t h - F r i e d l ä n d e r , Mikroskop. Techn. 1894. 260.

Vassale's Reagenz zum Fixieren mikroskop. Präparate

ist eine Lösung von 5 g Aldehyd und 3—4 g Kaliumdichromat in 100 ccm Wasser. Gebraucht für die Golgi-Methode.
Rivist. sperim. Freniatria et di Medicina 1895.
Monit. Zoolog. Ital. 1895. 82.
Enzyklop. d. mikroskop. Techn. 1903. 147. 488.
Ztschr. f. wiss. Mikroskop. 1896. 494.

Vassallo's Reagenz auf Metalle.

Man erhitzt 50 g Campecheholz mit 100 g Alkohol 3 Stunden lang am Rückflußkühler, filtriert, taucht Filtrierpapierstreifen in dieses Extrakt und trocknet sie. Zinn- und Bismutsalzlösungen geben unter bestimmten Voraussetzungen mit dem Papier eine Violettfärbung. Näheres siehe: Gazz. Chim. Ital. 1911. **41.** II. 204. — Chem. Zentralbl. 1912. I. 443.

Vaudin-Winogradow's Reaktion auf bakterielle Verunreinigung der Milch.

In einer verschließbaren Flasche mischt man 100 ccm Milch mit 5 Tropfen Indigokarminlösung (1 : 1000), füllt mit Milch vollkommen an, verschließt mit dem Glasstöpsel und läßt bei zerstreutem Tageslicht stehen. Bei Anwesenheit anaerober Bakterien verschwindet die blaue Färbung allmählich. Die Zeit, die hierzu nötig ist, gibt einen Anhaltspunkt für die gute Beschaffenheit der Milch. Bei einwandfreiem Melk- und Aufbewahrungsverfahren hält sich die Färbung bis zu 48 Stunden. Näheres siehe: Pharm. Journ. 1908. 903. — Chem. Ztg. 1908. Rep. 565.

Vecchi siehe Bindo de Vecchi.

Velardi's Reagenz auf Aldehyde (in ätherischen Ölen)

ist Benzolsulfohydroxamsäure. Erhitzt man einige Tropfen des ätherischen Öles mit einer Spur des Reagenzes und alkoholischer Kalilauge, kühlt ab, verdünnt mit Wasser, fügt etwas Äther und nach dem Neutralisieren mit Salzsäure etwas Eisenchlorid zu, so tritt eine rote bis gelbe Färbung auf.

Gazz. chim. ital. **34.** II. 66.
Chem. Zentralbl. **75.** II. 733.
Ztschr. f. analyt. Chem. 1907. 185.

v. d. Velden's Reagenz auf Salzsäure im Magensaft ist eine Lösung von Methylviolett, Fuchsin oder Tropäolin 00.

Deutsches Arch. f. klin. Med. **23.** 31.

Venable's Reaktion auf Eisen.

Eine durch konzentr. Salzsäure blau gefärbte Cobaltnitratlösung wird durch Spuren von Eisenoxydsalzen grün gefärbt. Eisenoxydulsalze geben diese Reaktion nicht.

Journ. of anal. Chem. **1.** 312.
Chem. Ztg. 1887. Rep. 202.

Ventre's Reagenz auf Zucker.

a) Eine Mischung gleicher Teile Nitrobenzol und Alkohol.
b) Eine gesättigte, wässerige Lösung von Ammoniummolybdat.

10 ccm der Zuckerlösung kocht man 3 Minuten lang mit 5 Tropfen des Reagenzes a und 20 Tropfen des Reagenzes b und 12 Tropfen konzentr. Schwefelsäure. Hierbei entsteht eine an Intensität dem Zuckergehalt entsprechende Blaufärbung. (Gebraucht zu kolorimetr. Zwekken.)

Zentralbl. f. d. Zuckerindustrie 1902. 998.
Ztschr. f. analyt. Chem. 1906. 352.
Ztschr. f. angew. Chem. 1905. 1272.
Bull. de l'assoc. chim. 1902. 1475.

Veratti's Reagenz zum Fixieren mikroskop. Präparate

ist eine Mischung von 2 ccm Kaliumdichromatlösung (5 %), 2 ccm Kalium-Platinchloridlösung (0,1 %) und 1—2 ccm Osmiumsäurelösung (1 %).

S u c h a n o w , Neurol. Zentralbl. 1902. 777.
Ztschr. f. wiss. Mikroskop. 1903. 86.

Verhassel's Reaktion auf α- und β-Naphthol.

1. Chlorkalklösung färbt die wässerige Lösung von α-Naphthol violett, von β-Naphthol grüngelb.
2. Ferrocyankalium färbt die wässerige Lösung von α-Naphthol violett, von β-Naphthol lichtgelb.
3. Ferricyankalium färbt die wässerige Lösung von α-Naphthol braun, von β-Naphthol grüngelb.
4. Ammoniak färbt die wässerige Lösung von α-Naphthol nicht, jene von β-Naphthol grünlich.
5. Eisenchlorid färbt die alkoholische Lösung von α-Naphthol violett (Niederschlag), von β-Naphthol grünlich (Niederschlag).

Ztschr. d. öst. Apoth. Ver. **44.** 335.
Ztschr. f. analyt. Chem. **31.** 461.

Verhoeff's Reagenz zum Färben mikroskop. Präparate.

a) Lösung von 1 g Hämatoxylin in 20 g absolut. Alkohol mit einem Zusatz von 8 g wässeriger 10 %iger Eisenchloridlösung und 8 g Lugol's Reagenz. — b) 2 %ige Eisenchloridlösung. — c) Lösung von 0,2 g Eosin (wasserlösl.) in 100 ccm Alkohol (80 %).

Journ. Americ. Med. Assoc. 1908. Nr. 11.
Deutsche med. Woch. 1908. 705.
Merck's Bericht 1908. 233.

Verven's Reagenz auf Alkaloide

ist eine Lösung von 5 g Cadmiumjodid und 10 g Jodkalium in 100 ccm Wasser. Gibt man 5 ccm mit Schwefelsäure angesäuerte Alkaloidlösung zu 1 ccm Reagenz, so entsteht eine Trübung oder Fällung. Empfindlichkeitsgrenze für A c o n i t i n = 1 : 13 700, A t r o p i n = 1 : 1600, B r u c i n = 1 : 14 600, C h i n i n = 1 : 32 300, C i n c h o n i n = 1 : 18 400, C o c a ï n h y d r o c h l o r i d = 1 : 16 900, S t r y c h n i n = 1 : 19 200, V e r a t r i n = 1 : 5400.

Annal. de Pharm. **13.** 145.
Chem. Ztg. 1897. Rep. 116.

di Vetere's Reaktion auf Rizinusöl im Olivenöl.

Schüttelt man Olivenöl mit konzentr. Salzsäure, so bilden sich bei Anwesenheit von Rizinusöl beim Stehen drei Schichten.

Merck's Report 1900. 342.

Viallanes' Reagenz zum Färben mikroskop. Präparate.

1. a) 1 %ige, wässerige Lösung von Osmiumsäure; b) 25 %ige Ameisensäure; c) Goldchloridlösung 1 : 5000.

Annal. des Scienc. Nat. 1883. 42.
Histolog. et Dév. des Insect. 1883. 42.

B a s t i a n , Lee-Mayer's Grundz. d. mikroskop. Techn. 1898. 218.
B o c c a r d i , Journ. Roy. Microsc. Soc. 1888. 155.
B e r n h e i m , Arch. f. Anat. u. Physiol. 1892. Suppl. 29.
Vergl. Cohnheim's Reagenz.
2. a) Eine 1 %ige, wässerige Lösung von Kupfersulfat; b) eine Lösung von 0,25 g Hämatoxylin in 25 ccm Alkohol und 75 ccm Wasser. Gebraucht zum Färben des Zentralnervensystems.
Annal. des Scienc. Nat. 1892. 356.

Vibert's Reagenz zur Konservierung von Blutkörperchen
ist eine Lösung von 5 g Quecksilberchlorid und 20 g Natriumchlorid in 1000 ccm Wasser.
Hager's Handb. d. pharm. Praxis 1902. II. 817.

Vicario's Reaktion auf Abrastol
beruht auf der Bildung einer grünen Fluoreszenz bei der Einwirkung von sirupöser Phosphorsäure und Formaldehyd auf Abrastol.
Stazioni speriment. agrarie 1904. 234.
Giornale di Pharm. di Chim. 1906. 482; 1908. 58.
V i t a l i , Chem. Zentralbl. 1908. I. 1779.

Vignal's Reagenz zum Fixieren mikroskop. Präparate
ist eine Lösung von 1 g Osmiumsäure in 100 ccm Wasser und 100 ccm Alkohol (90 %).
Arch. de Physiol. Paris 1884. 181.
R a n v i e r , Leçons d'Anat. génér. etc. 76.
Enzyklop. d. mikroskop Techn. 1903. 1058.

Vignon's Reaktion auf Phosphor in Schwefelphosphor.
Leitet man Wasserstoff über Schwefelphosphor, so tritt bei Anwesenheit von weißem Phosphor Phosphoreszenz des Wasserstoffs ein. Letzterer verbrennt mit grüner Flamme.
Compt. rend. 1905. 1449.

Villavecchia-Fabri's Reagenz auf Sesamöl
ist konzentr. Salzsäure (D. = 1,19), die etwas Furfurol enthält. Man schüttelt gleiche Teile Öl und Reagenz. Bei Anwesenheit von Sesamöl tritt Rotfärbung ein. (Vergl. Baudouin's Reaktion.)
Répert. d. Pharm. 1899. 437.
v a n E c k , Apoth. Ztg. 1907. 962.
F l e i g , Chem. Zentralbl. 1908. II. 1699.

Ville-Derrien's Reagenz auf Fluor
(Blutreagenz) ist eine Lösung von defibriniertem, zu Methämoglobin reduziertem Blut und Kaliumoxalat. Näheres siehe: Ztschr. f. analyt. Chem. 1908. 190.

Villedieu's Reaktion auf Nitrate in Bromiden.
Die Lösung des Salzes wird mit überschüssigem Bleiessig gefällt, das Blei mit Natriumsulfat entfernt und das Filtrat mit konzentr. Schwefelsäure versetzt. Man verwendet 1 ccm Filtrat und 1 ccm Schwefelsäure. 1 Tropfen hiervon bringt man auf einem Uhrglas zu einer Anreibung von Ferrosulfat und Schwefelsäure. Nitrate bewirken eine rosaviolette Färbung.
Journ. de Pharm. et de Chim. 1909. II. 66.

Villiers-Fayolle's Reagenz auf Chlor
ist eine Mischung von 20 ccm gesättigter, wässeriger Lösung von o-Toluidin, 100 ccm gesättigter, wässeriger Anilinlösung und 30 ccm Essigsäure. Das Reagenz wird durch freies Chlor blau gefärbt.
Compt. rend. 118. 1413.

Vinassa's Reagenz zum Färben pflanzlicher mikroskop. Präparate
Siehe Ztschr. f. wiss. Mikroskop. 1891. 34—50.

Vincent's Reaktion auf α- und β-Naphthol.
α-Naphthol gibt mit Jodsäure einen gelblichen, flockigen Niederschlag, der sich sehr bald violett färbt; β-Naphthol gibt mit Jodsäure einen Niederschlag, der allmählich rot wird; nach einiger Zeit ist die Lösung rötlich und der Niederschlag rotbraun.
Merck's Report 1902. 59.

Vintschgau's Reaktion auf Eiweiß
ist identisch mit Humbert's Reaktion (Biuretreaktion).
Vergl. N i c k e l , Die Farbenreakt. d. Kohlenstoff-Verb. 1890. 98.

Violette's Reagenz auf Glukose.
a) Eine Lösung von 34,64 g Kupfersulfat in 500 ccm Wasser;
b) eine Lösung von 200 g Seignettesalz und 130 g Natriumhydroxyd in 500 ccm Wasser. Zum Gebrauch werden gleiche Volumina von a und b gemischt.
Chem. Ztg. 1900. 710.
Pharm. Zentrh. 1900. 572.
Merck's Index 1902. 263.

Virgili's Reagenz auf Chlorsäure
ist eine Lösung von 5 g Anilinchlorhydrat in 100 ccm Salzsäure (1,12). Es wird durch Chlorate blau gefärbt.
Annal. Chim. analyt. appl. 14. 85, 170, 289.
Ztschr. f. angew. Chem. 22. 1898.
Ztschr. f. analyt. Chem. 49. 390.
Chem. Zentralbl. 1909. I. 1503, II. 473, 1695.

Virgili's Reagenz auf oxydierende Agenzien
ist Urin, der infolge seines Gehaltes an ungefärbten Chromogenen durch Farbenerscheinungen Oxydationsmittel anzeigt. Mischt man 1 g bezw. 1 ccm der zu prüfenden Substanz mit 1 ccm Harn und 5 ccm Salzsäure (1,12), so erhält man bei Anwesenheit von oxydierenden Stoffen eine mehr oder weniger intensive Rotfärbung.
Annal. Chim. analyt. appl. 14. 129.
Chem. Zentralbl. 1909. I. 1671.

Visser's Reaktion auf Ammoniak.
(Indophenolreaktion.) Versetzt man eine Lösung von Chlorammonium mit Chlorkalk, dann mit Phenol und zuletzt mit Natronlauge, so färbt sich die Mischung blau.
Pharm. Weekblad 48. 1000.
Chem. Zentralbl. 1911. II. 991.

Vitali's Reaktionen auf Abrastol

siehe: Boll. Chim. Farm. **47.** 291. — Chem. Zentralbl. 1908. II. 103.

Vitali's Reagenz auf Alkaloide

ist eine Lösung von 1 g Arrhenal (Natriummonomethylarseniat) in 100 g Wasser. Das Reagenz gibt mit einer Reihe von wässerigen Alkaloidlösungen Niederschläge, die eine charakteristische Krystallform zeigen, so z. B. mit Strychninsulfat (noch 1 : 10 000) schöne Nadeln. Näheres siehe: Bollet. Chim. Farm. 1905. 229. — Ztschr. d. öst. Apoth. Ver. 1905. 501.

Vitali's Reaktion auf Amylalkohol

beruht auf charakteristischen Farbenerscheinungen beim Mischen von konzentr. Schwefelsäure mit verschiedenen Volumen Amylalkohol. Näheres siehe: Pharm. Zentrh. 1883. 574. — L'Orosi, VI, 10, 328.

Vitali's Reaktion auf Alkohol.

Die zu prüfende Flüssigkeit versetzt man mit Schwefelkohlenstoff, Ätzkali, Ammoniummolybdat und überschüssiger, verdünnter Schwefelsäure. Bei Anwesenheit von Äthylalkohol entsteht eine Rotfärbung (auf der Bildung von Molybdänxanthogenat beruhend). Bollet. Chim. Farm. **38.** 377. Ztschr. f. analyt. Chem. **39.** 604.

Vitali's Reaktion auf Atropin.

Übergießt man Atropin mit Kaliumchloratlösung, so entstehen blaugrüne Streifen und man erhält schließlich eine hellgrüne Lösung. Ztschr. f. analyt. Chem. **21.** 581.

Vitali's Reaktion auf Atropin und Daturin.

Dampft man etwas Atropin oder Daturin mit etwas rauchender Salpetersäure zur Trokkene ein, so entsteht auf Zusatz von alkoholischer Kalilauge eine violette Färbung, die bald in Rot übergeht. Arch. der Pharm. **15.** 307. Ztschr. f. analyt. Chem. **20.** 563. B e c k m a n n, Arch. der Pharm. 1886. 481. G i o t t o und S p i c a, Pharm. Zentrh. 1891. 26. M e n e g a z z i, Ztschr. d. öst. Apoth. Ver. **48.** 373. V i t a l i, Répert. de Pharm. **50.** 544; Ztschr. d. öst. Apoth. Ver. **49.** 247; Ztschr. f. analyt. Chem. **38.** 134.

Vitali's Reaktion zur Unterscheidung von Atropin und Strychnin.

Dampft man Strychnin mit rauchender Salpetersäure auf dem Dampfbade zur Trockene und gibt nach dem Erkalten 4 %ige, alkoholische Kalilauge zu, so entsteht (wie beim Atropin) eine violette Färbung, welche aber schnell verschwindet und in Rot übergeht. (Unterschied von Atropin.) M e n e g a z z i, Berl. Ber. **27.** Ref. 275.

Vitali's Reaktion auf Blut neben Eiter

ist eine Modifikation von Almén's Reaktion. Bei Anwesenheit von Eiter tritt schon auf Zusatz von Guajaktinktur eine Blaufärbung auf, Blut gibt dieselbe erst mit Terpentinöl.

Siehe Almén's Reaktion. Gazz. chim. ital. **10.** 213. L'Orosi **10.** 325. Bollet. Chim. Farm. **41.**

Vitali's Reaktion auf Chloroform.

1. Die zu prüfende Flüssigkeit wird mit Zink und Schwefelsäure versetzt und das aus einer dünnen Spitze entweichende Wasserstoffgas angezündet. Hält man in diese Flamme einen Kupferdraht, so färbt sie sich bei Anwesenheit von Chloroform grünblau.
2. Leitet man Chloroformdämpfe in eine Lösung von Thymol und Ätzkali, so entsteht eine violette Färbung.

Näheres siehe: Ztschr. f. analyt. Chem. **21.** 616; **43.** 121. — Berl. Ber. **15.** 541. — Gazz. Chim. ital. **11.** 489. — Chem. Ztg. 1902. 828.

Vitali's Reaktion auf Chlorsäure.

Chlorate oder Chlorsäure geben mit konzentr. Schwefelsäure und Anilinsulfat eine intensiv blaue Färbung. Bollet. Chim. Farm. **38.** 201.

Vitali's Reaktion auf Cocaïn.

Erhitzt man etwas Cocaïn mit Schwefelsäure (D. = 1,84) bis zur Entwickelung von Schwefelsäuredämpfen und gibt ein Körnchen jodsaures Kalium zu, so färbt sich die Mischung grün, später blau bis rotviolett. Pharm. Ztg. **36.** 72. Ztschr. f. analyt. Chem. **30.** 265. Pharm. Zentrh. 1891. 362.

Vitali's Reaktion auf Formaldehyd

beruht auf einer weißlichen, milchigen Trübung, die eine nicht zu konzentr. Lösung von Phenylhydrazin in Formaldehyd enthaltenden Flüssigkeiten hervorbringt. Näheres siehe Jahresbericht d. Pharm. 1898. 299. — Bollet. Chim. Farm. 1898. 321.

Vitali's Reaktion I auf Gallenfarbstoffe

beruht auf der Abscheidung der Gallenfarbstoffe durch frisch gefälltes Bleisulfid oder Aluminiumhydroxyd. Den Bleiniederschlag behandelt man mit Alkohol, der sich bei Anwesenheit von Gallenfarbstoff grün färbt; der Aluminiumniederschlag ist gelb bis grün gefärbt und kann außerdem noch zu Gmelin's Reaktion verwendet werden.

Ztschr. f. analyt. Chem. **31.** 725. Jahresbericht f. Tierchem. 1894. 676.

Vitali's Reaktion II auf Gallenfarbstoffe.

Die zu prüfende Flüssigkeit versetzt man mit Schwefelsäure und Kaliumnitrit. Es tritt Grünfärbung ein, welche rasch in Gelb, dann in Rot und Blau übergeht.

Jahresbericht f. Tierchem. 1873. 149. J o l l e s, Ztschr. f. analyt. Chem. **29.** 402. V i t a l i, ebenda **31.** 725.

Vitali's Reaktion auf Gallensäuren.

Die zu prüfende Flüssigkeit wird mit verdünnter Schwefelsäure vorsichtig eingedampft, bis die Färbung über Violettrot in Gelb übergegangen ist. Man gibt allmählich Wasser zu, wodurch bei Anwesenheit von Gallensäuren eine gelbgrüne Färbung und dann ein blaugrüner Niederschlag entsteht. Den Niederschlag löst man unter Zugabe von wenig Zukker in Alkohol und verdunstet diese Lösung in einem Porzellanschälchen. Nach dem Verdunsten des Alkohols wird der Rückstand rotviolett und beim Stehen an der Luft blau.

Berl. Ber. **14.** 547.

Ztschr. f. analyt. Chem. **20.** 480; **31.** 725.

D e u b n e r , Ztschr. f. analyt. Chem. **25.** 458.

V i t a l i , Jahresbericht f. Tierchem. 1892. 539 und 1894. 676.

Vitali's Reaktion auf Guajakol und Kreosot.

Mischt man einen Tropfen einer Formollösung (1 : 1000) und einen Tropfen wässeriger Guajakollösung mit 1 ccm konzentr. Schwefelsäure, so entsteht eine klare, violette Flüssigkeit; bei Anwesenheit von Kreosot trübt sich die Flüssigkeit unter Abscheidung carminroter Flocken. Verwendet man als Reagenz statt Formol Acetaldehyd, so gibt Kreosot eine carmoisinrote Färbung.

Ztschr. d. öst. Apoth. Ver. **52.** 795.

Vitali's Reaktion auf Harnsäure.

Modifikation von Ganassini's Reaktion. Näheres siehe: Boll. Chim. Farm. 1911. **50.** 799. — Chem. Zentralbl. 1912. I. 1252.

Vitali's Reaktion auf Jodoform.

Schmilzt man Jodoform mit etwas Kaliumhydroxyd und Thymol, so erhält man eine violett gefärbte Masse, die sich in Alkohol mit violetter Farbe löst. Schwefelsäure verwandelt letztere in Scharlachrot.

Jahresbericht f. Tierchem. 1883. 72.

Gazz. Chim. ital. 1881. 489.

Vitali's Reaktion auf Morphin und Codeïn.

Erwärmt man Morphin mit konzentr. Schwefelsäure und Natriumarseniat, so entsteht eine zuerst blauviolette, dann hellgrüne Färbung, welche mit Wasser rosenrot und blau, durch Ammoniak grün wird.

Erwärmt man Morphin mit Schwefelsäure und Natriumsulfid, so färbt sich die Mischung fleischrot, violett und dann dunkelgrün. Gibt man nach Zusatz von Natriumsulfid etwas Kaliumchlorat in Schwefelsäure zu, so färbt sich die Mischung zuerst grün, dann violett und im Überschuß von Kaliumchlorat gelb. Codeïn gibt ähnliche Farbenreaktionen.

Ztschr. f. analyt. Chem. **21.** 581.

Vitali's Reaktion auf Mangan.

Versetzt man die Lösung eines Mangansalzes in verdünnter Schwefelsäure mit Kaliumbromat, so färbt sie sich rotviolett.

Bollet. Chim. Farm. **37.** 545.

Chem. Zentralbl. 1898. II. 942.

Ztschr. f. analyt. Chem. 1904. 418.

Vitali's Reaktion auf Phenol.

Eine Lösung von Kaliumchlorat in konzentr. Schwefelsäure wird durch Spuren Phenol grün, dann blau gefärbt.

Chem. Zentralbl. (4.) **3.** II. 91.

Ztschr. f. analyt. Chem. **31.** 89.

Vitali's Reagenz auf Saccharin

ist eine Lösung von Mercuronitrat, die mit Saccharinlösungen einen weißen Niederschlag gibt.

Boll. Chim. Farm. **38.** 297.

T a g l i a r i n i , ebenda 46. 645.

Chem. Zentralbl. 1907. II. 1456.

Vitali's Reagenz auf Salicylsäure

ist eine wässerige Lösung von Kupfersulfat, die bis zur Farblosigkeit verdünnt ist. — Versetzt man eine Salicylsäurelösung mit 1 Tropfen des Reagenzes und verdampft zur Trockene, so erhält man einen grünen Rückstand.

Boll. Chim. Farm. **45.** 701.

Chem. Zentralbl. 1906. II. 1782.

Vitali's Reaktion auf Sulfonal.

Beim Erwärmen von 1 Teil Sulfonal mit 3 Teilen Kaliumhydroxyd entsteht ein lauchartiger Geruch und allmählich eine gelbe bis rötliche, nach dem Erkalten scharlachrote Färbung. Auf Zusatz von Wasser entsteht eine trübe, blaue Lösung, die sich auf Zusatz von Salzsäure unter Abscheidung von Schwefel und Entwickelung von schwefliger Säure vorübergehend violett färbt. Nach dem Eindampfen zur Trockene, Lösen in Wasser, Filtrieren und Zugeben von Chlorbaryum entsteht ein Niederschlag von Baryumsulfat.

Erhitzt man Sulfonal und Kaliumhydroxyd bis zum Schmelzen des Reagenzglases, in dem die Reaktion vorgenommen wird, so erhält man eine blaue Schmelze.

Pharm. Zentrh. 1903. 6.

Bollet. Chim. Farm. 1900. 461.

Chem. Zentralbl. **71.** II. 646.

Ztschr. f. analyt. Chem. 41 74.

Vitali's Thalleiochinreaktion.

Verreibt man 0,01 g Chininsalz mit etwa derselben Menge Kaliumchlorat und 1 Tropfen konzentr. Schwefelsäure und gibt überschüssige Ammoniakflüssigkeit zu, so erhält man eine grüne Lösung.

Ztschr. f. analyt. Chem. **26.** 740.

M y l i u s , Pharm. Zentrh. 1886. 292.

Vitali's Reaktion auf Urochloralsäure im Harn

beruht auf der Reduzierbarkeit des bei der Spaltung der Urochloralsäure entstehenden Trichloräthylalkohols zu Äthylalkohol, der dann mit Vitali's Reaktion auf Alkohol identifiziert werden kann. Näheres siehe: Bollet. Chim. Farm 38. 377. — Ztschr. f. analyt. Chem. 39. 604. — Chem. Zentralbl. 1899. II. 147.

Vitali's Reaktion auf Hydrastin.

1. Wird wenig Hydrastin mit Schwefelsäure angerührt und ein Kryställchen Kaliumnitrat zugegeben, so tritt eine gelbbraune Färbung auf, die auf tropfenweisen Zusatz von Zinnchloridlösung in Rotviolett übergeht.

Vitali

2. Wenig Hydrastin erhitzt man mit 4 bis 6 Tropfen Salpetersäure zum Sieden, dampft dann bei gelinder Wärme zur Trockene und versetzt den gelblichen Rückstand mit alkoholischer Kalilösung. Hierbei entsteht eine dunkelgrüne, nach dem Eindampfen grünlichbraune Färbung. Dieser Rückstand färbt sich nach dem Erkalten mit konzentr. Schwefelsäure intensiv violett. Empfindlichkeitsgrenze = 0,1 mg Hydrastin.

Répert. de Pharm. **3.** 60.

Vitali-Stroppa's Reaktionen auf Coniin.

1. Man löst 1 g Kaliumpermanganat in 200 ccm konzentr. Schwefelsäure. — Vermischt man einige Tropfen dieses Reagenzes mit wenig Coniin, so geht die grüne Farbe des Reagenzes in Violett über.

2. Trichloressigsäure ruft in Coniinlösungen eine Trübung hervor, die sich im Überschuß der Säure löst. Bei vorsichtigem Verdampfen dieser Lösung hinterbleiben mikroskopisch kleine Nadelbüschelchen.

L'Orosi **23.** 73.
Chem. Ztg. 1900. Rep. 170.
Pharm. Zentrh. 1900. 429.
Bollet. Chim. Farm. 1900. 221.

Vogel's Reaktion auf Alkohol im Chloroform.

Behandelt man Chloroform mit etwas trockenem Ätzkali und gießt das Chloroform ab, so hat sich bei Anwesenheit von Alkohol etwas Kali gelöst. In diesem Falle wird auf Zusatz von Pyrogallol eine Gelb- bis Braunfärbung eintreten oder befeuchtetes, rotes Lackmuspapier wird mit dem Chloroform gebläut werden.

Répert. de Pharm. **18.** 305.
Ztschr. f. analyt. Chem. **8.** 473.
Vergl. auch Blachez' Reaktion.

Vogel's Reaktion auf Chenopodiumsamen im Mehl

beruht auf einer gelben Färbung, die Mehl bei Anwesenheit von Chenopodiumsamen gibt, wenn man es mit einer Mischung von 70 %igem Alkohol und verdünnter Salzsäure schüttelt.

Ztschr. f. analyt. Chem. **20.** 579.

Vogel's Reaktion auf Chinin.

(Rufiochinreaktion.) Gibt man zu einer Chininlösung Chlorwasser und einen Überschuß von konzentr. Ferrocyankaliumlösung, so entsteht eine rote Färbung, die am Lichte nach einigen Stunden in Grün übergeht. Diese Reaktion gelingt noch in einer Chininlösung 1 : 2500. Wenn die Reaktionsflüssigkeit sauer ist, muß etwas Ammoniak zugesetzt werden.

Liebig's Annal. **73.** 221; **86.** 122.
Chem. Zentralbl. 1850. 591.
Kerner, Archiv. f. Physiolog. **2.** 200 od. Ztschr. f. analyt. Chem. **9.** 135.
Flückiger, Neues Jahrbuch d. Pharm. **136.** od. Ztschr. f. analyt. Chem. **11.** 317.
Vogel, Ztschr. f. analyt. Chem. **23.** 78.

1883 machte Vogel neuere Mitteilungen über obige Reaktion. Hiernach hat man der Chininlösung zuerst Chlor- oder Bromwasser, dann Ferrocyankalium und zuletzt Borax oder Natriumphosphat zuzufügen.

Sitz.-Ber. d. math. phys. Klasse der Akad. d. Wiss. München 1883. 69.
Vergl. auch Kletzinsky's Reaktion.

Vogel's Reaktion auf Cobalt.

Eine Lösung, die Cobaltsalze enthält, färbt sich auf Zusatz von konzentr. Rhodanammonlösung blau. Schüttelt man mit Amylalkohol, so geht die blaue Farbe in denselben über. Letzterer Umstand ist geeignet, geringe Mengen Cobalt in anderen Salzen nachzuweisen.

Treadwell, Chem. Ztg. 1901, Rep. 20. — Pharm. Zentrh. 1901. 181.

Vogel's Reaktion auf Glukose.

Alkalische Lösungen von Glukose entfärben beim Kochen Lackmustinktur.

Ztschr. f. analyt. Chem. **1.** 378.
Vergl. Mulder's u. Neumann-Wender's Reaktion.

Vogel's Reaktion auf verdorbenes Mehl

beruht darauf, daß die Stärkekörner guten Mehles durch eine Lösung von Anilinviolett wenig oder gar nicht tingiert werden, während die Stärkekörner verdorbenen Mehles unter dem Mikroskope fast alle gefärbt erscheinen.

Ztschr. f. analyt. Chem. **19.** 110.

Vogel's Reaktion auf Narceïn.

Narceïn, in einem Uhrglase mit Chlorwasser übergossen, gibt auf Zusatz von Ammoniak eine blutrote Färbung.

Berl. Ber. **7.** 906.
Chem. Zentralbl. 1874. 555.
Nach Neubauer gibt auch Tannin diese Reaktion. Ztschr. f. analyt. Chem. **13.** 323.

Vogel's Reaktion auf Salpetersäure im Trinkwasser.

10—15 ccm Trinkwasser verdampft man nach Zugabe von etwas echtem Blattgold und einiger ccm Salzsäure auf einige ccm ein. In Anwesenheit von Salpetersäure (Nitraten) färbt sich die Lösung gelblich und wird auf Zusatz von Zinnchlorürlösung mehr oder weniger rot gefärbt. (Bei Anwesenheit von Salpetersäure geht etwas Gold in Lösung.)

Neues Repert. f. Pharm. **24.** 666.
Ztschr. f. analyt. Chem. **15.** 478.
Chem. Zentralbl. 1876. 167.

Vogel's Reaktion auf Zucker im Glycerin

ist identisch mit Hager's Reaktion.

Neues Repert. f. Pharm. **18.** 24.

Vogel-Reischauer's Reaktion auf Eiweißstoffe

ist eine Biuretreaktion (siehe Brücke's Reaktion).

Buchner's neues Repert. **8.** 529.
Chem. Zentralbl. 1860. 301.

Vogtherr's Reagenz als Ersatz für Schwefelwasserstoff

ist eine 10—12 %ige Lösung von Ammoniumdithiokarbonat.

Berl. Ber. 1898. 228.
Merck's Ber. 1898. 29.

Vohl's Reaktionen auf Anilinfarben (auf Stoffen)

beruhen auf Farbenveränderung unter der Einwirkung von konzentr. oder verdünnter Salzsäure.
Tabellarische Zusammenstellung siehe Dingler's Polytechn. Journ. 173. 211.
Chem. Zentralbl. 1864. 1101.

Vohl's Reaktion auf Naphthalin.

Behandelt man Naphthalin mit konzentr. Salpetersäure, mischt mit Wasser, wäscht den Rückstand mit 20%igem Alkohol und verdampft ihn dann mit wenig Kalilauge und Schwefelkalium zur Trockene, so erhält man einen Rückstand, der sich in Alkohol mit rotvioletter Farbe löst.
Polytechn. Notizbl. 1867. 336.
Ztschr. f. analyt. Chem. 7. 117.

Voisenet's Reaktion auf Acrolein.

Lösungen von Acrolein 1 : 500 bis 2000 geben mit dem Nitritreagenz des Autors nach Zusatz von Eiweißlösung eine grüne bis grünlichblaue Färbung.
Compt. rend. 150. 1614, 151. 518.
Journ. de Pharm. et de Chim. 1910. II. 214.
Répert. de Pharm. 1910. 495.
Pharm. Post 1912. 807.

Voisenet's Reagenz auf Formaldehyd.

Auf 1 Liter Salzsäure (D. $=$ 1,18) gibt man $^1/_2$ ccm (starke Nitritsäure) oder $^1/_4$ ccm (schwache Nitritsäure) einer 3,6%igen Kaliumnitritlösung zu. 2—3 ccm Eiweißlösung versetzt man mit einem Tropfen der zu prüfenden Flüssigkeit und dann mit dem dreifachen Volumen starker Nitritsäure. Bei Gegenwart von Formaldehyd entsteht sofort Rosafärbung, die nach 5 Minuten in Violett übergeht.
Bull. Soc. Chim. Paris 1905. (33.) 1198.
Pharm. Ztg. 1906. 118.
Ztschr. d. öst. Apoth. Ver. 1906. 95.
Chem. Zentralbl. 1906. I. 90, 1910. I. 1993.
Südd. Apoth. Ztg. 1906. 186.
Compt. rend. 150. 40. 879.

Voisenet's Reaktion auf Methylalkohol (in Äthylalkohol)

gründet sich auf des Autors Reaktion auf Formaldehyd. Näheres siehe: Bull. Soc. Chim. Paris (3) 33. 1198. — Chem. Zentralbl. 1906. II, 1284. — Giorn. Farm. Chim. 1906. 494. — Journ. de Pharm. et de Chim. 1912. I. 240. — Merck's Bericht 1912. 110.

Voisenet's Reaktion auf Methylalkohol in Tinkturen

beruht auf dem Nachweis des bei der Oxydation des Methylalkohols durch Chromsäure entstandenen Methylals. 4 ccm des Destillates werden mit 1 ccm einer wässerigen Eiweißlösung (5 : 1) und 15 ccm einer Lösung von 0,00036 g Kaliumnitrit in 200 ccm konz. Salzsäure in ein Wasserbad von 50° gestellt.

Bei Anwesenheit von Methylal entsteht eine violette Färbung. Näheres siehe: Journ. de Pharm. et de Chim. 1912, 240. — Zentralbl. d. ges. Arzneimittelkunde 1912. 106.

Volcy-Boucher's Reaktion auf α- und β-Naphthol.

Man löst 0,5 g Naphthol in möglichst wenig Alkohol und gibt 2 ccm Kupfersulfatlösung (10%) und 4 ccm frisch bereitete Kaliumcyanidlösung (10%) zu. α-Naphthol verursacht einen violettroten, β-Naphthol einen gelben Niederschlag.
Annal. Chim. analyt. appl. 13. 335.
Répert. de Pharm. 1908. 289.
Apoth. Ztg. 1908. 522.

Volcy-Boucher u. Girard's Reaktion auf Resorcin (oder Kupfer).

Resorcinlösungen geben auf Zusatz von Kupfersulfat und Kaliumcyanid unter 1% eine grüne Fluoreszenz, über 1% außerdem noch eine rote Färbung. Zur Ausführung der Reaktion versetzt man die zu prüfende Lösung mit einigen Tropfen $^1/_{10}$ Norm. Kupfersulfat und ebensoviel $^1/_{10}$ Norm. Cyankalium und verdünnt diese Mischung bis zur gelbroten Färbung. Die Fluoreszenz ist im auffallenden Licht zu beobachten.
Annal. Chim. analyt. appl. 15. 13.
Répert. de Pharm. 1909. 433.
Merck's Bericht 1909. 322.
Ztschr. f. angew. Chem. 1910. 1286.
Südd. Apoth. Ztg. 1910. 462.
Vergl. auch Girard's Reaktion.

Volhard's Kaseinlösung zur Trypsinbestimmung.

100 g feinkörniges Kasein werden in einem 2 Liter-Meßkolben in 1,5 Liter Chloroformwasser eingeweicht, mit 80 ccm Norm. Natronlauge versetzt und auf dem Dampfbade unter häufigem Umschütteln erwärmt, bis alles Kasein gelöst ist. Man erhitzt noch rasch auf 85—90°, um eventuell vorhandene Keime und Fermente zu zerstören. Nach dem Erkalten wird mit Wasser auf 2 Liter ergänzt und etwas Toluol zugesetzt. Ausführung der Probe siehe: Münchener med. Woch. 1907. 404.

Volhard's Reaktion auf Mangan.

Erhitzt man eine manganhaltige Substanz mit Salpetersäure und Bleisuperoxyd, so entsteht eine purpurrote Färbung von Übermangansäure.
Vergl. Hafner-Krist, Ztschr. österr. Apoth. Ver. 1907. 388.

Volland's Reaktion auf Lebertran.

Echter Dorschlebertran wird auf Zusatz von konzentr. Schwefelsäure **zuerst violett,** dann braunrot und zuletzt schwarz gefärbt.
Arch. der Pharm. 61. 146.
Chem. Zentralbl. 1850. 368.

Vondrasek's Reaktion auf Chinin.

(Eine Thalleiochinreaktion.) Versetzt man Chinin mit etwas Kaliumbromat, Wasser und verdünnter Salzsäure und schüttelt um, bis

Chlorgeruch auftritt, so ruft überschüssiges Ammoniak eine grüne Färbung hervor.

> Merck's Bericht 1908. 253.
> Apoth. Ztg. 1908. 557.

Vorisek's Reaktion auf Methylalkohol in Äthylalkohol.

1 ccm des zu prüfenden Äthylalkohols wird mit 1 ccm 0,8 %iger Chromsäurelösung und 5 ccm Wasser in geeigneter Weise destilliert. Das Destillat mischt man mit 1 Tropfen 0,4 %iger Eisenchloridlösung und 2 Tropfen Eiereiweißlösung (1 : 50) und unterschichtet mit Schwefelsäure. Methylalkohol (bezw. Formaldehyd) bewirkt einen violetten Ring. Empfindlichkeitsgrenze $=$ 0,1 % Methylalkohol.

> Journ. Soc. Chem. Ind. 1909. **28.** 823.
> Répert. de Pharm. 1910. 315.

Vorländer's Reagenz auf Aldehyde

ist Dimethylhydroresorcin. Dasselbe liefert mit Aldehyden schwer lösliche Kondensationsprodukte, deren Schmelzpunkte für den betreffenden Aldehyd charakteristisch sind. So liefert z. B. Formaldehyd in wässeriger Lösung mit einer wässerigen Lösung von Dimethylhydroresorcin das bei 187—188⁰ schmelzende Methylen-bis-Dimethylhydroresorcin. Näheres siehe E r d m a n n, Ztschr. f. angew. Chem. 1901. 938 u. Pharm. Zentrh. 1901. 723. — V o r l ä n d e r, Liebig's Annal. **309.** 348. — Berl. Ber. **30.** 1801. — S t r a u ß, Dissert., Halle a. S. 1899.

Vortmann's Reaktion auf Blausäure. (Nitroprussidreaktion.)

Die zu prüfende Flüssigkeit versetzt man mit einigen Tropfen Kaliumnitritlösung, 2 bis 4 Tropfen Eisenchloridlösung und so viel verdünnter Schwefelsäure, daß die gelbbraune Farbe eben in eine hellgelbe übergegangen ist. Hierauf erhitzt man die Lösung bis zum Kochen, kühlt ab, fällt das überschüssige Eisen durch etwas Ammoniak, filtriert und gibt zum Filtrate 1—2 Tropfen stark verdünntes, farbloses Schwefelammon. War Blausäure vorhanden, so färbt sich die Lösung violett, dann blau, grün und zuletzt gelb. Bei sehr geringen Mengen tritt nur eine bläuliche Färbung ein. Empfindlichkeitsgrenze $=$ 1 : 3 125 000.

> Ber. d. Wiener Akad. 1887. 508.
> Monatsh. f. Chem. **7.** 416.
> Ztschr. f. analyt. Chem. **26.** 642.
> G i f f e n, Chem. Zentralbl. 1910. II. 1327.

Vortmann's Reaktion auf Phenol.

Erwärmt man Phenol mit Jod und Natronlauge auf 50—60⁰ C., so entsteht ein dunkelroter Niederschlag. Näheres siehe: Berl. Ber. **22.** 2313 und Ztschr. f. physiol. Chem. **17.** 122.

Vosges-Proskauer's Reaktion (Diacetylreaktion der Proteine)

beruht auf der Oxydation des im Kulturmedium von den Bakterien aus Zucker gebildeten Acetylmethylcarbinols zu Diacetyl, das bei Gegenwart von Alkali mit Proteinen einen

violettroten, grün fluoreszierenden Körper liefert.

> Ztschr. f. Hygiene **28.** 20.
> Harden, Proceed. Royal Soc. B. **77.** 424.
> Harden-Norris, Journ. of Physiol. **42.** 332.
> Chem. Zentralbl. 1911. II. 392.

Vosseler's Reagenz für mikroskop. Zwecke

ist eine Mischung gleicher Volumina Alkohol und venetianischen Terpentins. Gebraucht als Einbettungsmittel.

> Ztschr. f. wiss. Mikroskop. 1889. 292.
> E b e r t h - F r i e d l ä n d e r, Mikroskop. Techn. 1894. 134.
> Ztschr. f. angew. Mikroskop. 1904. 8.

Votoček's Reagenz auf Sulfite neben Thiosulfaten.

Man mischt eine Lösung von 0,075 g Fuchsin in 300 ccm Wasser mit einer Lösung von 0,025 g Malachitgrün in 100 ccm Wasser. Auf 2—3 ccm der zu prüfenden Flüssigkeit gibt man einige Tropfen Reagenz. Sulfite bewirken sofortige Entfärbung, nicht aber Thiosulfate oder Thionate.

> Berl. Ber. **40.** 414.
> Chem. Zentralbl. 1907. I. 843.
> Chem. Ztg. 1907. Rep. 157.
> Merck's Report 1907. 141.

Vournasos' Reagenz auf Milchsäure im Magensaft.

Man löst 1 g Jod und 0,5 g Jodkalium in 50 ccm Wasser, filtriert und gibt 5 g Methylamin zu. — Den zu prüfenden Magensaft macht man mit Natronlauge alkalisch, erhitzt zum Sieden und gibt 1—2 ccm Reagenz zu. Anwesende Milchsäure wird durch das Reagenz in Jodoform und das Isonitril übergeführt.

> Ztschr. f. angew. Chem. **15.** 172.
> C r o n e r u. C r o n h e i m, Berl. klin. Woch. 1905. 1080.

Vournasos' Reagenz auf Aceton im Harn

ist das vorhergenannte Reagenz, das auf Aceton in gleicher Weise wie auf Milchsäure reagiert.

> Bull. Soc. Chim. Paris 1904. 137.
> Chem. Ztg. 1904. Rep. 78.
> Ztschr. f. angew. Mikroskop. 1904. 239.
> Chem. Zentralbl. 1904. I. 761.

Vournasos' Reaktion auf Arsen und Phosphor

beruht auf der Bildung von Arsen- bezw. Phosphorwasserstoff bei der trockenen Erhitzung von Arsen oder Phosphor mit Natriumformiat. Näheres siehe: Berl. Ber. 1910. **43.** 2264. — Compt. rend. **150.** 464. — Chem. Zentralbl. 1910. I. 1415, II. 1122.

Vreven's Reaktion auf Chinidin.

In schwefelsaurer Lösung liefert Chinidin beim Schütteln mit Marmé's Reagenz einen Niederschlag, der, unter dem Mikroskope betrachtet, aus feinen, zu Büscheln vereinigten Krystallen besteht. Nach einiger Zeit entstehen breite Krystalle, deren Form von denen des Chinins, Cinchonins und Cinchonidins verschieden ist.

Chem. Ztg. 1897. Rep. 255.
Annal. de Pharm. 1897. 466.

Vreven's Reaktion auf Fette.

Bei der Einwirkung von Schwefelsäure und Rohrzucker auf Fette und Öle entsteht eine Gelb- bis Braunfärbung, die in 10 Minuten in Rosa und dann in ein beständiges Lila übergeht. Bei festen Fetten muß man erwärmen.

Annal. de Pharm. 1896. 9.
Pharm. Zentrh. 1896. 212.

Vreven's Reaktion zur Unterscheidung von Kreosot und Guajakol.

1 Tropfen der zu prüfenden Flüssigkeit schüttelt man in einem Reagenzglase mit 3 Tropfen Äther, 2 Tropfen konzentr. Salpetersäure, 2 Tropfen Salzsäure und läßt den Äther freiwillig verdunsten. Guajakol gibt hierbei gut ausgebildete, nadelförmige Krystalle, Kreosot nur ölige Tropfen.

Ztschr. d. öst. Apoth. Ver. **50.** 711.
Ztschr. f. analyt. Chem. **37.** 132.

Vreven's Reaktion auf Lebertran.

Man mischt 5 ccm Lebertran mit 5 ccm Äther und dann mit 5 ccm Alkohol (92 bis 98 %). Nach dem Absetzen gießt man die obere Schicht in ein Schälchen und gibt rauchende Salpetersäure zu. Es entsteht eine vorübergehende himmelblaue Färbung. (Vorsicht!)

Annal. de Pharm. 1906. 97.
Pharm. Ztg. 1906. 403.
Nouv. Remèd. 1906. 425.
Pharm. Zentrh. 1907. 453.

Vriens' Reagenz zur Nitratbestimmung.

a) Eine Lösung von Ferroammonsulfat, 25 g im Liter enthaltend, mit einem Zusatz von etwas Schwefelsäure.
b) Eine Lösung von Natriumnitrat, 5 g im Liter enthaltend.
c) Eine 0,1 %ige Ferricyankaliumlösung.
d) Konzentr. Schwefelsäure.

Näheres siehe: Ztschr. f. analyt. Chem. 1907. 416.

de Vrij's Reagenz I auf Alkaloide
ist Phosphormolybdänsäure; siehe Sonnenschein's Reagenz II auf Alkaloide.

de Vrij's Reagenz II auf Alkaloide
ist eine wässerige Lösung von Quecksilberjodid-Jodkalium.

Vergl. Mayer's u. Valser's Reagenz.
Ztschr. f. analyt. Chem. **2.** 80.

de Vrij's Reagenz auf Chinin.

2 Teile Chinoidinsulfat werden in 8 Teilen Wasser gelöst, das 5 % Schwefelsäure enthält. Hierzu gibt man nach und nach eine Lösung von 1 Teil Jod und 2 Teilen Jodkalium in 100 Teilen Wasser. Dadurch entsteht ein orangegelber Niederschlag, der beim Erwärmen harzartig zusammenbäckt. Man gießt ab,

wäscht mit warmem Wasser und trocknet im Wasserbade. Einen Teil des Rückstandes löst man in 6 Teilen warmem Alkohol (90 bis 92 %). Nach dem Abkühlen wird filtriert und das Filtrat zur Trockene eingedampft. Man löst in 5 Teilen kaltem Alkohol und filtriert. Über die Anwendung dieses Reagenzes siehe Pharm. Journ. and Trans. 1875. 461.

Arch. der Pharm. (3) **10.** 72.
Chem. Zentralbl. 1877. 318.

de Vrij's Reaktion I auf Nebenalkaloide im Chininsulfat.

(Bisulfatprobe.) Eine tarierte Mischung von 5 g Chininsulfat und 12 ccm Normal-Schwefelsäure wird auf dem Dampfbade bis zur Bildung von kleinen Krystallen eingedampft, bis zum Erkalten gerührt, mit Wasser auf das ursprüngliche Gewicht gebracht und durch Glaswolle filtriert. Es wird mit Wasser nachgewaschen, bis das Filtrat 12 ccm beträgt. Das Filtrat versetzt man mit 12 ccm Äther und Natronlauge im geringen Überschuß, schüttelt und läßt 12 Stunden stehen. Die ausgeschiedenen Krystalle von Cinchonin und Cinchonidin sammelt man auf einem kleinen Filter, wäscht mit wenig Wasser, löst in Alkohol und verdampft letzteren in einer tarierten Schale. Der Rückstand gibt die vorhandene Menge von Cinchonidin an.

Vergl. Schäfer's Tetrasulfatprobe pag. 317, oder Arch. der Pharm. **224.** 844 u. Ztschr. f. analyt. Chem. **26.** 655.
Pharm. Zentrh. **27.** 552.
Ztschr. f. analyt. Chem. **26.** 654.
Chem. Zentralbl. (3) **16.** 968.
Repert d. analyt. Chem. **6.** 564.
L e n z , Ztschr. f. analyt. Chem. **27.** 594.

de Vrij's Reaktion II auf Nebenalkaloide im Chininsulfat.

(Chromatprobe.) Zu einer mit siedendem Wasser bereiteten Lösung von Chininsulfat 1 : 45 gibt man 2,5 g neutrales Kaliumchromat und kühlt auf 15° C. ab. Nach einer Stunde filtriert man und gibt zum Filtrate so viel Natronlauge, bis es Phenolphthaleïnpapier rötet. Anwesenheit von Cinchonidin oder anderen Nebenalkaloiden ergibt sich aus einer hierbei entstandenen Trübung (resp. Niederschlag).

Ztschr. f. analyt. Chem. **26.** 659; **27.** 575.
Chem. Ztg. 1887. Rep. 112.
Journ. de Pharm. et de Chim. (5). **15.** 360.

Vulpian's Reaktion auf Adrenalin (Nebennierensubstanz).

Die wirksame Substanz der Nebenniere gibt in wässeriger Lösung mit Jod eine rosarote Färbung. Vergl. Comessatti's und Fränkel-Aller's Reaktion.

Compt. rend. 1865. 663.
Ewins, Journ. of Physiol. 1910, No. 4.

Vulpian's Reagenz zum Fixieren mikroskop. Präparate
ist 2,8 %ige Eisenchloridlösung.

Siehe Platner's Reagenz.
B e h r e n s ' Tabellen 1892. 56.

Vulpius' Reaktion auf Acetanilid.

0,05 g Antifebrin kocht man mit 1 ccm Kalilauge und hält dann an einem Glasstabe einen Tropfen Chlorkalklösung darüber. Letzterer färbt sich gelb und bei weiterem Kochen violett.

Apoth. Ztg. 1887. 153.
Pharm. Zentrh. 1887. 249.

Vulpius' Reaktion auf Eucaïn im Cocaïn.

In einem graduierten Glaszylinder gibt man zu einer Lösung von 0,1 g Cocaïnhydrochlorid in 50 ccm Wasser 2 Tropfen Ammoniak und mischt durch Umschwenken. Bei Anwesenheit von 2 % Eucaïn entsteht sofort eine milchige Trübung, welche auf Zusatz von 10 ccm Wasser wieder verschwindet. Je mehr Eucaïn vorhanden, desto mehr Wasser ist zur Lösung der entstandenen Trübung nötig.

Ztschr. f. analyt. Chem. **38.** 197.
Pharm. Zentrh. 1896. 295.
E i g e l, Apoth. Ztg. 1903. 603.

Vulpius' Reaktion auf Morphin.

Erwärmt man Morphin (mindestens $^1/_4$ mg) mit 6 Tropfen konzentr. Schwefelsäure und 0,03—0,05 g Natriumphosphat bis zur Entwickelung weißer Dämpfe, so färbt sich die Mischung violett, nach raschem Abkühlen veilchenblau. Auf Zusatz von Wasser färbt sich die Mischung lebhaft rot und nach Zusatz von 3—5 g Wasser schmutziggrün. Damit geschütteltes Chloroform färbt sich blau.

Arch. der Pharm **225.** 256.
Ztschr. f. analyt. Chem. **30.** 250.
Chem. Ztg. 1887. Rep. 96.

Vulpius' Reaktion auf Paralbumin.

100 g der zu prüfenden Flüssigkeit filtriert man, mischt mit 600 ccm Wasser und läßt einige Stunden lang einen Strom von Kohlensäure hindurchstreichen. Bei Anwesenheit von Paralbumin (oder Globulin) entsteht eine Trübung und dann eine flockige Ausscheidung. Näheres siehe: Arch. der Pharm. (3) **15.** 307. — Chem. Zentralbl. (3) **10.** 760. — Ztschr. f. analyt. Chem. **19.** 381.

Vulpius' Reaktion auf Säure im Äther.

Man schüttelt 20 ccm Äther mit 10 ccm Wasser und 2 Tropfen Phenolphthaleïnlösung und gibt dann $^1/_{100}$ Normal-Kalilauge zu bis zur beginnenden Rotfärbung des Wassers. Aus der verbrauchten Menge läßt sich die etwa vorhandene Säure berechnen. Selbstverständlich müssen auch 10 ccm Wasser ohne Äther auf ihren Verbrauch von $^1/_{100}$ Lauge geprüft und dieser in Rechnung gebracht werden.

Pharm. Ztschr. f. Rußland 1894. 38.

Vulpius' Reaktion auf Sulfonal.

Erhitzt man etwas Sulfonal mit Cyankalium, so entwickelt sich ein Geruch nach Mercaptan.

Apoth. Ztg. 1888. 247.
Ztschr. f. analyt. Chem. **27.** 665.

Vulpius' Thalleiochinreaktion.

Nach dem Autor kann man bei Ausführung der bekannten Reaktion statt Chlorwasser auch Salzsäure und Kaliumchlorat verwenden.

Pharm. Zentrh. 1886. 280.
Chem. Ztg. 1886. Rep. 145.
Ztschr. f. analyt. Chem. **26.** 739.
Vergl. Vitali's Thalleiochinreaktion.

Vulpius' Reaktion auf Weinsäure in Citronensäure.

2 ccm einer Lösung von 1 g Kaliumacetat in 20 g Spiritus (90 %) versetzt man mit 1 ccm Citronensäurelösung (1 : 2 Wasser). Ist die Citronensäure rein, so entsteht (anfangs ein Niederschlag, dann aber) eine klare Lösung; ein Weinsäuregehalt von 2 % verursacht sofort, ein solcher von 1 % nach kräftigem Schütteln die Bildung von krystallinischem Weinstein.

Pharm. Ztg. **28.** 822.
Ztschr. f. analyt. Chem. **23.** 437.
Deutsches Arzneibuch II. 10.

Vulpius' Reaktion auf Wollfett (Lanolin).

Schichtet man eine Lösung von 0,02—0,03 g Lanolin in Chloroform über konzentr. Schwefelsäure, so entsteht an der Berührungsstelle eine feurig braunrote Schicht, die in 24 Stunden ihre höchste Intensität erreicht hat.

Arch. der Pharm. **224.** 298.
Ztschr. f. analyt. Chem. **28.** 256.

Waage's Reagenz auf Bombay-Macis

ist Kaliumchromatlösung. Versetzt man den alkoholischen Auszug der Macis mit wenig Reagenz, so färbt sich derselbe bei Anwesenheit von Bombay-Macis mehr oder weniger blutrot. Bei reiner Banda-Macis tritt kaum eine Veränderung der Farbe ein. Wenn man den Auszug reiner Banda-Macis zum Vergleiche heranzieht, soll sich noch 1 % Bombay-Macis nachweisen lassen.

Pharm. Zentrh. 1892. 373 und 1896. 874.

Eine mikroskopische Prüfung unter Zuhilfenahme von Kaliumdichromat beschreibt Waage in der Pharm. Zentrh. 1895. 131.

S c h i n d l e r, Ztschr. f. öffentl. Chem. 1902. 152.

Wacker's Reagenz auf Aldehyde, Alkohole und Kohlehydrate

ist p-Phenylhydrazinsulfosäure (oder auch andere Hydrazine), das mit genannten Stoffen bei Luftzutritt und Einwirkung überschüssiger Natronlauge Rotfärbung erzeugt. Näheres siehe: Berl. Ber. **41.** 266.

Wacker's Reaktion auf Blut im Harn

ist eine Modifikation der van Deen'schen Reaktion, die auf dem Filter vorgenommen wird, durch das der zu prüfende Harn vorher filtriert worden ist. Sie soll sich durch große Empfindlichkeit auszeichnen.

Münchener med. Woch. 1911. 197.
Merck's Bericht 1911. 421.
Pharm. Zentrh. 1911. 224.

Waegner's Reagenz auf Kohlenoxyd etc.

(Ammoniakalische Kupferchlorürlösung für Absorptionsgasanalyse.) Man löst 5 g Kupferchlorid ($CuCl_2 + 2H_2O$) in 25 ccm Wasser und 10 g Salzsäure (D. = 1,19), erhitzt diese Lösung bis zum Sieden und gibt nach Entfernung der Flamme und unter Umschwenken Natriumhypophosphit in kleinen Mengen zu, bis die Mischung farblos geworden ist. Nach schnellem Abkühlen gibt man konzentr. Ammoniakflüssigkeit im Überschuß zu und bringt die Lösung mit Ammoniakflüssigkeit (D. = 0,96) auf das gewünschte Volumen. (Sofort in den Absorptionsapparat abzufüllen!)

Öst. Chem. Ztg. 1903. 410.
Chem. Zentralbl. 1903. II. 963.
Ztschr. f. analyt. Chem. 1905. 118.

Waegner's Reagenz für analyt. Zwecke

ist eine Lösung von Acetylen in Aceton. Das Reagenz fällt neutrale Silbersalze und Kupferoxydulsalze. Näheres siehe: Öst. Chem. Ztg. 1903. 313. — Chem. Zentralbl. 1903. II. 597.

Wagenaar's Reaktion auf Fette in Wachs, Cetaceum etc.

beruht auf der Verseifung der Fette und dem Nachweis des hierbei gebildeten Glycerins in folgender Weise: 3 g der zu prüfenden Substanz kocht man mit 5 ccm alkoholischer Kalilauge, säuert an, filtriert, macht das Filtrat alkalisch, gibt einige Tropfen Kupfersulfatlösung zu, kocht auf und filtriert. Bei Gegenwart von Glycerin ist das Filtrat kupferhaltig (blau gefärbt).

Pharm. Weekblad 48. 479.
Chem. Zentralbl. 1911. I. 1765.

Wagenaar's Reaktion auf Mangan.

Versetzt man eine neutrale oder schwach saure Lösung von Mangansalzen mit Kaliumchromatlösung, so bilden sich mikroskopisch kleine, dunkelbraune, rosettenförmig gruppierte Krystalle.

Pharm. Weekbl. 1912. 49. 14.

Wagner's Reagenz auf Alkaloide

ist eine Lösung von 12,7 g Jod und 20 g Jodkalium in 1 Liter Wasser. Das Reagenz gibt mit Alkaloiden braune Niederschläge. Es kann auch zur quantitativen Bestimmung auf jodometrischem Wege verwendet werden.

Arch. der Pharm. 1863. 260.
H a g e r , Pharm. Prax. Erg.-Bd. 1883. 65.
Vergl. Rodionow's Reaktion.

Wagner's Reaktion auf Eosin (und Methyleosin).

Betupft man einen mit Eosin gefärbten Stoff mit Collodium, so entsteht sofort ein weißer Fleck. Eosinlösung in Collodium gegeben, wird sofort entfärbt.

Dingler's Journ. 220. 182.
Deutsche Industrie-Ztg. 1876. 4.

Wagner's Reaktion auf Nitrobenzol in Benzaldehyd.

Schüttelt man das Präparat mit Natriumbisulfitlösung, so löst sich Benzaldehyd, während Nitrobenzol ungelöst bleibt.

Chem. Zentralbl. 1867. 495.

Wagner's Reagenzien auf Phosphorsäure.

1. Ammoncitratlösung: Dieses Reagenz, das zur Bestimmung der citratlöslichen Phosphorsäure (in Thomasphosphatmehl) gebraucht wird, ist eine wässerige Lösung von Ammoniak und Citronensäure, im Liter genau 27,93 g NH_3 und 150 g Citronensäure enthaltend.
2. Molybdänlösung: 1 Liter einer wässerigen Lösung, enthaltend 150 g Ammonmolybdat und 400 g Ammonnitrat gießt man in 1 Liter Salpetersäure (D. = 1,19), läßt die Mischung 24 Stunden bei 35 ° C. stehen und filtriert.
3. Magnesiamixtur: Man löst 110 g Magnesiumchlorid und 140 g Chlorammon in 700 ccm 8 %igem Ammoniak und 1300 ccm Wasser. Diese Lösung filtriert man nach mehrtägigem Stehen.

Chem. Ztg. 1895. 1420.
Ztschr. f. analyt. Chem. **25.** 273.
K o e n i g , Landwirtsch. Stoffe 1906. 963.
J ö r g e n s e n , Ztschr. f. analyt. Chem. 1907. 370.
H e i k e , Chem. Zentralbl. 1909. II. 1943.

Wagner's Reagenz auf Salpetersäure

ist eine Lösung von 10 g Phenol in 40 g konzentr. Schwefelsäure und 20 g Wasser. Die zu prüfende Substanz erwärmt man mit diesem Reagenz und gießt die Mischung in ein Becherglas voll Wasser. Neutralisiert man mit Ammoniak, so entsteht eine grüne Färbung. Verwendet man an Stelle von Phenol Thymol oder Resorcin, so erhält man eine gelbe bezw. violette Farbenerscheinung.

Pharm. Ztg. 1907. 116.
Vergl. Sprengel's Reagenz.

Wagner's Reaktion auf salpetrige Säure.

Die zu prüfende Substanz erhitzt man mit Phenol kurze Zeit, gibt 1 ccm konzentr. Schwefelsäure zu und gießt die Mischung in Wasser. Nach dem Neutralisieren mit Ammoniak entsteht eine intensive blaue Färbung, wenn salpetrige Säure vorhanden war.

Pharm. Ztg. 1907. 117.
Chem. Zentralbl. 1907. I. 666.

Wagner's Reaktion auf Wolle und Seide

beruht auf dem Nachweis von Schwefel durch Nitroprussidnatrium. Schwefel ist in Wolle, aber nicht in Seide enthalten. Näheres siehe: Ztschr. f. analyt. Chem. 6. 23. — Polytechn. Zentralbl. 1867. 939. — Chem. Zentralbl. 1868. 95.

Wagner-Fresenius' Reagenz ist Wagner's Reagenz auf Alkaloide.

Wagner-Stutzer's Reagenz siehe Wagner's Reagenz (Molybdänsäure) auf Phosphorsäure.

Wahl's Reagenz zum Färben von Gonokokken

ist eine Mischung von 20 ccm konzentr., alkoholischer Auraminlösung, 15 ccm Alkohol (95 %), 20 ccm konzentr., alkoholischer Thioninlösung, 30 ccm konzentr., wässeriger Methylgrünlösung und 60 ccm Wasser.

Zentralbl. f. Bakt. und Parasitenk. 1903. 239.
Ztschr. f. wiss. Mikroskop. 1902. 518.
B e r n s t e i n , Gazeta lekarska 1903. Nr. 15.

Wahl-Meyer's Reaktion auf Cyclohexylidentetra-methyldiamidodiphenylmethan.

Die Lösung des Präparates in verdünnter Essigsäure wird durch Bleisuperoxyd blau gefärbt. Dieselbe Färbung erhält man, wenn man die alkoholische Lösung des Präparates mit Chloranil versetzt.

Bull. Soc. Chim. France 1910. I. 28.

Walbum's Reaktion auf Colophonium in Copaivabalsam.

In einem Reagenzglase werden 2 g Balsam mit 5,5 ccm absolutem Alkohol gemischt und diese Mischung zum Vergleich benutzt. In einem anderen Reagenzglase werden 4 ccm 1 %ige Ammoniakflüssigkeit und 1 ccm Aceton gemischt und eine Lösung von 2 g Balsam in 6 g Äther zugegeben, durchgeschüttelt und stehen gelassen, bis die untere, wasserhaltige Schicht ganz hell geworden ist. Diese darf bei dem Vergleich nicht dunkler erscheinen als die alkoholische Vergleichslösung. Dunkelfärbung zeigt Colophonium an. Empfindlichkeitsgrenze = 0,5 %.

Chem. Zentralbl. 1907. II. 273.
Pharm. Zentrh. 1907. 443.
Chem. Ztg. 1907. Rep. 300.

Walbum's Reaktion auf gewöhnlichen Terpentin in venetianischem Terpentin.

10 g venetianischen Terpentin löst man in 30 g Äther und stellt die Lösung in ein Wasserbad von 20,5 °. Nach 10 Minuten werden 8 ccm doppelt Norm. Ammoniak zugefügt. Die hierbei entstandene klare Mischung soll nach höchstens 11 Minuten zu einer Gallerte erstarren. Mehr als 10 % gewöhnlicher Terpentin bedingen ein viel späteres Erstarren.

Pharm. Zentrh. 1908. 911.

Waldeyer's Reagenz zum Färben mikroskop. Präparate
ist identisch mit Hermann's Reagenz.

Stricker's Handb. 1872. 958.
Vergl. auch Ztschr. f. wiss. Mikroskop. 1884. 93. 98.

Waldeyer's Reagenz zum Entkalken mikroskop. Präparate.

1. Man löst 0,01 g Palladiumchlorid in 1000 ccm 1 %iger Salzsäure.
2. Man löst 0,5 g Chromsäure in 100 ccm Wasser mit einem Zusatz von 2 ccm Salpetersäure.

Näheres siehe: H a u g , Ztschr. f. wiss. Mikroskop. 1891. 4. — L e e e t H e n n e g u y , Traité 1896. 320. — S t r i c k e r ' s Handb. 1872. — B e h r e n s ' Tabellen 1892. 85. — T h i e r s c h , Enzyklop. d. mikroskop. Techn. 1903. 650. — E b e r t h - F r i e d l ä n d e r , Mikroskop. Techn. 1894. 59. — Ztschr. f. wiss. Mikroskop. 1891. 4.

Waldmann's Reagenz zur Sporenfärbung
ist eine Mischung von 1 ccm Methylenblaulösung (0,2 %) mit 9 ccm Wasser und 0,2 bis 0,3 ccm Kalilauge (0,5 %).

Berl. tierärztl. Woch. 1911. **258.**
Merck's Bericht 1911. **358.**

Waldschmidt's Reagenz zur Pepsinbestimmung
ist Spritblaufibrin. Fibrin wird in einer Lösung von 0,5 g Spritblau in 1000 ccm Glycerin gefärbt. Gebr. wie Grützner's Carminfibrin. Näheres siehe: Arch. f. d. ges. Physiol. **143.** 189.

Wallach's Reaktion auf Sesquiterpen (Cadinen) in ätherischen Ölen.

Versetzt man die Lösung von Sesquiterpen in viel Eisessig mit konzentr. Schwefelsäure, so färbt sich die Mischung grün und dann indigoblau.

W a l l a c h , Liebig's Annal. **225. 227. 230. 238. 252. 271.** etc.
S c h m i d t , Pharm. Chem. 1896. II. 1901.

Wallart's Reagenz zum Färben mikroskop. Präparate.

a) 2 g Carmin werden in 10 ccm Wasser und 8 Tropfen reiner Salzsäure unter Kochen gelöst, 40 ccm absoluter Alkohol zugesetzt und umgerührt; warm filtriert und mit Alkohol auf 50 ccm ergänzt.
b) Gesättigte Lösung von Sudan III oder Fettponceau in 80—90 %igem Alkohol.
c) 1 g Ferrocyankalium in 20 ccm Wasser gelöst.

Man mischt 2 ccm von der Lösung a mit 2 ccm der Lösung b, gibt 2—3 Tropfen Salzsäure und zuletzt 2 ccm der Lösung c zu.

Münchener med. Woch. 1906. 2203.

Waller's Reagenz zur Blausäurebestimmung
ist eine Mischung gleicher Teile 0,002 %iger Blausäurelösung und 0,05 %iger (0,5 Natriumkarbonat enthaltender) wässeriger Pikrinsäurelösung, die 24 Stunden lang im Brutofen auf 40 ° erhitzt wird. Die so erhaltene rotgefärbte Lösung dient als Standardlösung, mit der andere in gleicher Weise behandelte Blausäurelösungen kolorimetrisch verglichen werden.

Proceed. royal Soc. London 1910. B. **82.** 574.

Walter's Reagenz auf Blut.

a) Lösung von 1 Tablette à 0,1 g Benzidin in 10 ccm Eisessig. b) Wasserstoffsuperoxyd 3 % oder Tabletten à 0,1 g Natriumperborat. Näheres siehe: Merck's Bericht 1909. 147 und 1910. 127. — Deutsche med. Woch. 1909. 130 und 1910. 309.

Walter's Reagenz zum Färben von Diphtheriebazillen.

Mischung von 4 Teilen 1 %iger Methylenblaulösung, 1 Teil polychromem Methylenblau, 5 Teilen 0,05 %iger Lösung von Bromeosin extra A. G. und 2,5 % Borax. — 500 Teile 0,01 %ige Lösung von Tropäolin 00 (in 0,25 %iger

Essigsäure) und 500 Teile 1 %ige Lösung von Bismarckbraun in absolut. Alkohol.

> Zentralbl. f. Bakteriol. Abt. 1. Orig. Bd. 64 136.
> Ztschr. f. wiss. Mikroskop. 1912. **29.** 262.

Wangerin's Reaktion auf Apomorphin.

Eine Lösung von 0,3 g Uranacetat und 0,3 g Natriumacetat in 100 ccm Wasser erzeugt in Lösungen von Apomorphin einen braunen Niederschlag, der, von Säuren gelöst und entfärbt, durch Alkalien wieder zum Vorschein gebracht wird. Morphin gibt mit dem Reagenz eine hyazinthrote bis orangegelbe Färbung.

> Chem. Zentralbl. 1902. II. 660.
> Pharm. Ztg. **47.** 588.
> Pharm. Zentrh. 1902. 469.

Wangerin's Reagenz auf Narceïn

ist Resorcin-Schwefelsäure. 0,02 g Resorcin verreibt man mit 10 Tropfen Schwefelsäure, gibt eine Spur Narceïn zu und erwärmt auf dem Wasserbade. Es tritt eine carmoisin- bis kirschrote Färbung ein. Verwendet man an Stelle von Resorcin Tannin, so erhält man eine grüne Mischung, die bei weiterem Erhitzen blaugrün, blau und dann schmutziggrün gefärbt wird. Narcotin und Hydrastin geben mit Tannin-Schwefelsäure eine ähnliche Reaktion.

> Pharm. Ztg. 1902. 916.
> Chem. Zentralbl. 1903. I. 58.
> Ztschr. f. analyt. Chem. 1904. 443.

Wangerin's Reaktion auf Narcotin

ist eine Modifikation von Schneider's Reaktion mit Zucker und Schwefelsäure oder Furfurol und Schwefelsäure.

Erhitzt man 0,01 g Narcotin mit 20 Tropfen konzentr. Schwefelsäure und 1—2 Tropfen 1 %iger Rohrzuckerlösung 1 Minute lang auf dem Dampfbade, so geht die anfangs grünlichgelbe Lösung durch Gelb, Braungelb, Braun und Braunviolett in Blauviolett über.

Verwendet man an Stelle von Zuckerlösung 1 %ige, wässerige Furfurollösung, so färbt sich die Mischung gelb, braungelb, braun, oliv und zuletzt dunkelbraun. Beim Stehen geht die Farbe in einen grünen Ton über.

> Pharm. Ztg. 1903. 668.
> Chem. Zentralbl. 1903. II. 772.
> Pharm. Zentrh. 1903. 855.

Warden's Reaktion auf Embeliasäure.

Eine alkoholische Lösung von Embeliasäure wird durch Eisenchlorid dunkelrotbraun, durch Ferrosulfat braun, durch Chlorzink violett (gefällt), durch Phosphormolybdänsäure hellgrün und durch Silbernitrat rotbraun gefärbt.

> Pharm. Journ. Transact. **18.** 601; **19.** 305.
> Merck's Bericht 1890. 16.

Warnecke's Reaktionen auf verholzte Zellmembranen

beruhen auf Farbenerscheinungen. Es bewirkt Jodlösung = Gelbfärbung, Indollösung und Schwefelsäure = rotviolette Färbung, Orcin

und konzentr. Salzsäure = blauviolette Färbung, Resorcin und Salzsäure = tiefblaue Färbung, Pyrogallol und Salzsäure = blaugrüne—blaue Färbung, Phloroglucin und Salzsäure = violettrote Färbung. Näheres siehe:

> Pharm. Ztg. 1888. 573 oder Chem. Ztg. 1888. Rep. 268.

Warren siehe **Bruce Warren.**

Wartha's Reaktion auf schweflige Säure im Wein beruht auf einer in Salpetersäure löslichen Trübung des Weindestillates mit Silbernitrat. Näheres siehe: Berl. Ber. **13.** 660; **16.** 200. — H a a s, Berl. Ber. **15.** 154. — L i e b e r m a n n, ebenda **15.** 439. — K i t i c s á n, ebenda **16.** 1179.

Wassermann's Reaktion auf Syphilis

siehe: Deutsche med. Woch. 1906. 745.

> Berl. klin. Woch. 1907. No. 50 u. 51.
> Merck's Bericht 1908. 334.
> Meier, Berl. klin. Woch. 1907. No. 51.
> Stern, ebenda 1908. No. 32.
> Michaelis-Lesser, ebenda 1908. No. 6.

Wassilieff's Reagenz auf Eiweiß

ist Amidoazobenzolsulfosäure. Gibt mit Eiweißlösungen Niederschläge.

> Gérard, Traité des urines. Paris (Vigot-frères) 1903. 167.

Watson's Reaktion auf Acetanilid.

Schmilzt man Acetanilid mit Borsäure über freier Flamme, so erhält man eine gelbe Schmelze, die einen charakteristischen Geruch (nach Honigklee oder Erdbeeren) aufweist. Nach Befeuchten mit Wasser tritt der Geruch deutlicher hervor.

> Americ. Journ. of Pharm. 1911. **83.** 269.
> Pharm. Zentrh. 1912. 15.
> Chem. Zentralbl. 1911. II. 640.

Wauter's Reaktion auf Saccharin.

Erhitzt man reines Saccharin mit etwas Phloroglucin und Schwefelsäure, so entsteht eine violette Färbung.

Wie der Autor später zugibt, ist diese Reaktion nicht dem Saccharin, sondern einer Verunreinigung des Phloroglucins (dem Diresorcin) eigentümlich.

> Chem. Ztg. 1903. 204. 1227.
> Vergl. auch Monit. scientif. **10.** 146.
> Chem. Zentralbl. 1906. I. 576.

Wayne's Reagenz auf Glukose.

Zu einer Lösung von 10 g Kupfersulfat in 50 ccm Wasser und 50 g Glycerin gibt man 325 ccm Kalilauge (D. = 1,14) und füllt mit Wasser zum Liter auf. Gebraucht wie Fehling's Reagenz.

> Merck's Index 1902. 264.

Wayne's Reaktion auf Rizinusöl im Copaivabalsam.

Da Rizinusöl in Petroleumbenzin unlöslich, Copaivabalsam aber vollständig löslich ist, so erkennt man einen Gehalt von Rizinusöl im Balsam an dieser Eigenschaft. Man schüttelt

den Balsam mit der dreifachen Menge Benzin. Bei Anwesenheit von Rizinusöl ist die Mischung milchig getrübt und beim Stehen trennt sie sich in zwei Schichten.
>Americ. Journ. of Pharm. (4) **3**. 326.
>Ztschr. f. analyt. Chem. **13**. 347.

Weber's Reaktion auf Indikan im Harn.

30 ccm Harn, 30 ccm konzentr. Salzsäure und 1—2 Tropfen verdünnte Salpetersäure erhitzt man bis zum Kochen. Schüttelt man das erhaltene Reaktionsgemisch mit Äther aus, so färbt sich letzterer bei Vorhandensein von Indikan rosenrot—carminrot—violett.
>Arch. der Pharm. **213**. 340.
>Ztschr. f. analyt. Chem. **18**. 634.
>Vergl. Hammarsten's Reaktion.

Weber's Reaktion auf Blut im Harn

ist eine Modifikation von Almén's Reaktion. Die Reaktion mit Guajaktinktur und Terpentinöl wird mit der ätherischen Ausschüttelung des mit Essigsäure versetzten Harnes vorgenommen.
>Siehe Almén's Reaktion.
>Berl. klin. Woch. 1893. 441.
>Münchener med. Woch. 1903. 2145.
>S c h u m m , ebenda 1907. 1580.
>D r e y e r , Münchener med. Woch. 1909. 1384.
>L i n z , ebenda 1909. 1742.

Weber's Reaktion auf gekochte und ungekochte Milch.

Schüttelt man 2 ccm Milch in einem Reagenzglase mit einem Tropfen Wasserstoffsuperoxyd (3 %) und 5 Tropfen Kreosot, so wird die Mischung, wenn die Milch ungekocht war, in 1—2 Minuten mattbraunrot, dann hellorange und nach 10—20 Minuten rotorange.
>Wiener med. Presse 1903. 1795.

Weber-Tollens' Reaktion auf Formaldehyd.

Beim Erwärmen von Formaldehyd oder dessen Derivaten (Methylenderivate) mit konzentrierter Salzsäure und Phloroglucin scheiden sich erst weißliche, dann rotgelbe, flockige Niederschläge ab.
>Liebig's Annal. **299**. 316.
>Berl. Ber. **30**. 2510.
>C l o w e s , ebenda **32**. 2841.

Wedell's Reagenz auf Säuren, Blei und andere Metalle

ist ein alkoholischer Auszug von Campecheholz 1 : 100. Näheres siehe: Pharm. Zentrh. 1884. 517 — Pharm. Journ. 1884. 717; — Chem. Zentralbl. 1884. 895.

Wedl's Reagenz zum Konservieren mikroskop. Präparate

ist eine wässerige Lösung von Lävulose mit dem Brechungsindex 1,5.
>B e h r e n s ' Tabellen 1892. 65.
>Enzyklop. d. mikroskop. Techn. 1903. 704.

Wedl's Reagenz zum Färben mikroskop. Präparate

ist eine Lösung von Orseille in einer Mischung von 20 ccm Alkohol, 40 ccm Wasser und 5 ccm Essigsäure (60 %).

>Arch. f. pathol. Anat. 1878. 148.
>Fol's Lehrb. 1884. 192.

Weehuizen's Reaktion auf Cyanwasserstoff.

Die zu prüfende Flüssigkeit versetzt man mit einigen Tropfen einer alkalischen Phenolphthalinlösung und gibt etwas Kupfersulfatlösung (1 : 200) zu. Bei Gegenwart von Blausäure entsteht eine rote Färbung. Empfindlichkeitsgrenze = 1 : 500 000.
>Pharm. Weekblad 1905. Nr. 12.
>Apoth. Ztg. 1905. 270.
>Pharm. Ztg. 1905. 282.
>Journ. de Pharm et de Chim. 1905. I. 32.
>Chem. Ztg. 1905. Rep. 103.
>Ztschr. f. angew. Chem. 1905. 746.
>Pharm. Zentrh. 1905. 256.
>Vergl. Merck's Bericht 1903. 151.
>T h i e r y , Apoth. Ztg. 1907. 92.

Weehuizen's Reaktion auf Pyramidon.

Pyramidon gibt mit Jodjodkalium — oder Brombromkalium charakteristische Krystalle. Näheres siehe: Journ. de Pharm. et de Chim. 1907. 297. — Nouv. Reměd. 1907. 201.

Wefers-Bettink's Reaktionen auf Anilin.

Anilinwasser gibt noch in einer Verdünnung 1 : 69 000 mit Bromwasser einen fleischfarbigen Niederschlag. — Calciumhypochlorit erzeugt eine violette, bald schmutzigrot werdende Färbung. — Hält man einen mit Salzsäure imprägnierten Fichtenspahn über siedende Anilinlösung, so färbt sich dieser gelb.
>Pharm. Weekblad 1912. 757.
>Zentralbl. d. ges. Arzneimittelkunde 1912. 333.

Wefers-Bettink's Reaktion auf Sulfonal.

Erhitzt man Sulfonal mit Eisenpulver, so entsteht ein knoblauchartiger Geruch. Dieselbe Reaktion erhält man nach Kippenberger mit Magnesiumpulver.
>Chem. Ztg. **13**. Rep. 289.
>K i p p e n b e r g e r , Ztschr. f. analyt. Chem. **41**. 73.

Wefers-Bettink's Reaktion auf Mannit
siehe Bettink's Reaktion.

Wefers-Bettink und **Dissel's** Reagenz auf Ptomaïne

ist eine Lösung von 2 g Eisenchlorid in 2 ccm 1 %iger Salzsäure und 98 ccm Wasser, der 0,5 g Chromsäure zugegeben werden. — Man löst cirka 1 mg des Ptomaïns in 1 Tropfen 1 %iger Salzsäure und gibt 1 Tropfen Reagenz zu. Auf Zusatz von Ferricyankalium entsteht eine blaue Färbung (Berlinerblau). Außer Morphin sollen nur Ptomaïne diese Reaktion geben.
>Nederl. Tijdschr. v. Pharm. Févr. 1884.
>Berl. Ber. **17**. Ref. 379.

Weichardt's Epiphaninreaktion
siehe: Berl. klin. Woch. 1908. No. 20. — Chem. Ztg. 1908. No. 20. — Zentralbl. f. Bakt. **42**. 148. Ref. — Med. Klinik 1909. No. 12. —

Münchener med. Woch. 1910. 1981 und 1911.
1662. — Deutsche med. Woch. 1911. 154. —
Südd. Apoth. Ztg. 1911. 20. — Korff-Peter-
sen, Ztschr. f. Hygiene u. Inf. 1912. 72. 343. —
Münchener med. Woch. 1912. 2461.

Weichardt-Müller's Immunitätsreaktion.

Zur Ausführung der Reaktion sind folgende
Reagenzien nötig: a) Blutlösung, d. h. 2 kleine
Tropfen Blut aus der Fingerbeere in 10 ccm
Wasser; b) 1 g gereinigtes Guajakharz in 10
ccm Alkohol (96 %); c) Perhydrol, mit 9 Teilen
Wasser verdünnt. Die nähere Beschreibung
und wissenschaftliche Begründung der Reak-
tion siehe: Kreuter, Bruns Beitr. z. klin.
Chirurg. 76. No. 3. — Therap. d. Gegenw.
1912. 372.

Weidel's Reaktion auf Sarkin (Hypoxanthin).

Erwärmt man kleine Mengen Sarkin mit
Chlorwasser und einer Spur Salpetersäure,
verdampft vorsichtig im Wasserbade zur
Trockene und setzt den Rückstand Am-
moniakdämpfen aus, so färbt er sich dunkel-
rosenrot.
  Liebig's Annal. 158. 365.
  Ztschr. f. analyt. Chem. 11. 96.
  S a l o m o n, Berl. Ber. 16. 198; 18. 3408.
  K o s s e l, Ztschr. f. physiol. Chem. 6. 426.
  S c h e r e r, Liebig's Annal. 112. 267.
  F i s c h e r, ebenda 215. 310.
  N i c k e l, Die Farbenreaktionen der Koh-
  lenstoff-Verbind. 1890. 91.

Weidel's Reaktion auf Xanthin
siehe dessen Reaktion auf Sarkin.

Weidenreich's Injektionsmasse für mikroskop.
Zwecke
  siehe: Arch. f. mikroskop. Anat. 1901. 247.
  Ztschr. f. wiss. Mikroskop. 1901. 344.

Weigel's Reaktion auf Guajakharz in Scammo-
nium- oder Jalappenharz.

Zu einer kalt bereiteten Lösung von Gummi
arabicum gibt man eine alkoholische Lösung
des zu prüfenden Harzes. Blaufärbung zeigt
Guajakharz an.
  Pharm. Zentrh. 1910. 721.

Weigert's Anilinölxylol

ist eine Mischung von 2 Teilen Anilin und
1 Teil Xylol. Gebraucht als Differenzierungsflüssigkeit in der mikroskop. Färbungstechnik.
  L a u r e n t, Zentralbl. f. allg. Pathol. 1900.
  86.
  K r o m a y e r, Arch. f. mikroskop. Anat.
  1892. 141.
  E h r m a n n, Ztschr. f. wiss. Mikroskop.
  1892. 356.
  Enzyklop. d. mikroskop. Techn. 1903. 40.
  192.

Weigert's Boraxblutlaugensalzlösung

ist eine Lösung von 2 g Borax und 2,5 g.
Ferricyankalium in 100 ccm Wasser. Ge-
braucht als Differenzierungsflüssigkeit bei der
Schnittfärbung mit Hämatoxylinlösung.
  Fortschr. d. Mediz. 2. 190; 3. 236.
  Deutsche med. Woch. 1891. 1184.

Weigert's Carbolxylol
ist eine Lösung von 1 g Phenol in 3 g Xylol.
Gebraucht zum Aufhellen mikroskop. Prä-
parate.
  Ztschr. f. wiss. Mikroskop. 1886. 480.
  L e e e t H e n n e g u y, Traité 1896. 228.
  E b e r t h - F r i e d l ä n d e r, Mikroskop.
  Techn. 1894. 130.
  C i e c h a n o w s k i, Anat. Anzg. 1902. 426.

Weigert's Reagenzien zu mikroskop. Färbungen.
  1. (Pikrocarmin.) Eine konzentr. Lösung
  von Pikrinsäure (100 ccm) versetzt man
  mit einer Lösung von Carmin in Ammoniak (1 + 2). Diese Lösung wird nach
  24 Stunden mit etwas Essigsäure (bis zur
  beginnenden Trübung) und nach 48 Stunden mit etwas Ammoniak versetzt.
  Virchow's Archiv 84. 275. 315.
  K ö p p e n, Ztschr. f. wiss. Mikroskop.
  1890. 25.
  B e h r e n s' Tabellen 1892. 117.
  2. (O r s e i l l e.) Eine dunkelrote Lösung
  von Orseille in einer Mischung von 10 g
  Essigsäure, 40 g Alkohol und 80 ccm
  Wasser.
  E b e r t h - F r i e d l ä n d e r, Mikroskop. Techn. 1894. 222.
  3. (Bismarckbraun.) Eine Lösung von Bismarckbraun in Wasser oder stark verdünntem Alkohol, der evtl. etwas Essigsäure oder Osmiumsäure zugesetzt wird.
  P a l, Ztschr. f. wiss. Mikrosk. 1890. 68.
  Arch. f. mikroskop. Anat. 1878. 258.
  B e h r e n s' Tabellen 1892. 108.

Weigert's Reagenzien zur Bakterienfärbung.
  1. Eine 2 %ige Lösung von Fuchsin (Rubin
  S.) in 15 %igem Alkohol. An Stelle von
  Fuchsin kann auch Methylenblau oder
  Viktoriablau B verwendet werden.
  Ztschr. f. wiss. Mikroskop. 1884. 290.
  Merck's Index 1902. 261.
  Vergl. auch Zentralbl. f. allg. Pathol.
  1898. 289 oder
  Ztschr. f. wiss. Mikroskop. 1899. 81.
  2. Eine Lösung von 20 g Gentianaviolett in
  100 ccm Alkohol und 5 ccm Ammoniak.
  3. Eine Mischung von 10 ccm konzentr.
  alkohol. Methylviolettlösung mit 100 ccm
  Alkohol und 100 ccm Anilinwasser.
  Fortschr. d. Mediz. 1887. 228.
  Ztschr. f. wiss. Mikroskop. 1884. 123;
  1887. 512.
  B e h r e n s' Tabellen 1892. 110. 122.
  E b e r t h - F r i e d l ä n d e r, Mikroskop. Techn. 1894. 188.

Weigert's Fibrinfärbemittel.
  Heiße, gesättigte Lösung von Methylviolett
in 70—80 %igem Alkohol läßt man abkühlen,
gießt klar ab und versetzt mit 5 % einer wässerigen Oxalsäurelösung (5 %).
  Grundzüge d. mikrosk. Techn. f. Zoologen
  von Lee u. Mayer. 1898. (Berlin. Friedländer.)
  Enzyklop. d. mikroskop. Techn. 1903. 373.
  (Urban-Schwarzenberg.)

Weigert's Hämatoxylinlösung zum Färben mikroskop. Präparate.

1. Man löst 1 g Hämatoxylin in 10 ccm Alkohol und mischt mit einer Lösung von 0,012 g Lithiumkarbonat in 90 ccm Wasser.
2. a) Eine Lösung von 0,08 g Lithiumkarbonat in 100 ccm Wasser; b) eine Lösung von 1 g Hämatoxylin in 10 ccm Alkohol. Zum Gebrauch mischt man 1 Raumteil b mit 9 Raumteilen a.

    Fortschr. d. Mediz. 1884. 113. 190; 1885. 136.
    Deutsche med. Woch. 1891. 1184.
    F l e s c h , Ztschr. f. wiss. Mikroskop. 1884. 564.
    P a l , Wiener med. Jahrb. 1886.
    K a i s e r , Neurol. Zentralbl. 1893. 363.
    V a s a l e , Ztschr. f. wiss. Mikroskop. 1890. 518.
    B e h r e n s' Tabellen 1892. 105. 106.
    E b e r t h - F r i e d l ä n d e r , Mikroskop. Techn. 1894. 259.

3. a) Eine Lösung von 1 g Hämatoxylin in 100 ccm Alkohol; b) eine Mischung von 4 ccm Liquor ferri sesquichlorati (Ph. G. V.) mit 1 ccm Salzsäure (D. = 1,124) und 95 ccm Wasser. Man mischt gleiche Teile a und b und färbt dann mit van Gieson's Reagenz (Pikrinsäure-Fuchsin) weiter.

    Ztschr. f. wiss. Mikroskop. 1904. 1.
    Chem. Zentralbl. 1904. II. 846.
    M a r c u s , Neurol. Zentralbl. 1895. 4.

Weigert's Resorcin-Fuchsin-Eisenchlorid-Lösung für mikroskop. Zwecke.

Eine Lösung von 2 g Fuchsin und 4 g Resorcin in 200 ccm Wasser erhitzt man in einer Porzellanschale zum Sieden, gibt 25 ccm Liquor ferri sesquichlorati (Ph. G. V.) zu und erhält das Ganze unter Umrühren noch zirka 5 Minuten im Sieden. Den hierbei entstandenen Niederschlag sammelt man auf einem Filter und kocht ihn dann mit 200 ccm Alkohol (94 %). Nach dem Erkalten wird filtriert und dem Filtrat 4 ccm Salzsäure und so viel Alkohol zugegeben, daß die Lösung 200 ccm beträgt. Gebraucht zum Färben elastischer Fasern.

    Zentralbl. f. allg. Pathol. 1898. 289.
    Ztschr. f. wiss. Mikroskop. 1899. 82.
    M i n e r v i n i , ebenda 1901. 161.

Weil's Reaktion auf Cobalt und Nickel.

Versetzt man Cobaltlösungen mit Kaliumchromatlösung (10 %), so entsteht (eventuell erst beim Erhitzen) ein braunroter, an der Glaswand festhaftender Niederschlag (basisch. Cobaltchromat). Nickelsalze bilden einen schokoladebraunen Niederschlag, der nur in der Siedehitze entsteht. Empfindlichkeitsgrenze für Cobalt = 0,000032 g und für Nickel = 0,000028 g.

    Bull. Soc. Chim. France 1911. 9. 20.
    Merck's Bericht. 1911. 327.
    Apoth. Ztg. 1911. 157.
    Chem. Zentralbl. 1911. I. 756.

Weil's Reagenz für mikroskop. Zwecke.

Zur Glashärte eingedampften Canadabalsam pulvert man und übergießt ihn mit viel Chloroform. Die erhaltene Lösung filtriert man und dampft bei gelinder Wärme zur Sirupkonsistenz ein. Gebraucht als Einbettungsmittel.

    Merck's Index 1902. 266.
    Journ. Roy. Microsc. Soc. 1888. 1042.
    Ztschr. f. wiss. Mikroskop. 1888. 200.

Weingärtner's Reagenz (Tanninreaktiv).

Man löst 10 g Tannin und 10 g Natriumacetat in 100 ccm Wasser. Das Reagenz dient zur Unterscheidung von basischen und sauren Teerfarbstoffen, da es mit letzteren Niederschläge gibt.

    Merck's Index 1902. 264.
    Chem. Ztg. 11. 135.
    Ztschr. f. analyt. Chem. 27. 233.

Weinstein's Karzinomreaktion (Tryptophanreaktion)

siehe: Klin. therap. Woch. 1910. 1235.

Weiß' Reaktion auf Schwefelkohlenstoff in Benzol.

Durch einstündiges Erhitzen des Benzols mit gleichen Teilen alkoholischer Kalilauge auf 60° (am Rückflußkühler) wird etwa vorhandener Schwefelkohlenstoff in Kaliumxanthogenat übergeführt und dieses mit Brom in alkalischer Lösung oxydiert. Das entstandene Kaliumsulfat wird mit Baryumchlorid identifiziert.

    Chem. Ztg. 1909. Rep. 489.
    Journ. Ind. Eng. Chem. 1909. 604.

Weiß' Urochromogenprobe.

Der zu prüfende Harn wird mit der doppelten Menge Wasser verdünnt und die Mischung zu gleichen Teilen in zwei Reagenzgläser gegeben. In das eine Glas gibt man 3 Tropfen Kaliumpermanganatlösung (0,1 %). Enthält der Harn Urochromogen, so ist er stärker gelb gefärbt als die Kontrollprobe.

    Med. Klinik 1910. 1661.
    Merck's Bericht 1910. 251.

Weiß-Landecker's Reaktionen auf Tantalsäure und Niobsäure

siehe: Ztschr. f. anorgan. Chem. 64. 65. — Chem. Zentralbl. 1909. II. 1973.

Wellcome's Reaktion auf Emetin

ist identisch mit Power's Reaktion. Vergl. Power, Journ. de Pharm. et de Chim. 1878. II. 482.

Wellcome's Reagenz auf Morphin

ist eine wässerige Lösung von Chlorkalk (1 : 8). Morphin gibt mit Chlorkalklösung eine rote Färbung.

    Merck's Report 1902. 166.
    Americ. Journ. Pharm. 1874. 305.
    Chem. Zentralbl. 1875. 263.
    Vergl. Peroni's Reaktion auf Emetin.

Weller's Reaktion auf Chinin

beruht auf einer Rotfärbung konzentr. Lösung von Chininhydrochlorid in Wasser durch Bromwasser. Näheres siehe: Pharm. Zentrh. 1886. 270.

Weller's Reaktion auf Titan

ist identisch mit Jackson's Reaktion.
>Vergl. auch C l a s s e n , Berl. Ber. 1888. 370.
>W a l t o n , Journ. Americ. Chem. Soc. 1907. 481.
>Chem. Ztg. 1907. Rep. 329.

Welmans' Reagenz zur Bestimmung der Jodzahl.

Man löst 30 g Jod und 30 g Quecksilberchlorid in 500 g Eisessig und so viel Essigäther, daß das Volumen der Lösung 1 Liter beträgt.
>Pharm. Zentrh. 1900. 265.
>Vergl. v. Hübl's Reagenz.

Welmans' Reagenz auf Pflanzenöle

ist eine 5 %ige, mit Salpetersäure versetzte, wässerige Lösung von Natriumphosphomolybdat. Man löst 1 ccm des zu prüfenden Fettes (z. B. Schweinefett) in 5 ccm Chloroform und schüttelt diese Lösung etwa 1 Minute lang mit 2 ccm Reagenz. Enthält das Fett vegetabilische Öle, so färbt sich die Mischung grün, auf Zusatz von Ammoniak blau. Cocosöl, gebleichte und ranzige Öle geben diese Reaktion nicht.
>W e l m a n s , Ztschr. f. öff. Chem. **4**, 852; **6**, 127. 143.
>K o h l m a n n , Ztschr. f. öff. Chem. **4**, 105. 813; **5**. 104.
>S o l t s i e n , Ztschr. f. öff. Chem. **5**. 229; **6**. 187.
>G e u t h e r , Ztschr. f. öff. Chem. **6**. 328. (Siehe auch Geuther's Reagenz.)
>S e i l e r - V e r d a , Pharm. Ztg. 1903. 192.
>E m m e t t - G r i n d l e y , Journ. Americ. Chem. Soc. **27**. 263.
>K ü h n - H a l f p a a p , Ztschr. f. Unters. Nahr.-Genußm. 1906. 449.
>Apoth. Ztg. 1906. 918.

Welmans' Reaktion auf Santonin.

0,1 g Santonin übergießt man mit 2 ccm konzentr. Schwefelsäure, 2 ccm Alkohol und gibt sofort einen Tropfen Eisenchlorid zu. Es entsteht eine blutrote, alsbald beständig rotviolett werdende Färbung.
>Pharm. Ztg. 1898. 908.
>Chem. Zentralbl. 1899. I. 381.

Welsch u. Lecha-Marzo's Reagenz auf Blut
siehe: Lecha-Marzo's Reagenz auf Blut.

Weltzien's Reaktion auf Wasserstoffsuperoxyd.

Eine Lösung von Eisenchlorid und Ferricyankalium wird durch Wasserstoffsuperoxyd blau gefärbt.
>Merck's Report 1902. 166.

Welzel's Reaktion auf Kohlenoxyd im Blute.

1. 10 ccm Blut versetzt man mit 15 ccm 20%iger Ferrocyankaliumlösung und 2 ccm einer Mischung aus 1 Volumen Eisessig

und 2 Volumen Wasser. Das beim Umschwenken entstehende Gerinnsel ist bei normalem Blut schwarzbraun, bei Kohlenoxydblut intensiv hellrot.
2. Versetzt man sehr verdünntes Blut mit 5 Tropfen 40 %iger, alkoholischer Phenylhydrazinlösung, so wird die Mischung dunkelrot, in auffallendem Lichte schwarz, während Kohlenoxydblut seine hellrote Farbe beibehält.
3. Mit der 4-fachen Menge Wasser verdünntes Blut versetzt man mit etwa der 3-fachen Menge 1 %iger Tanninlösung. Kohlenoxydblut gibt einen hellcarmoisinroten Niederschlag, der seine Färbung monatelang behält, normales Blut gibt zunächst auch einen roten Niederschlag, der aber nach 1—2 Stunden braun und nach 24 Stunden grau wird.
>Ztschr. f. analyt. Chem. **29**. 244.

Wemince's Reaktion zur Unterscheidung von trocknenden und nicht trocknenden Ölen

ist eine modifizierte Elaidinreaktion, die darin besteht, daß man in eine Aufschüttelung von Öl und Wasser Dämpfe von Stickstoffoxyd leitet, wie sie bei der Einwirkung von Salpetersäure auf Eisenfeile entstehen. Die trocknenden Öle bleiben hierbei flüssig, die nicht trocknenden Öle erstarren.

Wender's Reaktion auf Dulcin (Phenetolcarbamid).

Dampft man eine Spur Dulcin mit einigen Tropfen rauchender Salpetersäure auf dem Wasserbade zur Trockene und versetzt den Rückstand mit 2 Tropfen flüssigen Phenols und 2 Tropfen konzentr. Schwefelsäure, so wird derselbe blutrot gefärbt.
>Pharm. Post **26**. 269.
>Chem. Ztg. **17**. Rep. 170.
>Ztschr. f. analyt. Chem. **33**. 469.

Wender's Reaktion auf Glukose
siehe Neumann-Wender's Reaktion.

Wendler's Neusal-Flüssigkeit bezw. Neusal-Verfahren zur Ermittelung des Fettgehaltes der Milch siehe: W e n d l e r , Milch-Ztg. 1910. **39**. 230. — S o b b e , Milchwirtsch. Zentralbl. 1910. **6**. 407, 563. — G r i m m e r , ebenda 1910. **6**. 409. — B e g e r , ebenda 1910. **6**. 410. — G o l d i n g , The Analyst. 1911. **36**. 203.

Wendt's Reagenzien für mikroskop. Zwecke.

1. a) Eine Mischung von 1 ccm Ammoniak mit 10 ccm Alkohol (75 %); b) eine Mischung von 1 ccm Salzsäure und 12 ccm Alkohol (75 %).
2. a) Eine 5 %ige Lösung von Ammoniumwolframat oder Ammoniummolybdat: b) 2 %-ige Lösung von Ferriammonsulfat.
3. Eine gesättigte, alkoholische Lösung von Hämatoxylin mischt man mit Wasser bis zur braungelben Färbung.
>Ztschr. f. wiss. Mikroskop. 1901. 293.

Wenzell's Reagenz auf Alkaloide
siehe Wenzell's Reagenz auf Strychnin.
>D r a g e n d o r f f , Ermittel. v. Giften 1888. 132.

Wenzell's Reaktion auf Strychnin.

Eine Lösung von 1 Teil Kaliumpermanganat in 2000 Teilen Schwefelsäure gibt mit Strychnin eine violette Färbung. Man gibt einige Tropfen des Reagenzes auf die zu prüfende Substanz und läßt das Reagenz abfließen, das bei Anwesenheit von Strychnin violett gefärbt ist. Das Reagenz ist wegen seiner gelbgrünen Farbe einer wässerigen Permanganatlösung vozuziehen.

Americ. Journ. of Pharm. 1870. 385.
Ztschr. f. analyt. Chem. 10. 226.
Guérin, Chem. Ztg. 1903. Rep. 158.
Journ. de Pharm. et de Chim. (6) 17. 553.
Chem. Zentralbl. 1903. II. 262.
K e b l e r, Americ. Journ. Pharm. 75. 331.

Weppen's Reaktion auf Morphin

ist identisch mit Schneider's Reaktion auf Alkaloide.

Arch. der Pharm. 205. 112.
Ztschr. f. analyt. Chem. 13. 455.

Weppen's Reaktion auf Veratrin oder Cevadin.

Versetzt man Veratrin oder Cevadin mit der 2—4fachen Menge Rohrzucker, gibt einige Tropfen konzentr. Schwefelsäure zu und verreibt das Gemisch innig, so färbt es sich anfangs nur gelb, später aber wird es dunkelgrün und färbt sich dann schön blau.
(Vergl. Schneider's u. Robin's Reakt.)
Arch. der Pharm. 205. 112.
Chem. Zentralbl. 1874. 603.
Ztschr. f. analyt. Chem. 13. 454.
L a v e s, Pharm. Zentrh. 1892. 427.
B u r n e t t, Arch. der Pharm. 1888. 612.

Werber's Reaktion auf Nitroglycerin

siehe Ztschr. f. analyt. Chem. 7. 158.
Schmidt's Jahrb. d. g. Mediz. 1867.

Wermel's Reagenzien zum Färben mikroskop. Präparate

sind Lösungen von Eosin, Gentianaviolett oder Methylenblau in formaldehydhaltigem Wasser (mit oder ohne Alkohol). Diese Reagenzien fixieren und färben zu gleicher Zeit. Gebraucht zum Färben von Mikroorganismen und Blutpräparaten. Näheres siehe: Ztschr. f. wiss. Mikroskop. 1899. 50. — Medicinskoe Oboshrenie 1897. 829.

Werner's Reaktionen auf Cobalt und Nickel.

Cobaltsalze werden durch Ferrocyankaliumlösung grün gefärbt bezw. gefällt (Cobaltiferrocyanid).
Nickelsalze werden durch Ferrocyankaliumlösung mit apfelgrüner Farbe gefällt (Nickelferrocyanid). Bei sehr verdünnten Lösungen ist die Fällung bläulichgrün.
Pharm. Ztg. 1910. 211.

Werner's Reaktion auf Zink.

Das bei der Analyse erhaltene Zinksulfid wird in Salzsäure gelöst, mit Kaliumferrocyanid gefällt und mit Bromwasser behandelt. Es entsteht sofort ein tief gelbes Oxydationsprodukt.
Ztschr. f. analyt. Chem. 1912. 481.

Werther's Reaktion auf Vanadinsäure

beruht auf der Rotfärbung einer angesäuerten Vanadatlösung mit Wasserstoffsuperoxyd. Empfindlichkeitsgrenze $= 1 : 84\,000$.

Journ. f. prakt. Chem. 83. 195.
Ztschr. f. analyt. Chem. 1. 72.

Weselsky's Reagenz auf fette Öle

ist konzentr. Salpetersäure, die mit salpetriger Säure gesättigt ist. Das Reagenz dient zur Anstellung der Elaïdinprobe.

Weselsky's Reaktion auf Phloroglucin.

Gibt man zu einer Phloroglucinlösung Anilinnitrat oder Toluidinnitrat und Kaliumnitrat, so färbt sich die Lösung über Gelb und Orange zinnoberrot. Empfindlichkeitsgrenze $= 1 : 200\,000$. (Diese Farbenreaktionen geben auch die Naphthole, Phenole etc.)

Berl. Ber. 8. 967; 9. 216; 12. 226.
Chem. Zentralbl. 1875. 613; 1876. 216.
C a z e n e u v e und H u g o u n e n q, Ztschr. f. analyt. Chem. 31. 212.
N i c k e l, Ztschr. f. analyt. Chem. 28. 248.
W e i n z i e r l, Österr. botan. Ztschr. 1876. 285.
P r o c t e r, Chem. News 39. 245.

Wesenberg's Reaktion auf Heroin.

Mit Salpetersäure gibt Heroin eine Gelbfärbung, beim Erwärmen Rotfärbung; mit Bromalhydrat tritt eine gelbgrüne, später violette Färbung, mit Furfurolschwefelsäure eine rote, beim Erwärmen in Violett übergehende Färbung auf.

Pharm. Ztg. 1898. 858.
Pharm. Zentrh. 1898. 908.
Ztschr. f. analyt. Chem. 40. 750.
Z e r n i k, Apoth. Ztg. 1903. 159 oder Ber. d. pharm. Ges. 1903. 65.

Wester's Reaktion auf Aceton in Äther.

3 ccm Äther versetzt man mit 1 ccm einer 5%igen, wässerigen Hydroxylaminchlorhydratlösung und mit etwa 4 ccm Natriumhypochloritlösung. Bei Gegenwart von Aceton färbt sich der Äther blau bis blaugrün. Empfindlichkeitsgrenze $= 0.028\,\%$ Aceton.

Pharm. Weekblad 1907. 620.
Apoth. Ztg. 1907. 471.
Pharm. Journ. 1907. 315.
Südd. Apoth. Ztg. 1907. 604.

Weston's Reaktion auf Cholesterin

beruht auf der bekannten Rotfärbung von Cholesterin in Chloroform durch Schwefelsäure. Dient zum kolorimetrischen Nachweis des Cholesterins im Blutserum. Näheres siehe: Journ. of Med. Res. 1912. 26. 531. — Zentralbl. f. ges. innere Med. 1912. 3. 234.

Weyl's Reaktion auf Kreatinin (und Kreatin).

Eine verdünnte wässerige Lösung von Kreatinin wird auf Zusatz von stark verdünnter Nitroprussidnatriumlösung auf tropfenweise Zugabe von Natriumkarbonat vorübergehend schön rubinrot, dann gelb gefärbt.

Berl. Ber. 11. 2175.
Arch. der Pharm. (3) 19. 131.

Ztschr. f. analyt. Chem. **21.** 575.
S a l k o w s k i , Ztschr. f. physiol. Chem. **4.** 133 oder Berl. Ber. **13.** 822.
L é g a l , Breslauer ärztl. Ztschr. 1883. III. u. IV.
l e N o b l e , Ztschr. f. analyt. Chem. **24.** 148.
G u a r e s c h i , Berl. Ber. 1888. Ref. 373.
C o l a s a n t i , Jahresber. f. Tierchem. 1888. 132.
A r n o l d , Ztschr. f. physiol. Chem. (1906.) **49.** 397.
N i c k e l , Die Farbenreaktion d. Kohlenstoff-Verb. 1890. 87.

Weyl's Reaktion auf Luteïn

beruht auf der Löslichkeit desselben in Äther mit gelber Farbe, welche Färbung auf Zusatz von wässeriger, salpetriger Säure verschwindet.

Ztschr. f. analyt. Chem. **40.** 501.

Weyl's Reaktionen auf Salpetersäure im Harn.

200 ccm frischen Harn destilliert man nach Zusatz von 40 ccm Salz- oder Schwefelsäure und fängt das Destillat in verdünnter Natronlauge auf. Salpetersäure bezw. salpetrige Säure erkennt man im Destillat durch folgende Reaktionen: m-Phenylendiamin bewirkt Gelbfärbung (Triamidoazobenzol). — Mit Schwefelsäure angesäuerte, wässerige Pyrogallollösung wird gebräunt. — Das Destillat mit Schwefelsäure und Sulfanilsäure und dann mit α-Naphthylamin versetzt färbt sich rot.

Virchow's Archiv 1884. **96.** 467.

Weyl-Anrep's Reaktion auf Kohlenoxyd im Blute

beruht darauf, daß sich Sauerstoff-Hämoglobin durch Kaliumpermanganat schneller in Methämoglobin überführen läßt als Kohlenstoff-Hämoglobin. Man verwendet eine 0,025 %ige, wässerige Lösung von Kaliumpermanganat. Von diesem Reagenz gibt man einige Tropfen in verdünntes Blut. Bei Anwesenheit von Kohlenoxyd bleibt das Blut innerhalb 20 Minuten rot und klar und das charakteristische Spektrum des Methämoglobins tritt nicht auf. Näheres siehe: du Bois-Reymond's Arch. f. Physiol. 1880. 227. — Berl. Ber. **13.** 1294. — Ztschr. f. analyt. Chem. **20.** 154.

Wharton's Reaktion auf Mineralsäuren im Essig.

30 g Essig dampft man nach Zugabe von etwas Zucker zum dicken Sirup ein, läßt bis Handwärme erkalten und rührt dann einige Centigramm Kaliumchlorat ein. Enthält das Extrakt mehr als 1 % Schwefelsäure, so entzündet sich die Masse; geringere Mengen sowie anwesende Salzsäure sind am Chlorgeruche zu erkennen.

Merck's Report 1902. 167.
Americ. Journ. of Pharm. **54.** 100.
Arch. der Pharm. **220.** 469.
Ztschr. f. analyt. Chem. **23.** 90.

Wharton's Reaktion auf Strychnin.

Eine Lösung von Strychnin in gleichen Teilen Wasser und konzentr. Schwefelsäure, im Dampfbade erhitzt, wird auf Zusatz einer Lö-

sung von Brom (1 Tropfen in 2 ccm Chloroform) oder durch Bromdampf carminrot gefärbt.

Chem. Ztg. 1902. Rep. 41.
Pharm. Zentrh. 1902. 236.
Ztschr. f. analyt. Chem. **43.** 199.

Wheeler's Reagenz auf Holzstoff (Lignin)

ist eine Modifikation von Bergés Reagenz. Man löst 2 g p-Nitranilin (oder o-Nitranilin) in 100 ccm Salzsäure (D. $=$ 1,06). Das Reagenz färbt Holzstoff nach einiger Zeit rot.

Berl. Ber. 1907 (**40.**) 1888.
Pharm. Journ. 1907. 779.
Chem. Zentralbl. 1907. II. 186.
Ztschr. f. analyt. Chem. 1908. 174.

Wheeler-Johnson's Reaktionen auf Uracil, Cytosin und Isocytosin.

Versetzt man die Lösungen von Uracil und Cytosin mit Bromwasser bis zur Gelbfärbung, entfernt das überschüssige Brom durch Durchleiten von Luft und gibt Barytwasesr zu, so entsteht eine purpurrote bis violette Färbung bezw. Niederschlag. Isocytosin gibt eine blaue Färbung. Näheres siehe: Journ. biol. Chem. 1907. 3. 183. — Chem. Zentralbl. 1907. II. 1087.

Wheeler-Tollens' Reaktion auf Pentosen (Pentaglukosen).

Beim Erwärmen von konzentr. Salzsäure (D. $=$ 1,09) mit Phloroglucin liefern Xylose und Arabinose (und alle Stoffe, welche unter diesen Umständen genannte Körper entstehen lassen) eine kirschrote Färbung. Die Reaktion wurde zuerst von Ihl für Arabin festgestellt.

Chem. Ztg. **12.** 1006. 1624.
Berl. Ber. **22.** 1046; **29.** 1202.
Liebig's Annal. **254.** 304.
I h l , Chem. Ztg. 1887. 19.
A l l e n - T o l l e n s , Liebig's Annal. **260.** 304.

Whitby's Reaktion auf Silber

in sehr verdünnten Lösungen beruht auf einer durch Natronlauge und organische Stoffe (Dextrin, Stärke, Gummi arab., Rohrzucker, Glycerin etc.) verursachten Braunfärbung, die noch bei einer Konzentration von 1 Teil Silber in 25 Millionen Teilen Wasser zu erkennen ist. Näheres siehe: Ztschr. f. anorg. Chem. **67.** 62. — Journ. Soc. Chem. Ind. 1909. **28.** 749. — Chem. Zentralbl. 1910. II. 720.

White's Reaktion auf freien Kalk in Portlandzement.

Zur Ausführung der Reaktion benützt man eine Mischung von 5 g Phenol und 5 g Nitrobenzol. Hiervon gibt man zu 0,003 g des zu prüfenden Zementes auf einem Objektträger 1 Tropfen und außerdem noch 2 Tropfen Wasser, verreibt etwas mit dem Deckglas und betrachtet mit einem Polarisationsmikroskop bei gekreuzten Nicols. Ist Calciumoxyd vorhanden, so zeigen sich charakteristische Krystalle von Calciumphenolat.

Journ. Ind. Eng. Chem. **1.** 5.
Chem. Zentralbl. 1909. I. 791.

Wickersheimer's Reagenz zum Konservieren von anatomischen Präparaten

ist eine Lösung von 12 g Kaliumnitrat, 25 g Chlornatrium, 60 g Kaliumkarbonat, 100 g Kalialaun und 10 g Arsenigsäureanhydrid in 3 Liter Wasser. Nach dem Abkühlen und Filtrieren setzt man auf 1 Liter Flüssigkeit 400 ccm Glycerin und 100 ccm Methylalkohol zu.

> Chem. Zentralbl. 1880. 47.
> Merck's Index 1902. 271.
> M e l n i k o w , G l a g e und P i c k , Pharm. Zentrh. 1902. 514.

Wickersheimer's Reagenz zum Konservieren von frischem Fleisch

ist eine Lösung von 36 g Kaliumkarbonat, 15 g Kochsalz und 60 g Alaun in 3 Liter Wasser. Zu der erwärmten Mischung gibt man eine Lösung von 9 g Salicylsäure in 45 g Methylalkohol und 250 g Glycerin.

> Chem. Zentralbl. 1881. 272.

Widal's Reaktion auf Typhus
siehe Gruber-Widal.

Wiechowski's Reaktion auf Alantoin.

Versetzt man Alantoinlösung mit etwas Pepton und schichtet über konz. Schwefelsäure, so entsteht ein violetter Ring.

> Biochem. Ztschr. 1910. 25. 431.

Wiedemann's Reaktion auf Harnstoff
ist die Biuretreaktion.

> Poggendorff's Annal. 1848. 67.
> Vergl. Brücke's Reaktion auf Eiweiß.

Wiederhold's Reaktion auf echten Cognac.

Versetzt man echten Cognac mit Eisenchloridlösung, so entsteht eine tiefschwarze Färbung. Fasson-Cognac gibt diese Reaktion nicht (?).

> Neue Gewerbeblätter f. Kurhessen 1864. 318.
> Dingler's Journ. 1864. 398.

Wiederhold's Reaktion auf echten Rum.

Man mischt 10 ccm Rum mit 3 ccm konz. engl. Schwefelsäure. Echter Rum behält nach dem Erkalten sein Aroma selbst noch nach 24 Stunden, künstlicher Rum (Fasson-Rum) verliert sein Aroma.

> Neue Gewerbeblätter f. Kurhessen 1863. 265.
> Dingler's Journ. (2) 171. 159.
> Polytechn. Zentralbl. 1864. 204.
> Chem. Zentralbl. 1864. 944.

Wiesner's Reaktion auf Diastase.

Erhitzt man Diastase mit einer alkoholischen Lösung von Orcin und mit konzentr. Salzsäure zum Sieden, so entsteht eine bläulich-violette Färbung und eine tiefblaue Fällung, die in Alkohol mit violetter, später blauer Farbe löslich ist.

> Berl. Ber. 1885. Ref. 639.
> Monatsh. f. Chem. 6. 592.
> N e u m a n n - W e n d e r , Apoth. Ztg. 1903. 471.
> G u i g n a r d , Journ. de Botan. 1894. 67.
> Vergl. Udranszky's Reaktion mit Furfurol.

Wiesner's Reagenz auf Holzsubstanz.

Holzschliff enthaltendes Papier wird durch Betupfen mit einer 0,5 %igen, alkoholischen Lösung von Phloroglucin und darauffolgendes Befeuchten mit konzentr. Salzsäure rot gefärbt. An Stelle von Phloroglucin kann auch Anilinsulfat verwendet werden.

> K a r s t e n , Botan. Untersuch. 1866. 120.
> Ztschr. f. analyt. Chem. 4. 249; 17. 511.
> Dingler's Journ. 227. 397.
> H e r z b e r g , Ztschr. f. analyt. Chem. 30. 383.
> S e l i w a n o f f , Chem. Zentralbl. 1889. 549.
> C z a p e k , Ztschr. f. physiol. Chem. 27. 141 oder Ztschr. f. analyt. Chem. 38. 715.
> C r o ß , Bevan, Briggs, Ztschr. f. Unters. Nahr.-Genuß-M. 1908. 350.

Unter P h l o r o g l u c i n o l versteht man eine Lösung von 2 g Phloroglucin in 25 ccm Alkohol und 5 ccm Salzsäure, die als Reagenz auf Holzstoff Verwendung findet.

> Merck's Bericht 1901. 156.
> W i n c k e l , Apoth. Ztg. 1905. 209.
> H e r z b u r g , Chem. Zentralbl. 1905. II. 359.

Wijs' Reagenz zur Bestimmung der Jodzahl.

Man löst 13 g Jod in 1 Liter 95 %iger Essigsäure und leitet so lange salzsäurefreies Chlorgas ein, bis sich der Titer der Lösung verdoppelt hat. Diese Chlorjodlösung verändert ihren Titer nur wenig.

> Siehe Berl. Ber. 1898. 750.

Wildenstein's Reagenz auf Chromsäure

ist eine Abkochung von Blauholz. Näheres siehe: Ztschr. f. analyt. Chem. 1. 328; 2. 9. Empfindlichkeitsgrenze = 1 : 500 000 000.

> Chem. Zentralbl. 1863. 223; 1863. 830.
> V o g e l , Ztschr. f. analyt. Chem. 2. 390.

Wilkie's Reaktion auf Phenole.

Läßt man eine Lösung von Phenol oder Salicylsäure nach Zusatz von Natriumkarbonat und Jodlösung einige Minuten stehen und säuert dann mit Schwefelsäure an, so fällt unlösliches Trijodphenol aus.

> Journ. Soc. Chem. Ind. 30. 402.
> Chem. Zentralbl. 1911. I. 1656.

Wilkinson-Peters' Reaktion auf gekochte und ungekochte Milch

beruht auf der Blaufärbung ungekochter Milch auf Zusatz von Benzidin und Wasserstoffsuperoxyd.

> Ztschr. Unters. Nahr.-Gen.-Mittel 16. 172, 515.
> Chem. Zentralbl. 1908. II. 987.
> Merck's Bericht 1908. 153.

Will's Reaktion auf freie Säure in Aluminiumsulfat.

1. 10 ccm einer 5—10 %igen Lösung von Aluminiumsulfat in Wasser versetzt man mit 1 Tropfen Liquor ferri acetici und 5 ccm Jodzinkstärkelösung, erhitzt bis zum Sieden und stellt in kaltes Wasser. Bei Anwesenheit freier Säure entsteht Jodstärke.

2. Eine 10 %ige Lösung von Aluminiumsulfat wird durch einige Tropfen Methylorange (1 : 100) nelkenrot, durch Congorot blau gefärbt, wenn freie Säure vorhanden ist. Apoth. Ztg. 1888. 858.

Willebrand's Reagenz für mikroskop. Zwecke (zum Färben von Blutpräparaten).

Man mischt 50 ccm gesättigte, wässerige Methylenblaulösung mit 50 ccm einer Lösung von Eosin in 70 %igem Alkohol (0,5 : 100). Zu dieser Mischung gibt man tropfenweise 20 bis 30 Tropfen 1 %iger Essigsäure. Die Erythrozyten färben sich mit diesem Reagenz rot, die Kerne dunkelblau, die neutrophilen Granula violett, die acidophilen rein rot und die Mastzellengranula intensiv blau.

Deutsche med. Woch. 1901. 57.

Pharm. Zentrh. 1901. 257.

Vergl. auch Ztschr. f. wiss. Mikroskop. 1901. 69. 198.

B e c k e r, ebenda 1901. 199.

Willen's Reaktion auf Aceton im Harn

beruht auf der reduzierenden Eigenschaft des Acetons gegenüber Kaliumpermanganat. Die Reaktion ist im Destillate des Harns vorzunehmen.

Pharm. Zentrh. 1897. 44.

Schweizer Woch. f. Chem. u. Pharm. 1896. 434.

Williamson's Reaktion auf diabetisches Blut.

Man löst 1 g Methylenblau in 6000 ccm Wasser. — 1 g Blut und 2 ccm Wasser erhitzt man mit 50 ccm Reagenz und 2 ccm Kalilauge (6 %) 3—4 Minuten im siedenden Wasserbade. Diabetisches Blut bewirkt Entfärbung der Mischung, normales Blut nicht.

Merck's Bericht 1898. 94.

M ü l l e r, Münchener med. Woch. 1899. 820.

B a d u e l - C a s t e l l a i n, Settimana Medica 1898. Nr. 10.

G o l d s c h n e i d e r, Deutsche Med. Ztg. 1898. 305.

Willstätter-Escher's Reaktionen auf Lycopin und Carotin

siehe: Ztschr. f. physiol. Chem. **64.** 47. — Chem. Zentralbl. 1910. I. 745.

Willstätter-Wirth's Reaktionen auf Thioformamid

siehe: Berl. Ber. 1909. **42.** 1908.

Wilson's Reaktion auf salpetrige Säure in Schwefelsäure

beruht auf einer intensiven Gelbfärbung der Schwefelsäure durch wässerige Resorcinlösung bei Anwesenheit von salpetriger Säure.

Wilson's Reagenz zur Härtebestimmung des Wassers

ist eine Lösung von Seife in Alkohol (56 Volum %). Bei Verwendung von 100 ccm Wasser zeigt jeder verbrauchte ccm Reagenz $^1/_2$ Härtegrad an. Näheres siehe: Liebig's Annal.

119. 318 oder Ztschr. f. analyt. Chem. **1.** 106. — S c h n e i d e r, Wittstein's Viertelj.-Schr. **14.** 258. — W o o d, Jahresber. d. Technol. v. Wagner 1869. 573. — K u b e l, Wasserunters. Braunschweig 1866. — F l e c k, Dingler's Journ. **185.** 226.

Winckel's Reaktionen auf belichtete Öle und Fette

beruhen auf der Rotfärbung derselben mit Phloroglucin-Salzsäure. Näheres siehe: Ztschr. f. angew. Mikroskop. 1904. 266.

Winckler's Reagenz auf Strychnin

ist Quecksilberchloridlösung, die in Strychninlösung einen krystallinischen Niederschlag erzeugt.

Chem. Zentralbl. 1836. 31.

A r t u s, ebenda 1836. 684.

Winckler's Reagenz auf Alkaloide

ist identisch mit Mayer's Reagenz (siehe dieses).

Rep. d. Pharm. **35.** 57.

Windaus' Reagenz auf Cholesterin.

Eine alkoholische Lösung von Digitonin fällt alkoholische Lösungen von Cholesterin fast quantitativ als eine komplexe Verbindung, bestehend aus 1 Molekül Digitonin und 1 Molekül Cholesterin.

Ztschr. f. physiol. Chem. 1910. **(65).** 110.

Pharm. Zentrh. 1910. 752.

Merck's Bericht 1910. 173 und 1911. **77.**

Windisch's Reagenz auf Aldehyd im Spiritus

ist eine wässerige Lösung von Metaphenylendiaminchlorhydrat. Über das frisch bereitete Reagenz schichtet man den zu prüfenden Spiritus. Enthält er Aldehyd, so entsteht ein gelber Ring, der durch Alkali zerstört und durch Säuren regeneriert wird. Empfindlichkeitsgrenze $= 1 : 200\,000$.

Ztschr. f. Spiritusindustrie 1886. 519.

Chem. Ztg. 11. Rep. 24.

Ztschr. f. analyt. Chem. **27.** 514.

Windisch's Reaktion auf Milchsäure.

Geringe Mengen von Milchsäure lassen sich durch Destillation mit Schwefelsäure und Kaliumdichromat an der Färbung von vorgelegtem Neßler's Reagenz erkennen. Empfindlichkeitsgrenze $= 0,005$ %. Näheres siehe: Chem. Ztg. 1887. Rep. 112.

Winkler's Reaktion auf Narceïn

ist identisch mit Dragendorff's Reaktion.

Winkler's Reaktion auf freie Salzsäure im Magensaft.

Freie Salzsäure gibt sich an einer blauvioletten, rasch tintenartig dunkel werdenden Zone zu erkennen, wenn man den Magensaft nach Zusatz von etwas Dextrose mit einer Lösung von 5 g α-Naphthol in 100 g Alkohol oder 10 g α-Naphthol in 100 g Chloroform vorsichtig erhitzt.

Chem. Ztg. 1897. Rep. 257.

Zentralbl. f. ges. Med. 1897. 1009.

M e r c k ' s Bericht 1897. 98.

Winkler's Reagenz auf Arsen-, Antimon- und Phosphorwasserstoff

(Absorptionsmittel in der Gasanalyse) ist eine wässerige Silbernitratlösung, in der durch genannte Gase ein dunkler Niederschlag hervorgerufen wird.

Ztschr. f. analyt. Chem. 16. 220.
Techn. Gasanalyse, 2. Aufl.

Winkler's Reagenz zur Härtebestimmung des Wassers.

a) Man löst 6 g Kaliumhydroxyd und 100 g Seignettesalz in 250 ccm Wasser, fügt 100 ccm 10%iges Ammoniak hinzu und verdünnt das Ganze mit Wasser auf 500 ccm.

b) 15 g Ölsäure löst man in 600 ccm Alkohol (90—95%) und 400 ccm Wasser und gibt 4 g Kaliumhydroxyd zu. Diese Lösung wird auf Baryumchloridlösung (4,363:1000) eingestellt.

Näheres siehe: Ztschr. f. analyt. Chem. 1901. 88. — Chem. Zentralbl. 1901. I. 855; 1903 I. 894. — Ztschr. f. angew. Chem. 16. 200. — Grittner, Ztschr. f. angew. Chem. 15. 847.

Winkler's Reagenz auf Kohlenoxyd

(Absorptionsmittel für Kohlenoxyd in der Gasanalyse). Man löst 250 g Chlorammon in 750 ccm Wasser und gibt 200 g Kupferchlorür zu. Zum Gebrauche wird Ammoniakflüssigkeit zugesetzt.

Techn. Gasanalyse, 2. Aufl. 77.

Auch eine gesättigte Lösung von Kupferchlorür in Salzsäure (D. $=$ 1,11) ist vom Autor vorgeschlagen worden. Der Nachweis absorbierten Kohlenoxydes geschieht mit einer Lösung von Natrium-Palladiumchlorür, welches in der Kupferlösung bei Anwesenheit von Kohlenoxyd einen schwarzen, wolkigen Niederschlag erzeugt. Näheres siehe: Ztschr. f. analyt. Chem. 12. 197; 16. 221; 28. 269.

Winkler's Kupferchlorürlösung

ist eine Lösung von Kupferchlorür in Natriumthiosulfatlösung. Gebraucht für Vorlesungs- und analytische Versuche.

Journ. f. prakt. Chem. 1863. 428.
Chem. Zentralbl. 1863. 752.

Winkler's Reagenz auf Sauerstoff.

50 g Pyrogallol löst man in 1 Liter Kalilauge (D. $=$ 1,2). Das Reagenz absorbiert begierig Sauerstoff aus Gasgemischen. Es findet in der Gasanalyse Verwendung.

Ztschr. f. analyt. Chem. 12. 191; 16. 221.
Techn. Gasanalyse, 2. Aufl.

Winkler's Reagenz auf Stickoxydgas

(Absorptionsmittel in der Gasanalyse) ist eine konzentr. wässerige Lösung von Ferrochlorid oder Ferrosulfat, die durch Stickoxydgas braun bis schwarz gefärbt wird.

Ztschr. f. analyt. Chem. 16. 222.
Techn. Gasanalyse, 2. Aufl.

Winkler's Reagenz zum Färben mikroskop. Präparate.

(Oxydasen-Nachweis in Leukozyten.)

a) 1%ige, schwach alkalische Lösung von α-Naphthol,

b) 1%ige Lösung von Dimethyl-p-Phenylendiamin,

c) Lösung von m-Phenylendiamin,

d) 10%ige Lösung von Natriumnitrit,

e) 2%ige Lösung von Pyronin.

Näheres siehe: Folia haematologica 1907. 323, 1908. 17. — Ztschr. f. wiss. Mikroskop. 24. 457.

Winteler's Reaktion auf Perchlorsäure im Chilisalpeter.

10 g Salpeter werden im zugeschmolzenen Rohre mit 10 ccm rauchender Salpetersäure und etwas Silbernitrat zirka 5 Stunden auf 230° C. erhitzt. Vorhandene Perchlorsäure wird hierbei zu Salzsäure reduziert und findet sich dann quantitativ an Silber gebunden in der Reaktionsmasse.

Chem. Ztg. 21. 75.

Wintgens' Reaktion auf Hefeextrakte im Fleischextrakt

siehe Arch. der Pharm. (1904) 242. 538.

Winton's Reagenz auf Phosphorsäure.

a) Eine Lösung von 1000 g Molybdänsäure in 4160 ccm einer Mischung von 1 Teil Ammoniak (D. $=$ 0,9) und 2 Teilen Wasser;

b) eine Lösung von 5300 g Ammonnitrat in 3090 ccm Wasser und 6250 g Salpetersäure (D. $=$ 1,4).

Man gibt a langsam zu b unter beständigem Umrühren, läßt einige Tage an einem warmen Orte stehen und gießt dann die klare Flüssigkeit ab.

Journ. Americ. Chem. Soc. 1896. 445.

Winzheimer's Reaktionen auf Astrolin (Antipyrinmethyläthylglykolat) siehe: Apoth. Ztg. 1909. 610. — Pharm. Ztg. 1909. 660. — Pharm. Zentrh. 1909. 702. — Chem. Zentralbl. 1909. II. 1370.

Wirsing's Reaktion auf Urobilin im Harn

ist eine Modifikation von Nencki-Sieber's Reaktion, welche in Verwendung von Chloroform an Stelle des Amylalkohols besteht.

Verhandl. d. phys. med. Ges. Würzburg (2) 26.

Wirthle's Reaktion auf Methylalkohol und Äthylalkohol

beruht auf der Überführung der Alkohole in die Jodide, deren Trennung durch fraktionierte Destillation und der Bestimmung der Verseifungszahl des Methyljodids. Methyljodid vom Siedep. 41—42° hat die Vers. Zahl 394,3, während Äthyljodid die Vers. Zahl 358,9 hat.

Ztschr. Unters. Nahr. Gen. Mittel 1912. 23. 345.

Wislicenus' Reagenz zur Bestimmung der Gerbstoffe

ist eine unter der Einwirkung von Wasser und Quecksilber auf Aluminium entstandene Tonerde, die wie Hautpulver zur quantitativen Bestimmung von Gerbstoffen verwendet wird.

Merck's Bericht 1904. 20.
Berl. Ber. 1895. 1323. 1983.
Ztschr. f. angew. Chem. 1904. 801.
Ztschr. f. analyt. Chem. 1905. 96.

Wislicenus-Kaufmann's Reaktion auf Quecksilber und Aluminium.

Kommt metallisches Aluminium mit Quecksilbersalzlösungen in Berührung, so wächst auf dem Aluminium eine grauweiße Schicht von Tonerde. Näheres siehe: Berl. Ber. 1895. 1323, 1983. — Zeitschr. f. angew. Chem. 1904. 801. — Merck's Bericht 1904. 20. — Reichard, Pharm. Zentrh. 1907. 103, 1910. 443. — Hurt, ebenda 1910. 677. Nicolardot, Chem. Zentralbl. 1912. I. 2071.

Withers-Ray's Reagenz auf Salpetersäure

ist eine Lösung von 0,7 g Diphenylamin in 60 ccm konz. Schwefelsäure und 28,8 ccm Wasser, der nach dem Abkühlen 11,3 ccm Salzsäure (1,19) zugesetzt werden. Zu 1 ccm der auf Salpeter- bezw. salpetrige Säure zu prüfenden Flüssigkeit gibt man 1 Tropfen Reagenz, schichtet diese Mischung über konzentr. Schwefelsäure und erwärmt im Wasserbad auf 40°. Auf diese Art sollen sich noch Salpetersäure im Verhältnis 1 : 44 Millionen und salpetrige Säure 1 : 32 Millionen an einem violettblauen Ring erkennen lassen.

Journ. Americ. Chem. Soc. 1911. 33. 708.
Merck's Bericht 1911. 255.

Wittich's Reagenz zum Isolieren frischer Muskeln

ist eine Lösung von 0,06 g Kaliumchlorat in 200 ccm Wasser und 1 ccm Salpetersäure.

Königsberg. med. Jahrb. 1861.
Eberth - Friedländer, Mikroskop. Techn. 1894. 45.

Wittmack's Reaktion zur Unterscheidung von Weizen- und Roggenmehl

beruht auf der Eigenschaft der Roggenstärkekörner, in Wasser schon bei 62,5° C. zu quellen, während Weizenstärke unverändert bleibt. Näheres siehe: Pharm. Zentrh. 1886. 173. — Ztschr. f. analyt. Chem. 24. 3.

Wittstein's Reaktion auf Pyridin in Ammoniak.

Den zu prüfenden Salmiakgeist gibt man tropfenweise in Salpetersäure. Pyridin (organische Basen) bewirken eine rosenrote Färbung, die bei fortschreitender Neutralisation der Säure verschwindet.

Lunge. Chem. Techn. Unters.-Method. 1905. Bd. II. 692.
Dingler's Polytechn. Journ. 213. 512.

Witz' Reagenz auf freie Mineralsäuren im Essig oder Magensaft

ist eine Lösung von 1 cg Methylviolett in 100 ccm Wasser. Den zu prüfenden Essig versetzt man mit einigen Tropfen Reagenz. Bei Anwesenheit von 0,2 % Schwefelsäure oder Salzsäure färbt sich die Mischung blau, bei 0,5 % blaugrün und bei 1 % grün.

Pharm. Zentrh. 1875. 94.
Ztschr. f. analyt. Chem. 15. 108.
Ztschr. f. physiol. Chem. 1. 189.
Hilger, Arch. der Pharm. 5. 193.
Balzer-Witz, Apoth. Ztg. 1903. 305.
Ganassini, ebenda.
Vergl. Kost's Reaktion.
Schumacher-Kopp, Chem. Ztg. 1903. 1176.

Wobbe's Reagenz auf Aldehyd im Äther

ist eine Modifikation von Schmidt's Reagenz. Man löst 8 g Silbernitrat in 20 g Wasser, gibt 30 g Ammoniakflüssigkeit (D. $=$ 0,923) und dann 10 g Natronlauge (30%) zu. Schüttelt man 20 ccm Äther mit 5 ccm Reagenz, so entsteht bei Anwesenheit von Aldehyd eine schwarze Abscheidung. Empfindlichkeitsgrenze $=$ 0,0005 %.

Apoth Ztg. 1903. 488.

Wobbe's Reagenzien auf Äthylperoxyd und Wasserstoffsuperoxyd im Äther.

1. Eine Lösung von 2 g Cerioxyd in 5 g Salzsäure (D. $=$ 1,19) wird zur Trockene verdampft, die erhaltenen Krystalle aus Wasser umkrystallisiert und in 50 ccm Wasser gelöst. — Schüttelt man 20 ccm Äther mit 5 ccm Reagenz, so entsteht bei Gegenwart von Äthylperoxyd etc. eine orangebraune, bei Abwesenheit desselben eine weiße Ausscheidung. Empfindlichkeitsgrenze $=$ 0,0025 % $H_2 O_2$.

2. Man schmilzt 0,3 g Titandioxyd mit 6 g Kaliumpyrosulfat und löst die erkaltete, zerkleinerte Schmelze in 10 %iger Schwefelsäure zu 100 ccm. Schüttelt man 20 ccm Äther mit 5 ccm Reagenz, so färbt sich letzteres bei Gegenwart von Wasserstoffsuperoxyd etc. orangegelb. Empfindlichkeitsgrenze $=$ 0,0001 % $H_2 O_2$.

3. Man mischt gleiche Teile 50 %iger Jodkaliumlösung und 1 %iger Phenolphthaleïnlösung. — Schüttelt man 20 ccm Äther mit 5 ccm Reagenz, so färbt sich letzteres bei Anwesenheit von Wasserstoffsuperoxyd rot. Empfindlichkeitsgrenze $=$ 0,00125 Volum. %.

Apoth. Ztg. 1903. 489.

Wohlgemuth's Reaktion auf Diastase (zur Prüfung der Nierenfunktion)

beruht auf der Behandlung des Harns mit Stärkelösung bei 40° und der hierauf folgenden Prüfung auf verbrauchte bezw. noch vorhandene Stärke mittels $^1/_{50}$ Norm. Jodlösung.

Berl. klin. Woch. 1910. 1444.
Wiener klin. Woch. 1910. 2117.

Wöhlk's Reaktion auf Verunreinigung des Hexamethylentetramins.

Enthält das Präparat Ammoniumsalze, Amide oder Paraformaldehyd, so wird seine wässerige Lösung durch Neßler's Reagenz gelbbraun bis braun gefärbt oder es entsteht eine Abscheidung von metallischem Quecksilber.

Ztschr. f. analyt. Chem. 1905. 765.
Pharm. Zentrh. 1906. 217.
Ztschr. d. öst. Apoth. Ver. 1906. 160.

Wöhlk's Reaktion auf Milchzucker.

Erwärmt man Milchzucker im siedenden Wasserbade mit Salmiakgeist (10 %), so entsteht eine krapprote Färbung. Maltose gibt dieselbe Reaktion, nicht aber Glukose, Fruktose, Rohrzucker etc.

Ztschr. f. analyt. Chem. 1904. 670.
Merck's Bericht 1904. 124.
Maltatti, Zentralbl. f. Harnkrankheiten 16. Nr. 2.

Wöhlk's Reaktion auf Pyridin in Ammonsalzen.

Reibt man das trockene Ammonsalz in einem Porzellanmörser mit der doppelten Menge Borax zusammen, so tritt bei Gegenwart von Pyridin ein empyreumatischer Geruch auf. Salmiakgeist führt man erst in Ammoniumchlorid über und dampft zur Trockene ein.

Ber. d. deutsch. pharm. Ges. 22. 285.

Wolesky's Reagenz auf Holzschliff im Papier.

1 g Diphenylamin löst man in 50 ccm Alkohol und gibt 5—6 ccm konzentr. Salzsäure zu. Geleimtes und ungeleimtes Papier, das Holzschliff enthält, wird durch Betupfen mit diesem Reagenz orangerot gefärbt, besonders deutlich nach dem Trocknen. Das Reagenz soll besser sein als Wiesner's Reagenz (Ztschr. f. analyt. Chem. 17. 511).

Pharm. Zentrh. 35. 641.
Ztschr. f. analyt. Chem. 36. 343.

Wolfbauer's Reaktion auf Cottonöl

ist eine Elaïdinprobe mit Salpetersäure und Quecksilber.

Vergl. de la Souchères Reaktion u. a.

Wolff's Reagenz auf Glukose

ist ein modifiziertes Fehlingsches Reagenz. Es besteht aus 2 Lösungen, die vor dem Gebrauch zu gleichen Teilen gemischt werden: a) 34,65 g kryst. Kupfersulfat im Liter; b) 173 g Seignettesalz und 450 g Natronlauge im Liter.

G r u b e , Münchener med. Woch. 1907. 1079.

Wolff's Reaktion auf Methylalkohol im Äthylalkohol

beruht auf der Überführung des vorhandenen Methylalkohols in Formaldehyd durch Chromsäure und dem Nachweis des letzteren mittels Trillat's Reaktion 1. (Siehe diese.)

Chem. Ztg. 23. Rep. 256.
Ztschr. f. analyt. Chem. 40. 668.

Wolff's Reaktion auf Benzidin und Tolidin.

Löst man eine geringe Menge genannter Stoffe in Eisessig, verdünnt mit Wasser und gibt Bleisuperoxyd zu, so entsteht eine schöne blaue Färbung, die beim Erhitzen wieder verschwindet. Auch Bromwasser ruft in der essigsauren Lösung der Basen eine blaue Färbung oder Fällung hervor.

Chem. Ztg. 23. Rep. 313.
Ztschr. f. analyt. Chem. 39. 582.

Wolff's Reaktion auf Blut im Harn.

30 ccm Harn erwärmt man mit 3 ccm einer 3 %igen Zinkacetatlösung $^1/_4$ Stunde lang. Der in Ammoniakflüssigkeit gelöste Niederschlag zeigt bei spektroskopischer Prüfung die charakteristischen Streifen.

Ztschr. f. analyt. Chem. 38. 132.
Chem. Zentralbl. 1888. 299.

Wolff's Reagenz auf Glukose

ist eine Lösung von 34,65 g Kupfersulfat zu 1 Liter Wasser und eine Lösung von 173 g Seignettesalz und 450 g Natronlauge zu 1 Liter Wasser. Je 2 ccm dieser Lösungen entsprechen 0,01 g Glukose.

G r u b e , Münchener med. Woch. 1907. 1079.
Ztschr. d. öst. Apoth. Ver. 1907. 412.

Wolff's Reaktion auf Naphthole.

Erwärmt man eine Lösung von α- oder β-Naphthol in alkoholischer Kalilauge mit etwas Chloroform auf zirka 50 ° C., so entsteht eine dunkelblaue Lösung. Säuren bewirken Rotfärbung, Alkalien wieder Blaufärbung.

Pharm. Ztg. 40. 44.
Chem. Ztg. 19. Rep. 14.

Wolff's Reaktion auf Weinsäure.

Erhitzt man eine Lösung von Resorcin in konzentr. Schwefelsäure bis zur Dampfbildung, so rufen sehr geringe Mengen von Weinsäure eine intensive Rotfärbung hervor.

Chem. Ztg. 23. Rep. 313.
Ztschr. f. analyt. Chem. 39. 582.
Vergl. Mohler's Reaktion.

Wolff-Eisner's Ophthalmoreaktion

(Konjunktivalreaktion) beruht auf dem Zusammentreten der im Organismus der Tuberkulösen vorhandenen Antistoffe mit dem eingeführten Tuberkulin und der infolgedessen in Erscheinung tretenden, örtlichen Entzündung (der Bindehaut) nach dem Einträufeln von Tuberkulinlösung ins Auge. Näheres siehe: Merck's Bericht 1907. 238.

Wolff-Junghans' Reagenz auf Eiweiß im Magensaft.

Man löst 0,3 g Phosphorwolframsäure in Wasser, gibt 1 g Salzsäure und 20 g Alkohol zu und bringt die Mischung mit Wasser auf 200 g. Mit diesem Reagenz werden Schichtproben angestellt. Näheres siehe: Berl. klin. Woch. 1911. 978. — Pharm. Zentrh. 1911. 900. — Pharm. Prax. 1912. 224.

Wollschläger's Reaktion auf Sublimat in Kalomel.

Kalomel wird durch Cyanwasserstoff (Bittermandelwasser) unter teilweiser Reduktion zu Quecksilber grau gefärbt. Ist Sublimat zugegen, so bleibt das Gemisch weiß. Näheres siehe: Pharm. Ztg. 1912. 544, 788, 825.

Wolowsky's Reaktion auf Typhus.

Der Harn von Typhuskranken wird, besonders während der Fieberperiode, durch konz. Salzsäure blau gefärbt (Indikanreaktion).

Kemper, Russkij Wratsch. 1908. No. 46.
Deutsche Med. Ztg. 1909. 485.
Wiener klin. Woch. 1911. 992.

Wolter's Reaktion zur Unterscheidung von Galalith und Schildpatt.

Man kocht ein Schnitzelchen des zu prüfenden Präparates mit einigen ccm rauchender Salpetersäure. Galalith scheidet ein schweres, gelbes, krystallinisches Pulver ab, das weder in Wasser noch Alkohol, Äther oder Chloroform löslich ist. Reines Schildpatt löst sich in der Salpetersäure fast vollkommen auf und hinterläßt nur feine, durchsichtige, kaum wahrnehmbare Hüllen.

Chem. Ztg. 1909. 11.

Wolter's Reaktion auf Phosphorsesquisulfid.

Versetzt man eine Lösung von Phosphorsesquisulfid in Schwefelkohlenstoff mit einer Lösung von Jod in Schwefelkohlenstoff, bis keine Entfärbung der Jodlösung mehr eintritt, so bildet sich eine Abscheidung von Dijodphosphorsesquisulfid in Form seideglänzender rhombischer Blättchen, eventuell erst beim Abkühlen auf 0°.

Ztschr. f. analyt. Chem. 49. 456.
Pharm. Zentrh. 1910. 1089.

Woltering's Reagenz auf Alkaloide

ist eine 2%ige, wässerige Furfurollösung. In 0,5 ccm Reagenz löst man eine Spur des zu untersuchenden Stoffes und schichtet diese Lösung vorsichtig über kalte, konz. Schwefelsäure. Bei Anwesenheit von Alkaloiden bildet sich an der Berührungsfläche ein gefärbter Ring.

M o r p h i n gibt einen rosafarbenen bis violetten Ring,

C o d e ï n einen kirschroten bis violetten Ring (auf Zusatz von Wasser blau).

V e r a t r i n gibt einen roten Ring und darüber noch einen blaugrünen Kreis.

C h i n i n färbt braun mit gelbem Ring am Rande.

C i n c h o n i n liefert eine braune Färbung, auf kirschrotem Ringe ruhend.

Pharm. Ztschr. für Rußland 31. 526.
Ztschr. f. analyt. Chem. 36. 410.

Wolters' Reagenz zum Färben mikroskop. Präparate

ist identisch mit Kultschitzky's Hämatoxylinlösung.

Ztschr. f. wiss. Mikroskop. 1891. 466.
B e h r e n s' Tabellen 1892. 103.
E b e r t h - F r i e d l ä n d e r, Mikroskop. Techn. 1894. 232. 247.

Wolters' Reagenz zum Fixieren mikroskop. Präparate

ist eine Lösung von 2 g Vanadiumchlorid und 2 g Aluminiumacetat in 100 ccm Wasser.

Ztschr. f. wiss. Mikroskop. 1891. 471; 1899. 205.
H e i d e n h a i n, Anat. Hefte 1. Abt. 1895. 302.

Woodmann-Burwell's Reaktion auf Ameisensäure

beruht auf der Überführung der Ameisensäure in Calciumformiat, das mit Calciumacetat der

trockenen Destillation unterworfen wird. Das Destillat wird mit Fuchsin-Schwefliger Säure geprüft. Näheres siehe: Pharm. Ztg. 1908. 380. — Chem. Ztg. 1908. 409.

Wood's Indikator für Acidimetrie

erhält man, wenn man 23 g des Kondensationsproduktes aus diazotiertem p-Nitranilin und 2, 5, 7-Amidonaphtholdisulfosäure mit 5,5 g Benzaldehyd, 100 g Salzsäure (28%) und 900 g Wasser ¹/₄ Stunde lang kocht. Der Indikator wird mit Säuren farblos, mit Alkalien orangegelb.

Journ. Soc. Chem. Ind. 1905. 1284.
Chem. Zentralbl. 1906. I. 593.
Chem. Ztg. 1905. 1294.
Merck's Bericht 1907. 153.

Worm-Müller's Reagenz auf Glukose.

a) 25 g Kupfersulfat werden mit Wasser zum Liter gelöst;

b) 100 g Seignettesalz, 40 g Ätznatron (oder 56 g Ätzkali) werden mit Wasser zum Liter gelöst.

5 ccm filtrierten, eiweißfreien Harn erhitzt man in einem Reagenzglase zum Sieden. Ebenso erhitzt man eine Mischung von 1—1,5 ccm der Lösung a mit 2,5 ccm der Lösung b. Das Sieden wird bei beiden Lösungen gleichzeitig unterbrochen und 20—25 Sekunden später werden sie gemischt. Die Abscheidung von Kupferoxydul erfolgt entweder sofort oder innerhalb 10 Minuten. Empfindlichkeitsgrenze = 1 : 5—10 000.

Pflüger's Archiv f. d. ges. Physiol. 27. 22. 127.
Ztschr. f. analyt. Chem. 21. 611.
Chem. Zentralbl. 1878. 250; 1880. 616. 713; 1881. 11.
H a m m a r s t e n, Physiol. Chem. 1899. 510 und Ztschr. f. physiol. Chem. 1906 (50.) 36.
P f l ü g e r, Arch. f. d. ges. Physiol. 105. 121.
Ztschr. f. analyt. Chem. 1905. 136.

Wörner's Reagenz auf Kalium.

Man löst 1 g Phosphorwolframsäure in 10 ccm Wasser. Das Reagenz gibt mit neutralen und sauren Kalisalzen einen weißen Niederschlag.

Ber. d. deutsch. pharm. Ges. 1900. 4.
Pharm. Zentrh. 1900. 216.
M e y e r, Chem. Ztg. 1907. 158.
Chem. Zentralbl. 1907. I. 909.

Wortmann's Reagenz für mikroskop. Zwecke

ist Formaldehyd (siehe Blum's u. Holfert's Reagenz).

Chem. Ztg. 18. 1598.
Ztschr. f. analyt. Chem. 36. 511.

Woßkressenski's Reagenz auf Typhus exanthematicus.

Eine Lösung von 1 g Jod und 3 g Kaliumjodid in 100 ccm Wasser versetzt man mit soviel arabischem Gummi, bis sie die Konsistenz des Canadabalsams erreicht hat. 1 Tropfen davon gibt man auf einen Objektträger und legt einen Tropfen Blut darauf. Alsdann legt

man das Deckglas darauf. Liegt Typhus exanth. vor, so färbt sich das Protoplasma der Leukozyten entweder diffus oder körnig dunkelbraunrot. Typhus abdominalis soll diese Reaktion nicht geben.
> Praktitscheski Wratsch 1906, No. 44.
> Revue d. russ. med. Ztschr. 1907, 24.
> Merck's Bericht 1907. 165.

Wright's Reaktion auf Aconitin.

Man verreibt 1 mg Aconitin mit einigen Tropfen wässeriger Zuckerlösung in einem Porzellanschälchen und läßt einen Tropfen konzentr. Schwefelsäure zufließen. An der Berührungsstelle entsteht eine rosa Zone, die sich alsbald in schmutzig Violett und Braun verfärbt.
> Merck's Report 1902. 203.
> Chem. News 34. 222; 35. 249.
> Journ. Chem. Soc. 31. I. 143.

Wright's Reagenz zum Färben mikroskop. Präparate

ist eine Modifikation von Romanowsky's Reagenz.
> Journal of Medical Research. 1902. 7. Nr. 1.
> Vergl. Leishman's Reagenz.

Wurster's Reagenz auf Eiweiß.

Der Autor modifiziert die Reaktion nach Adamkiewicz und nach Liebermann (vergl. diese) dahin, daß er statt Schwefelsäure oder Salzsäure eine Mischung beider, am besten eine 10—20 % Schwefelsäure enthaltende Salzsäure vorschlägt.
> Zentralbl. f. Physiol. 1887. 193.
> Ztschr. f. analyt. Chem. 27. 261.

Wurster's Reagenz auf Holzschliff im Papier.

1. Di-Papier ist mit Dimethyl-p-Phenylendiamin getränktes Filtrierpapier. Genannte Base erzeugt mit der Holzsubstanz bei Wasserbefeuchtung einen carmoisinroten Fleck. Das Reagenz ist unter der Bezeichnung: „Rotes Reagenz in Papierform" im Handel.
2. Als Kontrolle des obigen Reagenzes dient eine Anilinsalzlösung, das sogen. „Gelbe Reagenz in Papierform" (auch in Lösung zu haben).
> Näheres siehe: Pharm. Zentrh. 1900. 456. —
> Berl. Ber. 1887. 808.

Wurster's Reaktion auf Leucin.

Versetzt man eine wässerige Lösung von Leucin mit Natriumkarbonatlösung und einer Spur Chinon, so färbt sich die Mischung violett. Außer Leucin geben diese Reaktionen auch andere Amidosäuren und Eiweiß.
> Zentralbl. f. Physiol. 1888. 590.

Wurster's Reagenz auf Ozon und Wasserstoffsuperoxyd.

Mit Dimethyl- oder Tetramethyl-p-Phenylendiamin getränktes Papier (Tetrapapier) wird durch Ozon oder Wasserstoffsuperoxyd blau gefärbt.
> Berl. Ber. 19. 3195; 21. 921.
> Pharm. Zentrh. 1888; 367; 1903. 705.
> Chem. Ztg. 1887. Rep. 22; 1903. 651.

Wurster's Reaktion auf salpetrige Säure

ist eine Modifikation von Griess' Reagenz I.

Wurster's Reaktion auf Tyrosin.

Löst man etwas Tyrosin in heißem Wasser und gibt eine Spur Chinon zu, so entsteht eine rubinrote Färbung, die auf Zusatz von Sodalösung in Blauviolett übergeht.
> Zentralbl. f. Physiol. 1887. 194 u. 1888. 590.
> Chem. Ztg. 1887. Rep. 187.

Wurtz' Reaktion

ist eine für die Synthese von Kohlenwasserstoffen wichtige Reaktion.
> Siehe Lehrbücher der Chemie.

Wurtz' Reagenz zum Färben mikroskop. Präparate

ist eine Mischung von 10 ccm Formaldehyd (40 %) und 90 ccm konzentr. wässeriger Eosinlösung.
> Ztschr. f. wiss. Mikroskop. 1899. 365.

Wyhe's Pikrocarmin.

Man kocht 10 g Carmin mit 10 ccm Ammoniakflüssigkeit (10 %) und 20 ccm Wasserstoffsuperoxyd (3 %). 25 ccm dieser Lösung mischt man mit 100 ccm Alkohol und filtriert nach ½ stündigem Stehenlassen. Der auf dem Filter verbleibende Rückstand wird mit 100 ccm Alkohol gewaschen und dann getrocknet. 1 g dieses Ammoniakcarmins löst man in 200 ccm einer 1 %igen Ammoniumpikratlösung. Zur Konservierung setzt man 1 % Chloralhydrat zu.
> Ztschr. f. wiss. Mikroskop. 1900. 200.

Wyss' Reagenz auf Amylalkohol.

a) Lösung von 4,5 g α-Naphthol in 100 ccm 50 %igem Alkohol. — b) Lösung von 4,5 g p-Phenylendiamin in 100 ccm absolutem Alkohol. — c) Lösung von 4,5 g Natriumkarbonat in 100 ccm Wasser. Versetzt man 2 ccm Amylalkohol mit je 4 Tropfen der Lösungen a, b und c, so tritt eine dunkelblau-violette Farbe auf.
> Ztschr. f. physiol. Chem. 1910. 64. 479.
> Ztschr. f. analyt. Chem. 1911. 306.

Yamagiwa's Reagenzien zur Neurogliafärbung.

a) Eine gesättigte, alkoholische Lösung von Eosin;
b) eine konzentr., wässerige Lösung von Anilinblau.
> Virchow's Archiv 1900. 358.

Yamamoto's Reagenz zur Färbung von Tuberkel- und Leprabazillen.

a) Eine wässerige Lösung (5 %) von Silbernitrat;
b) eine Lösung von 2 g Pyrogallol und 1 g Tannin in 100 ccm Wasser.
> Zentralbl. f. Bakteriol. 47. No. 5.
> Deutsche med. Woch. 1908. 1953.
> Merck's Bericht 1908. 138.

Yéfimow siehe Jefimow.

Young's Reaktion auf Gallussäure im Tannin.

Cyankalium gibt mit Gallussäurelösungen eine carmoisinrote Färbung; mit Tanninlösung tritt keine Farbenreaktion ein.

Ztschr. f. analyt. Chem. 23. 227.
Berl. Ber. 16. 2691.
Chem. News 48. 31.
Napier Spence, Journ. of Society of
Chemic. Industry 9. 1114.
Guyard, Ztschr. f. analyt. Chem. 24. 274
u. 31. 87.
Stahl, ebenda 32. 476.
Griggi, Bollet. Chim. Farm. 1899. 6.

Young's Reagenz zur Nervenfärbung
ist eine Mischung gleicher Teile frischen Eier-
eiweißes, physiologischer Kochsalzlösung, wässeriger Chlorammonlösung (0,25 %) und wässeriger Methylenblaulösung (1 %).
Journ. experiment. Med. 1891. 1.
Ztschr. f. wiss. Mikroskop. 1898. 253.

Yvon's Reagenz auf Alkohol in Chloroform
ist eine Lösung von 1 g Kaliumpermanganat
und 10 g Kaliumhydroxyd in 250 g Wasser.
Alkoholhaltiges Chloroform färbt das Reagenz
grün.
Enzyklop. d. gesamt. Pharm. 1891. X. 478.
Arch. der Pharm. (3) 20. 373.
Chem. Zentralbl. 1882. 463.

Yvon's Reaktion auf Gallenstoffe im Harn.
Methylviolett (Pariser Violett) gibt mit nor-
malem Harn einen blauen Niederschlag, mit
gallehaltigem Harn aber einen roten Nieder-
schlag und eine dichroitische Lösung. Der
Niederschlag löst sich zum Teil in Alkohol
mit granatroter Farbe, zum Teil in Chloroform
mit carminroter Farbe.
Journ. de Pharm. et de Chim. (4) 23. 40.
Arch. der Pharm. (3) 10. 77.
Chem. Zentralbl. 1877. 334.
Vergl. Paul's Reaktion.

Yvon's Reaktion auf echten Weinfarbstoff.
30 ccm Wein schüttelt man mit 1—2 g Tierkohle, filtriert durch Asbest, wäscht die Kohle
mit Wasser und übergießt dann mit Alkohol.
Bei Anwesenheit von Fuchsin läuft der letztere rot gefärbt ab, während die natürlichen
Farbstoffe der Kohle durch Alkohol nicht entzogen werden.
Arch. der Pharm. 1877. 272.
Chem. Zentralbl. 1877. 448.

Yvon's Reagenz auf Wasser im Alkohol
ist Calciumcarbid, das bei Anwesenheit von
Spuren Wasser Acetylen entwickelt.
Compt. rend. 1897. II. 1181.

Yvon's Reagenzien auf α- und β-Naphthol.
Zu 10 ccm wässeriger, gesättigter Naphthol-
lösung gibt man
1. 2 ccm Alkohol, 2 ccm Salpetersäure und
   10 Tropfen Quecksilbernitrat.
2. 2 ccm Alkohol, 3 Tropfen konzentr. Ka-
   liumnitratlösung, 10 Tropfen Schwefelsäure.
Die mit diesen Reagenzien entstehenden
Farbenreaktionen siehe tabellarische Zusam-
menstellung in
Journ. de Pharm. et de Chim. 21. 377.
Pharm. Ztschr. f. Rußland 29. 222.
Ztschr. f. analyt. Chem. 30. 488.
Richardson, Chem. News 65. 18 oder
Ztschr. f. analyt. Chem. 31. 330.

Zacharias' Reagenz auf Eiweiß
ist Ferrocyankalium und Eisenchlorid. Es
dient zum Färben der Proteïnstoffe bei mikroskop. Untersuchungen.
Ztschr. f. wiss. Mikroskop. 1894. 407.
Botan. Ztg. 1883. 211.
Strasburger, Botan. Prakt. 1902. 651.

Zacharias' Reagenz zum Fixieren mikroskop.
Präparate.
Man mischt 16 ccm Alkohol mit 4 ccm Eis-
essig und 3 Tropfen 1 %iger Osmiumsäure-
lösung. (Eventuell mit einem geringen Zusatz
von Glycerin oder Chloroform.)
Arch. f. mikroskop. Anat. 1887.
Anat. Anzg. 1888. 24.

Zacharias' Reagenz zum Färben mikroskop. Prä-
parate.
Man kocht 1 g Carmin mit 200 ccm 3 %iger
Essigsäure etwa 20 Minuten lang und filtriert
nach dem Erkalten.
Zoolog. Anz. 1894. 62.
Enzyklop. d. mikroskop. Techn. 1903. 645.
Ztschr. f. wiss. Mikroskop. 1894. 344.

Zacharias' Methylgrünlösung
ist eine Lösung von Methylgrün in einer Mischung von 1 g Eisessig, 10 g Natriumsulfat
und 100 g Wasser.
Ber. d. deutsch. botan. Ges. 1898. 185.

Zacharias' Pikrinschwefelsäure
ist kaltgesättigte, wässerige Pikrinsäurelösung
mit einem Zusatz von 0,85 % Eisessig und
0,3 % konzentr. Schwefelsäure.
Ber. d. deutsch. botan. Ges. 1902. 298.

Zaleski's Reaktion auf Kohlenoxyd im Blute.
Eine gesättigte Lösung von Kupfersulfat
verdünnt man mit der dreifachen Menge Wasser. 3 Tropfen dieser Lösung gibt man zu
4 ccm Blut, das mit gleichen Teilen Wasser
gemischt wurde, und schüttelt um. Gewöhn-
liches Blut gibt nach einigen Minuten einen
schokoladebraunen, kohlenoxydhaltiges Blut
einen ziegelroten, flockigen Niederschlag.
Ztschr. f. physiol. Chem. 9. 225.
Ztschr. f. analyt. Chem. 24. 482.

Zambelli's Reagenz siehe Frankland.

Zanfrognini's Reagenz auf Adrenalin.
Eine Lösung von 3 g Kaliumpermanganat
wird unter Kühlhaltung tropfenweise mit 8 ccm
Milchsäure versetzt. 10 ccm Adrenalinlösung
versetzt man mit 1 Tropfen Reagenz und
1 Tropfen Wasserstoffsuperoxyd, die hierbei
entwickelte Rotfärbung wird mit einer ebenso
behandelten Adrenalinlösung von bekanntem
Gehalt kolorimetrisch verglichen.
Deutsche med. Woch. 1909. 1752.
Zentralbl. f. innere Med. 1910. 196.

Zecchini's Reaktion auf Cottonöl im Olivenöl.
4 ccm Öl und 10 ccm Salpetersäure (D. = 1,4)
werden geschüttelt. Olivenöl färbt sich nicht
dunkler, enthält es Cottonöl, so färbt es sich
braun.
Pharm. Ztschr. f. Rußland 21. 412.
Ztschr. f. analyt. Chem. 22. 289.

Zeisel's Reaktion

beruht auf der Umsetzung von Phenoläthern in Phenol und Halogenkohlenwasserstoffe durch Einwirkung von Salzsäure, Jodwasserstoffsäure, Aluminiumchlorid etc. (Auch zur quantitativen Bestimmung des Methoxyls der Phenoläther gebraucht.)

Siehe Lehrbücher der Chemie, ferner Berl. Ber. **22** Ref. 710 oder Monatsh. f. Chem. **6.** 986 u. **7.** 406.

Zeisel's Reaktion auf Colchicin.

Eine Mischung von 2 mg Colchicin, 5 ccm Wasser, 10 Tropfen konzentr. Salzsäure und 5 Tropfen Eisenchloridlösung wird beim Kochen allmählich olivengrün bis schwarzgrün. Beim Schütteln mit Chloroform färbt sich letzteres rubinrot.

Pharm. Zentrh. 1888. 444.
Monatshefte f. Chem. 1886. **7.** 557.
Arch. experim. Path. u. Pharm. **63.** 357.
Chem. Zentralbl. 1910. II. 1838.

Zeller's Reagenz auf Melanin im Harn.

Versetzt man melaninhaltigen Harn mit Bromwasser, so entsteht eine braune bis schwarze Färbung (Niederschlag).

Arch. f. klin. Chirurg. **29.** 245.
B o l z e , Prager Vierteljahres-Schrift 1860. 140.

Zellner's Reagenz auf Alkalien

ist Fluoresceïnpapier, das durch Spuren von Alkalien eine intensiv grüne Färbung annimmt. Empfindlichkeitsgrenze für Alkalien $= 1:3$ Million, für Ammoniak $= 1:5$ Million.

Pharm. Zentrh. 1901. 521 u. 1902. 297.
Merck's Index 1902. 272 u. 273.
Merck's Bericht 1901. 161.

Zenger's Reaktion auf Arsen

beruht auf der Bildung von Magnesiumammoniumarseniat. Das Untersuchungsobjekt wird mit Salzsäure oder Kochsalz und Schwefelsäure (Schneider-Fyfe) destilliert, im Destillate das Arsen als Trisulfid gefällt, mit Salpetersäure oxydiert und mit Magnesiamixtur gefällt.

Ztschr. f. analyt. Chem. **1.** 394.
Ztschr. f. Chem. u. Pharm. 1862. 38.
S c h n e i d e r , Jahrb. d. Chem. 1851. 630.
F y f e , Journ. f. prakt. Chem. **55.** 103.

Zenghelis' Reagenz auf Wasserstoff

ist eine Lösung von 1 g Molybdänsäure in verdünnter Natronlauge, die mit Salzsäure angesäuert und mit Wasser auf 200 ccm gebracht wird. Leitet man Wasserstoffgas durch das erwärmte Reagenz, so färbt es sich blau.

Ztschr. f. analyt. Chem. 1910. **729.**
Apoth. Ztg. 1911. 87.
Répert. de Pharm. 1911. 318.

Zenker's Reagenz zum Fixieren mikroskop. Präparate

ist eine Lösung von 5 g Quecksilberchlorid, 2,5 g Kaliumdichromat und 1 g Natriumsulfat in 100 ccm 5 %iger Essigsäure.

Münchener med. Woch. 1894. 532.
M e r c i e r , Ztschr. f. wiss. Mikroskop. 1894. 471.
W a s i e l e w s k i , ebenda 1899. 332.
W i t h n e y , ebenda 1901. 476.
H e l l y , ebenda 1903. 413.
R e t t e r e r , ebenda 1903. 332.

Zernik's Reaktion auf Eumydrin.

Erwärmt man 0,01 g Eumydrin mit 5 Tropfen rauchender Salpetersäure bis letztere verdampft ist und gibt zum Rückstand etwas alkoholische Kalilauge, so tritt Violettfärbung auf. — Nach dem Erwärmen von 0,01 g Eumydrin mit 1,5 ccm konzentr. Schwefelsäure bis zur beginnenden Dunkelfärbung bewirkt ein Zusatz von 2 ccm Wasser eine violette Färbung und das Auftreten eines aromatischen Geruchs.

Apoth. Ztg. 1905. 332.
Chem. Zentralbl. 1905. I. 1728.

Zernik's Reaktion auf Euporphin.

Die wässerige Lösung des Euporphins reduziert ammoniakalische Silbernitratlösung. Sie wird durch Chlorwasser blutrot gefärbt. — Versetzt man eine Lösung von 0,01 g Euporphin in 2 ccm Wasser mit 2 ccm einer gesättigten Natriumnitratlösung, so entsteht eine weiße Trübung. 5 Tropfen Essigsäure färben alsdann vorübergehend blutrot, worauf sich ein orangegelber Niederschlag ausscheidet, der sich im Überschuß genannter Säure löst.

Apoth. Ztg. 1904. 720.

Zernik's Reaktion auf Heroin.

Gibt man zu einer Spur Heroin einige Tropfen Salpetersäure (D. $= 1,4$), so löst es sich mit gelber Farbe; bei gelindem Erwärmen tritt eine grünblaue Färbung auf, die von der Mitte der Flüssigkeit nach dem Rande fortschreitet und nach einiger Zeit wieder in Gelb übergeht.

Ber. d. pharm. Ges. 1903. 67.
Apoth. Ztg. 1903. 159.
Pharm. Ztg. 1903. 184.
Chem. Ztg. 1903. Rep. 73.

Zernik's Reaktion auf Hetralin.

Die wässerige Lösung des Hetralins (1 : 20) wird durch Bleiessig weiß gefällt. — Beim Erwärmen von 0,1 g Hetralin mit 3 ccm Natronlauge und 3 Tropfen Chloroform erhält man eine rote Flüssigkeit. — Kocht man Hetralinlösung (1 : 20) mit verdünnter Schwefelsäure, so tritt der Geruch von Formaldehyd auf; setzt man dann überschüssige Natronlauge zu und erwärmt, so entwickelt sich Ammoniak und die Lösung färbt sich rot.

Apoth. Ztg. 1905. 301.

Zernik's Reaktion auf Isopral.

Erwärmt man Isopral vorsichtig mit Natronlauge, so tritt Gasentwicklung auf, die Mischung färbt sich gelb, wird trübe und zeigt einen eigentümlichen aromatischen Geruch. Zuletzt scheidet sich eine braune Harzmasse ab. — Erhitzt man 0,1 g Isopral mit einer Lö-

sung von 0,02 g β-Naphthol in 2 ccm konzentrierter Schwefelsäure, so färbt sich die Mischung gelbbraun und nimmt eine grüne Fluoreszenz an.
Apoth. Ztg. 1905. 301.

Zernik's Reaktion auf Proponal.

1 g Proponal löst man in 3 ccm 1 %iger Natronlauge und gibt eine Mischung von 1 ccm 5 %iger Quecksilberchloridlösung mit 5 Tropfen offizin. Natronlauge zu. Das gebildete Quecksilberoxyd löst sich nicht vollständig auf (Unterschied von Veronal), beim Erhitzen verschwindet aber dessen gelbe Farbe und es scheidet sich **sofort** ein anfangs flockiger, später pulveriger weißer Niederschlag ab, der bei starker Vergrößerung solide, anscheinend reguläre Krystalle darstellt.
Apoth. Ztg. 1906. 525.
Pharm. Ztg. 1906. 613.
Merck's Prüf.-Vorschr. f. d. pharm. Spezial-Präp. 1906. 41.

Zernik's Reaktion auf Stovain.

Werden 0,05 g Stovain mit 1 ccm einer Mischung aus gleichen Teilen Salzsäure und Salpetersäure auf dem Wasserbade vorsichtig eingedampft, so hinterbleibt ein farbloser, stechend riechender Sirup. Auf Zusatz von 1 ccm alkoholischer Kalilauge tritt beim abermaligen vorsichtigen Eindampfen ein an Fruchtäther erinnernder Geruch auf.
Apoth. Ztg. 1905. 174.
Chem. Ztg. 1905. Rep. 88.

Zernik's Reaktionen des Theolaktins (Theobrominnatrium-Natriumlaktat) siehe: Apoth. Ztg. 1907. 532.

Zernik's Reaktion auf Termiol (Natriumphenylpropiolat)
siehe Apoth. Ztg. 1905. 382.
Chem. Zentralbl. 1905. I. 1728.

Zettnow's Eosin-Methylenblaulösung.

30 ccm einer 1 %igen Methylenblaulösung werden mit 3—4 ccm einer 5 %igen Sodalösung versetzt. Zu 2 ccm dieser Lösung gibt man tropfenweise 1 ccm einer 1 %igen Eosinlösung und nimmt diese Mischung sofort in Verwendung. — Näheres siehe: Deutsche med. Woch. 1900. 377. — Zentralbl. f. Bakt. 1900. 803. — Ztschr. f. wiss. Mikroskop. 1900. 246.

Zettnow's Reagenzien für mikroskop. Zwecke.

E i s e n o x y d b e i z e : Zu einer kochenden Lösung von 20 g Gerbsäure in 300 ccm Wasser gibt man mit Wasser angerührtes Eisenoxyd (am besten frisch gefällt) in geringem Überschuß.

T o n e r d e b e i z e : Zu einer auf 55—60 ° erhitzten Lösung von 10 g Gerbsäure in 200 ccm Wasser gibt man so lange Aluminiumacetatlösung, bis etwas gerbsaure Tonerde nicht mehr in Lösung geht.

A n t i m o n b e i z e : Zu einer Lösung von 25 g Gerbsäure in 500 ccm Wasser gibt man

bei 40 ° eine Lösung von 1 g Brechweinstein in 20 ccm Wasser, bis ein bleibender Niederschlag eintritt.
Ztschr. f. Hygiene 1899. 95.

Zettnow's Reaktionen auf Wolframsäure
beruhen auf der Einwirkung von Ferrocyankalium, Zinnchlorür oder Zink auf mit Schwefelsäure angesäuerte Wolframlösungen.
Ferrocyankalium = grünlichgelbe bis dunkelorangegelbe Färbung, Zinnchlorür = weißer Niederschlag, Zink = Blaufärbung. Näheres siehe: Ztschr. f. analyt. Chem. 6. 232. — Poggendorff's Annal. 80. 16.

Zeynek's Reaktion auf Gallenfarbstoffe.

Enthält eine Flüssigkeit Gallenfarbstoffe, so entsteht auf Zusatz von Zinkchlorid und überschüssigem Ammoniak eine grüne Lösung, welche ein charakteristisches Absorptionsspektrum in Rot aufweist.
Wiener klin. Woch. 21. 568.

Ziehen's Reagenz zum Färben mikroskop. Präparate
ist eine Modifikation von Golgi's Reagenz, eine Lösung von 0,5 g Goldchlorid und 0,5 g Quecksilberchlorid in 100 ccm Wasser.
Ztschr. f. wiss. Mikroskop. 1891. 385.
Neurol. Zentralbl. 1891. 65.
Enzyklop. d. mikroskop. Techn. 1903. 459.
E b e r t h - F r i e d l ä n d e r , Mikroskop. Techn. 1894. 253.

Ziehl's Reagenz siehe Ziehl-Neelsen's Reagenz.

Ziehl-Neelsen's Reagenz für mikroskop. Zwecke
ist eine Lösung von 1 g Fuchsin und 5 g Phenol in 100 g 10 %igem Alkohol. Gebraucht zur Färbung von Sporen.
Merck's Index 1902. 269.
Pharm. Zentrh. 1891. 188.
S c h e n c k , Ztschr. f. wiss. Mikroskop. 1890. 39.
R o s s i , Arch. per le scienze mediche 1900. 297.
S t r a s b u r g e r , Kl. Botan. Prakt. 1893 220.
B e h r e n s ' Tabellen 1892. 122.
E b e r t h - F r i e d l ä n d e r , Mikroskop. Techn. 1894. 178. 184.

Zimmermann's Reagenzien zum Färben mikroskop. Präparate.

1. Eine konzentr., wässerige Lösung von Jodgrün. Gebraucht zum Färben von Chromatophoren.
2. Eine Lösung von 0,2 g Fuchsin S in 100 ccm Wasser. Gebraucht zum Färben der Leukoplasten etc. von Pflanzen.
3. Fuchsinlösung und Pikrinsäurelösung, siehe Altmann's Reagenz.
4. Eine alkoholische Lösung von Fuchsin, der bis zur Gelbfärbung Ammoniak zugesetzt ist.
Ztschr. f. wiss. Mikroskop. 1890. 1—8.
5. Eine Mischung gleicher Teile Chinolinblau (Cyanin) in Alkohol (50 %) und Glycerin. Gebraucht zum Färben verholzter und verkorkter Membranen.

Ebenda 1892, 66.
Vergl. des Autors Beitr. z. Morphol. u.
Physiol. d. Pflanzenzelle, Tübingen
1893.
B e h r e n s ' Tabellen 1892, 111, 112.
Enzyklop. d. mikroskop. Techn. 1903.
123.

Zimmermann's Reagenzien zum mikroskop. Nachweis von Kork und Cuticula.
1. Eine 1—2%ige, wässerige Lösung von Osmiumsäure;
2. eine Lösung von Alkannin in 50%igem Alkohol;
3. eine Mischung von gleichen Teilen Glycerin und konzentr. Lösung von Cyanin in 50%igem Alkohol.
Näheres siehe: Ztschr. f. wiss. Mikroskop. 1892, 58—69. — Z i m m e r m a n n , Botan. Mikrotechnik 1892, 149.

Zincke's Reaktion
ist eine für die Synthese wichtige Reaktion: Bildung von Diphenylmethan etc. unter Einwirkung von Zinkstaub auf Mischungen von Benzylchlorid und aromatischen Kohlenwasserstoffen.
Siehe Lehrbücher der Chemie, ferner Berl. Ber. **5**, 809 oder Liebig's Annal. **159**, 374.

Zinin's Reaktion
ist eine für die Synthese wichtige Reaktion, bei welcher unter Einwirkung von Schwefelammon Nitroprodukte in Amidoverbindungen verwandelt werden. (Vergl. Caro's Reagenz.)
Siehe Lehrbücher der Chemie.

Zipper's Reaktion auf Phenol und Salicylsäure
Phenol und Salicylsäure geben mit Eisenchlorid eine violette Färbung. Diese Lösung versetzt man mit einem gleichen Volumen Terpentinöl und dem doppelten Volumen Formaldehyd (40%). Nach dem Umschütteln und Absetzen der Mischung ist die Salicylsäure unverändert, die Phenollösung dagegen grünlich gefärbt.
Südd. Apoth. Ztg. 1907, 378.
Pharm. Praxis 1907, 221.

Zivkovic's Reaktion auf Phenoxypropandiol (Glycerinmonophenyläther).
Löst man einige Krystalle des Präparates in einigen Tropfen konzentr. Schwefelsäure, so erhält man eine schwach rot gefärbte Lösung, die auf Zusatz von Natriumnitritlösung grün wird. Verdünnt man mit Wasser und übersättigt mit Kalilauge, so erhält man eine schwach rotgelbe Lösung.
Monatsh. f. Chem. 1908, **29**, 952.

Zoeppritz' Reaktion auf Blut
ist eine Modifikation von Weber's Reaktion. Die Faeces werden mit Eisessig extrahiert, dieses Extrakt mit Äther behandelt, der Äther über eine geringe Menge feinst gepulvertes Guajakharz gegossen und die so erhaltene Mischung auf Filtrierpapier gegeben, das vorher mit Terpentinöl befeuchtet worden ist. Blaufärbung zeigt Blut an.
Münchener med. Woch. 1912, 180.
Vergl. Schaer's Reaktion.

Zollikofer's Reagenz zum Färben mikroskop. Präparate.
a) Eine Lösung von 0,05 g Eosin in 100 ccm Wasser und 1 g Formaldehyd (40%); b) eine Lösung von 0,05 g Methylenblau in 100 ccm Wasser und 1 g Formaldehyd. Gebraucht zur Leukozytenfärbung.
Ztschr. f. wiss. Mikroskop. 1900, 316.

Zopf's Reaktion auf Calycin.
Schüttelt man eine Lösung von Calycin in Chloroform mit Natronlauge, so färbt sich letztere rot.
Ztschr. f. wiss. Mikroskop. 1894, 495.

Zouchlo's Reagenz auf Eiweiß.
1. Eine Mischung von 1 Teil Essigsäure mit 6 Teilen 1%iger Quecksilberchloridlösung. Empfindlichkeitsgrenze = 0,14 : 1000.
2. Eine Mischung von 20 ccm Essigsäure und 100 ccm 10%iger Rhodankaliumlösung. Empfindlichkeitsgrenze = 0,07 zu 1000.
Beide Reagenzien geben mit eiweißhaltigem Harn eine Trübung oder einen Niederschlag.
Wiener allg. med. Ztg. 1890, 2.
Internat. Pharm. General-Anz. 1890, 151.
Ztschr. f. analyt. Chem. **29**, 380.
S c h i c k , Ztschr. f. analyt. Chem. **30**, 108.
O l l e n d o r f f , ebenda **33**, 120.

Zsigmondy's Reagenz auf Colloide
ist eine rote, colloidale Goldlösung, deren Farbenveränderung in Blau—Schwarzviolett bei Gegenwart von Kochsalzlösung die Anwesenheit wirksamen Colloides anzeigt. Näheres siehe: Liebig's Annal. **301**, 29—54 u. Ztschr. f. analyt. Chem. **40**, 697 u. 711; **42**, 676.

Zulkowsky's Reagenz auf Jod.
(Stärkelösung.) 60 g Stärke rührt man in 1 Kilo Glycerin ein und erhitzt unter Umrühren bei allmählich steigender Temperatur auf 190 ° C., bis die Masse in Wasser klar löslich ist. Die wässerige Lösung wird durch Jod prachtvoll blau gefärbt.
Berl. Ber. **13**, 1395.
Ztschr. f. analyt. Chem. **21**, 578.

Zülzer's Reaktion auf Eiweiß
siehe Rosenbach's Reagenz.

Zülzer's Reagenz auf Glukose im Harn
ist identisch mit Becquerel's und Trommer's Reagenz.

Zwaardemaker's Reagenz zum Färben mikroskop. Präparate
ist eine Mischung von gleichen Teilen konz. alkoholischer Safraninlösung und Anilinwasser.
Ztschr. f. wiss. Mikroskop. 1887, 212.

Inhaltsverzeichnis.

I.

Chemische Reagenzien und Reaktionen.

Alkalien im Blut: Bernhardt.

Alkalien, freie — in Seifen: Stein, Stoß.

Alkalische Erden: Brunner.

Alkalität des Wassers: Cavalli.

Alkaloide: Aloy, André, Arnold, Arnold-Vitali, Artus, Beckurts, Bertrand, Bloxam, Böhm, Bouchardat, Brissemoret, Bronciner, Brunner-Strzyzowski, Buckingham, Carpené, Cossa, Czumpelitz, Delffs, Delffs-Schwarzenbach, Dittmar, Dragendorff, Ellram, Erdmann, Flükkiger, Formánek, Fraude, Fröhde, Fröhde-Buckingham, Fron, Gmelin, Godeffroy, Godeffroy-Laubenheimer, Grandeau, Grove, Grutterink, Guy, Hager, Hamlin, Heikel, Helwig, Henry, Herder, Hilger, Jaworowski, Johannson, Jorissen, Kemp, Kippenberger, Klein, Knorr, Kundrát, Langley, Langley-Köhler, Lecha-Marzo, Lenz, Lepage, Levy, Lindo, Linke, Loof, Lothian, Luchini, Mandelin, Mangini, Marmé, Masin, Matthes-Rammstedt, Mayer, Mecke, Melzer, Neumann-Wender, Orlow-Horst, Palm, Pelouze, Pesçi, Pfister, Planta, Reichard, Riegler, Robin, Rosenthaler, Russow, Schaer, Scheibler, Schlagdenhauffen, Schneider, Schultze, Schwarzenbach, Schwarzenbach-Delffs, Selmi, Siemssen, Silva, Skey, Smith, Sonnenschein, Stas-Otto, Tanret, Thresh, Trotarelli, Tunmann, Valser, Vitali, Vreven, Vrij, Wagner, Wagner-Fresenius, Wenzell, Winkler, Woltering.

Alkohol: Anstie, Berthelot, Davy, Jacquemart, Klar, Klöcker, Kossa, Lieben, Merck, Salzer, Serullas, Stoecklin, Thresh, Tscheppe, Vitali.

Alkohol im Äther: Azzarello, Lassar-Cohn, Frederking, Mosnier, Stefanelli.

Alkohol in ätherischen Ölen, Äthern, Essenzen und Balsamen: Azzarello, Barbier, Bernouilly, Borsarelli, Böttger, Carles, Dragendorff, Drechsler, Fleischmann, Gawalowsky, Grassini, Hager, Meßner, Puscher.

Alkohol im Chloroform: Azzarello, Béhal-François, Blachez, Hager, Hardy, Koninck, Otto, Regnault, Rusconi, Vogel, Yvon.

Alkohole: Gavard, Neuberg, Rosenthaler.

Alkohole, einwertige: Béla v. Bittó.

Alkohole, mehrwertige: Baumann, Jehn, Udranszky.

Alkohole, sekundäre: Chancel.

Alkohole, tertiäre: Denigès, Hell.

Alkohole: primäre, sekundäre, tertiäre: (Unterscheidung): Meyer-Locher, Sabatier-Senderens.

Allergieprobe: Pirquet.

Allylalkohol: Denigès.

Aloë: Apéry, Bornträger, Cripps-Dymond, Dietrich, Hirschsohn, Histed, Klunge, Kremel, Léger, Meyer, Schonleben, Schoutelen, Stöder, Tschirch-Hoffbauer.

Aloëtinktur: Hérissey.

Aloin: Dietrich, Formánek.

Aloinose: Léger.

Aloin-Blutreaktion: Schaer.

Aluminium: Luckow, Reichard, Thenard, Wislicenus.

Alypin: Lemaire.

Ameisensäure: Comanducci, Guyot, Rupp, Serullas, Smith, Woodmann.

Amidobenzoesäuren: Oechsner de Coninck.

Amidosäuren im Harn: Abderhalden-Bergell, Levene-Beatty, Neuberg-Manasse.

Amido-Gruppe: Seiler-Verda.

Amine, aromatische: Ehrlich-Herter, Lauth, Lemoult.

Amine, primäre: Hofmann, Schlömann.

Aminokörper: Agulhon.

Ammoniacum (Gummi): Picard, Plugge.

Ammoniak: Bachmeyer, Bohlig, Carney, Cockcroft, Curtman, François, Guyot, Hager, Jaworowski, Lex, Manget-Marion, Neßler, Riegler, Thomas, Tretzel, Trillat-Turchet, Visser.

Ammoniak in Methylamin: François.

Ammonsalze: Bohlig, Eimbrodt, Hager, Neßler.

Amygdalin: Deacon, Formánek.

Amylalkohol (im Alkohol): Bornträger, Tsalapatani, Vitali, Wyss.

Anaesthesin: Merk.

Anilide: Denigès, Tafel.

Anilin: Beissenhirtz, Duflos, Duples, Fritzsche, Hofmann, Jacquemin, Letheby, Ludwig, Mène, Peset, Rosenstiehl, Runge, Wefers-Bettink.

Anilinfarben in Butter: Cornelison.

Anilinfarbstoffe: Grandmougin, Vohl.

Anilinprobe (Kakaoöl): Hager.

Anthracen: Lippmann-Pollak.

Anthrachinon: Schützenberger.

Anthragallol: Piñerúa.

Anthranilsäure: Pawlewski.

Antiarin: Kiliani.

Antifebrin: siehe Acetanilid.

Antimon: Fresenius, Hager, Himmelmann.

Antimonwasserstoffgas: Winkler.

Antipyrin: Beringer, Bourcet, Cohn, Flückiger, Itallie, Primot, Knorr, Lindo, Sperling, Steensma, Strobel.

Antipyrin in Pyramidon: Bourcet, Patein.

Antituman: Riedel.

Antitrypsinreaktion: Brieger.

Apoatropin in Scopolamin: Kessel.

Antodyne: Gardey, Zivkovic.

Apiol: Jorissen.

Apocodeïn: Flückiger.

Apomorphin: Beckurts, Johannson, Köhler, Linke, Manseau, Marmé, Mecke, Orlow-Horst, Schmidt, Wangerin.

Apomorphin im Morphin: Bedson, Helch.

Aporeïn: Pavesi.

Aprikosenöl im Mandelöl: Nicklès.

Arabin: Ihl, Thomson.

Arabinose: Neumann.

Arachisöl: siehe Erdnußöl.

Aragonit und Kalkspat: Meigen, Thugutt.

Arbutin: Dahnon, Lemaire, Reichard, Tunmann.

Arekolin: Reichard.

Arsacetin: Labat.

Arsen: Bell, Berzelius, Bettendorf, Bloxam, Bougault, Cadet, Carlson, Claubry, Covelli, Davy, Denigès, Ducommun, Duflos-Hirsch, Engel-Bernard, Ferraro, Flückiger, Fresenius-Babo, Freser, Gatehouse, Gautier, Gotthelf, Gutzeit, Hager, Himmelmann, Imendörffer, Johnson, de Jong, Lochmann, Loof, Marsh, Mayençon-Bergeret, Osann, Reichardt, Reinisch, Rieckher, Scheele, Schlickum, Seybel-Wikander, Sjollema, Strzyzowski, Thiele, Vournasos, Zenger.

Arsenwasserstoffgas: Winkler.

Arsenige Säure: Covelli, Hume.

Arsensäure: Maderna.

Asa foetida, Ammoniacum, Galbanum: Lechler-Becker.

Asaprolreagenz: Riegler's Reagenz auf Eiweiß.

Asparagin: Buckingham, Moulin.

Aspidospermin: Czerniewski, Fraude.

Aspirin: Repiton.

Astrolin: Winzheimer.

Atophanharn: Skorczewski.

Atoxyl: Blumenthal, Covelli, Croner, Fiori, Labat, Monferrino.

Atractylsäure: Angelico.

Atractylis-Glykosid: Angelico.

Atropin: Beckurts, Brunner, Buckingham, Flückiger, Gerrard, Gulielmo, Hager, Herbst, Johannson, Nowak-Kratschmer, Pfeiffer-Herbst, Pohl, Reichard, Reuß, Schoorl, Schweißinger, Sonnenschein, Vitali.

Atropin—Strychnin: Vitali.

Auramin in Speiseölen: Frehse.

Bagdad-Reagenz: Erdmann.

Baryum: Benedict.

Basen, organische: Charitschkoff.

Baumwolle und Leinen: Böttger, Elsner.

Baumwolle in Wolle: Jandrier.

Baumwolle — Seide — Wolle — Leinen — vegetabilische Faserstoffe: Böttger, Elsner, Grothe, Jacquemin, Jandrier, Lassaigne, Liebermann, Peltier, Schloßberger, Schweitzer, Wagner.

Baumwolle, merzerisierte: Hübner, Lange.

Baumwollsamenöl: siehe Cottonöl.

Belladonnaextrakt (Unterschied von Bilsenkrautextrakt): Stöder.

Benzidin: Julius, Wolff.

Benzin — Benzol: Brandberg, Dragendorff, Gawalowski, Hager, Klein.

Benzin in Terpentinöl: Herzfeld, Mennechet.

Benzoësäure: Denigès, Hager, Halphen, Jonescu, Jorissen, Mohler, Schacht, Schmatolla, Scoville.

Benzoylradical: Denigès.

Benzoylsuperoxyd: Golodetz.

Berberin: Bauer, Beckurts, Czumpelitz, Dyson-Perrins, Hirschhausen, Jorissen, Klunge, Reichard.

Bernstein: Klein.

Bernsteinsäure: Neuberg.

Bienenwachs: Buchner, Hager, Schmidt.

Bierfarbstoffe: Schuster.

Bikarbonate: Perkin.

Bilirubin: siehe Gallenfarbstoffe.

Bisabol-Myrrha: Tucholka.

Bisulfatprobe: de Vrij's Reaktion auf Chinin.

Bittermandelöl: Bourgoin.

Bittermandelwasser: Daclin, Myttenaere.

Biuretreaktion: Brücke, Gorup-Besanez, Rose.

Blauholzextrakt im Wein: Lapeyrère.

Blausäure: Almén, Benedict, Bourquelot-Bougault, Braun, Buignet, Chapman, Denigès, Doebner, Fröhde, Ganassini, Giffen, Guignard, Hlasiwetz, Husemann, Ittner, Lassaigne, Lea, Liebig, Lockemann, Moir, Preyer, Schönbein, Schönbein-Pagenstecher, Thiéry, Vortmann, Waller, Weehuizen.

Blei: Bollenbach, Tatlock.

Blei (im Harn): Abram, Brenstein, Trillat, Wedell.

Blei im Trinkwasser: Blyth, Moffat.

Blei im Zinn: Bobierre, Fordos.

Blut: Abeles, Adler, Albarran, Almen, Ascarelli, Assanelli, Bardach-Silberstein, Boas, Bordas, Brücke, Bufalini, Bürker, Citron, Deen, Deleard, Doebner, Dominicis, Donogany, Einhorn, Falk, Filomusi, Fleig, Florence, Fürth, Ganassini, Ganter, Gehrmann, Greeff, Grigoriew, Hayem, Heller, Heller-Teichmann, Helwig, Holland, Hühnerfeld, Inouye, Jager, Károly, Klimon, Kossa, Ladendorf, Larass, Lavdowsky, Lecha-Marzo, Lechini, Leers, Lochte, Macweeney, Messerschmidt, Mialhe, Müller, Ravenna, Reich, Riegler, Riva, Rossel, Schaer, Schmelck, Schönbein, Schumm, Selmi, Slowzow, Sonnenschein, Spehl, Struve, Strzyzowski, Teichmann, Telmon, Triboulet, Utz, Wackers, Walter, Weber, Wolff, Zoeppritz.

Blut neben **Eiter:** Vitali.

Blutflecke: Bufalini, Gantter, Gigli, Helwig, Mialhe, Schmelck, Schönbein.

Bodensäure: Loew.

Bombay-Macis in Muskatblütenpulver: Böhm, Busse, Frühling, Hefelmann, Muter-Hackmann, Pritchard, Schindler, Stoepel, Waage.

Borax: Reichard, Turner.

Borsäure: Alcock, Cassal-Gorraus, Castellana, Robin, Rosenbladt.

Brechweinstein: Claus.

Brenztraubensäure: Piñerúa.

Brom: Baubigny, Denigès, Pozzi-Escot, Hager, Guareschi, Jolles, Kastle, Salkowski.

Bromoform: Dresgrez, Dupouy.

Bromsäure (Bromate): Foges.

Brucin: Arnold, Buckingham, Cotton, Dragendorff, Erdmann, Flückiger, Formánek, Fraude, Fröhde, Hager, Johannson, Luchini, Pander, Pelletier, Reichard, Smith, Sonnenschein.

Buchenteer: Unterscheidung von Birken-, Tannen-, Wachholderteer: Hirschsohn.

Butter (Butterprobe): Bach, Ballard, Bischoff, Drouot, Filsinger, Hager, Hehner, Horsley, Husson, Jahr, Reichard, Schönvogel.

Butylchloralhydrat: Gabutti.

Cadmium: Denigès, **Lemaire.**

Caesium: Ball, Godeffroy, Huysse, Stolba.

Calcit u. Dolomit: Cornu.

Calcium: Benedict, Sonstadt.

Calycanthin: Gordin.

Calycin: Zopf.

Cannabinon: Czerkis.

Cantharidin: Eboli.

Caramel: Ronnet.

Carbaminsäure: Abel-Drechsel.

Carbazol und **Pyrrol:** Denigès, Hooker.

Carbodioxydprobe (Kohlendioxydprobe): Kubli's Reaktion auf Chinin.

Carotin: Tswett, Willstätter.

Cascaraextrakt: Kröber.

Caulophyllin: Gilbard.

Cellulose: Batka, Behrens, Groß-Bevan, Cutolo, Kleps, Knop, Mangin, Péligot, Schultze.

Cephaëlin: siehe Emetin.

Ceresin im Bienenwachs: Buchner.

Ceresin im Paraffin: Gräfe.

Ceriumoxyduloxyd: Plugge.

Cevadin: Trapp, Weppen.

Ceylon-Zimtöl: Billon.

Champignon: Löwy.

Chelerythrin: Orlow-Horst.

Chelidonin: Battandier, Bronciner, Kügelgen, Orlow-Horst.

Chenopodiumsamen im Mehl: Vogel.

Chinaalkaloide (Differenzierung): Denigès, Hesse, Lyons, Meßner, Reichard.

Chinarinde: Grahe.

Chinasäure: Guyot.

Chinidin: Brandes, Buckingham, Fröhde, Hirschsohn, Johannson, Lenz, Meßner, Vreven.

Chinin: Abensour, André, Battandier, Beckurts, Blaise, Brandes, Buckingham, Candussio, Christensen, Czumpelitz, Denigès, Eiloart, Flückiger, Fröhde, Herapath, Hesse, Hirschsohn, Hoper-André, Hyde, Jaworowsky, Johannson, Jörgensen, Kerner, Kletzinski, Lenz, Madsen, Manson, Meßner, Polacci, Sonnenschein, Tsalapatani, Vitali, Vogel, Vondrasek, Vrij, Vulpius, Weller, Woltering.

Chinin-Cinchonin-Cinchonidin: Beckurts, Buckingham, Calvert, Hirschsohn, Lenz, Meßner, Palm, Reichard, Schäfer.

Chinoidin: Reichard.

Chinolin: Donath.

Chlor: Genlis, Hager, Villier-Fayolle.

Chlor in **Benzaldehyd:** Herzog, Heyl, Rupp.

Chlor in **Benzoesäure:** Raikow, Rupp.

Chlor in **Jod:** Bouge.

Chlor in **Salzsäure:** Kupferschläger, Roy.

Chloral: Covelli, Crismer, Dresgrez, Jona, Schwarz.

Chloralhydrat: Gabutti, Hirschfeld, Hirschsohn, Jaworowski, Meyer-Haffter, Ogston.

Chloralreagenz: Hehn, Hirschsohn.

Chlorate: siehe Chlorsäure.

Chloreton: Denigès.

Chloride: Hoogoliet.

Chloroform: Baudrimont, Crismer, Desgrez, Dupouy, Hager, Hofmann, Lustgarten, Maréchal, Regnault, Schmiedeberg, Schwarz, Soubeiran, Vitali.

Chlorogeninsäure: Charaux, Gorter.

Chloromorphid: Boehringer, Frerichs.

Chlorophyll: Richaud-Bidot.

Chlorsäure: Böttger, Denigès, Foges, Piñerúa, Virgili, Vitali.

Chlorstickstoff: Keppeler.

Cholecyaninreaktion: Stockvis.

Cholerabakterien: Bujwid, Cahen.

Cholerareaktion: Bujwid.

Cholerarotreaktion: Bujwid (Reaktion auf Cholerabakterien). Siehe auch Indol.

Cholesterin: Burchard, Denigès, Forster-Riechelmann, Golodetz, Hager, Hesse, Hirschsohn, Kreis, Liebermann, Lifschütz, Mayer, Moleschott, Neuberg, Obermüller, Salkowski, Schiff, Tschugajeff, Udranszky, Weston, Windaus.

Cholestolreaktion: Liebermann.

Cholin: Allen, Hunt-Taveau, Kauffmann-Vorländer, Kinoshita, Rosenheim.

Cholin-Neurin: Brieger.

Cholsäure: Hammarsten, Mylius.

Cholin-Neurin: Brieger.

Chromate: siehe Chromsäure.

Chromatpulver: de Vrij's Reaktion auf Chinin.

Chromoxyd: Jankowitsch.

Chromsalze: Alcock, Seyda.

Chromsäure: Barreswil, Cazeneuve, Donath, Karlslake, Koenig, Meyerfeld, Schiff, Storer, Wildenstein.

Chrysen: Lippmann-Pollak.

Chrysophansäure: Leger, Liebermann, Piñerúa.

Chrysaminsäure:Reaktion: Kremel.

Chrysazolin: Piñerúa.

Cichorienfarbstoff: Popescu.

Cicutin: Torrese.

Cinchonamin: Beckurts.

Cinchonidin im Chinin: Hesse, Kruysse.

Cinchonin: Beckurts, Bill, Buckingham, Johannson, Lenz, Meßner, Seligsohn, Woltering.

Cinnamylcocain: Liebermann.

Citarin: Goldmann.

Cineol in ätherischen Ölen: Hirschsohn.

Citronenöl: Heppe.

Citronensäure: Barbet, Broeksmit, Chapman-Smith, Denigès, Devarda, Lucchini, Mean, Merk, Neßler, Piñerúa, Rosenthaler, Sabanin-Laskowsky, Stahre.

Cobalt: Bacovesco, Braun, Chapin, Charitschkoff, Danziger, Donath, Fischer, Guérin, Jaworowski, Knorre, Piñerúa, Pozzi-Escot, Reichard, Rusting, Schönn, Skey, Tattersall, Tyro, Vogel, Weil, Werner.

Cocaïn: Aurelj, Beckurts, Biel, Calmels, Einhorn, Flückiger, Giesel, Göldner, Greittherr, Guareschi, Hankin, Johannson, Kuborne, Lenz, Lossen, Mezger, Patein, Paul, Reichard, Saporetti, Schärges, Schell, Scherbatschew, Seiter-Enger, Siemssen, Silva, Sonnenschein, Vitali.

Cocaïn-Eucaïn: Eigel.

Cocosfett: Bellier.

Codeïn: Anderson, Baby, Beckurts, Buckingham, Fröhde, Gabutti, Hager, Hesse, Johannson, Kobert, Lafon, Linke, Lucchini, Manseau, Marmé, Mecke, Orlow-Horst, Raby, Reichard, Smith, Tattersall, Taylor, Vitali, Woltering.

Codeïn-Dionin: Rodionow.

Coffeïn: Archetti, Armani, Buckingham, Delffs, Rochleder, Schwarzenbach, Stenhouse.

Cognac: Wiederhold.

Colchiceïn im Colchicin: Kremel.

Colchicin: Authenrieth, Barillot, Beckurts, Dannenberg, Flückiger, Fröhde, Hager, Hertel, Johannson, Kippenberger, Kremel, Kubel, Reichard, Struve, Zeisel.

Colloïdale Metallösungen: Vanino.

Colloide: Zsigmondy.

Colocynthin: Fröhde.

Colophonium in Naphthalin: Hodurek.

Colophonium im Tolubalsam, Copaivabalsam und Guajakharz: Förster, Gorris, Hirschsohn, Perrot, Sans, Walbum.

Coloquinthenextrakt: Glücksmann.

Condurangin: Firbas.

Conhydrin: Dilling.

Conicein: Dilling.

Coniferenholz: Linde.

Coniferin: Molisch, Tiemann.

Coniïn: Arnold, Dilling, Fröhde, Gabutti, Guareschi, Johannson, Liebermann, Melzer, Reichard, Vitali-Stroppa.

Coniïn-Nicotin: Guareschi, Heut, Melzer, Selmi.

Conjunktivalreaktion: Wolff-Eisner.

Convallarin, Convallamarin: Reichard.

Copaivabalsam: Enell, Flückiger, Gehe, Hager, Hirschsohn, Itallie-Nieuwland, Quincke.

Corydalin: Orlow-Horst.

Cotoin: Formánek.

Cottonöl (in Olivenöl, Schweinefett etc.): Bechi, Bechi-Hehner, Bradford, Cavalli, Conroy, Deiß, Gantter, Garnier, Halphen, Hauchecorne, Hirschsohn, Labiche, Millian, Perkin, Soltsien, Souchère, Tortelli-Ruggeri, Wolfbauer, Zecchini.

Cubebenextrakt: Glücksmann.

Cubebin: Czumpelitz, Jorissen.

Cumarin in Vanillin: Hess-Prescot.

Cupraloinreaktion: Klunge.

Cuprein: Denigès.

Curarin: Dragendorff, Flückiger.

Curcuma in Drogenpulvern: Arzberger, Anselmier, Bell, Griggi, Howie, Maisch.

Cyanidiertes Eisenchlorid: Hager.

Cyanursäure: Hofmann.

Cyanwasserstoff: siehe Blausäure.

Cyclohexylidentetramethyldiamidodiphenylmethan: Wahl-Meyer.

Cysteïn: Andreasch, Suter.

Cystin: Baumann, Causse, Liebig, Mauthner, Müller, Partheil, Riza.

Cytisin: v. d. Moer, Rauwerda.

Cytosin: Wheeler.

Dammarharz: Stewart.

Daturin: Vitali.

Delphinin: Czumpelitz, Jorissen, Sonnenschein, Tattersall.

Denaturierter Spiritus: Denigès.

Dextrin: Lipp, Rivat, Roussin.

Diabetesprobe: Kühn.

Diacetylreaktion: Harden-Norris.

Diamine: Baumann, Hinzberg.

Diastase: Lintner, Neumann-Wender, Wiesner, Wohlgemuth.

Diazoreaktion (des Harns): Brunner, Clemens, Ehrlich, Friedenwald-Ehrlich, Heflebower.

Diazoreagenz: Riegler's Reagenz auf Harnsäure.

Didym: Couquet, Pozzi-Escot.

Digitalin: Binz, Brissemoret-Derrien, Brunner, Buckingham, Czumpelitz, Dragendorff, Erdmann, Flückiger, Fröhde, Grandeau, Homolle, Johannson, Jorissen, Keller, Keller-Kiliani, Kiliani, Lafon, Lefort, Linke, Pape, Trapp.

Digitonin: Keller, Schmiedeberg.

Digitoxin: Brissemoret-Derrien.

Digitoxonsäure: Kiliani.

Diguajacyl-Phenylmethan: Manchot.

Dimethylamin: Henry.

Dinitrokresolkalium: Rymsza.

Dionin-Codein: Rodionow.

Dionin-Heroin-Peronin: Kobert, Mindes.

Dioxy- und **Trioxybenzole:** Denigès, Liebig.

Dioxyaceton: Denigès.

Dioxyanthrachinon: Piñerúa.

Dioxychinon: Piñerúa.

Diphenylamin: Lutschinsky.

Diphenylmethan: Lippmann-Pollak.

Diresorcin: Herzig-Zeisel.

Dischwefelsäure in Schwefelsäure: Barral.

Dulcin: Jorissen, Morpurgo, Ruggeri, Wender.

Dulcit: Guignet.

Dütenprobe: Hager.

Eau de Labarraque (de Javelle): Labarraque.

Eigelb in Margarine: Fendler.

Eigelbreaktion: Ehrlich.

Einwertige Alkohole: siehe Alkohole.

Eisen: Campbell, Dawzard, Dunlop, Jolles, Kahn, Klut, Knorre, Lutz, Mac Callum, Moneyrat, Natanson, Venable.

Eisen im **Kupfersulfat:** Baudisch, Crouzel, Griggi.

Eisen in **Ölsäure:** Gunn-Harrison.

Eisen in **Wasser:** Mayer.

Eisencitrat — Eisentartrat: Griggi.

Eisenoxydul: Bornträger, Charitschkoff, Denigès, Kastner.

Eiter (im Harn): Brücke, Donné, Müller.

Eiweiß (im Harn): Abderhalden-Schmidt, Abeles, Adamkiewicz, Alexander, Almén, Alpers, Amann, Arnold, Axenfeld, Bang, Bardach, Barral, Berzelius, Blanc-Rameau, Blum, Bödecker, Bogomoloff-Wasilieff, Bouchardat, Boureau, Braungard, Brücke, Bychowsk, Carrez, Christensen, Claudius, Cohen, Corzo, Devoto, Dufau, Esbach, Esbach-Gawalowski, Faßbender, Fröhde, Fron, Fuchs, Fürbringer, Gallippe, Gautier, Gawalowski, Geißler, Gies, Glaesgen, Gnezda, Goodman, Gouver, Grigg, Großstern-Fudakowsky, Guérin, Hager, Hammarsten, Haslam, Heidenhain, Heller, Heynsius, Hilger, Hindenlang, Hoffmann, Hopkins-Cole, Humbert, Ilimow, Jager, Jaworowski, Johnson, Jolles, Kintschgen-Gintl, Kirk, Koch, Kowalewsky, Krasser, Kwilecki, Landgraf, Lidow, Liebermann, Lintner, Lugol, Mac William, Mandel, Mayer, Méhu, Merck, Mesnard, Meymott-Tidy, Michailow, Michel, Millard, Millon, Molisch, Monnier, Morikawa, Mulder, Murray, Mya, Obermayer, Oguro, Oliver, Palm, Panum, Paschorukow, Patein, Pavi, Payne, Petri, Piotrowski, Polacci, Pons, Posner, Raabe, Rafaële, Raspail, Rees, Reichard, Reichl, Riegler, Ritthausen, Roberts, Roch, Rohde, Rose, Rosenbach, Sachs, Salkowski, Schultze, Siebold, Silbermann, Sonnenschein, Spiegler, Steensma, Strzyzowski, Stütz, Stutzer, Tanret, Thiele, Tognetti, Trétrôp, Truax, Tschugiya, Ury, Vogel-Reischauer, Vintschgau, Wassilieff, Wolff, Wurster, Zacharias, Zouchlos, Zülzer.

Eiweiß, organisiertes: Löw-Bokorny.

Elaïdinprobe: Allen, Boudard, Brullé, Poutet.

Elaïnsäure: Piñerúa.

Elaterin: Dragendorff, Köhler, Lindo.

Elemi: Stoepel.

Embeliasäure: Warden.

Emetin und **Cephaëlin:** Allen und Scott-Smith, Lowin, Pander, Peroni, Podwyssotzki, Power, Snelling, Sonnenschein, Wellcome.

Emodin: Formánek.

Empyreumatische Stoffe im Ammoniak: Ost.

Enzyme: Fermi.

Eosin: Baeyer, Wagner.

Epiphaninreaktion: Weichardt.

Erbium: Couquet, Pozzi-Escot.

Erdnußöl im Olivenöl etc.: Bellier, Blarez, Rénard, Souchère, Tortelli-Ruggeri.

Erdwachs im Bienenwachs: Hager.

Ergosterin: Tanret.

Ergotinin: Keller, Tanret.

Eserin: siehe Physostigmin.

Essigsäure: Benedict, Storch.

Essigsäureanhydrid: Klein.

α- u. β-Eucaïn: Candussio, Saporetti

Eucaïn im Cocaïn: Vulpius.

Euchlorin: Bloxam.

Eugatol: Kreis.

Eugenol: Klunge.

Eugenol und **Isoeugenol:** Chapman.

Eumydrin: Zernik.

Euphorbium: Tschirch.

Euporphin: Zernik.

Eurhodin: Piñerúa.

Exalgin: Hirschsohn.

Exsudate u. Transsudate: Breccia, Moritz, Rivalta, Pieper.

Fäkalien im Wasser: Grieß.

Farbstoffe in Fruchtsäften: Lepel, Paul.

Faserstoffe, tierische u. pflanzliche: Manea.

Faserstoffe, vegetabilische — siehe Baumwolle.

Fäulnisalkaloïde: siehe Ptomaïne.

Ferro- u. Ferricyanide: Browning.

Ferrosalze: Richaud-Bidot, Slawik.

Fette in Wachs etc.: Wagenaar.

Fette in Vaselin: Ferraro, Kremel.

Fettsäuren in Ölen: Jacobsen, Merz.

Fettuntersuchung: Hanus, Valenta, Vreven.

Feuchtigkeit: Stahl.

Fichtenspanreaktion: Runge.

Fluor in Bier oder Wein: Hefelmann-Mann, Nivière-Hubert, Rupp, Ville-Derrien.

Formaldehyd: Alcock, Angelico, Arnold, Arnold-Mentzel, Bonnet, Dané, Denigès, Ditz, Feder, Gabutti, Goldschmidt, Golodetz, Grafe, Hehner, Jean, Judd, Kimpfling, Kentmann, Lebbin, Lee, Legler, Leonard, Lindet, Luebert, Manget-Marion, Mentzel, Neuberg, Nierenstein, Nicolas, Pilhashy, Pollacci, Puckner, Riegel, Rimini, Romijn, Rothenfußer, Seligmann, Surre, Thevenon, Todenhaupt, Tollens, Trillat, Vitali, Voisenet, Weber-Tollens.

Formaldehyd in **Milch:** Alcock, Eury, Friese, Hehner, Leach, Leonard, Lindet, Luebert, Richmond-Boseley, Rideal, Riegler, Rimini, Shrewsbury, Thomson, Utz.

Formaldehyd-Schwefelsäure: Denigès, Kobert, Marquis, Mörner.

Formolit-Reaktion: Sommer.

Franceïn: Léon.

Frangulin: Phipson.

Frauenmilch — **Kuhmilch:** Moro, Tugendreich.

Fruktose: Neumann.

Fuchsin im Wein: siehe Teerfarbstoffe.

Fumarsäure: Delffs.

Fungisterin: Tanret.

Furfurolreaktion: Baudouin, Hewitt, Molisch, Schiff.

Fuselöl im Alkohol: Bouvier, Göbel, Hager, Holländer, Jorissen, Komarowsky, Saglier, Savalle, Stein, Takahashi.

Gaduinreaktion: Liebermann, Hager-Salkowski's Reaktion auf Lebertran.

Galaktose: Bauer, Guignet.

Galalith — **Schildpatt:** Wolter.

Galle im Harn: Pellisier, Valentiner.

Gallenfarbstoffe: Abderhalden, Barral, Bartley, Basham, Baudouin, Biffi, Bonanno, Bouma, Brugsch, Brücke, Capranika, Cauquil, Clemens, Crouzel, Cunisset, Denigès, Deubner, Dumontpallier, Ehrlich, Fleischl, Fox, Gerhardt, Gerlach, Gluzinski, Gmelin, Grimbert, Günther, Hammarsten, Hedenius, Herzfeld, Hilger, Hoppe-Seyler, Huppert, Ito, Jaksch, Jolles, Kathrein, Krehbiel, Lewin, Macadie, Mandach, Maréchal, Maslow, Masset, Munk, Nakayama, Neermann, Obermayer-Popper, Paul, Penzoldt, Plesch, Pollak, Preßlich, Raphael, Riegler, Rosenbach, Rosin, Sahli, Salkowski, Scheel, Schippers, Schwanda, Smith, Spallitta, Spehl, Steensma, Stockvis, Torday, Trapani, Trousseau, Tuz, Ultzmann, Vitali, Zeynek.

Gallensäuren: Bischoff, Bogomoloff, Casali, Dragendorff, Drechsel, Fleig, Francis, Hay, Inouye, Jolles, Külz, Mylius, Neubauer, Oliver, Pettenkofer, Straßburg, Udranszky, Vitali.

Gallussäure: Dudley, Flückiger, Griggi, Nasse.

Gallussäure u. Gerbsäure: Böttinger, Büchner, David, Dudley, Gardiner, Guyard, Harnack, Koch, Lemaire, Menger, Möller, Rawson, Ruoss, Saul, Young.

Gambirkatechu: Dieterich.

Gärungsessig: Cazeneuve-Cotton, Kraszewski, Rothenbach, Schmidt.

Geissospermin: Hesse.

Gelatine: Liesegang, Vamvakas.

Gelsemin: Schwarz.

Gerbsäure: Baemes, Böttinger, Büchner, David, Gardiner, Grießmayer, Lutz, Menger, Nasse, Procter, Ruoss, Sanio, Seyda, Vogel, Wislicenus.

Gerbstoffe (im Wein): Carpené, Cavazza, Eitner-Meerkatz, Gautier, Hartwich, Kelhofer, Lutz, Nierenstein, Philip, Procter, Styasni.

Gespinstfasern: siehe Baumwolle — Seide — Wolle etc.

Globuline: Pohl.

Glukose (im Harn): Agostini, Allen, Almén, Arndt, Baeyer, Bang, Barfoed, Barreswil, Becquerel, Behrendt, Benedict, Bertrand, Bilinski, Biltz, Bizzari, Böttger, Bonnans, Bottu, Bouchardat, Braun, Brücke, Buchner, Campani, Capezzuoli, Carpené, Carrez, Causse, Chavassieu, Christophor, Crismer, Criswell, Degener, Drechsel, Dudley, Duyk, Eiger, Einhorn, Fehling, Fenton, Fillinger, Fischer, Focke, Frommherz, Gaud, Gause, Gawalowski, Gentele, Gerhardt, Gerrard, Glaßmann, Goff, Gräger, Griggi, Grocco, Grünewald, Guignet, Hager, Hager-Gawalowski, Haines, Hasselbach, Haußmann, Hehner, Heinrich, Heller, Herzfeld, Hinkel, Hoppe-Seyler, Horsley, Huizinga, Ihl, de Jager, Jaksch, Jaworowski, Johnson, Kahl, Kellas-Wethered, Kletzinsky, Knapp, Kowarski, Krüger, Kumagawa, Lagrange, Lidforß, Linde-Molisch, Lindo, Longworth, Löwe, Löwenthal, Luff, Luther-Udranszky, Maridet, Marson, Matthieu-Plessy, Maumené, Mayezima, Merck, Monnier, Moore-Heller, Moore-Pelouze, Moritz, Mohlisch, Mulder, Neitzel, Neumann, Neumann-Wender, Nylander, Oliver, Ost, Otto, Pavy, Pellet, Penzoldt, Peska, Pflüger, Piffard, Pinoff, Pollacci, Pollitis, Preuß, Purdy, Quirini, Rank, Reidisch, Riegler, Roberts, Rosenbach, Rosenthaler, Rossel, Rubner, Ruini, Rusting, Sachsse, Sachsse-Heinrich, Sahli, Salkowski, Salm, Schiff, Schmid, Schmidt, Schmiedeberg, Schreiber, Schwarz, Seegen, Senft, Shieb, Sjollema, Soldaïni, Sonnenberg, Sonnerat, Soxhlet, Städeler-Krause, Strzyzowski, Tollens, Trommer, Udranszky, Ventre, Violette, Vogel, Wayne, Wender, Wolff, Worm-Müller, Zülzer.

Glukose im Blute: Bonnans, Bremer, Herzfeld, Reicher-Stein, Williamson.

Glukose-Lävulose: Stahel.

Glukosen: Sjollema.

Glycerin: Barbsche, Deiß, Denigès, Hager, Kohn, Linde, Reichel, Ritsert, Senier-Lowe.

Glycyltryptophanreaktion: Neubauer-Fischer.

Glykogen: Brückner, Goldstein, Kato, Simon.

Glykokoll (Amidoessigsäure): Denigès, Engel, Horsford.

Glykolsäure: Denigès.

Glykoside: Brunner, Formánek, Jorissen, Kundrát, Luchini, Molisch, Schlagdenhauffen.

Glykotannoide: Kunz-Krause.

Glykuronsäure: Goldschmiedt, Grünewald, Neumann, Tollens.

Glyoxylsäure: Adler, Böttinger, Duppa-Perkin, Eppinger, Schloss, Simon-Chavanne.

Gold (in Tonbädern): Armani, Braun, Carney, Carnot, Dauvé, Donau, Pozzi-Escot, Siemssen, Stähler, Vanino.

Gonorrhoe: Sakaguchi.

Granatwurzelextrakt: Glücksmann, Kremel.

Gruppenfällungs-Reagenzien: Orlowski, Schiff, Vogtherr.

Guajak-Blutreaktion: Almén, Brücke, Deen, Falk, Hühnerfeld, Ladendorf, Weber.

Guajakharz: Hager, Hirschsohn, Weigel.

Guajakol: Guérin, Jaworowski.

Guanidin: Ackermann, Prelinger.

Guanin: Burian, Capranika, Giacomo.

Gummi: Payet, Reiche, Roussin, Vamvakas.

Gummi, indischer: Scoville.

Gurjun in ätherischen Ölen: Hirschsohn.

Gurjun in Copaivabalsam: Dodge-Olcott, Enell, Flückiger, Hirschsohn, Turner, Vanderkleed.

Halogene in organischen Verbindungen: Raikow.

Hamamelisextrakt: Glücksmann.

Hämatoporphyrin: Garrod.

Hämoglobin: Kobert, Lidow, Stooke.

Harnsäure: Arthaud-Butte, Aufrecht, Babo, Bretet, Cervello, Denigès, Dietrich, Dimmock, Folin-Denis, Fokker, Ganassini, Gigli, Huppert, Jaksch, Kowarsky, Ludwig, Luedy, Malerba, Maschke, Offer, Pflüger-Bleibtreu, Riegler, Rosenberg, Roethlisberger, Schiff, Schöndorff, Vitali.

Harnstoff: Blarez, Bloxam, Brücke, Clarens, Davy, Fenton, Goldschmidt, Hüfner, Job-Clarens, Leturc, Liebig, Long, May, Moreigne, Musculus, Oechsner de Coninck, Pflüger-Bleibtreu, Riegler, Schiff, Squibb, Takeuchi, Wiedemann.

Härtebestimmung des Wassers: Boutron-Boudet, Clark, Gawalowski, Wilson.

Harze: Ellram, Unverdorben-Franchimont.

Harz im Wachs: Donath, Schmidt.

Harz und Harzöl in Ölen: Cornette, Demski-Morawski, Halphen, Holde, Itallie, Storch-Morawski.

Harzessenz: Grimaldi.

Harzsäuren im Harn: Alexander.

Hautreagenzien: Unna-Golodetz.

Hefeextrakt in Fleischextrakt: Searl, Wintgen.

Helleboreïn: Unverhau.

Helminthiasis: Jefimow.

Hemibilirubin: Fischer.

Herapathitreagenz: Christensen, Madsen.

Hermophenyl: Barral.

Herniariaextakt: Kollo.

Heroin: Goldmann, Kobert, Mindes, Wesenberg, Zernik.

Hetralin: Zernik.

Hexamethylentetramin: Denigès, Labat, Rouillard, Surre.

Hexosen: Fenton.

Hippursäure: Dehn, Denigès, Lücke, Phipson.

Histidin: Knoop.

Histon im Harn: Jolles.

Holzgeist: siehe Methylalkohol.

Holzstoff (in Papier): Behrend, Bergé, Combes, Czapek, Dahlmann. Grafe, Grandmougin, Hegler, Höhnel, Ihl, Kaiser, Kielmeyer, Mattirolo, Molisch, Niggl, Piutti, Renker, Runge, Schapringer, Seeliger. Valenta, Wheeler, Wiesner, Wolesky, Wurster.

Holzteer: Tonegutti.

Homoeriodictyol: Power-Tutin.

Homogentisinsäure: Denigès, Huppert.

Honig: Jägerschmid, Ley, Marpmann.

Hordenin: Denigès, Labat.

Hühnereiweiß: Reichard.

Hydrastin: Hirschhausen, Lyons, Vitali.

Hydrastisextrakt: Glücksmann.

Hydrastinin: Jorissen.

Hydrochinon: Lemaire.

Hydrostrychninreagenz: Denigès.

Hydroxylamin: Angeli, Ball, Simon.

Hydroxylgruppe: Bacovesco, Guérin, Rosenthaler, Tschugajeff.

Hyoscyamin: Beckurts, Gerrard.

Hyposulfite: Arnold-Mentzel, Gutmann, de Koninck, Lea, Musset, Presch, Reynold, Salkowski.

Hypoxanthin: Kossel, Weidel.

Imperatorin: Bronciner.

Imperialin: Fragner.

Indamin-Reaktion: Kreis, Erdmann.

Indikan (im Harn): Amann, Barberio, Beyerink, Bouma, Carter, Ehrlich, Gürber, Hammarsten, Heller, Holland, Jaffé, Klett, Landolfi, Lavalle, Lelli, Loubiou, Mac Munn, Maillard, Monfet, Nicolas, Obermayer, Pfleiderer, Porcher-Hervieux, Primavera, Riegler, Rossi, Salkowski, Stockvis, Strzyzowski, Weber.

Indikatoren für Alkalimetrie und Acidimetrie: Artus, Authenrieth, Bernhardt, Campanella, Citron, Degener, Duyk, Engel-Ville, Ehrlich, Fenton, Forbes, Fuld, Gawalowski, Goppelsröder, Hewitt, Kirschnik, Knowles, Langbeck, Luckow, Mellet, Meßner, Milbauer-Stanẻk, Miller, Niece, Ossendowsky, Pozzi-Escot, Prätorius, Reichard, Robin, Rupp-Loose, Rupp-Seegers, Sacher, Scheitz, Schönbein, Sörensen, Thomson, Troeger-Hille.

Indirubin im Harn: Rosenbach.

Indium: Huysse.

Indigurit-Reagenz: Funck.

Indol: Angeli, Antonoff, Baeyer, Blumenthal, Buard, Böhme, Dané, Denigès, Gorter, Herder-Foster, Kitasato-Salkowski, Konto, Morelli, Moewes, Nencki, Nonotte, Pickering, Salkowski, Steensma, Tobey.

Indolreaktion: Niggl.

Indopheninreaktion: Meyer's Reaktion auf Thiophen.

Indophenolreaktion: Jacquemin's Reaktion auf Phenol.

Indoxylschwefelsäure im Harn: siehe Indikan.

Inosit: Denigès, Gallois, Perrin, Salkowski, Scherer, Seidel.

Invertzucker (im Honig): Hartmann.

Iridol: Nickel.

Isatinsalzsäure: Bouma.

Isatinschwefelsäure: Denigès.

Isocholesterin: Schulze.

Isocytosin: Wheeler.

Isoeugenol: siehe Eugenol.

Isonitrilreaktion: Hofmann (Chloroform — primäre Amine).

Isopral: Zernik.

Isopurpursäurereaktion: Lea, Rymsza.

Jalappenharz: Deér.

Jod im Blut: Karfunkel.

Jod in Pflanzenteilen: Golenkin.

Jod im Salpeter: Stein.

Jod (im Harn): Alfraise, Harnack, Holmgren, Jolles, Kastle, Merk, Reichardt, Riegler, Sandlund, Tessier, Zulkowsky.

Jodoform: Dupouy, Greshoff, Lustgarten, Melckebeke, Stubenrauch, Vitali.

Jodsäure (in Salpetersäure): Loof, Pollacci.

Jodzahl-Bestimmung: Hanus, Hübl, Hübl-Waller, Welmans, Wijs.

Juniperus Sabina: Hämäläinen, Mameli.

Kairin: Cohn, Schweissinger.

Kakaoöl: Björklund, Filsinger, Hager.

Kakodylate — Methylarsinate: Bougault.

Kalium: Bühlmann, Bowser, Burgess, Campani, Carnot, Curtman, Erdmann, Heintz, Huysse, de Koninck, Mac Callum, Meyer, Pauly, Piccinini, Plunkett, Salkowski, Schlicht, Stolba, Teeter, Wörner.

Kalk in Zement: White.

Kaliumchlorat: Schultz.

Kampfer (künstlicher): Bailey, Baselli, Bohrisch, Dumont.

Karamel: Jägerschmid, Lichthardt, Marsh.

Karzinomprobe: Dungern, Salomon, Weinstein.

Keratine: Unna-Golodetz.

Kermesbeerfarbstoff im Wein: Heise, Hilger-Mai.

Kernprobe: Fuchs-Lintz, Schmidt.

Ketone: Béla v. Bittó, Böeseken, Bruylants, Fischer, Gayon, Gayon-Mohler, Gillet-Hains, Jaworowski, Rosenthaler.

Ketohexosen: Fenton.

Kienöl in Terpentinöl: Herzfeld, Piest.

Kienöl, russisches: Pikos.

Kieselfluorwasserstoff: Gawalowski.

Kieselsäure: Barfoed, Herrmann.

Kirschbranntwein: Desaga.

Kirschlorbeerwasser: Myttenaere.

Kohlehydrate: Adler, Baumann, Carletti, Fleig, Ihl, Molisch, Neitzel, Otori, Schiff, Udranszky,

Kohlendioxydprobe: Kubli's Reaktion auf Chinin.

Kohlenoxyd (in Luft und Blut): Berthelot, Böttger, Dejust, Dominicis, Eulenberg, Fodor, Gruber, Habermann, Hoppe-Seyler, Horoszkiewicz, Ipsen, Katayama, Kunkel, Kunkel-Welzel, Landois, Mermet, Michel, Preyer, Rubner, Salkowski, Schulz, Waegner, Welzel, Weyl-Anrep, Winkler, Zaleski.

Kohlensäure (im Trinkwasser): Bitter, Heidenhain, Pettenkofer.

Kohlenstoffverbindungen: Nickel.

Kohlenwasserstoffe, aromatische: Lippmann-Pollak.

Kohlenwasserstoffe der Acetylenreihe: Béhal.

Kokosfett in Schweinefett: Hoton.

Konjunktivalreaktion: Wolff-Eisner.

Kopal: Klein.

Kornrade im Mehl: Medicus-Kober, Petermann, Uffelmann.

Kramatomethode auf Arsen: Hager.

Kreatinin: Hofmeister, Jaffé, Kerner, Kolisch, Maschke, Mayerhofer, Pflüger-Bleibtreu, Salkowski, Weyl,

Kreosot-Guajakol: Vitali, Vreven.

Kreosot-Phenol: siehe Phenol-Kreosot.

Kresol, ortho- oder para-: Denigès, Goedike, Jaksch, Udranszky.

Kresol-Phenol: Arnold-Mentzel, Arnold-Werner.

Krötengift: Bufalini.

Kryogenin: Barral, Courand, Denigès, Patein, Pégurier, Primot.

Kryofin im Harn: Schreiber.

Kunsthonig: Browne, Fiehe, Soltsien.

Kunstseide: Maschner.

Kupfer: Aliamet, Bach, Baudisch, Bourquelot-Bougault, Bradley, Cailletet, Cazeneuve, Charitschkoff, Cresti, Denigès, Ebert, Endemann-Prochazka, Hager, Hatschett, Jannasch-Biedermann, Jaworowski, Kahn, Knecht, Knorre, Meerburg-Filipps, Menyhért, Pozzi-Escot, Rhead, Sabatier, Schönbein, Springer, Uhlenhuth, Volcy-Boucher.

Kupfer in Ölen: Cailletet.

Kupferlösung (alkalische) zum Glukosenachweis: Barreswil, Bonnans, Buchner, Criswell, Degener, Fehling, Frommherz, Gaud, Gerrard, Gräger, Guignet, Haines, Haußmann, Hehner, Horsley, Lagrange, Lidforß, Löwe, Luff, Moritz, Ost, Otto, Pavy, Pellet, Peska, Pollitis, Purdy, Rossel, Schmiedeberg, Schreiber, Soldaïni, Sonnerat, Soxhlet, Staedeler-Krause, Trommer, Violette, Wayne, Worm-Müller.

Kupferoxydsalze: Harrison-Kelly, Ling-Rendle, Thoms.

Kutireaktion: Liguières, Pirquet.

Kynurensäure: Jaffé.

Lackmusmolke: Petruschky, Seitz.

Laudanosin: Kauder.

Lävulose: Borchardt, Grünewald, Jolles, Neuberg, Pieraerts, Pinoff, Seliwanoff, Sieben, Tollens.

Lebertran: Ciupercesco, Hager-Salkowski, Kreis, Liebermann-Vogt, Meyer, Milrath, Ranvez, Volland, Vreven.

Lecithin: Casanova, Orlow, Raspail.

Leim: Salkowski, Schmidt.

Leinen: siehe Baumwolle.

Leinöl: Halphen.

Leucin: Hofmeister, Lippich, Scherer, Wurster.

Lipochromreaktion: Hager-Salkowski's Reaktion auf Lebertran, Liebermann.

Lignin: siehe Holzstoff.

Lignosulfosaurer Kalk: Klason.

Lithium: Benedict, Hager.

Luteïn: Weyl.

Lycopin: Willstätter.

Lysidin: Ladenburg.

Magenkrebs: Neubauer-Fischer.

Magnesium: Denigès, Frank, Grimbert, Schaffgotsch, Schlagdenhauffen.

Maisstärke im Weizenmehl: Baumann.

Malonsäure: Kleemann.

Maltose in Glukose: Grimbert.

Malvenblütenfarbstoff: Straub.

Mandelöl: Bieber.

Mangan: Crum, Denigès, Duyk, Hoppe-Seyler, Klein, de Koninck, Marshall, Pichard, Trillat, Vitali, Volhard, Wagenaar.

Mannit: Guignet, (Wefers-)Bettink.

Margarine in Butter: Drouot.

Martiusgelb (in Teigwaren): Schäffer.

Maté oder **Tee:** Lylle.

Meconin: Buckingham.

Meerzwiebelextrakt: Glücksmann.

Mehrwertige Alkohole: siehe Alkohole.

Meiostagminreaktion: Ascoli.

Melanin (im Harn): Adler, Eiselt, Jaksch, Zeller.

Melanogen (im Harn): Jaksch.

Meningitis: Danielopolu.

Menschen- oder **Tierblut:** Filomusi.

Mercaptane: Denigès, Nencki.

Metalloxyde: Tichborne.

Metallsalze: Bacovesco, Cazeneuve, Pozzi-Escot, Vassallo.

Metazinnsäure: Bayerlein.

Methylalkohol im Äther: Langbeck.

Methylalkohol (in Äthylalkohol): Aufrecht, Aweng, Berthelot, Cazeneuve-Cotton, Chorezki, Denigès, Engelhardt, Fendler, Güth, Habermann-Östreicher, Haigh, Hellriegel, Hinkel, Joung, Kahn, Klein, Miller, Mulliken-Scudder, Nakai, Prescott, Reichardt, Reynolds, Riche-Bardy, Rupp, Sadtler, Sailer, Sanglé, Schirmer, Scudder-Riggs, Trillat, Tuck, Ure, Voisenet, Vorisek, Wirthle, Wolf.

Methylamin in Ammoniak: Tsalapatani.

Methylamine: Henry.

Methylarsinate: Bougault.

Methylenblau-Methylengrün: Grandmougin.

Methylfurfurol: Fenton.

Methylimidgruppe: Kunz-Krause.

Methyllaktat: Takahashi.

Methylpentosen: Rosenthaler.

Milch (ob gekocht oder ungekocht): Arnold-Mentzel, Arnold-Weber, Bernstein, Bruère, Carcano, Dupouy, Gaucher, Rochaix, du Roi-Köhler, Rothenfußer, Rubner, Saul, Schacht, Schäffer, Schardinger, Schern, Soxhlet, Storch, Tillmans, Utz, Weber, Wilkinson.

Milchleukozytenprobe: Trommsdorff.

Milchsäure (im Magensaft): Boas, Bourcet, Croner-Cronheim, Denigès, Kelling, Kühl, Palm, Pelouze, Reichard, Strauß, Thomas, Uffelmann, Vournasos, Windisch.

Milchzucker (im Harn): Bauer, Labat.

Milchzucker (in Milch): Graaf, Malfatti, Riegler, Wöhlk.

Mineralgemische, zur Trennung von —: Beyerink, Brauns, Bréon, Clerici, Duboin, Klein, Muthmann, Penfield, Retgers, Rohrbach, Thoulet.

Mineralien: Gaubert.

Mineralöl in fetten Ölen: Holde, Jablokoff, Schulz.

Mineralöl in Harzöl: Finkener.

Mineralsäuren und **Pflanzensäuren** (freie): Adler, Ashby, Bachmeyer, Carletti, Egger, Föhring, Hager, Huber, Jorissen, Kieffer, Mohr, Nickel.

Mineralsäuren im **Essig:** Carletti, Föhring, Ganassini, Griggi, Hager, Payen, Strohl, Utz, Wharton.

Mineralsäuren in **Gasen:** Lindner.

Molybdän: Bettel, Braun, Ellram, Kafka, Lecocq, Melikow, Pozzi-Escot, Schönn, Spiegel-Maaß, Truchot.

Molybdänschwefelsäure: Denigès.

Monomethylamin: Henry.

Morphin: Almén, Aloy, Barillot-Chastaing, Bekkurts, Bruylants, Candussio, Denigès, Donath, Erdmann, Fleury, Flückiger, Fröhde, Gabutti, Grimaux, Grove, Horsley, Hoshida, Husemann, Jorissen, Kalbrunner, Kauzmann, Kieffer, Kippenberger, Kobert, Lamal, Lefort, Lindo, Linke, Lister-Armitage, Lloyd, Loof, Luchini, Manseau, Manson, Marmé, Mecke, Mohr, Nadler, Orlow-Horst, Otto, Pellagri, Picard, Radulescu, Reichard, Richard, Robinet, Schaer, Schneider, Serullas, Siebold, Smith, Straub, Struve, Tattersall, Vitali, Vulpius, Wellcome, Weppen, Woltering.

Morphin im Chinin: Hesse, Jassoy.

Morphin-Papaverin: Hofmann-Schroff.

Morphin-Heroin: Manseau.

Mucin im Harn: Alexander, Lecorché, Mayer.

Murexidreaktion: Jaksch, de la Source, Weidel.

Mutterkorn im Roggenmehl etc.: Böttger, Fernau, Hoffmann, Laneau.

Myrrhe: Bonastre, Hirschsohn, Tschirch.

Napellin: siehe Nepalin.

Naphthalin (im Harn): Edlefsen, Lippmann-Pollak, Penzoldt, Reuter, Thomann, Schoorl, Schwarz, Vohl.

Naphthensäure: Charitschkoff.

Naphthochinon: Boswell, Edlefsen.

Naphthol (α- und β-): Arzberger, Aymonier, Dané, Flückiger, Jorissen, Kunz-Krause, Léger, Lustgarten, Piñerúa, Reuter, Richardson, Verhassel, Vincent, Volcy-Boucher, Wolff, Yvon.

Naphtholkampfer: Thiery.

Naphtholreagenz: Riegler.

Naphtholschwefelsäure: Jandrier, Edlefsen.

α- u. β-**Naphthylamin:** Renz.

Narceïn: Arnold, Battandier, Beckurts, Czumpelitz, Dragendorff, Fröhde, Jorissen, Manseau, Orlow-Horst, Pelletier, Plugge, Reichardt, Smith, Stein, Vogel, Wangerin, Winkler.

Narcotin: Beckurts, Cuerbe, Dragendorff-Husemann, Formánek, Fröhde, Gerhardt, Hager, Laurent, Manseau, Mecke, Orlow-Horst, Reichard, Smith, Wangerin.

Nataloïn (Natal-Aloïn): Histed, Léger, Meyer.

Natrium: Ball, Bougault, Fenton, Fremy, Hager, Lenz-Schoorl, Piccinini, Streng.

Natriumchlorid in Chlorzinn: Heermann.

Natriumhydroxyd in Natriumkarbonat: Schoorl.

Natriumkarbonat im Bikarbonat: Biltz, Kremel, Kubli, Leys.

Natriumkarbonat in Milch: Ferrari-Lelli.

Naturhonig: Carl, Lund, Soltsien.

Nebenalkaloide in **Chininsalzen:** Duncan, Gadd, Hesse, Kerner, Kubli, Liebig, Schäfer, Schlikkum, Vrij.

Nebenalkaloide im Cocaïn: Mac Lagan, Schäffer, Squibb.

Nelkenöl im Zimtöl: Pool.

Nepalin (Napellin): Mandelin.

Nephrorosein: Arnold.

Neusal-Verfahren: Wendler.

Nevraltein: Monferrino.

Nickel: Bach, Bianchi, Braun, Großmann-Schück, Papasogli, Piñerúa, Pozzi-Escot, Reichard, Tschugajeff, Weil, Werner.

Nicotin: Arnold, Fröhde, Guareschi, Kletzinsky, Melzer, Palm, Reichard, Roussin, Schindelmeiser, Selmi, Torrese.

Nierenfunktion: Geraghty, Suter.

Niobium: Melikow.

Niobsäure: Weiß-Landecker.

Nitrate: siehe Salpetersäure:

Nitrite: siehe salpetrige Säure.

Nitrobenzol (im Bittermandelöl): Béchamp, Bourgoin, Brunner, Dragendorff, Hager, Jacquemin, Morpurgo, Wagner.

Nitroglycerin: Binz.

Nitronaphthalin in Ölen: Schulz.

Nitrophenol, Mono- und Di- in Pikrinsäure: Allen.

Nitrosoreaktion: Liebermann.

Nitrotoluol in **Nitrobenzol:** Raikow.

Nitroverbindungen: Konowaloff.

Novocaïn: Lemaire.

Nußöl: Bellier.

Öle, ätherische: siehe Ätherische Öle.

Öle, belichtete: Kreis, Winkel.

Öle, fette: Allen, Barbot, Behrens, Bellier, Bishop-Kreis, Boudard, Boudet, Bruce-Warren, Brullé, Cailletet, Calvert, Crace-Calvert, Glässner, Heydenreich, Jacobsen, Jean, Kreis, Lidow, Livache, Massie, Maumené, Milliau, Poutet, Roth, Wemince, Weselsky.

Öle, fette, in Copaivabalsam und ätherischen Ölen: Hirschsohn, Schramm.

Öle, fette, in Vaselin und Mineralöl: Crouzel, Lux, Royère.

Öle, schwefelhaltige, in Olivenöl: Schneider.

Öle, trocknende: Livache.

Oleïnsäure: Lifschütz.

Olivenöl: Brullé, Heydenreich, Lailler, Merz.

Olivenkerne im Pfefferpulver: Pabst.

Oliventrester in Brechnußpulver: Juillet.

Oliventrester in Pfefferpulver: Carola.

Ölsäure: Ludwig-Haupt, Manea.

Ononin: Bronciner.

Ophthalmoreaktion: Wolff-Eisner.

Opiumalkaloide: Denigès, Manseau, Rosenthaler-Türk.

Opiumextrakt: Glücksmann.

Orcein: Ronceray.

Orexinprobe: Günther.

Organische Stoffe im Wasser: siehe Wasser.

Orlean: Lolke-Dokkum.

Orseille im Wein: Cotton.

Orthodiketone: Bamberger.

Osmiumsäure: Piñerúa.

Ouabain: Lewin.

Oxalatprobe: Schäfer's Reaktion auf Chinin.

Oxalsäure (im Harn): Gunn, Reoch, Rosenthaler, Salkowski.

Oxyacanthin: Hirschhausen.

Oxybuttersäure im Harn: Black, Minkowski, Shaffer.

Oxycellulosen: Jandrier.

Oxychinone: Brissemoret.

Oxycholesterin: Golodetz.

Oxydasen: Kastle-Sheed, Meyer, Schmitt, Schultze.

Oxydierende Stoffe: Denigès, Virgili.

Oxydimorphin: Hoshida, Marmé.

Oxyhämoglobin im Blut: Stooke.

Oxykörper, aromatische: Stahl.

Ozon: Arnold-Mentzel, Böttger, Chlopin, Engler-Wild, Erlwein, Houzeau, Huizinga, Manchot, Schönbein, Wurster.

Ozon — salpetrige Säure — Wasserstoffsuperoxyd: Erlwein-Weyl, Schönbein.

Palladium: Pozzi-Escot.

Palmöl: Crampton-Simons.

Pankreasfunktionsprüfung: Ehrmann.

Papaverin: Anderson, Beckurts, Erdmann, Fröhde, Johannson, Manseau, Merck, Orlow-Horst, Pictet-Kramers, Reichard, Tattersall.

Papier-Untersuchung: Behrend, Herzberg, Höhnel, Hughes, Ihl, Kaiser, Molisch, Schapringer, Strachan, Wiesner, Wolesky, Wurster.

Papuamacis: Griebel.

Paracotoin: Formánek.

Paraffin in Bienenwachs und Fetten: Buchner, Dunlop, Hager, Landolt, Mossler, Thompson.

Paraffin in Cetaceum: Branderhorst.

Paralbumin: Vulpius.

Paralyse: Bauer, Butenko.

Paraphenylendiamin: siehe Phenylendiamin.

Pental: Denigès.

Pentosen: Adler, Allen-Tollens, Bial, Blumenthal, Grünewald, Jolles, Pieraerts, Reinitzer, Rosenthaler, Salkowski, Tollens, Wheeler-Tollens.

Pepsinprobe: Cowie, Fuld, Groß, Grützner, Hammerschlag, Jacoby, Kohlenberger, Liebmann, Mette, Palier, Solms, Waldschmidt.

Pepton (im Harn): Bogomoloff-Wasilieff, Devoto, Gorup-Besanez, Hofmeister, Klein, Posner, Riegler, Salkowski.

Perchlorate: siehe Perchlorsäure.

Perchlorsäure: Bruekeleveen, Rabuteau.

Perchlorsäure in Kaliumchlorat: Klobbie.

Perchlorsäure im Chilisalpeter: Bruekeleveen, Erck, Gooch-Kreider, Klobbie, Sjollema, Winteler.

Perkarbonate: Riesenfeld.

Peronin: Kobert, Mindes.

Peroxydase: Fischel.

Peroxyde im Äther: Jorissen.

Persalze: Lenz-Richter, Piñerúa.

Persulfate: Rothenfußer.

Persulfatreaktion: Caro.

Perubalsam: Dieterich, Gawalowski.

Petroleum: Arragon, Frey, Molinari.

Pfefferminzöl: Arzberger, Dragendorff, Ihl, Roucher, Schack, Umney.

Pfefferverfälschung: Grimaldi, Pabst.

Pferdefleisch: Bräutigam-Edelmann, Mauz, Niebel.

Pfirsichkernöl im Mandelöl: Kreis-Chwolles, Lewkowitsch.

Pflanzen- und Tieröle: Schönvogel, Welmans.

Pflanzen- und Tierfasern: Molisch.

Pflanzenfarbstoffe in Rotwein: Jacob. (Siehe auch Weinfarbstoffe!)

Pflanzenfette: Bömer, Geuther, Serger.

Phenacetin: Alcook-Wilkins, Authenrieth, Barral, Goldmann, Hirschsohn, Lüttke, Repiton, Ritsert, Strobel.

Phenanthren: Lippmann-Pollak.

Phenanthrenchinon: Laubenheimer, Reichard.

Phenetidin in Phenacetin: Goldmann, Reuter.

Phenol (Phenole): Allen, Almén, Aloy-Laprade, Amann, Arnold-Werner, Barbet, Bayer, Berthelot, Bourquelot, Camilla, Candussio, Cotton, Davy, Dehn, Denigès, Desesquelles, Endemann, Eykmann, Flückiger, Folin-Denis, Fresenius, Guareschi, Gutzkow, Hager, Hartwich, Hauser, Hesse, Hoffmann, Hoppe-Seyler, Ihl,

Jacobsen, Jacquemin, Kahn, Lambert, Landolt, Levy, Lex, Liebermann, Lintner, Manseau, Mascarelli, Messinger-Vortmann, Millon, Nencki-Sieber, Orloso, Penzoldt-Fischer, Piñerúa, Plugge, Polacci, Pougnet, Raupenstrauch, Rice, Salkowski, Tommasi, Udránszky, Vitali, Vortmann, Wilkie.

Phenol-Kresole: Arnold-Mentzel, Arnold-Werner.

Phenol-Kreosot: Allen, Clark, Frisch, Gorup-Besanez, Morson, Read, Rust.

Phenol in Salicylsäure: Carletti.

Phenol und **Resorcin,** Unterscheidung von **Salicylsäure:** Itallie, Zipper.

Phenolphthalein im Harn: Grübler.

Phenolschwefelsäure: Edlefsen.

Phenolsulfosäuren: Obermiller.

Phenoxypropandiol: Gardey, Zirkovic.

Phenylalanin: Mayeda.

Phenylglycin: Oechsner de Coninck.

Phenylendiamin, para- oder meta-: Cuniasse, Erdmann, Kreis.

Phenylhydrazide: Bülow.

Phenylhydrazin: Simon.

Phenylpropriolsäure: Bulling, Zernik.

Phlorhizin: Nickel.

Phloroglucin: Herzig, Zeisel, Lindt, Weselsky.

Phloroglucinol (Reagenz): siehe Wiesner's Reagenz auf Holzstoff.

Phosgen im Chloroform: Ramsey, Scholvien.

Phosphor: Binda, Dusart, Hager, Mauricheau, Mitscherlich, Scheerer, Straub, Vournasos.

Phosphor in Schwefelphosphor: Vignon.

Phosphorige Säure: Pagel.

Phosphorsäure: Arragon, Denigès, Fairbanks, Leconte, Lipowitz, Lorenz, Märcker, Meillère, Muller, Neubauer-Lücker, Riegler, Wagner, Winton.

Phosphorsäuren, ortho-, meta-, pyro-: Arnold-Werner.

Phosphorsesquisulfid: Wolter.

Phosphorwasserstoffgas: Winkler.

Phthalsäure: Boswell.

Phthalonsäure: Boswell.

Physcion: Senft.

Physostigmin: Beckurts, Eber, Eissler, Formánek, Pander, Reichard, Saul, Silva, Sonnenschein.

Phytosterin: Forster-Riechelmann, Kreis, Liebermann, Salkowski.

Picen: Lippmann-Pollak.

Pikraminsäurereaktion: Rymsza.

Pikrinsäure: Allen, Braun, Busch-Blume, Cahours, Christel, Fleck, Gerhardt, Girard, Lea, Roussin, Rymsza, Stenhouse, Swoboda.

Pikrinsäure-Dinitrokresol: Rymsza.

Pikrinsäure im Jodoform: Biel.

Pikrotoxin: Becker, Bonnewyn, Duflos, Johannson, Köhler, Langley, Minovici, Oglialoro, Otto, Palm, Reichard.

Pilocarpin: Barral, Beckurts, Helch, Johannson, Lenz, Reichard.

Pinolin: Grimaldi.

Piperazin im Harn: Thoms.

Piperin: Beckurts, Hager, Reichard.

Platin: Donau.

Pneumonie: Holt.

Polkapapier: Schott.

Propepton: Axenfeld.

Proponal: Zernik.

Proteïnsubstanzen: Acree, Lidow, Michailow, Osborne-Harris, Ritthausen, Stutzer. Vergleiche auch Eiweiß.

Protokatechusäure: Hesse, Hlasiwetz.

Psychoreaktion: Much-Holzmann.

Ptomaïne: Brouardel-Boutmy, Trotarelli, Wefers-Bettink und Dissel.

Purpurinalizarin: Piñerúa.

Pyramidon (im Harn): Barral, Janvillier, Jolles, Moulin, Panzer, Pévenasse, Rodillon, Sperling, Weehuizen.

Pyrazolinbasen: Knorr.

Pyrazolonreaktion: Rothenburg.

Pyren: Lippmann-Pollak.

Pyridin im Ammoniak (Salmiakgeist): Kinzel, Kunze-Krause, Ost, Pfeiffer, Schweissinger, Wittstein, Wöhlk.

Pyridinbasen: Anderson, Hofmann, Ost.

Pyrogallol: Carletti, Glücksmann, Kliebahn, Matthieu-Plessy, Nasse, Stahl.

Pyrokatechin im Harn: Brieger, Ebstein-Müller.

Pyrrol: siehe Carbazol.

Pyrrolreaktion: Neuberg.

Pyrophosphorsäure: Knorre.

Pyrouvinsäure: Simon.

Quebrachoextrakt: Firbas.

Quecksilber: Klein.

Quecksilber (im Harn): Almén, Bardach, Brugnatelli, Buschi, Cazeneuve, Fürbringer, Gautier, Gmelin, Höhnel, Jolles, Lombardo, Ludwig, Merget, Moore, Moulin, Müller, Oddo, Salkowski, Smithson, Teubner, Wislicenus.

Quecksilberchlorid in Kalomel: Wollschläger.

Quecksilbercyanid: Buschi.

Quecksilberdämpfe: Gaglio.

Quecksilberjodid: Orlow.

Quecksilberoxycyanid: Meßner, Pieverling, Richard.

Quecksilberoxydsalze: Siemssen.

Quecksilbersuccinimid: Rupp-Nöll.

Raffinose: Neuberg-Marx.

Ratanhiaextrakt: Glücksmann.

Reduzierende Gase: Brown.

Reduzierende Stoffe: Löwenthal, Pollacci, Reichardt.

Resorcin: Bodde, Bornträger, Boucher, Carrobio, Edlefsen, Girard, Guareschi, Gutzkow, Guyot, Reuter, Silbermann, Volcy-Boucher.

Resorcinschwefelsäure: Wangerin.

Rhabarber — Rhapontik: Tschirch.

Rhinanthin: Mirande, Phipson.

Rhinoreaktion: Lafite.

Rhodanverbindungen und **Senföle:** Colasanti.

Rhodanwasserstoff: Colasanti, Ellram, Ganassini, Pollacci, Solera.

Rhodeïnreaktion: Jacquemin's Reaktion auf Anilin.

Rhodium: Piñerúa.

Rhus vernix: Stevens-Warren.

Rinds-Stearin im Schweinefett: Belfield.

Rizinusöl: Finkener, Leonardi, Vetere.

Rizinusöl in ätherischen Ölen, Copaivabalsam, Perubalsam etc.: Draper, Flückiger, Maupy, Schwabe, Wayne.

Rohrzucker (u. Traubenzucker): Matthieu-Plessy, Nicklés, Papasogli, Reich, Reichardt, Runge, Schmidt, Seliwanoff, Sjollema.

Rohrzucker im Milchzucker: Cayaux, Conrady, Lorin.

Rosacyaninreaktion: Griggi.

Rosolsäure: Piñerúa.

Rubidium: Ball, Erdmann, Huysse.

Rübenzucker: Ihl.

Rüböl: Palas.

Rufigallussäure: Kliebahn.

Rufiochinreaktion: Vogel.

Rum: Wiederhold.

Runkelrübenspiritus: Artus, Cabasse.

Ruthenium: Orlow.

Saccharin: Börnstein, Genth, Herzfeld-Reischauer, Kastle, Kayser, Leys, Lindo, Mahler, Reischauer, Remsen, Riegler, Schmitt, Tortelli, Vitali, Wauter.

Saccharose: Beythien, Cotton, Gawalowski, Hirschberg, Jolles, Leffmann, Pozzi-Escot, Reichard, Rothenfußer, Schmidt.

Sadebaumöl: Jaworowski.

Sadebaumölvergiftung: Hämäläinen.

Safrol und Isosafrol: Chapman.

Salicin: Buckingham, Czumpelitz, Formánek, Jorissen.

Salicylsäure: Almén, Barral, Griggi, Itallie, Jorissen-Klett, McCrae, Merl, Millon, Reichard, Ridenour, Riegler, Ruhemann, Schulz, Spicea, Vitali.

Salicylsäure, synthetische oder natürliche: Cone, Pancoast.

Salicylsäure im Salol: Griggi.

Salicylsäure in Milch: Bochichio.

Salicylsulfonsäure: Barral.

Salol: Griggi.

Salophen: Beringer, Repiton.

Salpetersäure: Arnaud-Padé, Austen-Chamberlain, Bailey, Binder, Böttger, Boussingault, Braun, Bringhetti, Busch, Caron, Caron-Raquet, Cimmino, Cuerbe, Curtman, Davy, Denigès, Desbassin, Grandval-Lajoux, Grimmaux, Hager, Hofmann, Horsley, Ince, Iwanow, Kämmerer, Kersting, Klein, Kopp, Lindo, Longi, Loof, Lunge-Lwoff, Martin, Möslinger, Piñerúa, Pisani, Pozzi-Escot, Raikow, Reichardt, Richemont, Rosa, Rosenfeld, Schmidt, Schmidt-Lumpp, Schulze, Spiegel, Sprengel, Stein, Tassinari-Piazza, Tillmans, Villedieu, Vogel, Vriens, Wagner, Weyl, Withers.

Salpetersäure neben **Salpetriger Säure:** Meisenheim-Heim, Picini.

Salpetrige Säure: Adrian, Blunt, Braun, Böttger, Bujwid, Curtman, Dané, Denigès, Desfourniaux, Ducco, Erdmann, Erlwein, Frankland, Fresenius, Griess, Griess-Ilosvay, Hager, Ilosvay, Jolles, Jorissen, Kämmerer, Lunge, Lunge-Lwoff, Meldola, Meyerfeld, Miller, Pichard, Piñerúa, Plugge, Raikow, Riegler, Rochaix, Rosenfeld, Schäffer, Schönbein, Schuyten, Spiegel, Tillmans, Trommsdorff, Tschirikow, Wagner, Wilson, Wurster, Primot.

Salpetrige Säure in **Salpetersäure:** Schönbein.

Salvarsan: Abelin, Denigès-Labat, Gaebel.

Salzsäure, freie (im Magensaft): Boas, Cipollino, Cohn-Mering, Contejean, Danilewski, Ewald, Günzburg, Hößlin, Jaksch, Kastle, Kost, Köster, Leo, Mola-Vitali, Mollière, Mörner, Sjöquist, Rabuteau, Schuchardt, Simon, Steensma, Szabó, Töpfer, Velden, Winkler, Witz. Vergleiche auch: Säuren, freie, im Magensaft.

Salzsäure, freie, im Eisenchlorid: Reale.

Sanguinarin: Kügelgen, Orlow-Horst.

Sandelöl: Conrady.

Santonin: Banfi, Chiozza, Crouzel, Czumpelitz, Hager, Jaworowski, Jorissen, Lindo, Neuhaus, Pain, Reichard, Schermer, Smith, Thäter, Welmans.

Saponin: Kobert, Rühle, Reichard, Vamvakas.

Sapotoxin und Sapogenin: Brandl-Mayr.

Sarkin: Weidel.

Sassafrasöl im Copaivabalsam: Hager.

Sauerstoff (in Wasser, Luft, Gasen): Cazeneuve, Christomanos, Eschbaum, Franzen, Löw, Ružička, **Winkler.**

Säuren und Alkalien: siehe Indikatoren.

Säuren im Äther: Vulpius.

Säure, freie, im Aluminiumsulfat: Erlenmeyer-Lewinstein, Luckow, Stein, Will.

Säuren, freie: Repiton.

Säuren, freie, im **Magensaft:** Baumann, Boas, Cohn-Mering, Contejean, Ewald, Fenton, Geogehan, Günzburg, Hößlin, Jager, Jaksch, Kastle, Köster, Laborde, Leo, Palm, Rabuteau, Reoch, Riegler, Schuchardt, Smith, Steensma, Strauß, Uffelmann, Velden, Vournasos, Winkler, Witz.

Säuren (freie) im **Harn:** Joulie.

Säuren (freie) in fetten **Ölen:** Rümpler.

Säuren (freie) in **Papier:** Herzberg.

Säuren, organische: Fenton-Barr, Piñerúa.

Scharlach: Umber.

Scheintod: Icard.

Schleim (oder Eiweiß): Grimbert-Dufau.

Schleim (in Faeces): Hecht.

Schwangerschafts - Diagnose: Abderhalden-Schmidt.

Schwefel: siehe Schwefelalkalien.

Schwefel in organ. Verbindungen: Raikow, Unna.

Schwefel in Gas: Dickert.

Schwefelalkalien: Bailey, Béchamp, Brunner, Caraves Gil, Hager, Schott.

Schwefelammonium (im Harn): Gazzetti-Sarti.

Schwefelharnstoff: Sato.

Schweflige Säure (im Wein etc.): Bödeker, Dowzard, Reinsch, Wartha.

Schwefelkohlenstoff im Benzol: Kurowski, Liebermann-Seyewetz, Weiß.

Schwefelkohlenstoff in Ölen: Cusson, Milliau.

Schwefelsäure: Raschig.

Schwefel, Selen, Tellur in Kupfer: Heyn.

Schwefelsäure (neben **organischen Säuren** in Wein, Essig etc.): Bachmeyer, Mohr, Neßler.

Schwefelverbindungen im Äther: Koninck.

Schwefelwasserstoff: Caro, Curtman, Ganassini, Itallie, Kràl, Lauth, Müller-Boneko, Scheele, Schott.

Scopolamin: Reichard.

Seide: Höhnel, Lecomte, Persoz, Truchot. Vergl. auch Baumwolle.

Seide — Wolle: Lassaigne, Peltier, Wagner.

Seife in Schmierölen: Jean.

Seifenlösung: Boudet, Boutron-Boudet, Clark, Gawalowski, Pagnoul, Wilson.

Sekundäre Alkohole: siehe Alkohole.

Selen im Harn: Klein.

Serumpapier zum Nachweis von Typhus: Gruber-Widal.

Sesamöl: Ambühl, Basoletto, Baudouin, Bellier, Bishop, Breinl, Bremer, Camoin, Carlinfanti, Cavalli, Ciupercesco, Fleig, Flückiger-Behrens, Gassend, Guarnieri, Kreis, Lalande, Lewin, Millian, Soltsien, Souchère, Tambon, Tocher, Tortelli-Ruggeri, Villavecchia-Fabri.

Sesazoreaktion: Kreis.

Sesquiterpen: Wallach.

Silber: Armani, Donau, Whitby.

Silber im **Blei:** Blunt, Johnstone.

Silbernitrat: Ditte.

Silberperoxyd: Mulder.

Skatol: Blumenthal, Ciamician-Magnanini, Fischer, Pickering, Raciborski, Sasaki, Steensma, Udranszky.

Skatolrot: Rößler.

Solanin: Bach, Bauer, Cazeneuve-Breteau, Clarus.

Spartein: Grandval-Valser, Jorissen, Marqué, Reichard.

Spermaflüssigkeit: Barberio, Bokarius, Cevidalli, Dominicis, Florence, Larass, Lecco, Peset.

Stärke: Russow.

Stearinsäure im Wachs: Fehling.

Steinkohlenteer — Holzteer: Tonegutti.

Stickoxydgas: Winkler.

Stickstoff in organischen Stoffen: Castellana, Donath, Hüfner, Jodlbauer, Knop, Lassaigne.

Stickstoffwasserstoff: Dennis-Browne.

Stilben: Lippmann-Pollak.

Stovain: Lemaire, Zernik.

Strontium: Benedict.

g-Strophanthin: Thoms.

Strophanthin: Gordon-Sharp, Helbing, Unverhau.

Strophantustinktur: Dulière.

Strychnin: Allen, Artus, Beckurts, Bloxam, Bukkingham, Czumpelitz, Davy, Denigès, Flückiger, Fraude, Hagen, Johannson, Jorissen, Kremel, Malaquin, Mandelin, Marchand, Otto, Pelletier, Pozzi-Escot, Schaer, Selmi, Sonnenschein, Tafel, Wharton, Wenzell, Winckler.

Strychnosextrakt: Glücksmann.

Strychnos- und Strophanthustinktur: Schweissinger.

Sublimat im Kalomel: Bonnewyn, Piron-Delin.

Sucramin: Blarez-Tourbou.

Sulfat-Molybdän-Reagenz: Lorenz.

Sulfhydrate: Claësson.

Sulfhydrylreaktion: Unna-Golodetz.

Sulfit neben Thiosulfat: Votoček.

Sulfokarbonate: Mermet.

Sulfomonopersäure: Caro.

Sulfonal: Ritsert, Schwarz, Vitali, Vulpius, Wefers-Bettink.

Suprarenin: Krauß.

Syphilisreaktion: Brendel, Brieger, Campana, Dungern, Hecht, Joltrain, Karvonen, Klausner, Hermann-Perutz, Loeper, Nicolas, Noguchi, Porges, Schürmann, Seiffert, Ternuchi, Tschernogubow, Wassermann.

Tabes: Bauer.

Tannin: siehe Gerbsäure.

Tanninreaktif: Weingärtner.

Tanninschwefelsäure: Wangerin.

Tannoform: Lemaire.

Tannoide: Brissemoret.

Tantalsäure: Weiß-Landecker.

Taxin: Marmé.

Teerfarben in Teigwaren: Riechelmann.

Teerfarbstoffe im Wein: Arata, Belar, Bernéde, Blarez, Carobbio, Cazeneuve, Conti, Cottini, Debrun, Flückiger, Girard, Husson, Matthieu-Morfaux, Romei, Weingärtner.

Teerige Stoffe im Ammoniak: Bernbeck, Donath, Kupferschläger, Ost.

Teeröle: Valenta.

Tellurige Säure: Stolba

Terpentin in Elemi: Stoepel.

Terpentin: Walbum.

Terpentinöl in ätherischen Ölen: Chace, Hager, Heppe.

Terpentinöl: Grimaldi, Reichard.

Terpineol: Reichard.

Terpinhydrat: Isnard, Reichard.

Tertiäre Alkohole: siehe Alkohole.

Tetrachlorkohlenstoff: Radcliffe.

Tetrapapier: Wurster's Reagenz auf Ozon.

Tetrasulfatprobe: Schäfer's Reaktion auf Cinchonidin.

Thalleiochinreaktion: Blaise, Brandes, Flückiger, Vitali, Vulpius.

Thallin: Edlefsen, Skraup.

Thallisalze in Thallosalzen: Marino, Renz.

Thallium: Orlow.

Thallosalze: Ephraim.

Thebaïn: Beckurts, Cuerbe, Czumpelitz, Erdmann, Fröhde, Jorissen, Reichard, Smith, Sonnenschein.

Theobromin: Gérard.

Theolaktin: Zernik.

Thermiol: Zernik.

Thioformamid: Willstätter.

Thio-p-tolyl-β-Naphthylamin: Ackermann.

Thiophen im Benzol: Claissen, Denigès, Kreis, Liebermann, Meyer.

Thiosulfat im Natriumbikarbonat: Musset.

Thiosulfat neben Sulfit: Arnold-Mentzel, Gutmann, Pechmann, Presch, Salkowski. Vergl. auch Hyposulfite.

Thiotolen: Laubenheimer.

Thorium: Koß, Meyer, Smith-James.

Thujon: Duparc, Enz, Légal.

Thymol: Bornträger, Dragendorff, Gutzkow, Hammarsten-Rolbert, Itallie, Störmer.

Thymol im Menthol: Eykmann.

Titan: Großmann, Hofmann, Jackson, Jorissen, Knecht, Lacroix, Lenher, Piccard, Weller.

Titanschwefelsäure: Richardson.

Tolidin: Wolff.

Tolubalsam: Dieterich, Hirschsohn, Ulex.

o- u. p-Toluidin: Biehringer-Busch.

Tomatenschalen: Cowles.

Traubenzucker: siehe Glukose.

Triazokörper, halogenhaltige: Richmond.

Tribromphenolbromid: Lloyd.

Trichloressigsäure: Clermont.

Trimethylamin: Denigès.

Trinkwasser: siehe Wasser.

Trioxyanthrachinon: Piñerúa.

Triphenylmethan: Lippmann-Pollak.

Tropacocain: Reichard.

Trypsin: Jacoby, Schlecht, Volhard.

Tryptophan: Gläßner.

Tryptophanreaktion: Adamkiewicz, Erdmann-Winternitz, Hopkins-Cole, Mayeda, Osborne-Harris, Weinstein.

Tuberkulose: Fischer, Hynek, Jefimow, Kusso, Lafite, Liguières, Malméjac, Mantoux, Moro, Pirquet, Roger-Levy.

Typhus: Ficker, Fornaca, Gruber-Widal, Kayser-Conradi, Mandelbaum, Wolowsky, Woßkressenski.

Typhus-Coli-Bakterien: Haenen.

Typhus-Diagnostikum: Ficker.

Tyrosin: Denigès, Folm-Denis, Hoffmann, Kühne, Mörner, Piria, Scherer, Udranszky, Wurster.

Ultraviolette Strahlen: Schall.

Unterphosphorsäure: Rosenheim.

Uran: Aloy, Crolas-Ducker, Fairley, Lemaire, Siemssen.

Urazil: Wheeler.

Ureabromin: Biltz.

Urethan (im Harn): Jacquemin.

Urobilin (im Harn oder Faeces): Florence, Gerhardt, Grimbert, Morel, Nabias, Nencki-Sieber, Oliviéro, Roman-Delluc, Schlesinger, Schmidt, Steensma, Strauß, Triboulet, Wirsing.

Urobilinogen: Florence.

Urochloralsäure: Musculus-Mering, Vitali.

Urochrom: Garrod, Heflebower, Weiß.

Ursol: Utz.

Urson: Hirschsohn.

Valeraldehyd in Valeriansäure: Finzelberg.

Vanadinsäure: Ellram, Matignon, Werther.

Vanadium: Slawik.

Vanillin: Bonnema, Hanus, Kahn, Kastle, Mörk, Nickel.

Veratrin: Arnold, Beckmann, Beckurts, Buckingham, Fröhde, Johannson, Jorissen, Laves, Mecke, Smith, Sonnenschein, Thomson, Trapp, Vasmer, Weppen, Woltering.

Verbenalin: Bourdier.

Veronal: Jorissen, Lemaire, Molle, Pégurier.

Verholzte Zellmembranen: Niggl, Warnecke.

Vinylalkohol im Äther: Bertsch, Matignon, Poleck-Thümmel.

Wachs: siehe Bienenwachs.

Wasser: Biltz, Boutron-Boudet, Causse, Clark, Dupasquier, Eschbaum, Field, Frerichs, Gawalowski, Griess, Hager, Lidow, Nicholson, Pettenkofer, Schulze, Scriba, Spitta-Weidert, Wilson, Winkler.

Wasser im Aceton: Schweitzer.

Wasser im Äther: Crismer, Mann, Mosnier, Napier, Romei.

Wasser im Alkohol: Claus, Crismer, Chester B. Curtis, Mann, Yvon.

Wasser im Chloroform: Béhal-François, Crismer, Huxley-Brooks.

Wasser im Jodoform: Meßner.

Wasserprobe: Kubli's Reaktion auf Chinin.

Wasserstoff: Zenghelis.

Wasserstoffsuperoxyd: Aloy, Arnold-Mentzel, Bach, Böttger, Campbell, Charitschkoff, Crismer, Denigès, Doebner, Erlwein, Feder, Ilosvay, Kaßner, Leuchter, Richardson, Rothenfußer, Schmatolla, Schönbein, Schönn, Sobbe, Traube, Weltzien, Wurster.

Wasserstoffsuperoxyd im Äther: Berthelot, Wobbe.

Wasserstoffsuperoxyd in Milch: Arnold-Mentzel, Feder.

Weinfarbstoffe: Arata, Böttger, Cottini-Fantogini, Cotton, Dietzsch, Facen, Faure, Flückiger, Herz, Hilger-Mai, Jacob, Jean-Frabot, Lapeyrère, Neßler, Pagnoul, Paul, Philipps, Pradine, Stein, Sulzer, Yvon.

Weinöl im Äther: Adrian.

Weinsäure: Braun, Brönsted, Casselmann, Denigès, Fenton, Ganassini, Kling-Florentin, Mohler, Piñerúa, Rosenthaler, Source, Sullivan, Tagliarini, Wolff.

Weinsäure in Citronensäure: Cailletet, Crismer, Pusch, Salzer, Spindler, Tocher, Vulpius.

Weinsäure und **Citronensäure:** Barbet, Chapman-Smith, Tocher.

Weinsäure in Essig: Ganassini.

Weizen- und **Roggenmehl:** Wittmack.

Wintergreenöl: Power.

Wismut: Bollenbach, Kobell, Léger, Reichard, Schneider, Stone, Thresh.

Wismutlösungen (alkalische) zum Glukosenachweis: Almén, Böttger, Dudley, Nylander.

Wolframsäure: Kafka, Mallet, Zettnow.

Wolle: siehe Baumwolle.

Wollfett: Vulpius.

Wurmsamenöl: Kremers.

Wurst: Eber.

Xanthin: Hoppe-Seyler, Kerner, Kossel, Strekker, Strohmeyer, Weidel.

Xanthinbasen: Camilla-Pertusi.

Xanthoproteïnreaktion: Mulder's Reaktion auf Eiweiß.

Xylose: Neumann.

Yohimbin: Meillère, Miranda, Reichard.

Yttrium: Couquet, Pozzi-Escot.

Zimtaldehyd: Hanus.

Zimtsäure (in Benzoësäure): Böttcher, Jorissen, Phipson, Scoville.

Zink: Bertrand, Bradley, Campo-Cerdan, Carobbio, Denigès, Guérin, Neumann, Piñerúa, Rinnmann, Roman-Delluc, Schirm, Werner.

Zinn: Denigès, Reichard, Rogers, Schmatolla.

Zinnchlorür: Fagès, Longstaff, Terreil.

Zinnober: Bolley.

Zirkon: Biltz.

Zucker: siehe Kohlehydrate, Galaktose, Glukose, Lävulose, Milchzucker, Rohrzucker und Rübenzucker.

Zucker in Abwässern: Carrasco.

Zucker im Glycerin: Böttger, Hager, Kral.

Zucker in Pflanzenteilen: Senft.

Zuckercouleur: Dietzsch, Straub.

Zuckerarten: Neumann.

Zuckerkalk (in Milch): Rothenfußer.

II.

Reagenzien für Mikroskopie.

Aceton: Held, Michaelis.

Aceton-Alkohol: Nicolle.

Acidophiles Gemisch: Ehrlich.

Äther-Alkohol: Nikiforoff.

Äthylenglykol: Unna.

Alaun-Borax-Carmin: Haug.

Alaun-Carmin: Arcangeli, Czokor, Grenacher, Grieb, Groot, Haug, Henneguy, Mayer, Partsch, Partsch-Grenacher, Rabl, Rawitz, Tangl, Upson.

Alaun-Hämatoxylin: Böhmer, Bütschli, Cuccati, Delafield, Ehrlich, Frey, Friedländer, Gage, Grenacher, Hamilton, Hansen, Harris, Haug, Mayer, Mercier, Negro, Prudden, Sanfelice, Unna.

Aldehyd-Reagenz: Besta, Vassale.

Alkannin-Reagenz: Guignard, Samter, Tompa, Zimmermann.

Alizarin-Reagenz: Benczur, Fischel, Herxheimer, Rawitz.

Alizarinsulfosaures Natrium: Benda.

Aluminiumacetat: Wolters.

Ameisensäure-Alkohol: Regnauld-Retterer.

Ameisensäure-Amylalkohol: Pritchard.

Ammoniak-Carmin: Beale, Betz, Frey, Gerlach, Hartig, Haug, Hoyer, Kollmann, Malassez.

Ammoniak-Francein: Léon.

Ammoniummolybdat - Reagenzien: Altmann, Bethe, Krause, Leontowitsch, Pighini, Ramon y Cajal.

Anilin: Falck.

Ammoniumvanadat-Reagenz: Heidenhain.

Anilinblau-Reagenzien: Bartel, Brandeis, Bühler, Cohnheim, Fauré, Frey, Garbini, Mallory, Ranvier, Schott, Yamagiwa.

Anilinschwarzbraun: Kühne.

Anilinschwarz-Reagenz: Sankey.

Anilin-Xylol: Beneke, Weigert.

Argentamin: Kató.

Asphalt: Budge.

Aufhellungs-Reagenzien: Abbe, Andriezen, Barff, Behrens, Falck, Gage, Hanstein, Heurck, Lenz, Marsson, Moleschott, Oppermann, Pfitzner, Stephenson, Suchanek, Weigert.

Auramin-Anilinöl: Kühne.

Auramin-Reagenz: Wahl.

Azofuchsin: Rawitz.

Azorubin-Reagenz: Brandeis.

Azurblau-Eosin-Reagenz: Michaelis.

Bakterien-Färbungsflüssigkeiten: Amann, Babes, Bowhill, Czaplewski, Davalos, Ehrlich, Ermengem, Fischer, Fränkel, Friedländer, Gabbet, Gautrelet, Gibbes, Gram, Günther, Herz, Jacobson, Koch, Koch-Ehrlich, Kühne, Letulle, Löffler, Neisser, Pfitzner, Pick, Reed, Ribbert, Schäffer, Unna, Weigert.

Benzincolophonium: Nissl, Rehm.

Beobachtungsmittel: siehe Aufhellungs-Reagenzien.

Bismarckbraun-Reagenzien: Birch-Hirschfeld, Brand, Galesescu, Kaiser, List, Weigert. Vergl. auch Vesuvin-Reagenzien.

Blauschwarz B: Heidenhain.

Bleiacetat: Kotlarewski.

Bleiformiat: Corning.

Bleu Borrel: Laveran.

Bleu carbonaté: Billet.

Bleu de Lyon: Baumgarten, Burckhardt.

Blut: Bufalini, Filomusi, Hayem, Heller-Teichmann, Lavdowsky, Marx, Selmi, Struve, Strzyzowski, Teichmann.

Borax-Carmin: Bayerl, Bourne, Gibbes, Grenacher, Haug, Mayer, Nikiforoff, Seiler, Thiersch.

Borax-Franceïn: Léon.

Borsäure-Alaun-Carmin: Arcangeli.

Borsäure-Carmin: Arcangeli.

Brasalaun: Lee-Mayer.

Brasilin: Hickson, Lee-Mayer.

Brillantgrün: Hecht, Kowallik.

Bromeosin: Walter.

α-Bromnaphthalin: Abbe.

Bromwasserstoff: Neumann.

Campechenholztinktur: Breglia.

Capsicumextrakt: Okajima.

Carbolfuchsin: Kühne, Proca-Vasilescu, Ziehl-Neelsen.

Carbolgentianaviolett: Oppenheim-Sachs, Proca-Vasilescu.

Carbolmethylenblau: Kühne, Schütz.

Carbolschwarzbraun: Kühne.

Carboltoluidinblau: Harris.

Carbolxylol: Weigert.

Carboxylol: siehe Carbolxylol.

Carmalaun: siehe Alaun-Carmin.

Carminblau: Janssens.

Carminleim: Hoyer.

Carminlösungen: Arcangeli, Beale, Best, Brass, Cuccati, Czokor, Dreysel-Oppler, Frey, Frey-Schneider, Friedländer, Gedölst, Gerlach, Gibbes, Gierke, Grenacher, Grieb, Hamann, Hartig, Henneguy, Hoyer, Kollmann, Kühne, Kultschitzky, Lang, Légal, Mayer, Merkel, Minot, Nikiforoff, Orth, Rabl, Schmaus, Schneider, Seiler, Squire, Stöhr, Tangl, Thiersch, Thomé, Upson, Wallart, Weigert, Zacharias.

Carmin-Salzsäure: Grenacher, Kühne, Mayer, Wallart.

Carminsäure-Reagenzien: Mayer, Rabl, Rawitz, Upson.

Cedernöl-Reagenz: Gasis.

Celloidinlösung: Apáthy, Jordan, Pokrowski, Rollett, Stepanow.

Cellulose: Behrens, Klebs, Mangin, Schultze.

Cellulosefärbungs-Reagenzien: Behrens, Mangin.

Chinablau: Eisenberg.

Chinablau-Malachitgrün-Agar: Bitter.

Chinolin: Amann.

Chinolinblau-Reagenzien: Certes, Golenkin, Ranvier, Zimmermann.

Chinolinwasser: Burchardt.

Chloralcarmin: Mayer.

Chloralchlorphenol: Amann.

Chloralgelatine: Guignard.

Chlorallactochlorphenol: Amann.

Chlorallactophenol: Amann.

Chloralphenol: Amann.

Chlorhydrinblau-Reagenz: Kühne.

Chloroformcolophonium: Rehm.

Chlorophyll-Reagenzien: Boas, Correns.

Chlorphenol: Amann.

Chlorzinkjodlösung: Radlkofer.

Cholerabazillen: Koch, Kühne.

Chromalaundioxyhämateïn: Hansen.

Chrom-Ameisensäure: Rabl.

Chrom-Essigsäure: Bernard, Bianco, Demarbaix, Ehler, Flesch, Strasburger.

Chrom-Osmiumsäure: Altmann, Bianco, Burckhardt, Golgi, Haug, Ramón y Cajal.

Chrom - Osmium - Essigsäure: Bunger, Carnoy, Flemming, Flesch, Fol, Merk.

Chromsäurealkohol: Bianco, Klein, Pritchard, Stowell.

Chromsäure - Reagenzien: Acquisto, Altmann, Bayerl, Bianco, Braus, Bunger, Carnoy, Demarbaix, Ehler, Flemming, Flesch, Fol, Hannover, Haug, Klein, Kollmann, Lavdowsky, Marina, Marsh, Merkel, Perényi, Pritchard, Rabl, Stowell, Strasburger, Thiersch, Waldeyer.

Chrom-Salpetersäure: Kollmann, Marsh, Perényi, Waldeyer.

Chrom-Salzsäure: Bayerl.

Colophonium: Ehrenbaum.

Collargol: Nitsche.

Chromsäure-Sublimat: Bianco, Hertwig, Podwyssozki.

Chrysoidin-Reagenzien: Kowallik, Ljubinsky, Neisser.

Chrysophangelb: Unna.

Cochenille-Reagenzien: Mayer, Rawitz.

Cobaltcochenille: Rawitz.

Cochenilletinktur: Mayer.

Colloxylin: Krysinski.

Congorot-Reagenzien: Alt, Fischer, Rehm.

Corallin-Reagenz: Strasburger.

Corrosionsmittel: Noll, Strasburger.

Corceïn: Griesbach.

Cuticula-Nachweis: Zimmermann.

Cyanin: Golenkin.

Cyanosin: Eisenberg.

Dahliaviolett-Reagenzien: Crouch, Ehrlich, Huguenin, Pommer, Reed, Ribbert, Schieffer-decker, Unna.

Dammarharzlösung: Koch.

Diaminblau-Reagenz: Curtis.

Differenzierungsflüssigkeit: Beneke, Gothard, Unna, Weigert.

Dimethylamidoazobenzol: Lagerheim.

Dimethylparaphenylendiamin-Reagenzien: Dietrich, Winkler.

Dinitrosoresorcin:*) Beer, Platner, Pfeiffer-Wellheim.

Dioxyhämatein: Hansen.

Doppelfärbungs-Reagenzien: Aronsohn, Cole, Ehrlich-Biondi, Friedländer, List, Rabl.

Drittelalkohol: Ranvier.

Echtgelb: Griesbach.

Echtgrün = Dinitrosoresorcin.

Einbettungs-Reagenzien (Einschlußmittel): Abbe, Apáthy, Balint, Behrens, Bindo, Born, Bresgen, Calberla, Ehrenbaum, Farrant, Flemming, Gudden, Hantsch, Hertwig, Hoyer, Jäger, Jordan, Kadyi, Klebs, Kleinenberg, Koch, Krysinski, Lathman, Meates, Merkel-Schieffer-decker, Pfitzer, Pokrowski, Pölzam, Schürhoff, Schultze, Seaman, Smith, Spee, Stepanow, Strasser, Stricker, Vosseler, Weil.

Eisen: Quincke.

Eisencarmalaun: Groot.

Eisenchlorid-Reagenzien: Herxheimer, Möller.

Entkalkungs-Reagenzien: Bayerl, Busch, Ebner, Fol, Gage, Haug, Marsh, Mayer, Müller, Partsch, Squire, Thiersch, Thoma, Waldeyer.

Entkieselungs-Reagenzien: Mayer, Strasburger.

Eosin-Reagenzien: Berestneff, Calberla, Chenzinsky-Plehn, Cole, Craandijk, Dominicis, Dominicis, Dreschfeld, Dunger, Ehrlich, Elzholz, Everard, Fischer, Gasis, Giemsa, Hickson, Hollande, Jenner, Kalb, Klein, Laveran, Leishman, Lenzmann, List, Manaham, Mann, Ma-

---

*) In der mikroskop. Literatur hat sich die falsche Bezeichnung **Dinitro-Resorcin** für das **Dinitrosoresorcin** eingebürgert. Da das Dinitroresorcin für färbetechnische Zwecke nicht brauchbar, im Handel aber leicht erhältlich ist, so sind Verwechselungen nicht ausgeschlossen. Vergl. Merck's Index 1910. 96.

rino, May-Grünwald, Michaelis, Pianese, Plehn, Prince, Pröscher, Rawitz, Renaut, Romanowsky, Rosin, Sabrazès, Schiefferdecker, Skelton, Teichmüller, Unna, Vanlair, Verhoeff, Wermsel, Willebrand, Wright, Wurtz, Yamagiwa, Zettnow.

Essigsäurealkohol: Carnoy, Gehuchten.

Färbungs-Reagenzien: Alférow, Allerhand, Alt, Amann, Amato, Ambronn, Apáthi, Arcangeli, Arnstein, Aronsohn, Babes, Baecchi, Bartel, Baumgarten, Bayerl, Beale, Beer, Benda, Benczur, Beneden, Bergh, Bergonzini, Berkley, Bernheim, Best, Bethe, Betz, Bie, Billet, Biondi-Heidenhain, Bizzozero, Blanc, Boas, Böhmer, Bonney, Boule, Bourne, Bowhill, Branca, Brand, Brandeis, Brass, Breglia, Bruckner, Bühler, Burri, Bütschli, Buoma, Burchardt, Burckhardt, Busch, Calberla, Carazzi, Castaigne, Cerrito, Certes, Chenzinski-Plehn, Cole, Corning, Craandijk, Crouch, Cuccati, Curtis, Czaplewski, Czokor, Davalos, Davidsohn, Dekhuyzen, Delafield, Dietrich, Dogiel, Dominicis, Dominicis, Dreschfeld, Dreysel-Oppler, Dunger, Ebner, Edens, Ehrlich, Ehrlich-Biondi, Ehrlich-Weigert, Eisen, Eisenberg, Erlicki, Ermengem, Everard-Demoor-Massart, Fauré, Fischel, Fischer, Flechsig, Flemming, Foà, Fränkel, Freud, Frey, Frey-Schneider, Friedländer, Gabbett, Gage, Galesescu, Garbini, Gasis, Gautrelet, Gedölst, Gerber, Gerlach, Ghoreyeb, Gibbes, Giemsa, Gieson, Golgi, Gradle, Gram, Graser, Grenacher, Grieb, Griesbach, de Groot, Günther, Guignard, Hamann, Hamilton, Hansen, Hanstein, Harris, Hartig, Haug, Hecht, Hegler, Heidenhain, Held, Henneguy, Hermann, Herxheimer, Herz, Herzog, Hickson, Himmel, Hof, Hollande, Homberger, Honorowski, Hoyer, Huguenin, Huisman, Israel, Jacobson, Jansen, Jenner, Jensen, Joesten, Joseph, Kalb, Kappers, Kató, Klausner, Klein, Kleinenberg, Klemensiewicz, Koch, Koch-Ehrlich, Kodis, Köppen, Kolossow, Kossinski, Kowallik, Kozowsky, Kühne, Kultschitzky, Kupffer, Lang, Lanz, Laveran, Lavdowsky, Lee-Mayer, Légal, Leishman, Lenzmann, Lenhossek, Letulle, Levaditi, List, Ljubinsky, Löffler, Lugol, Lustgarten, Lutz, Mac Neal, Mallory, Manaham, Manchot, Mann, Marino, Marschalkó, Marschner, Martinotti, Mattirolo, May, Mayer, May-Grünwald, Mercier, Merk, Merkel, Meyer, Mibelli, Michaelis, Minassian, Minervini, Monticelli, Morel, Negro, Neisser, Nicolle, Nikiforoff, Nissl, Nocht, Norris-Shakespeare, Ohlmacher, Okajima, Oppel, Oppenheim-Sachs, Orth, Pal, Paladino, Paneth, Pappenheim, Partsch, Peter, Pfeiffer-Wellheim, Pfitzner, Pianese, Platner, Plehn, Poljakoff, Pommer, Prince, Proca, Prudden, Rabl, Ramón y Cajal, Ranvier, Raskin, Rawitz, Reed, Regaud, Rehm, Reitmann, Renaut, Reuter, Romanowsky, Romanowsky-Reuter, Rosen, Rosin, Röthig, Sabrazès, Sahli, Sanfelice, Sankey, Sargent, Schäfer, Scheffer, Schiefferdecker, Schmaus, Schneider, Schott, Schueninoff, Schüffner, Schweiger-Seidel, Seiler, Shmamine, Skelton, Smith, Sommerfeld, Soudake-witsch, Spaink, Spuler, Squire, Stirling, Stras-burger, Ströbe, Stutzer, Tangl, Tartuferi, Teich-müller, Thiersch, Tison, Tompa, Tower, Trenk-mann, Triepel, Tswett, Unna, Upson, Vassale, Verhoeff, Viallanes, Vinassa, Wahl, Waldeyer, Waldmann, Wallart, Walter, Wedl, Weigert, Wermsel, Willebrand, Winkler, Wolters, Wright, Wurtz, Wyhe, Yamagiwa, Yamamoto, Young, Zacharias, Zettnow, Ziehen, Ziehl-Neel-sen, Zimmermann, Zwardemaker.

Ferrodioxyhämateïn: Hansen.

Ferrohämateïn: Hansen.

Ferrotannatbeize: Löffler.

Fettponceau: Michaelis.

Fixierungs- (Härtungs-) Reagenzien: Altmann, Andriezen, Arrigo, Barret, Benda, Beneden, Bethe, Bignami, Blum, Bouin, Borrel, Boveri, Bunger, Carnoy, Castaigne, Chamberlain, Ciaccio, Colombo, Demarbaix, Dogiel, Ehler, Eisen, Ermengem, Fish, Flemming, Flesch, Foà, Fol, Fränkel, Frenzel, Frey-Schneider, Friedländer, Gage, Gehuchten, Gilson, Golgi, Graf, Guignard, Hannover, Heidenhain, Held, Helly, Holmgren, Hermann, Kaiser, Kaiser-ling, Kayser, Keiser, Klein, Kleinenberg-Mayer, Klingmüller, Kollmann, Kolmer, Kolossow, Krause, Lavdowsky, Lehnhossék, Leonto-witsch, Marcano, Marina, Mason, Mayer, Mayer-Retzius, Mann, Martinotti, Merk, Mer-kel, Meyer, Michailow, Mingazini, Morel, Nelis, Niessing, Nikiforoff, Orth, Pacaut, Perényi, Pfeiffer-Wellheim, Pighini, Platner, Podwys-sozki, Pritchard, Rabl, Ramón y Cajal, Rath, Rawitz, Reimann-Unna, Retterer, Sauer, Schultze, Schwarz, Spuler, Stowell, Tel-lyesniczky, Tschassownikow, Vanlair, Vassale, Veratti, Vignal, Vulpian, Wolters, Zacharias, Zenker.
Vergl. auch Härtungs-Reagenzien.

Fluoresceïn-Alkohol: Kühne.

Fluoresceïn-Nelkenöl: Kühne.

Fluoresceïn-Reagenz: Czaplewski.

Flußsäure: Mayer, Strasburger.

Formaldehyd-Reagenzien: Benario, Blum, Bo-veri, Braus, Fish, Gage, Graf, Heidenreich, Helly, Holfert, Kolmer, Lavdowsky, Marcano, Marina, Morel, Nelis, Orth, Parker, Pfeiffer-Wellheim, Retterer, Sommerfeld.

Formhämatoxylin: Hegler.

Formolalkohol: Benario, Fish, Gulland, Nikifo-roff, Parker, Reuter.

Formolfuchsin: Rawitz.

Franceïn: Léon.

Fuchsin-Reagenzien: Amann, Baumgarten, Da-valos, Ehrlich, Fischer, Fränkel, Frey, Fried-länder, Gibbes, Hanstein, Hermann, Herzog, Jacobson, Koch, Kühne, Löffler, Manchot, Merkel, Ohlmacher, Schäffer, Shmamine, Smith, Unna-Tänzer, Weigert, Ziehl-Neelsen, Zimmermann.

Fuchsin S-Reagenzien: Altmann, Aronsohn, Ber-gonzini, Biondi-Heidenhain, Castaigne, Ehr-lich, Ehrlich-Biondi, Gieson, Honorowki, Ko-wallik, Kupffer, Prince, Strasburger, Zimmer-mann.

Gallein-Reagenzien: Aronson, Pfeiffer-Well-heim.

Gaultheriaöl: Guéguen.

Gentianaviolett-Reagenzien: Birch-Hirschfeld, Bizzozero, Ehrlich, Ehrlich-Weigert, Flem-ming, Fränkel, Friedländer, Galesescu, Gram, Günther, Klausner, Koch, Köppen, Löffler, Oppenheim-Sachs, Stirling, Weigert, Wermsel.

Glycerinäther: Unna.

Glycerin-Alkohol: Calberla.

Glycerin-Gelatine: Brand, Fol, Geoffroy, Ger-lach, Jacobs, Klebs, Robin, Squire.

Glychämalaun: Mayer, Rawitz.

Glykogenreaktion: Barfurth, Ehrlich, Gabrit-schewsky.

Gold-Kaliumcyanid: Leontowitsch.

Goldlösungen: Arnold, Bastian, Bernheim, Cohn-heim, Freud, Gerlach, Golgi, Joseph, Kolos-sow, Miura, Obregia, Ranvier, Tompa, Upson, Viallanes, Ziehen.

Gonokokkenfärbungs-Reagenzien: Guth, Herz, Homberger, Klein, Lanz, Schütz, Wahl.

Hämacalcium: Mayer.

Hämalaun: Apáthy, de Groot, Hansen, Harris, Mayer.

Hämammon: Mayer.

Hämateïn-Ammoniak: Mayer.

Hämateïn-Reagenzien: Apáthy, Hansen, Marti-notti, Mayer, Rawitz.

Hämatoxylin-Reagenzien: Apáthy, Benda, Berk-ley, Böhmer, Bütschli, Carazzi, Castaigne, Cuccati, Delafield, Ehrlich, Everard-Demoor-Massart, Foà, Frey, Friedländer, Gage, Gren-acher, Hamilton, Hansen, Haug, Hegler, Hei-denhain, Henneguy, Herxheimer, Honorowski, Joesten, Kleinenberg, Kodis, Kozowsky, Kul-tschitzky, Mallory, Mayer, Mercier, Morel, Negro, Pal, Rabl, Renaut, Sanfelice, Sargent, Schueninoff, Spaink, Squire, Unna, Vassale, Verhoeff, Viallanes, Weigert, Wendt, Wolters.

Harngelatine: Güterbock.

Härtungs-Reagenzien: Anderson, Anglade, Bens-ley, Besta, Blum, Bunger, Burckhardt, Carnoy, Cerrito, Eimer, Erlicki, Fol, Gaule, Gieson, Goette, Heidenhain, Hertwig, Holfert, John-son, Lang, Marchi-Algeri, Müller, Ohlmacher, Parker-Floyd, Perényi, Petrunskewitsch, Ran-vier, Remak, Souza, Strasburger, Upson, Wort-mann.
Vergl. auch Fixierungs-Reagenzien.

Heidelbeersaft-Reagenz: Lavdowsky.

Hexamethylviolett-Reagenz: Kühne.

Holunderbeerensaft: Kappers.

Holzessigfarben (Holzessig-Carmin, -Hämatoxylin etc.): Burchardt.

Hydrochinon-Reagenz: Ramón y Cajal.

Hydroxylamin: Unna.

Imprägnierungs-Reagenzien: Bastian, Cohnheim, Dekhuyzen, Gerlach, Golgi, Hoyer, Kolossow, Leber, Miura, Müller, Obregia, Oppel, Ramón y Cajal, Ranvier.

Indigocarmin-Reagenzien: Bayerl, Kossinski, Merkel, Ramón y Cajal.

Indigosulfosäure-Reagenzien: Chrzonszewski, Seiler.

Indikan in Pflanzenzellen: Beyerink.

Indulin-Reagenz: Calberla, Lagerheim.

Injizierungs-Reagenzien: Beale, Beale-Frey, Budge, Chrzonszewski, Cohnheim, Fol, Gerlach, Kollmann, Ranvier, Robin, Taguchi, Thiersch, Weidenreich.

Iridiumchlorid-Reagenz: Eisen.

Isatinsalzsäure: Beyerink.

Jodalkohol: Rawitz.

Jodeosin: Hof.

Jodgrün-Reagenzien: Griesbach, Letulle, Rosen, Zimmermann.

Jodgummilösung: Ehrlich.

Jodhämatoxylin: Sanfelice.

Jodlösung: Barfurth, Bianco, Ehrlich, Gabritschewsky, Lugol, Mason, Nägeli, Ranvier-Frey, Strasburger.

Jodserum: Schultze.

Konservierungs-Flüssigkeiten: Acquisto, Barff, Bianco, Blum, Calberla, Codet, Dippel, Farrant, Flemming, Gage, Glage, Godbay, Harting, Hayem, Heidenreich, Holfert, Hoyer, Kaiser, Kaiserling, Keutmann, Kotlarewski, Langerhans, Lavdowsky, Löwy, Martinotti, Melnikow, Meyer, Nastioukow, Noll, Pacini, Petit, Pick, Rath, Ripart, Rosenthal, Squire, Vibert, Wedl, Wickersheimer, Wortmann.

Kork-Nachweis: Lagerheim, Zimmermann.

Kreosot-Reagenz: Nastioukow.

Kresylechtviolett-Reagenz: Davidsohn, Gerber, Homberger.

Krystallviolett: Bie, Shmamine.

Kupfer-Quecksilber-Formaldehyd-Reagenz: Nelis.

Lackmoid-Reagenz: Kultschitzky.

Lävulose-Reagenz: Wedl.

Laktochloral: Amann.

Laktochlorphenol: Amann.

Lichtgrün-Reagenz: Peter.

Lithioncarmin: Haug, Orth.

Magdalarot-Reagenzien: Flemming, Hermann, Kultschitzky.

Magenta-Reagenzien: Gibbes, Nissl.

Magnesiacarmin: Mayer.

Malachitgrün-Chlorzink: Löffler.

Malachitgrün-Reagenz: Beneden, Bitter, Löffler, Padlewsky.

Malaria-Färbungsreagenzien: Plehn.

Mangandioxyhämateïn: Hansen.

Manganhämateïn: Hansen.

Mazerations-Reagenzien: Bela-Haller, Bernard, Boll, Calberla, Haller, Kuskow, Landois, Löwy, Möbius, Moleschott, Ranvier, Rausch, Rawitz, Rindfleisch, Schiefferdecker, Schultze, Solbrig, Stirling.

Methylal: Parker.

Methylblau: Mann.

Methylenazur-Reagenzien: Giemsa, Huisman, Michaelis.

Methylenblau-Anilinöl: Kühne.

Methylenblau-Reagenzien: Arnstein, Baumgarten, Berestneff, Billet, Chenzinsky-Plehn, Craandijk, Czaplewski, Dogiel, Ehrlich, Fränkel, Gabbet, Gibbes, Giemsa, Gradle, Herzog, Hollande, Jacobson, Jenner, Klein, Koch, Kühne, Kultschitzky, Kupffer, Leishman, Lenzmann, Löffler, Manahan, Marino, Martinotti, May-Grünwald, Michaelis, Neisser, Nissl, Pappenheim, Pianese, Plehn, Raskin, Romanowsky, Rosin, Sabrazès, Sahli, Schüffner, Skelton, Sommerfeld, Teichmüller, Unna, Waldmann, Walter, Weigert, Wermsel, Willebrand, Wright, Young, Zettnow, Zollikofer.

Methylenviolett-Reagenz: Mac Neal.

Methylgrün-Anilinöl: Kühne.

Methylgrün-Reagenzien: Aronsohn, Bergonzini, Biondi-Heidenhain, Calberla, Cole, Crouch, Ehrlich, Ehrlich-Biondi, Erlicki, Guth, List, Lutz, Oppel, Pappenheim, Saathoff, Strasburger, Unna, Wahl, Zacharias.

Methylmixtur: Schiefferdecker.

Methylsalicylat: Guéguen.

Methylviolett-Reagenzien: Bizzozero, Bonney, Edens, Graser, Hanstein, Jensen, Koch, Kühne, Marschner, Schiefferdecker, Weigert.

Milchsäure-Reagenz: Haug.

α-Monobromnaphthalin: Abbe.

Muchämateïn: Mayer.

Mucicarmin: Mayer.

Myrtillus-Reagenz: Lavdowsky.

Nährböden: Calmette, Conradi, Dieudonné, Harrison, Kraus, Mac Conkey.

Naphthol, α-Reagenz: Dietrich, Winkler.

Naphtholschwarz-Reagenz: Curtis.

Naphthylaminbraun-Reagenz: Kaiser.

Natriumsalicylat-Reagenz: Lenz.

Natriumtaurocholat: Mac Conkey.

Natronalbuminatlösung: Calberla.

Neutralrot-Reagenzien: Ehrlich, Hecht, Herz, Himmel, Jensen.

Nigrosin-Reagenzien: Fischer, Johnson, Martinotti, Pfitzner, Platner, Schiefferdecker, Spaink.

Nilblausulfat: Unna.

Nilrot: Unna.

Nitrocochenille: Rawitz.

Nitrohämatein: Rawitz.

Nitrochrysophansäure: Unna.

Orange G-Reagenzien: Aronsohn, Bartel, Biondi-Heidenhain, Bonney, Dominicis, Ehrlich, Ehrlich-Biondi, Flemming, Hollande, Strasburger.

Orange III- (= Goldorange) Reagenz: Bergonzini.

Orceïn-Reagenzien: Bowhill, Israel, May, Merk, Stutzer, Triepel, Unna, Unna-Tänzer.

Orleanextrakt-Reagenz: Sonntag.

Orseille-Reagenzien: Wedl, Weigert.

Osmiobichromlösung: Golgi.

Osmium-Chrom-Essigsäure: Anglade.

Osmium-Chromsäure: Barret.

Osmium-Essig-Gerbsäure: Ermengem.

Osmium-Essig-Plantinchlorid: Niessing.

Osmium-Essigsäure: Hertwig, Spuler, Zacharias.

Osmiumsäure-Reagenzien: Altmann, Andriezen, Anglade, Barret, Berkley, Bianco, Borrel, Bunger, Busch, Carnoy, Colombo, Ermengem, Flemming, Flesch, Fol, Fränkel, Ghoreyeb, Golgi, Haug, Hermann, Hertwig, Kayser, Kolossow, Mann, Merk, Niessing, Oppel, Ramón y Cajal, Rath, Regaud, Rindfleisch, Schultze, Spuler, Vanlair, Veratti, Vignal, Zacharias, Zimmermann.

Osmium-Salpetersäure: Kolossow.

Oxalsaurer Carmin: Thiersch.

Palladiumchlorür-Reagenzien: Fränkel, Leontowitsch, Paladino, Schultze, Waldeyer.

Pankreatin-Pepsin-Glycerin: Strasburger.

Panoptisches Triacidgemisch: Pappenheim.

Paracarmin: Mayer.

Patentblau: siehe Carminblau.

m-Phenylendiamin: Winkler.

Phloroglucin-Reagenz: Haug.

Phosphorlösung: Seaman, Stephenson.

Phosphormolybdänsäure-Reagenz: Berkley, Hollande, Mallory, Sargent.

Phosphorwolframsäure-Reagenz: Reitmann, Mallory, Rawitz, Schueninoff.

Photoxylin: Krysinski.

Pikrinalkohol: Strasburger.

Pikrinessigsäure: Boveri.

Pikrinsäure-Reagenzien: Altmann, Arnstein, Boveri, Dogiel, Dreysel-Oppler, Gage, Graf, Haug, Heidenhain, Honorowski, Kultschitzky, Mann, Mayer, Rabl, Ramón y Cajal, Rath, Regaud, Röthig, Strasburger.

Pikrinsalpetersäure: Mayer.

Pikrinschwefelsäure: Kleinenberg, Mayer, Zacharias.

Pikroblauschwarz: Heidenhain.

Pikro-Bleu: Curtis.

Pikrocarmin: Bizzozero, Dreysel-Oppler, Fränkel, Friedländer, Gedölst, de Groot, Lang, Légal, Mayer, Poljakoff, Ranvier, Squire, Weigert, Wyhe.

Pikroformol: Bouin.

Pikrofranceïn: Léon.

Pikronigrosin: Martinotti.

Pikro-Ponceau: Curtis.

Platinchlorid-Reagenzien: Borrel, Hermann, Leontowitsch, Merkel, Niessing, Rabl, Ramón y Cajal, Rath, Retterer, Veratti.

Ponceau: Curtis.

Propylenglykol: Unna.

Purpurin-Glycerin: Grenacher.

Pyoktanin-Reagenz: Ljubinsky.

Pyridin: Souza.

Pyridinxylol: Andriezen.

Pyrogallol-Alkohol: Arrigo.

Pyrogallol-Reagenzien: Arrigo, Levaditi, Minassian, Ramón y Cajal, Yamamoto.

Pyronin: Bonney, Winkler.

Pyronin-Methylgrün-Reagenz: Guth, Pappenheim, Saathoff, Unna.

Quecksilberchlorid-Reagenzien: siehe Sublimat-Reagenzien.

Quecksilberjodid-Reagenzien: Amann, Behrens, Stephenson.

Reinblau-Reagenzien: Dennemark, Schmaus, Ströbe.

Resoblau-Reagenz: Tswett.

Resorcin: Tswett, Joesten, Unna, Weigert.

Rhodamin: Rosen.

Rhodankalilösung: Stirling.

Rizinusöl: Born.

Rongalitweiß: Unna.

Rosanilinviolett: Hanstein.

Rubin S-Reagenzien: Bühler, Kultschitzky, Letulle, Weigert.

Rutheniumsesquichlorid-Reagenz: Bernard, Eisen, Mangin.

Säure-Alizarinblau: Rawitz.

Säure-Alizaringrün: Rawitz.

Säurefuchsin: siehe Fuchsin-S.

Säuregemisch: Pal.

Säureviolett: Peter.

Säureviolett-Anilinöl: Kühne.

Safflortinktur: Tompa.

Safranin-Anilinöl: Kühne.

Safranin-Reagenzien: Babes, Blanc, Bühler, Buoma, Curtis, Flemming, Foà, Garbini, Günther, Hermann, Kossinski, Mibelli, Pfitzner, Rabl, Scheffer, Spaink, Ströbe, Unna, Zwaardemaker.

Salicylaldehyd: Krasser.

Salicylsäure-Reagenz: Rausch.

Salpetersäure-Alkohol: Sauer.

Salzsäure-Carmin: Kühne, Mayer.

Sappanholzextraktlösung (fälschlich Japanholz): Bachmeyer, Branca, Flechsig.

Scharlach R.: Lagerheim.

Schwefellösung: Seaman.

Sechstel-Alkohol: Solbrig.

Seifenlösung: Unna.

Serum: Locke, Malassez, Pictet, Ringer, Tornier.

Silberlösungen: Alférow, Bergh, Berkley, Boule, Dekhuyzen, Fischel, Golgi, Hoyer, Joseph, Kolossow, Levaditi, Martinotti, Minassian, Müller, Oppel, Ramón y Cajal, Ranvier, Recklinghausen, Regaud, Schlemmer, Yamamoto.

Solidgrün = Dinitrosoresorcin.

Speichel, künstlicher: Calberla.

Styron: Unna.

Sublamin-Reagenz: Klingmüller.

Sublimat-Reagenzien: Acquisto, Bensley, Bianco, Bignami, Boveri, Chamberlain, Colombo, Foà,

Frenzel, Gage, Gasis, Gaule, Gilson, Godbay, Golgi, Harting, Hayem, Heidenhain, Held, Kaiser, Keiser, Kultschitzky, Lang, Lavdowsky, Lehnhossék, Mann, Mingazini, Nelis, Ohlmacher, Pacini, Pacaut, Petrunskewitsch, Rabl, Rath, Zenker, Ziehen.

Sudan-Reagenz: Buscalioni, Saathoff, Wallart.

Sulfoxylsäure (Na): Unna.

Tannin-Reagenz: Cerrito.

Terpentin-Alkohol: Vosseler.

Tetrajodfluoresceïn: Hof.

Thallin-Reagenz: Burchardt.

Thionin-Reagenzien: Eisen, Hoyer, Lanz, Leszcinski, Marchoux, Marschalkó, Nicolle, Wahl.

Toluidinblau: Dominicis, Harris, Lenhossék, Mann, Martinotti, Prince, Pröscher.

Transparentseife: Flemming, Pfitzer.

Triacidlösung: Aronsohn, Biondi-Heidenhain, Ehrlich, Ehrlich-Biondi, Kalb, Krause, Pappenheim, Rosin, Trambusti.

Trichloressigsäure: Heidenhain, Holmgren, Partsch.

Trichlormilchsäure: Holmgren.

Trioxyhämateïn: Hansen.

Tropäolin 00: Walter.

Tuberkelbazillen: Gram, Koch, Letulle, Löffler, Neelsen, Peltrisot, Sehlen.

Tusche: Burri.

Typhusbazillen: Kühne.

Urancarmin: Gierke, Schmaus.

Uranylacetat: Herxheimer.

Vanadiumchlorid-Reagenz: Wolters.

Vanadiumhämatoxylin: Heidenhain.

Verdauungsflüssigkeit: Behring, Stutzer.

Vesuvin-Reagenzien: Bühler, Koch-Ehrlich, Ljubinsky, Neisser.
    Vergl. auch Bismarckbraun-Reagenzien.

Viertelalkohol: Rawitz.

Viktoriablau-Reagenzien: Kühne, Lustgarten, Weigert.

Wachs: Ehrenbaum, Gudden, Stricker.

Wallrat: Born.

Wasserblau: Unna.

Wismutsubjodid (Bismutum oxyjodatum): Meyer.

Zinkchlorid-Reagenzien: Fish, Juel, Reimann-Unna.

Zinksulfatcarmin: Upson.

Zuckerlösung: Tunmann.

Präparaten-Register.

In diesem Register sind alle die Stoffe verzeichnet, die als Bestandteile der in diesem Buche angegebenen Reagenzien aufgeführt worden sind. Man kann sich also mit Hilfe desselben orientieren, wozu ein Präparat in der analytischen Technik verwendet wird. Nicht aufgenommen sind anorganische Säuren und Alkalien, die bei ihrer ausgedehnten Verwendungsweise als Hilfsreagenzien weniger Interesse beanspruchen dürften. Man findet also z. B. unter Alloxan, daß dieses Präparat zum Nachweis von Eisenoxydul, Eiweiß und Lecithin dient. Zugleich sind dort die Autorennamen angegeben, bei denen (im Text des Buches) das Nähere aufgesucht werden kann; unter Antimonchlorid findet man, daß dieses Salz von Godeffroy, Schultze und Smith zum Nachweis von Alkaloiden vorgeschlagen wurde. Es ist also aus dem Präparaten-Register gleichzeitig ersichtlich, ob ein und dasselbe Präparat von verschiedenen Autoren als Reagenz auf denselben Körper vorgeschlagen worden ist.

Abrastol: siehe Asaprol.

Acetaldehyd:
Cuniasse . . . . m.- und p-Phenylendiamin
Denigès . . . Tyrosin
Garrod . . . . . Urochrom

Aceton:
Arnold-Mentzel Milch
Bardach . . . . Eiweiß
Bauer . . . . . . Berberin
Jägerschmid . . Honig u. Karamel
Reich . . . . . Blut
Rosenthaler . . Methylpentosen
Riechelmann . Teerfarben
Waegner . . . . Reagenz

Acetylaceton:
Kurowski . . . Schwefelkohlenstoff

Acetylchlorid:
Tschugajeff . . Cholesterin

Acetylen:
Waegner . . . . Metalle

Acethylentetrabromid:
Muthmann . . . Reagenz

Adrenalin:
Gunn-Harrison Eisen

Äpfelsäure:
Tattersal . . . Delphinin
Devarda . . . . Citronensäure

Äthylendiamin:
Siemssen . . . . Merkurisalze
Siemssen . . . . Uran

Äthylnitrit:
Eykmann . . . Phenol
Pain . . . . . . Santonin

Albumin:
Brullé . . . . . fremde Öle in Olivenöl
Dietzsch . . . . Zuckercouleur, Weinfarbstoffe

Aldehyde, aromatische:
Fleig . . . . . . Sesamöl

Alizarin:
Morres . . . . . Milch
Thugutt . . . . Aragonit

Alizarinmonosulfosäure:
Bernhardt . . . Indikator
Knowles . . . . Indikator
Reichardt . . . Methylalkohol

Alizarinrot:
Knowles . . . . Indikator

Alkohol-Salzsäure:
Schippers . . . Gallenfarbstoffe

Alloxan:
Denigès . . . . Eisenoxydul
Krasser . . . . . Eiweiß
Orlow . . . . . Lecithin

Aloë:
Lothian . . . . Alkaloide

Aloin:
Rossel . . . . . Blut
Schaer . . . . . Blut

Aluminium-Blech:
Dauvé . . . . . Gold
Gatehouse . . . Arsen
Wislicenus . . Quecksilber

Aluminiumchlorid:
Schwarz . . . . Naphthalin

Aluminiumoxyd:
Wislicenus . . Gerbstoffe

Aluminiumsulfat:
Jacob . . . . . Weinfarbstoffe

Alumol:
Riegler . . . . Eiweiß

Ameisensäure:
Cazeneuve-Défournel . . Salpetersäure

p-Amidoacetophenon:
Arnold . . . . . Acetessigsäure
Brunner . . . . Diazoreaktion (Harn)
Friedenwald-Ehrlich . . . Diazoreaktion (Harn)
Lipliawsky . . . Acetessigsäure

Amidoazobenzolsulfosäure:
Wassilieff . . . Eiweiß

p-Amidobenzolazodimethyl-anilin:
Meldola . . . . Salpetrige Säure

p-Amidodimethylanilin:
Caro . . . . . . Schwefelwasserstoff
Korn . . . . . . Fäulnisfähigkeit der Abwässer

Amidoessigsäure:
Pieraerts . . . Lävulose

Amidol ⊊ Diamidophenol.

Amido-β-Naphtholsulfosäure (Natr.):
Piñerúa . . . . Kalium

Amidonaphtholdisulfosäure:
Erdmann . . . . Nitrite

Amidophenol:
Manget-Marion Formaldehyd

p-Amido-o-Sulfobenzoesäure:
Kastle . . . . . Normalsäure

Amine, aliphatische:
Rimini . . . . Aceton

Ammoniumchlorid:
Dimmock . . . Harnsäure

Ammoniumcitrat:
Muller . . . . . Phosphorsäure
Wagner . . . . Phosphorsäure

Ammoniumdithiokarbonat:
Vogtherr . . . . H₂ S-Ersatz

Ammonium-Magnesium-phosphat:
Erlenmeyer . . freie Säure in Al₂(SO₄)₃

Ammoniummolybdat:
Beythien . . . . Saccharose
Böttger . . . . Zucker
Buckingham . . Alkaloide
Casanova . . . Lecithin
Corzo . . . . . Eiweiß
Cotton . . . . . Saccharose
Crismer . . . . Weinsäure
Denigès . . . . Arsen
„   . . . . Wasserstoffsuperoxyd
Fröhde-Buckingham   Alkaloide
Ganassini . . . H₂ S
„   . . . Mineralsäuren
Gardiner . . . . Gerbsäure
Gigli . . . . . . Harnsäure
Hager . . . . . Mineralsäuren, Zucker

Isnard . . . . . Terpinhydrat
Jaworowski . . Eiweiß
Longstaff . . . Zinnchlorür
Loof . . . . . . Alkaloide
Lorenz . . . . Phosphorsäure
Maderna . . . Arsensäure
Marmé . . . . Alkaloide
Meillière . . . Reagenz
Muller . . . . Phosphorsäure
Neubauer . . Phosphorsäure
Pinoff . . . . . Lävulose
Pozzi-Escot . . Nickel
Purgetti . . . . Reagenz
Rogers . . . . Zinn
Rothenfußer . . Formaldehyd
Schmidt . . . . Leim
Ventre . . . . . Glukose
Vitali . . . . . . Alkohol
Wagner . . . . Phosphorsäure

Ammoniumnitrat:
Loviton . . . Metalle
Neubauer . . . Phosphorsäure

Ammoniumoxalat:
Abram . . . . . Blei
Strohl . . . . . Mineralsäuren

Ammoniumpersulfat:
Barral . . . . . Salicylsäure u. Salicylsulfo-säure
Bollenbach . . Blei, Wismut
Engelhardt . . Methylalkohol
Klett . . . . . . Indikan
Léger . . . . . Natalaloe
Marshall . . . . Mangan
Orlow-Horst . Alkaloide
Pozzi-Escot . . Cobalt
Slawik . . . . . Vanadium
Strzyzowsky . Eiweiß

Ammoniumphosphomolybdat:
Schlicht . . . . Kalium

Ammoniumrhodanid:
Azzarello . . . Alkohol
Ling-Rendle . Kupfersulfat
Mayer . . . . . Eisen

Ammoniumselenit:
Lafon . . . . . . Codein
da Silva . . . . Alkaloide

Ammonium strychnomolyb-dänicum:
Denigès . . . . Phosphorsäure

Ammoniumsulfat:
Lorenz . . . . . Phosphorsäure
Neubauer . . . . Phosphorsäure

l-Ammoniumtartrat:
Kling-Florentin Weinsäure

Ammoniumtellurat:
Bronciner . . . Alkaloide

Ammoniumthioacetat:
Danziger . . . Cobalt
Freser . . . . . Arsen
Schiff . . . . . Schwermetalle

Ammoniumthiosulfat:
Orlowski . . . . Gruppen-Reagenz

Ammoniumuranat (Uran. oxydat.):
Bronciner . . . Alkaloide

Ammonium-Uranylacetat:
Lenz-Schoorl . Natrium

Ammoniumvanadat:
Bellier . . . . Sesamöl
Cavazza . . . . Gerbstoffe
Ellram . . . . . Rhodan
Gawalowski . Saccharose
Johannson . . Alkaloide
Kundrat . . . . „
Lemaire . . . . Gallussäure
Mandelin . . . Alkaloide
Richard . . . . Morphin
Tocher . . . . . Sesamöl

Amylalkohol:
Arnold . . . . . Nephrorosein
Kaiser . . . . . Holzstoff
Marsh . . . . . Karamel
Rössler . . . . Skatolrot

Amylnitrit:
Gutzkow . . . Phenole
Kremers . . . . Wurmsamenöl

Anethol:
Czapek . . . . Holzstoff

Anilin:
Adler . . . . . Pentosen
Bornträger . . Amylalkohol
Böttger . . . . Chlorsäure
Braun . . . . . Salpeter-S.
Browne . . . . Kunsthonig
Carletti . . . Mineralsäuren
Caro . . . . . . Persulfat
Cipollina . . . . Salzsäure
Croner . . . . . Milchsäure
Czapek . . . . Lignin
Denigès . . . . Salpetrige S.
Frey . . . . . . Petroleum
Hofmann . . . Chloroform
„   . . . Salpeter-S.
Jablokoff . . . Mineralöle
Jacquemin . . . Phenol
Jorissen . . . . Fuselöl
Kreis . . . . . Phenylendiamin
Laborde . . . . Freie Säuren
Longi . . . . . Salpeter-S.
Ludwig . . . . Ölsäure
Polacci . . . . . Phenol
Pool . . . . . . Nelkenöl
Schapringer . . Holzstoff
Schmidt . . . . Salpeter-S.

Scholvien . . . Phosgen.
Trillat . . . . . Formaldehyd
Valenta . . . . Holzstoff
Villiers-Fayolle Chlor
Vitali . . . . . Chlorsäure
Weselsky Phloroglucin

Anilinacetat:
Hewitt . . . . . Furfurol

Anilinchlorhydrat:
Virgili . . . . . Chlorsäure

Anilinoxalat:
Duppa-Perkin . Glyoxylsäure

Anisaldehyd:
Minovici . . . . Pikrotoxin
Takahashi . . . Fuselöl
  „   . . . Methyllaktat

Anisol:
Czapek . . . . Holzstoff

Anthracen:
Kielmeyer . . . Holzstoff

Anthrachinon:
Claus . . . . . . Wasser

Antimonchlorid:
Godeffroy . . . Alkaloide und
        Caesium
Schultze . . . . Alkaloide und
        Caesium
Smith . . . . . Alkaloide und
        Caesium

Antimonchlorür:
Bougault . . . . Natrium
Covelli . . . . . Chloral

Antimontrioxyd:
Ephraim . . . . Thallosalze

Antipyrin:
Borde . . . . . Jodzahlbestim-
        mung
Curtman . . . . Salpetrige S.
Denigès . . . . HNO₂, HNO₃
Schuyten . . . HNO₂
Ganassini . . . Mineralsäuren

Arbutin:
Reichard . . . Salpetersäure

Arrhenal
(Natr.-mono-methylarseniat):
Vitali . . . . . . Alkaloide

Arsenik:
Bayerlein . . . Metazinnsäure

Asaprol:
Riegler . . . . . Alkaloide
Riegler . . . . . Eiweiß

Aseptol:
siehe: Phenolsulfosäure

Aspirin:
Ferrari Lelli . . Natrium-
        bikarbonat

Atractylisglykosid:
Angelico . . . . Formaldehyd

Azobenzolchlorid:
Nierenstein . . Gerbstoffe

Azolitmin:
Scheitz . . . . . Indikator
Seitz . . . . . . Lackmusmolke

Azurblau:
Torday . . . . . Gallenfarbstoffe

Azurphthaleïn:
Prätorius . . . . Indikator

Baryumhydroxyd:
Carpené . . . . Glukose
Ramsay . . . . Phosgen
Salomon . . . . Karzinom

Baryumhypophosphit:
Covelli . . . . . Arsen

Baryumsulfat:
Vanino . . . . . colloidale Me-
        talle

Baryumsuperoxyd:
Riegler . . . . . Indikan
Riegler . . . . . Jod

Benzalchlorid:
Lippmann-
  Pollak . . . aromat. Kohlen-
        wasserstoffe

Benzaldehyd:
Melzer . . . . . Alkaloide
Komarowsky . Fuselöl
Takahashi . . . Fuselöl

Benzamid:
Denigès . . . . Glykokoll

Benzidin:
Adler . . . . . Blut
Arnold-Mentzel Ozon
Ascarelli . . . . Blut
Assanelli . . . . Blut
Bordas . . . . . Blut
Citron . . . . . Blut
Denigès . . . . oxydierende
        Stoffe
Einhorn . . . . Blut
Gigli . . . . . . Blutflecke
Greeff . . . . . Blut
Lloyd . . . . . Tribromphenol-
        bromid
Macweeney . . Blut
Messerschmidt Blut
Primot . . . . . HNO₂
Raschig . . . . Schwefelsäure
Rothenfußer . . Wasserstoff-
        superoxyd
Wilkinson . . . Milch
Walter . . . . . Blut

Benzochinon:
Raciborski . . . Proteine

Benzolsulfochlorid:
Ackermann . . Guanidin

Benzolsulfohydroxamsäure:
Velardi . . . . . Aldehyde

p-Benzolsulfonsäureazo-α-naphthol:
Sörensen . . . Indikator

Benzoylchlorid:
Baumann . . . . mehrwertige Al-
        kohole
Berthelot . . . Alkohol
Ladenburg . . Lysidin

Benzoylhydroperoxyd:
Prileschajew . ungesättigte,
        organ. Verb.

Benzoylsuperoxyd:
Golodetz . . . . Formaldehyd
Lifschütz . . . . Cholesterin

Berberin:
Reichard . . . . Salpetersäure

Bernsteinsäure:
Amann . . . . . Eiweiß

Bleiacetat:
Buchner . . . . Tannin-Gallus-
        säure
Christel . . . . Pikrinsäure
Deiß . . . . . . Cottonöl
Glücksmann . . Granatextrakt
Guyard . . . . . Tannin-Gerb-
        säure
Labiche . . . . Cottonöl
Lassaigne . . . Faserstoffe
Lipp . . . . . . Dextrin
Palm . . . . . . Eiweiß, Pikro-
        toxin
Rothenfußer . Saccharose
Rubner . . . . Glukose

Bleiammoniumjodid:
Berthelot . . . Äthylperoxyd,
        H₂O₂
Mosnier . . . . Wasser und Al-
        kohol

Bleichlorid:
Blunt . . . . . . Silber
Bréon . . . . . . Mineralien
Palm . . . . . . Alkaloide
Schulze . . . . Karbonate

Bleiessig:
Bradford . . . . Cottonöl
Campani . . . . Glukose
Cotton . . . . . Orseille
Hefelmann . . . Bombay-Macis
Jacob . . . . . . Weinfarbstoff

Palm . . . . . . Eiweiß
Rothenfußer . . Wasserstoff-
        superoxyd
Rubner . . . . . Kohlenoxydblut
Schmidt . . . . Rohr- und Trau-
        benzucker
Schönbein . . . H_2O_2

Bleioxyd:
Liebig . . . . . Cystin
Lipp . . . . . . Dextrin

Bleipulver:
Livache . . . . Öle

Bleisuperoxyd:
Blum . . . . . . Eiweiß
Briand . . . . Abrastol
Casali . . . . Gallensäuren
Duples . . . . Anilin
Fleury . . . . Morphin
Hagen . . . . Strychnin
Hoppe-Seyler . Mangan
Laborde . . . . freie Säuren
Lauth . . . . . Amine
Marchand . . . Strychnin
Pichard . . . Mangan
Polacci . . . . Chinin
Volhard . . . Mangan
Wahl-Meyer . Cyclohexy-
      lidentetra-
      methyldiami-
      dodiphenyl-
      methan
Wolff . . . . . Benzidin

Bleitetrachlorid:
Selmi . . . . . Alkaloide

Bleiweißpapier:
Schott . . . . Schwefel-
      wasserstoff

Blut, defibriniertes:
Bruylants . . . Aldehyde,
      Ketone

Borax:
Dieterich . . . Japanwachs im
      Talg
Hager . . . . . Glycerin
Jehn . . . . . . Alkohole
Maisch . . . . Curcuma
Schonleben . . Aloe
Schönvogel . . Öle, Butter
Schoutelen . . Aloe
Scoville . . . . Gummi
Senier-Lowe . Glycerin
Wöhlk . . . . Pyridin

Borsäure:
Arzberger . . . Curcuma
Watson . . . . Acetanilid

Borwolframsäure:
Klein . . . . . . Pepton

Brechweinstein:
Herz . . . . . . Weinfarbstoffe

Brenzkatechin:
Czapek . . . . Holzstoff
Piccard . . . . Titan

Brenztraubensäure:
Piñerúa . . . Naphthol

Brom (-wasser):
Abensour . . . Chinin
Barral . . . . . Pyramidon
Battandier . . Chinin
Binz . . . . . . Digitalin
Blarez . . . . Harnstoff
Bloxam . . . . Alkaloide
Capranika . . Gallenfarbstoffe
Cotton . . . . Phenol
Denigès . . . Allylalkohol
  " . . . . Methylalkohol
  " . . . . Harnsäure, Hip-
      pursäure
Dragendorff . . Digitalin, äther.
      Öle
Eiloart . . . . Chinin
Erdmann-
  Winternitz . Tryptophan-
      reaktion
Flückiger . . . Chinin, Phenol
  " . . . Weinfarbstoffe
Förster . . . . Colophonium
Grandeau . . . Alkaloide
Halphen . . . Leinöl
Hirschsohn . . Acetanilid
Hüfner . . . . Stickstoff
Jaworowski . . Cobalt
Knoop . . . . Histidin
Knop . . . . . Harnstoff
Küster . . . . Phenol
Landolt . . . Phenol
Léger . . . . . α-Naphthol
Legler . . . . Formaldehyd
Mascarelli . . Phenol
Mayer . . . . Eisen
Moreigne . . . Harnstoff
Mörk . . . . . Vanillin
Pander . . . . Emetin
Plugge . . . . Ammoniacum
Rupp . . . . Ameisensäure
Salkowski . . Leim
Saporetti . . . Eucain
Sechler . . . . Asa foetida
Seidell . . . . Acetanilid
Stahre . . . . Citronensäure
Weller . . . . Chinin
Werner . . . . Zink
Wharton . . . Strychnin
Wheeler . . . Uracil, Cytosin
Zeller . . . . . Melanin

Brombenzhydrazid:
Kahl . . . . . Glukose
Kendall . . . Glukose etc.

Brombromkalium:
Dietrich . . . . Aloe
Koninck . . . Reagenz

Bromoform:
Beyerink . . . Mineral-
      gemische

o-Bromphenetidin:
Piutti . . . . . Lignin

Bromwasserstoff:
Crampton . . . Palmöl

Brucin:
Cazeneuve . . . Salpetersäure
Denigès . . . Zinn
Kersting . . . Salpetersäure
Lindo . . . . Glukose
Lunge-Lwoff . HNO_3
Pichard . . . HNO_2
Reichardt . . . HNO_3

Buttersäure:
Noguchi . . . . Syphilis

Cadmiumacetat:
Heyn-Bauer . . Schwefel,
      Selen, Tellur.
Reinhardt . . . Reagenz

Cadmiumborowolframat:
Klein . . . . . . Mineral-
      gemische

Cadmiumjodid:
Böttger . . . . Salpetrige S.
Hofmann-
  Schroff . . . Morphin, Papa-
      verin
Lepage . . . . . Alkaloide
Marmé . . . . .   "
Vreven . . . . .   "

Cadmiumnitrat:
Kopenhague . . Cadmiumpapier
Browning . . . Ferricyanide

Caesiumchlorid:
Herrmann . . . Kieselsäure
Huysse . . . . Indium
Meerburg . . . Kupfer

Calciumcarbid:
Crouzel . . . . Santonin
Yvon . . . . . . Wasser

Calciumchlorid:
Borsarelli . . . Alkohol
Carles . . . . . "
Eulenberg . . . Kohlenoxydblut
Leach . . . . . Äpfelsäure
Meßner . . . . Alkohol
Munk . . . . . . Gallenfarbstoffe
Otto . . . . . . Alkohol
Salkowski . . . Oxalsäure
Stein . . . . . Fuselöl

Calciumfluorid:
Turner . . . . . Borax

Calciumhydroxyd:
de Jager . . . . Glukose

Calciumhypophosphit:
Covelli . . . . Arsen

Calciumsulfat:
Bornträger . . Resorcin
Delffs . . . . Fumarsäure
Leys . . . . . . Na₂CO₃ in NaHCO₃

Campecheholz-Papier:
Vassallo . . . . Metalle

Capoköl:
Milliau . . . . Schwefelkohlenstoff

Carbazol:
Czapek . . . . Holzstoff
Fleig . . . . . . Kohlehydrate
Gabutti . . . Formaldehyd
Mattirolo . . . Holzstoff

Carminfibrin:
Grützner . . . . Pepsin

Carminogen:
Adler . . . . . . Indikator

Carminsäure:
Bogomolow . . Eiweiß
Luckow . . . . Aluminium

Carvacrolphthalein:
Ehrlich . . . . . Indikator

Casein:
Rothenfußer . Formaldehyd

Caseinnatrium:
Jolles . . . . . . Gallensäuren

Cerioxyd:
Wobbe . . . . . Äthylperoxyd

Cerisulfat:
Jaworowski . . Santonin
Orloso . . . . . Phenole

Ceriumoxyduloxyd:
Sonnenschein . Alkaloide

Chinasäure:
Guyot . . . . . Resorcin

Chinhydron:
Stoecklin . . . Alkohol

Chinidin:
Mola-Vitali . . Salzsäure

Chinin (HCl):
Batka . . . . . Cellulose
Hesse . . . . . Phenol
Horoskiewicz . Kohlenoxydblut
Kubli . . . . . . Na₂CO₃ in NaHCO₃
Rabuteau . . . Salzsäure

Chinon:
Liebig . . . . . Dioxybenzole
Wurster . . . . Tyrosin

Chinoidinsulfat:
de Vrij . . . . Chinin

Chinosol:
Bornträger . . . Eisenoxydul

Chlor (-wasser):
Beringer . . . . Antipyrin
Brandes . . . . Chinin
Erdmann-Winternitz . Tryptophanreaktion
Hirschhausen . Berberin
Husemann . . Morphin
Jaksch . . . . . Harnsäure
Jorissen . . . . Apiol
Kletzinsky . . . Chinin
Klunge . . . . Berberin
Manson . . . Morphin
Pelletier . . . Brucin
„ . . . Strychnin
Ritsert . . . . Acetanilid
Rochleder . . . Coffein
Schwarzenbach „
Vogel . . . . . Chinin
„ . . . . Gerbsäure
„ . . . . Narcein

Chloral:
Brunner-Strzyzowsky . . . Alkaloide
Dragendorff . . Digitalin
Hehn . . . . . . äther. Öle
Gabutti . . . . Morphin

Chloralhydrat:
Curtman . . . NH₃ und H₂S
Hirschsohn . . Myrrhe
Reuter . . . . Naphthalin, Naphthol etc.
„ . . . Phenetidin
Schaer . . . . Reagenz

Chloranil:
Tsalapatani . . Amylalkohol
Wahl-Meyer . Reagenz

Chlorjodlösung:
Dittmar . . . . Alkaloide
Wijs . . . . . . Jodzahlbestimmung

Chlorkalklösung:
Behringer . . . Antipyrin, Salophen
Fiori . . . . . . Atoxyl
Gerhardt . . . . Pikrinsäure
Glücksmann . . Hydrastisextrakt
Hamlin . . . . . Alkaloide
Hoppe-Seyler . Xanthin
Hyde . . . . . . Chinin
Jaffé . . . . . . Indikan

Jolles . . . . Eiweiß
„ . . . . Jod
Krehbiel . . . . Gallenfarbstoffe
Lex . . . . Ammoniak
Oechsner de Coninck . . . Harnstoff
Power . . . . . Emetin
Runge . . . . . Anilin
Salzer . . . . . Acetanilid
Schweissinger Kairin
Squibb . . . . Harnstoff
Verhassel . . . Naphthol
Vulpius . . . . Acetanilid
Wellcome . . . Morphin

Chloroform:
Kossa . . . . . Blut
Inouye . . . . . „

Chloromercurat-p-diazobenzolsulfosaur. Na.
Causse . . . . . Cystin

Chlorsäure:
Capranika . . . Gallenfarbstoffe

Chlorschwefel:
Bruce Warren . Öle

Cholesterin:
Hermann . . . . Syphilis

Cholsäure:
Egger . . . . . . Mineralsäuren

Chromotropsäure:
siehe: 1,8-Dioxynaphthalin-3,6-disulfosäure.

Chromsäure:
Brunner . . . . Atropin
Clarus . . . . . Solanin
Couquet . . . . Erbium, Didym etc.
Creuse . . . . . Salicin
Eiselt . . . . . . Melanin
Fulmer . . . . . Acetanilid
Guérin . . . . . Guajakol
Höhnel . . . . . Seide
Jacquemin . . . „
Kletzinsky . . . Nicotin
Lailler . . . . . Olivenöl
Lifschütz . . . . Oleinsäure
Mandel . . . . . Eiweiß
Marqué . . . . Spartein
Mezger . . . . . Cocain
Pozzi-Escot . . Brom
Ritsert . . . . . Acetanilid
Rosenbach . . Eiweiß
Salzer . . . . . Weinsäure
Schäffer . . . . Cocain
Schönbein . . . Wasserstoffsuperoxyd
Thomas . . . . Milchsäure
Wefers Bettink Ptomaine

Cinchonamin:
Arnaud-Padé . HNO₃

Cinchonin:

Cohn-Mering . Salzsäure
Léger . . . . . . Wismut

Citronensäure:

Grimbert-Dufau Schleim (Eiweiß)
Lecorché . . . . Mucin
Luff . . . . Glukose
Mann . . . . . . Wasser
Märcker . . . . Phosphorsäure
Mayer . . . . . Eiweiß
Patein . . . . . „
Riegler . . . . . „
Skey . . . . . . Cobalt
Spehl . . . . . . Gallenfarbstoffe

Cobaltacetat:

Bowser . . . . Kalium

Cobaltchlorür:

Grassini . . . . Alkohol
Leuchter . . . . Wasserstoff-
   superoxyd
Papasogli . . . Rohrzucker
Stahl . . . . . . Feuchtigkeit

Cobaltihexaminchlorid:

Braun . . . . . . Weinsäure

Cobaltkarbonat:

Contejean . . . Salzsäure

Cobaltnitrat:

Azzarello . . . Alkohol
Benedict . . . . Acetate
Canter-White . Reagenz
Erdmann . . . . Kalium
Lea . . . . Blausäure
Meigen . . . . Aragonit
Papasogli . . . Rohrzucker
Rinmann . . . . Zink
Schmatolla . . H_2O_2
Thenard . . . . Aluminium
Tocher . . . . . Wein-Citronen-
   säure
Venable . . . . Eisen

Cobaltsulfat:

Piñerúa . . . . Cobalt, Nickel,
   Zink

Cochenilletinktur:

Blyth . . . . . . Blei
Crolas-Ducker. Uran
Kastner . . . . Eisenoxydul
Luckow . . . . Aluminium
„ . . . Indikator

Codein:

Denigès . . . . Allylalkohol
Pollacci . . . . Formaldehyd
Surre . . . . . . Hexamethylen-
   tetramin

Collargol:

Breccia . . . Exsudate

Collodium:

Allen . . . . . . Phenol-Kreosot

Congorot:

Myttenaere . . Bittermandelwasser
Thugutt . . . . Aragonit

Cuorin:

Ternuchi . . . . Syphilis

Cupferron:

Baudisch . . . Kupfer, Eisen

Curcumin:

Cassal-Gorraus Borsäure

Cyanin:

Schönbein . . . Indikator
Golenkin . . . Jod

p-Diaethyl-p-phenylen-diamin:

Arnold-Mentzel Milch

1, 2-Diamidoanthrachinon-3-sulfosäure:

Uhlenhuth . . . Kupfer

p-Diamidodiphenylamin:

Arnold-Mentzel Milch

Diamidophenol:

Lindet . . . . . Formaldehyd
Manget-Marion Ammoniak
„ Formaldehyd
Nicolas . . . . . „

Dianisidin:

Primot . . . . . NHO_2

p-Diazobenzolsulfosäure:

Amann . . . . . Phenol
Griess . . . . . Fäkalien
Itallie . . . . . . H_2S
Penzoldt . . . . Glukose
Penzoldt-
   Fischer . . . Aldehyde
Penzoldt-
   Fischer . . . Phenol
Petri . . . . . . Eiweiß

Diazofuchsin:

Prud'homme . Aldehyde

p-Diazonitranilin:

Riegler . . . . . Albumosen

1.5-Dibrompentan:

Braun . . . . . Amine

Dichlorbenzolsulfonamid:

Kastle . . . . . Brom, Jod.

p-Dichlorhexachlorbenzol:

Barral . . . . . Dischwefelsäure

Dicyandiamidin:

Großmann . . . Nickel

Digitonin (cryst.):

Windaus . . . . Cholesterin

p-Dihydrazindiphenyl:

Neuberg . . . . Formaldehyd

Dimethylamidoazobenzol:

Töpfer . . . . . Milchsäure

p-Dimethylamidoazobenzol-o-karbonsäure:

Rupp-Loose . . Indikator

p-Dimethylamidobenzaldehyd:

Böhme . . . . . Indikan
Bufalini . . . . Krötengift
Dané . . . . . . Colibakterien
Ehrlich . . . . . Indikan
Ehrlich-
   Koziczkowsky „
Haenen . . . . Typhus-Coli
Pawlewski . . . Anthranilsäure
Raciborski . . . Indol-Skatol
Rohde . . . . . Eiweiß
Steensma . . . Eiweiß, Indol,
   Skatol
Steensma . . . Antipyrin
Umber . . . . . Scharlach

Dimethylanilin:

Aufrecht . . . . Methylalkohol
Fenton . . . . . Methylfurfurol
Ilosvay . . . . . H_2O_2
Miller . . . . . salpetrige Säure
Rusconi . . . . Alkohol
Trillat . . . . . Formaldehyd
„ . . . . . Blei-Mangan

Dimethylbraun:

Pozzi-Escot . . Indikator

Dimethyldiamidotoluphenazin:

Rochaix . . . . Nitrite

α-Dimethylglyoxim:

Bianchi . . . . . Nickel
Slawik . . . . . Ferrosalze
Tschugajeff . . Nickel

Dimethylhydroresorcin:

Erdmann . . . . Aldehyde

p-Dimethylphenylendiamin:

Jolles . . . . . Brom
Juillet . . . . . Oliventrestern
Malerba . . . . Aceton
„ . . . . Harnsäure
Marino . . . . . Thallisalze
Pabst . . . . . . Olivenkerne
Schultze . . . . Oxydasen
Wurster . . . . Holzschliff
„ . . . . Ozon, H_2O_2

Dimethylsulfat:

Valenta . . . . Teeröle

Di- (9, 10-monoxyphenanthryl-)amin:
Schmidt-Lumpp Salpetersäure

m-Dinitrobenzol:
Béla v. Bittó . Aldehyde, Ketone
Chavassieu . . Glukose

Dinitrobenzoesäure:
Grutterink . . Alkaloide

2,5-Dinitrohydrochinon:
Forbes . . . . . Indikator

Dinitrosodimethyldiamido-diphenylmethan:
v. Braun . . . . Aldehyde

Dioxybenzoesäure:
Grutterink . . . Alkaloide

1,8-Dioxynaphthalin-3,6-disulfosäure:
Koenig . . . . . Chromsäure
Hofmann . . . Titansäure

Dioxyweinsäure:
Fenton . . . . . Natrium

Diphenylamin:
Bell . . . . Curcuma
Caron . . . . . Salpetersäure
Cimino . . . . .
Grafe . . . . . . Formaldehyd
Hofmann . . . . Salpetersäure
Jolles . . . . . . Lävulose
Kopp . . . . . . Salpetersäure
Möslinger . . . „
Mulder . . . . . Silberperoxyd
Piñerúa . . . . Chlorsäure, HNO_2, HNO_3
Raikow . . . . . HNO_2
Richmond-Boseley . . . Formaldehyd
Rothenfußer . . Saccharose
le Roy . . . . . Chlor
Spiegel . . . . . Salpetersäure
Tillmans . . . HNO_3, HNO_2
Truchot . . . . Seide
Withers-Ray . HNO_3
Wolesky . . . . Holzschliff

Diphenylcarbazid
(= Diphenylcarbohydrazid):
Cazeneuve . . Metallsalze
Lecocq . . . . Molybdän
Moulin . . . . Quecksilber-chlorid
Oddo . . . . . Quecksilber
Peroni . . . . Emetin

Diphenyl-endanilo-dihydro-triazol:
Busch . . . Salpetersäure

Diphenylhydrazin:
Graaf . . . . . Milchzucker
Stahel . . . . Glukose

Diphenylmethandimethyl-dihydrazin:
Braun . . . . . Aldehyde

Eau de Javelle:
Job-Clarens . . Harnstoff
Thomas . . . . Ammoniak

Edestin:
Fuld . . . . . . Pepsin

Eichenrindengerbsäure:
Henry . . . . . Alkaloide

Emulsin:
Neuberg-Marx Raffinose

Eosin:
Ganassini . . . Blut
Mandach . . . Gallenfarbstoffe

Eosin-Methylenblau:
Bremer . . . . . Glukose

Epichlorhydrin:
Melzer . . . . . Nicotin

Essigsäureanhydrid:
Burchardt . . . Cholesterin
Chapman . . . Eugenol
Denigès . . . . Cholesterin
Herzig-Zeisel . Diresorcin
Itallie . . . . . Copaivabalsam
Kleemann . . . Malonsäure
Liebermann . . Phytosterin
Piest . . . . . . Kienöl
Schultze . . . Isocholesterin
Storch-Morawski . . Harz in Öl

Ferriacetat:
Béchamp . . . . Nitrobenzol
Ewald . . . . . Salzsäure
Mohr . . . . . freie Säuren
Palm . . . . . Eiweiß

Ferrichlorid:
Adler . . . . . Melanin
Allen u. Scott Smith . Emetin
Andreasch . . . Cysteïn
Apéry . . . . . Aloe
Authenrieth . . Colchicin
Barbsche . . . . Glycerin
Barral . . . . . Salicyl-sulfonsäure
Bartley . . . . . Galle
Berg . . . . . . Reagenz
Bial . . . . . . Pentose
Biehringer . . . Toluidine
Black . . . . . . Oxybuttersäure
Boas . . . . . . Milchsäure
Bourcet . . . „
Brieger . . . . Pyrokatechin
Brown . . . . . reduzier. Gase
Caro . . . . . . Schwefel-wasserstoff
Carpené . . . Abrastol

Charaux . . . . Chlorogenin-säure
Claesson . . . . Sulfhydrate
Claus . . . . . . Brechweinstein
Cohn . . . . . Kairin, Antipyrin
Denigès-Labat Salvarsan
Dennis . . . . . Stickstoff-wasserstoff
Dragendorff . . ätherische Öle
Ebstein-Müller Pyrokatechin
Engel . . . . . . Glykokoll
Erdmann . . . p-Phenylen-diamin
Eury . . . . . . Formaldehyd
Flückiger . . . Antipyrin
„ . . . Naphthole
Frisch . . . . . Phenol, Kreosot
Gerhardt . . . . Acetessigsäure
Godeffroy . . . Alkaloide
Gorter . . . . . Chlorogenin-säure
Griggi . . . . Salicylsäure
Hager . . . . . cyanidiertes Eisenchlorid
Haslam . . . . . Eiweiß
Helbing . . . . Strophanthin
Hertel . . . . . Colchicin
Hesse . . . . . . Protokatechu-säure
Hirschsohn . . ätherische Öle
Itallie . . . . . Salicylsäure etc.
Ittner . . . . . Blausäure
de Jager . . . . freie Säuren
Jaksch . . . . . Melanin
Jastrowitz . . . Acetessigsäure
Jorissen . . . . Veronal
Kahn . . . . . . Vanillin
Keller . . . . . Digitaliskörper
Kelling . . . . . Milchsäure
Kieffer . . . . . Morphin
Knorr . . . . . . Antipyrin
Kollo . . . . . . Herniaria
Kreis . . . . . . Phenylendiamin
Kremel . . . . . Colchiceïn
Kühl . . . . . . Milchsäure
Kwilecki . . . . Eiweiß
Lafon . . . . . . Digitalin
Lauth . . . . . . Schwefel-wasserstoff
Lavalle . . . . . Indikan
Leys . . . . . . Saccharin
Lindet . . . . . Formaldehyd
Lindo . . . . . . Alkaloide
„ . . . . . Santonin
Löwenthal . . . Glukose
Lowin . . . . . Emetin etc.
Lüttke . . . . . Phenacetin
Mayer . . . . . Acetessigsäure
„ . . . . . Cholesterin
Mindes . . . . . Reagenz
v. d. Moer . . . Cytisin
Mörner . . . . . Acetessigsäure
Obermayer . . Gallenfarbstoffe
„ . . Indikan
Obermiller . . . Phenolsulfo-säuren

Otto ..... Morphin
Philipp ..... Weinfarbstoffe
Robinet ... Morphin
Roussin ... Dextrin, Gummi
Schaer ..... Morphin
Schmidt ... Apomorphin
Schönbein ... Wasserstoff-
    superoxyd
Schweissinger Kairin
Storch ..... Essigsäure
Vorisek ... Methylalkohol
Warden ... Embeliasäure

Ferricyankalium:
Archetti .... Coffein
Brouardel-
  Boutmy ... Ptomaine
Brown ..... reduz. Gase
Candussio ... Phenol
Davy ..... Strychnin
Fischer .... Tuberkulose
Flückiger ... Reagenz
Gause ..... Glukose
Gentele .... „
Hager ..... cyanidiertes
    Eisenchlorid
Kieffer ..... Morphin
Kletzinsky ... Chinin
Löwenthal ... reduz. Stoffe
Otto ...... Morphin
Schönbein ... H_2O_2 u. HNO_2
Scriba ..... Wasser
Skey ..... Cobalt
Stahl ...... Pyrogallol
Tyro ...... Cobalt
Verhassel ... Naphthol
Vogel ...... Chinin

Ferrigallat:
Büchner .... Alkalien

Ferri-Isopyrotritartrat:
Simon ..... Indikator

Ferrisulfat:
Bertrand .... Glukose
Gautier .... Arsen
Kiliani ..... Digitalisstoffe
Ruoss ..... Gerbsäure

Ferroammonsulfat:
Austen-Cham-
  berlain .... Salpetersäure
Lea ...... Blausäure
Ling-Rendle .. Kupfersulfat
Rosa ...... Salpetersäure
Scriba ..... Wasser

Ferrochlorid:
Fenton ..... Weinsäure
Schulze .... Salpetersäure

Ferrocyankalium:
Bill ...... Cinchonin
Blunt ...... salpetrige Säure
Bödecker ... Eiweiß
Carrez ..... Harnklärung

Causse ..... Glukose
Davy ...... Salpetersäure
Flückiger ... Reagenz
Hager ..... Mineralsäuren
Hatschett ... Kupfer
Hilger ..... Eiweiß
Huber ..... Mineralsäuren
Menyhért ... Reagenzpapier
Meßner .... Hg-oxycyanid
Reichard .... Aconitin
Roger-Levy .. Tuberkulose
Sato ...... Schwefel-
    wasserstoff
Schäffer .... Nitrite
Soltsien .... Naturhonig
Verhassel ... Naphthol
Werner .... Zink
  „   .... Cobalt, Nickel.

Ferrophosphat:
Gunn ...... Oxalsäure

Ferrosulfat:
Fenton ..... Weinsäure
Flückiger ... Gallussäure
Gautier .... Arsen
Günther .... Äthylperoxyd
Ittner ...... Blausäure
Jorissen .... Morphin
  „   .... Veronal
Lea ...... Blausäure
Lockemann .. Cyan
Marson .... Glukose
Mörk ...... Vanillin
Richemont ... Salpetersäure
Schmatolla .. Benzoesäure
Schönbein ... H_2O_2
Stein ...... Salpetersäure
Stooke ..... Oxyhämo-
    globinblut
Villedieu .... Nitrate
Warden .... Embeliasäure

Ferrum oxydat. dialysat.
Reicher-Stein . Glukose

Fluorbornatrium:
Stolba ..... Kalium

Fluorcalcium:
Turner ..... Borax

Fluorescein:
Baubigny ... Brom
Fleig ...... Blut
Zellner ..... Alkalien

Fluoresceïnnatrium:
Icard ...... Scheintod

Formaldehyd:
Acree ..... Proteide
Angelico .... Atractylisgift
Armani ..... Gold, Silber
Arzberger ... Pfefferminzöl
Bach ...... Kupfer
Barral ..... Abrastol,
    Hermophenyl

Dané ...... α-Naphtol
Denigès .... Benzoyl
  „   .... Chinaalkaloide
Endemann ... Phenole
Feder ..... Wasserstoff-
    superoxyd
Gardey ..... Phenoxypropan-
    diol
Gluzinsky ... Gallenfarbstoffe
Goldschmidt . Harnstoff
Golodetz .... Cholesterin
  „   .... Benzoyl-
    superoxyd
Henry ..... Methylamine
Hoshida .... Oxydimorphin
de Jager .... Blut
Jolles ...... Eiweiß
Kobert ..... Morphin
Konto ..... Indol
Kühn ...... Diabetes
Linke ...... Alkaloide
Marquis ... Reagenz
McCrae .... Salicylsäure
Mörner ..... Acetessigsäure
Patein ..... Antipyrin
  „   .... Kryogenin
Polacci ..... Eiweiß
Pougnet .... Phenole
Schardinger .. Milch
Schindelmeiser Nicotin
Silbermann .. Resorcin
Sommer ... Formolit
Strzyzowski .. Glukose
Tocher ..... Sesamöl
Trillat ..... Blei-Mangan
Umney ..... Pfefferminzöl
Vicario ..... Abrastol
Vitali ..... Guajakol,
    Kreosot
Zipper ..... Salicylsäure

Formaldoxim:
Reichard .... Morphin

Formaldoximchlorhydrat:
Bach ...... Kupfer, Nickel
Griggi ..... Glukose

Fuchsin:
Baudouin ... Gallenfarbstoffe
Blaser ..... Aldehyd
Böttger .... Leinen —
    Baumwolle
Chautard .... Aceton
Claudius .... Eiweiß
Ferraro .... Fette
Gayon ..... Aldehyde,
    Ketone
Griggi ..... Mineralsäuren
Hirschsohn .. äther. Öle
Jorissen ..... Salpetersäure
Liebermann .. Gespinstfasern
Mennechet .. Benzin
Palas ...... Rüböl
Prud'homme .. Aldehyd
Puscher .... Alkohol
Royere ..... Öle

Seidell . . ... Reagenz
Tolman . . . . Aldehyd
Velden . . . . . Salzsäure
Votoček . . . . Sulfite

Fuchsin-schweflige Säure:

Blaser . . . . . Aldehyd
Chautard . . . Aceton
Denigès . . . Formaldehyd
„ . . . Methylalkohol
Dietze . . . . Aldehyd
Gayon . . . . . Aldehyde, Ketone
Guareschi . . . Brom
Hirschsohn . . äther. Öle
Mohler . . . . . Aldehyde
Palas . . . . . Rüböl
Rouillard . . . . Hexamethylentetramin
Schiff . . . . Aldehyde
Schönheimer . Aldehyd
Seligmann . . Formaldehyd
Stoecklin . . Alkohol
Tolman . . . Aldehyd
Woodmann . . Ameisensäure

Furfurol:

Bremer . . . . . Sesamöl
Brunner-Strzyzowski . . . Alkaloide
Carletti . . . . Mineralsäuren u. Phenol
Egger . . . . Mineralsäuren
Ellram . . . . . Aceton
Komarowsky . Fuselöl
Lave . . . . . Veratrin
Ludwig . . . . Ölsäure
Neumann-Wender . . . Alkaloide
Nicolas . . . . Indikan
Saglier . . . . Fuselöl
Schiff . . . . . Harnstoff
Thäter . . . . Santonin
Udranszky . . . Cholesterin
„ . . . Gallensäuren
„ . . . Isoamylalkohol
„ . . . Phenol, Skatol, Tyrosin
Villavecchia-Fabri . . . . Sesamöl
Wangerin . . . Narcotin
Wesenberg Heroin
Woltering . . . Alkaloide

Galle:

Brunner . . . . Glykoside
Kayser-Conradi Typhus

Gallussäure:

Denigès . . . . Dioxyaceton

Gelatine:

Arragon . . . . Phosphorsäure

Gentianaviolett:

Fornaca . . . . Blutserum

Glukose:

Ipsen . . . . . Kohlenoxydblut
Stolba . . . . . tellurige Säure

Glycerin:

Criswell . . . . Glukose
Dunlop . . . . . Ferrisalze
Fuchs . . . . . Eiweiß
Hager . . . . . Alkohol
„ . . . äther. Öle
„ . . . Fuselöl
„ . . . Glukose
Krüger . . . . „
Löwe . . . . . „
Mean . . . . . Citronensäure
Morson . . . . Phenol-Kreosot
Pavy . . . . . Glukose
Purdy . . . . . „
Rossel . . . . . „
Senft . . . . . „
Spiegel . . . . Eiweiß
Wayne . . . . Glukose

Glyoxal:

Denigès . . . Opiumalkaloide

Glyoxylsäure:

Brissemoret . . Digitalin
Hopkins-Cole . Eiweiß

Gold (-Pulver, metallisches):

Gmelin . . . . Quecksilber
Jolles . . . . . „
Teubner . . . . „

Goldbromid:

Dominicis . . . Sperma
Selmi . . . . . Alkaloide

Goldchlorid (-chlornatrium):

Agostini . . . . Glukose
Axenfeld . . . Eiweiß
Böttger . . . . Ozon
Brugnatelli . . Quecksilber
Cavazza . . . . Gerbstoffe
Colasanti . . . Rhodan
Dahlmann . . . Holzstoff
Dietrich . . . . Aloe
Dupasquier . . organ. Stoffe
Hirschsohn . . Cottonöl
Lelli . . . . . . Indikan
Peset . . . . . Sperma
Reichardt . . . Jod
Seyda . . . . Gerbsäure

Guajacin:

Schmitt . . . . Oxydasen

Guajakharz:

Gehrmann . . . Blut
Müller . . . . . „
Simon . . . . . Salzsäure
Zoeppritz . . . Blut

Guajakol:

Adrian (Spiegel) . . salpetrige Säure
Battandier . . . Chelidonin-Narcein
Bruère . . . . Milch
Czapek . . . . Holzstoff
Denigès . . . Dioxyaceton
Dupouy . . . Milch
Payet . . . . . arab. Gummi
Rothenfußer . Milch
Schern . . . . Milch

Guajakonsäure:

Doebner . . . . Blut, Blausäure, Wasserstoffsuperoxyd

Guajaktinktur:

Almén . . . . . Blut
Arnold-Mentzel Milch
Arnold-Weber Milch
Bardach . . . . Blut
Brücke . . . . . „
Carcano . . . . Milch
v. Deen . . . . Blut
Gehrmann . . . „
Hühnerfeld . . „
Inouye . . . . . „
Ladendorf . . . „
Lintner . . . . . Diastase
Mialhe . . . . . Blut
Müller . . . . . „
Neumann-Wender . . . Diastase
Piron-Delin . . Sublimat
Preyer . . . . Blausäure
Schaer . . . . . Blut
Schern . . . . Milch
Schiff . . . . . Chromsäure
Schlagdenhauffen . . . Alkaloide, Glykoside
Schönbein . . . Kupfer, Blausäure
Schumm . . . . Blut
Spehl . . . . . „
Vitali . . . . . Blut, Eiter

Guanidinkarbonat:

Rosenheim . . Unterphosphorsäure

Gummi arabicum:

Weigel . . . . Guajakharz

Gurjunbalsam:

Jorissen . . . . Mineralsäuren

Hämateïn:

Moffat . . . . . Blei

Hämatin:

Gaucher . . . . Milch

Hämatoxylin:

Mac Callum . . Eisensalze
Bradley . . . . Kupfer

Harnstoff:
Ihl . . . . Holzstoff
Lippich . . . . . Leucin

Helianthin:
Pozzi-Escot . . Cobalt, Nickel

Hexamethylentetramin:
Labat . . . . . . Hordenin
Manseau . . . . Opiumalkaloide

Hordeninsulfat:
Labat . . . . . Hexamethylen-
    tetramin

Hydrazinsulfat:
Dominicis . . . Blut
Janasch-
  Biedermann Kupfer
Puppe . . . . . Blut
Riegler . . . . . Blut

Hydrocörulignon:
Moir . . . . . . Blausäure

Hydroxylamin:
Bach . . . . . . Kupfer
Bang . . . . . . Glukose
Blumenthal-
  Neuberg . . . Aceton
Bourdier . . . . Verbenalin
Fröhner . . . . Aceton
Ilosvay . . . . . Acetylen
Kippenberger . Colchicin
Springer . . . . Kupfer
Stock . . . . . Aceton
Wester . . . . .   „

Indigo:
Boussingault . Salpetersäure
Knecht . . . . . Titan
Schönbein . . . HNO_3, HNO_2,
    Ozon

Indigocarmin:
Bernhardt . . . Indikator
Kirschnick . . . Indikator
Mulder . . . . . Glukose
Suter . . . . . Nierenfunktion
Vaudin . . . . . Milchprobe

Indol:
Bujwid . . . . . salpetrige Säure
Czapek . . . . . Lignin
Dané . . . . . . salpetrige Säure
Eppinger . . . . Glyoxylsäure
Fleig . . . . . . Kohlehydrate
Niggl . . . . . . Lignin
Schloß . . . . . Glyoxylsäure
Warnecke . . . verholzte Zell-
    membranen

Isatin:
Denigès . . . . Mercaptane
Meyer . . . . . Thiophen
Bouma . . . . . Indikan

Isoamylnitrit:
Claissen . . . . Thiophen

Isobutylalkohol (-aldehyd):
Grafe . . . . . . Holzsubstanz

Jod (Jodtinktur):
Borde . . . . . Reagenz
Hager . . . . . Benzin-Benzol
Hübner . . . . . merzeris. Baum-
    wolle
Obermayer . . Gallenfarbstoffe
Oguro . . . . . Eiweiß
Ondrejowich . Acetessigsäure
Schlagden-
  hauffen . . . Magnesium
Vulpian . . . . Adrenalin
Wilkie . . . . . Phenole
Wolter . . . . . Phosphorsesqui-
    sulfid
Wosskressenski Typhus

Jodcyan:
Kastle . . . . . Säuren

Jodgalläpfeltinktur:
Schweißinger . Alkalien

Jodjodammoniumlösung:
Gunning . . . . Aceton

Jodjodkaliumlösung:
Arzberger . . . Naphthole
Bardach . . . . Aceton
  „ . . . . Eiweiß
Candussio . . . Eucain
Cauquil . . . . Gallenfarbstoffe
Cohen . . . . . Eiweiß
Croner . . . . . Milchsäure
Denigès . . . . Trimethylamin
Dyson-Perrins . Berberin
Florence . . . . Spermaflüssig-
    keit
Flückiger . . . Reagenz
Goldmann . . . p-Phenetidin
Goldstein . . . Glykogen
Grodzki . . . . Acetal
Guérin . . . . . Cobalt
Hilger . . . . . Alkaloide
Hilger-Mai . . Kermesbeer-
    farbstoff
Hirschhausen . Berberin
Hübner . . . . . merzeris. Baum-
    wolle
Itallie . . . . . Thymol
Jorissen . . . . α-Naphthol
Kippenberger . Morphin
Klunge . . . . . Aloe
Kraszenski . . Gärungsessig
Labat-Denigès Hexamethylen-
    tetramin
Lecha-Marzo . Blut
Lieben . . . . Aceton
Liebermann . . Coniin
Lindemann . . Acetessigsäure
Lugol . . . . . Eiweiß
Mangin . . . . . Cellulose

Mylius . . . . . Cholsäure
Obermayer . . Gallenfarbstoffe
Reinhardt . . . Reagenz
Russow . . . . Stärke
Schmidt . . . . Gärungsessig
Seeliger . . . . Holzstoff
Sternberg . . . Aceton
Wagner . . . . Alkaloide
Weehuizen . . Pyramidon

Jodjodwasserstoff:
Christensen . . Chinin
Jörgensen . . .
Mangin . . . . . Cellulose
Selmi . . . . . . Alkaloide

Jodmethyl:
Hofmann . . . . Pyridin

Jodmethylen:
Retgers . . . . Reagenz

Jodmonobromid:
Hanus . . . . . Jodzahlbestim-
    mung

Jodoform:
Beyerink . . . Mineral-
    gemische

Jodol:
Hirschsohn . . Cineol

Jodsäure:
Capranika . . . Gallenfarbstoffe
Fränkel . . . . Adrenalin
Guérin . . . . . Guajakol
Jassoy . . . . . Morphin
Krauß . . . . . Adrenalin
Lefort . . . . . Morphin
Peroni . . . . . Emetin
Riegler . . . . Acetessigsäure
Selmi . . . . . Strychnin
Serullas . . . . Morphin
Solera . . . . . Rhodan
Vincent . . . . Naphthole

Jodwasser-Jodtinktur:
Dragendorff . . Narcein
Flückiger . . . Reagenz
Jolles . . . . . Pyramidon
Kathrein . . . . Gallenfarbstoffe
Manseau . . . . Phenol
Marechal . . . . Gallenfarbstoffe
Rosin . . . . . .   „
Schweißinger . Alkalien

Kaliumacetat:
Barbier . . . . Alkohol
Bernouilly . . .   „
Vulpius . . . . Weinsäure

Kaliumäthylsulfat:
Castellana . . . Borsäure

Kaliumarseniat:
Procter . . . . . Gerbsäure
Rosenthaler-
  Türk . . . . . Opiumalkaloide

Kaliumarsenit:

Billon . . . . . Ceylon-Zimtöl

Kaliumbijodat:

Fränkel . . . . Adrenalin

Kaliumbisulfat:

Arata . . . . . . Weinfarbstoffe
Pisani . . . . . Salpetersäure
Turner . . . . . Borax

Kaliumbitartrat:

Frommherz . . Glukose

Kaliumbleijodid:

Biltz . . . . . . Wasser
Huxley Brooks . „

Kaliumbromat:

Vitali . . . . . . Mangan
Vondrasek . . . Chinin

Kaliumbromid:

Clarens . . . . Harnstoff
Denigès . . . . Kupfer

Kaliumchlorat:

Bloxam . . . . . Alkaloide
„ . . . . Strychnin
Czerniewski . . Aspidospermin
Donath . . . . . Morphin
Jaffé . . . . . . Kynurensäure
Kühne . . . . . Tyrosin
Rice . . . . Phenol
Strzyzowski . . Indikan
Tommasi . . . . Phenol
Vitali . . . . . . Atropin
„ . . . . . . Cocain
„ . . . . . . Phenol

Kaliumchromat:

Horsley . . . . Glukose
Schlickum . . . Chinin
Snelling . . . . Emetin
de Vrij . . . . . Chinin
Wagenaar . . . Mangan
Waage . . . . . Bombay-Macis
Weil . . . . . . Cobalt, Nickel

Kaliumcyanid:

Braun . . . . . Cobalt
Dietrich . . . . Aloe
Formánek . . . Alkaloide,
Glykoside
Gerrard . . . . Glukose
Girard . . . . . Resorcin
Griggi . . . . . Gallussäure
Gutmann . . . . Thiosulfate
Höhnel . . . . . Quecksilber
Mayezima . . . Glukose
Preyer . . . . . Kohlenoxyd
Schermer . . . Santonin
Schönbein . . . Kupfer
Tattersall . . . Cobalt
Vulpius . . . . . Sulfonal
Young . . . . . Gallussäure

Kaliumdichromat:

Agulhon . . . . Aminokörper
André . . . . . Alkaloide
Anstie . . . . . Alkohol
Aymonier . . . α-Naphthol
Bach . . . . . . H_2O_2
Beißenhirtz . . Anilin
Cailletet . . . . Weinsäure
Cohn . . . . . . Kairin, Anti-
pyrin
Dragendorff . . Brucin, Curarin
Drechsler . . . Alkohol
Duflos . . . . . Pikrotoxin
Eiselt . . . . . Melanin
Fleischmann . . Alkohol
Flückiger . . . Curarin
„ . . . Strychnin
Fritzsche . . . . Anilin
Gawalowski . . Alkohol
Gies . . . . . . Eiweiß
Hamlin . . . . . Alkaloide
Helch . . . . . . Apomorphin
„ . . . . Pilocarpin
Herbst . . . . . Atropin
Ilosvay . . . . . H_2O_2
Julius . . . . . Benzidin
Köhler . . . . . Pikrotoxin
Léger . . . . . . Natalaloe
Luchini . . . . . Alkaloide
Miller . . . . . Methylalkohol
Otto . . . . . . Morphin
„ . . . . . Strychnin
Papasogli . . . Äpfelsäure
Pégurier . . . . Kryogenin
Perkin . . . . . Cottonöl
Reich . . . . . Rohrzucker
Sanio . . . . . . Gerbsäuren
Schärges . . . . Cocain
Schwarz . . . . Gelsemin
Schweißinger . Kairin
Tafel . . . . . . Anilide
Tocher . . . . . Äpfelsäure

Kaliumgoldjodid:

Selmi . . . . . . Alkaloide

Kaliumhypochlorit:

siehe: Eau de Javelle unter Labarraque's Reagenz.

Kaliumjodat:

Benedict . . . . Baryum, Stron-
tium
Meyer . . . . . Thorium
Mohr . . . . . . Morphin

Kaliumjodid:

Bouchardat . . Eiweiß
Brücke . . . . . Glukose
„ . . . . Proteinstoffe
Carobbio . . . Fuchsin
Crismer . . . . Aldehyde
Denigès . . . . Blausäure
Dobbin . . . . . Alkalien
Donath . . . . . Chromsäure
Dragendorff . . Alkaloide
Eigel . . . . . . Cocain-Eucain

Kaliumnitrit:

Field . . . . . organ. Stoffe
Fron . . . . . . Alkaloide
Gouver . . . . Eiweiß
Harrison . . . Cuprisalze
Heikel . . . . Alkaloide
Heinrich . . . . Glukose
Helwich . . . Blut
Hübner . . . . merzeris.
Baumwolle
Jaworowski . . Glukose
Johannson . . . Colchicin
Kafka . . . . . Molybdän
Klein . . . . . . Quecksilber
„ . . . . Benzin
Léger . . . . . . Wismut
Loew . . . . . . saure Böden
Mangini . . . . Alkaloide
Marmé . . . . . „
Mayer . . . . . „
Mohr . . . . . . freie Säuren
Moore . . . . . Quecksilber
Morikawa . . . Eiweiß
Mörner . . . . Acetessigsäure
Neßler . . . . . Ammon
Piñerúa . . . . Osmiumsäure
Planta . . . . . Alkaloide
Sachsse . . . . Glukose
Schultze . . . . Cellulose
Seybel-
Wikander . . Arsen
Strachan . . . Alaun
Tanret . . . . . Alkaloide
Thoulet . . . . Mineral-
gemische
Thresh . . . . . Wismut
Trillat . . . . . Ammoniak

Kaliumnitrit:

Arnold-Werner Phenole
Baeyer . . . . . Indol
Buschi . . . . . Quecksilber-
cyanid
Fischer . . . . . Cobalt
Itallie . . . . . Salicylsäure
Liebermann . . Äthylsulfid
„ . . Thiophen
Lipliawsky . . Acetessigsäure
Nickel . . . . . Phlorhidizin
Nonotte . . . . Indol
Voisenet . . . . Formaldehyd
„ . . . Methylalkohol

Kaliumpentasulfid:

Palm . . . . . . Chinin,
Cinchonin

Kaliumperchlorat:

Grove . . . . . Morphin
Siebold . . . . . „

Kaliumpermanganat:

Baeyer . . . . . Eosin, Glukose
Beckurts . . . . Alkaloide
Bertrand . . . . Glukose
Bruekeleveen . Perchlorat
Camilla . . . . Xanthinbasen

Cazeneuve-
Cotton . . . . Holzgeist,
          Gärungsessig
Chapman-
Smith . . . Weinsäure
Crouzel . . . tierische Fette
Denigès . . . Citronensäure
Donath . . . . . Stickstoff
„ . . . . . Teersubstanz in
          NH_2
Dunstan . . . Aconitin
Giesel . . . . . Cocain
Guyot . . . . . Ameisensäure
Habermann-
Östreicher . Methylalkohol
Hager . . . . Colchicin
Hankin . . . . Cocain
Heflebower . . Urochrom
Joung . . . . Methylalkohol
Kessel . . . . Apoatropin
Klobbie . . . Perchlorsäure
Koninck . . . Alkohol
Liebermann . . Cinamylcocain
Mermet . . . Kohlenoxyd
Müller . . . . . NaOH in
          Na_2CO_3
Peroni . . . . Emetin
Schacht . . . . Siambenzoe-
          säure
Schönbein . . . H_2O_2
Stahre . . . . Citronensäure
Vitali . . . . . Coniin
Weiß . . . . . Urochromogen
Willen . . . . Aceton
Yvon . . . . . Alkohol
Zanfrognini . . Adrenalin

Kaliumpersulfat:

Ewins . . . . Adrenalin
Merk . . . . . Jod

Kaliumplatincyanür:

Delffs . . . . Alkaloide
Schwarzenbach „

Kaliumplatinjodid:

Selmi . . . . . Alkaloide
„ . . . . . Nicotin, Coniin

Kaliumpyroantimoniat:

Fremy . . . . . Natrium

Kaliumquecksilberjodid:

Bailey . . . . Salpetersäure
Delffs . . . . Coffein
Frerichs . . . Chloromorphid

Kaliumrhodanid:

Artus . . . . . Alkaloide
          (Strychnin)
Bang . . . . . Glukose
Braun . . . . Molybdänsäure
Ewald . . . . Salzsäure
Fillinger . . . Glukose
Ganassini . . . H_2S und Mine-
          ralsäuren
Gmelin . . . . Alkaloide
Grassini . . . Alkohol

Henry . . . . Alkaloide
Jaworowski . . Chloralhydrat
Mohr . . . . . freie Säuren
Reidisch . . . Glukose
Rusting . . . . Cobalt
Skey . . . . . Alkaloide
Tagliarini . . Weinsäure
Zouchlos . . . Eiweiß

Kaliumruthenat:

Bronciner . . . Alkaloide

Kaliumsilikat:

Thomson . . . Arabin

Kaliumstannosulfat:

Longi . . . . . Salpetersäure

Kaliumsulfat:

Luebert . . . . Formaldehyd

Kaliumsulfokarbonat:

Braun . . . . . Nickel

Kaliumtartrat:

Sonnerat . . . Glukose

Kaliumtellurit:

Gosio . . . . . pathogene
          Keime

Kaliumzinkrhodanid:

Skey . . . . . Alkaloide

Kampfer:

Neitzel . . . . Zucker

Kasein:

Groß . . . . . Pepsin
Lindet . . . . Formaldehyd
Volhard . . . Trypsin

Kieselfluorwasserstoff:

Stolba . . . . Alkalinitrate in
          Silbernitrat

Kieselwolframsäure:

Godeffroy . . . Alkaloide

Kohlenstoffdichlorid:

Nicklès . . . . Glukose, Rohr-
          zucker

Krappwurzeltinktur:

Elsner . . . . Leinen, Baum-
          wolle

Kreosot:

Weber . . . . . Milch

Kresol:

Czapek . . . . Holzstoff

Krystallviolett

Causse . . . . verseuchte
          Wasser

Kupfer:

Sabatier . . . . Alkohole

Kupferacetat:

Barfoed . . . . Glukose
Campani . . . . „
Cusson . . . . . Schwefel-
          kohlenstoff
Degener . . . Glukose
Goris . . . . . Colophonium
Hinkel . . . . Glukose
Hirschsohn . . Colophonium
Lapeyrère . . . Blauholz
Lidforss . . . Glukose
Mauthner . . . Cystin
Palm . . . . . Eiweiß
Perrot-Goris . Colophonium
Sjollema . . . Zucker,
          Glukose
Unverdorben . Harze, Terpene

Kupfer (-blech):

Höhnel . . . . Quecksilber
Reinsch . . . . Arsen

Kupfer (-draht):

Bardasch . . . Quecksilber
Brugnatelli . . „

Kupferbutyrat:

Heppe . . . . . Terpentinöl

Kupferchlorid:

Liesegang . . . Gelatine
Waegner . . . . Reagenz f. Gas-
          analyse

Kupferchlorür:

Winkler . . . . Reagenz

Kupfercitrat:

Luff . . . . Glukose

Kupferhydroxyd:

Pieraerts . . . Lävulose
Stutzer . . . . . Proteine, Stick-
          stoffverb.

Kupferkarbonat:

Soldaïni . . . . Glukose

Kupfernitrat:

Christomanos . Sauerstoff

Kupferoxydhydrat:

Pieraerts . . . Lävulose

Kupfersulfat:

Arthaud-Butte Harnsäure
Bang . . . . . Glukose
Battandier . . . Chinin
Bellier . . . . Cocosfett
Benedict . . . Glukose
Bertrand . . . . „
Bloxam . . . . Harnstoff
Bonnans . . . . Glukose
Böttger . . . . Weinfarbstoffe

Brücke . . . . . Eiweiß
Buchner . . . . Glukose
Buignet . . . . Blausäure
Carrez . . . . Glukose
Christel . . . Pikrinsäure
Cockroft . . . Ammoniak
Colasanti . . Rhodan
Criswell . . . Glukose
Denigès . . . . Cuprein
„ . . . . Morphin
Denigès-Labat Salvarsan
Ehrmann . . . Pankreas-
funktion
Eiger . . . . . Glukose
Fehling . . . . „
Fillinger . . . „
Frommherz . . „
Gaud . . . . . „
Gautier . . . . Eiweiß
Girard . . . . Resorcin
Gnezda . . . . Eiweiß
Gorup-Besanez Pepton
Gräger . . . . Glukose
Guignet . . . „
Hager . . . . „
Haußmann . . . „
Hirschsohn . . Aloe, Chinin
Horsley . . . . Glukose
Ilosvay . . . . Acetylen
Jaworowski . . Alkaloide
Chinin
Kieffer . . . . Mineralsäuren
Klein . . . . . Benzin
Klunge . . . . Aloe .
Krull . . . . . Adrenalin
Kumagawa . . Glukose
Lassaigne . . . Blausäure
Lea . . . . . . Pikrinsäure
Lehmann . . . Glukose
Lindo . . . . Morphin
Löwe . . . . . Glukose
Lutz . . . . . Gerbstoffe
Maridet . . . . Glukose
Mayezina . . . „
Monnier . . . . „
Moritz . . . . . „
Ost . . . . „
Otto . . . . . . „
Palier . . . . Pepsin
Pellet . . . . Glukose
Peska . . . . . „
Pieraerts . . . Lävulose
Pollitis . . . . Glukose
Posner . . . . Pepton
Preyer . . . . Blausäure
Purdy . . . . Glukose
Rosenthaler . . „
Rossel . . . . . „
Sahli . . . . . . „
Salkowski . . . „
„ Indikan
Salm . . . . . Glukose
Schmiedeberg „
Schönbein-
Pagenstecher Blausäure
Schreiber . . . Glukose
Schulz . . . . Salicylsäure

Searl . . . . . Hefeextrakte
Shieb . . . . . Glukose
Sjollema . . . Zucker, Glukose
Sonnerat . . . Glukose
Soxhlet . . . „
Sternberg . . . Aceton
Straub . . . . Phosphor
Suter . . . . . Cysteïn
Thiery . . . . Blausäure
Trommer . . . Glukose
Violette . . . „
Vitali . . . . . Salicylsäure
Volcy-Boucher Naphthole
Wagenaar . . . Fette
Weehuizen . . Blausäure
Wolff . . . . . Glukose

Kupfertartrat:

Lagrange . . . Glukose

Lackmoid:

Meßner . . . . Indikator

Lepidin:

Ihl . . . . ätherische Öle
und Holzstoff

Leuko-Krystallviolett:

Adler . . . . . Blut

Leuko-Malachitgrün:

Adler . . . . Blut
Fürth . . . . . „

Luteol:

Authenrieth . . Indikator

Lysidin:

Candussio . . . Chinin, Morphin

Magnesium:

Castellana . . . Stickstoff
Tortelli . . . . Saccharin

Magnesiumchlorid:

Ludwig . . . . Harnsäure

Magnesiumperhydrol:

Günther . . . . Bilirubin
Sahli . . . . . . „

Malachitgrün:

Köster . . . . . Salzsäure
Votoček . . . . Sulfite

Malonsäureester:

Fenton . . . . . Hexosen

Manganalbuminat:

Rivat . . . . . . Blut

Manganchlorür:

Blum . . . . . . Eiweiß
Englert-Wild . Ozon
Gooch-Kreider Perchlorat

Manganosulfat:

Arnold-Mentzel Ozon
Scoville . . . Zimtsäure

Mangansuperoxyd:

Allen . . . . . Strychnin
Facen . . . . . Weinfarbstoffe
Flückiger . . . Apocodein
Hager . . . . . Brucin
Léger . . . . . Nataloin
Letheby . . . . Anilin
Selmi . . . . . Alkaloide

Mannit:

Purdy . . . . . Glukose

Maulbeerensaft:

Campanella . . Indikator

Mekonsäure:

Grutterink . . . Alkaloide

Mellithsäure:

Grutterink . . . Alkaloide

Mennige:

Ganassini . . . Weinsäure
Tagliarini . . . „

Messing (-blech):

Hager . . . . . Arsen

Messing (-draht):

Almèn . . . . . Quecksilber

Messing (-wolle):

Fürbringer . . . Quecksilber

Metanilgelb:

Linder . . . . . Mineralsäuren

Metaphosphorsäure:

Berzelius . . . . Eiweiß
Blum . . . . . . „
Bruylants . . „
Griggi . . . . . „
Herzfeld . . . . Glukose
Hindenlang . . Eiweiß
Jean . . . . . . Seife in
Schmieröl
Schlömann . . . prim. Amine

Methylalkohol:

Alcock . . . . . Borsäure
Sasaki . . . . . Skatol

Methylamidokresol:

Kimpfling . . . Formaldehyd

o-Methylamidophenolsulfat:

Saul . . . . . . Milch

Methylamin:

Vournasos . . . Milchsäure
Reichard . . . . Nickel

γ-Methyldicyandioxyhydropyridin:

Piccinini . . . . Kalium, Natrium

Methylenacetochlorhydrin:

Grimaux . . . . Morphin

Methylenazur:

Torday . . . . Gallenfarbstoffe

Methylenblau:

Barthel . . . . . Milch
Fuchs-Lintz . . Karzinom
Goff . . . . . . Glukose
Herzfeld . . . . „
Ihl . . . . „
Kusso . . . . . . Tuberkulose
Neumann-
  Wender . . . Glukose
Oefele . . . . . Harnreaktion
Ondrejowich . Acetessigsäure
Schardinger . . Milch
Swoboda . . . . Pikrinsäure
Spitta-Weidert Methylenblau
Sturdy Sinnat . Indikator
Williamson . . diabetisches
        Blut

Methylenjodid:

Brauns . . . . . Reagenz
Retgers . . . . „

Methylfuril:

Fenton . . . . . Harnstoff
„ . . . . . Indikator
      (Säuren)

Methylfurfurol:

Neuberg-
  Rauchwerger Cholesterin

Methylglyoxal:

Denigès . . . Reagenz
„ . . . . Opiumalkaloide

Methylorange:

Kirschnik . . . Indikator
Pozzi-Escot . . Metalle

Methylparaamidometakresol:

Thevenon . . . Formaldehyd

Methylparaamidophenol:

Thevenon . . . Formaldehyd

Methylphenylhydrazin:

Neuberg . . . . Lävulose

Methylrot:

Rupp-Loose . . Indikator

Methylsulfat:

Sans . . . . . . Colophonium

Methylviolett:

Béla v. Bittó . einwert.
      Alkohole
Kost . . . . . . Salzsäure
Mollière . . . . „
Neermann . . Gallenfarbstoffe
Paul . . . . „
Pellisier . . . . Galle
Stefanelli . . . Alkohol
Velden . . . . Salzsäure
Witz . . . . . . Mineralsäuren
Yvon . . . . . . Galle

Microcidin:

Schultze . . . . Oxydasen

Milchsäure:

Carrez . . . . . Glukose
Carletti . . . . Pyrogallol
Itallie . . . . . Phenol, Salicyl-
      säure
Jaworowski . . Sadebaumöl

Molybdänsäure:

Bacovesco . . . Hydroxyl-Ver-
      bindungen
Davy . . . . . . Phenol und Al-
      kohol
Fairbank . . . . Phosphorsäure
Fröhde . . . . . Eiweiß
Mann . . . . . . Wasser
Merck . . . . . Alkohol
Stahl . . . . . . aromat. Oxy-
      körper
Winton . . . . Phosphorsäure
Zenghelis . . . Wasserstoff

Morphin:

Gaubert . . . . Mineralien
Kentmann . . . Formaldehyd

Morphinhydrochlorid:

Hinkel . . . . . Methylalkohol

Morphinsulfat:

Bonnet . . . . . Formaldehyd
Lacroix . . . . Titan

β-Naphthalinsulfochlorid:

Abderhalden . Amidosäuren

β-Naphthalinsulfosäure:

Grutterink . . . Alkaloide
Landgraf . . . . Eiweiß
Riegler . . . . . „

Naphthensäure:

Charitschkoff . Eisenoxydul,
      Kupfer, Co-
      balt, Wasser-
      stoffsuper-
      oxyd, organi-
      sche Basen

Naphthionsäure:

Kreis . . . . . . Sesamöl
Riegler . . . . . salpetr. Säure

β-Naphthochinon:

Edlefsen . . . . Resorcin,
      Thallin

β-Naphthochinonmonosulfosaures Natrium:

Herter-Foster . Indol

Naphthochinonsulfosäure:

Ehrlich-Herter aromat.
      Amidokörper

α-Naphthol:

Blumenthal . . Atoxyl
Carletti . . . . Kohlehydrate
Carrasco . . . . Zucker
Clemens . . . Diazoreaktion
Colasanti . . . Rhodan
Czapek . . . . Holzstoff
Dané . . . . . . Formaldehyd
Gaubert . . . . Mineralien
Goldschmidt . Glykuronsäure
Jandrier . . . . Wolle
Ihl . . . . Rübenzucker .
Molisch . . . . Eiweiß
„ . . . . Zucker
Neumann-
  Wender . . . Diastase
Piñerúa . . . . Brenz-
      traubensäure
Reicher-Stein . Glukose
Schreiber . . . Kryofin
Udranszky . . Glukose
Winkler . . . . Salzsäure
Wyß . . . . . . Amylalkohol

β-Naphthol:

Denigès . . . . Allylalkohol
Hager . . . . . HNO₃, HNO₂
Piñerúa . . . . Äpfel, Citronen-,
      Weinsäure
„ . . . . Chlorsäure,
      HNO₂ HNO₃
„ . . . . Brenz-
      traubensäure
Riegler . . . . salpetrige Säure

β-Naphtholdisulfosäure:

Riegler . . . . . Eiweiß

β-Naphtholnatrium:

Schultze . . . . Oxydasen

α-Naphtholphthalein:

Sörensen-
  Palitzsch . . Indikator

Naphthoresorcin:

Kreis . . . . . belichtete Öle
Tollens . . . . . Glykuronsäure

α-Naphthylamin:

Covelli . . . . . Atoxyl
Czapek . . . . . Holzstoff
Gaebel . . . . . Salvarsan

Griess . . . . . salpetrige Säure
Griess-Ilosvay .   „   „
Ilosvay . . . . .   „   „
Lunge . . . . .   „   „
Marino . . . . . Thallisalze
Renz . . . . . .   „
Tschirikow . . salpetrige Säure
Weyl . . . . . .   „   „

Naphthylaminsulfosäure
(Naphthionsäure):

Riegler . . . . . salpetrige Säure

α-Naphthylisocyanat:

Neuberg . . . . aliphat.
           Alkohole
Neuberg . . . . Aminosäuren

**β-Naphthylthiohydantoin-
säure:**

Pozzi-Escot . . Cobalt

Narcotin:

Couerbe . . . . Salpetersäure

Natrium:

Dragendorff . . Alkohol
         „   . . Nitrobenzol
Hardy . . . . . Wasser, Alkohol
           etc.
Kunz-Krause . α- u. β-Naph-
           thol
Lassaigne . . . Stickstoff

Natriumacetat:

Baemes . . . Tannin
Fischer . . . . . Glukose
Flückiger . . . Gallussäure
Hager . . . . . Glukose
Jaksch . . . . .   „
Kolisch . . . . Kreatinin

Natriumalizarinsulfonat:

Reichardt . . . Methylalkohol

Natriumamalgam:

Baeyer . . . . . Eosin
Claus . . . . . . Wasser in Al-
           kohol
Ritsert . . . . . Sulfonal
Tafel . . . . . . Strychnin

Natriumarseniat:

Donath . . . . Morphin
Reichard . . . Aconitin
Tattersall . . . Morphin
    „   . . . . Papaverin,
           Codein
Vitali . . . . . Morphin,
           Codein

Natriumbenzidinsulfonat:
Fischel . . . . . Peroxydase

Natriumbijodat:
Bayer . . . . . Adrenalin

Natriumbisulfat:
Bornträger . . Resorcin
Gassend . . . . Sesamöl

Natriumbisulfit:
Comanducci . . Ameisensäure
Gayon . . . . . Aldehyde
Mohler . . . . .   „
Palas . . . . . . Rüböl
Wagner . . . . Nitrobenzol

Natriumbitartrat:
Plunket . . . . Kalium

Natriumchondroitinsulfat:
Pons . . . . . . Eiweiß

Natriumcitrat:
Benedict . . . . Glukose
Dufau . . . . . Eiweiß
Rosenthaler . . Glukose

Natriumcobaltnitrit:
Billmann . . . . Kalium
Koninck . . . .   „

Natriumfluorid:
Filomusi-Guelfi Blut
Lecha-Marzo .   „

Natriumformiat:
Vournasos . . . Arsen, Phosphor

Natriumglykocholat:
Hermann-
   Perutz . . . . Syphilis
Loeper . . . . .   „
Porges . . . . .   „

Natriumgoldhyposulfit:
Selmi . . . . . . Alkaloide

Natriumhydrosulfit:
Bollenbach . . Reagenz
Grandmougin . Anilinfarben
Franzen . . . . Sauerstoff
Michel . . . . . Kohlenoxydblut
Schützenberger Anthrachinon
Stoll . . . . . . Blut

Natriumhypobromit:
Davy . . . . . . Harnstoff
Dehn . . . . . . Hippursäure
Dehn-Scott . . Phenole,
           Alkaloide
Denigès . . . . Anilide
    „   . . . . Mangan
Jacquemin . . . Phenol
Moreigne . . . Harnstoff

Natriumhypochlorit:
Bodde . . . . . Resorcin
Cipollina . . . Salzsäure
Dietrich . . . . Harnsäure
Duyk . . . . . . Mangan
Engel . . . . . Glykokoll

Erdmann . . . . p-Phenylendia-
              min
Hammarsten-
   Rolbert . . . Thymol
Jacquemin . . Anilin
Kreis . . . . . Phenylendiamin
Labarraque . . Reagenz
Lex . . . . . . Phenol
Ludwig . . . Anilin
Picard . . . . Ammoniacum
Polacci . . . Phenol
Rabi . . . . . . Codein
Rodillon . . . Pyramidon
Trillat . . . . Ammoniak

Natriumhypojodit:
Schlagden-
   hauffen . . . Magnesium

Natriumhypophosphit:
Engel-Bernard Arsen
Loof . . . . . .   „
   „   . . . . . Jodsäure
Thiele . . . . . Arsen
Waegner . . . . Reagenz

Natriumindigosulfonat:
Kirschnik . . . Indikator

Natriumjodat:
Jaworowski . . Glukose

Natriummolybdat:
Dragendorff . . äther. Öle
Fröhde . . . . . Alkaloide
Hoshida . . . . Oxydimorphin
Serger . . . . . Pflanzenöle

Natriumnitrat:
Fleischl . . . . Gallenfarbstoffe

Natriumnitrit:
Abelin . . . . . Salvarsan
Arnold . . . . Acetessigsäure
   „   . . . . Nephrorosein
Arnold-Vitali . Alkaloide
Barberio . . . Indikan
Barral . . . . . Salicylsäure
Blumenthal . . Atoxyl
Bornträger . . Resorcin
Bourcet . . . . Antipyrin
Bowser . . . . Kalium
Brugsch . . . Bilirubin
Brunner . . . . Diazoreaktion
Clemens . . . .   „
Covelli . . . . . Abrastol
Denigès . . . . Gallenfarbstoffe
Ehrlich . . . . Diazoreaktion
Erdmann . . . Kalium
Friedenwald-
   Ehrlich . . . Diazoreaktion
Gaebel . . . . . Salvarsan
Giacomo . . . Guanin
Goldmann . . Citarin
Heflebower . . Diazoreaktion
Lidow . . . . . Elaidinprobe
Liebermann . . Phenole

Lintner . . . . Reagenz
Masset . . . . . Gallenfarbstoffe
Nickel . . . . . Iridol
Radulescu . . . Morphin
Raphael . . . . Gallenfarbstoffe
Richardson . . Naphthole
Riegler . . . . . Diazoreagenz
Sandlund . . . Jod
Scheel . . . . Gallenfarbstoffe
Schreiber . . . Kryofin
Tobey . . . . . Indol
Turner . . . . . Gurjun
Zirkovic . . . . Phenoxypro-
          pandiol

Natriumperborat:

Bardach . . . Blut
Bruère . . . . . Milch
Walter . . . . . Blut

Natriumperoxyd:

Alcock . . . . . Chromsalze
Peroni . . . . . Emetin
Piñerúa . . . organ. Verbin-
          dungen

Natriumpersulfat:

Amann . . . . Indikan
Barral . . . . . Pyramidon,
          Abrastol
Miranda . . . . Yohimbin
Pancrazio . . . Adrenalin

Natriumphosphat:

Benedict . . . Lithium
Brenstein . . . Blei
Meßner . . . . Chinaalkaloide
Riegler . . . . Harnsäure
Schultze . . . . Alkaloide

Natriumphosphomolybdat:

Geuther . . . . Pflanzenfette
Podwyssoxki . Emetin
Schlicht . . . Kalium

Natriumphosphowolframat:

Cervello . . . . Harnsäure
Meyer . . . . . Kalium
Richaud . . . . Ferrosalze

Natriumpyrophosphat:

Jaworowski . . Cobalt

Natriumrhodanid:

Schönn . . . . Cobalt

Natriumsalicylat:

Caron . . . . . Salpetersäure
Haußmann . . . Glukose
de Jager . . . . freie Säuren
Loof . . . . . Salpetersäure
Schreiber . . . Glukose

Natriumselenit:

Klein . . . . . Alkaloide
Klein . . . . . Essigsäure-
          anhydrid
Lafon . . . . . Codein

Natriumsubphosphat:

Koß . . . . . . Thorium

Natriumsulfid:

Cotton . . . . . Brucin
Klut . . . . . . Eisen
Vitali . . . . . . Morphin

Natriumtaurocholat:

Danielopolu . . Meningitis

Natriumthiosulfat:

Arthaud-Butte Harnsäure
Campani . . . . Kalium
Feder . . . . . Formaldehyd
Fröhde . . . . . Blausäure
Huysse . . . . . Kalium etc.
Jaworowski . . Chinin
     " . . Chloralhydrat
Orlowski . . . . Reagenz
Pauly . . . . . Kalium
Rusting . . . Cobalt
Stein . . . . . . freie Säure in
          Alaun

Natriumvanadat:

Jaworowski . . Alkaloide
     " . . Glukose
Lemaire . . . . Gallussäure

Natriumwolframat:

Baemes . . . Tannin
Folin-Denis . . Harnsäure, Phe-
          nole, Tyrosin
Gooch-Kuzirian Karbonate,
          Nitrate
Huizinga . . . . Glukose
Maschke . . . . Harnsäure
Scheibler . . . Alkaloide
Selmi . . . . . . Blut
Sonstadt . . . . Calcium

Neutralrot:

Cavalli . . . . . Alkalität d. H_2O
Moro . . . . . . Frauenmilch
Quagliariello . Harnreaktion
Rochaix . . . . Nitrite

Nickelchlorür:

Mermet . . . . Sulfokarbonate

Nickelsulfat:

Duyk . . . . . . Glukose
Fittipaldi . . . Albumosen
Gnezda . . . .   "

Nilblau:

Heidenhain . . Kohlensäure

Ninhydrin = Triketohydrindenhydrat:

Niobschwefelsäure:

Bronciner . . . Alkaloide

o-Nitranilin:

Wheeler . . . . Holzstoff

p-Nitranilin:

Bergé . . . . . Holzstoff
Riegler . . . . . Albumosen
     " . . . . Ammoniak
     " . . . . Gallenfarbstoffe
     " . . . . Harnsäure
     " . . . . Saccharin
     " . . . . Salicylsäure
Wheeler . . . . Holzstoff

Nitrazol:

Camilla . . . . Phenole

o-Nitrobenzaldehyd:

Luedy . . . . . Harnstoff
Penzoldt . . . . Aceton

p-Nitrobenzaldehyd:

Steensma . . . Eiweiß, Indol,
          Skatol

m-Nitrobenzoesäure:

Grutterink . . . Alkaloide

p-Nitrobenzoesäure:

Grutterink . . Alkaloide

m-Nitrobenzoesäurehydrazid:

Hanus . . . . . Vanillin

Nitrobenzol:

Brunner . . . . Schwefel
Jaworowski . . Glukose
Rauwerda . . . Cytisin
Ventre . . . . . Glukose
White . . . . . Kalk

Nitrobenzolazo-α-naphthol:

Hewitt . . . . . Indikator

Nitrobenzolazoresorcin:

Frank . . . . . . Magnesium

Nitrochinetol:

Grimaux . . . . Nitrate

Nitron:

Busch . . . . . Salpetersäure
Busch-Blume . Pikrinsäure

o-Nitrophenol:

Jaworowski . . Glukose
Teeter . . . . . Kalium

p-Nitrophenol:

Langbeck . . . Indikator

Nitrophenolphthalein:

Rupp-Seegers . Indikator

p-Nitrophenylhydrazin:

Behrens . . . . Acroleïn
Dakin . . . . . aliphat.
          Aldehyde
Möller . . . . . Aceton

p-Nitrophenylhydrazon:
Blumenthal-
  Neuberg   Aceton

o-Nitrophenylpropiolsäure:
Baeyer . . . . Glukose
Bottu . . . . .   „
Brunner-
  Strzyzowski Alkaloide
Gerhardt . . . Glukose
Hoppe-Seyler . Glukose
Quirini . . . .   „
Ruini . . . . . .   „

p-Nitrophenylpropiolsäure:
Grutterink . . . Alkaloide

Nitroprussidkalium:
Mya . . . . . . Eiweiß

Nitroprussidkupfer:
Heppe . . . . Terpentin,
        Citronenöl

Nitroprussidnatrium:
Antonoff . . . . Indol
Angeli . . . . . Hydroxylamin
Arnold . . . . . Eiweißstoffe
Arnold . . . . . Fleischkost
Arnold-
  Mentzel . . . Formaldehyd
Bailey . . . . Schwefel
Béchamp . . .   „
Béla v. Bittó . Aldehyde
Bödeker . . . . SO_2
Bradley . . . Zink und Inosit
Brunner . . . Alkalien
Denigès . . . Acetessigsäure
    „   . . . . Pyrrol
Dupare . . . . Thujon
Fagès . . . . . Zinnoxydul
Gabutti . . . . Coniin
Haigh . . . . . Methylalkohol
Imbert . . . . . Aceton
Jaksch . . . . . p-Kresol
Jona . . . . . . Chloral
Kràl . . . . H_2S
Kruysse . . . . Cinchonidin
Lange . . . . Aceton
Légal . . . . . .   „
    „   . . . . Thujon
Lewin . . . . Aldehyde
Mahler . . . . Saccharin
Müller . . . . . Cystin
le Noble . . . Aceton
Rimini . . . . Aceton, Form-
        aldehyd
Rosenbach . . . Glukose
Rothera . . . Aceton
Rusconi . . . . Alkohol
Salkowski . . Kreatinin
Scheele . . . . H_2S
Simon . . . . . Acetaldehyd
    „   . . . . Hydroxylamin
    „   . . . . Phenylhydrazin
    „   . . . . Pyrouvinsäure
Unverhau . . . Strophanthin
Weyl . . . . . . Kreatinin

Nitroso-β-Naphthol:
Chapin . . . . Cobalt
Jolles . . . . Eisen
Knorre . . . . Metalle
Reichard . . . Borax

**Nitrosophenylhydroxyl-
      ammonium:**
Baudisch . . . Kupfer, Eisen

o-Nitrosulfobenzoesäure (Na):
Kastle . . . . Normalsäure

Nitrosulfobenzolazo-α-naphthol:
Hewitt . . . . Indikator

p-Nitrotoluolsulfosäure:
Kastle . . . . Normalsäure

Ölsäure:
Lidow . . . . Wasserunters.
Manea . . . . Faserstoffe
Winkler . . . Wasserunters.

Opiansäure:
Grutterink . . . Alkaloide

Orcin:
Allen-Tollens . Pentosen
Bial . . . . . .   „
Blumenthal . .   „
Czapek . . . . . Holzstoff
Grünewald . . Pentosen
Ihl . . . . Rübenzucker
Léger . . . . . Aloinose
Neumann . . . Zuckerarten
Neumann . . Arabinose
Reiche . . . . Gummi
Salkowski . . . Pentosen
Tollens . . .   „
Wiesner . . . . Diastase

Orexintannat:
Günther . . . . Orexinprobe

Osmiumsäure:
Gürber . . . . Indikan
Mulon . . . . Adrenalin

Oxalsäure:
Angeli . . . . Indol
Bach . . . . . Wasserstoff-
        superoxyd
Barillot . . . Colchicin
Barillot-
  Chastaing . . Morphin
Böttger . . . . Mutterkorn
Brücke . . . . Harnstoff . . .
Cassal . . . . Borsäure
Ganassini . . . Schwefel-
        wasserstoff
Hellriegel . . . Methylalkohol
Lorin . . . . . . Rohrzucker
Piccard . . . . Titan

o-Oxybenzaldehyd:
siehe Salicylaldehyd!

p-Oxybenzaldehyd:
Breinl . . . . . Sesamöl
Komarowsky . Fuselöl
Nencki-Sieber . Phenol

Palladiumchlorür:
Böttger . . . . Kohlenoxyd
Fodor . . . . .   „
Gaglio . . . . . Quecksilber-
        dämpfe
Greittherr . . .Cocain

Palladiumnitrat:
Trotarelli . . . Ptomaine

Paraldehyd:
Brunner-
  Strzyzowski Alkaloide
Carobbio . . . . Fuchsin

Patentblau VN:
Milbauer-
  Stančk . . . Indikator

Pepton:
Bardach . . . . Aceton
Richmond-
  Boseley . . . Formaldehyd
Wiechowski . . Alantoin

Perezol:
Duyk . . . . . Indikator

Perhydrol:
Dickert . . . . . Schwefel
Melikow . . . . Molybdänsäure
Migault . . . . Oxydierungs-
        mittel
Salomon . . . Karzinom
Schaer . . . . Alkaloide
Stoecklin . . . Alkohol

Phenacetolin:
Degener . . . . Indikator

Phenanthrenchinon:
Hinsberg . . . . Diamine
Laubenheimer Thiotolen

Phenol:
Bernéde . . . . Teerfarben
Czapek . . . . . Lignin
Deiß . . . . . . Glycerin
Denigès . . . . salpetrige Säure
Engel . . . . . Glykokoll
Fenton . . . . . organ. Säuren
Förster . . . . Colophonium
Frankland . . . salpetrige Säure
Fuchs . . . . . Eiweiß
Grandval-
  Lajoux . . . . Salpetersäure
Hager . . . . . Chinoidin
Halphen . . . . Harzöl
Hehner . . . . Formaldehyd
Hesse . . . . . Chinin
Höhnel . . . . . Holzstoff
Jacquemin . . Anilin

Jandrier . . . . Oxycellulose
Jaworowski . . Kupfer
Jodlbauer . . . Stickstoff
Kastle . . . . . Saccharin und Vanillin
Lindo . . . . . Elaterin
Ludwig . . . . . Anilin
Lustgarten . . Jodoform
Méhu . . . . . . Eiweiß
Meymott-Tidy „
Milard . . . . . „
Morpurgo . . . Dulcin
„ . . . Nitrobenzol
Obermayer . . Eiweiß
Plugge . . . . salpetrige Säure
Reale . . . . . HCl in FeCl₃
Reichl . . . . Glycerin
Schreiber . . . Kryofin
Schürmann . . Syphilis
Sprengel . . . . Salpetersäure
Thomas . . . Ammoniak
Tiemann . . . . Coniferin
Unverhau . . . Strophanthin
Visser . . . . . Ammoniak
Wagner . . . . Salpetersäure
„ . . . . salpetrige Säure
White . . . . . Kalk

Phenolkalium:

Romei . . . . . Wasser

Phenolphthaleïn:

Albarran . . . Blut
Bitter . . . . . Kohlensäure
Boas . . . . . . Blut
Ravenna . . . . Blut
Tichborne . . . Metalloxyde
Utz . . . . Blut
Weehuizen . . Blausäure

Phenolphthalin:

Deleard . . . . Blut
Kastle-Sheed . Oxydasen
Meyer . . . . „
Rivat . . . . . . Blut
Slowzow . . . . Blut
Thiery . . . . . Blausäure
Weehuizen . . „

Phenolsulfonphthaleïn:

Geraghty . . . Nierenfunktion

o-Phenolsulfosäure:

Barral . . . . . Eiweiß
Boureau . . . . „
Ince . . . . . . Salpeter-S.

Phenolthiohydantoinsäure:

Pozzi-Escot . . Cobalt

m-Phenylendiamin:

Béla v. Bittó Aldehyde, Ketone
Czapek . . . . Lignin
Cazeneuve . . Sauerstoff
Denigès . . . . Wasserstoffsuperoxyd

Erlwein-Weyl . Ozon
Grieß . . . . . salpetrige Säure
Siemssen . . . Gold
Tolman . . . . Aldehyd
Weyl . . . . . salpetrige Säure
Windisch . . . Aldehyd

p-Phenylendiamin:

Boas . . . . . . Blut
Covelli . . . . Abrastol
Lauth . . . . . H₂S
Marpmann . . . Honig
Rothenfußer . Milch
Schäffer . . . . „
Schall . . . . ultraviolette Strahlen
Storch . . . . Milch
Tillmans . . . „
Wyß . . . . . . Amylalkohol

Phenylhydrazin:

Arnold-Mentzel . . . Formaldehyd
Böeseken . . . Aldehyde, Ketone
Böttinger . . . Tannin
Bourdier . . . . Verbenalin
Fischer . . . . Aldehyde, Ketone, Glukose
Holländer . . . Fuselöl
Jaksch . . . . Glukose
Jean . . . . . Aldehyde
Kiliani . . . . Digitoxonsäure
Labat . . . . . Laktose
Liebermann-Seyewetz . . Schwefelkohlenstoff
Liebig . . . . Dioxybenzole
Longworth . . Glukose
Luedy . . . . Harnstoff
Pilhashy . . . . Formaldehyd
Pozzi-Escot . . Gold
Radcliffe . . . Tetrachlorkohlenstoff
Rank . . . . . Glukose
Riegler . . . Formaldehyd
„ . . . . Glukose
„ . . . . Milchzucker
Rimini . . . . Formaldehyd
Schwarz . . . Glukose
Spiegel-Maaß . Molybdän
Vitali . . . . . Formaldehyd

p-Phenylhydrazinsulfosäure:

Fenton . . . . Ketohexosen
Hewitt . . . . Aldehyde
Wacker . . . Aldehyde, Alkohole, Kohlehydrate

Phlorhizin:

Steensma . . . Salzsäure

Phloroglucin:

Barbet . . . . Aldehyde, Acrolein
Czapek . . . . Holzstoff

Fenton . . . . organ. Säuren
Friese . . . . Formaldehyd
Günzburg . . . Salzsäure
Haigh . . . . . Methylalkohol
Jaworowski . . Chloralhydrat
Judd . . . . . Formaldehyd
Kobert . . . . äther. Öle
Kreis . . . . . belichtete Öle
Kreis-Chwolles Pfirsichkernöl
Lewkowitsch . Pfirsichkernöl
Nickel . . . . Mineralsäuren
Nierenstein . . Formaldehyd
Prescott . . . Methylalkohol
Raikow . . . . Chlor in Benzoesäure
Raikow . . . Schwefel
Salkowski . . . Pentosen
Sechler . . . . Asa foetida
Steensma . . . Salzsäure
Valenta . . . . Holzstoff
Warnecke . . . verholzte Zellmembr.
Weber-Tollens Formaldehyd
Wheeler-Tollens . . . Pentosen
Wiesner . . . . Holzstoff

Phosphor:

Keppeler . . . Chlorstickstoff

Phosphormolybdänsäure:

Armani . . . . Coffein
Courand . . . . Kryogenin
Jungmann . . . Alkaloide
Kerner . . . . Kreatinin
„ . . . . Xanthin
Riegler . . . . Harnsäure
Seiler-Verda . Amidogruppe
Sonnenschein . Alkaloide
Struve . . . . Morphin
Trapp . . . . . Digitalin

Phosphoroxychlorid:

Fenton . . . . . Harnstoff

Phosphorpentachlorid:

Lemoult . . . . Amine

Phosphorsäure:

Arnold . . . . . Alkaloide
Cailletet . . . . Öle
Drechsel . . . . Gallensäuren
Flückiger . . . Digitalin
Goodman . . . Eiweiß
Hassalt . . . . Aconitin
Herbst . . . . . „
Jean . . . . . . Öle
Marsh . . . . Karamel
Milrath . . . . Lebertran
Nowak . . . . Atropin
Scheibler . . . Alkaloide
Schultze . . . . „
Vicario . . . . . Abrastol

Phosphortribromid:

Christomanos . Sauerstoff
Fenton . . . . . Zucker

Phosphorwasserstoff:

Carnot . . . . Gold

Phosphorwolframsäure:

Aldor . . . . . Albumosen
Armani . . . Coffein
Bokarius . . . Sperma
Brieger . . . . Cholin
Folin . . . . . Phenole
Hofmeister . . Kreatinin
  „   . . Pepton
Huppert . . . Harnsäure
Lecha-Marzo . Alkaloide
Levene . . . . Aminosäuren
Otori . . . . . Kohlehydrate
Pflüger-
  Bleibtreu . . Harnstoff
Rosenberg . . Harnsäure
Salkowsky . . Albumosen
Schöndorff . . Harnsäure
Sonnenschein . Blut
Thiele . . . . Eiweiß
Tschugiya . . . „
Wolff . . . . . „
Wörner . . . Kalium

Pikrinsäure:

Barberio . . . Sperma
Bokarius . . . „
Braun . . . . Blausäure
  „   . . . Glukose
Braungard . . Eiweiß
Capranika . . Guanin
Chapman . . . Blausäure
Dragendorff . . ätherische Öle
Dudley . . . . Gallussäure
Esbach . . . . Eiweiß
Flückiger . . Alkaloide
Galippe . . . . Eiweiß
Gawalowski . . Benzin, Benzol
Gazzetti . . . Schwefelammon
Goedike . . . Kresol
Guignard . . Blausäure
Hager . . . . Atropin
  „   . . . Eiweiß
Hlasiwetz . . Blausäure
Jaffé . . . . . Kreatinin
Johnson . . . Eiweiß
  „   . . . Glukose
Lea . . . . . Blausäure
Mayeda . . . Tryptophan,
    Phenylalanin
Mayerhofer . . Kreatinin
Prelinger . . . Guanidine
Salomon . . . Magenkarzinom
Schulz . . . . Mineralöle
Waller . . . . Blausäure

Pikrolonsäure:

Knorr . . . . Alkaloide
Matthes-
  Rammstedt . Alkaloide
Mayeda . . . Tryptophan,
    Phenylalanin

Piperidin:

Jona . . . . . Chloral
Lewin . . . . Aldehyde

Piperonal:

Breinl . . . . Sesamöl
Thiéry . . . . Naphthol-
    kampfer

Platincaesiumchlorid:

Orlow . . . . Thallium

Platinchlorid:

Field . . . . . organ. Stoffe
Heintz . . . . Kalium
Hunt-Taveau . Cholin
Rusting . . . Glukose
Salkowski . . Inosit

Platinkaliumsulfocyanid:

Guareschi . . Cocain
  „   . . . Coniin, Nicotin

Poirrier's Blau:

Engel-Ville . . Indikator

Propionsäureanhydrid:

Obermüller . . Cholesterin

Protokatechusäure:

Lutz . . . . . Eisen

Pyramidon:

Rochaix . . . Milch

Pyridin:

Blumenthal-
  Neuberg . . . Aceton
Bürker . . . Blut
Csechai . . . „
Dominicis . . . „
Donogány . . . „
Fürth . . . . . „
Leers . . . . . „
Lochte . . . . „
Puppe . . . . Blut
Stoll . . . . . „

Pyrogallochinon:

Löw . . . . . Sauerstoff

Pyrogallol:

Aliamet . . . Kupfer
Axenfeld . . . Propepton
Cailletet . . . Kupfer
Curtman . . . Salpetersäure
Czapek . . . . Lignin
Donau . . . . Gold
Gabutti . . . Chloralhydrat
Horsley . . . Salpetersäure
Landois . . . Kohlenoxyd
Neumann-
  Wender . . . Diastase
Ritsert . . . . Sulfonal
Rosenfeld . . HNO_2, HNO_3
Schönbein . . Nitrite
Tocher . . . Sesamöl
Warnecke . . . verholzte Zell-
    membranen
Weyl . . . . . salpetrige Säure
Winkler . . . Sauerstoff

Pyrogalloldimethyläther:

Meyerfeld . . . Chromsäure etc.

Pyrrol:

Ihl . . . . . . Holzstoff, Alde-
    hyde
Czapek . . . . Holzstoff
Runge . . . . . „
Sobolewa . . . Aldehyde

Quecksilber:

Richmond . . . halogenhaltige
    Triazokörper

Quecksilberacetat:

Balbiano . . . Reagenz
Blarez . . . . Weinfarbstoffe
Debrun . . . . „
Grimaldi . . . . Terpentinöl

Quecksilberammoniumjodid:

Béhal-François Wasser

Quecksilberbromid:

Clerici . . . . Reagenz
Flückiger . . . „

Quecksilberchlorid:

Amann . . . . Eiweiß
Auld . . . . . Aldehyd
Aweng . . . . Methylalkohol
Biltz . . . . . . Na_2 CO_3 in
    Na HCO_3
Bohlig . . . . Ammoniak
Borde . . . . Jodzahlbestim-
    mung
Bouchardat . . Eiweiß
Comessatti . . Adrenalin
Crismer . . . . Aldehyde
Dobbin . . . . Alkalien
Eigel . . . . . Cocain, Eucain
Eimbrodt . . . Ammon
Ewins . . . . Adrenalin
Feder . . . . . Formaldehyd
Flückiger . . . Arsen
  „   . . . Reagenz
Fürbringer . . Eiweiß
Gerrard . . . . Atropin, Hyos-
    cyamin
Heikel . . . . Alkaloide
Hübl . . . . . Jodzahlbestim-
    mung
Jacquemin . . . Urethan
Jaworowski . . Ammon
Johannson . . . Colchicin
Johnson . . . . Glukose
Jolles . . . . . Eiweiß
Keppeler . . . Acetylen
Kinzel . . . . Pyridin in NH_3
Kolisch . . . . Kreatinin
Larass . . . . Sperma
Lochmann . . . Arsen
Mayer . . . . Alkaloide
Mayer . . . Eiweiß
Mühlmann . . . Adrenalin
Nickel . . . . Iridol

Pagel . . . . . phosphorige Säure
Planta . . . . . Alkaloide
Polacci . . . . . Eiweiß
Reichard . . . . „
Ruggeri . . . . Dulcin
Schlagden-hauffen . . . Alkaloide, Glykoside
Schmidt . . . . Urobilin
Schweißinger . Pyridin
Spiegler . . . . Eiweiß
Stein . . . . . Alkali in Seifen
Strohmeyer . . Xanthin
Tanret . . . . . Alkaloide
Triboulet . . . Urobilin
Winckler . . . Strychnin
Zouchlos . . . . Eiweiß

Quecksilberchlorür:

Flückiger . . . Cocain
Jaworowski . . Glukose
Lenz . . . . . . Pilocarpin
Musset . . . . . Natriumthio-sulfat
Polacci . . . . . Rhodan
Schell . . . . . Cocain
Stoß . . . . . . freies Alkali

Quecksilbercyanid:

Eiloart . . . . . Chinin
Flückiger . . . Reagenz
Gouver . . . . Eiweiß
Knapp . . . . . Glukose
Nencki . . . . . Merkaptan
Trapani . . . . Bilirubin

Quecksilberjodid:

Böhm . . . . . . Alkaloide
Brücke . . . . . Proteinstoffe
Brückner . . . Glykogen
Duboin . . . . . Reagenz
Flückiger . . . „
François . . . . Ammoniak
Heinrich . . . . Glukose
Neßler . . . . . Ammon
Sachsse . . . . Glukose
Thoulet . . . . Mineral-gemische
Tuck . . . . . . Methyl-Alkohol
Valser . . . . . Alkaloide

Quecksilberkaliumcyanid:

Geogehan . . . freie Säuren

Quecksilberkaliumjodid:

Bailey . . . . . Salpetersäure

Quecksilber-Baryum(Calc.)-jodid:

Herder . . . . . Alkaloide

Quecksilberoxychlorid:

Bertsch . . . . Vinylalkohol

Quecksilberoxyd:

Cazeneuve . . Weinfarbstoffe
Denigès . . . Aceton
„ . . . . Äthylenkohlen-wasserstoff
„ . . . . Citronensäure
„ . . . . Pental
„ . . . . salpetrige Säure
„ . . . . Thiophen
Hager . . . . . Glukose
Jorissen . . . . Dulcin
Lemaire . . . . Veronal
Leys . . . . . . Aldehyde
Liebig . . . . . Harnstoff
Oppenheimer . Aceton
Patein . . . . . Milch
Reynold . . . . Aceton
Riza . . . . . . Cystin
Serullas . . . . Essig-Ameisen-säure

Quecksilberoxydnitrat:

Benedict . . . . Cyanide
Cella . . . . . . Acetanilid
Devarda . . . . Citronensäure
Gallois . . . . . Inosit
Hoffmann . . . Tyrosin
Jacquemart . . Alkohol
Leffmann . . . Abrastol
Lintner . . . . Reagenz
Long . . . . . . Harnstoff
Lylle . . . . . . Tee, Maté
Millon . . . . . Eiweiß
„ . . . . . Salicylsäure
Patein . . . . . Milch
Patein-Dufau . Klären des Harns
Pintus . . . . . Abrastol
Riegler . . . . . Harnstoff
Yvon . . . . . . Naphthole

Quecksilberoxydulnitrat:

Bellost . . . . . Reagenz
Benedict . . . . Cyanide
Denigès . . . . Arsen
Flückiger . . . Brucin
Hager . . . . . Ammoniak
Hofmeister . . Leucin
Kafka . . . . . Molybdän, Wolfram
Kerner . . . . . Chinin
Plugge . . . . . Phenol
„ . . . . . salpetrige Säure
Vitali . . . . . . Saccharin

Quecksilbersuccinimid:

Alpers . . . . . Eiweiß

Quecksilbersulfat:

Girard . . . . . Weinfarbstoffe
Pégurier . . . . Veronal
Riza . . . . . . Cystin

Quillajasäure:

Paschorukow . Eiweiß

Radieschensaft:

Sacher . . . . . Indikator
Niece . . . . . . „

Rhamnose:

Fritsch . . . . . Aceton
Jolles . . . . . Gallensäuren

Resorcin:

Abelin . . . . . Salvarsan
Bellier . . . . . Sesamöl
Boas . . . . . . Salzsäure
Borchardt . . . Lävulose
Börnstein . . . Saccharin
Campo-Cerdan Zink
Carobbio . . . Zink
Carrez . . . . . Eiweiß
Cavalli . . . . . Cottonöl
Conrady . . . . Rohrzucker
Crismer . . . . Chloroform
Czapek . . . . Lignin
Denigès . . . . Allylalkohol
„ . . . . Chlorsäure
„ . . . . salpetrige Säure
„ . . . . Weinsäure
Fenton . . . . . organ. Säuren
Fiehe . . . . . . Kunsthonig
Göldner . . . . Cocain
Guyot . . . . . Chinasäure
Grünewald . . Lävulose
Hartmann . . . Invertzucker
Jägerschmid . Karamel
Jandrier . . . . Wolle
Jaworowsky . Chloralhydrat
Ihl . . . . Rübenzucker
Lebbin . . . . . Formaldehyd
Lindo . . . . . Salpetersäure
Lustgarten . . . Jodoform
Michaël-Ryder Aldehyde
Mohler . . . . . Weinsäure
Monti . . . . . . Aconitin
Moulin . . . . . Asparagin
Piñerúa . . . . Salpetersäure
Schoorl . . . . Naphthalin
Schwarz . . . . Chloral, Chloro-form
Seliwanoff . . . Lävulose
„ . . . Rohrzucker
Tocher . . . . . Sesamöl
Tollens . . . . Lävulose
Utz . . . . Mineralsäuren
Wangerin . . . Narcein
Warnecke . . . verholzte Zell-membranen
Wilson . . . . . salpetrige Säure
Wolf . . . . . . Weinsäure

Resorcinphthalein:

Ravenna . . . . Blut

Ricin:

Jacoby . . . . . Pepsin und Trypsin
Solms . . . . . Pepsin

Ricinusöl:

Covelli . . . . . Chloral

Rosanilin:

Jacobsen . . . . Fettsäuren in Ölen

Rosolsäure:

Pettenkofer . . freie Kohlensäure

Rotkohlfarbstoff:

Kastle . . . . . Salzsäure

Rubidiumchlorid:

Bruekeleveen . Perchlorsäure

Rutheniumsesquichlorid:

Lea . . . . unterschweflige Säure

Safranin:

Crismer . . . . Glukose
Christopher-
  Crofton . . . „
Hasselbach . . „
Kellas-
  Wethered . . „

Salicin:

Bringhetti . . . Salpetersäure

Salicylaldehyd:

Komarowsky . Fuselöl
Frommer . . . . Aceton
Takahashi . . . Fuselöl

Salicylsäure:

Denigès . . . . Aceton
Desfourniaux . HNO₂
Jorissen . . . . Titan
Kühl . . . . . . Milchsäure
Puckner . . . .. Formaldehyd
Sailer . . . . . Methylalkohol

Salicylsulfosäure:

Boureau . . . . Eiweiß
Koch . . . . . . „
Mayer . . . . . „
Roch . . . . . . „

Sappanholzextrakt:

Bachmeyer . . Schwefelsäure

Schwefel:

Garnier . . . . Cottonöl
Jorissen . . . . Spartein
Milliau . . . . . Schwefel-
  kohlenstoff

Schwefelammon:

Almén . . . . . Blausäure
Ball . . . . Hydroxylamin
Donogány . . . Blut
Ganassini . . . Mineralsäuren
Girard . . . . . Pikrinsäure
Jacquemin . . . Anilin
Katayama . . . Kohlenoxydblut
Ogston . . . . . Chloralhydrat
Tattersall . . . Cobalt
Todenhaupt . . Formaldehyd

Schwefelkohlenstoff:

Garnier . . . . Cottonöl
Gräfe . . . . . . Ceresin
Halphen . . . Cottonöl
Hell . . . . . . tertiäre Alkohole
Pohl . . . . . . Atropin
Soltsien . . . . Cottonöl

Schweflige Säure:

Herzfeld . . . Kienöl
L'Hôte . . . . . Reagenz

Sebacinsäure:

Smith-James . Thorium

Seignettesalz:

Arthaud-Butte Harnsäure
Bonnans . . . . Glukose
Buchner . . . . „
Fehling . . . . . „
Gräger . . . . . „
Grigoriew . . . Blut
Maridet . . . . Glukose
Nylander . . . „
Otto . . . . . . Gukose, Pikrotoxin
Peska . . . . . . „
Pollitis . . . . . „
Salm . . . . . . „
Soxhlet . . . . „
Violette . . . .
Winkler . . . . Wasserunters.

Selenige Säure:

Mecke . . . . . Alkaloide
Peroni . . . . . Emetin
Schlagden-
  hauffen . . . Alkaloide

Selensäure:

Klein . . . . . . Methylalkohol

Semioxamacid:

Hanus . . . . . Zimtaldehyd

Sesamöl:

Leffmann . . . Saccharose

Silber:

Manchot . . . . Ozon

Silberchlorid:

Smith . . . . . freie Säuren

Silberchromat:

Hoogoliet . . . Chloride

Silbernitrat:

Baselli . . . . . künstlicher Kampfer
Bechi . . . . . . Cottonöl
Bechi-Hehner . „
Béhal . . . . . . Acetylenkohlenwasserstoff
Berthelot . . . Kohlenoxyd
Boehringer . . Chloromorphid

Bolley . . . . . Zinnober
Böttger . . . . H₂O₂
Brullé . . . . . Öle
Bulling . . . . . Phenylpropiolsäure
Casselmann . . Weinsäure
Dejust . . . . . Kohlenoxyd
Denigès . . . Blausäure
Gatehouse . . . Arsen
Gérard . . . . Theobromin
Greshoff . . . . Jodoform
Gutzeit . . . Arsen
Habermann . . Kohlenoxyd
Hager . . . . . Arsen
Horsley . . . . Morphin
Hume . . . . arsenige Säure
Jaworowski . . Guajakol
Jefimow . . . . Tuberkulose
Langbeck . . . Methylalkohol
Lidow . . . . Proteinsubstanzen
Ludwig . . . . . Harnsäure
Merget . . . . . Quecksilberdämpfe
Mermet . . . . Kohlenoxyd
Perrin . . . . . Inosit
Pévenasse . . . Pyramidon
Primavera . . . Indikan
Rieckher . . . . Arsen
Ritsert . . . . . Glycerin
Roethlisberger Harnsäure
Rothenfußer . . Formaldehyd
Ruggeri . . . . Dulcin
Schiff . . . . . . Harnsäure
Schneider . . . schwefelhaltige Öle
Sobbe . . . . . Wasserstoffsuperoxyd
Thomson . . . . Formaldehyd
Tollens . . . . . Glukose
Tugendreich . . Frauenmilch

Silbernitrit:

Meyer-Locher prim. sec. tert. Alkohole

Siliciumwolframsäure:

Bertrand . . . . Alkaloide
Janvillier . . . Antipyrin

Skatol:

Czapek . . . . . Holzstoff
Eppinger . . . . Glyoxylsäure
Schloß . . . . . „

Sojabohnenextrakt:

Takeuchi . . . Harnstoff

Sozojodolsäure:

Guérin . . . . . Eiweiß

Spritblaufibrin:

Waldschmidt . Pepsin

Stannoborat:

Campbell . . . Eisenbestimmung

Stannonitrat:

Ditte . . . . . . Silbernitrat

Stärkelösungen:

Alfraise . . . Jod
Böttger . . . . . salpetrige Säure
Genlis . . . . . Chlor
Harrison-Kelly Kupfer
Zulkowsky . . Jod

Stearinsäure:

Kahn . . . . . . Eisen u. Kupfer

Strontiumacetat:

Seidel . . . . . Inosit

Strychnin:

Denigès . . . Brom, Nitrite
Foges . . . . . Chlorsäure
Hämäläinen . . Sadebaumöl
Plugge . . . . . Ceriumoxyd

Sulfanilsäure:

Bayer . . . . . Adrenalin
Clemens . . . Gallenfarbstoffe
Ducco . . . . . Nitrite
Ehrlich . . . . . Diazoreagenz
Erdmann . . . Nitrite
Frankland . . salpetrige Säure
Giacomo . . . . Guanin
Griess . . . . . salpetrige Säure
Griess-Ilosvay   „   „
Heflebower . . Diazoreaktion
Ilosvay . . . . salpetrige Säure
Krokiewicz . . Gallenfarbstoffe
Lunge . . . . . salpetrige Säure
Raphael . . . . Gallenfarbstoffe
Richardson . . β-Naphthol
Tschirikow . . salpetrige Säure

Sulfo-β-naphtholazo-m-oxy-benzoesäure:

Mellet . . . . . Indikator

Tannin:

Almén . . . . . Eiweiß
Bachmeyer . . Alkalien
Battandier . . . Chelidonin
Brieger . . . . Neurin
Christensen . . Eiweiß
Claudius . . . .   „
Dawzard . . . . Eisen
Dietrich . . . . Aloe
Dominicis . . . Kohlenoxydblut
Faure . . . . . Weinfarbstoffe
Hager . . . . . Alkohol
„ . . . . . Trinkwasser
Kippenberger . Alkaloide
Kost . . . . . . Salzsäure
Kunkel . . . . . Kohlenoxyd
Lichthardt . . . Karamel
Lund . . . . . . Naturhonig
Pelouze . . . . Alkaloide
Rees . . . . . Albumine
Schuster . . . . Bierfarbstoff
Struve . . . . . Blut
Tognetti . . . . Eiweiß
Weingärnter . Tanninreaktiv

Tellur:

Klein . . . . . Salpetersäure

Tellursäure:

Bauer . . . . . Solanin

Tetrachlorchinon:

Tsalapatani . . Amylalkohol, Methylamin

Tetrachlorkohlenstoff:

Crampton . . . Palmöl
Förster . . . . Colophonium
Halphen . . . . Harzöl

Tetrachlortetrabromphenol-phthalein:

Rupp-Seegers . Indikator

Tetraformaltrisazin:

Hofmann-Storm . . . . Reagenz

Tetramethyl-p-Phenylen-diamin:

Eschbaum . . . Sauerstoff
Wurster . . . . Ozon, H_2O_2
Neumann-Wender . . . Diastase

Tetramethyl-p, p-diamido-diphenylmethan:

Arnold-Mentzel Ozon
Carney . . . . . Gold, Ammoniak

Tetranitromethan:

Ostro-mißlensky . . Aethylenverbindungen

Thallin:

Czapek . . . . Lignin
Hegler . . . . .   „
Kreis . . . . . . Thiophen

Thallichlorid:

Renz . . . . . . Naphthylamin

Thalliumformiat:

Clerici . . . . Reagenz z. Trennung v. Mineralgemischen

Thalliumkarbonat:

Kurowski . . . Schwefelkohlenstoff

Thalliummalonat:

Clerici . . . . Reagenz

Thalliumoxydul:

Huizinga . . . Ozon
Schönbein . . .   „

Thiophen:

Grimaldi . . . . Pfeffer

Thiosinamin:

Lemaire . . . Cadmium, Uran

Thoriumnitrat:

Browning . . . Ferro-Ferri-cyanide

Thymol:

Czapek . . . . Holzstoff
Denigès . . . Allylalkohol
Dupouy . . . Chloroform, Bromoform, Jodoform
Lenher . . . . Titan
Linde-Molisch . Glukose
Molisch . . . Coniferin
Saul . . . . . Tannin
Vitali . . . . . Jodoform

Titandioxyd:

Hauser . . . . Phenole
Richard . . . Morphin
Richardson . . Wasserstoff-superoxyd
Schönn . . . . Wasserstoff-superoxyd
Wobbe . . . . Wasserstoff-superoxyd

Titanoxydulsulfat:

Knecht . . . . Kupfer

Titantrichlorid:

Knecht . . . . Ferrisalze, Azo-, Nitro-, Nitroso-verbindungen, H_2O_2, Persulfate, Indigo etc.
Rhead . . . . Cupri- u. Ferrisalze
Stähler . . . . Gold

o-Toluidin:

Primot . . . . HNO₂
Villiers-Fayolle Chlor

p-Toluidin:

Czapek . . . . Lignin
Longi . . . . . Salpetersäure
Weselsky . . . Phloroglucin

Toluol:

Chester
B. Curtis . . . Wasser

Toluylenrot: siehe **Neutralrot.**

Traubensäure:

Kling . . . . . Calciumsalze

Triaethylphosphin:

Radcliffe . . . Tetrachlorkohlenstoff

Trichloracetal:

Hirschsohn . . Myrrhe

Trichloressigsäure:

Bogomoloff .. Pepton
Claudius ... Eiweiß
Golodetz ... Cholesterin
Hirschsohn .. Cholesterin und Urson
Raabe .... Eiweiß
Tsalapatani .. Chinin
Vitali-Stroppa Coniin

Trikaliumnitrophenoldisulfonat:

Chamot .... Salpetersäure

Trikaliumphosphat:

Liesegang ... Gelatine

Triketohydrindenhydrat:

Abderhalden . Eiweiß

Trimethylamin:

Simon .... Aldehyd
„ .... Phenylhydrazin

Trimethylphenylammonium-karbonat:

Schirm .... Reagenz

Trimethylphenylammonium-jodid:

Schirm .... Reagenz

Trinatriumcitrat:

Seitz ..... Lackmusmolke

Trinitrobenzoesäure:

Grutterink .. Alkaloide

Trioxybenzoesäure:

Grutterink .. Alkaloide

Tropäolin 00:

Miller .... Indikator

Überchlorsäure:

Fraude ..... Alkaloide
Hofmann .... organ. Basen

Urannitrat (-acetat):

Aloy(-Laprade) H_2O_2 (u.Phenole)
Aloy ...... Morphin und Alkaloide
Bilinski .... Glukose
Jorissen .... Zimtsäure
Kowalewski .. Eiweiß
Lamal .... Morphin
Lea ...... Blausäure
Leconte .... Phosphorsäure
Meßner .... Hg-oxycyanid
Oszacki .... Eiweiß
Wangerin ... Apomorphin

Urin:

Virgili ..... oxydierende Agenzien

Urobilin:

Guérin ..... Zink
Roman-Delluc „

Ursol:

Chlopin ... Ozon
Neumann-Wender ... Diastase
Utz .... Milch

Vanadinsäure:

Jorissen .... Peroxyde
Matignon ... Vinylalkohol

Vanadinschwefelsäure:

Hirschhausen . Hydrastin
Jorissen ... Äthylperoxyd
Kügelgen ... Sanguinarin
Mentzel .... Wasserstoff-superoxyd

Vanillin:

Bohrisch .... Kampfer
Breinl .... Sesamöl
Buard .... Indol
Denigès .... „
Ellram .... Alkaloide
Friese .... Formaldehyd
Grafe ..... Holzsubstanz
Hartwich .... Phenole
Inouye .... Gallensäuren
Ito .... „
Jolles .... Pentose
Lindt ..... Phloroglucin
Primot .... Antipyrin
Raikow .... Chlor in Benzoesäure
„ .... Schwefel
Ronceray ... Orcin
Rosenthaler .. Ketone (äther. Öle)
Steensma ... Eiweiß, Indol, Skatol
„ ... Salzsäure
Utz „ ..... Formaldehyd

Violettschwarz:

Heidenhain .. Eiweiß

Wasserstoffsuperoxyd (Perhydrol):

Albarran ... Blut
Aloy ..... Uran
Arnold-Mentzel ... Kresol, Phenol
Assanelli .... Blut
Baeyer-Villiger Aceton
Barreswil .... Chromsäure
Bettel .... Molybdän
Black ..... Oxybuttersäure
Bordas .... Blut
Collo ..... Aceton
Crismer .... Weinsäure
Denigès .... Benzoesäure
„ .... Chromate
„ .... Cuprein
„ .... Kryogenin
„ .... Morphin
Dupouy .... Milch
Fairley .... Uran

Fischel ..... Peroxydase
Gantter .... Blut
Grimbert ... Gallenfarbstoffe
Helch ..... Pilocarpin
Hirschsohn .. Aloe, Chinin
Holmgren ... Jod
Itallie .... Blut
Jackson .... Titan
Jannasch ... Reagenz
Jonescu ... Benzoesäure
Klein ..... Mangan
Kollo ..... Aceton
Kreis ..... Sesamöl
Landolfi .... Indikan
Leys ..... Saccharin
Lintner .... Diastase
Loubiou .... Indikan
Marpmann ... Honig
Maslow .... Gallenfarbstoffe
Melikow .... Niob
Mindes .... Reagenz
Paul ..... künstliche Farbstoffe
Payet .... arab. Gummi
Porcher ... Indikan
Pozzi-Escot .. Cobalt
Ridenour ... Salicylsäure
Rochaix ... Milch
du Roi-Köhler Milch
Saul ...... „
Schaer .... Blut
Schäffer .... Milch
Schmelck ... Blut
Schönbein .. Blausäure
Slawik ..... Vanadium
Storch .... Milch
Vanino ..... Gold
Werther .... Vanadinsäure

l-Weinsäure:

Brönsted ... Weinsäure
Kling-Florentin Weinsäure

Weinsäure:

Carletti .... Abrastol
„ .... Pyrogallol
Corzo ..... Eiweiß
Horsley .... Glukose
Kunz-Krause . Pyridin
Löwenthal ... Glukose
Polacci .... Eiweiß
Salkowski ... Kalium
Schneider ... Wismut
Skey ..... Cobalt
Spiegler .... Eiweiß
Staedeler-Krause ... Glukose
Stooke .... Oxyhämoglobin-Blut

Wismutcitrat:

Tresh ..... Alkaloide

Wismuthydroxyd:

Reichard ... Indikator

Wismutjodid:

Mangini . . . . Alkaloide
Partheil . . . . Cystin
Thoms . . . . . Piperazin

Wismutnitrat:

Ball . . . . . . Cäsium,
         Natrium, Ru-
         bidium

Wismutsubnitrat:

Almén . . . . . Glukose
Behrendt . . .   "
Böttger . . . .   "
Brücke . . . . .   "
Campani . . . . Kalium
Carnot . . . . .   "
Dragendorff . . Alkaloide
Dudley . . . . Glukose
Flückiger . . . Morphin
Fron . . . . . . Alkaloide
Huysse . . . . Kalium etc.
Kraut . . . . . . Alkaloide
Nylander . . . Glukose
Pauly . . . . . Kalium

Wismuttrichlorid:

Pozzi-Escot . . Strychnin

Wolframsäure:

Maschke . . . Harnsäure

Xylidin:

Czapek . . . . Holzstoff
Musculus-
  Mering . . . Urochloralsäure
Schiff . . . . . . Glukose

Zimtaldehyd:

Denigès . . . . Indol

Zinkacetat:

Abeles . . . . . Eiweiß
Carpené . . . . Gerbstoffe
Carrez . . . . . Harnklärung
Florence . . . . Urobilin
Knorre . . . . . Phosphorsäure
Morel-Monod . Urobilin
Roman-Delluc   "
Schlesinger . .   "
Wolff . . . . . . Blut

Zink (-blech).

Fresenius . . . Antimon
Malaquin . . . Strychnin
Papasogli . . . Nickel
Stein . . . . . . freie Säuren

Zinkchlorid:

Behrens . . . . Cellulose
Bréon . . . . . Mineralien
Carobbio . . . . Resorcin
Groß-Bevan . . Cellulose
Czumpelitz . . Alkaloide
Genlis . . . . . Chlor
Hübner . . . . . merzeris.
         Baumwolle
Jorissen . . . . Alkaloide
Lange . . . . . Baumwolle
Maumené . . . Glukose
Nencki-Sieber Urobilin
Oliviéro . . . .   "
Persoz . . . . . Seide
Schultze . . . . Cellulose
Stockvis . . . . Gallenfarbstoffe
Strobel . . . . . Antifebrin etc.
Tschugajeff . . Cholesterin
Warden . . . . Embeliasäure

Zinkjodid:

Genlis . . . . . Chlor
Stein . . . . . . Narcein

Zinkoxyd:

Bacovesco . . . Metallsalze
Debrun . . . . . Weinfarbstoffe
Persoz . . . . . Seide

Zinkstaub:

Grübler . . . . Phenolphthalein
Ludwig . . . . . Quecksilber . .
Pozzi-Escot . . Salpetersäure
Rupp . . . . . . Quecksilber-
         succinimid
Tafel . . . . . . Strychnin
Tassinari . . . . Salpetersäure

Zinksulfat:

Bömer . . . . . Albumosen
Bödeker . . . . SO_2
Ganassini . . Harnsäure
Reicher-Stein . Glukose

Zinksulfid:

Föhring . . . . Mineralsäuren
Ganassini . . . Weinsäure

Zinn:

Ferraro . . . . Arsen
Grimaldi . . . . Pinolin
Stein . . . . . . Jod in HNO_3

Zinnborat: siehe Stannoborat.
Zinnchlorid:

Bizzari . . . . . Glukose
Casali . . . . Gallensäuren

Stolba . . . . . Caesium
Vitali . . . . . Hydrastin

Zinnchlorür:

Bettendorf . . Arsen
Christel . . . . Pikrinsäure
Danziger . . . Cobalt
Donau . . . . . Gold
Godeffroy . . . Alkaloide
Hager . . . . . Ammon,
         Lithium,
         Natrium
Heintz . . . . . schwefl. Säure
Hirschsohn . . Gurjun
Immendörffer . Arsen
Jacquemin . . Nitrobenzol
Jolles . . . . . Quecksilber
de Jong . . . . Arsen
Lombardo . . . Quecksilber
Maumené . . . Glukose
Pleijel . . . . . Indikator
Reichard . . . . Morphin . . . .
Roussin . . . . Pikrinsäure
Schlickum . . . Arsen
Schneider . . . Wismut
Straub . . . . . Zuckercouleur
Straub . . . . . Malvenblüten-
         farbstoff
Utz . . . . Balsam-
         untersuchung
Zettnow . . . . Wolframsäure

Zucker (Saccharose):

Ambühl . . . . Sesamöl
Baudouin . . .   "
Bischoff . . . . Gallensäuren
Boas . . . . . . Salzsäure im
         Magensaft
Camoin . . . . Sesamöl
Dragendorff . . Gallensäuren
    "   . . Thymol
Gassend . . . . Sesamöl
Joulie . . . . . Zuckerkalk-
         lösung, Säure-
         bestimmung
Külz . . . . . . Gallensäuren
Lewin . . . . . Sesamöl
Mohr . . . . . . Schwefelsäure
Pettenkofer . . Gallensäuren
Robin . . . . . Alkaloide
Schneider . . .   "
Schultze . . . . Eiweiß
Spiegler . . . .   "
Straßburg . . . Gallensäuren
Vreven . . . . . Fette
Wangerin . . . Narcotin
Weppen . . . . Veratrin
Wright . . . . . Aconitin

Nachträge.

Agulhon's Reagenz

(Dichromatsalpetersäure) ist eine Lösung von 0,5 g Kaliumdichromat in 100 ccm Salpetersäure (36 ° Bé.). Es erzeugt mit leicht oxydierbaren, organischen Stoffen, wie Alkoholen, Aldehyden, Glycerin, Zuckern, Oxysäuren der Fettreihe, Aether, Essigäther etc., in der Kälte eine blauviolette Färbung, in der Hitze eine grüne Färbung, die beim Erkalten wieder in Blau übergeht. Näheres siehe: Bull. Soc. Chim. Franç. 1911. 9. 881. — Ztschr. f. analyt. Chem. 51. 775.

Bitter's Reagenz zur Sporenfärbung.

a) Eine frisch bereitete Mischung von 2 Teilen gesättigter alkoholischer Methylenblaulösung mit 8 Teilen Wasser und 0,3 ccm 0,5 %iger Kalilauge.

b) Eine Mischung von 1 Teil gesättigter, alkoholischer Safraninlösung mit 4 Teilen Wasser.

Berliner klin. Woch. 1912. 2049.

Brunck's Reagenz zur Bestimmung von Kohlenoxyd

ist eine neutrale Lösung von Palladiumnatriumchlorür (4,762 g Palladium im Liter enthaltend) mit einem Zusatz von 5 %iger Natriumacetatlösung. Das durch Kohlenoxyd abgeschiedene Palladium wird auf einem Filter gesammelt verascht und im Wasserstoffstrom geglüht. 1 g Pd entspricht 0,2624 g CO.

Ztschr. f. angew. Chem. 1912. 2479.
Chem. Ztg. 1913. 58.
Chem. Zentralbl. 1913. I. 128.

Crouzel de la Réole's Reagenz
siehe Réole's Reagenz auf Seite 293.

Esch's Choleraelektivnährboden.

Man löst 5 g Hämoglobin (Merck) in 15 ccm Normalnatronlauge und 15 ccm Wasser und gibt von dieser Lösung 15 ccm zu 85 ccm Neutralagar. Nach dem Ausgießen in Platten kann dieser Nährboden nach dem Abtrocknen sofort verwendet werden.

Deutsche med. Woch. 1912. 1682.

Feri's Reagenz zur Anstellung der Diazoreaktion
ist Azophorrot P. N. (p-Nitrodiazobenzolsulfat), das in Wasser gelöst dem mit Natronlauge alkalisierten Harn zugegeben wird.

Wiener klin. Woch. 1912. 919.
Merck's Bericht 1912.

Griebel's Reaktion auf Muira Puama-Extrakt.

Das zu prüfende Material wird mit alkoholischer Kalilauge (zur Verseifung des Lecithins) erhitzt, die Mischung mit Wasser verdünnt, der Alkohol verjagt und zweimal mit Äther ausgeschüttelt. Der Äther wird durch Schütteln mit verdünnter Schwefelsäure gereinigt und dann auf 1 ccm eingedampft. Auf Zusatz von 5 Tropfen konzentr. Schwefelsäure entsteht eine grüne Fluoreszenz.

Südd. Apoth. Ztg. 1913. 148.

Großmann-Schück's Reagenz auf Metallsalze

ist Guanidinkarbonat, das sich gegenüber Zink-, Cadmium-, Mangan- etc. Salzen wie ein Alkalikarbonat verhält und mit diesen in wässeriger Lösung Niederschläge verursacht. Näheres siehe: Chem. Ztg. 1906. 1205. — Merck's Bericht 1906. 137. — Pharm. Zentrh. 1913. 46.

Hantzsch's Reaktion auf Aldehyd.

Eine mit einem Überschuß von Kalilauge versetzte Sublimatlösung (1 : 40) dient als Reagenz. Man mischt davon einige Tropfen mit 3 ccm der auf Aldehyd zu prüfenden Flüssigkeit und erhitzt kurze Zeit, wobei bei Anwesenheit von Aldehyd weißes Trimerkurialdehyd entsteht. Gibt man nun zur Lösung des überschüssigen Merkurioxyds verdünnte Essigsäure zu, so bleibt der weiße Körper ungelöst zurück. Empfindlichkeitsgrenze = 1 : 6000 Wasser.

Schmidt, Pharmazeut. Chemie 1910, Org. Chem. 5. Aufl. II. 350.

Hauser-Herzfeld's Reaktion auf Methan in Gasgemischen

beruht auf der Oxydation des Methans zu Formaldehyd unter der Einwirkung ozonisierter Luft. Formaldehyd kann am Geruch oder durch die Kenntmann'sche Reaktion identifiziert werden. Näheres siehe: Berl. Ber. 1912. 45. 3515.

Leuchter's Reaktionen auf Kienöl und Terpentinöl.

1. Eine Lösung von 0,3 g Phloroglucin, in 3 g Alkohol, 7,5 g Glycerin, 3,75 g Wasser und 15 g Salzsäure (25 %) bewirkt mit Terpentinöl eine gelbliche oder bräunliche Färbung, mit Kienöl eine rosa bis rubinrote Färbung (sog. Phloroglucinreaktion).

2. Eine Lösung von 0,1 g o-Nitrobenzaldehyd in 3 g Alkohol, 2 g Wasser und 1 g Natronlauge (15 %) färbt Terpentinöl hellgelb, Kienöl gelbbraun bis schwarz (sog. Nitrobenzaldehydreaktion).

Bis zu einem gewissen Grade lassen sich mit diesen Reaktionen auch Zusätze von Kienöl zu Terpentinöl nachweisen.

Chem. Revue Fett- u. Harzindustrie 1912. 143.
Pharm. Zentrh. 1913. 177.

Marcusson's Quecksilberbromid-Probe

zum Nachweis von Erdölpech in Fettdestillationsrückständen siehe Mitteil. d. k. Materialprüfungsamtes Groß-Lichterfelde West **30.** 186, Abteil. 6. — Chem. Zentralbl. 1913. I. 66.

May's Harnklärungsmittel

ist eine 2 %ige Phosphorwolframsäurelösung. 50 ccm Harn säuert man mit einigen Tropfen Salzsäure an, gibt 50 ccm 2 %ige Phosphorwolframsäurelösung zu und ergänzt die Mischung mit Wasser auf 150 ccm. Nach dem Filtrieren neutralisiert man mit Barytlauge, füllt mit Wasser auf 150 ccm auf und filtriert abermals. Die so erhaltene klare Lösung soll sich sehr gut polarisieren lassen.

Journ. Biolog. Chem. 1912. 81.
Merck's Bericht 1912. 84.

Nicola's Reaktion auf Kaliumbromat in Kaliumbromid.

Man löst 1 g Kaliumbromid in 20 ccm Wasser, gibt einige Tropfen Fuchsinschwefeligesäure zu und schüttelt um. Bei Gegenwart von Bromat entsteht eine blauviolette Färbung.

Giorn. Farm. Chim. 1912. **61.** 538.

Reddelien's Reaktion auf ungesättigte Ketone
siehe: Berl. Ber. 1912. **45.** 2904.
Ztschr. f. analyt. Chem. **52.** 229.

Reenstjerna's Nährboden für Leprakulturen
siehe: Deutsche med. Woch. 1912. 1784.

Reichard's Reaktionen auf Digitonin
siehe: Pharm. Zentrh. 1913. 217.

Ruhemann's Reagenz auf Eiweißstoffe
ist Abderhalden-Schmidt's Reagenz (siehe dieses).
Ztschr. f. analyt. Chem. **52.** 253.

Sandro's Reaktion für die Diagnose der Leberinsuffizienz.

Nach der Einnahme von Kaliumsulfoguajakolat gibt der Harn bei Gesunden und Kranken unter bestimmten Voraussetzungen mit Eisenchlorid eine grüne Färbung, die auf Zusatz von Säure verschwindet (Unterschied von Gallenfarbstoffen). Bei Leberinsuffizienz wird diese Reaktion um so undeutlicher und inkonstanter, je stärker die Insuffizienz ist. Bei vorgeschrittener Cirrhose fehlt sie ganz. Näheres siehe: Riforma med. 1912. **28.** 113. — Zentralbl. ges. innere Med. 1912. I. 344. — Merck's Bericht 1912.

Schuster's Reaktionen auf Urethan, Neurodin und Europhen
siehe: Ztschr. d. allg. österr. Apoth. Ver. **66.** 271.
Ztschr. f. analyt. Chem. **52.** 247.

Turró-Alomar's Kartoffelbouillon für Tuberkelbazillenkulturen
siehe: Berliner klin. Woch. 1912. 1659.

Vaubel's Reaktion auf Nitrite in Wasser.

Versetzt man das zu prüfende Wasser mit etwas Anilinchlorhydrat, so entsteht je nach der vorhandenen Menge von Nitriten sofort oder nach einiger Zeit eine Gelbfärbung oder Trübung (Diazoaminobenzol). Empfindlichkeitsgrenze $= 0{,}00035 : 100$.

Chem. Ztg. 1911. 1238.

Walbum's Indikator.

500 g feingeschnittener Rotkohl werden mit 500 g 96 %igem Alkohol 48 Stunden lang mazeriert und die abgegossene Flüssigkeit filtriert. Auf 10 ccm der zu titrierenden Flüssigkeit gibt man 5—10 Tropfen der Indikatorflüssigkeit. Näheres siehe: Ztschr. f. physiol. Chem. 1913. **48.** 291.

la Wall's Reaktion auf Chinin

ist eine modifizierte Thalleiochinreaktion unter Verwendung von Bromwasser, das durch Lösen von 0,5 g Kaliumbromat in 10 ccm Bromwasserstoffsäure (10 %) und Auffüllen dieser Lösung auf 100 ccm mit Wasser bereitet wird. 100·ccm der zu prüfenden Löung versetzt man mit 10 Tropfen Reagenz und gibt nach dem Mischen 10 Tropfen konzentr. Ammoniakflüssigkeit zu. Die Reaktion dient zur kolorimetrischen Untersuchung. Näheres siehe: Americ. Journ. of Pharm. 1912. 84. 484.

Wattkins' Reaktion auf Schleimbildner in Mehl
siehe: Chem. Ztg. 1911. 1321.
Pharm. Zentrh. 1913. 182.